总主编　秦正红　乐卫东　谢志平

自　　噬
——生物学与疾病
临床卷

第3版

主编　乐卫东

科学出版社

北　京

内 容 简 介

本书是国内第一部系统介绍自噬生物学基础和疾病关系的专著。根据自噬研究飞速发展的现状，在前两版的基础上，第3版的篇幅、结构设计和内容做了较大的调整，分为基础卷、临床卷和方法卷。本卷为临床卷，探讨了自噬在神经精神疾病、心血管疾病、肿瘤、免疫性疾病、感染、消化系统疾病、肾脏疾病、内分泌疾病、创伤、呼吸系统疾病和血液系统疾病中的作用，自噬与治疗和药物研发的关系，以及中药在自噬调控中的作用和意义。各个章节内容力求系统地反映自噬研究的最新进展。本书的作者均为国内外活跃在自噬研究领域的专家和学者，具有丰富而扎实的自噬理论和实践经验。

本书可以作为从事生物学和医药学基础研究的学者和临床医师的重要参考书，也可以作为相关专业研究生的学习教材。

图书在版编目（CIP）数据

自噬：生物学与疾病．临床卷 / 乐卫东主编．—3 版．— 北京：科学出版社，2021.3

ISBN 978-7-03-067278-0

Ⅰ．①自… Ⅱ．①乐… Ⅲ．①人体细胞学—细胞生物学—研究 Ⅳ．① R329.2

中国版本图书馆 CIP 数据核字 (2020) 第 265313 号

责任编辑：戚东桂 / 责任校对：张小霞
责任印制：肖 兴 / 封面设计：龙 岩

科学出版社 出版

北京东黄城根北街16号
邮政编码：100717

http://www.sciencep.com

三河市春园印刷有限公司 印刷

科学出版社发行　各地新华书店经销

*

2011年4月第 一 版　开本：787×1092　1/16
2021年3月第 三 版　印张：38 3/4
2021年3月第三次印刷　字数：901 000

定价：248.00元
（如有印装质量问题，我社负责调换）

《自噬——生物学与疾病·临床卷》编写人员

主编 乐卫东（大连医科大学附属第一医院）

编委（按姓氏汉语拼音排序）

白雪源（中国人民解放军总医院）

鲍锦库（四川大学生命科学学院）

蔡　伟（上海交通大学医学院附属瑞金医院）

曹　流（中国医科大学基础医学院）

曹勇军（苏州大学附属第二医院）

陈　晟（上海交通大学医学院附属瑞金医院）

陈　忠（浙江大学药学院）

陈东风［陆军特色医学中心（大坪医院）］

陈香美（中国人民解放军总医院）

程　岩（中南大学湘雅二医院）

杜　杰（首都医科大学附属北京安贞医院）

樊　嘉（复旦大学附属中山医院）

胡卓伟（中国医学科学院药物研究所）

金　敏（上海交通大学医学院）

李　珂（中国医学科学院医药生物技术研究所）

李　崧（大连医科大学附属第一医院）

李学军（北京大学基础医学院）

刘　博（四川大学生命科学学院）

刘春风（苏州大学附属第二医院）

路嘉宏（澳门大学中华医药研究院）

罗承良（苏州大学医学部）

马全红（苏州大学神经科学研究所）

苗俊英（山东大学生命科学学院）

任海刚（苏州大学药学院）

史颖弘（复旦大学附属中山医院）

陶　弢（上海交通大学医学院附属仁济医院）

陶陆阳（苏州大学医学部）

王　斌［陆军特色医学中心（大坪医院）］

王　涛［陆军特色医学中心（大坪医院）］

王光辉（苏州大学药学院）

卫立辛（海军军医大学 东方肝胆外科医院）

魏艳玲［陆军特色医学中心（大坪医院）］

吴哲褒（上海交通大学医学院附属瑞金医院）

肖意传（中国科学院上海营养与健康研究所）

徐　林（中国科学院昆明动物研究所）

徐浣白（上海交通大学附属第一人民医院）

杨　敏［陆军特色医学中心（大坪医院）］

杨跃雄（中国科学院昆明动物研究所）

岳振宇（美国西奈山伊坎医学院）

张翔南（浙江大学药学院）

张晓洁（上海交通大学附属第六人民医院）

张艳林（苏州大学附属第二医院）

张雁云（上海交通大学医学院）

赵维莅（上海交通大学医学院附属瑞金医院）

编者（按姓氏汉语拼音排序）

蔡权宇（海军军医大学东方肝胆外科医院）

陈玉琴［陆军特色医学中心（大坪医院）］

程　澍（上海交通大学医学院附属瑞金医院）

崔　敬（中国人民解放军总医院）

崔小玲（山东大学 生命科学学院）

付金涛（首都医科大学附属北京安贞医院）

高　璐（海军军医大学东方肝胆外科医院）

顾威庭（上海交通大学医学院附属瑞金医院）

韩志鹏（海军军医大学东方肝胆外科医院）

郝宗兵（苏州大学药学院）

何雨芩［陆军特色医学中心（大坪医院）］

侯　静（上海交通大学附属新华医院）

侯晓娟（海军军医大学东方肝胆外科医院）

姜京花（海军军医大学东方肝胆外科医院）

井莹莹（海军军医大学东方肝胆外科医院）

李玉琳（首都医科大学附属北京安贞医院）

刘　燕（首都医科大学附属北京安贞医院）

刘凯军［陆军特色医学中心（大坪医院）］

刘科伟［陆军特色医学中心（大坪医院）］

刘文婷（海军军医大学东方肝胆外科医院）

吕美红（苏州大学神经科学研究所）

吕晓希（中国医学科学院药物研究所）

孟　妍（海军军医大学东方肝胆外科医院）

倪　优（上海交通大学医学院附属瑞金医院）

彭远飞（复旦大学附属中山医院）

田志强（南京医科大学附属无锡人民医院）

王　黎（上海交通大学医学院附属瑞金医院）

王　焰（上海交通大学医学院附属瑞金医院）

文良志［陆军特色医学中心（大坪医院）］

邬珺超（苏州大学药学院）

亚明月（澳门大学中华医药研究院）

杨　雪（海军军医大学 东方肝胆外科医院）

杨　洋［陆军特色医学中心（大坪医院）］

叶　菲（海军军医大学 东方肝胆外科医院）

伊利夏提·肖开提（北京大学基础医学院）

尹昕茹［陆军特色医学中心（大坪医院）］

臧晓凌（中国海洋大学医药学院）

张　君（山东大学生命科学学院）

张聪聪（首都医科大学附属北京安贞医院）

张姗姗（海军军医大学东方肝胆外科医院）

赵　伟（首都医科大学附属北京安贞医院）

赵娜萍（海军军医大学长海医院药学院）

郑　重（上海交通大学医学院附属瑞金医院）

郑慧菲（海军军医大学东方肝胆外科医院）

郑艳榕（浙江大学药学院）

周勤明（上海交通大学医学院附属瑞金医院）

宗　晨（海军军医大学东方肝胆外科医院）

前　　言

自《自噬——生物学与疾病》2015 年再版至今，虽仅有短短的五年，但在这几年中，国内自噬的基础研究和临床研究发展迅猛，新发现、新成果层出不穷，新技术、新方法不断涌现。自 2015 年 7 月以来，PubMed 收录自噬相关学术论文 22 401 篇，其中中国学者贡献了 8860 篇。面对新科学、新理论和新技术的挑战，为了紧跟当前自噬研究的前沿，准确把握今后自噬研究的发展方向，我们对《自噬——生物学与疾病》一书进行了再一次修订和充实。

考虑到再版编写工作的延续性，同时兼顾中青年科学家在自噬研究领域中的创新思维、新技术和新方法，第 3 版由秦正红教授、乐卫东教授和谢志平教授作为共同主编，一同负责再版编写工作。我们有幸邀请到中国科学院樊嘉院士、中国工程院陈香美院士等在内的数十位国内知名专家参与编写工作，他们中既有多年从事自噬基础研究的学者，也有常年工作在临床一线的医生，都是国内自噬研究专业队伍的中流砥柱。同时，本书的编写工作还得到了自噬研究领域国内外权威学者 Daniel Klionsky 教授、王红阳院士和张宏教授的指导。这些专家学者的研究方向和研究内容各有所长，他们的学术思想将在本书的不同章节中得以呈现，为本书增光添彩。

与前两版相比，第 3 版在内容上有较大幅度的增加，力图更加全面而系统地介绍自噬的基本理论和临床知识，完整地反映当前自噬研究领域的新进展和新成果。特别需要强调的是，第 3 版更加注重对自噬研究技术和方法的介绍，在基础卷和临床卷的基础上，增加了方法卷，使得本书实践性更强，有助于初学者快速掌握自噬研究的技术方法和工具。我们期望本书的再版能够让广大读者领略到当前自噬研究领域欣欣向荣的真实面貌和深远广博的研究前景，并为推动国内自噬领域的基础和临床研究提供有益的工具和参考。

同时，为扩大自噬研究的国际影响，我们还委托 Springer Nature 出版集团出版本书的英文版。尽管本书的内容包括了自噬研究的基本理论、基本方法、临床意义和前沿发现，但仍难以全面涵盖自噬领域的各个方面。限于知识水平和文字修养，本书的内容及编辑工作难免存在疏漏和不足之处，恳请广大读者批评指正，以便再版时改正和完善。

秦正红　　乐卫东　　谢志平

2020 年 7 月

目　　录

第一篇　自噬与神经精神疾病

第二篇　自噬与心血管疾病

第三篇　自噬与肿瘤

第四篇　自噬与免疫性疾病

第五篇　自噬与感染

第六篇　自噬与内分泌疾病

第七篇　自噬与肾脏疾病

第八篇　自噬与肝脏疾病

第九篇　自噬与胃肠道疾病

第一篇
自噬与神经精神疾病

第一章　自噬与阿尔茨海默病

阿尔茨海默病（Alzheimer's disease，AD）是发生于老年期和老年前期的一种慢性进行性发展的致死性神经退行性疾病。该病起病隐匿，病程迁延，患者大脑出现广泛性的萎缩，脑沟回增宽，脑室扩大，主要临床症状为学习和记忆力下降，认知功能障碍，最终患者痴呆，并丧失生活自理能力。患病率研究显示，2000 年美国的阿尔茨海默病病例数为 450 万例。年龄每增加 5 岁，阿尔茨海默病患者的占比将上升 2 倍，60 岁的人群患病率为 1%，85 岁的人群患病率将达到 30%，预计美国在 2050 年有症状的病例数将上升至 1320 万例。据国家统计局发布的 2010 年第六次全国人口普查数据公报显示，我国居民 65 岁及以上人口占总人口的 8.87%。随着人类寿命的延长，许多国家已经或即将步入老龄化社会，老年性疾病已经成为社会关注和相关学科研究的热点。Zhang 等在北京、上海、成都、西安 4 个城市调查的结果显示，我国 65 岁以上老年人阿尔茨海默病患病率男性为 3.4%，女性为 7.7%，总患病率为 5.9%。根据这一结果估计，我国现有阿尔茨海默病患者人数达 700 多万。而且随着我国人口老龄化进程的加快，到 21 世纪中叶，我国老年人口将增加至 4 亿，阿尔茨海默病患者将超过 2000 万，严重影响患者的生活质量，给社会和家庭带来了沉重的负担，阿尔茨海默病正成为一个重大的健康和社会经济问题。此外，阿尔茨海默病的治疗和护理费用昂贵，英国每年用于阿尔茨海默病医护的费用是 110 亿美元，美国高达 839 亿美元，我国目前尚缺乏相关统计。这些数据强烈提示，研究阿尔茨海默病的发病机制、寻找治疗阿尔茨海默病的有效靶点将成为对人类健康和社会文明具有重大贡献的工作。

1907 年德国学者 Alois Alzheimer 报道了以他名字命名的首例阿尔茨海默病，他当时所描述的患者脑中出现的两种典型的病理损伤一直成为阿尔茨海默病的诊断指标。神经细胞内的神经原纤维缠结（neurofibrillary tangle，NFT）是其特征性脑损伤之一，神经原纤维缠结的主要组成成分是异常过度磷酸化的微管相关蛋白 Tau（microtubule-associated protein），这种 Tau 蛋白以聚集的双螺旋丝形式存在；另一典型的脑损伤是神经细胞外的老年斑（senile plaque，SP）形成，老年斑主要由 β 淀粉样蛋白（Aβ）异常折叠后聚集形成，沉积的斑块中还包含有肿胀的、营养不良性萎缩的树突和轴突。据此，很多学者将阿尔茨海默病定义为一种蛋白质病。

人类目前尚无有效的手段去延缓或是阻止由于蛋白质异常折叠和聚集所引起的神经退行性变，这些蛋白基因的突变通常导致其翻译后所产生的蛋白质被赋予了新的细胞毒性，并且其表达量也会有明显的上调。因此那些调节这些易聚集蛋白的生成和清除的因素将成为阿尔茨海默病的非常有前景的治疗靶点。蛋白酶体途径和自噬溶酶体途径都是有效清除蛋白质的主要途径，但是蛋白酶体其亚基所组成的中空圆筒状的狭窄通道限制了这些易聚集蛋白的寡聚物和聚合物的进入，使得自噬溶酶体途径成为它们主要的降解途径。

第一节　阿尔茨海默病的致病因素

一、基因因素

阿尔茨海默病主要被分为两种类型：家族遗传型和散发型，以散发型居多。阿尔茨海默病的病因很复杂，主要是致病基因和环境危险因素共同作用的结果（图 1-1），目前已知的主要致病基因是淀粉样前体蛋白（amyloid precursor protein，*APP*）基因突变和早老素（presenilin，*PSEN*）基因突变。*APP* 基因是第一个在早发家族性阿尔茨海默病家系中被发现的阿尔茨海默病致病基因，临床资料表明，5% ～ 20% 的早发家族性阿尔茨海默病是由该基因突变所致。*APP* 基因的突变使得 APP 倾向于 β 分泌酶的剪切，导致 β 淀粉样多肽生成增加，不断堆积，最后形成老年斑。随着转基因技术在疾病发病机制研究中的应用，人们发现带有突变的 *APP* 基因的转基因小鼠由于过度表达该基因从而引起脑内 Aβ 的堆积、老年斑的形成及认知记忆功能的缺陷，进一步有力地证实了 *APP* 基因突变与阿尔茨海默病的关系。*PSEN* 基因分为两个同源性很高的基因，称为 *PS1* 和 *PS2*。迄今为止发现至少有 37 种 *PS1* 基因突变与早发型阿尔茨海默病有关。*PS1* 基因突变细胞增加 APP 代谢途径中的 γ 分泌酶剪切，导致纤维原性较强的、易聚集的 Aβ42 的产生过多，从而导致阿尔茨海默病的发生。*PS1* 基因突变还可以引起 Tau 蛋白等细胞骨架蛋白之间的相互作用异常，从而破坏离子通道的微结构，影响细胞内外离子交换，进一步引起阿尔茨海默病的病理变化。*PS2* 基因与 *PS1* 基因有 67% 的同源性，在跨膜区的同源性高达 84% 左右。突变的 *PS2* 基因表达产物可通过对 C 末段肽水解酶的影响而作用于 APP 水解过程，使聚集性的 Aβ 产生增多而发生沉淀，形成老年斑，并能协助 Aβ 升高细胞内钙离子浓度，加重氧自由基的产生和促进线粒体膜电位下降，从而引发细胞凋亡。临床研究表明，*PS1* 基因突变所致的阿尔茨海默病占早发家族性阿尔茨海默病的 30% ～ 50%，而 *PS2* 基因突变率较低，是引起家族性阿尔茨海默病的少见原因。Tau 蛋白是一种能与微管蛋白结合，并对微管的形成起促进和稳定作用的微管相关蛋白。在成人脑中发现有 6 种 Tau 蛋白的异构体，在正常生理条件下 Tau 蛋白组成神经元的轴索蛋白，在细胞内与微管结合，起稳定微管装配的作用；同时，Tau 蛋白是微管蛋白聚合微管的启动子。在阿尔茨海默病患者脑中 Tau 蛋白发生异常修饰，有过度糖基化、磷酸化和泛素化，其异常修饰的顺序有可能是先糖基化，再磷酸化，最后泛素化。阿尔茨海默病患者中过度磷酸化的 Tau 蛋白一部分是可溶的，一部分沉积在神经原纤维缠结中是不可溶的。神经原纤维缠结中的 Tau 蛋白可以导致神经元变性。另有报道，Tau 蛋白基因突变可以导致 Tau 蛋白聚集，引起痴呆。因此，Tau 蛋白基因突变可能是引起神经变性疾病的主要原因之一。

除了上述的阿尔茨海默病致病基因，人们还发现一些基因的多态性可能影响迟发性家族性阿尔茨海默病或散发性阿尔茨海默病发病的风险，如载脂蛋白 E（apolipoprotein E，*ApoE*）基因，低密度脂蛋白受体（low-density lipoprotein receptor，*LRP*）基因，α₂ 巨球蛋白（α₂ macroglobulin，*A2M*）基因和 *Ubiquilin* 基因等。其中已经确证的与阿尔茨海默病发病有相关性的基因是 *ApoE*，其余基因还有待更多的实验进一步验证。*ApoE* 基因有三种等位基因，即 ε₂、ε₃、ε₄，各占 8%、77%、15%。ApoE 可与 Aβ 结合，使后者形成单丝纤维而沉积，其中 *ApoE* ε₄ 在与 Aβ 结合时显示出更强的结合力，在老年斑的形成过程中起重要的作用。在晚发阿尔茨海默病家系中还发现 *ApoE* ε₄ 与阿尔茨海默病有剂量依赖关系，即 *ApoE* ε₄ 纯合子发病年龄比杂合子早，而杂合子又比没有 *ApoE* ε₄ 者发病早。*ApoE* ε₄ 不但能够参与调节 Aβ 的生成，影响星形胶质细胞和神经元对 Aβ 的清除，形成老年斑，还能影响 Tau 蛋白与微管蛋白连接的稳定性。LRP 是 ApoE 的主要受体，参与 ApoE 的代谢，可能会改变 ApoE 引起的阿尔茨海默病发病风险，还能调节 APP 的降解，因此 *LRP* 基因也和散发性阿尔茨海默病的发病相关。*A2M* 基因序列中的剪切受体缺失，能增加阿尔茨海默病发生的危险性。A2M 是一种沉淀于散发性阿尔茨海默病患者脑内老年斑中的急性反应蛋白，可对一种蛋白酶抑制剂进行编码，而该抑制剂参与介导 Aβ 的降解和清除，因此，*A2M* 基因突变可引起 Aβ 沉积，成为阿尔茨海默病的风险因子。但同时有研究认为，单独的 *A2M* 基因突变并不能引发阿尔茨海默病，而是要通过与其他相关基因的突变（如 *ApoE* ε₄ 等位基因）发生连锁反应，共同作用而完成。此外，近期的全基因组关联分析（genome-wide association study，GWAS）研究发现，凝集素基因（clusterin，*CLU*）、磷脂酰肌醇结合网格蛋白装配蛋白（phosphatidylinositol binding clathrin assembly protein，*PICALM*）、补体受体 1（complement receptor 1，*CR1*）、桥连整合因子 1（bridging integrator，*BIN1*）和微管亲和力调节蛋白激酶 4（microtubule affinity-regulating kinase 4，*MARK4*）等基因与散发性阿尔茨海默病相关。

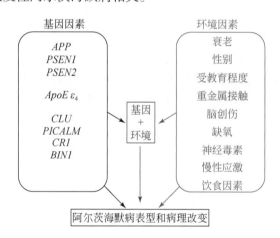

图 1-1　阿尔茨海默病的致病因素

APP. 淀粉样前体蛋白；*PSEN1*. 早老素 1；*PSEN2*. 早老素 2；*ApoE* ε₄. 载脂蛋白 E ε₄；*CLU*. 凝集素；*PICALM*. 磷脂酰肌醇结合网格蛋白装配蛋白；*CR1*. 补体受体 1；*BIN1*. 桥连整合因子 1。基因因素中 *APP*、*PSEN1*、*PSEN2* 基因的相关突变和家族性阿尔茨海默病发病直接相关；*ApoE* ε₄ 基因的相关突变是公认的阿尔茨海默病发病的危险因子；*CLU*、*PICALM*、*CR1*、*BIN* 等基因的相关突变是阿尔茨海默病发病的潜在危险因子。基因和环境因素共同作用，单一的基因因素或环境因素，都有可能最终引起阿尔茨海默病的表型发生和病理改变

二、环境因素

目前阿尔茨海默病相关危险因素包括衰老、性别、受教育程度低、重金属接触、脑创伤、缺氧、神经毒素接触、慢性应激和饮食因素等。老年人在增龄的过程中，人体的防御体系功能减弱，脑内自由基的清除能力降低。因此，在脑老化过程中，神经元细胞膜上不饱和脂肪酸被氧化而产生大量自由基，包括超氧化物阴离子自由基、过氧化氢、

脂质过氧化物和羰基化合物等含量增加。这些自由基可损伤细胞膜、细胞器，诱导神经元凋亡，导致其功能严重破坏，从而促使阿尔茨海默病的形成。氧自由基可促进 Aβ 的毒性和聚集，使其在脑内过度活跃，导致神经元退行性变而发生阿尔茨海默病；而 Aβ 也使自由基生成增多。有学者用转基因动物对自由基与 Aβ 的因果关系进行一系列的活体内研究，结果发现，Aβ 的沉积可诱导自由基的产生，自由基增多又极大地促进了 Aβ 的沉积，造成一种神经细胞受损和功能紊乱的恶性循环。

大脑缺血缺氧是阿尔茨海默病发病机制中重要的环境危险因素。大脑缺氧可以迅速损伤人的行为和认知功能，并导致多种神经病理表现。临床研究表明，经历缺血性脑血管病的患者，其阿尔茨海默病发病概率明显高于普通人群。患有呼吸睡眠暂停综合征和缺氧的老年女性发生认知功能障碍风险明显增加。此外，遭受心脏停搏的患者外周血 Aβ42 浓度显著升高，提示低氧可能参与阿尔茨海默病进展。乐卫东实验室的研究结果发现，成年阿尔茨海默病小鼠间歇性低氧后阿尔茨海默病病理加重，脑内斑块沉积增多，且低氧是通过增加 APP 的 β 和 γ 剪切而加重 Aβ 的聚集（Liu et al.，2016）。而且母鼠在孕期低氧可加剧子代阿尔茨海默病小鼠学习记忆功能受损及脑内 Aβ 聚集，且子代野生型小鼠出现类似的病理表型。孕期低氧可增加子代小鼠脑内 APP 生成和 Aβ 的聚集。同时孕期低氧还减少了子代小鼠脑内 Aβ 的代谢酶 NEP 的表达，其机制可能是低氧通过上调组蛋白甲基化酶 G9a 的水平，上调 H3K9me2 的表达，诱导了 NEP 表达的下调。乐卫东等的研究还发现，在 *APP/PS1* 转基因小鼠和正常对照小鼠中急性缺氧都可以导致 APP、PH1 和 CDK5 等蛋白的表达上调，同时加重 Tau 蛋白的磷酸化，而且其可能通过 mTOR 通路诱导自噬的发生（Zhang et al.，2018）。低氧影响阿尔茨海默病发病的机制可能还涉及其他表观遗传学修饰，目前国内外的研究者都在积极地探索其具体机制。创伤性脑外伤除了造成低氧而影响阿尔茨海默病发病外，还会通过损伤早期过度激活胶质细胞炎症反应，以及增加 APP 的 β 和 γ 剪切而进一步加重 Aβ 的聚集。

近 20 ~ 30 年有学者提出了铝中毒学说。铝具有神经毒性作用，易沉积在大脑皮质、海马、室中膈、颞叶、杏仁核及枕叶，以海马中含量最高。形态学研究发现，阿尔茨海默病患者脑组织中铝以硅酸盐形式存在，主要积聚在神经原纤维缠结内，并促进脑组织神经原纤维缠结和老年斑的形成。另外，铝能加强铁离子引起的氧化应激作用，以及参与由白细胞介素和炎症因子介导的炎症反应，最近的研究显示，铝还能介导 Tau 蛋白异常磷酸化。铝能在三磷酸鸟苷（GTP）结合位点上取代镁，最终影响微管的聚合。动物实验证明，无论采取何种途径给予铝化合物，在脑铝含量增加的同时均有脑组织 ACh 活性下降及 AChE 活性增高，而导致胆碱能神经功能的减退。但也有学者认为铝虽是神经毒性物，但主要造成的是协调缺陷，而无明显的认知障碍。也有研究发现，猴在婴儿期给予铅处理，年老后脑组织会发生阿尔茨海默病相关的病理改变。

此外，关于阿尔茨海默病的发生机制还存在着病毒学说、钙超载学说、雌激素水平降低等，但这些因素仍有待于进一步探讨。总之，阿尔茨海默病的发病机制十分复杂，是各种病因相互影响、共同作用的结果。阿尔茨海默病病因及发病机制的深入研究对于找到有效预防和治疗阿尔茨海默病的方法具有十分重要的意义。

第二节　自噬在阿尔茨海默病中的作用

溶酶体是由高尔基体断裂产生的单层膜包裹的囊状结构细胞器，含有 60 多种能够水解多糖、磷脂、核酸和蛋白质的酸性酶。溶酶体的 pH 约为 5，是其中酶促反应的最适 pH。尽管在机体老化或疾病状态下蛋白质经常在翻译后的酶和化学修饰作用下变得不易被消化而残留在残质小体内，但是溶酶体中近 24 种不同催化等级和针对不同肽键的组织蛋白酶还是可以在较广的酸性 pH 范围内迅速将大部分蛋白质降解为氨基酸（Wolfe et al.，2013）。将要被消化的底物可以通过异噬（phagocytosis）和自噬（autophagy）两种途径进入溶酶体。顾名思义，异噬作用是指吞噬细胞外源性的入侵者，如细菌、食物，并将他们分解成小碎片以供机体重新利用或排出细胞外；自噬作用是指消化细胞内源物质，如衰老的细胞器。这两种途径都与 APP 蛋白的处理过程及阿尔茨海默病发病机制有一定的相关性。

自噬是细胞利用溶酶体降解自身受损的细胞器和大分子物质的过程，是真核细胞中的一种维持细胞基本功能的生命现象。在营养物质贫乏、氧化应激、感染等外源性刺激的情况下，自噬激活后的降解产物如氨基酸、核苷酸、游离脂肪酸等营养物质可供细胞进一步循环利用；在细胞老化过程中，自噬又起到抗细胞老化的作用，不断将错误折叠的蛋白质、有害的代谢产物、老化的线粒体等细胞器及时清除，以保持细胞的正常状态。自噬是神经元中维持细胞稳态的重要途径。与其他细胞相似，随着年龄的增长，一些细胞内有毒物质和损伤的细胞器（如线粒体）在神经元内聚集，为了维持细胞内稳态，这些异常聚集的物质需通过自噬得以降解和清除。但是与其他细胞不同，神经元属于有丝分裂后细胞，无法通过细胞分裂来稀释细胞内的有毒物质，所以自噬的清除作用就显得尤为重要。而且一些自噬相关蛋白，如 Beclin 1、Atg 和 Atg7 等，常与许多神经退行性疾病的晚期发病相关，但是它们随着年龄的增长表达水平均呈下降趋势，因此在年轻神经元中自噬通常较为活跃。自噬主要分为 3 种类型：小自噬（microautophagy）、大自噬（macroautophagy）和分子伴侣介导的自噬（chaperon-mediated autophagy，CMA）。大自噬即通常所说的自噬（本章提到的自噬均指大自噬），与阿尔茨海默病的发病机制最为相关，很多与阿尔茨海默病有关的蛋白质分子都要经过自噬的代谢处理（图 1-2）。

尽管阿尔茨海默病患者脑中出现的异常蛋白聚集曾经让人们联想到自噬这条涉及蛋白循环和交通运输的代谢途径可能会与阿尔茨海默病的发病有一定的关系，但因实验技术上的种种原因始终未受到重视。直到人们用免疫电镜的方法直观地见到阿尔茨海默病患者脑神经元中出现的自噬体和晚期的自噬泡，并且发现这些不同成熟阶段的自噬泡在神经营养不良性神经突起内大量堆积，才使得自噬成为阿尔茨海默病病理机制研究中的热点问题。

一、Aβ 的代谢与自噬

随着研究的逐渐深入，越来越多的证据表明，Aβ 在阿尔茨海默病的发生和发展中起

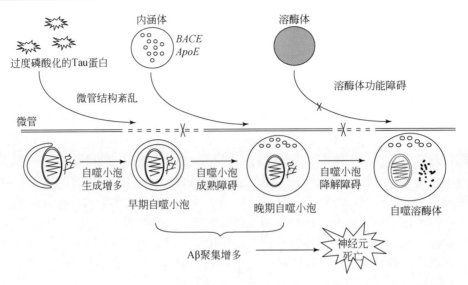

图 1-2　阿尔茨海默病相关蛋白分子（APP、Tau、BACE、ApoE）经过自噬途径代谢处理

发病早期自噬泡在突变 APP 和损伤线粒体的压力下数量增加；阿尔茨海默病发病晚期自噬体受到高度磷酸化 Tau 蛋白的影响，其转运、成熟和降解过程发生障碍，并且溶酶体酶的功能异常同样会扰乱自噬体和溶酶体的融合过程。所有这些自噬溶酶体途径的缺陷最终导致自噬泡的堆积及细胞内外 Aβ 的聚集，引起进行性的神经退行性变

到主导的作用。Aβ 的神经毒性涉及复杂的分子机制，包括破坏细胞内的 Ca^{2+} 稳态，促进自由基的形成，降低 K^+ 通道的功能，增强致炎细胞因子引起的炎症反应等。首先介绍一下 Aβ 的生成：APP 是一种广泛存在于全身诸多组织细胞膜上的跨膜糖蛋白，以跨膜受体的结构形式存在，包括一条较长的细胞外 N 端节段和一条较短的细胞内 C 端节段。其生理功能尚不完全明了，但一些研究表明，APP 在分子信号转导、细胞黏附等方面都有重要作用。APP 的水解分为两种途径：第一种是 APP 会通过 α 分泌酶的剪切，形成可溶性的 APP N 端片段（sAppα）分泌到细胞外；细胞内的 C 端片段（αCTF）则通过 γ 分泌酶的进一步剪切，形成可溶性的短肽和 APP 细胞内片段（APP intracellular domain，AICD），据报道 AICD 具有调节基因转录的功能。第二种水解途径则能生成 $Aβ_{40}$ 和 $Aβ_{42}$。APP 通过 β 分泌酶（β-site APP cleaving enzyme，BACE）剪切，形成可溶性的 APP N 端片段（sAppβ）分泌到细胞外；细胞内的 C 端片段（βCTF）通过 γ 分泌酶的进一步剪切，生成大量的 $Aβ_{40}$ 和少量的 $Aβ_{42}$。γ 分泌酶复合物包括 Presenilin、Nicastrin、APH-1 和 PEN-2 四种成分，并且在细胞的很多部位都发现这些复合物成分的存在，包括细胞膜上、早期的内涵体、晚期的内涵体、自噬泡及溶酶体内。细胞内 Aβ 的生成是细胞外弥散的及纤维状沉积的 Aβ 的主要来源。Aβ 在细胞外发生沉积之前，内涵体和溶酶体中的可溶性 Aβ 已经大量的增加。阿尔茨海默病模型动物研究发现，小鼠在细胞内 Aβ 水平升高但尚未出现细胞外斑块沉积的情况下就已经出现了认知缺陷。这表明细胞内的 Aβ 在被释放到细胞外前就已经具有细胞毒性了。一旦被释放到细胞外，这些细胞外的可溶性的或者聚集状态的 Aβ 就会通过细胞表面的受体分子对细胞产生病理作用，直接影响细胞膜脂质双分子层结构或是被细胞摄取而影响细胞溶酶体的功能。此外，还有研究表明，在阿尔茨海默病的极早期阶段自噬小体内也可以生成有毒的 Aβ 并且在神经元内聚集，免疫荧光探

针技术发现，在阿尔茨海默病小鼠的自噬小体中包含了 APP、Aβ 和 PS1 等蛋白，在诱导自噬后 Aβ 的生成增加，而在抑制自噬后 Aβ 的聚集也明显减少。

人们意识到观察阿尔茨海默病中自噬的起源有助于对阿尔茨海默病中内涵体 - 溶酶体系统的研究。内涵体 - 溶酶体途径在 APP 的处理和 Aβ 的生成过程中都起到了重要的作用（Funderburk et al., 2010）。细胞内吞途径使得细胞可以随时监测其周围环境，摄取细胞外的营养物质，调节细胞表面受体的表达。内化的分子在早期内涵体中被分拣，有的重新回到细胞膜，有的进入高尔基体进行进一步处理加工，有的则进入晚期内涵体和溶酶体中被降解。在阿尔茨海默病患者脑中最先表现出来的细胞内病理现象是细胞内吞途径的激活，敏感性脑区的神经元呈现进行性的细胞内吞异常——早期内涵体的容积增大。溶酶体途径的异常发生在出现阿尔茨海默病典型的病理表现——神经原纤维缠结和老年斑病沉淀之前。在那些易损的细胞群中溶酶体系统功能上调，溶酶体的数量增多伴随着溶酶体水解酶的活性升高，在这些高活性的水解酶中也包括可以直接或者间接参与 Aβ 生成的组织蛋白酶。随着阿尔茨海默病病程的进展，溶酶体功能的障碍导致细胞内空泡结构的形成及 Aβ 的聚集，一旦这些脆弱的神经元发生变性，神经元内的 Aβ 将伴随这些空泡结构被释放到细胞外空间，成为细胞外 Aβ 沉淀的主要来源。尽管细胞内吞途径的诱导和功能障碍能够引起溶酶体的异常，自噬途径同样可以影响溶酶体的功能。神经元中细胞内吞途径和自噬途径出现显著的重叠效应，晚期的内涵体通常会与自噬体发生融合。近十年来，随着人们对自噬过程的深入了解，自噬途径在阿尔茨海默病发病机制中的作用的研究也逐步深入。

在生理条件下自噬 - 溶酶体系统是 Aβ 降解的重要途径，但是有研究发现，在病理条件下或衰老过程中自噬 - 溶酶体系统可以生成 Aβ（Li et al., 2010）。已经有很多研究是关于在内涵体、高尔基体和内质网是如何生成 Aβ 的，目前另一条生成 Aβ 的途径——自噬溶酶体途径也同样受到研究者的重视，自噬是 APP 循环及产生 Aβ 的一条重要途径。学者们发现在异常状态的神经元的自噬泡中会有大量的 Aβ 产生。自噬泡中不但含有 Aβ 及其中间前体 βCTF 的免疫阳性反应物，还表现出较高的 PS 依赖性 γ- 分泌酶的活性，在低氧干预的 APP/PS1 转基因小鼠脑内也同样观察到激活的自噬及增强的 APP γ 剪切。空泡性肌病，作为唯一一种 Aβ 沉积发生在神经系统外的疾病，同样发现有大量富含 APP、Aβ 和 PS1 的自噬相关边缘空泡的堆积。自噬泡的剧增为细胞内 Aβ 的形成提供了更广阔的空间，并且在溶酶体相关细胞器这种酸性环境中 Aβ 又更容易形成寡聚体和原纤维。在体外细胞培养实验中同样证明了自噬的激活可以增加 Aβ 的生成（Funderburk et al., 2010）。从不同组织分离出来的自噬泡含有大量的 γ- 分泌酶复合物成分，并表现出较强的 γ- 分泌酶活性。小鼠成纤维细胞在受到雷帕霉素或营养缺乏的影响下自噬被明显诱导，大量的 γ- 分泌酶复合物会从内涵体和内质网中向自噬泡转移，这时候的自噬泡就成为细胞内 γ- 分泌酶活性显著的最大区域。这种情况下细胞产生了大量的 Aβ，其含量是自噬受到抑制的细胞的两倍多。血清饥饿的方法同样可以强烈地诱导人类神经元的自噬，并且增加 3 倍以上 Aβ 的生成量。

乐卫东等报道在低氧干预的 APP/PS1 转基因阿尔茨海默病小鼠脑内可以观察到激活的自噬及增强的 APP γ 剪切（Li et al., 2009）。跨膜蛋白 PS1 作为 γ- 分泌酶复合体的重要组分之一，在 Aβ 生成增加方面起着重要的作用，PS1 也是家族性阿尔茨海默病中最常见的突变之一。同时自噬的障碍也可以增加 PS1 的表达和 γ- 分泌酶的活性。*PS1* 与自噬如此密切的关系，引起了众多科研人员的关注。人们发现 *PS1* 可与细胞内黏附分子 Telencephalin（TLN）发生作用，在 *PS1* 敲除的细胞中，自噬对于长半衰期蛋白 TLN 的清除也发生障碍，其可能机制为自噬泡和溶酶体的融合成熟失败。*PS1* 对于自噬的完成是必需的，在 *PS1* 敲除小鼠的神经元中，溶酶体的酸化和组织蛋白酶的活化发生障碍而导致自噬体的清除障碍，其机制为对于溶酶体酸化至关重要的 v-ATP 酶 V0a1 亚单位从内质网运输到溶酶体膜的过程需要 *PS1* 的参与，突变的 *PS1* 不能与未糖基化的 V0a1 亚单位结合，从而不能将其运输到溶酶体，进而导致溶酶体不能酸化成熟消化自噬体内待清除的蛋白，进一步导致自噬体的堆积（Lee et al.，2010）。而在 *PS1* 突变家族性阿尔茨海默病患者的成纤维细胞同样呈现出溶酶体酸化障碍及自噬体的堆积。研究人员还从敲除了 *PS1* 基因的小鼠中获得了胚胎成纤维细胞，发现这种细胞的自噬明显上调，自噬体和溶酶体的数量也明显增加，尽管如此，自噬介导的蛋白降解功能却明显降低。而且在正常细胞中使用 γ- 分泌酶复合体的抑制剂却不能改变自噬介导的蛋白降解，说明 *PS1* 介导自噬溶酶体途径障碍是独立于 γ- 分泌酶复合体的。

自噬泡中产生的 Aβ 主要被转运到溶酶体中被组织蛋白酶（cathepsin，CTS）降解，有学者研究发现，敲除组织蛋白酶 B 基因的小鼠其脑内 Aβ 的含量明显增加，而上调组织蛋白酶 B 基因表达的小鼠其脑内 Aβ 的含量则显著降低。更有趣的是人类的神经元较啮齿类动物的神经元在清除自噬产生的 Aβ 过程中更依赖于溶酶体的降解作用。还有一部分自噬途径产生的 Aβ 则可以通过多泡小体的胞吐作用被释放到细胞外。在正常的大脑中，自噬过程在 Aβ 基本含量的维持上仅发挥了非常小的作用，这与自噬泡的有效清除及溶酶体的降解在抑制 Aβ 堆积方面的作用是分不开的。成纤维细胞在自噬被急性诱导后，自噬泡会发生短暂的聚集，溶酶体降解功能也会显得相对滞后，正是如此增加的自噬泡滞留时间给了 Aβ 大量产生并且被释放到细胞外的机会。神经元在清除自噬泡方面功能非常强大，即便自噬受到强烈诱导后自噬泡也能很快很有效地被清除。尽管如此，当自噬泡的成熟过程受到损害或者延迟时，自噬泡同样会大量聚集，产生非常多的细胞内和细胞外 Aβ。自噬参与 Aβ 的细胞外分泌，在自噬缺陷小鼠中，对 Aβ 蛋白的细胞外定量分析发现，Aβ 蛋白的分泌减少了 90%，而在恢复自噬后，Aβ 蛋白的分泌水平也恢复至正常。此外，在 *Atg7* 基因敲除小鼠中，Aβ 蛋白的细胞外分泌量出现大幅度减少，进而导致 Aβ 蛋白在细胞内的聚集。有研究报道，相对于散发型阿尔茨海默病患者，*PS1*、*PS2* 基因突变的家族性阿尔茨海默病患者有更严重的溶酶体系统障碍，组织蛋白酶 D 和 B 的水平也高出很多。研究人员在有类似自噬溶酶体融合障碍的 *CRND8* 转基因阿尔茨海默病小鼠中，敲除了溶酶体蛋白酶的内源性抑制剂 Cystatin B 编码基因，发现自噬溶酶体途径障碍得到了修复，Aβ 的沉积及其他有自噬溶酶体降解的蛋白水平都明显减少。这种 *CRND8* 转基因阿尔茨海默病小鼠因为溶酶体的功能得到修复，脑内 Aβ$_{40}$、Aβ$_{42}$ 的水平及细胞外老年斑的沉积显著减少。这些研究不但证明了自噬溶酶体途径障碍在阿尔茨海默病发病中的重要作用，还提供了通过修复溶酶体障碍来治疗阿尔茨海默病的可能性的证据。

阿尔茨海默病发病早期自噬的诱发可以将大量的富含 APP 的代谢底物转移到自噬代谢途径中，同样可以加快受损的或再生的神经突触中蛋白质和细胞器的循环。此时自噬的激活恰恰反映出神经突起对更多的蛋白质等营养物质需求的增加，以及对抗细胞凋亡刺激的一种自我保护反应。而在阿尔茨海默病发病的后期，过重的 APP 和 Aβ 负担又会导致自噬的功能失调，Aβ 的毒性效应会干扰内质网和微管之间的锚定效应，降低微管的稳定性。并且在病程后期的阿尔茨海默病模型小鼠及阿尔茨海默病患者的皮质和海马神经元的突起内，存在着大量的自噬体及各种不成熟自噬泡的异常聚集，这提示了阿尔茨海默病后期自噬体在与溶酶体融合成熟的过程发生了障碍（Nixon，2007）。*PS1* 参与 APP 的转运及合成加工，可以将其转化为 Aβ 蛋白，PSEN1 突变将会导致 Aβ 多肽的产出增加而形成 Aβ 斑，同时 PS1 还参与自噬小体和溶酶体的融合，其突变会引发自噬体 - 溶酶体形成障碍。神经突起在正常的生长及再生过程中，不成熟的自噬泡会逆行到胞体周围与溶酶体融合，融合之后自噬泡中的内容物会很快被降解。这个从自噬泡形成到与溶酶体融合消化的过程是非常的迅速并且高效的，以至于人们观察不到明显的自噬泡的形成。在阿尔茨海默病病程后期，营养不良性的神经突起中这些可以被明显察觉到的自噬体和其他亚型自噬泡的形成与存在恰恰反映出自噬泡在运输和成熟方面的异常，以至于阻碍溶酶体通过自噬这条途径去降解循环细胞内的蛋白质和细胞器，如线粒体的降解障碍会带来脂褐素的堆积，进一步加重对神经元的损伤。人们还发现，在这种自噬增强的状态下，溶酶体系统的许多成分的表达都有所上调，这种上调一直持续到神经元退行性变的晚期。自噬体、其他的自噬泡亚型及水解酶阳性致密体在膨胀的营养不良性突起中大量堆积，成为突起中主要的细胞器（Nixon et al.，2011）。这种广泛的神经炎性营养不良及特征性的含有大量自噬泡的膨胀的神经突起在其他类不产生 Aβ 的神经退行性疾病中并不典型，这就为更深入地探讨阿尔茨海默病的发病机制提供了一个很好的研究方向。

综上所述，自噬在阿尔茨海默病中起到的作用具有多面性，其既可以生成 Aβ 等蛋白，同时其又可以促进 Aβ 的排出，而自噬的改变对于阿尔茨海默病的发病是因还是果，尚需要更进一步去探索。

二、Tau 蛋白的代谢与自噬

阿尔茨海默病的另一个主要病理特征是神经细胞内出现大量神经原纤维缠结。目前的研究表明，神经原纤维缠结的形成主要与 Tau 蛋白的过度磷酸化有关。Tau 蛋白是微管相关蛋白的一种，参与微管的组装和稳定。钙 / 钙调素依赖性蛋白激酶 Ⅱ（CaMK Ⅱ）、细胞周期依赖的蛋白激酶 5（Cdk-5）、糖原合成酶激酶 3β（GSK-3β）在 Tau 蛋白的异常过度磷酸化中发挥了重要作用。过度磷酸化的 Tau 蛋白组装成宽度为 820 nm，周期为 80 nm 的双股螺旋细丝，这种细丝具有不溶性，由于构象的改变，使之不能与微管结合，从而失去了促使微管蛋白聚合的能力，以致引起微管网萎陷（Sahara et al.，2008）。Aβ 的生成和沉积可以对线粒体产生毒性作用和损伤，造成钙超载，而 Ca^{2+} 可以激活 CaMK Ⅱ，CaMK Ⅱ进一步导致 Tau 蛋白过度磷酸化，抑制 Tau 促微管蛋白组装的活性，微管蛋白无法正确组装，最终导致神经元功能障碍，甚至凋亡。

虽然泛素 - 蛋白酶体系统被认为是 Tau 蛋白降解的主要途径，但是目前研究已表明，自噬是 Tau 蛋白降解的另一条重要方式。自噬对于 Tau 的作用同样也来源于对另一大类疾病——空泡性肌病的研究。氯喹（chloroquine）是一种可以被肌细胞摄取并主要集中在像溶酶体这样的酸性细胞器中的一种弱碱，长期给予氯喹可以导致溶酶体吸水肿胀诱发空泡性肌病。有趣的是在受影响肌纤维的空泡中人们发现了许多与阿尔茨海默病相关的分子，如 Tau、Aβ、APP、ApoE 的堆积，这些发现使人们联想到阿尔茨海默病和空泡性肌病在发病机制方面，尤其是在溶酶体功能异常导致蛋白质分子沉积过程有很多相似之处。正常的 Tau 蛋白可以通过溶酶体进行降解，但是 Tau 蛋白的磷酸化程度直接影响其与溶酶体膜上受体的结合，所以高度磷酸化的 Tau 蛋白不能有效地进入溶酶体被消化，进而形成纤维缠结结构对神经元产生毒性作用。自噬可能还会影响 Tau 蛋白的磷酸化状态。在自噬功能缺陷小鼠中，Tau 蛋白存在过度磷酸化，而在自噬恢复后异常聚集的磷酸化 Tau 蛋白也随之减少。研究发现，雷帕霉素可以明显清除突变的 Tau 蛋白（Uddin et al.，2019）。雷帕霉素作为 mTOR（mammalian target of rapamycin）的抑制剂可以通过抑制 mTOR 的活性来激活自噬途径，然而其是否通过激活自噬来清除 Tau 蛋白的聚集尚不确定，因为有实验发现，在自噬缺陷型的成纤维细胞中雷帕霉素可以通过抑制蛋白质的合成来减少异常折叠蛋白的聚集。用 3- 甲基嘌呤（3-MA）抑制自噬之后，发现蛋白酶体活性及钙蛋白酶的活性都有明显的增高，Tau 蛋白的水平也下降许多，由此学者们推测自噬溶酶体途径或许不是 Tau 蛋白代谢的主要通路。

　　早在 1967 年，Suzuki 就发现在阿尔茨海默病患者大脑组织损伤的轴突中存在 Tau 蛋白和亚细胞结构的异常聚集，但是直至 2005 年 Nixon 等通过免疫胶体金和电镜技术明确这些异常聚集的结构为自噬小泡。科学家们在人突变 Tau 蛋白的转基因小鼠脑中通过电镜观察和酶活性检测发现了功能和活性异常的溶酶体，更有趣的是在稳定转染了人突变 Tau 蛋白的神经元细胞系中人们还观察到溶酶体分布的异常。正常野生型的 Tau 蛋白可以与驱动蛋白竞争微管上的结合位点，细胞通过调节 Tau 蛋白的水平达到控制驱动蛋白依赖性的细胞器沿微管正向运输的目的。正常情况下，溶酶体主要分布在细胞的中心区域。当细胞过度表达病理性突变的 Tau 蛋白时，由于突变的 Tau 蛋白容易聚集而与微管的结合能力差，使得驱动蛋白依赖性的正向运输受到的来自 Tau 蛋白的抑制显著减弱，这样一来，溶酶体的转运变得异常活跃以至其分散于整个细胞。不单是溶酶体的运输，在自噬途径中的很多过程，包括自噬体的转运也都是要依赖微管向前运动的。而过度磷酸化的 Tau 蛋白会造成细胞骨架蛋白的不稳定及装配异常，导致自噬小体无法正常运输，影响其成熟，从而导致自噬小体在轴突内异常聚集，进而产生一系列的病理效应。在 C 型尼曼 – 匹克病细胞模型中急剧减少 Tau 蛋白的表达可以降低自噬的诱导及自噬泡的流动，这也恰好证明了 Tau 蛋白可以通过稳定微管的功能来调节细胞内自噬溶酶体途径的正常运行。Tau 蛋白由于自身高度磷酸化和异常折叠将损害微管蛋白的正常聚集，破坏微管介导的转运功能，进一步影响自噬体和溶酶体的融合。蛋白质磷酸酶 -2A（protein phosphatase 2A，PP2A）是调节 Tau 蛋白磷酸化的重要的磷酸酶，它的功能异常可以直接导致 Tau 蛋白的过度磷酸化。另外一些研究还发现，冈田酸可以使大鼠神经元内的自噬体形成明显增加，而冈田酸作为 PP2A 的抑制剂，可以促进 Tau 蛋白的磷酸化，所以这又一次的间接证明自噬体的堆积和自噬功能异常也许正是 Tau 蛋白功能异常的结果。

三、与阿尔茨海默病相关的其他因子与自噬

　　在大量科学研究中人们发现，自噬溶酶体功能的异常不但可以影响有神经元毒性的

细胞内 Aβ 的生成量, 还会影响其他一些与阿尔茨海默病发病相关的其他分子的降解循环, 进一步恶化阿尔茨海默病的发病。

在阿尔茨海默病患者及模型小鼠神经元堆积的自噬泡内有大量的 γ- 分泌酶组分 *PS1*, *PS1* 不但与 Aβ 的过量生成有关, 还与自噬溶酶体系统的病理变化有关。来源于 *PS1* 基因突变的阿尔茨海默病患者的成纤维细胞在自噬激活的情况下表现出大量不正常自噬泡的堆积, 但是细胞中长寿命蛋白的降解循环却没有因为自噬的激活而加强, 反而出现减弱的情况。人们还从敲除了 *PS1* 基因和 *PS2* 基因的小鼠中获得了胚细胞, 发现这种细胞的自噬介导的蛋白降解功能明显降低, 但是这种降低又会因为重新导入 *PS1* 基因而得到逆转。这些研究表明, *PS1* 基因在自噬功能的正常发挥中起了举足轻重的作用, 而 *PS1* 基因突变的阿尔茨海默病患者所携带的 *PS1* 基因突变恰好失去了维持自噬功能的作用而导致自噬泡成熟障碍, 自噬泡大量堆积, 其蛋白内容物不能被有效地降解循环利用 (Zare-shahabadi et al., 2015)。

BECN1 是自噬相关的基因, 其可以编码 Beclin1 蛋白, 且其在阿尔茨海默病脑组织中的 mRNA 水平降低, 在病理改变越严重的区域 (如海马) 其降低越明显, 而且 Beclin1 蛋白的表达还会随阿尔茨海默病病情的进展而进行性下降 (Pickford et al., 2008)。在阿尔茨海默病脑组织中凋亡蛋白 caspase-3 表达上升, 其可以剪切 Beclin1 蛋白, 从而导致自噬小体形成障碍。当过表达人类 APP 的阿尔茨海默病小鼠与 Beclin1 蛋白表达障碍小鼠杂交时, 后代则出现自噬功能障碍及阿尔茨海默病病情的加重。此外, Beclin1 蛋白表达障碍还会影响阿尔茨海默病中的非神经元细胞, 阿尔茨海默病患者的小胶质细胞中 Beclin1 蛋白表达下调及囊泡运输复合体数量减少, Beclin1 蛋白表达异常会影响囊泡运输复合体在吞噬体上的正确定位及受体介导的吞噬作用。

BACE 是 APP 的 β- 分泌酶, 剪切 APP 生成 Aβ 的直接前体 βCTF。溶酶体蛋白酶活性抑制剂可以造成内源性异位表达的 BACE 的聚集, 并且抑制了溶酶体水解酶的活性后同样会引起 BACE 在溶酶体相关膜蛋白 2 (lysosome-associated membrane protein 2, LAMP2) 阳性细胞小泡中的重新分配和积累。在阿尔茨海默病病程后期由于细胞内大量 Aβ 的毒性效应损伤了溶酶体的功能, 使得 BACE 在受损神经元内的降解逐渐较少, 导致 APP 的 β 剪切增加, 生成更多的 βCTF。

ApoE ε_4 作为阿尔茨海默病的危险因子有促进细胞内 Aβ 生成的作用, 缺失 *ApoE* 基因表达的 *APP* 转基因小鼠神经元内 $Aβ_{42}$ 的含量明显降低 (Nixon, 2013)。体外培养的人大脑神经元和星形胶质细胞内发现有 ApoE ε_4 和组织蛋白酶 D 的共定位, 并且阿尔茨海默病患者脑切片中也可见老年斑块内高强度 ApoE ε_4 的染色和组织蛋白酶 D 染色的共定位。这些研究结果提示, 组织蛋白酶 D 在阿尔茨海默病患者的脑组织中可能是 ApoE ε_4 的重要降解酶, 一旦自噬溶酶体途径发生进行性功能衰退, ApoE ε_4 的降解将受到阻碍, 进而改变神经元内 Aβ 的生成量。

在阿尔茨海默病患者大脑锥形神经元胞质内发现有增加的线粒体标志物硫辛酸和细胞色素氧化酶 1 的免疫阳性物存在, 并且大部分定位于自噬泡样结构内。当自噬溶酶体的功能发生障碍时, 线粒体的降解不充分, 脂褐素不断积累, 更加重了受损神经元的功能异常。

第三节　阿尔茨海默病自噬靶向治疗

　　大量研究证实，阿尔茨海默病实际上是一种蛋白异常折叠聚集的蛋白病，自噬功能的异常在阿尔茨海默病的发病机制中起了重要的作用，那么适时的调整控制自噬溶酶体的功能将成为阿尔茨海默病较有希望的治疗手段。激活自噬功能在一些神经退行性病变中已经显现出一定的治疗效果。在体外细胞模型中人们发现尼古丁可以通过加强自噬过程来抑制 Aβ 引起的细胞死亡；在体内试验中人们发现阿尔茨海默病病程早期自噬过程的一个关键分子 Beclin1 表达水平有明显下调，随后人们建立了一个敲除 Beclin1 基因的小鼠模型，观察到其溶酶体受到很大的破坏，并且出现神经退行性改变。于是科学家们利用基因手段降低 APP 转基因阿尔茨海默病模型小鼠 Beclin1 的表达水平，发现细胞内 Aβ 含量增加，细胞外老年斑块沉积增多，神经退行性变更严重。这些证据都表明，自噬的缺陷会严重影响 APP 的代谢，干扰阿尔茨海默病的病理过程，自噬对于阿尔茨海默病来说是有保护作用的。然而还有很多研究发现，老年阿尔茨海默病模型小鼠经受低氧等环境刺激后自噬水平明显增强，Aβ 的生成也增加，阿尔茨海默病的病理加重。这就提示在阿尔茨海默病病程后期已经出现自噬体和溶酶体融合成熟障碍的时候继续激活自噬将会造成脑内神经元自噬泡更加严重的聚集，恶化疾病状态。

　　自噬的诱导纵然可以加强与神经退行性疾病相关的有聚集倾向的蛋白质的清除，保护细胞和动物模型抵抗这些突变蛋白的毒性效应，但是将自噬的活性状态维持在一个适当的水平而不是过度的上调自噬才是针对这些蛋白质构象病的治疗目标。mTOR 蛋白是自噬通路中一个主要的负向调节因子，在阿尔茨海默病小鼠模型中，抑制 mTOR 蛋白的表达会减少小鼠脑组织中 Aβ 的沉积，以及减轻小鼠记忆功能障碍，而相反 mTOR 蛋白过度激活则会增加 Aβ 的聚集，因此 mTOR 蛋白通常被认为是自噬调节药物治疗的重要靶点。雷帕霉素作为 mTOR 蛋白的抑制剂确实可以加速细胞内易聚集蛋白的清除，但是它的应用非常谨慎，因为在此过程中细胞器的快速循环将成为细胞所付出的较高代价。雷帕霉素的应用依疾病发展的进程不同而达到的效果也是不同的，在转基因小鼠模型疾病发生的早期，斑块和神经原纤维缠结尚未形成，长期应用雷帕霉素激活自噬，到疾病晚期可以明显减少转基因小鼠脑内斑块和神经原纤维缠结形成，改善小鼠学习和记忆功能（Majumder et al., 2011）；相反，在转基因小鼠模型疾病发生的晚期，小鼠脑内斑块和神经原纤维缠结已经形成，就算长期应用雷帕霉素激活自噬，也无法起到治疗作用，不能减轻小鼠的神经病理表现，也不能改善小鼠的学习记忆功能（Uddin et al., 2019）。这与阿尔茨海默病疾病后期，自噬功能异常，溶酶体酸化和降解功能障碍相关。替西罗莫司是经 FDA 批准的用于治疗肾细胞癌的化合物，它在 HEK293-APP695 细胞和 APP/PS1 转基因小鼠中可以通过 mTOR 蛋白依赖途径促进 Aβ 的清除，在 SH-SY5Y 细胞模型和 P301S 转基因小鼠脑组织中其可以促进过度磷酸化 Tau 蛋白的清除，此外 APP/PS1 和 P301S 小鼠的行为学测试发现，替西罗莫司可以提高空间学习能力及记忆能力（Jiang et al., 2014）。来曲吡啶也是以 mTOR 蛋白为作用靶点的自噬调节药物，在小样本临床试验中其可以明显改善阿尔茨海默病患者的认知功能障碍，但是在Ⅲ期临床试验中其却未能取得成功效果。因 mTOR 蛋白是一个相当重要的细胞蛋白，其参与许多重要的细胞功能，因此如长期使用 mTOR 蛋白抑制剂治疗疾病可能会产生不良影响，使得其在一些患者中的应用也受到一定的限制。

一些基因疗法通过慢病毒或腺病毒包装而起到了调节自噬水平的作用，而且在一些神经退行性疾病中已展开试验。近年来，有研究制作了 Aβ 腺病毒口服疫苗，其在阿尔茨海默病动物模型中使用后可以通过提高自噬水平而改善脑组织中 Aβ 清除及提高认知功能。所以通过病毒投放的方式调节体内自噬功能可能是阿尔茨海默病重要的治疗方式和手段。Beclin1 蛋白是由 BECN1 基因编码的参与自噬起始阶段的重要蛋白，其在阿尔茨海默病患者大脑组织中表达水平出现明显下降。有研究将编码 Beclin1 蛋白的慢病毒注射入 6 月龄人的 APP 转基因小鼠中，并且持续注射 8 周，结果发现 Beclin1 蛋白的表达水平升高，同时细胞内的 Aβ 免疫反应性却明显降低。

在神经退行性疾病中一些药物可以通过 mTOR- 非依赖性途径来激活自噬。锂，一种治疗双相情感障碍的药物，已经被证明可以通过抑制肌醇单磷酸酶，降低肌醇和磷酸肌醇水平的方式来激活自噬。锂在亨廷顿病（HD）的果蝇模型中可以明显降低神经变性，在 ALS 小鼠模型和 ALS 患者中可以明显延缓肌萎缩侧索硬化（ALS）的病程。鲨肌醇也是以肌醇信号通路为作用靶点的自噬诱导剂，临床试验已经表明，其对阿尔茨海默病患者具有潜在的治疗作用，在 TgCRND8 转基因小鼠模型中，其不但可以抑制 Aβ 的聚集，还可以减少自噬小泡的聚集数量。类似的药物还有 L-690、卡马西平和丙戊酸钠等，它们在细胞或小鼠模型中也可以抑制 Aβ 的聚集而降低其毒性，但是目前仍缺乏临床试验以证实其治疗效果。

研究表明，细胞内钙离子浓度的增高可以抑制自噬发生，而降低其浓度则可以促进自噬，其可以通过影响自噬小体形成及自噬 - 溶酶体融合而影响自噬过程。一些 FDA 批准的钙通道阻滞药（如维拉帕米、洛哌丁胺、胺碘酮、尼莫地平、尼群地平、依拉地平等）可以起到自噬诱导作用，目前一些药物已经开始在阿尔茨海默病患者和模型中展开研究，但是具体疗效尚无定论（Li et al., 2017）。例如，依拉地平在阿尔茨海默病细胞和动物模型中，可以通过抑制钙离子内流和 L 型电压依赖式钙通道 α1C 亚基（calcium channel, voltage-dependent, L type, α 1C subunit, Cav1.2）表达而提高自噬功能，减轻细胞内 Aβ 聚集负担。

此外，还有一些天然化合物也具有调节自噬的作用。海藻糖是一种双糖，在昆虫、植物、细菌内广泛存在，而哺乳动物体内没有海藻糖，它可以通过其化学分子伴侣的特性保护细胞应对各种环境压力。海藻糖也可以作为一种 mTOR- 非依赖性的自噬激活剂来诱导自噬，进而加强神经变性病相关突变蛋白的清除。白藜芦醇是葡萄、桑葚、花生等植物中含有的一种天然活性成分，在阿尔茨海默病小鼠中既可以通过 mTOR 依赖信号途径激活自噬产生神经保护作用，同时还可以通过 AMPK/SIRT1 的 mTOR- 非依赖信号通路调节自噬，进而防止认知功能和记忆力的下降（Kou et al., 2017）。

在利用自噬来治疗阿尔茨海默病的方案中，应该从整个自噬通量的角度充分考虑到自噬途径的两面性，在阿尔茨海默病病程不同的时期和环境下自噬的激活可能是有利的，但也可能是有害的，甚至会打破细胞内环境的稳定而导致细胞发生自噬性死亡。总而言之，在针对自噬去制订治疗阿尔茨海默病的策略中，我们还需要进行更多更深入的基础性和临床性试验的研究。

第四节　其他类型痴呆与自噬

痴呆是一组由于各种有害因素引起大脑器质性损害，造成严重认知功能缺陷或衰退的临床综合征，如进行性思维、记忆、空间、行为和人格障碍等，可伴随精神和运动功能症状，达到影响职业、社会功能或日常生活能力的程度。阿尔茨海默病是进行性痴呆中最常见的原因，其次常见的有路易体痴呆（dementia with Lewy bodies，DLB）、额颞叶痴呆（frontotemporal dementia，FTD）、血管性痴呆（vascular dementia，VD）。这些类型的痴呆的病理生理机制也与患者脑内异常聚集的蛋白质未得到清除有关，如路易体痴呆患者脑内除了类似阿尔茨海默病病理改变的老年斑和神经原纤维缠结外，还存在大量 α- 突触核蛋白（α-synuclein，α-syn）组成的路易小体。额颞叶痴呆的病理变化为患者额叶颞叶大量聚集磷酸化 Tau 蛋白或者 TDP-43 沉积。如前所述，自噬是细胞清除和降解异常聚集蛋白质的重要途径，自噬水平的改变及自噬溶酶体途径相关的蛋白异常与各种类型的痴呆发生密切相关（Kragh et al.，2012）。

TDP-43（transactive response DNA-binding protein 43）是一种保守的广泛表达的核蛋白，主要参与基因外显子的跳跃和选择性剪切。在额颞叶痴呆、帕金森病、路易小体痴呆患者脑中 TDP-43 会从细胞核转移到细胞质，形成 TDP-43 阳性包涵体。在病变的脑区内有大量分子质量为 25kDa 的 TDP-43 C 端片段的聚集，并且在培养的神经元细胞内外源性过量表达这种 C 端片段足以引起内源性全长 TDP-43 蛋白在泡浆内的易位与聚集。抑制细胞的自噬状态可加剧 C 端片段的聚集；当细胞的自噬状态被激活，C 端片段的聚集被显著降低，并且显著逆转了 TDP-43 从胞核向胞质的易位。这些证据表明，TDP-43 C 端片段在这些神经退行性疾病的发病中起到了一定的致病作用，并且与自噬功能存在有密切的关系。

一、路易体痴呆与自噬

路易体痴呆患者主要表现为波动性的认知障碍、帕金森综合征和以视幻觉为突出代表的精神症状，其病理特征为大脑皮质及皮质下核团弥散分布路易小体。路易小体主要是由异常聚集的 α-syn 组成的，是神经元胞质内球形、嗜酸性的小体。中枢神经系统中进行性聚集的 α-syn 在路易体痴呆的发生和发展中起到了非常重要的作用，其不仅聚集于黑质纹状体通路相关区域，还大量存在于边缘区、岛叶、额叶皮质和皮质下核。近期的研究报道，α-syn 聚集而成的路易小体会引起在路易体痴呆中观察到的突触损伤和神经丢失，因此 α-syn 聚集体的清除障碍在路易体痴呆的发生中起到了关键的作用，而自噬溶酶体途径是集体清除 α-syn 聚集体的主要途径，同时也有研究表示，α-syn 的聚集会干扰自噬通路的正常功能，并最终导致神经变性。在家族型帕金森病中发现的突变性 α-syn 被发现可以阻断自噬通路，在神经细胞培养和转基因小鼠模型中，人们发现过表达 α-syn 与自噬障碍及神经变性相关。而先前发现的溶酶体贮积症如 Gaucher 病和 Niemann-Pick 病更容易发生帕金森综合征和 α-syn 聚集，从侧面支持了自噬溶酶体功能障碍在路易体痴呆发病中的重要作用。有研究提示，自噬通路上特定的靶点异常会引起路易体痴呆，人们发现在路易体痴呆患者脑内和突变的 α-syn 转基因小鼠的脑内发现了 mTOR 蛋白水平的升高和 Atg7 水平的下降，应用雷帕霉素或者过表达 Atg7 可以减轻 α-syn 的聚集和相关症状。另外，近期的研究还显示，通过过表达 Thor（4E-BP）来阻断 mTOR 可以减轻帕金森病模型的神经病理学表现，同时雷帕霉素也可以在体内激活 4E-BP 来减轻因 *Pink1* 或者 *parkin* 基因突变相关的帕金森病病理表现，另外有动物研究显示，敲除 *Atg7* 会引起运动障碍和神经变性，但是 mTOR 蛋白水平的升高和 *Atg7* 水平的下降是如何参与路易体痴呆的发生的具体分子机制目前尚不十分明确。尽管如此，目前的研究数据还是支持自噬溶酶体途径障碍在 α-syn 的聚集疾病如路易体痴呆中发挥着重要作用，并且通过调节自噬溶酶体途径可能会给疾病的治疗提供潜在的研究靶点。

二、额颞叶痴呆与自噬

额颞叶痴呆是一种以局限性额叶和颞叶前部萎缩为特征的非阿尔茨海默病痴呆综合征，临床主要表现为进行性精神行为异常、语言障碍和认知功能障碍，有时伴运动神经元病或帕金森病的征象，其病理表现为额叶和颞叶的萎缩和神经元丢失。大部分额颞叶痴呆病例都有遗传背景，*Tau* 基因突变引起的 Tau 阳性伴帕金森病的额颞叶痴呆（tau-positive FTD with Parkinsonism，FTDP-17）或者颗粒蛋白前体（progranulin）基因的突变引起的伴泛素沉积的额颞叶痴呆（tau-negative FTLD with ubiquitin-positive inclusions，FTLD-U）是最常见的常染色体显性遗传的额颞叶痴呆。有趣的发现是，大量与额颞叶痴呆相关的基因突变同时和自噬途径晚期过程相关，如 *CHMP2B*（charged multivesicular body protein 2B）和 *VCP*（valosin containing protein）基因。在常染色体显性遗传的额颞叶痴呆中由 *CHMP2B* 基因突变引起的比例比较小，然而作为额颞叶痴呆病例中最常见的突变基因之一的 *FTD-3*，会引起 CHMP2B 蛋白的 C 端截断。在 PC12 和人的神经瘤细胞系中过表达 C 端截断的 CHMP2B 会干扰正常的自噬功能，影响细胞内蛋白的降解。此外，突变的 *CHMP2B* 被发现会引起自噬体的聚集，树突缩短及神经元丢失，其可能机制是通过影响自噬体和溶酶体的融合。

另外一个和额颞叶痴呆相关的突变基因是 *VCP/p97*，有很多研究提示，*VCP* 可能参与到自噬途径中。表达与额颞叶痴呆相关的 *VCP* 突变（R155H 或 A232E），或者过表达功能缺失的 *VCP* 会引起自噬泡的聚集和成熟障碍，提示 *VCP* 在自噬体的成熟过程中发挥着重要作用。在表达 *VCP* R155H 突变的小鼠脑片上，LC3-Ⅱ 免疫染色发现大量自噬体的聚集，提示 *VCP* R155H 突变可引起脑内自噬异常。

尽管 *CHMP2B* 和 *VCP* 突变在额颞叶痴呆患者所占比例较小，但是他们在自噬途径中的重要作用及额颞叶痴呆中蛋白异常聚集的现象都提示自噬的异常参与了额颞叶痴呆的发生，通过调节相关基因或者蛋白的表达，对于研究额颞叶痴呆的发生及额颞叶痴呆的治疗都会有很大的帮助。

三、血管性痴呆与自噬

在血管性痴呆中同样有研究发现存在自噬通量的异常，在血管性痴呆大鼠模型中，自噬相关标志物 Beclin1、Cathepsin B 和 LC3 的表达水平均出现明显上升，而在自噬抑制剂渥曼青霉素腹腔注射的小鼠中，自噬相关蛋白的表达水平未见明显升高，同时海马神经元受损减轻。在动脉硬化中，为保护血管内皮细胞和平滑肌细胞免于受损，自噬受到激活，防止血管斑块的形成，自噬诱导剂亚精胺则可以通过激活自噬而阻止脂质垃圾的堆积及斑块坏死中心的形成。因此，自噬通路可能也是血管性痴呆治疗的潜在靶点。

小　结

　　阿尔茨海默病患者脑中 Aβ 和 Tau 等蛋白的大量聚集提示阿尔茨海默病是一种蛋白质病，在其发病过程中细胞清除蛋白质的自噬溶酶体途径发生了功能上的异常，阿尔茨海默病病程早期自噬的激活及阿尔茨海默病病程晚期自噬溶酶体成熟的障碍都会导致自噬体的堆积，神经元营养物质和细胞器循环受阻，神经元最终发生退行性变。充分了解自噬的功能，利用好自噬这把双刃剑，对于适时有效地预防和治疗阿尔茨海默病都有非常重要的意义。

　　对于其他类型的痴呆，只要有异常蛋白的堆积，就有自噬的发生。靶向自噬，就有可能有效清除异常蛋白沉积所介导的神经元损伤。未来在神经变性疾病中的自噬相关研究，可能会有助于阐明这一共同机制，揭开这些疾病中蛋白异常聚集背后的面纱，同时也可能会对这些疾病的治疗和干预提供潜在的兴趣靶点。

上海交通大学医学院附属瑞金医院　周勤明　倪　优　陈　晟
大连医科大学附属第一医院　李　崧　乐卫东

参 考 文 献

Jiang T，Yu J T，Zhu X C，et al.，2014. Temsirolimus promotes autophagic clearance of amyloid-β and provides protective effects in cellular and animal models of Alzheimer's disease. Pharmacol Res，81：54-63.

Kou X，Chen N，2017. Resveratrol as a natural autophagy regulator for prevention and treatment of Alzheimer's disease. Nutrients，9（9）. pii：E927.

Kragh C L，Ubhi K，Wysscorey T，et al.，2012. Autophagy in dementias. Brain Pathology，22（1）：99-109.

Lee J H，Yu W H，Kumar A，et al.，2010. Lysosomal proteolysis and autophagy require presenilin 1 and are disrupted by alzheimer-related PS1 mutations. Cell，141（7）：1146-1158.

Li L，Zhang X，Yang D，et al.，2009. Hypoxia increases Abeta generation by altering beta- and gamma-cleavage of APP. Neurobiol Aging，30（7）：1091-1098.

Li L，Le W，Zhang X，2010. Autophagy dysfunction in Alzheimer's disease. Neurodegener Dis，7（4）：265-271.

Li Q，Liu Y，Sun M，et al.，2017. Autophagy and Alzheimer's disease. Cell Mol Neurobiol，37（3）：377-388.

Liu H，Qiu H，Yang J，et al.，2016. Chronic hypoxia facilitates Alzheimer's disease through demethylation of γ-secretase by downregulating DNA methyltransferase 3b. Alzheimers Dement，12（2）：130-143.

Majumder S，Richardson A，Strong R，et al.，2011. Inducing autophagy by rapamycin before，but not after，the formation of plaques and tangles ameliorates cognitive deficits. PLoS One，6（9）：e25416.

Nixon R A，2013. The role of autophagy in neurodegenerative disease. Nat Med，19（8）：983-997.

Nixon R A，2007. Autophagy，amyloidogenesis and Alzheimer's disease. J Cell Sci，120（Pt23）：4081-4091.

Nixon R A，Yang D S，2011. Autophagy failure in Alzheimer's disease—locating the primary defect. Neurobiol Dis，43（1）：38-45.

Pickford F，Masliah E，Britschgi M，et al.，2008. The autophagy-related protein beclin 1 shows reduced expression in early Alzheimer disease and regulates amyloid beta accumulation in mice. J Clin Invest，118（6）：2190-2199.

Sahara N，Maeda S，Takashima A，2008. Tau oligomerization：a role for tau aggregation intermediates linked to neurodegeneration. Curr Alzheimer Res，5（6）：591-598.

Funderburk S F，Marcellino B K，Yue Z，2010. Cell "self-eating"（autophagy）mechanism in Alzheimer's disease. Mt Sinai J Med，77（1）：59-68.

Uddin M S，Mamun A A，Labu Z K，et al.，2019. Autophagic dysfunction in Alzheimer's disease：Cellular and molecular mechanistic approaches to halt Alzheimer's pathogenesis. J cell physiol，234（6）：8094-8112.

Wolfe D M，Lee J H，Kumar A，et al.，2013. Autophagy failure in Alzheimer's disease and the role of defective lysosomal acidification. Eur J Neurosci，37（12）：1949-1961.

Zare-shahabadi A，Masliah E，Johnson G V，et al.，2015. Autophagy in Alzheimer's disease. Rev Neurosci，26（4）：385-395.

Zhang F，Zhong R，Qi H，et al.，2018. Impacts of acute hypoxia on Alzheimer's disease-like pathologies in APP^{swe}/PS1^{dE9} mice and their wild type littermates. Front Neurosci，12：314.

第二章　自噬与帕金森病

帕金森病是第二种常见的以运动神经系统功能障碍为特征的神经退行性疾病。帕金森病的发病与衰老、环境毒素和基因突变有关，而帕金森病的分子病理机制包括多种因素，如蛋白质降解功能受损、氧化应激、线粒体功能障碍、突触传递障碍、钙离子稳态失衡、朊病毒样 α- 突触核蛋白（α-synuclein，α-syn）传递和神经炎症等。自噬是维持细胞稳态的保守降解机制。大量研究显示，自噬受损与帕金森病的发病过程有关。多个帕金森病相关基因，如 *SNCA*、*LRRK2*、*GBA*、*ATP13A2*、*VPS35* 和 *FBXO7* 都影响自噬过程或受到自噬调控。此外，帕金森病发病过程中的各种致病因素都能直接或间接地干扰自噬途径，并且在多种的毒物诱导的帕金森病模型中都能观察到自噬功能的失调。自噬被认为是帕金森病治疗的潜在治疗靶点。事实上，自噬相关基因（*BECN1* 和 *TFEB*）的过表达对帕金森病模型有明显的神经保护作用，并且各种自噬调节剂如雷帕霉素、海藻糖、溶酶体调节剂和其他小分子自噬诱导剂在实验性帕金森病模型中显示出较好的神经保护作用。总之，自噬功能障碍与帕金森病的发生和发展密切相关，而寻找小分子自噬调控剂可能是帕金森病的新治疗策略。

第一节　帕金森病的病因和发病机制

帕金森病（Parkinson's disease，PD）是最常见的运动神经系统退行性疾病，最早由英国医生 James Parkinson 于 1817 年首次报道。帕金森病的患病率在 60 岁以上老年人中达到 1%，而在 85 岁以上人群达到 5% ～ 6%，目前我国的帕金森病患者人数超过 250 万。帕金森病临床上以静息性震颤，运动迟缓，肌肉强直僵硬和步态异常为主要特征，同时伴随有嗅觉障碍、抑郁、便秘、认知功能减退等非运动神经系统症状。帕金森病的主要病理特征是中脑（middle brain）黑质致密部（substantia nigra pars compacta，SNpc）的多巴胺能（Dopamine，DA）神经元变性、缺失，以及残留神经元胞质内出现嗜酸性包涵体——路易小体（Lewy body，LBs）。路易小体是由 α-syn、泛素（ubiquitin）、神经丝蛋白（neurofilament protein）、synphilin-1、Parkin、UCHL-1 及其他蛋白异常聚集而成。自噬是细胞降解异常聚集和错误折叠蛋白，以及清除衰老破损细胞器的机制，对于维持神经元的稳态至关重要。许多证据提示，自噬参与帕金森病发病过程。例如，在帕金森病患者黑质区域神经元中存在异常的自噬相关结构及异常改变的自噬相关蛋白表达水平；帕金森病病理性蛋白 α-syn 可以通过特异性自噬降解，其过量表达或突变则可以抑制自噬；毒素诱导的帕金森病动物模型中可以观察到异常的自噬功能；此外，多个帕金森病致病基因参与了自噬溶酶体通路功能。帕金森病与自噬的关系将在本章节中详细论述。

一、帕金森病病因

帕金森病被认识和研究了近 200 年，长久以来研究者认为，遗传和环境危险因素共同参与了帕金森病的发生，尽管遗传因素是家族性帕金森病的病因，但是对绝大多数散发性帕金森病来说，确切的病因和发病机制尚不清楚。目前有以下几种学说：衰老学说、遗传易感性学说和环境毒素学说。5%～ 10% 的帕金森病患者表现为家族遗传性，而散发帕金森病患者中也有不少患者发现有帕金森病相关基因（如 *LRRK2*）突变的存在。在以色列帕金森病有着较高发病率，其可能因素是在阿什肯纳兹犹太人中流行着帕金森病相关的 *LRRK2* 和 *GBA* 突变基因。一些毒性物质如 MPTP 可以引起人体出现帕金森病样的临床症状。这些证据显示，遗传因素和环境毒素都参与了帕金森病的发病，然而遗传因素和环境因素通过何种机制共同作用损伤 DA 能神经元引起帕金森病尚不清楚。帕金森病发生的危险因素如下所述。

（一）年龄因素

神经元是高度分化的细胞，其数目随着年龄的增加而逐渐减少。黑质内 DA 能神经元同样随着年龄的增长而逐渐退化，DA 分泌减少，DA 受体、酪氨酸羟化酶（tyrosine hydroxylase，TH）、多巴脱羧酶（dopa decarboxylase，DDC）的表达水平都逐渐降低。然而正常的老化并不会引起帕金森病症状，只有当黑质 DA 能神经元数量减少到 50% 以下，纹状体 DA 含量降至正常 80% 以下，才会表现出帕金森病的临床症状。此外，老年化的神经系统内泛素－蛋白酶体系统（ubiquitin-proteasome system，UPS）和自噬溶酶体途径（autophagy-lysosome pathway，ALP）的功能逐渐减弱，容易出现异常蛋白聚集。因此，老化是帕金森病的重要促发因素。最近研究表明，发病年龄高的帕金森病患者通常表现出更严重的行动障碍和病理变化。各项行动障碍相关指标、纹状体受损程度及 DA 的水平都会随着年龄的增加而加重。

（二）环境因素

流行病学调查结果显示，多种环境因素参与了帕金森病的发生。这些因素包括农药污染，工业重金属如锰污染，神经毒素和有机溶剂等。许多报道提示，杀虫剂的污染是帕金森病的危险因素，长期暴露于鱼藤酮等杀虫剂的职业人群有较高的帕金森病发病率。氯菊酯（permethrin）、百草枯（paraquot）、有机氯杀虫剂（organochlorines）等杀虫剂都被报道可能引起帕金森病的发生。重金属污染也被报道与帕金森病的发生有关，特别是高剂量的金属锰（manganese）的暴露可以引起锰中毒综合征，临床症状表现为帕金森病综合征。1982 年，几位吸毒者突然出现帕金森病症状，后面发现毒品被 1- 甲基 -4- 苯基 -1,2,3,6 四氯吡啶（MPTP）污染是导致这些人出现帕金森病症状的原因。MPTP 进入脑内可以被单胺氧化酶代谢为高毒性的 MPP^+，后者通过抑制线粒体氧化呼吸链复合体 I（mitochondrial complex I）引起氧化损伤诱导 DA 能神经元凋亡。此外，大脑的损伤及治疗精神类疾病的药物都可以提高帕金森病的发病率。这些证据支持环境因素参与了帕金森病的发病过程。

（三）遗传因素

虽然绝大多数帕金森病为散发病例，但是有 5% ～ 10% 的病例表现为家族聚集性。流行病学研究提示遗传因素和环境因素的共同作用是散发性帕金森病的最重要原因。家族性帕金森病可表现为不完全外显的常染色体显性或隐性遗传，临床特征可表现为早发、共济失调、锥体系统损害等；病理特征变化较大，缺乏路易小体等帕金森病病理标志。近十多年来通过对家族性帕金森病家系的连锁分析和基因突变筛查，已经定位了多个帕金森病相关位点，并找到多个基因与帕金森病发病相关。其中与常染色体显性遗传相关的基因有 SNCA（α-synuclein）、LRRK2、VPS35、EIF4G1 和 GBA。与常染色体隐性遗传相关的基因有 Parkin、PINK1、DJ1、ATP13A2、PLA2G6、FBXO7、DNAJC6 和 SYNJ1。其中 LRRK2 基因的突变在散发性帕金森病中也可以发现，而且在特定人种中其突变率可以达到帕金森病患者的 15% 或 40%。这些帕金森病相关基因的发现，为进一步了解帕金森病的发病机制提供了重要资料。然而，这些基因在帕金森病发病中的作用机制尚未完全阐明。

二、发病机制

帕金森病的发病机制尚不清楚，目前的证据显示，异常的蛋白折叠和聚集、蛋白降解通路异常、氧化损伤、线粒体功能受损、细胞内钙稳态失衡及神经突触传导障碍与帕金森病的发生密切相关。帕金森病患者大脑黑质纹状体区域的多种病理改变提示多种机制参与帕金森病的发生：异常的蛋白聚集体，提示蛋白降解通路存在功能减弱或障碍；而明显增高的脂质氧化产物和异常铁代谢提示存在氧化损伤；线粒体呼吸链复合体 I 的功能异常及线粒体 DNA 的损伤则提示线粒体功能障碍；纹状体区域长时程增强（long-term pontentiation，LTP）和长时程抑制（long-term depression，LTD）功能的降低说明黑质 - 纹状体通路神经突触传递障碍。

（一）蛋白降解通路受损

神经元是高度分化的细胞，依赖高效率的蛋白清除通路促进错误折叠或者损伤的蛋白质降解，维持细胞稳态。随着年龄老化及损伤／错误折叠蛋白的堆积，脑内蛋白聚积和蛋白降解平衡被打乱，过量蛋白堆积引起蛋白降解应激反应（proteolytic stress），最终引起神经元变性。神经元中主要的蛋白降解通路包括泛素 - 蛋白酶体系统和自噬 - 溶酶体通路。前者通过泛素标记，促进可溶性短寿命蛋白在蛋白酶体中的降解，而后者则通过形成自噬体，将长寿命／异常聚集蛋白运送到溶酶体中降解。路易小体是帕金森病的重要病理特征，其主要的成分是纤维化的 α-syn。α-syn 可以通过泛素 - 蛋白酶体系统和自噬 - 溶酶体通路降解，提示这两条通路在帕金森病中的重要作用。过量的 α-syn 可以抑制自噬通路，而突变型的 α-syn（A53T、A30P）则可以阻断 CMA 通路。事实上，大量的证据显示，帕金森病存在泛素 - 蛋白酶体系统和自噬 - 溶酶体通路的障碍。帕金森病患者黑质纹状体区域蛋白酶体活性降低；蛋白酶体亚基的表达水平减少；外周血单核细胞内蛋白酶体活性和泛素 - 蛋白酶体系统相关蛋白表达水平减少；在毒素诱导的帕金森病动物模型中可以检测到异常的蛋白酶体功能；α-syn 转基因小鼠蛋白酶体功能也出现抑制。自噬－溶酶体通路障碍在帕金森病发病中的作用将在后续章节中详述。

（二）氧化损伤

在散发和家族性的帕金森病患者中，氧化损伤都参与了神经元功能失常和死亡过程。帕金森病患者尸检标本的中脑黑质纹状体区域，可以检测到明显升高的氧化脂质、氧化蛋白质和氧化 DNA，以及减少的抗氧化物质谷胱甘肽。细胞活性氧物质（reactive oxygen species，ROS）与细胞抗氧化活性的水平决定细胞氧化平衡状态，在平衡打乱的时候就会出现氧化损伤。由于特异性表达酪氨酸羟化酶（tyrosine hydroxylase，TH）和单胺氧化酶（monoamine oxidase B，MAO-B）等促进活性氧物质生成的蛋白，DA 能神经元对氧化应激特别敏感。另外，纹状体 DA 能神经元中含有较高浓度的铁离子，后者可以催化 fenton 反应，将超氧离子和过氧化氢转变为高毒性的羟自由基。DA 能神经细胞对氧化应激的敏感性可能是帕金森病患者黑质区域 DA 能神经元选择性丢失的一个重要因素。DA 能神经元 ROS 的来源：DA 代谢过程中产生，线粒体氧化呼吸链功能障碍后产生，神经炎症刺激胶质细胞生成。除了直接氧化细胞器、蛋白或 DNA 而引起细胞损伤，ROS 还可以通过其他机制引起细胞毒性，如促进 α-syn 的聚集，抑制蛋白酶体功能等。抗氧化是治疗帕金森病的一个策略，MAO-B 抑制剂和辅酶 Q10 等药物就是通过减少 DA 能神经元氧化损伤而起到改善帕金森病病情的疗效。

（三）线粒体功能障碍

最早把线粒体功能障碍和帕金森病联系起来的证据来源于对 MPTP 引起帕金森病损伤的研究。MPTP 的代谢产物 MPP^+ 特异性地抑制 DA 能神经元线粒体氧化呼吸链复合体 I 功能，引起线粒体功能障碍，自由基增加，导致 DA 能神经元死亡。另外一个诱导帕金森病动物模型的毒素鱼藤酮同样可以抑制线粒体呼吸链复合体 I 引起毒性。番荔枝科（Annonaceae）植物含有天然的线粒体呼吸链复合体 I 抑制剂番荔枝素（annonacin），食用含有番荔枝素的果实或茶叶被发现与瓜德罗普地区较高的非典型帕金森病发病率高有关。帕金森病患者尸检标本显示黑质和额侧皮质线粒体呼吸链复合体 I 的功能约有30% 的下降，呼吸链复合体 I 的亚基也呈现出明显增加的氧化损伤。大约 25% 的帕金森病患者血小板也出现呼吸链复合体 I 功能的降低，提示部分帕金森病患者出现系统性的呼吸链复合体 I 功能障碍。在 DA 能神经元特异性敲除呼吸链复合体 I 亚基 Ndufs4 的小鼠中，可以观察到加快的纹状体 DA 代谢速率及轴突末端 DA 释放的减少，提示异常的 DA 释放可能是线粒体功能障碍的早期变化。线粒体氧化磷酸化的过程依赖于基因组 DNA 和线粒体 DNA 编码的蛋白的功能，因此线粒体 DNA 对线粒体功能有巨大影响。在黑质区域 DA 能神经元内可以发现随着年龄增长，线粒体 DNA 片段缺失也显著增加，而帕金森病患者 DA 能神经元内线粒体 DNA 突变的概率也比正常老年人群高。这些突变可能与增加的氧化损伤有关。

（四）突触运输 / 传递障碍

刺激诱导的突触可塑性改变，如长时程增强作用（LTP）和长时程抑制作用（LTD），反映了适应性运动神经传递和记忆学习的细胞机制。在纹状体区域这两种突触可塑性的抑制，可以导致帕金森病患者出现运动功能障碍及认知功能障碍。事实上，黑质－纹状体传导通路末端突触特异性调控 DA 传递诱导的长时程增强作用和长时程抑制作用，纹状体突触传递的效率对帕金森病症状会产生明显影响。对帕金森病相关突触可塑性变化的了解主要从帕金森病动物模型中得来，在 DA 能神经元变性的帕金森病动物模型中可以检测到一系列细胞和突触活性的改变。纹状体传出细胞上的 *N*- 甲基 -D- 天门冬胺酸（*N*-Methyl-D-aspartic acid，NMDA）受体运输和组装的功能失常可以引起实验动物的临床症状。对帕金森病相关基因的研究发现，多个基因参与突触功能调控：*α-syn* 过表达抑制神经递质释放，影响突触囊泡回收池的规模；*DJ-1* 和 *PINK1* 基因敲除小鼠表现出明显的突触功能障碍；帕金森病相关的 *LRRK* 突变体转基因小鼠也显示出神经递质传递障碍。近年来有关突触前膜内囊泡运输的功能与帕金森之间的相关性研究逐渐增多。位于纹状体突触前膜内的突触小泡负责隔离周围物质，包裹神经递质，以及神经递质的传递。因此突触小泡的功能紊乱对神经递质的传递有着重要影响。研究发现，众多的帕金森病相关基因都与突触前膜的囊泡运输相关，如 *α-syn*、*LRRK2* 及 *synaptojanin*，它们都可以导致突触前膜 DA 释放的紊乱（Lotharius et al.，2002）。最新的研究发现，突触囊泡蛋白 2C（SV2C），可调节 DA 稳态。SV2V 表达的紊乱可导致帕金森病的病理特征。

（五）细胞内钙稳态失衡

神经元依赖细胞膜内外的离子浓度梯度维持静息电位，在离子通道打开时产生动作电位传到神经冲动。大多数神经元完全依赖钠通道产生节律电脉冲，但是 DA 能神经元同时可以通过 L- 型钙通道（$Ca_v1.3$）介导钙离子内流产生节律电脉冲，导致钙离子内流增加。同时由于 DA 能神经元钙离子缓冲体系功能较弱，细胞内钙离子浓度升高，刺激线粒体氧化呼吸活性增加，产生大量的活性氧，最终使 DA 能神经元更容易受到其他毒性损害引起死亡（Schapira，2013）。$Ca_v1.3$ 钙通道阻滞药——伊拉地平（isradipine）可以减轻鱼藤酮、MPTP 诱导的小鼠黑质区域 DA 能神经元的丢失。流行病学调查结果显示，脑通透性的钙通道阻滞药可以降低帕金森病的发病风险。$Ca_v1.3$ 钙通道可能是治疗帕金森病的一个重要靶点。

（六）朊病毒样的 α-syn 蛋白传播

在神经细胞中存在的 α-syn 蛋白聚集体可以沿着内轴突系统依靠细胞内吞和外排的方式传递到达大脑的各个区域（Brundin et al.，2010）。因此 α-syn 蛋白聚集体会随着时间的推移逐渐增多，并会在后期影响到大脑各个区域的功能。该假说为帕金森病前期出现的肠道便秘及嗅觉缺失的症状提供了很好的研究方向。

（七）神经炎症

帕金森病患者大脑中的儿茶酚胺能神经（catecholaminergic neuron），以及在体外暴露于 L-DOPA 或者活性小胶质细胞下的 DA 能神经元更易表达 MHC class 1 蛋白，并因此更易受到细胞毒性 T 细胞的调节清除并诱发细胞凋亡（Cebrián et al.，2014）。此外，筛选出的帕金森病相关基因（如 *LRRK2*）同样参与免疫细胞的调节。α-syn 蛋白聚集体在帕金森病模型和患者体内可诱发固有免疫和适应性免疫反应，相反，神经炎症又可以促进 α-syn 蛋白的折叠（Ransohoff，2016）。最近，有研究者从帕金森病患者中提取出 T 细胞，并发现该 T 细胞可识别 α-syn 蛋白（Sulzer et al.，2017）。这为帕金森病患者中 α-syn

蛋白可刺激免疫反应增加了新的证据。而在有前驱性症状的帕金森病患者中，嗅觉系统和肠道中出现的炎症可刺激产生大量的α-syn蛋白折叠，以及最终形成无法被正常降解的聚合物。

第二节　自噬在帕金森病发病过程中的作用

自噬参与帕金森病发病过程的证据最早来源于帕金森病患者尸检结果，在帕金森病患者黑质区域神经元中可以观察到异常的自噬相关结构。在后续的研究中发现，帕金森病患者黑质区域自噬相关蛋白表达水平有异常改变，外周血细胞中自噬功能也出现异常。毒素诱导的帕金森病动物模型也可以观察到异常的自噬功能。α-syn转基因细胞，小鼠和果蝇都表现出异常的自噬功能。以上种种证据都表明自噬参与了帕金森病的病理过程。事实上，帕金森病的多种病理机制都与自噬有密切关系（图2-1）：多个帕金森病相关基

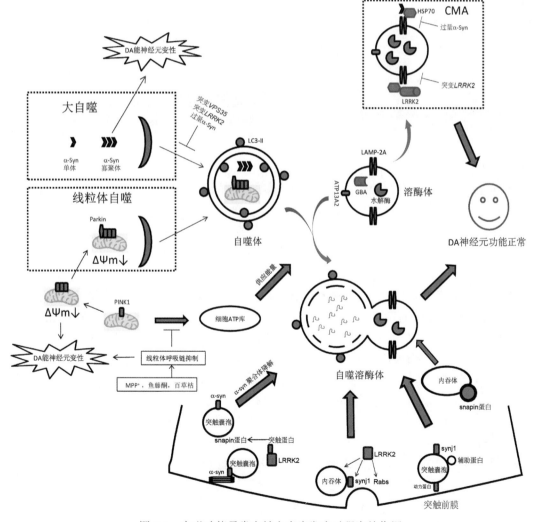

图 2-1　自噬功能异常在帕金森病发病过程中的作用

因的编码产物参与调控自噬过程（Chang et al., 2017）；氧化损伤和线粒体功能障碍影响细胞自噬功能；泛素蛋白酶体系统的功能障碍也可以引起自噬水平改变；线粒体损伤导致的线粒体膜通透性的改变可以激活线粒体自噬；溶酶体功能更是与自噬息息相关；多个帕金森病相关毒素（如6-OHDA，MPP$^+$，鱼藤酮及百草枯）在实验模型中均显示出对自噬的影响。自噬在帕金森病发病过程中的作用详细介绍如下。

自噬的几种类型中，大自噬（包括线粒体自噬）和伴侣蛋白介导的自噬参与帕金森病的发病过程；α-syn是大自噬和伴侣蛋白介导的自噬的底物，突变的 *α-syn* 可以抑制伴侣蛋白介导的自噬通路，过量表达的 *α-syn* 也可以抑制大自噬通路；LRRK2是伴侣蛋白介导的自噬的底物，其帕金森病相关突变体可以阻断正常伴侣蛋白介导的自噬通路；多种帕金森病毒素可以引起线粒体受损，导致线粒体膜通透性的改变；受损的线粒体可以通过PINK1招募Parkin到线粒体膜上泛素化一些蛋白，从而促进受损线粒体和自噬体的融合，进而降解，减轻受损线粒体对细胞的损伤；溶酶体是自噬系统降解的最终区域，一些帕金森病相关基因的编码产物如ATP13A2和GBA与溶酶体功能相关，突变产物可以引起溶酶体功能的异常从而影响整个自噬溶酶体通路的效率，导致神经元死亡；多种帕金森病相关蛋白参与了突触前膜的囊泡运输与自噬调节，如LRRK2作为激酶调节多种膜运输相关蛋白，进而调节内吞及囊泡运输，最终促进自噬溶酶体降解。因此自噬溶酶体系统的正常作用对于抑制神经元死亡，减轻帕金森病相关病理损害意义重大。

一、帕金森病相关基因与自噬

（一）*SNCA* 基因

SNCA 基因是第一个被发现的帕金森病相关基因，*SNCA* 基因的特定位点突变或是拷贝数目的增加可直接导致早发性家族性帕金森病的发生。近来研究发现，*SNCA* 基因启动子区域的基因多态性与散发帕金森病有关，进一步支持该基因的表达水平参与帕金森病的发病过程。*SNCA* 基因编码一个由140个氨基酸组成的蛋白质 α-syn，分子质量为14kDa。α-syn 蛋白氨基酸序列高度保守，以前被认为不形成特定结构，但是近年的一些研究显示，天然的 α-syn 以聚合体的形式形成特定空间结构而发挥作用。α-syn 蛋白的具体功能仍未阐明，一些实验证据显示，α-syn 参与维护突触功能，可以调节突触囊泡的大小和循环，与神经元的发育和突触可塑性调节有关。α-syn 蛋白是帕金森病患者脑内路易小体的主要成分，因此与路易小体的形成及 DA 能神经元的变性密切相关。α-syn 蛋白容易发生聚集，特别是在发生点突变后。聚集的 α-syn 蛋白可以形成可溶性的寡聚体、纤维前体及成熟的纤维样结构。一般认为寡聚体形式的 α-syn 蛋白具有较大毒性，而路易小体是细胞为了减少毒性损伤将 α-syn 蛋白隔离开来的一种保护机制。如果持续性的聚集体的形成超过了细胞可以承受的程度，细胞凋亡机制将被激活加速细胞死亡。

α-syn 蛋白可以通过泛素－蛋白酶体系统（UPS）和自噬－溶酶体途径（ALP）降解。α-syn 蛋白是 UPS 的底物，可以经由泛素化标记运送到蛋白酶体降解。然而过量聚集的 α-syn 蛋白可以抑制 UPS 的活性，使细胞降解机制受损，从而引起细胞损伤。UPS 和 ALP 系统存在交叉通路，当 UPS 被抑制的时候，过量堆积的泛素化产物会通过自噬受体（如 p62，NBR1 和 NDP52）运送到自噬体降解。当自噬功能受到抑制的时候，可以观察

到明显的 α-syn 蛋白聚集。最近的一项研究显示，去泛素化酶 USP9X 可以调节 α-syn 蛋白的降解路径。去泛素化的 α-syn 蛋白主要通过自噬降解，而泛素化的 α-syn 蛋白则通过蛋白酶体降解。在 α-syn 转基因小鼠上的研究显示，UPS 系统是正常情况下 α-syn 蛋白主要的降解通路，而在 α-syn 蛋白过量聚集时，ALP 通路则会被激活。一般认为，单体的 α-syn 蛋白通过 UPS 降解，而 α-syn 蛋白寡聚体或纤维聚集体主要通过 ALP 降解。由于 α-syn 蛋白寡聚体有着较大毒性，ALP 被认为是促进寡聚体降解维持细胞稳态的重要机制，现在很多研究者在寻找新的策略来激活 ALP 通路达到治疗帕金森病的作用。

自噬可以分为三种类型：小自噬（microautophagy），大自噬（macroautophagy）和伴侣蛋白介导的自噬（chaperon-mediated autophagy，CMA）。α-syn 蛋白与大自噬（后续简称自噬）和 CMA 都有密切关系。CMA 是指通过伴侣蛋白把降解底物运送到溶酶体降解的过程，底物氨基酸序列上需要有一个保守的识别区域，如 KFERQ 或其他结构高度相似的序列（Kaushik et al.，2012）。在 α-syn 蛋白上有一段序列（95VKKDQ99）可以被 HSP70 家族蛋白识别并运送到溶酶体表面与 LAMP2 蛋白结合，最后转运到溶酶体内降解。野生型的 α-syn 蛋白在神经细胞系或原代神经细胞中都可以通过 CMA 降解，但是缺乏 95VKKDQ99 序列的 α-syn 蛋白却不行（Cuervo et al.，2004）。CMA 相关的 HSP70 和溶酶体膜蛋白 LAMP2 在帕金森病患者的黑质和杏仁核区域都有显著减少，提示 CMA 功能障碍参与了帕金森病的发病过程。帕金森病相关的 *α-syn* 突变体 A53T 与溶酶体表面蛋白 LAMP2 有更强的结合，但是却不能进入溶酶体降解，造成 CMA 功能的抑制。CMA 还参与细胞存活关键因子的降解。肌细胞增强因子 2D（myocyte enhancer factor 2D，MEF2D）是参与神经细胞存活的重要蛋白，可被 CMA 通路降解。野生型和突变型的 α-syn 都可以抑制 MEF2D 的降解，造成异常的 MEF2D 活性，从而引起细胞死亡。在 α-syn 转基因小鼠体内和帕金森病患者脑内都可以检测到增高的 MEF2D，提示 CMA 通路抑制 MEF2D 的异常增高可能是帕金森病的病理机制。α-syn 蛋白过表达还可以抑制自噬功能。研究发现，α-syn 蛋白可以抑制自噬体形成的早期过程，主要通过影响 Rab1a 的功能实现上述过程（Winslow et al.，2011）。也有研究争辩 α-syn 蛋白并不影响自噬体形成的早期过程，而是影响自噬体的降解过程。最近一项研究发现，α-syn 野生型和突变体过表达都能在 PC12 细胞中抑制自噬，可能通过结合 HMGB1 而抑制其与 Beclin1 的相互作用。近来发现，α-syn 蛋白可以被分泌到胞外，有证据提示，这一分泌过程有别于经典的内质网 - 高尔基体分泌途径，而且依赖于正常的自噬机制。最新研究显示，抑制自噬将会促进 α-syn 蛋白借助一种类自噬小体与外泌体组合以囊泡的形式向胞外分泌（Minakaki et al.，2018）。而自噬在 α-syn 蛋白分泌过程中的具体作用还需要进一步研究。

综上所述，过度聚集的 α-syn 蛋白降解依赖于自噬，却又在一定条件下抑制自噬，这样的矛盾在帕金森病的发展中扮演着重要的角色。阐明 α-syn 蛋白抑制自噬的分子机制对于设计能够修复自噬功能的小分子化合物有重要价值。

（二）*LRRK2* 基因

LRRK2（leucine-rich repeat kinase 2）基因突变是目前已知引起帕金森病发病最重要的遗传因素。*LRRK2* 基因突变相关的帕金森病患者的临床表型与散发性帕金森病患者的临床表型极其相似，除了典型的运动神经系统症状，还可见 DA 能神经元变性和路易小体

形成等病理性标志。在特殊种群中，*LRRK2* 基因突变相关的帕金森病甚至可以占到总帕金森病人数的 20% ～ 30%，以世界范围内来看，*LRRK2* 基因突变是 3% ～ 7% 的遗传性帕金森病患者的发病遗传因素。目前，已经有 50 多个 *LRRK2* 基因突变位点被发现，其最重要的突变体 G2019S 在约 2% 的散发帕金森病中可以被发现。在亚洲人群中，*LRRK2* 基因突变相关的帕金森病较少。*LRRK2* 基因编码一个由 2527 个氨基酸组成，分子质量约为 280kDa 的 LRRK2 蛋白。LRRK2 蛋白至少包括激酶结构域、GTP 酶结构域、COR 结构域、WD40 结构域和富含亮氨酸重复序列结构域。LRRK2 蛋白的生理功能目前尚不清楚，一些证据显示，其参与突触囊泡的内吞过程，调控神经递质释放，影响神经突触结构。最重要的帕金森病相关 *LRRK2* 基因突变体 G2019S 的突变位点位于激酶结构域内，该突变可以增加 LRRK2 蛋白的激酶活性，引起原代培养神经细胞的神经突起减少，提示 LRRK2 蛋白激酶活性的升高可能通过影响神经生长参与帕金森病的发病过程。因此许多研究者在寻找 LRRK2 蛋白激酶活性的抑制剂和底物，希望能为 *LRRK2* 基因突变相关患者的治疗和早期诊断提供新的方法。最近，有研究显示，帕金森病患者中的 LRRK2 蛋白激酶水平升高（Di Maio et al.，2018）。通过一种氧化机制，LRRK2 蛋白激酶的活性增加促进了 LRRK2 蛋白底物 Rab10 的磷酸化，最终引起线粒体蛋白和溶酶体功能的异常。而作为 LRRK2 蛋白底物之一的 Rab35 蛋白，同样发现可被 LRRK2 蛋白磷酸化调节，并影响 α-syn 蛋白水平的增加（Bae et al.，2018）。

野生型 LRRK2 可以通过 UPS 通路降解，而突变的 LRRK2 降解更依赖自噬通路。最近的一项研究发现，野生型 LRRK2 可以通过 CMA 通路降解，而帕金森病相关的 *LRRK2* 基因突变体则会抑制 CMA 功能，导致其他 CMA 的底物如 α-syn 蛋白的堆积（Orenstein et al.，2013）。*LRRK2* 基因突变体抑制 CMA 的机制主要是通过结合溶酶体膜表面的 LAMP2 而影响其正常转运功能。另外有许多研究提示，LRRK2 与自噬关系密切。*LRRK2* 基因敲除小鼠肾脏出现自噬底物和 α-syn 蛋白的堆积，提示自噬功能受到抑制，但是在其神经系统并未观察到自噬抑制。LRRK2 是否在不同的组织内对自噬有不同的调控作用还需要进一步研究。有研究证实，不同的 *LRRK2* 基因突变体在不同细胞和刺激条件下，可以激活或者抑制自噬。转染 G2019S 基因突变体的神经细胞胞体和突起部分都出现显著增加的自噬囊泡，同时伴随着突起生长的抑制。这一表型可以被 *Atg5* 或 *Atg7* SiRNA 缓解，而被自噬诱导剂 rapamycin 增强，提示自噬参与 G2019S 基因突变体对神经生长的抑制作用。同时在 G2019S LRRK2 帕金森病患者病理切片中发现 p62 和 lamp1 比自发性帕金森病患者明显降低，结果表明，*LRRK2* 基因突变体诱导了更为明显的自噬溶酶体过程的变化。LRRK2 大部分位于胞质中，有大约 10% LRRK2 位于线粒体膜上，提示 LRRK2 参与线粒体功能。从携带 G2019S 基因突变的帕金森病患者身上分离的成纤维细胞显示出减少的线粒体膜电位及细胞 ATP 含量。有报道显示，*LRRK2* G2019S 基因突变体直接与 *Drp1* 结合并且磷酸化其 Thr595 位点，从而引起过度的线粒体分离。在表达 *LRRK2* G2019S 和 *R1441C* 基因突变体的小鼠皮质神经细胞中可以观察到线粒体通过自噬通路降解，可能与细胞钙稳态失衡相关。同时最新的研究显示，*LRRK2* G2019S 基因突变可依赖 LRRK2 的激酶诱导线粒体 DNA 的损伤。这些证据提示，LRRK2 可能在帕金森病发病过程中参与调控自噬系统功能。

（三）GBA 基因

GBA 基因的纯合突变可以引起溶酶体疾病戈谢病（Gaucher disease），患者常表现出帕金森病样的临床表现及 DA 能神经元变性，而杂合突变则是帕金森病最常见的遗传危险因素。*GBA* 基因编码一个溶酶体的葡糖脑苷脂酶，其主要功能是催化葡萄糖神经酰胺转变为葡萄糖和神经酰胺。*GBA* 基因的纯合或杂合突变会引起 GBA 蛋白功能抑制，导致神经细胞内葡萄糖神经酰胺聚集，以及溶酶体降解受阻。有研究报道，显示溶酶体功能抑制可以引起 α-syn 聚集形成寡聚体，后者进一步影响 GBA 蛋白从内质网到溶酶体的转运。这个正反馈机制最终引起神经细胞的死亡。最近的一项利用帕金森病患者脑组织标本开展的研究表明，GBA 蛋白的功能在帕金森病的早期即有损害，但是并没有随着病程的发展而加重，因此可能不是引起神经元死亡的直接原因。作者推测，GBA 蛋白功能受损可以导致 CMA 通路的障碍，从而使引起 α-syn 蛋白聚集增加和神经酰胺的减少，这些变化最终引起了 DA 能神经元变性。最近，有报道发现，N370S *GBA* 突变体显著增加了胆固醇的堆积，因此改变自噬溶酶体功能，并最终促进细胞凋亡（García-Sanz et al.，2018）。

（四）ATP13A2 基因

ATP13A2 基因突变可以引起常染色体隐性遗传性青年帕金森综合征（Kufor-Rakeb syndrome，KRS）。KRS 临床表现差异很大，与突变发生的位点相关。*ATP13A2* 基因编码一个溶酶体的 ATP 酶，主要参与膜两侧阳离子的选择性转运。通过在线虫上的研究发现，ATP13A2 的同源蛋白可以保护细胞免受锰离子和其他重金属离子的毒性损伤。ATP13A2 可以减轻 α-syn 蛋白错误折叠对线虫和原代培养的帕金森病神经元的损害，提示这两个帕金森病相关基因在帕金森病发病过程有病理上的联系（Gitler et al.，2009）。更多的研究显示，ATP13A2 可以帮助细胞对抗多种细胞应激伤害，包括线粒体呼吸链复合体 I 抑制、氧化损伤、金属离子毒性和蛋白酶体应激。在 KRS 患者来源的成纤维细胞及 ATP13A2 缺失细胞系中可以发现溶酶体功能有普遍的受损，包括溶酶体膜稳定性降低，溶酶体酸化过程障碍，溶酶体底物降解障碍，以及自噬体降解受阻，这些表型可以被重新表达野生型 ATP13A2 逆转（Dehay et al.，2012）。在 ATP13A2 缺失的神经元中降低 *SNCA* 的表达可以缓解细胞毒性。ATP13A2 缺失还会导致溶酶体介导的线粒体降解障碍，引起线粒体自噬的抑制。最近一个研究发现，ATP13A2 通过影响 HDAC6 功能参与自噬小体与溶酶体的融合过程，从而影响自噬的成熟过程。同时 ATP13A2 与另一个新型的帕金森病相关基因 *SYT11*（synaptotagmin 11，通过 GWAS 分析找出）也有着密切联系。ATP13A2 调控 *SYT11* 的转录翻译，同时 ATP13A2 对自噬的调节过程依赖于 *SYT11* 的参与（Bento et al.，2016）。

（五）VPS35 基因

VPS35 基因突变可以引起常染色体显性遗传，DA 反应性的帕金森病。致病突变 1858G>A（蛋白 D620N）在多个帕金森病家系，以及在一例散发帕金森病患者中被发现。*VPS35* 基因编码一个 retromer 复合体的亚基，其主要作用是参与内体到高尔基复合体的逆

向转运，从而促进某些膜蛋白或 SNARES 复合体的再循环利用。Retromer 还参与了肌动蛋白聚集促进复合体（WASH）在内体的集中过程。VPS35 致病突变体 *D620N* 与 WASH 复合体的结合显著减弱，从而影响了 WASH 复合体在内体的集中。表达 *D620N* 突变体或者 WASH 复合体缺失的细胞显示出明显的自噬功能抑制，虽然具体机制尚未阐明，但是 SNARE 复合体和 ATG9 功能的影响可能参与其中。同时在帕金森病患者中，VSP35 的突变也影响了 LRRK2 的活性，促进了相关 Rab 蛋白的磷酸化。

（六）*FBXO7* 基因

FBXO7 基因的突变最早发现于常染色体隐性遗传的早期帕金森病患者中。临床研究表明，*FBXO7* 突变的帕金森病患者呈现出早期的帕金森临床症状，如对左旋多巴具有敏感性，但是部分患者也发展成智力障碍。FBXO7 蛋白位于线粒体，与 *Parkin* 和 *PINK1* 基因共同作用维护线粒体功能，促进 *Parkin* 调节的线粒体自噬（Burchell et al.，2013）。FBXO7 蛋白功能的紊乱导致 UPS 降解系统效率降低，最终造成神经退行性病变（表 2-1）。

表 2-1　帕金森病相关蛋白在自噬中的作用

蛋白	在帕金森病中的遗传方式	对自噬的影响
α-syn	突变引起常染色体显性遗传帕金森病	自噬底物，突变体抑制 CMA，过量的野生型和突变型抑制自噬
LRRK2	突变引起常染色体显性遗传及散发性帕金森病	CMA 底物，突变体抑制 CMA
GBA	突变增加帕金森病易感性	突变影响溶酶体活性，抑制 CMA
ATP13A2	突变引起常染色体隐性遗传	溶酶体 ATP 酶，突变引起溶酶体功能抑制
VPS35	突变引起常染色体显性遗传帕金森病	突变体影响 WASH 复合物在内体的聚集，抑制自噬
PINK1	突变引起常染色体显性遗传帕金森病	线粒体损伤的传感器，招募 *Parkin* 促进线粒体自噬
Parkin	突变引起常染色体显性遗传帕金森病	识别损伤线粒体，泛素化线粒体外膜，促进线粒体自噬
FBXO7	突变引起常染色体隐性遗传帕金森病	与 *Parkin*，*PINK1* 共同作用，促进线粒体自噬

二、氧化损伤，线粒体功能障碍与自噬

大脑是体内耗氧量最大的器官，神经元对氧分子的依赖非常大。神经元缺乏糖酵解代谢途径，主要依赖线粒体氧化磷酸化产生能量，因此氧分子和线粒体对于维持神经元的正常代谢至关重要。线粒体氧化磷酸化提供着神经元基本的细胞活动所需要的能量，包括 UPS 和 ALP 对错误折叠和异常聚集蛋白的降解。线粒体氧化磷酸化的过程中伴有自由基的产生，而 DA 能神经元中由于较高的 DA 浓度和铁离子浓度，更容易引起氧化损伤，因此氧化应激一直被认为是帕金森病发病的重要病理机制。

神经元内主要由线粒体通过氧化磷酸化产生能量物质 ATP。氧化磷酸化过程依赖于线粒体呼吸链复合体 I ～复合体Ⅳ的协作，在这一过程中自由基被不断产生，增加细胞的氧化应激负荷。超氧阴离子是线粒体呼吸链产生的最主要的活性氧物质，可以被超氧

化物歧化酶或锰超氧化物歧化酶转变为过氧化氢，然后再进一步被过氧化物酶还原为水。在铁离子存在的情况下过氧化氢可以通过 fenton 反应生成高毒性的羟自由基，从而引起一系列的细胞损害，如细胞膜脂质过氧化、蛋白质过氧化、DNA 氧化损伤等。这一系列的氧化损伤最终引起神经元的死亡。帕金森病患者黑质区域有较高的铁离子浓度，再加上 DA 本身也可以引起氧化损伤，因此 DA 能神经元承受较大的氧化应激负荷，一旦细胞的抗氧化系统不能对抗氧化应激，就会引起细胞损伤甚至死亡。事实上，研究发现帕金森病患者黑质 - 纹状体通路氧化应激增强（Bosco et al.，2006），而黑质区域的抗氧化物质 GSH 水平特异性显著下降。在帕金森病患者尸检脑组织标本中可以检测到多种蛋白的氧化损伤，其中就包括 α-syn 蛋白的过度氧化，而且这种氧化在临床症状出现之前在某些核团内即可以发生。

线粒体呼吸链复合体 I 是产生活性氧自由基的主要来源。研究者很早以前就在帕金森病患者尸检标本的黑质区域观察到线粒体呼吸链复合体 I 功能或蛋白水平降低。从帕金森病患者额侧皮质区域纯化的线粒体中也检测到减少的复合体 I 数量。在帕金森病患者的纹状体、大脑皮质及多种外周组织中都能检测到轻度的复合体 I 数量的下降。复合体 I 功能的降低伴随着其催化亚基蛋白质氧化的增加，说明催化亚基的过氧化可能是引起复合体 I 功能降低的重要原因。复合体 I 功能降低除了导致细胞能量供应下降，还会打乱氧化磷酸化过程，增加自由基的形成，造成细胞损伤。在帕金森病患者脑脊液里也能检测到明显升高的氧化辅酶 Q10 和 8- 羟基 -2′- 脱氧鸟苷，提示线粒体氧化损伤参与帕金森病发病过程。同时研究显示，抗氧化剂可在一定程度上抑制帕金森病的发展。例如，服用高剂量抗氧化剂辅酶 Q10 可改善早期帕金森病患者的运动功能。过表达儿茶酚胺或杀虫剂暴露引起的细胞损伤中发现，线粒体氧化应激均参与细胞损伤。因此在帕金森病病程中线粒体功能障碍和氧化损伤很可能是互为因果，形成恶性循环，最终引起 DA 能神经元的死亡。

多个帕金森病相关基因的编码产物也与线粒体功能密切相关。α-syn 在帕金森病患者黑质区域线粒体内聚集，*A53T* 突变体也可在转基因小鼠线粒体内聚集，并伴有线粒体损伤和呼吸链复合体Ⅳ的功能障碍。*Parkin*、*PINK1* 和 *DJ-1* 的突变引起常染色体隐性遗传的帕金森病，这三种蛋白的突变可以导致线粒体结构、功能及运输的障碍。Parkin 可以识别受损的线粒体，介导线粒体自噬以清除和循环损伤的线粒体。*Parkin* 和 *PINK1* 的相互作用增强了线粒体的稳态和自噬降解。DJ-1 是氧化蛋白和氧化还原反应的传感器，可以通过增强细胞抗氧化能力和激活 PI3K/Akt 信号通路促进细胞生存。此外，多个帕金森毒物如 6-OHDA、MPP$^+$ 及鱼藤酮都可以特异性地抑制线粒体呼吸链复合体引起线粒体损伤和氧化应激。

内源性或外源性的活性氧都参与自噬的调节。在饥饿、神经生长因子缺乏、雷帕霉素、肿瘤坏死因子等应激诱导的自噬过程都需要活性氧物质的参与。神经生长因子缺乏可以引起早期活性氧物质爆发及后期的活性氧物质聚集，伴随着自噬体的聚集。抗氧化剂 *N-* 乙酰半胱氨酸可以降低活性氧物质的产生及自噬。支持活性氧在自噬中调控作用的更直接证据是活性氧物质参与 ATG4 蛋白的 81 位半胱氨酸硫化修饰，这一修饰对于 ATG4 促进 LC3-I 向 LC3-Ⅱ 转变，以及 LC3-Ⅱ 的再循环非常重要（Scherz-Shouval et al.，2007）。HMGB1 是一种炎症相关蛋白，有研究显示，HMGB1 可以通过与 Beclin1 的结合而促进自噬的发生。活性氧对 HMGB1 的分子内硫化修饰有重要作用，*N*- 乙酰半胱氨酸可以抑制 HMGB1 分子内硫化修饰，减弱 HMGB1 与 Beclin1 的结合，以及抑制自噬。另外氧化损伤可以直接激活转录因子 Tp53，后者可以调控自噬相关蛋白的表达，从而增强细胞的自噬水平。这些证据显示，活性氧物质在翻译后或转录水平都可以参与自噬的调控。然而，自噬可以反过来调控细胞氧化水平。自噬抑制的过程伴随着物质能量循环障碍，受损线粒体降解受阻，氧化损伤增加，泛素化自噬底物及自噬受体如 p62 的堆集。P62 可以与 Keap1 结合，p62 在细胞内聚集后与 Keap1 的结合增强，使抗氧化转录因子 Nrf2 得以释放并进入细胞核中启动一系列抗氧化蛋白的表达。因此活性氧物质与自噬之间存在着复杂而精细调节。

三、选择性自噬

除了广泛存在的大自噬（macroautophagy）之外，自噬也有选择性。它可以根据不同的自噬底物有选择性地清除，如蛋白聚集体自噬（aggrephagy）、线粒体自噬（mitophagy）、过氧化物酶体自噬（pexophagy）、内质网自噬（reticulophagy）、核糖体自噬（ribophagy）和异源自噬（xenophagy）等。自噬的选择性依赖于自噬底物和自噬小体上不同的受体、分子伴侣及其他常见的自噬相关蛋白的共同作用。尽管选择性自噬的具体分子机制尚不明确，但是基于其选择性的优势，在疾病分子机制的探索及自噬相关干预治疗的研究上得到了广泛的关注。

（一）蛋白聚集体自噬

当蛋白酶体活性被抑制后，泛素化后的蛋白容易聚集产生蛋白质聚集体，而这部分蛋白质则需要通过自噬途径降解（Kirkin et al.，2009）。这也是绝大部分蛋白酶体途径相关组分常参与调控自噬的原因。而这种依靠自噬清除蛋白聚集体的过程被称为蛋白聚集体自噬。这个过程伴随着蛋白聚集体的泛素化，以及被常见自噬受体 p62 和 NBR1 的识别。除了这些常见的自噬受体之外，有越来越多的相关受体或适配体被逐渐发现。例如，ALFY，可与 LC3 结合（Lystad et al.，2014）；以及最近发现的 WDR81，可与 p62 和 LC3 结合来调节蛋白聚集体自噬。

在帕金森病中，毒性的 α-syn 蛋白被 E3 连接酶 SIAH（seven in absentia homolog）泛素化后，可通过蛋白酶体降解，但是当被泛素化特异性蛋白酶 9X（USP9X）去泛素化后，则通过自噬通路降解。除此之外，当去泛素化酶 USP8 清除 α-syn K63 泛素化连接链的能力下降后，DA 能神经元溶酶体对 α-syn 蛋白的降解增强。因此蛋白聚集体自噬的整个过程主要受到各类泛素化过程的调节，其具体机制尚不明确。在对帕金森病的机制或治疗研究当中，以 α-syn 蛋白聚集体清除为靶向治疗方向的研究将主要关注蛋白聚集体自噬过程的调节。有关通过自噬途径调节 α-syn 蛋白清除的研究在最近的报道中越来越多，但具体的机制尚不明确。研究发现，外源的纤维状 α-syn 蛋白可以诱导小胶质细胞的自噬，而且可以招募选择性自噬相关的 TANK-binding kinase 1（TBK1）和 Optineurin（OPTN）到泛素化后的溶酶体附近。除此之外，转录后的翻译修饰也参与调控 α-syn 的自噬清除。例如，有报道表示过多的 O-GlcNAcylation 可抑制自噬对 α-syn 蛋白的清除，对神经元有破坏作用。

（二）线粒体自噬

线粒体作为细胞动力工厂，承受着较大的代谢压力，容易出现细胞器的老化损伤。在细胞内线粒体的生成的降解存在一个动态平衡：新生的线粒体逐渐代替衰老或者受损的线粒体，而衰老或受损的线粒体通过细胞降解机制及时清除。如果线粒体降解的途径遭到破坏，损伤的线粒体会在细胞内堆积，释放凋亡信号诱导细胞凋亡。所以高效的线粒体清除机制对于维持细胞稳态至关重要。在正常情况下，损伤的线粒体主要通过大自噬和小自噬途径降解，这个过程称为线粒体自噬（mitophagy）（Youle et al.，2011）。在帕金森病患者死亡尸检标本中可见黑质区域细胞内有损伤的线粒体堆积，在各种细胞和动物帕金森病模型中也能见到线粒体损伤和聚集，提示线粒体的降解障碍参与帕金森病发病过程。

线粒体自噬与帕金森病的关系最近几年有了较大的研究进展。研究发现，α-syn 蛋白可以产生细胞毒性，并诱导线粒体自噬。在过去的研究中发现将重组的纤维状 α-syn 蛋白种在神经细胞系或者原代神经细胞中，可以诱导出不溶性的纤维状 α-syn 蛋白。而这些纤维状 α-syn 蛋白均出现了 S129 位置的磷酸化，这与出现在临床帕金森病患者路易小体上的结果正好吻合。这些不溶性的纤维状 α-syn 蛋白可破坏细胞自噬过程，造成囊泡运输障碍，突触功能紊乱及神经细胞死亡（Volpicelli-Daley et al.，2011）。而最近有学者发现了一种具有更大细胞毒性的磷酸化纤维状 α-syn 蛋白。这种磷酸化纤维状 α-syn 蛋白可以诱导线粒体毒性和线粒体分裂、能量应激和线粒体自噬。此外，研究显示多个帕金森病相关基因在线粒体自噬中参与重要作用。*Parkin*、*DJ-1* 和 *PINK1* 基因的突变与常染色体隐性、早发性的家族性帕金森病相关。*Parkin*、*PINK1* 和 *DJ-1* 可在细胞内以复合体形式发挥泛素连接酶功能。在果蝇中敲除 *Parkin* 和 *PINK1* 基因可以导致非常相似的表型，如肌肉组织变性、细胞死亡、线粒体功能障碍等（Clark et al.，2006）。过表达 *Parkin* 可以减轻 *PINK1* 敲除所引起的果蝇表型，但过表达 *PINK1* 却不能减轻 *Parkin* 敲除所引起的表型。这些证据提示，*Parkin* 和 *PINK1* 在细胞内参与同一功能通路，并且 *PINK1* 在 *Parkin* 的上游发挥作用。近来的研究表明，Parkin 和 PINK1 是哺乳动物细胞内线粒体自噬的重要调节蛋白。而最近的研究显示，Parkin S65A 的突变呈现出选择性的运动紊乱，却不伴随神经退行性病变或黑质纹状体的线粒体自噬。

PINK1 是一个在各种组织广泛表达的线粒体外膜蛋白，分子质量为 64kDa。PINK1 包含一个丝氨酸/苏氨酸激酶结构域，至少一个跨膜区域及碳端的一个线粒体外膜锚定序列。在正常情况下，PINK1 降解迅速，维持着较低的蛋白水平。目前的研究显示，PINK1 可以在线粒体膜上被线粒体蛋白酶切割成为 60kDa 的片段，然后再被 PARL 蛋白酶切割生成 53kDa 的片段。这一 53kDa 的片段可以被释放到细胞质内并被蛋白酶迅速降解。因此细胞内一直维持着较低的 PINK1 水平。在线粒体膜电位降低的情况下，PINK1 的蛋白酶解过程受到抑制，造成 PINK1 在线粒体外膜的快速聚集。聚集的 PINK1 会迅速招募 Parkin 到线粒体外膜发挥作用。Parkin 是一个分子质量为 52kDa 的胞质蛋白，包含一个泛素样结构域和一个 RING 结构域，主要功能是作为 E3 泛素连接酶促进泛素化底物的降解。PINK1 和 Parkin 在细胞内相互作用，可以磷酸化或泛素化。当 Parkin 被 PINK1 招募到线粒体外膜后，通过一系列蛋白的泛素化过程启动线粒体自噬通路。PINK1 和 Parkin 可能通过以下几种分子机制激活线粒体自噬。

（1）PINK1 和 Parkin 招募自噬蛋白到线粒体：在酵母中，线粒体自噬可以被氮源限制及雷帕霉素等处理激活。受损的线粒体可以通过线粒体外膜的受体蛋白 Atg32 与自噬体蛋白 Atg8，以及自噬受体蛋白 Atg11 结合，从而转运到自噬体中降解，这一过程可以被 MAPK 激酶调节。尽管在哺乳动物细胞中未找到 Atg32 的同源蛋白，但是有数个线粒体外膜蛋白已经被阐明介导线粒体和自噬体的结合。Nix 蛋白在网质红细胞成熟的过程中可以通过与 p62 的结合促进线粒体的自噬。过表达 Nix 蛋白可修复由 CCCP 诱导的来自 *PINK1* 或 *PARK2* 突变型帕金森病患者中成纤维细胞的线粒体自噬。FUNDC1 在缺氧环境下通过与 LC3 相互作用促进线粒体自噬。此外其他具有 LIR 结构的线粒体外膜蛋白如 FKBP8，也可招募 LC3 诱导 Parkin 依赖型的线粒体自噬（Bhujabal et al., 2017）。P62 蛋白损伤线粒体的聚集是线粒体自噬的一个关键环节，而招募 p62 在线粒体聚集的机制可能与线粒体外膜蛋白的泛素化有关，因为 p62 可以特异性结合线粒体外膜泛素化蛋白并促进其与自噬体的融合。Parkin 被招募到线粒体外膜后，可以泛素化外膜的蛋白如 VDAC1，进而招募 p62 和 LC3 促进线粒体自噬；另外 Parkin 可以诱导 ULK1/FIP200 点状聚集，以及 ATG9A 定位到线粒体，然后再激活下游的自噬机制形成自噬体。

（2）PINK1 和 Parkin 增强线粒体的分离：线粒体是个高度机动的细胞器，保持着高效率的融合和分离，以稳定线粒体网络的稳态。线粒体通过分离过程可以把相对健康的线粒体和受损的线粒体区分开来。敲除 *PINK1* 和 *Parkin* 的果蝇细胞内可以观察到过度延伸的线粒体，可能是线粒体分离机制受阻导致。这一表型可以被过表达促线粒体分离蛋白 DRP1 或是干扰促线粒体融合蛋白 OPA1 或 dMFN 的表达所逆转，说明 PINK1/Parkin 通路促进线粒体分离。在哺乳动物模型中，*PINK1* 基因敲除小鼠海马和 DA 能神经元内可以观察到过度延伸的线粒体，而过表达 *PINK1* 或 *Parkin* 则导致了线粒体数量增加，体积减少。另外线粒体膜电位的降低可以增加抑制线粒体分离蛋白 MFN1 和 MFN2 的泛素化和降解，这一过程依赖于 *PINK1* 或 *Parkin* 的功能。以上结果提示 *PINK1* 和 *Parkin* 可能通过促进 MFN1 蛋白的降解增强线粒体的分离，从而加速线粒体自噬过程。

（3）*PINK1* 和 *Parkin* 影响线粒体的转运：在神经元中，线粒体通过线粒体外膜锚定蛋白 Miro 和其结合蛋白 Milton 与正相转运的驱动蛋白和反向转运的动力蛋白绑定，沿着微管蛋白转运。一项筛选研究发现，Miro 和 Milton 与 PINK1 组成复合体。在果蝇上的研究显示，*Miro* 基因干扰可以逆转 *PINK1* 突变体的表型，而 Miro 过表达则可以诱导类似 *PINK1* 基因干扰的表型，同时伴有线粒体运动性增强。有实验显示，线粒体膜电位降低伴随着膜上 *Parkin* 的聚集及线粒体运动能力的下降。这些结果提示，*PINK1* 和 *Parkin* 可通过促进 Miro 泛素化和降解，影响线粒体的转运，并促进线粒体自噬。

除了 *Parkin* 依赖型的线粒体自噬之外，最近的报道发现，如果心磷脂暴露于线粒体表面，*SNCA* 突变的神经元中靠近线粒体膜的附近会出现更多 α-syn 蛋白聚集体和线粒体片段。并且线粒体周围的心磷脂会招募 LC3 到线粒体，诱导线粒体自噬（Ryan et al., 2018）。

上述种种证据提示无论是针对路易小体中突变或者过量 α-syn 蛋白聚集体的清除，还是针对损伤线粒体的清除，选择性自噬在帕金森病发病过程中都扮演着重要的角色，可能成为帕金森病治疗的一个重要靶点。

四、溶酶体功能障碍与自噬

溶酶体是细胞内消化蛋白质、脂质、细胞器的消化器官，维持着细胞内的物质能量循环。自噬体形成后，最终需要与溶酶体相融合才能完成其内含物的降解，因此溶酶体的正常功能对于维持自噬依赖的降解过程非常重要。在帕金森病患者黑质区域神经元可以观察到堆积的自噬体，减少的溶酶体数量及降低的溶酶体蛋白如 LAMP1 和 HSP70，提示溶酶体功能存在障碍。散发和家族性帕金森病患者皮肤中分离的成纤维细胞诱导分化的 DA 能神经元也存在溶酶体功能障碍，以及自噬体降解的抑制。MPTP 诱导的小鼠帕金森病模型中，可以观察到溶酶体功能的障碍出现在细胞死亡之前，并引起了自噬体降解障碍。在这一模型中，给予雷帕霉素重新激活自噬溶酶体通路可以增加溶酶体数量，减少自噬体堆积及缓解 DA 能神经元的死亡。

近来对家族性帕金森病相关基因的研究进一步支持溶酶体功能障碍在帕金森病发病中的作用。帕金森病相关的 α-syn 和 LRRK2 突变体可以通过影响溶酶体膜表面 LAMP1 蛋白功能抑制 CMA 通路，影响溶酶体功能。GBA 是溶酶体内的糖脂酶，帕金森病相关的 GBA 突变体功能缺失，可以引起神经元内葡萄糖神经酰胺聚集，抑制溶酶体功能，从而导致 α-syn 蛋白降解减少聚集形成寡聚体。后者可以进一步干扰 GBA 蛋白从内质网到溶酶体的转运，最终引起神经元的死亡。帕金森病综合征相关的 ATP13A2 蛋白功能缺失则会抑制溶酶体功能，降低溶酶体膜稳定性，影响溶酶体底物降解，导致自噬体堆积及 α-syn 蛋白水平的升高。这些变化最终引起细胞死亡。这些证据提示，溶酶体功能障碍导致的自噬通路抑制参与帕金森病的发病过程。除了帕金森病相关基因对溶酶体功能的研究之外，最近人们还在帕金森病患者身上发现大量的溶酶体贮积病相关基因的突变，这进一步证实了溶酶体功能在帕金森病中的重要性。

最近的研究中发现，从散发和家族性帕金森病患者中诱导获得的 DA 能神经元随着时间的延迟，其线粒体氧化应激导致氧化型 DA 的累积并最终使葡糖脑苷脂酶的活性降低，溶酶体功能紊乱，以及 α-syn 蛋白水平的升高（Burbulla et al.，2017）。这表明氧化型 DA 的累积有可能是从线粒体紊乱到溶酶体功能紊乱的重要环节。

五、突触小泡的运输与自噬

突触功能紊乱一直被认为是造成众多神经退行性疾病的重要标志之一（Auffret et al.，2010）。其中突触前膜的功能是通过胞外分泌的方式释放出各种神经递质，已达到神经传递的作用。因此突触前膜端的功能紊乱将导致神经递质传递的过程发生障碍。当分泌过程结束，突触小泡和各种蛋白则通过细胞内吞得以循环利用。整个过程需要细胞内的多种蛋白协调参与，其中则包含了许多自噬相关蛋白，如协助 PI(4，5)P_2 重新形成自噬溶酶体的 clathrin，膜重塑造蛋白 endophilin A1，以及 endophilin A1 的结合蛋白 synaptojanin1。许多的研究认为，自噬小体也存在于突触前膜端，并且可以在动力蛋白 dynein 的协助下回到胞体发挥降解功能（Maday et al.，2014）。尽管有关突触小泡运输与自噬溶酶体系统在帕金森病的具体参与机制还不清楚，但是通过人类基因学研究及基因组分析，研究者从帕金森病风险基因中发现了越来越多地与突触小泡运输与自噬溶酶体相关的基因（Chang et al., 2017）。众多的证据表明，突触小泡的运输与自噬溶酶体系统存在着相互的关联。

α-syn 蛋白在突触前体有两种存在形式：自然展开结构，以及与突触小泡膜连接的 α 螺旋结构。研究显示，α 螺旋结构的 α-syn 蛋白可促进 SNARE 复合体的形成，通过与 VAMP2 结合调节突触小泡的胞吞过程（Burré et al., 2010）。缺失 α-syn 蛋白促进了突触小泡的填充，最终增加 DA 的分泌。研究显示，除了 A30P 的突变之外，表达人源野生型 α-syn 或 A53T，E46K 突变 α-syn 均出现了突触小泡胞外分泌障碍。结合前面提到的 α-syn 参与调控自噬的部分，我们不难看出 α-syn 蛋白作为帕金森病主要的标志蛋白，参与了突触小泡的循环系统和溶酶体自噬过程的调节。

LRRK2 突变体是家族性帕金森病里最常见突变类型（Zimprich et al., 2004）。LRRK2 蛋白位于突触小室，并与内吞相关蛋白之间发生相互作用，并以此调节突触小泡的运输（Matta et al., 2012）。LRRK2 突变减缓了突触小泡的内吞过程，而 LRRK2 的突变导致 LRRK2 激酶的过度激活，并破坏自噬的正常降解功能。近期的研究确定了 LRRK2 蛋白的底物，其中包括 Rab8、Rab10 和 Rab12 在内的一系列 Rab GTPases（Steger et al., 2016）。而这些蛋白参与调控了众多的细胞内膜运输功能，因此突变 LRRK2 将直接导致 Rab 蛋白磷酸化的改变，极可能干预胞内膜结构的构建并隐形突触传递及自噬溶酶体的运输。

吞蛋白（Endophilin-A，Endo A）是神经末端 clathrin 调控内吞过程中的重要蛋白，同时可以与 LRRK2 结合，并被确定为散发型帕金森病的风险因素（Nalls et al., 2014）。研究发现，LRRK2 可以调节 EndoA 的磷酸化，而磷酸化 EndoA 则会偏向性的促进膜的形变，最终形成高曲面的膜结构参与形成自噬小体（Soukup et al., 2017）。因此帕金森病相关的 LRRK2 的突变也可以通过影响 EndoA 来干扰自噬过程。另外，在自噬小体 EndoA 被发现可以与 UPS E3 连接酶 FBXO32 相互结合。敲除了三种 EndoA 亚型的突变鼠导致神经退行性病变，并且显著降低了 LC3B、Atg5 和自噬小体水平，却增加了 FBXO3 的水平。因此，有学者认为扰乱 EndoA 或 FBXO32 会分别造成自噬或者 UPS 系统的紊乱而增加剩余降解途径的压力，最终打破胞内蛋白质平衡，严重时则引发神经退行性病变（Murdoch et al., 2016）。

Synaptojanin1 是富集在突触前体的肌醇磷酸酶，它常与 auxilin 一起参与 clathrin 调节的突触小体胞吞途径。而 SYNJ1/PARK20 和 DNAJC6/PARK19 也被认为是早发性非典型性帕金森病的风险基因。缺失了 synj1 或 auxilin 突变的小鼠在突触位置呈现出异常的由 clathrin 包围的囊泡堆积（Cremona et al., 1999）。同 EndoA 相似，synj1 也能被 LRRK2 磷酸化，并参与胞吞功能。synj1 也参与调控自噬。与帕金森病相关的位于 synj1 SAC1 区域的 R258Q 突变案例中，研究者发现了脂质合成的紊乱，并造成了 WIPI2/Atg18a 的堆积，并且在果蝇的神经肌肉连接位置和帕金森病患者源性神经元内发现自噬小体成熟过程被抑制（Vanhauwaert et al., 2017）。有关 synj1 与胞吞和自噬的直接关系还知之甚少，有待进一步探索和研究。

dynamin 和 Rab GTPase 均属于 GTP 酶家族（Raimondi et al., 2011）。dynamin 属于大型的 GTP 酶，负责突触小泡胞吞过程中膜的剪切，而 Rab 家族作为调节神经自噬和突触小泡胞吞作用的备选蛋白，则属于小分子 GTP 酶。无论是 dynamin 还是 Rab GTPase 均被报道可被 LRRK2 调节，其中 dynamin 可以与 LRRK2 结合，而 Rab GTPase 中的

Rab8、Rab10 和 Rab12 则是 LRRK2 的磷酸化底物（Steger et al.，2016）。在自噬节方面，dynamin2 可以调节激活 mTORC1，但其他有关自噬调节方面的报道较少。有关 Rab 家族参与自噬调节的机制尚不清楚，但众多实验证明了该家族和自噬调节的相关性。

六、帕金森病神经毒物模型与自噬

通过化学毒物建立的帕金森病动物模型在研究中广为应用，这些模型对于阐明帕金森病分子病理机制，测试治疗帕金森病药物贡献巨大。在前面的部分我们详细介绍了帕金森病相关基因在自噬调控中的作用，以及这一作用对帕金森病病程的影响。下述将讨论帕金森病神经毒物对细胞和动物模型自噬功能的影响。研究表明，在 6-OHDA、MPTP、鱼藤酮、百草枯（paraquat）等毒物诱导的帕金森病模型中，自噬功能受到明显的影响。

6-OHDA 是最早用来选择性杀伤 DA 能神经元诱导帕金森病动物模型的毒物，可以稳定诱导实验动物出现注射侧 DA 能神经元变性，以及运动神经系统功能障碍。6-OHDA 杀伤 DA 能神经元的主要机制是引起细胞出现氧化损伤。在这一过程中，可以观察到自噬体及 LC3 的激活，以及溶酶体数量增加，说明自噬作为保护机制在损伤早期即被激活。然而持续性的自噬激活可以过度活化溶酶体，造成溶酶体蛋白如 Cathepsin L 的激活，对细胞产生毒性损伤。3-MA 可以通过抑制自噬减轻 6-OHDA 诱导的纹状体 DA 能神经元死亡，周期素依赖性激素抑制剂奥罗莫星（olomoucine）则可以抑制 cathepsin L 的核转移，以及激活自噬来产生保护作用。在最新的研究中发现，6-OHDA 诱导的是不依赖于 mTOR 的细胞自噬，并且该自噬过程可协助缺乏分泌传导信号的 PARK7 蛋白分泌到细胞外中（Urano et al.，2018）。

MPTP 可以引起人体不可逆帕金森病样损伤，被广泛用于小鼠建立帕金森病动物模型。脂溶性的 MPTP 透过血脑屏障后被 MAO-B 代谢为 MPP^+，后者通过 DA 转运体进入 DA 能神经元，并在线粒体内聚集，抑制线粒体呼吸链复合体 I 的功能，干扰 ATP 的合成，同时产生大量自由基，引起 DA 能神经元变性。MPTP 可以引起自噬体的堆积，溶酶体数量的减少，而自噬激活剂雷帕霉素可以减轻 MPTP 诱导的 DA 能神经元的死亡，提示自噬抑制参与 MPTP 毒性作用。MPP^+ 处理的 MN9D 细胞表现出自噬体的堆积，以及自噬底物 p62 的大量聚集，提示自噬降解功能受到抑制。PC12 经过 MPP^+ 处理后也表现出自噬体堆积及 α-syn 蛋白的聚集，可能与 MPP^+ 对驱动蛋白的抑制作用影响了自噬体降解有关。但是也有其他报道显示，MPP^+ 诱导 SK-N-SH 和 PC12 细胞出现自噬性死亡，可被自噬抑制剂或是敲除自噬相关基因减轻。这些差异可能与细胞种类、药物浓度、处理时间、分析方法（是否区分可溶性和不可溶性蛋白成分，是否考虑自噬流的变化）等因素相关。MPP^+ 可能在早期激活自噬，但是到了后期由于能量的耗竭，活性氧物质的堆积最终抑制自噬。

鱼藤酮的长期接触是帕金森病的危险因素。在研究中，鱼藤酮被广泛用于在啮齿类动物上建立帕金森病动物模型。鱼藤酮诱导的帕金森病模型表现出氧化损伤，α-syn 蛋白聚集，DA 能神经元变性，以及类似路易小体的 α-syn 蛋白阳性包涵体等与人类帕金森病非常相似的病理变化。鱼藤酮引起毒性损伤的机制是选择性抑制线粒体氧化呼吸链复合体 I，造成线粒体功能障碍，氧化应激及能量代谢障碍。鱼藤酮处理可以使 SH-SY5Y 神经细胞出现自噬体的堆积，LC3-II 的增加，自噬底物 p62 和 α-syn 蛋白的聚集，提示溶酶体降解途径受到抑制，可能与鱼藤酮降低细胞 ATP 水平有关。多个自噬诱导剂如雷帕霉素、锂、丙戊酸、卡马西平及山奈酚可以通过上调细胞自噬活性减轻鱼藤酮的细胞毒性，表明自噬功能抑制参与鱼藤酮诱导的细胞损伤过程。

百草枯与 MPP+ 的结构非常相似，作为强效除虫剂在全球广泛使用。百草枯在动物上可以引起黑质 - 纹状体通路的损伤，产生类似帕金森病症状。其主要的毒性机制也是通过特异性抑制线粒体氧化呼吸链复合体 I 的功能，增加活性氧物质，降低 ATP 合成，导致细胞损伤。百草枯可以增加细胞内和溶酶体内 α-syn 的蛋白量，同时伴随着 Hsc70 和 LAMP-2A 的增加，提示 CMA 通路可能受到抑制。长期慢性的百草枯处理可以增加细胞内的蛋白聚集如 p62，减少 LC3-II 的形成及自噬体的数量。雷帕霉素和其他自噬激活剂可以减轻百草枯诱导的细胞和动物损伤，进一步支持自噬抑制参与百草枯毒性作用。但也有研究显示，百草枯可以激活 SH-SY5Y 神经细胞的自噬水平。

第三节　调控自噬在帕金森病治疗中的探索

综上所述，自噬功能的失调参与了帕金森病发病的整个过程。尽管在某个阶段或特定毒物影响下可以出现自噬的激活，但是从整个帕金森病病程来看，慢性的自噬功能抑制是帕金森病重要的病理性改变。这也与帕金森病的病程伴随着异常蛋白的堆积这一病理现象高度一致。神经元自噬功能的抑制导致细胞清除老化的细胞器，错误折叠蛋白，以及异常的蛋白聚集体能力下降，加速细胞死亡的进程。因此，人们寻找调控自噬的小分子及尝试转入自噬相关基因的方式以期恢复神经元自噬功能，达到治疗帕金森病等神经退行性疾病的目的。

一、小分子自噬调节剂对帕金森病细胞或动物模型的研究

（一）雷帕霉素

雷帕霉素又名西罗莫司（sirolimus），是一种临床上用来抑制移植后免疫排斥反应的药物。近年来，其在肿瘤、心血管系统疾病及神经退行性疾病中的应用前景受到极大关注。雷帕霉素的靶点是 mTOR（mammalian target of rapamycin）。mTOR 是一种丝氨酸 / 苏氨酸蛋白激酶，在细胞生长、蛋白合成和自噬调控过程中处于核心调控地位。雷帕霉素先与 FK506 蛋白结合形成复合物，再结合到 mTOR 的 FRB 结构域，干扰 mTOR C1 复合物的组装从而抑制其激酶活性。研究显示，雷帕霉素不仅能延长包括鼠在内的多种生物物种的寿命，而且对多种神经退行性疾病模型显示出明显的神经保护作用。

在 MPTP 诱导的小鼠帕金森病模型中，腹腔注射雷帕霉素可以减轻黑质纹状体通路的 DA 能神经元凋亡，可能是通过修复自噬功能和抑制死亡相关蛋白 RTP801 的表达。雷帕霉素还可以减轻 6-OHDA 和 Lactacysin 脑内注射诱导的小鼠运动功能障碍及黑质纹状体 DA 能神经元变性，可能通过抑制 mTORC1 的过度激活及诱导自噬实现。在野生型 *SNCA* 转基因小鼠模型中，脑内注射雷帕霉素可以减少神经元胞体和突触区域 α-syn 蛋白的聚集，主要是通过增强自噬活性，激活溶媒体功能。喂食雷帕霉素还可以缓解帕金森病毒物百草枯对果蝇的毒性作用，改善 *Parkin* 或 *PINK1* 基因缺失果蝇的运动功能的表型。

（二）海藻糖

海藻糖（trehalose）是一种天然的二糖，在自然界中许多动植物及微生物体内广泛分布。哺乳动物不合成海藻糖，人们主要通过食用含有海藻糖的菌类、海产品、植物产品等摄入。海藻糖被发现对多种神经退行性疾病模型 [如阿尔茨海默病（Alzheimer's disease）、亨廷顿病（Huntington's disease）、肌萎缩侧索硬化（amyotrophic lateral sclerosis）] 显示出明显的缓解作用。海藻糖对多种帕金森病模型也显示出较好的效果：海藻糖可以清除神经细胞中聚集的野生型和突变型 α-syn 蛋白，减轻 MPTP 诱导的小鼠黑质纹状体区域的 DA 能神经元变性，减少蛋白酶体抑制造成的 α-syn 蛋白、tau 蛋白等的堆积，还可以通过直接作用，抑制体外 α-syn 蛋白的聚集过程。鉴于海藻糖的来源丰富、价格便宜和安全性，应用海藻糖来预防和治疗神经退行性疾病有较好的前景。不过近年的报道中，对海藻糖的神经保护作用和对自噬的影响出现了争议。因此，未来针对海藻糖的运用还需要进一步探索。

（三）靶向溶酶体的调控剂在帕金森病模型中的应用

作为自噬溶酶体途径中起最直接降解功能的溶酶体，已开始被作为靶向治疗帕金森病的新方向来研究。通过向不同的帕金森病模型（ATP13A2、GBA 突变细胞、MPTP 诱导的老鼠模型）中加入酸性纳米粒，可以显著地降低溶酶体 pH，提高溶酶体降解功能，缓解 DA 能神经元的凋亡（Bourdenx et al.，2016），除此之外，也可对溶酶体特有酶体功能进行调节，如葡萄糖苷酶（GCase）。研究发现，通过慢病毒感染的方式修复葡萄糖苷酶的表达可以降低 α-syn 蛋白的堆积，并改善葡萄糖苷酶缺失（GD）模型鼠的认知能力。目前，一种被用于呼吸道疾病的药物伴侣氨溴索（ambroxol）展示出了它修复 Cathepsin D、LIMP2 和 Saposin C 水平的能力，并提高了溶酶体活性。最近，氨溴索已被作为帕金森病临床试验的候选药物。

（四）其他小分子自噬调控剂在帕金森病模型中的应用

近年来，新的自噬调控剂被发现并应用于神经退行性疾病研究。用于治疗双向情绪障碍的药物锂剂是一种肌醇单磷酸酶抑制剂，它可以减少细胞内肌醇及 $Ins(1，4，5)P_3$ 的水平，通过 mTOR 非依赖途径激活自噬，促进神经细胞内帕金森病相关 α-syn 突变体的降解。其他两种情绪稳定剂卡马西平和丙戊酸钠也可以通过诱导自噬减轻鱼藤酮引起的毒性损伤。有研究报道了一条非 mTOR 依赖的自噬激活环路，即 cAMP/ 钙离子 / 钙调蛋白 /Gsα 环路。作用于该环路的多种药物，如可乐定、雷美尼定、维拉帕米、钙通道阻滞药、钙蛋白酶抑制剂及 Gsα 抑制剂可以影响细胞内自噬水平，诱导病理性聚集蛋白的降解。最近，一种天然产物中提取出的生物碱萆芨酰胺，被报道可通过提高磷酸化 Bcl-2 来修复细胞自噬和凋亡水平间的平衡，最终缓解鱼藤酮诱导的帕金森病模型（Liu et al.，2018）。二甲双胍除了作为治疗糖尿病的药物之外，在 MPTP 诱导的小鼠帕金森病模型中起到了缓解黑质 DA 神经元退化，提高纹状体 DA 水平，并改善运动障碍的作用。与此同时，在细胞模型上发现二甲双胍可促进自噬水平并缓解 MPP^+ 诱导的神经元凋亡。另外从植物中分离出来的一些其他天然化合物，包括柯诺辛 B（corynoxine B）、柯诺辛、白藜芦醇、远志皂苷都被报道可以诱导自噬促进野生型或突变型的 α-syn 蛋白降解。

应用小分子自噬诱导剂调节神经系统自噬活性从而治疗或预防帕金森病等神经退行性疾病是一个新的策略，也引起了科学家和临床医生的极大兴趣。然而目前的研究还是聚焦于动物或细胞模型，尚缺乏大规模临床试验数据支持。

二、自噬基因调控对帕金森病细胞或动物模型的研究

自噬是一个高度保守的细胞机制，有数十个蛋白参与其活性调节。通过基因转移的方法增加或降低神经系统内某些自噬调控基因的表达水平可以有效而特异性地调控神经细胞自噬。目前有动物实验结果显示，调控自噬相关基因的表达水平可以改善帕金森病动物模型的神经系统表型。

BECN1 是最早发现的哺乳动物自噬相关基因，通过调控三型磷脂酰肌醇 3- 激酶（class Ⅲ PI3K）的激酶活性调节细胞自噬活性。在一项研究中，研究者在 B103 神经细胞中通过慢病毒系统过表达 *SNCA* 基因，引起了 α-syn 蛋白在细胞中的聚集，导致神经细胞贴附力下降，神经突起生长受阻，以及微管蛋白骨架改变等一系列细胞行为学改变。而同时过表达 *Beclin1* 基因可以降低 50% 左右的 α-syn 蛋白表达水平，并逆转了 *SNCA* 基因过表达导致的细胞行为学异常（Zhu et al.，2014）。*BECN1* 基因过表达引起的自噬功能和 α-syn 蛋白水平变化可以被自噬抑制剂 3-MA 和巴佛洛霉素 A1（bafilomycin A1）部分或完全阻断，并被雷帕霉素进一步增强（Zhu et al.，2014）。转录因子 EB（transcription factor EB，TFEB）是调控自噬－溶酶体系统的主要转录因子，通过启动一系列自噬相关基因和溶酶体合成基因的表达上调自噬－溶酶体系统功能。研究者通过腺相关病毒系统在纹状体区域过表达 α-syn 蛋白，诱导了帕金森病相关的神经退行性改变，如运动能力下降，DA 能神经元变性，纹状体 DA 含量降低，突触功能障碍等，同时伴随着自噬系统功能的抑制，溶酶体数量的减少，以及 TFEB 在胞质内的滞留。同时过表达 *TFEB* 或 *BECN1* 基因显著地改善了 α-syn 蛋白诱导的帕金森病样损伤，修复了自噬功能和溶酶体数量。此外，针对溶酶体相关基因表达的改变同样对帕金森病有着重要的作用。在人源的 SH-SY5Y 细胞，大鼠原代皮质神经元，黑质纹状体 DA 能神经元中过表达 LAMP2a，可降低 α-syn 蛋白的堆积并缓解 DA 能的退化。

小 结

随着我国人口的老龄化，帕金森病等神经退行性疾病的发病率越来越高，目前我国帕金森病患者将近 200 万。治疗帕金森病的药物目前都只是针对临床症状，缺乏真正有效能够缓解疾病病程的方法。近年来，自噬在帕金森病及其他神经退行性疾病发病过程中的重要作用已经被越来越多的研究所证实，事实上，自噬几乎参与了帕金森病的所有发病机制。调控自噬对细胞和动物帕金森病模型的神经保护作用也为自噬作为帕金森病治疗新靶点提供了重要证据。虽然对于经典自噬通路的研究已经较为清楚，但是神经系统自噬调控机制有其特殊性，而且上游调控通路尚未清楚，还需要深入的研究解决。另外过度激活自噬对细胞会造成伤害，如何在安全的范围内调控自噬也是一个需要探讨的

问题。选择性自噬在病理性蛋白清除中的作用已经被广泛报道，如何调控选择性自噬，在特异性促进病理性蛋白清除的过程中保持神经细胞的稳态，是一个值得深入探讨的问题。随着对自噬和帕金森病病理机制研究的不断深入，希望不久的将来科学家们能够找到特异性调控神经系统选择性自噬的帕金森病新药物。

澳门大学中华医药研究院　路嘉宏　巫明月

美国西奈山伊坎医学院　岳振宇

参 考 文 献

Auffret A，Mariani J，Rovira C，2010. Age-related progressive synaptic dysfunction: the critical role of presenilin 1. Rev Neurosci，21（4），239-250.

Bae E J，Kim D K，Kim C，et al.，2018. LRRK2 kinase regulates α-synuclein propagation via RAB35 phosphorylation. Nat Commun，9（1），3465.

Bento C F，Ashkenazi A，Jimenez-sanchez M，et al.，2016. The Parkinson's disease-associated genes ATP13A2 and SYT11 regulate autophagy via a common pathway. Nat Commun，7：11803.

Bhujabal Z，Birgisdottir Å B，Sjøttem E，et al.，2017. FKBP8 recruits LC3A to mediate Parkin-independent mitophagy. EMBO Rep，18（6）：947-961.

Bosco D A，Fowler D M，Zhang Q，et al.，2006. Elevated levels of oxidized cholesterol metabolites in Lewy body disease brains accelerate α-synuclein fibrilization. Nat Chem Biol，2（5）：249-253.

Bourdenx M，Daniel J，Genin E，et al.，2016. Nanoparticles restore lysosomal acidification defects: Implications for Parkinson and other lysosomal-related diseases. Autophagy，12（3）：472-483.

Brundin P，Melki R，Kopito R，2010. Prion-like transmission of protein aggregates in neurodegenerative diseases. Nat Rev Mol Cell Biology，11（4）：301-307.

Burbulla L F，Song P，Mazzulli J R，et al.，2017. Dopamine oxidation mediates mitochondrial and lysosomal dysfunction in Parkinson's disease. Science，357（6357）：1255-1261.

Burchell V S，Nelson D E，Sanchez-martinez A，et al.，2013. The Parkinson's disease–linked proteins Fbxo7 and Parkin interact to mediate mitophagy. Nat Neurosci，16（9）：1257-1265.

Burré J，Sharma M，Tsetsenis T，et al.，2010. Alpha-synuclein promotes SNARE-complex assembly in vivo and in vitro. Science，329（5999）：1663-1667.

Cebrián C，Zucca F A，Mauri P，et al. 2014. MHC-I expression renders catecholaminergic neurons susceptible to T-cell-mediated degeneration. Nat Commun，5：3633.

Chang D，Nalls M A，Hallgrímsdóttir I B，et al.，2017. A meta-analysis of genome-wide association studies identifies 17 new Parkinson's disease risk loci. Nat Genet，49（10）：1511-1516.

Clark I E，Dodson M W，Jiang C，et al.，2006. Drosophila pink1 is required for mitochondrial function and interacts genetically with parkin. Nature，441（7097）：1162-1166.

Cremona O，Di Paolo G，Wenk M R，et al.，1999. Essential role of phosphoinositide metabolism in synaptic vesicle recycling. Cell，99（2）：179-188.

Cuervo A M，Stefanis L，Fredenburg R，et al.，2004. Impaired degradation of mutant α-synuclein by chaperone-mediated autophagy. Science，305（5688）：1292-1295.

Dehay B, Martinez-vicente M, Ramirez A, et al., 2012. Lysosomal dysfunction in Parkinson disease: ATP13A2 gets into the groove. Autophagy, 8（9）: 1389-1391.

Di Maio R, Hoffman E K, Rocha E M, et al., 2018. LRRK2 activation in idiopathic Parkinson's disease. Sci Transl Med, 10（451）. pii: eaar5429.

García-sanz P, Orgaz L, Fuentes J M, et al., 2018. Cholesterol and multilamellar bodies: Lysosomal dysfunction in GBA-Parkinson disease. Autophagy, 14（4）: 717-718.

Gitler A D, Chesi A, Geddie M L, et al., 2009. Alpha-synuclein is part of a diverse and highly conserved interaction network that includes PARK9 and manganese toxicity. Nat Genet, 41（3）: 308-315.

Kaushik S, Cuervo A M, 2012. Chaperone-mediated autophagy: a unique way to enter the lysosome world. Trends Cell Biol, 22（8）: 407-417.

Kirkin V, Mcewan D G, Novak I, et al., 2009. A role for ubiquitin in selective autophagy. Mol Cell, 34（3）: 259-269.

Liu J, Liu W, Lu Y, et al., 2018. Piperlongumine restores the balance of autophagy and apoptosis by increasing BCL2 phosphorylation in rotenone-induced Parkinson disease models. Autophagy, 14（5）: 845-861.

Lotharius J, Brundin P, 2002. Pathogenesis of Parkinson's disease: dopamine, vesicles and alpha-synuclein. Nat Rev Neurosci, 3（2）: 932-942.

Lystad A H, Ichimura Y, TAKAGI K, et al., 2014. Structural determinants in GABARAP required for the selective binding and recruitment of ALFY to LC3B - positive structures. EMBO Rep, 15（5）: 557-565.

Maday S, Holzbaur E L, 2014. Autophagosome biogenesis in primary neurons follows an ordered and spatially regulated pathway. Dev Cell, 30（1）: 71-85.

Matta S, Van Kolen K, Da Cunha R, et al., 2012. LRRK2 controls an EndoA phosphorylation cycle in synaptic endocytosis. Neuron, 75（6）: 1008-1021.

Minakaki, G., Menges, S., Kittel, A., et al., 2018. Autophagy inhibition promotes SNCA/alpha-synuclein release and transfer via extracellular vesicles with a hybrid autophagosome-exosome-like phenotype. Autophagy, 14（1）: 98-119.

Murdoch J D, Rostosky C M, Gowrisankaran S, et al., 2016. Endophilin-A deficiency induces the Foxo3a-Fbxo32 network in the brain and causes dysregulation of autophagy and the ubiquitin-proteasome system. Cell Rep, 17（4）: 1071-1086.

Nalls M A, Pankratz N, Lill C M, et al., 2014. Large-scale meta-analysis of genome-wide association data identifies six new risk loci for Parkinson's disease. Nat Genet, 46（9）: 989-993.

Orenstein S J, Kuo S H, Tasset I, et al., 2013. Interplay of LRRK2 with chaperone-mediated autophagy. Nat Neurosci, 16（4）: 394-406.

Raimondi A, Ferguson S M, Lou X, et al., 2011. Overlapping role of dynamin isoforms in synaptic vesicle endocytosis. Neuron, 70（6）: 1100-1114.

Ransohoff R M, 2016. How neuroinflammation contributes to neurodegeneration. Science, 353（6301）: 777-783.

Ryan T, Bamm V V, Stykel M G, et al., 2018. Cardiolipin exposure on the outer mitochondrial membrane modulates α-synuclein. Nat Commun, 9（1）: 817.

Schapira A H，2013. Calcium dysregulation in Parkinson's disease. Brain，136（Pt 7）：2015-2016.

Scherz-shouval R，Shvets E，Fass E，et al.，2007. Reactive oxygen species are essential for autophagy and specifically regulate the activity of Atg4. EMBO J，26（7）：1749-1760.

Soukup S F，Verstreken P，2017. EndoA/Endophilin-A creates docking stations for autophagic proteins at synapses. Autophagy，13（5）：971-972.

Steger M，Tonelli F，Ito G，et al.，2016. Phosphoproteomics reveals that Parkinson's disease kinase LRRK2 regulates a subset of Rab GTPases. Elife，5. pi：e12813.

Sulzer D，Alcalay R N，Garretti F，et al.，2017. T cells from patients with Parkinson's disease recognize α-synuclein peptides. Nature，546（7660）：656-661.

Urano Y，Mori C，Fuji A，et al.，2018. 6-Hydroxydopamine induces secretion of PARK7/DJ-1 via autophagy-based unconventional secretory pathway. Autophagy，14（1）：1943-1958.

Vanhauwaert R，Kuenen S，Masius R，et al.，2017. The SAC1 domain in synaptojanin is required for autophagosome maturation at presynaptic terminals. EMBO J，36（10）：1392-1411.

Volpicelli-daley L A，Luk K C，Patel T P，et al.，2011. Exogenous α-synuclein fibrils induce Lewy body pathology leading to synaptic dysfunction and neuron death. Neuron，72（1）：57-71.

Winslow A R，Rubinsztein D C，2011. The Parkinson disease protein α-synuclein inhibits autophagy. Autophagy，7（4）：429-431.

Youle R J，Narendra D P，2011. Mechanisms of mitophagy. Nat rev Mol cell biol，12（1）：9-14.

Zhu W，Swaminathan G，Plowey E D，2014. GA binding protein augments autophagy via transcriptional activation of BECN1-PIK3C3 complex genes. Autophagy，10（9）：1622-1636.

Zimprich A，Biskup S，Leitner P，et al.，2004. Mutations in LRRK2 cause autosomal-dominant parkinsonism with pleomorphic pathology. Neuron，44（4）：601-607.

第三章 自噬与运动神经元病

运动神经元病（motor neuron diseases，MND）是一组病因未明的慢性进行性神经变性疾病，选择性侵犯脊髓前角细胞、脑干运动神经核、脑皮质及锥体束等运动系统神经组织。临床兼有上、下运动神经元及传导束受损体征，表现为肌无力、肌萎缩和（或）锥体束体征，感觉和括约肌功能一般不受影响。

根据病变部位及症状，运动神经元病分为肌萎缩侧索硬化、原发性侧索硬化、进行性脊髓性肌萎缩和进行性延髓麻痹四型。目前，自噬在运动神经元病中的研究集中于肌萎缩侧索硬化这一类型，因此接下来将重点讨论自噬在肌萎缩侧索硬化中的改变及其相关调控作用。

第一节 肌萎缩侧索硬化

肌萎缩侧索硬化（amyotrophic lateral sclerosis，ALS）是脊髓前角细胞、脑干运动神经核与锥体束同时受累，以上、下运动神经元损害并存为特征的慢性进行性神经变性疾病。临床表现为自肢体远端开始的非对称性肌无力和肌萎缩，是成人运动神经元病最为常见的类型。该病呈全球性分布，患病率（4～6）/10万，年发病率（0.4～1.76）/10万，死亡率为2/10万。

肌萎缩侧索硬化患者大多数在50岁以上发病，根据病因，肌萎缩侧索硬化可分为两种临床类型，即散发性肌萎缩侧索硬化和家族性肌萎缩侧索硬化，其中90%以上的病例为散发性肌萎缩侧索硬化。在散发性肌萎缩侧索硬化中，发病男女之比约2：1；在家族性肌萎缩侧索硬化中，发病男女之比约1：1。起病隐袭，缓慢持续进展。早期症状可见双上肢肌萎缩和肌力减退，远端重于近端。下肢僵直、无力、动作不协调及痉挛性截瘫可与上肢症状同时或相继出现。随病程延长肌无力和肌萎缩可扩展至躯干及颈部，晚期可出现排尿障碍及呼吸肌受累，呼吸困难，多死于肺部感染。

家族性肌萎缩侧索硬化存在常染色体显性遗传、常染色体隐性遗传和X-性染色体连锁遗传等不同的遗传方式，随着越来越多与肌萎缩侧索硬化发病相关的基因被发现，根据不同的基因背景进行疾病亚型的分类可为深入探讨疾病的发生及临床特征提供更好的解决方案。1993年，Rosen等发现铜锌超氧化物歧化酶（Cu/Zn superoxide dismutase，SOD1）基因突变与肌萎缩侧索硬化发病相关，至今已发现SOD1基因有100多种与肌萎缩侧索硬化相关的突变类型，包括点突变、插入和缺失等。研究表明，突变的SOD1蛋白可以影响细胞内部多种分子通路，包括RNA/DNA代谢，线粒体、内质网、高尔基体及蛋白酶体功能，神经微丝和轴突运输等。因此，研究突变SOD1蛋白的降解途径将为寻找有效的肌萎缩侧索硬化治疗途径提供新的方向。此外，4%～5%的家族性肌萎缩侧索硬化由 TAR DNA 结合蛋白（TAR DNA binding protein，*TARDBP*）及 *FUS* 基因突变导致。随着测序技术和基因分型技术的发展，肌萎缩侧索硬化致病基因的鉴定有了飞速的发展，仅在过去的几年中，就有 6 个与肌萎缩侧索硬化相关的基因被鉴定，并且大约有 2/3 的家族性肌萎缩侧索硬化和 11% 的散发性肌萎缩侧索硬化患者的遗传病因获得明确。而最新的研究显示，超过 30% 的家族性肌萎缩侧索硬化与 9 号染色体开放读码框 72（chromosome 9 open reading frame 72，*C9orf72*）基因突变相关，此外，*FUS*、*SQSTM1/p62*、*OPTN*、*TBK1*、*VAPB*、*VCP*、*UBQLN2*、*CHMP2B*、*DCTN1* 等基因突变也可导致家族性肌萎缩侧索硬化。肌萎缩侧索硬化相关致病基因的发现历程见图 3-1。

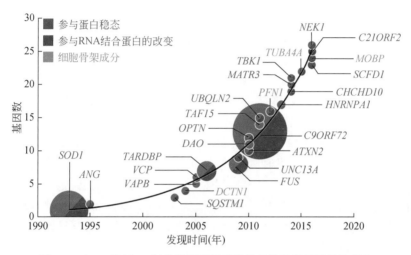

图 3-1　自 20 世纪 90 年代肌萎缩侧索硬化相关致病基因的发现史

　　其实不仅是 *SOD1* 基因突变能够引发肌萎缩侧索硬化神经元内蛋白的异常聚集，*TARDBP*、*UBQLN 2*、*VCP*、*FUS*、*C9ORF 72* 等基因突变均可导致神经元内蛋白酶体及自噬通路的异常，从而导致胞内蛋白质的异常聚集，激活内质网应激，损伤线粒体和高尔基体功能，导致轴突运输障碍，最终引发神经元的退行性变。虽然肌萎缩侧索硬化确切的发病机制并未清晰，目前对该病缺乏特效的治疗手段。但我们逐步认识到，除基因突变之外，肌萎缩侧索硬化的发病机制可能与自由基氧化损伤、蛋白异常折叠与聚集、兴奋性氨基酸毒性作用、线粒体功能异常、轴突运输障碍、细胞凋亡、免疫机制异常和细胞内蛋白质降解通路异常等因素相关。其中，研究证实蛋白质的异常折叠和沉积所导致的神经毒性作用在运动神经元的进行性死亡过程中起着重要的作用。已经在散发性和家族性肌萎缩侧索硬化病例脊髓前角细胞中发现有泛素化包涵体、Bunina 小体、透明小体等蛋白沉积所导致的包涵体的存在。研究发现，泛素相关蛋白、突变 SOD1 蛋白、胱抑素 C（Cystatin C）、神经微丝蛋白、TAR-DNA 结合蛋白、TDP-43 等蛋白质的异常聚集与运动神经元内包涵体的形成有关。而异常沉积的蛋白在肌萎缩侧索硬化发病过程中是通过何种机制导致神经元的死亡，这一问题一直是研究者探讨的焦点。现在多数的研究者认为，异常聚集的蛋白质能够促发蛋白酶体功能异常，蛋白降解障碍，蛋白伴侣的异常，提高氧化应激水平，干扰细胞内稳态，激活炎症反应最终导致运动神经元的死亡。这种现象类似于在帕金森病中 α- 核突触蛋白及在阿尔茨海默病中淀粉样蛋白沉积效应所介导的神经元损伤。

肌萎缩侧索硬化是一种病因复杂的神经退行性疾病，与其他神经疾病如额颞叶痴呆之间的联系越来越多。蛋白质质量控制系统（包括自噬）功能下降与年龄依赖性的神经退行性疾病之间密切相关。多种与肌萎缩侧索硬化发病相关的基因都与自噬及其相关途径有共同关联。接下来我们将分别讲述与自噬密切相关的 ALS 致病基因及其可能的作用机制。

第二节 SOD1 与自噬

1993 年，Rosen 等发现 *SOD1* 基因突变与肌萎缩侧索硬化发病相关，这是第一个被发现的与肌萎缩侧索硬化有关的基因，至今已发现 *SOD1* 基因有 150 多种与肌萎缩侧索硬化相关的突变类型，包括点突变、插入和缺失等，而其中 100 余种可导致肌萎缩侧索硬化的发生。SOD1 蛋白在体内可以在铜离子的催化下，将超氧自由基转化为过氧化氢和氧气，最终过氧化氢经谷胱甘肽过氧化物酶清除。*SOD1* 基因突变导致该酶稳定性减弱或与异常的底物反应致使超氧化物累积，因此，SOD1 蛋白在体内自由基清除方面发挥了至关重要的作用。但研究发现，在动物模型中敲除 *SOD1* 基因并未引发运动神经元的丢失，故目前理论倾向于认为 *SOD1* 基因突变引发疾病的原因并非由于 SOD1 清除氧自由基的能力丧失，而是因突变的 *SOD1* 基因产物产生了细胞毒性，导致运动神经元受损。现在研究表明，突变的 SOD1 蛋白可以影响细胞内部多种分子通路导致神经元退行性变。因此，研究突变 SOD1 蛋白的降解途径将为寻找有效的肌萎缩侧索硬化治疗途径提供新的方向。

一、SOD1 蛋白降解

泛素－蛋白酶体系统和自噬途径是细胞内两种重要的蛋白降解途径，在细胞内可溶性蛋白的降解过程中扮演着重要的角色。其中，泛素－蛋白酶体系统主要作用是降解细胞内一些半衰期短的调节蛋白和一些结构异常或错误折叠的蛋白；细胞内自噬主要完成泛素－蛋白酶体系统未能降解的错误折叠蛋白、聚集蛋白及衰老退化的细胞器。蛋白酶体功能抑制时突变 SOD1 的生成速度要明显高于正常 SOD1 蛋白，同时体内突变 SOD1 蛋白表达水平显著上升。2006 年 Kabuta 等研究了正常 SOD1 蛋白及 A4V、G85R 和 G93A 突变 SOD1 蛋白的在神经元及非神经元细胞内的降解通路。使用泛素－蛋白酶体通路特异的抑制剂 epoxomicin，自噬通路的抑制剂 3-MA 和氯化铵分别对这两条蛋白降解通路进行阻断之后，发现在神经元及非神经元内，正常和突变的 SOD1 蛋白都可以通过泛素－蛋白酶体通路和自噬通路降解。但与正常 SOD1 蛋白相比，自噬通路对突变 SOD1 蛋白的降解速度更为迅速（24 小时内降解 15%～20% 正常 SOD1 蛋白，但可降解 25%～30% 突变 SOD1 蛋白）。同时，使用自噬抑制剂 3-MA 及自噬激活剂雷帕霉素发现自噬通路抑制的确可以使突变 SOD1 蛋白的降解时间增长而对其合成并无影响。进一步的研究发现，3-MA 抑制自噬之后不仅导致可溶性突变 SOD1 蛋白的聚集，同时不可溶性突变 SOD1 蛋白表达水平也明显上升。Kabuta 等利用 MTS 检测和 ATP 检测方法检测细胞活性，同时利用乳酸脱氢酶释放实验检测细胞死亡情况，研究自噬抑制情况下神经元的活性和存活情况。研究发现，3-MA 处理下，表达突变 SOD1 蛋白的细胞活性和存活率明显下降，而表达正常 SOD1 蛋白的细胞并未受到显著影响，提示自噬作用能够降低突变 SOD1 蛋白所导致的神经毒性作用。

二、SOD1 与自噬通量

近年来众多研究结果均提示突变 SOD1 蛋白可以导致自噬通路的激活，在 SOD1-G93A 转基因小鼠脊髓组织中发现自噬小体数目的增加及自噬标志蛋白 LC3-Ⅱ 水平的明显升高，同时伴随自噬相关蛋白 Beclin1 及自噬调节因子 TFEB 的持续上调。此外，在 SOD1 蛋白突变的肌萎缩侧索硬化患者尸检中也发现在脊髓运动神经元内存在大量的自噬小体，以上的研究结果均表明突变 SOD1 蛋白可以激活自噬，但是自噬是一种由多个步骤组成的动态变化的生物过程，其包括自噬小体的生成、成熟、胞内运输及其与溶酶体的融合，并最终在溶酶体内降解，自噬的整个过程又称为自噬通量。很多情况下，如果自噬通量发生异常，可导致神经元内自噬体的大量堆积，而其降解受阻，这种现象被称为自噬应激现象，而这种自噬应激现在被认为是神经元的损伤机制之一。在自噬应激的状态下，神经元对于遗传因素及环境因素的损伤更为敏感。因此，近年来大量的研究致力于发现突变 SOD1 蛋白对自噬通量的影响。

在神经元中，自噬体的形成一般在轴突远端的部位。在原代培养的神经元中，研究发现，自噬体生成的主要部位是轴突的生长锥及神经肌肉接头处突触位点。自噬体一旦形成，会在微管动力蛋白 Dynein 及 dynactin 的作用下迅速被转运至胞体内，与溶酶体融合并进一步降解。利用细胞及转基因小鼠模型，研究发现，突变 SOD1 蛋白与 Dynein 之间存在共定位，同时突变 SOD1 蛋白与 Dynein 之间结合力增加，阻碍微管的正常功能，导致 Dynein-dynactin 复合体介导的逆向轴索运输障碍，从而影响自噬小体的转运及自噬小体与溶酶体的融合。研究发现，在神经元中过表达 SNAPIN，一种囊泡锚定蛋白，能够通过与突变 SOD1 蛋白竞争性地结合 Dynein，挽救受损的逆向轴索运输系统，从而缓解突变 SOD1 蛋白导致神经退行性变。这些研究结果均提示，*SOD1* 基因突变导致的逆向轴索运输障碍可能是其自噬通量受损的关键步骤，有效的靶向干预则可以通过改善自噬通量缓解神经元的退行性变。

鉴于自噬在清除错误折叠突变 SOD1 蛋白中的重要作用，有研究者认为，增强自噬促进蛋白降解有可能缓解突变 SOD1 蛋白导致的神经毒性作用。但是，利用 SOD1-G93A 转基因小鼠模型，至今为止多项增强自噬的研究结果并不一致，甚至存在相互矛盾的地方。早在 2008 年研究发现，碳酸锂能够激活自噬，延缓 SOD1-G93A 转基因小鼠的疾病进展，并延长其生存时间。进一步在一个小规模的临床试验中进行了验证。但在 2009 年发表的一项研究中显示，碳酸锂既没有增加雌性 SOD1-G93A 小鼠脊髓运动神经元中自噬水平，也没有明显改善小鼠的发病期和生存期。另外一些研究中，利用自噬增强剂海藻糖和白藜芦醇在 SOD1-G93A 转基因小鼠中均表现出激活自噬，减少神经元损伤及明显改善小鼠生存时间的作用。但同时，也有研究发现，经典哺乳动物雷帕霉素靶蛋白（mammalian target of rapamycin，mTOR）自噬激活剂雷帕霉素则表现出加速 SOD1-G93A 小鼠运动神经元变性及缩短生存时间的作用。

同时，研究发现，自噬作用可能在突变 SOD1 蛋白导致的疾病进展的不同阶段发挥着不同的作用。2017 年一项研究报道，利用在运动神经元中特异性敲除 Atg7 的 SOD1-G93A 转基因小鼠，即 Atg7 cKO；SOD1-G93A 双转基因小鼠中，发现抑制自噬之后，在疾病的早期双转基因小鼠表现出神经肌肉接头功能缺陷及结构异常，导致胫前肌去神经支配及后肢震颤等症状；但令人惊讶的是，与 SOD1-G93A 转基因小鼠相比，双转基因小鼠的生存时间没有缩短，反而延长。进一步病理分析发现，Atg7 cKO 虽然在疾病早期表现出明显的肌肉失神经支配，但在疾病晚期，Atg7 cKO 明显减少了炎症，以及应激相关的基因的转录表达，有可能因此延长了 SOD1-G93A 转基因小鼠的生存期。这一研究结果明确提出自噬是维持神经肌肉早期神经支配的必要条件，但可能在疾病晚期则促进疾病进展，提示自噬在突变 SOD1 蛋白导致的肌萎缩侧索硬化的不同阶段有可能发挥完全不同的作用。另一项在 SOD1-G93A 小鼠中利用限制饮食认为饥饿诱导自噬激活，发现在疾病早期饥饿诱导自噬的确可以减少突变 SOD1 蛋白的聚集，但是疾病晚期突变 SOD1 蛋白的包涵体则明显增加，此外，饥饿诱导自噬也并未改善 SOD1-G93A 小鼠的存活时间。

综上所述，自噬作用与突变 SOD1 蛋白之间的关系仍需要进一步的深入探讨以解决对自噬作用的时空精细调节。

第三节　TDP-43 与自噬

其实不仅是 *SOD1* 基因突变能够引发肌萎缩侧索硬化神经元内蛋白的异常聚集，*TARDBP*、*UBQLN2*、*VCP*（valosin containing protein，含缬酪肽蛋白）、*FUS*、*C9ORF72* 等基因突变均可导致神经元内泛素－蛋白酶体及自噬通路的异常，从而导致细胞内蛋白质的异常聚集，激活内质网应激，损伤线粒体和高尔基体功能，导致轴突运输障碍，最终引发神经元的退行性病变。在 SOD1 蛋白发现很长的一段时间内，人们一直只致力于对 SOD1 蛋白的研究，直至 2008 年 *TARDBP* 基因的发现，ALS 的研究才开启了一个新的篇章。*TARDBP* 基因（编码 TDP-43 蛋白）的发现对 ALS 发病机制研究具有里程碑式的意义。TDP-43 蛋白含有 414 个氨基酸，是一个进化上相对保守的 DNA 和 RNA 结合蛋白，其上含有 2 个 RNA 识别域（RRM1 和 RRM2）和一个甘氨酸富含域，TDP-43 在肌萎缩侧索硬化和额颞叶痴呆（frontotemporal dementia，FTD）的发病中都发挥着重要的作用。额颞叶痴呆是 65 岁以下痴呆患者中除阿尔茨海默病之外的第二大常见病因，主要由于额叶和颞叶皮质神经元进行性丢失，言语、行为和性格改变，最终导致认知功能障碍。虽然额颞叶痴呆和肌萎缩侧索硬化在临床表现中各有特征，但从病理学角度观察，两种疾病患者神经元内泛素阳性的包涵体其主要的成分都是 TDP-43 蛋白阳性颗粒，这种共同的病理特征将两种疾病联系到一起，构成了一个新的疾病谱，即 ALS-FTD 谱系病。另外需要注意的是，在大部分 ALS-FTD 谱系病患者中，研究者只发现了 TDP-43 蛋白的异常聚集，并未发现 *TARDBP* 基因的突变。此外，肌萎缩侧索硬化和额颞叶痴呆其他一些致病基因如 *VCP*、*C9orf72* 基因突变也可以引起 TDP-43 蛋白阳性包涵体的形成，到目前为止这部分的机制还不明确。

TDP-43 蛋白正常情况下主要定位于神经元核内，主要的功能是参与 RNA 的加工，包括 mRNA 的剪切、运输及稳定等过程。肌萎缩侧索硬化中典型的病理表现是胞质内出现大量 TDP-43 蛋白阳性的包涵体，同时伴随正常 TDP-43 核蛋白表达的减少，因此，有研究提示细胞质内获得性毒性及核功能丢失两种机制在 *TARDBP* 基因突变导致的肌萎缩侧索硬化发生中有可能同时发挥作用。

一、TDP-43 胞内毒性作用与自噬

肌萎缩侧索硬化患者脑内，TDP-43 蛋白形成分子质量大小为 25kDa 和 35kDa 的低分子质量的 C 端片段（CTF），CTF 更易于聚集形成包涵体。过表达一种分子质量为 25kDa 的 TDP-43 的 CTF（即 TDP-25）在细胞内可形成泛素化和磷酸化的包涵体，其与肌萎缩侧索硬化患者中发现的 TDP-43 蛋白阳性的包涵体非常相似。那具体的 TDP-43 蛋白和 TDP-25 蛋白在细胞内的降解途径又是怎样呢？前期研究发现，TDP-43 蛋白大量聚集在泛素化的包涵体中，而泛素化蛋白一般通过泛素－蛋白酶体系统进行降解，因此提示泛素-蛋白酶体途径可能参与了 TDP-43 蛋白的降解过程。但在大部分的神经退行性疾病中，异常聚集的蛋白如肌萎缩侧索硬化中异常聚集的 SOD1 蛋白可以抵抗蛋白酶体的水解作用而更易于通过自噬途径得以降解。近期的研究结果发现，TDP-25 蛋白是一种具有聚集倾向的蛋白质，对神经元具有神经毒性作用。王光辉教授研究组对 TDP-43 蛋白和 TDP-25 蛋白的降解途径进行了深入的研究。在过表达 TDP-43 蛋白和 TDP-25 蛋白的细胞中加入蛋白酶体途径抑制剂 MG132、自噬途径抑制剂 3-MA 或激活剂海藻糖，发现加入 MG132 抑制蛋白酶体功能后，细胞内 TDP-43 蛋白和 TDP-25 蛋白的表达水平显著升高，TDP-25 蛋白升高更为明显。TDP-43 蛋白在细胞核内形成点状聚集而 TDP-25 蛋白则在细胞质内形成聚集体。这些结果提示，泛素－蛋白酶体途径参与了 TDP-43 蛋白和 TDP-25 蛋白的降解过程，而 TDP-25 蛋白则更易于变化。进一步研究发现，细胞质内 TDP-25 蛋白的点状聚集与 LC3 存在大量的共定位，而 TDP-43 蛋白和 LC3 无明显的共定位现象。使用自噬抑制剂 3-MA 之后，TDP-43 蛋白和 TDP-25 蛋白表达水平显著升高；同时自噬激活剂海藻糖则能够明显降低 TDP-43 蛋白和 TDP-25 蛋白的水平。使用溶酶体抑制剂 pepstain A 抑制溶酶体作用阻断自噬－溶酶体通路也可以得到相同的实验结果。此外，在 *ESCRT-I*（*Tsg101*）或 *ESCRT-III*（*Vps24*）敲低的细胞模型中发现 TDP-43 蛋白从细胞核移位于细胞质中并形成聚集体，TDP-43 蛋白和 TDP-25 蛋白表达水平随自噬途径活性的变化显示出明显的增高或降低。在 TDP-43 蛋白突变的果蝇和小鼠模型中，自噬激活剂雷帕霉素可以通过激活自噬增加 TDP-43 阳性蛋白聚集体的清除，减轻模型动物的运动症状。这些研究结果说明了自噬与 TDP-43 相关蛋白降解的关系，并提示干预自噬很可能为 TDP-43 蛋白聚集相关疾病的治疗提供新的方向。

二、TDP-43 核功能丢失与自噬

同时，近期也有研究者提出，TDP-43 核蛋白表达下调导致的功能缺失可能是最终导致神经元退化的关键因素。TDP-43 蛋白正常情况下主要定位于神经元核内，在细胞核中发挥重要的生物功能，包括 mRNA 的剪切、转录调控及基因组维护等功能。在肌萎缩侧

索硬化中，TDP-43 蛋白移位于细胞质，导致其核蛋白相关功能的丧失，TDP-43 蛋白下游靶基因表达障碍，而其中部分靶基因在自噬过程中扮演着重要角色。正常细胞中敲除 TDP-43 蛋白后自噬相关基因 *Atg7* mRNA 水平明显下调，自噬通路障碍，细胞中泛素化蛋白及 p62 阳性蛋白聚集明显增加。此时，在此基础上，过表达 TDP-43 后，TDP-43 可以通过自身 RNA 识别域识别 *Atg7* mRNA，使降低的 *Atg7* mRNA 水平重新上调。研究数据表明，TDP-43 是自噬系统功能的重要维持因子，而其在自噬中的作用有可能是通过 *Atg7* 来实现的。此外，TDP-43 蛋白几种特异突变类型能够直接导致自噬起始阶段障碍。TDP-43 蛋白 C 端结构域中的突变通过阻碍一种囊泡运输调节因子 Rab1（一种双层膜结构形成的必需因子）的作用，从而阻断自内质网到高尔基体的囊泡运输过程，导致自噬小体形成受阻。

近期一项研究发现，mTORC1 的关键成分 raptor 是 TDP-43 的下游靶向 RNA。突变 TDP-43 蛋白功能缺陷导致 raptor 介导的 mTORC1 功能紊乱并引发 TFEB 核内定位，自噬通路的基因表达上调，但自噬小体 - 溶酶体融合障碍，导致大量不成熟的自噬囊泡过度积累及自噬溶酶体通路功能紊乱。此外，还发现突变 TDP-43 蛋白还可通过导致 dynactin 1 水平下调，减少自噬小体与溶酶体融合。这些研究成果均提示突变 TDP-43 正常核内功能减少导致下游靶基因 raptor 和 dynactin 1 功能紊乱，导致神经元内自噬小体与溶酶体融合及自噬溶酶体的降解障碍，大量自噬小体的过度积累最终造成神经元的退行性变。

综上所述，TDP-43 蛋白正常核内功能减少会导致下游靶基因表达受阻，造成自噬小体生成及自噬小体与溶酶体融合障碍等问题，但这部分机制仍未十分清晰，需要更多更深入的探讨研究。

第四节　C9orf72 与自噬

近几年在肌萎缩侧索硬化研究领域最受关注的发现即 *C9orf72* 基因突变所导致。此基因第一个内含子内 GGGGCC 六核苷酸序列重复数目的增多，是至今为止发现的影响最为广泛的肌萎缩侧索硬化相关基因。*C9orf72* 基因突变有明显的种族差异，在欧美肌萎缩侧索硬化人群中突变比率较高（约 33% 家族性肌萎缩侧索硬化，约 5% 的散发性肌萎缩侧索硬化），在亚洲肌萎缩侧索硬化人群中突变比率则较低（约 2% 家族性肌萎缩侧索硬化，约 0.3% 的散发性肌萎缩侧索硬化）。*C9orf72* 基因位于 9 号染色体长臂 21 区（9p21），其功能至今仍无明确报道，但其在进化为相对保守基因。正常人群中 *C9orf72* 基因 1 号内含子 GGGGCC 六核苷酸重复序列的个数为 30 个左右，而在部分肌萎缩侧索硬化及 ALS-FTD 患者体内六核苷酸重复序列的个数高达数百及上千个，而对于 *C9orf72* 基因突变及六核苷酸重复序列增多如何导致肌萎缩侧索硬化发生，这一问题至今仍无明确答案。通过大量研究，现在提出 *C9orf72* 基因突变及六核苷酸重复序列增多导致肌萎缩侧索硬化发病的三种主要假说，即 C9orf72 蛋白不足引起相应的功能丧失、RNA 介导的毒性作用及翻译产物的神经毒性。*C9orf72* 基因突变三种致病机制的假说见图 3-2。

首先，尽管目前对 *C9orf72* 基因其本身编码的蛋白功能了解不多，但是有研究报道，当在细胞中降低 C9orf72 含量时，自噬受到影响，同时内小体的运输也出现障碍，这些结果表明，C9orf72 蛋白可能在内小体运输及自噬中发挥着重要功能。临床及基础医学的研

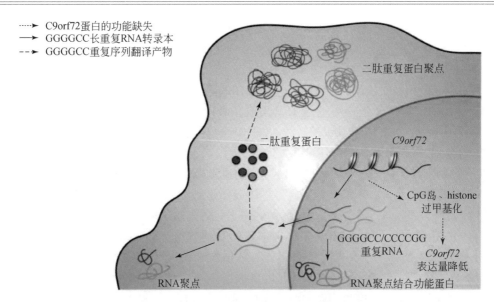

图 3-2 *C9orf72* 基因突变三种致病机制的假说图

究结果证明，GGGGCC 六碱基重复序列可能会影响 *C9orf72* 编码区的正常 C9orf72 蛋白的表达，在携带 *C9orf72* 突变的患者体内，普遍检测到 *C9orf72* mRNA 含量降低，这表明部分的 *C9orf72* 转录表达的降低可能与发病有着密切的联系。

其次，为阐释 *C9orf72* 基因重复序列增多的致病机制，许多研究人员致力于 RNA 介导的毒性机制。许多重复序列引起的疾病都与 RNA 毒性有关，其重要的一个特点就是重复序列 RNA-*foci* 的形成。在 *C9orf72* 基因突变 ALS 患者的细胞及组织内都发现了 *C9orf72* GGGGCC 六碱基重复序列编码的正义和反义的 RNA-*foci*，GGGGCC 重复形成的超级发卡结构及 G- 正四面体结构（G-quadruplex）会隔离 RNA 结合蛋白，并使其失去正常的调节功能，进而损害 RNA 进程导致疾病的产生。但是目前以上实验大部分都是在体外进行的，至今仍然不清楚在体内 RNA 结合蛋白是否与内源性的 GGGGCC 重复或者 RNA-*foci* 有关系。RNA 毒性介导的致病机制还需要进一步的研究证据支持。

最后，一些研究报道 *C9orf72* 基因其 GGGGCC 重复序列反义链 CCCCGG 重复也可以进行重复相关的无 ATG（repent-associated non-ATG，RAN）翻译。按照读码框的不同，GGGGCC 重复和 GGCCCC 重复可以不依赖 ATG，即以 RAN 方式编码多聚甘氨酸 - 丙氨酸（poly-GA），多聚甘氨酸 - 脯氨酸（poly-GP）、多聚甘氨酸 - 精氨酸（poly-GR）、多聚脯氨酸 - 精氨酸（poly-PR）及多聚脯氨酸 - 丙氨酸（poly-PA）这五种重复二肽。尽管 *C9orf72* 基因突变肌萎缩侧索硬化患者大脑发现这些 RAN 重复蛋白在细胞质和细胞核内有聚集，表明这些蛋白可能是重要的致病因素。此外，近期研究发现，在 *C9orf72* 基因突变肌萎缩侧索硬化患者细胞质中检测到 poly-GR 和 poly-PR，而这两种重复蛋白有可能在核仁并干扰 RNA 形成，导致"核仁应激"，上述研究表明，RAN 重复蛋白可能在疾病发生过程中发挥着极其重要的作用。

对 C9orf72 蛋白进行同源序列分析发现其结构中存在 DENN 样结构域，提示 C9orf72 蛋白可能作为 Rab GTP 酶的鸟嘌呤交换因子（GEF），通过影响囊泡运输从而在自噬过程中发挥重要作用。有研究提示，C9orf72 蛋白能够与 Rab 家族的 Rab1、Rab5、Rab7 及

Rab11 相关作用，共同参与介导自噬小体与溶酶体融合的过程。此外，C9orf72 蛋白还能够调节丝状肌动蛋白 F-actin 的组装。F-actin 在细胞骨架结构及微管动力学中发挥核心作用，其存在能够维持自噬溶酶体通路的完整性。而 C9orf72 有可能通过调控 F-actin 的组装从而影响自噬小体的生成、运输及其与溶酶体的融合等重要过程。

研究发现，C9orf72 蛋白可通过 ULK1 通路介导自噬小体的形成。多项研究报道，C9orf72 蛋白可与 ULK1/FIP100/ATG13/ATG101 复合物相互作用，共同影响自噬小体的形成。C9orf72 蛋白被认为是 Rab1a 的效应蛋白，通过与 ULK1 复合物的相互作用，C9orf72 蛋白可以调节 Rab1a 依赖的 ULK1 向自噬起始位点的定向转运。C9orf72 蛋白对于 ULK1 复合物启动、Rab 家族介导的自噬体成熟是必不可少的。因此，携带 *C9orf72* 突变的患者体内，C9orf72 蛋白表达下调，可通过不同机制影响自噬小体的形成与成熟。此外，C9orf72 蛋白功能缺失还可导致自噬重要的调节通路 mTOR 信号通路功能缺陷。C9orf72 蛋白缺失的情况下，自噬负向调节因子 mTOR 被灭活。mTOR 失活可导致转录因子 TFEB 的核转位，TFEB 在细胞内是促进自噬小体与溶酶体融合的重要因子，其核转位则直接导致自噬小体的过度聚集及自噬通量的损伤。

总之，C9orf72 蛋白在自噬中的作用可能是多方面的，一方面，C9orf72 蛋白有可能与 ULK1 复合物一起介导自噬的诱导和起始；另一方面，C9orf72 蛋白有可能通过调控 mTOR 和 TFEB 参与自噬小体生成及自噬小体与溶酶体融合等重要步骤。但总体来讲，*C9orf72* 基因的功能及其与自噬的关系至今知之甚少，仍需要大量的研究结果做出进一步的分析证实。

第五节 其他肌萎缩侧索硬化相关基因与自噬

一、Ubiquilin-2

Ubiquilin-2 蛋白是由 *UBQLN2* 基因编码的，分子质量 66kDa 的蛋白质，属于泛素化蛋白家族。Ubiquilin-2 蛋白在进化中为保守蛋白，其在不同种属包括酵母、小鼠、黑猩猩中具有相同的蛋白结构。2011 年，Deng 等研究发现，*UBQLN2* 基因突变可导致少数 X- 染色体连锁的家族性、散发性肌萎缩侧索硬化或 ALS-FTD。至今为止，在肌萎缩侧索硬化及 ALS-FTD 临床病例中已经发现了超过十种的 *UBQLN2* 基因突变。而且，无论肌萎缩侧索硬化或 ALS-FTD 患者是否携带有 *UBQLN2* 基因突变，其脊髓、皮质运动神经元等相关组织细胞内都发现了广泛的 Ubiquilin-2 阳性的包涵体，这一研究结果提示，Ubiquilin-2 蛋白阳性的包涵体的形成可能是家族性肌萎缩侧索硬化、散发性肌萎缩侧索硬化及 ALS-FTD 共同的病理基础。进一步的研究发现，Ubiquilin-2 蛋白可通过大自噬及蛋白伴侣介导的自噬两种途径得以降解，两种降解途径共同维持细胞内 Ubiquilin-2 蛋白水平的平衡。

Ubiquilin-2 蛋白作用比较广泛，早期研究发现，Ubiquilin-2 蛋白连接泛素化的底物蛋白与蛋白酶体，从而介导底物蛋白经泛素 - 蛋白酶体途径降解。而近期研究则发现，除泛素 - 蛋白酶体途径外，Ubiquilin-2 蛋白也可连接 LC3 与底物蛋白或蛋白伴侣介导的自噬途径中的伴侣蛋白，从而促进蛋白经自噬途径降解。此外，Ubiquilin-2 蛋白还具有促进自噬小体生成的作用。敲除 *UBQLN2* 基因后，神经元内自噬小体生成受阻，自噬通路抑制。除在蛋白降解中的重要作用外，Ubiquilin-2 蛋白还在细胞信号传导、细胞骨架生成、细胞周期调控中发挥重要的作用。

二、VCP

VCP 起初是在一个意大利家庭中发现的，其 R191Q 突变导致常染色体显性遗传肌萎缩侧索硬化。后来也陆续发现其他位点的突变也能导致肌萎缩侧索硬化的发病。VCP 是一种在细胞内广泛表达的蛋白质，是一种必需的 AAA^+-ATP 酶，参与一系列细胞生理过程，包括 DNA 复制、细胞周期调控和蛋白质清除。有研究认为，其最主要的功能便是在内质网相关蛋白降解时将错误折叠蛋白转运出去，通过蛋白酶体或者自噬途径降解，而 *VCP* 基因突变后，则会诱导内质网应激和错误折叠蛋白反应。内质网上的错误折叠蛋白会损伤内质网的功能，可能会使蛋白酶体活性降低，自噬通路被破坏。此外，VCP 还能够抑制 mTOR 的表达，同时上调 GSK-3β 的水平，从而启动自噬小体的形成。同时 VCP 在自噬小体与溶酶体融合过程中也发挥重要作用，突变 *VCP* 会干扰自噬小体与溶酶体融合，导致自噬小体的异常聚集。另外有报道显示，*VCP* 突变会使线粒体功能失常而影响到自噬过程，从而导致应激颗粒的清除受到干扰。现在的研究结果表明，VCP 对自噬的调节是多个方面的，还需要大量的研究证据深入探讨 VCP 对自噬调控及其在 ALS 疾病中的作用。

三、SQSTM1/p62

SQSTM1/p62 基因突变约占 1% 的肌萎缩侧索硬化患者，此外，根据一项法国的队列研究约 2% 的额颞叶痴呆患者携带 *p62* 基因突变。*p62* 不仅参与自噬过程，还通过其泛素相关结构域（UBA）参与泛素蛋白酶体系统对蛋白的降解过程。在多种神经退行性疾病包括阿尔茨海默病和帕金森病中，研究者均在患者神经元内包涵体中发现有 p62 阳性蛋白沉积。而在 *C9orf72* 基因突变相关的 ALS 患者中发现了 p62 阳性包涵体的形成，因此 p62 已经被广泛地应用于此类疾病的病理标志物。

临床中，*p62* 基因突变最常见于 Paget 骨病，大多数的 PDB 相关 *p62* 基因突变位点存在于其 UBA 结构域中。同样在 ALS-FTD 患者中，也在 *p62* 基因 UBA 结构域中发现有错义突变，表明 ALS-FTD 与 Paget 骨病一样可能都是因为 *p62* 与泛素化底物之间相互作用受阻而发病的。然而，现在还不能判断这些突变是否能够直接导致自噬的异常。在小鼠破骨细胞中，*p62* ^{P392L} 突变会通过影响破骨细胞中自噬小体清除造成自噬受阻，但在神经元内此位点突变造成的影响还不明确。

除 UBA 结构域外，某些少见的肌萎缩侧索硬化相关 *p62* 基因突变位点位于 *p62* 的 LC3 相关作用结构域（LIR）及启动子区域。因为 LIR 结构域能够与 LC3 直接作用，因为位于此区域的基因突变有可能导致自噬的异常。近期，一项研究结果发现，位于 LIR 结构域的 *p62* ^{L341V} 突变导致 *p62* 对 LC3-Ⅱ 的亲和力显著降低，从而阻碍 *p62* 对自噬小体形成的作用。此外，在 *p62* 启动子区域检测到的突变则表明 *p62* 表达水平降低可导致自噬功能障碍。

p62 除与泛素化蛋白相互作用外，还与突变 SOD1 蛋白异常聚集密切相关。p62 能够

通过突变 SOD1 相互作用结构域（SMIR）促进突变 SOD1-G93A 蛋白的聚集，能够在缺少泛素信号的情况下包裹突变 SOD1 蛋白。在小鼠模型中，p62 敲除则导致 SOD1-H46R 及 SOD1-G93A 模型小鼠发病时间提前，运动功能障碍加重及生存时间显著缩短。

四、OPTN

OPTN（*Optineurin*）最初是在 2010 年一个日本家庭的常染色体隐性肌萎缩侧索硬化患者中被报道。在欧美人群中，*OPTN* 引起的肌萎缩侧索硬化呈现常染色显性遗传的方式，在日本肌萎缩侧索硬化患者人群中，*OPTN* 常呈现常染色体隐性的遗传方式。在肌萎缩侧索硬化患者人群中，*OPTN* 的无义和错义突变约占 3% 的家族性肌萎缩侧索硬化和 1% 的散发性肌萎缩侧索硬化。OPTN 是一个含有 577 个氨基酸的胞质蛋白，参与细胞内囊泡运输、高尔基体功能的维持、NF-κB 信号通路、宿主的细菌防御及自噬等基本生物学功能。OPTN 包含 1 个靠近 C 端的泛素连接结构域（UBN），能够连接被泛素化的底物蛋白；还包含 1 个 LIR 能够与 LC3 结合，被称为自噬受体。OPTN 既能够通过泛素化介导自噬作用，也可通过 UBN 结构域与泛素化的线粒体连接，随后利用自身的 LIR 结构域与 LC3 识别结合，促使受损的线粒体被自噬体识别。此外，OPTN 不仅是自噬受体，突变的 OPTN 蛋白还可诱导自噬水平的上调。因此，OPTN 在自噬中的作用是多样的，不仅可作为底物蛋白的识别受体，还可作为自噬的调控蛋白，其本身也能通过自噬作用降解，而其介导的自噬作用与肌萎缩侧索硬化病发生之间的关系还需要更多的研究数据支持。

五、CHMP2B

带电荷的多囊泡体蛋白 2B（charged multivesicular body protein 2B，*CHMP2B*）基因定位于 3p12.1，含有 7 个外显子，编码产生的蛋白是 3 型运输途径所需的胞内体分选复合体（endosomal sorting complex required for transport Ⅲ，ESCRT-Ⅲ complex）的组分，此复合物在细胞表面受体的循环和降解中起作用，并负责调节自噬过程和内体 - 溶酶体途径中膜的形成。在肌萎缩侧索硬化患者中发现了 *CHMP2B* 基因位点突变（*T104N*，*I29V*，*Q206H*），导致患者大脑神经元内出现异常的不成熟自噬小体的聚集及自噬标志物 LC3-Ⅱ、p62 水平上调，提示 *CHMP2B* 基因可造成自噬通量的异常。*CHMP2B*^{Intron5} 突变可导致 Rab7 募集障碍，内体生成受损，从而进一步抑制自噬小体的清除，造成泛素和 p62 阳性包涵体的大量聚集。以果蝇为模型的研究发现，*CHMP2B*^{Intron5} 突变可通过抑制体内 SNARE 家族相关蛋白的功能，阻碍底物蛋白进入成熟的自噬小体。此外，*CHMP2B* 基因 C- 末端的突变则有可能通过阻碍内体 - 溶酶体融合导致自噬通量的受损。

六、TBK1

2015 年，Cirulli 等通过对 2869 个肌萎缩侧索硬化患者及 6405 个年龄性别相匹配的对照进行全外显子组测序时发现 *TBK1*（编码 TANK 结合酶 1 的基因）突变与肌萎缩侧索硬化发病密切相关。*TBK1* 由 729 个氨基酸组成，是一种非典型的 IKB 激酶（IKK）相关的蛋白激酶，可以结合并磷酸化众多与自噬相关的蛋白，包括 OPTN、p62，而这两个蛋白功能与 ALS 相关。研究发现，激活的 TBK1 可磷酸化 OPTN 的 Ser177、Ser473

及 Ser513 位点。其中 OPTN 的 Ser177 磷酸化可促进 OPTN 与 LC3 结合，而靠近 UBD 结构域的 Ser473、Ser513 位点磷酸化可提高与泛素系统连接的能力。此外，被磷酸化的 OPTN 能够反过来促进 TBK1 的激活，形成正反馈，从而促进自噬的发生。此外，最新的研究成果发现 TBK1 能够抑制 RIPK1 介导的神经元死亡，这也可能是 TBK1 突变导致 ALS 中运动神经元退行性的重要原因。

七、FIG4

FIG4 基因突变占 1% ～ 3% 的欧美肌萎缩侧索硬化患者，这些突变通常会导致 Fig4 蛋白功能的丧失。正常生理情况下，Fig4 蛋白能够调控 PI(3，5)P$_2$ 的生成，而 PI(3，5)P$_2$ 位于内体的胞质侧，介导内体逆向运输到高尔基体。Fig4 蛋白功能缺失会导致 PI(3，5)P$_2$ 水平降低，进一步导致内体囊泡的异常扩张及内体溶酶体通路障碍。Fig4 敲除的小鼠模型中，发现神经元和星形胶质细胞中存在大量 p62 阳性和 LC3 阳性的蛋白聚集体，提示 Fig4 敲除导致自噬清除障碍。同时在原代培养的神经元和星形胶质细胞中敲除 Fig4 后发现 LAMP-2 阳性包涵体的大量聚集，从而进一步提示 Fig4 在自噬小体清除中的重要作用。此外，还有研究提示 Fig4 能与其他 ALS 相关蛋白如 CHMP2B 及 Alsin 一起，在内吞及自噬过程中发挥作用，这部分还需要进一步的研究结果进行证实。

第六节　肌萎缩侧索硬化中自噬的变化

自噬作用在细胞的发育、分化和细胞内稳态的维持中发挥着重要的作用。同时，自噬作用在神经元的发育成熟及功能维持中也起着不可忽视的作用。研究表明，自噬可以影响神经元的极化形态和细胞内蛋白质的降解，从而影响神经元正常功能的维持。在饥饿、氧化损伤等外界刺激下，自噬作用被激活，通过降解损伤衰老的细胞器和蛋白质提供机体能量，阻止损伤的继续进行，从而对细胞起到一定的保护作用；但过度激活的自噬作用则可能降解细胞存活所必需的细胞器而导致细胞的死亡，因此自噬通路也被称为细胞 2 型程序性死亡通路。现在，越来越多的证据表明，自噬功能失常与癌症、心脏病、感染、肝脏疾病及神经变性疾病等一系列临床疾病密切相关。对于自噬作用在疾病发生发展中所起到的作用并未有统一的结论。在不同的情况下，自噬可能表现出保护细胞提高存活率和损伤细胞促进死亡这两种截然不同的作用。我们应该认识到机体所处的生理或病理状态决定了自噬对细胞的作用情况。同时，自噬在不同的细胞类型或不同的组织类型中表现出不同的作用方式。因此，自噬研究应针对某一疾病进行特殊研究。

此外，研究发现，自噬是一种由多个步骤组成的动态变化的生物过程，包括自噬小体的生成、成熟、胞内运输及其与溶酶体的融合，并最终在溶酶体内降解，自噬的整个过程又称为自噬通量。很多情况下，如果自噬通量发生异常，那么过度激活的自噬也可能造成神经元功能障碍及死亡。而实际上，越来越多的证据表明，自噬通量异常可能在神经退行性疾病的发生和发展中起重要的作用。我们也将在本节探讨肌萎缩侧索硬化中自噬通量的变化与运动神经元退行性病变之间的关系。

一、肌萎缩侧索硬化中自噬水平的变化

前期的研究认为，异常沉积的蛋白在肌萎缩侧索硬化的发病过程中起到了关键的作用，因此研究肌萎缩侧索硬化中蛋白降解途径的变化情况对深入了解疾病的发病机制有着重要的意义。已有研究提示，肌萎缩侧索硬化转基因小鼠体内泛素－蛋白酶体功能紊乱可导致神经元的死亡，而近年来研究者将目光转移至自噬水平变化与肌萎缩侧索硬化发病之间的关系上面。在 *SOD1* 转基因小鼠模型上的研究表明，小鼠脊髓组织内溶酶体酶 -B、溶酶体酶 -D、溶酶体酶 -L 的表达明显上调，提示自噬－溶酶体系统功能在肌萎缩侧索硬化发病过程中可能起到一定的作用。然而，自噬在运动神经元的死亡中发挥何种作用，这一问题的解决首先要明确自噬水平在肌萎缩侧索硬化病进展不同阶段的改变情况。

国内研究者乐卫东教授和日本研究者 Morimoto 等利用表达突变 SOD1-G93A 蛋白的转基因小鼠，对不同疾病进展阶段的自噬水平进行检测。乐卫东教授研究表明，自噬检测的标志性蛋白之一 LC3 活性形式 LC3-Ⅱ的蛋白水平在小鼠运动障碍症状出现之前就明显升高，并随着疾病的发展呈逐步增高的趋势。小鼠脊髓前角运动神经元内 LC3 的免疫组化结果也提示了相同的趋势。结果提示疾病发生之前小鼠体内的自噬水平就有可能发生了改变。同时，使用投射电镜检测模型小鼠脊髓前角运动神经元内双层膜结构的自噬小体，并对其出现频率进行统计，结果显示，只有疾病末期脊髓运动神经元胞体内才会出现典型的自噬小体。标志蛋白 LC3-Ⅱ的表达和电镜观察结果存在着一定的差异，根据分析可能是以下原因：第一，LC3-Ⅱ是一种膜相关蛋白，一直被认为与自噬小体的产生直接相关，但现在的研究表明，LC3-Ⅱ水平变化与自噬状态变化是否是直接的、一对一的表现关系，还需进一步的论证；第二，研究发现，LC3-Ⅱ能够结合到细胞内异常聚集的蛋白上，出现不依赖于自噬改变的点状标记结构。SOD1-G93A 模型小鼠脊髓运动神经元内存在大量聚集的泛素化的突变 SOD1 蛋白，说明组化结果中大量 LC3 的荧光斑块可能只是表示这种聚集的泛素化突变蛋白而非自噬作用所形成的自噬小体。同时由于自噬作用的细胞特异性及组织特异性，可以推测 SOD1-G93A 转基因小鼠脊髓内自噬水平的改变可能并非起始于运动神经元胞体，而很有可能从运动神经元的其他部位（如轴突或树突）或是其他类型的细胞（如小胶质细胞或星形胶质细胞）开始变化的。

Morimoto 的研究结果进一步证实了乐卫东教授的研究（Morimoto et al., 2007），研究表明 LC3-Ⅱ的水平在模型小鼠疾病前期脊髓内明显增高，同时伴有自噬抑制蛋白——mTOR 表达的减少。结果提示了肌萎缩侧索硬化模型小鼠脊髓内自噬水平的提高，同时说明这种提高部分是通过 mTOR 通路实现的。

此外，利用 19 例散发的肌萎缩侧索硬化患者和 27 例年龄性别匹配的对照患者的脊髓组织样本，Shoichi 发现在肌萎缩侧索硬化患者脊髓前角运动神经元胞质内有 LC3-Ⅱ和 p62 阳性的包涵体存在，而在对照组脊髓前角运动神经元内并未发现其存在。进一步利用电镜技术发现肌萎缩侧索硬化患者运动神经元内双层膜结构的自噬小体数目明显增多，而在对照组并未发现相似的结构变化。这些研究结果在人体的层面上提示肌萎缩侧索硬化患者运动神经元内自噬水平的上调，其有可能参与了神经元的退行性变。

但根据现在的研究结果，我们还无法判断 SOD1-G93A 转基因小鼠体内自噬小体生成增多是由于体内自噬作用的激活还是由于自噬小体和溶酶体融合过程的阻滞。这还需要进一步检测溶酶体酶的活性或是自噬小体清除所需的时间。同时也应注意 SOD1-G93A 转基因小鼠体内存在轴突运输障碍，而这种障碍可能会引起自噬小体与溶酶体融合过程的阻滞最终导致体内自噬小体数目增多。

综合以上的研究结果可以得知，肌萎缩侧索硬化转基因小鼠脊髓内存在明显的自噬水平变化，并且这种变化是先于小鼠疾病症状出现的。同时在肌萎缩侧索硬化临床患者脊髓组织中也发现了自噬水平的上调，这为进一步研究自噬在肌萎缩侧索硬化运动神经元选择性死亡中的作用提供了支持，但同时我们也应该认识到还需要更深入的研究说明这种自噬改变的机制及调节自噬对运动神经元所产生的影响。

二、肌萎缩侧索硬化中自噬通量的变化

随着对自噬研究的深入，越来越多的研究报道了自噬通量异常在神经退行性疾病中的发生机制。研究发现，*PS1*、*HTT*、α-SYN、*PARKIN*、*LRRK2* 及 *DYNEIN* 等基因突变均可从自噬小体生成、成熟及溶酶体功能等不同方面损伤神经元内自噬通量。自噬通量损伤障碍可导致神经元内自噬体的大量堆积，使其降解受阻，这种现象被称为自噬应激现象。而这种自噬应激现在被认为是神经元的损伤机制之一。在自噬应激的状态下，神经元对于基因因素及环境因素的损伤更为敏感。不断有研究发现，肌萎缩侧索硬化相关基因突变能够导致自噬通量的异常，如 *VCP*、*TDP-43*、*CHMP2B*、*DYNEIN*、*UBQLN2* 等，这些基因的突变会影响自噬的不同阶段，具体的影响机制见图 3-3。

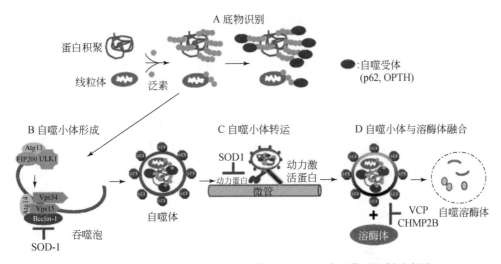

图 3-3 肌萎缩侧索硬化相关基因在自噬通量过程中的作用机制示意图

1. 自噬小体的生成及底物识别异常 自噬小体生成首先需要识别要降解的蛋白底物，底物蛋白则首先要泛素化，准备被自噬分子识别。这个过程需要一些能够连接泛素化底物蛋白与自噬小体膜结构的蛋白分子，其中 SQSTM1 是最为重要的一种蛋白。SQSTM1，又称 p62，其存在多个结构域，一个结构域能够与泛素化的底物蛋白结合，另

一个结构域则能与自噬小体膜结构上的 LC3 结合,从而并诱导底物蛋白被自噬识别。当然,除底物蛋白外,一些损伤的细胞器也可通过 p62 的作用而被自噬识别降解。ALS 相关基因 *UBQLN2*,其突变可影响底物蛋白的泛素化,从而阻碍 p62 介导的自噬底物识别过程,进一步影响细胞内蛋白的降解。

2. 自噬小体的清除异常　　自噬小体成熟后要与溶酶体融合并在溶酶体内降解,完成自噬过程。越来越多的研究表明,自噬小体的增加并不意味着自噬通路的增强,细胞内自噬小体数目增多可能是自噬激活引起的,也可能是自噬小体的降解障碍所引发的。研究发现,雷帕霉素处理 SOD1-G93A 小鼠后,小鼠脊髓运动神经元内自噬小体数目明显增多,同时 p62 蛋白水平异常增高。p62 能够随底物蛋白被自噬有效降解,即自噬水平抑制时 p62 水平增高,而当自噬激活时 p62 水平则明显降低,因此在自噬研究中被用作自噬通量的标志物。SOD1-G93A 小鼠所表现出的自噬小体增多及 p62 蛋白异常增高提示自噬小体的降解包括自噬小体与溶酶体融合或自噬小体在溶酶体内的降解障碍。在 *CHMP2B* 或 *VCP* 基因突变模型小鼠中也发现了相似的自噬小体与溶酶体融合障碍。CHMP2B 是多泡小体的组分之一,其能够以泛素蛋白依赖的方式将多泡小体向溶酶体运输。*CHMP2B* 及 *VCP* 的突变都可阻碍自噬小体与溶酶体的融合从而引起自噬通量的异常。

自噬小体的过度堆积则导致"自噬应激"的发生,从而造成神经元的退行性变。肌萎缩侧索硬化中造成自噬应激的可能原因有如下几个:首先,某些肌萎缩侧索硬化相关基因突变,除上述提及的 *CHMP2B*、*VCP* 外,*ALS2* 及 *ESCRT* 基因突变,也会通过阻碍自噬小体与溶酶体融合,从而导致自噬通量受损;其次是轴突逆向运输障碍,细胞内微管动力蛋白 dynein/dynactin 复合体突变或微管蛋白脱乙酰化酶如 *HDAC6* 突变,均能通过阻碍自噬小体逆向运输影响自噬小体与溶酶体的融合;最后是年龄相关的溶酶体降解功能下降,在这种情况下,虽然自噬小体形成及其与溶酶体融合都是正常的,但是溶酶体内水解酶活性降低、酸化不足,不能将自噬底物完全降解,也会导致自噬过程受损。

有学者提出自噬小体的清除障碍可能与肌萎缩侧索硬化的疾病进程密切相关。在肌萎缩侧索硬化的早期,自噬小体和溶酶体的融合或者溶酶体的降解能力都是正常的,自噬水平的提高可以明显减少蛋白质的异常聚集,因此发挥保护作用;但在肌萎缩侧索硬化疾病晚期,自噬通量受阻及溶酶体水解酶活性降低导致自噬小体的过度积累,过度堆积的自噬小体自噬底物与肌萎缩侧索硬化病理性包涵体一样加速了疾病的病理过程。当然,这一学说还需要更多的实验证据支持。

第七节　自噬调节剂对肌萎缩侧索硬化的治疗作用

无论是家族性肌萎缩侧索硬化还是散发性肌萎缩侧索硬化,其病因和发病机制仍不明确,至今缺乏有效的治疗措施。早期诊断并实施多方位的神经保护治疗手段可能有助于延缓疾病的进展。现在通过美国 FDA 认证的肌萎缩侧索硬化治疗药物是利鲁唑和依达拉奉。临床验证利鲁唑能延长患者平均 6 个月的生存时间,其治疗机制可能是通过抑制突触前谷氨酸的释放从而减少兴奋性氨基酸的神经毒性作用实现的。此外，被 FDA 批准的治疗药物依达拉奉，能够通过抑制氧化应激水平从而减缓神经元的退行性变。神经营养因子、血管内皮细胞生长因子、抗凋亡、抗炎症药物及干细胞移植等治疗措施已在转基因动物模型上表现出延缓疾病发生、延长生存周期等神经保护效果，临床试验也正在开展之中。但至今为止，我们仍未发现能够阻止运动神经元进行性死亡、挽救濒死的神经元、治愈肌萎缩侧索硬化的特异性治疗方法，因此应不断尝试新的治疗措施。自噬水平随着肌萎缩侧索硬化疾病的进展呈现逐步增高的趋势，因此使用自噬调节剂对疾病进程进行调控的实验也正在开展。

一、锂　　剂

碳酸锂是一种神经镇静剂，其在很多疾病模型上表现出神经保护作用，如脑缺血模型和额颞叶癫痫等。研究表明，碳酸锂可通过蛋白激酶 C/ 丝裂原活化蛋白激酶信号通路或胞外信号调节激酶（ERK1/2）信号通路对神经元起到保护作用。现在有研究报道，碳酸锂可以通过抑制肌醇单核苷酸酶 1（inositol-monophosphatease 1，IMPase）促进体内自噬的发生。基于上述研究发现，意大利 Fornai 等自 2008 年开始研究碳酸锂对 SOD1-G93A 转基因小鼠发病和生存的影响（Fornai et al.，2008）。研究发现，腹腔注射碳酸锂可以显著延长转基因小鼠的平均生存周期，同时可以延缓运动异常、肌萎缩、瘫痪等症状的发生时间。碳酸锂可以增加脊髓前角运动神经元的存活数目，抑制神经元内线粒体的空泡化，减缓运动神经元坏死的发生。进一步研究表明，碳酸锂对运动神经元的保护作用可能是通过激活自噬、保护线粒体功能及抑制星形胶质细胞的激活实现的。同时研究者进行了为期 15 个月的 44 个散发性肌萎缩侧索硬化病例的小样本量临床试验。其中28 例患者只服用利鲁唑（Rilutek 50 mg，一次 1 片，每天两次）；其余 16 名患者联合服用利鲁唑和碳酸锂（一次 150 mg，每天两次）。研究结果显示，在 15 个月内所有联合服用利鲁唑和碳酸锂的患者无一例死亡，而只服用利鲁唑的患者中 29% 的患者死亡。同时与利鲁唑单独用药相比，利鲁唑和碳酸锂合用可以明显改善患者的神经功能状况。临床试验结果提示，碳酸锂能够显著延缓 ALS 患者疾病的进展，改善患者的运动能力和神经肌肉功能。

IMPase 可促进三磷酸肌醇（inositol-1,4,5-triphosphate，IP3）的释放，而 IP3 及其受体抑制体内的自噬反应。锂可抑制 IMPase 的作用，减少 IP3 的释放，从而起到激活自噬的作用。研究表明，锂可以保护神经元降低兴奋性氨基酸谷氨酸所致的神经毒性作用。谷氨酸受体可以上调 IP3 水平从而抑制自噬水平，而锂通过 PI3K/Akt 通路抑制 mTOR 最终起到激活自噬的作用。因此，锂和谷氨酸分别上调和下调机体内的自噬水平，而锂对抗谷氨酸神经毒性的作用机制可能是通过降低体内 IP3 水平实现的。锂通过多条通路调节自噬水平，但最终决定其作用方式的是锂的剂量。研究表明，低剂量的锂可以抑制 IMPase的激活从而上调自噬水平；而高剂量的锂则可通过抑制糖原合成酶激酶 3β（glycogen synthase kinase 3β，GSK3β）通路下调自噬水平。锂可以调节 ERK、PI3K/Akt 和磷脂酶 C信号通路，而这些信号通路都可以调节自噬水平。因此，根据体内锂剂量的不同，锂可通过不同的信号通路对自噬水平进行调节。

近年来有研究者尝试锂制剂和其他肌萎缩侧索硬化治疗药物联合服用，以起到增强作用效果的目的。已有研究显示，锂制剂和丙戊酸钠（valproic acid，VPA）合用可以协同增强两者对抗谷氨酸兴奋性神经毒性作用以保护神经元，因此中国学者尝试锂制剂和VPA 联合应用，观察两者合用对 SOD1-G93A 小鼠是否表现出协同保护作用。结果显示，腹腔联合注射锂制剂（60 mg/kg，每天两次）和 VPA（300 mg/kg，每天两次）可显著延长转基因小鼠的生存周期（约 20 天），延缓运动障碍发生的时间。与锂制剂或 VPA 单独用药相比，两者合用的保护效果更为显著。同时，进一步研究发现，锂制剂和 VPA 合用可以激活 GSK3β 信号通路，增加 GSK3β 的磷酸化水平，增强自噬作用，从而对神经元起到保护效应。一项小规模的临床研究结果也提示，锂制剂和 VPA 联用能够延长肌萎缩侧索硬化患者的生存时间，但两者合用会出现明显的副作用。

以上研究结果表明，锂制剂和其他神经保护剂如利鲁唑、VPA 合用可以表现出明显的神经保护作用，但同时也有研究者对此研究结果提出异议。2009 年 Pizzasegola 等在 C57BL/6J 和 129S2/Sv 两种遗传背景的雌性 SOD1-G93A 转基因小鼠中研究碳酸锂的神经保护作用（Pizzasegola et al.，2009）。研究发现，腹腔注射碳酸锂并不能改善转基因小鼠的运动情况，对小鼠生存时间也没有显著影响。同时，LC3-Ⅱ 和线粒体功能检测结果表示，碳酸锂不能改变 LC3-Ⅱ 的水平，对线粒体功能也未能表现出明显的保护作用。几乎同时，Gill 等利用年龄、性别、小鼠突变拷贝数目相匹配的两组转基因小鼠研究碳酸锂对肌萎缩侧索硬化的治疗作用（Gill et al.，2009）。研究结果也提示，碳酸锂并不能表现出明显的治疗作用。Pizzasegola 和 Gill 等的研究结果提示，碳酸锂并没有明显的临床应用价值。对于以上迥然相异的结论，Gill 等认为先前报道的实验设计严谨性不够，没有对转基因小鼠突变基因的拷贝次数进行匹配，因此结果不能说明碳酸锂的神经保护作用。这一问题的解决仍需要更多更大样本的动物和临床试验来证实。同时也应该尝试使用更多经典的自噬调节剂来研究调控自噬水平对肌萎缩侧索硬化的治疗作用。

二、雷 帕 霉 素

在对自噬作用的调节中，哺乳动物 mTOR 通路及其相关因子发挥了直接的调节作用。mTOR 可通过上游各信号因子的调节引起自身活性的变化，并通过调节下游复合物 Atg1/ULK 的生成诱导细胞自噬。雷帕霉素是 mTOR 通路最为直接的抑制剂，雷帕霉素作用于 mTOR 后，抑制其活性，从而激活下游的自噬通路，因此被广泛用作 mTOR 依赖自噬激活剂，同时雷帕霉素及其衍生物 CCI-779 也是至今为止发现的唯一的 mTOR 依赖自噬激活剂。

2011 年，乐卫东教授领衔的课题组在国际上首次报道了雷帕霉素对 SOD1-G93A 小鼠模型的作用（Zhang et al.，2011）。研究发现，雷帕霉素 [2 mg/（kg·d），腹腔注射] 能够增加 G93A 小鼠脊髓运动神经元内自噬小体的数量，提示其能够激活自噬。但进一步研究发现，雷帕霉素虽然能够激活运动神经元内自噬，但不能够顺利降解运动神经元内聚集的蛋白质（包括聚集的 SOD1 蛋白），雷帕霉素处理后运动神经元内聚集的 SOD1 蛋白不仅没有减少，而且还有增加的趋势。此外，G93A 小鼠行为学实验发现，雷帕霉素使用后能够加速 G93A 小鼠的发病，同时缩短其生存周期，加速小鼠体重的减轻。针对脊髓前角运动神经元技术则发现，雷帕霉素处理后 120 天 G93A 小鼠脊髓前角运动神经元的存活数目显著减少。这些结果都提示，雷帕霉素虽能够增加自噬小体的数目，但对运动神经元不仅没有保护作用，而且促进了其退行性变的发生。脊髓前角运动神经元的染色结果也提示雷帕霉素处理后 G93A 小鼠运动神经元存活的数目明显减少。进一步的研究则发现雷帕霉素组小鼠脊髓运动神经元凋亡水平也显著升高。而此后有相关研究利用不同的 *SOD1* 突变小鼠（SOD1-H46R/H48Q）模型发现雷帕霉素作用对小鼠的发病时间及生存期均无明显的影响。研究者称这可能与不同的 *SOD1* 位点突变小鼠模型之间的发病机制存在明显差异有关。

在近期研究报道中，Ching 等利用另一种肌萎缩侧索硬化相关的小鼠模型 VCP（又称 ALS14）*R155H* 突变小鼠模型，发现 VCP-R155H 小鼠模型中 mTOR 通路水平异常改变（Ching et al.，2013）。与野生型小鼠相比，mTOR 磷酸化水平明显降低，同时其下游蛋白 4EBP1 及 p70S6K 水平也明显降低。这些变化与 SOD1-G93A 转基因 ALS 模型小鼠相似。研究进一步发现，雷帕霉素作用于 VCP-R155H 小鼠模型后，与对照组小鼠相比，雷帕霉素处理组小鼠骨骼肌肌纤维空泡化及肌萎缩明显增加，肌力降低，血清肌酸激酶水平降低。同时，自噬小体大量累积。这些研究结果提示，利用雷帕霉素抑制 mTOR 通路可导致自噬底物的大量累积，并加重 VCP-R155H 小鼠骨骼肌退行性病变过程。以上的研究结果均表明，mTOR 通路抑制剂在肌萎缩侧索硬化的治疗方面存在着明显的缺陷，当然这也可能与其促进细胞凋亡，抑制免疫等副作用相关，在以后的研究中也可尝试使用雷帕霉素的衍生物 CCI-779 来研究 mTOR 通路抑制剂在肌萎缩侧索硬化治疗中的作用。

三、海 藻 糖

基于 mTOR 通路在细胞存活中的重要调控作用，mTOR 依赖自噬激活剂在临床疾病的治疗中存在着诸多的限制因素。因此，mTOR 依赖的自噬激活剂并非是临床试验的首选药物，尤其是在神经退行性疾病患者需要长期服药的情况下。因此，人们开始关注于研发 mTOR 非依赖的自噬激活剂。至今为止，已经报道的并经过实验验证的自噬激活剂除 mTOR 通路外，环磷酸腺苷（cyclic AMP，cAMP）及 IP3 介导的磷酸腺苷活化蛋白激酶（AMPK）通路，钙 - 钙调蛋白（Gsα）通路都能激活自噬。因此，能够影响这些通路的小分子则可能影响自噬水平。之前探讨的锂制剂是通过 IP3 介导的 AMPK 通路影响自噬水平的。

在已经发现的 mTOR 非依赖的自噬激活剂中，海藻糖是一种天然存在的双糖，是由 2 个葡萄糖通过糖苷键所形成的非还原性糖。有报道称海藻糖具有药物伴侣活性，从而表现出神经保护作用。近来，有研究发现，海藻糖能通过 mTOR 非依赖的通路激活自噬，而其具体的作用机制至今还未明确。海藻糖为一种无毒副作用的双糖，能够显著降低临床治疗中副作用的发生概率。2014 年，乐卫东教授课题组观察了海藻糖对 SOD1-G93A 模型小鼠的行为和病理的影响（Zhang et al.，2014）。研究发现，海藻糖能够显著延缓肌萎缩侧索硬化模型小鼠的发病时间，延长小鼠的生存周期。进一步发现海藻糖能够激活自噬，促进神经元内 SOD1、ubiquitin 蛋白的降解，增加疾病晚期肌萎缩侧索硬化模型小鼠脊髓前角运动神经元的存活数目。同时，海藻糖还具有保护神经肌肉接头，抑制肌肉组织氧化应激水平，减缓肌肉萎缩；保护运动神经元线粒体，抑制凋亡水平等神经保护作用。而更为重要的是，研究发现 SOD1-G93A 转基因小鼠脊髓运动神经元内自噬通量异常，而这种异常的自噬通量可能是由自噬小体/溶酶体融合障碍导致的。本项研究不仅首次报道了自噬通量异常在肌萎缩侧索硬化发生发展中的关键作用，初步揭示了肌萎缩侧索硬化中的自噬通量异常的发生机制，也解释了雷帕霉素促进 G93A 小鼠疾病进展的原因，同时进一步提示针对肌萎缩侧索硬化的靶向药物筛选中不仅要关注其激活自噬的能力，更应关注其改善自噬通量中自噬小体与溶酶体融合这一关键步骤的作用能力。

Castillo 等的研究报道也进一步证实了以上的研究结果（Castillo et al.，2013）。研究者利用 SOD1-G86R 转基因小鼠模型，发现海藻糖能够显著延缓疾病发生，延长转基因小鼠的生存时间。海藻糖的这种作用与促进神经元内 SOD1 蛋白的降解，保护运动神经元存活直接相关。深入探讨发现海藻糖能够激活 FOXO1 介导的自噬作用，激活神经元内自噬水平。以上的研究均提示了 mTOR 非依赖的自噬激活剂可能是未来肌萎缩侧索硬化自噬靶向药物筛选的目标之一。当然，不同作用机制的 mTOR 非依赖的自噬激活剂联合用药也可能是将来肌萎缩侧索硬化治疗领域可以尝试的方向。自噬激活剂对肌萎缩侧索硬化模型小鼠及神经元的作用探讨见表 3-1。

表 3-1　自噬激活剂对肌萎缩侧索硬化模型小鼠及神经元的作用探讨

作用机制	自噬激活剂	治疗效果
mTORC1 抑制剂	雷帕霉素	在 TDP-43 转基因小鼠中能够缓解 ALS 相关症状；*FUS* 突变神经元内减少 FUS 阳性应激颗粒的沉积；在 SOD1-G93A/H46R/H48Q 转基因小鼠中未见明显神经保护作用
		在淋巴细胞成熟缺陷 *SOD1* 突变小鼠中表现出神经保护作用
		加重 *VCP* 突变模型小鼠的运动症状
AMPK 激活剂	锂剂	在 SOD1-G93A 转基因小鼠中发挥神经保护作用；在不同遗传背景 SOD1-G93A 转基因小鼠中并未发现明显神经保护作用
机制不清	海藻糖	在 SOD1-G93A 转基因小鼠中应用可缓解 ALS 相关症状
	亚精胺	在 TDP-43 转基因小鼠中应用能够缓解运动症状
	卡马西平	在 SOD1-G93A 转基因小鼠中应用可减少 SOD1 聚集

小　结

近年来肌萎缩侧索硬化领域的研究日新月异，新的突破性研究相继报道论证。不断出现一批新的肌萎缩侧索硬化相关基因，包括 *UBQLN2*、*VCP*、*OPTN*、*C9orf72* 及 *TBK1* 等。而其中，*C9orf72* 基因更是肌萎缩侧索硬化研究中迄今为止影响面最为广泛的单基因突变。而这些新的基因在蛋白质降解尤其是自噬中的作用也是现今研究的热点。此外，虽然肌萎缩侧索硬化与自噬的关系已经明确，但自噬激活对肌萎缩侧索硬化中运动神经元存活的作用仍存在争议。初步的研究结果也相继证实了肌萎缩侧索硬化中自噬通量的异常，肌萎缩侧索硬化相关蛋白的聚集和某些突变基因可能是影响自噬通路的诱发因素；

同时利用 mTOR 依赖与非依赖自噬激活剂对肌萎缩侧索硬化进行治疗的探讨也正在进行之中。随着对新的基因及自噬的深入研究，逐步探讨干扰自噬作用达到延缓疾病进程，甚至逆转肌萎缩侧索硬化疾病结局的可能性，并能够筛选出具有预防或治疗作用的靶向药物，真正造福于广大肌萎缩侧索硬化患者。

上海交通大学附属第六人民医院　张晓洁
大连医科大学附属第一医院　李　崧　乐卫东

参 考 文 献

Bhattacharya A，Bokov A，Muller F L，et al.，2012. Dietary restriction but not rapamycin extends disease onset and survival of the H46R/H48Q mouse model of ALS. Neurobiol Aging，33（8）：1829-1832.

Belzil V v，Bauer P o，Prudencio m，et al.，2013. Reduced C9orf72 gene expression in c9FTD/ALS is caused by histone trimethylation，an epigenetic event detectable in blood. Acta Neuropathol，126（6）：895-905.

Castillo K，Nassif M，Valenzuela V，et al.，2013. Trehalose delays the progression of amyotrophic lateral sclerosis by enhancing autophagy in motorneurons. Autophagy，9（9）：1308-1320.

Ching J K，Weihl C C，2013. Rapamycin-induced autophagy aggravates pathology and weakness in a mouse model of VCP-associated myopathy. Autophagy，9（5）：799-800.

Deng H X，Chen W，Hong S T，et al.，2011. Mutations in UBQLN2 cause dominant X-linked juvenile and adult-onset ALS and ALS/dementia. Nature，477（7363）：211-215.

Donnelly C J，Zhang P W，Pham J T，et al.，2013. RNA toxicity from the ALS/FTD C9ORF72 expansion is mitigated by antisense intervention. Neuron，80（2）：415-428.

Farg M A，Sundaramoorthy V，Sultana J M，et al.，2014. C9ORF72，implicated in amyotrophic lateral sclerosis and frontotemporal dementia，regulates endosomal trafficking. Hum Mol Genet，23（13）：3579-3595.

Feng H L，Leng Y，Ma C H，et al.，2008. Combined lithium and valproate treatment delays disease onset，reduces neurological deficits and prolongs survival in an amyotrophic lateral sclerosis mouse model. Neuroscience，155（3）：567-572.

Ferguson C J，Lenk G M，Meisler M H，2009. Defective autophagy in neurons and astrocytes from mice deficient in PI（3，5）P2. Hum Mol Genet，18（24）：4868-4878.

Filimonenko M，Stuffers S，Raiborg C，et al.，2007. Functional multivesicular bodies are required for autophagic clearance of protein aggregates associated with neurodegenerative disease. J Cell Biol，179（3）：485-500.

Fornai F，Longone P，Cafaro L，et al.，2008. Lithium delays progression of amyotrophic lateral sclerosis. Proc Natl Acad Sci USA，105（6）：2052-2057.

Fornai F，Siciliano G，Manca M L，et al.，2008. Lithium in ALS：from the bench to the bedside. Amyotrophic Lateral Scler，9（2）：123-124.

Gal J，Ström A L，Kilty R，et al.，2007. p62 Accumulates and enhances aggregate formation in model systems of familial amyotrophic lateral sclerosis. J Biol Chem，282（15）：11068-11077.

Gill A, Kidd J, Vieira F, et al., 2009. No benefit from chronic lithium dosing in a sibling-matched, gender balanced, investigator-blinded trial using a standard mouse model of familial ALS. PLoS One, 4 (8): e6489.

Kabuta T, Suzuki Y, Wada K, 2006. Degradation of amyotrophic lateral sclerosis-linked mutant Cu, Zn-superoxide dismutase proteins by macroautophagy and the proteasome. J Biol Chem, 281 (41): 30524-30533.

Korac J, Schaeffer V, Kovacevic I, et al., 2013. Ubiquitin-independent function of optineurin in autophagic clearance of protein aggregates. J Cell Sci, 126 (Pt 2): 580-592.

Li L, Zhang X, Le W, 2008. Altered macroautophagy in the spinal cord of SOD1 mutant mice. Autophagy, 4 (3): 290-293.

Majounie E, Renton A E, Mok K, et al., 2012. Frequency of the C9orf72 hexanucleotide repeat expansion in patients with amyotrophic lateral sclerosis and frontotemporal dementia: a cross-sectional study. Lancet Neurology, 11 (4): 323-330.

Morimoto N, Negai M, Ohta Y, et al., 2007. Increased autophagy in transgenic mice with a G93A mutant SOD1 gene. Brain Res, 1167: 112-117.

Pilli M, Arko-Mensah J, Ponpuak M, et al., 2012. TBK-1 promotes autophagy-mediated antimicrobial defense by controlling autophagosome maturation. Immunity, 37 (2): 223-234.

Pizzasegola C, Caron I, Daleno C, et al., 2009. Treatment with lithium carbonate does not improve disease progression in two different strains of SOD1 mutant mice. Amyotroph Lateral Scler, 10 (4): 221-228.

Rudnick N D, Griffey C J, Guarnieri P, et al., 2017. Distinct roles for motor neuron autophagy early and late in the SOD1 ^{G93A} mouse model of ALS. Proc Natl Acad Sci USA, 114 (39): E8294-E8303.

Sivadasan R, Hornburg D, Drepper C, et al., 2016. C9ORF72 interaction with cofilin modulates actin dynamics in motor neurons. Nat Neurosci, 19 (12): 1610-1618.

Skibinski G, Parkinson N J, Brown J M, et al., 2005. Mutations in the endosomal ESCRTIII-complex subunit CHMP2B in frontotemporal dementia. Nat Genet, 37 (8): 806-808.

Urwin H, Authier A, Nielsen J E, et al., 2010. Disruption of endocytic trafficking in frontotemporal dementia with CHMP2B mutations. Hum Mol Genet, 19 (11): 2228-2238.

Wang X, Fan H, Wang H, 2010. Degradation of TDP-43 and its pathogenic form by autophagy and the ubiquitin-proteasome system. Neurosci Lett, 469 (1): 112-116.

Wu Q, Liu M, Huang C, et al., 2015. Pathogenic Ubqln2 gains toxic properties to induce neuron death. Acta Neuropathol, 129 (3): 417-428.

Xia Q, Wang H, Hao Z, et al., 2016. TDP-43 loss of function increases TFEB activity and blocks autophagosome-lysosome fusion. EMBO J, 35 (2): 121-142.

Xie Y, Zhou B, Lin M Y, et al., 2015. Endolysosomal deficits augment mitochondria pathology in spinal motor neurons of asymptomatic fALS mice. Neuron, 87 (2): 355-370.

Yeo B K, Hong C J, Chung K M, et al., 2016. Valosin-containing protein is a key mediator between autophagic cell death and apoptosis in adult hippocampal neural stem cells following insulin in withdrawal. Mol Brain, 9: 31.

Zhang X J，Chen S，Song L，et al.，2014. MTOR-independent，autophagic enhancer trehalose prolongs motor neuron survival and ameliorates the autophagic flux defect in a mouse model of amyotrophic lateral sclerosis. Autophagy，10（4）：588-602.

Zhang X，Li L，Chen S，et al.，2011. Rapamycin treatment augments motor neuron degeneration in SOD1（G93A）mouse model of amyotrophic lateral sclerosis. Autophagy，7（4）：412-425.

第四章　自噬与朊蛋白病

朊蛋白病（Prion disease）又称为传染性海绵样脑病（transmissible spongiform encephalopathies，TES），是一类由朊蛋白导致的致死性的人畜共患神经退行性疾病。其最重要的发病机制与细胞内的朊蛋白构象发生改变有关。正常人体内普遍存在的正常细胞型朊蛋白（cellular isoform of prion protein，PrP^c），通过自身的部分 α 螺旋重新折叠成 β 片层而转变成异常的致病型朊蛋白（scrapie isoform of prion protein，PrP^{Sc}）。朊蛋白病的脑组织病理学特征表现为海绵状改变、神经元的丢失、胶质细胞的增生及大量淀粉样 PrP^{Sc} 的沉积。人类的朊蛋白病主要包括克罗伊朗茨费尔特 - 雅各布症（Creutzfeldt-Jakob disease，CJD）、致命性家族性失眠症（fatal familial insomnia，FFI）及最近才被发现的散发的朊蛋白疾病（variably protease-sensitive prionopathy，VPSPr），而在自然界的动物中，朊蛋白病则主要包括发生于绵羊和山羊的羊瘙痒症，发生于鹿和麋鹿的慢性消耗病（chronic wasting disease，CWD），以及俗称"疯牛病"的牛海绵状脑病（bovine spongiform encephalopathy，BSE）。由于朊蛋白可以通过食物传播，所以当人吃了带有疯牛病病原体的牛肉就有感染这种病的危险。朊蛋白病的患者临床表现为进行性的痴呆、共济失调、肌肉痉挛，并可伴有锥体系和锥体外系的各种症状。根据流行病学特点，朊蛋白病可以分为三种类型：散发性、遗传性及获得性，其中散发性和获得性患者的病程一般少于一年。

一、朊 蛋 白 病

（一）朊蛋白的研究简史

1985 年 4 月，医学家们在英国牛身上发现了一种新病——疯牛病（mad cow disease），该病多发生于 4 岁左右成年牛，症状不尽相同，多数表现为中枢神经系统变化；行为异常，烦躁不安，对声音和触摸，尤其是头部触摸过分敏感，后期出现强直性痉挛，呼吸频率加快，体重减轻，极度消瘦直至死亡。解剖发现，患牛中枢神经系统的脑灰质形成海绵状空泡，脑干灰质两侧对称性病变，神经纤维网有中等数量的不连续的卵形和球形空洞，神经细胞肿胀、变性及坏死。1986 年 11 月该病被命名为牛海绵状脑病。此后该病迅速蔓延，英国每年有成千上万头牛因患疯牛病而导致神经错乱，进而死亡。

但事实上该病并非一种新病，早在 1730 年就有羊瘙痒症的记载，患病的绵羊全身瘙痒、走路不稳、跌倒、颤抖、失明，直至死亡。1958 年英籍兽医哈德罗的研究发现，羊脑内的神经胶质细胞呈现异常增生，当时认为是一种神经退化性传染病。而 1913 年，德国一家修道院中的一名女仆罹患精神疾病。患者发病前开朗活泼，发病后却性格大变，表情呆滞、步履蹒跚，死后尸检发现患者脑部并未出现炎症的病理改变，但受损严重，当时认定为未知物质杀死了患者脑内神经元，而神经胶质细胞则填入了这些空洞。此后由于汉堡大学的雅各布医生在 1921 年也发表了类似论文，而将这种疾病命名为"克罗伊朗茨费尔特 - 雅各布症"。20 世纪 50 年代，美国儿科医生加德赛克发现患者多出现于食尸部落，因而假设这是一种传染病，进一步观察发现，患者都未出现过炎症病史，这与"传染患者必有炎症"的定论相悖。于是加德赛克进行了猩猩实验，并解剖猩猩脑组织。结果发现，猩猩脑组织的病理改变与人类的无明显区别。既然库鲁症可以传染，那就必定存在某种"病原体"，但是该病原体又不能经过紫外线照射而被杀灭，说明该病原体不是核酸，于是这种病原体当时被称为"慢病毒"。

随着研究的深入，科学家们发现该病原体其实是一类不含有 DNA 或 RNA 的核酸，而仅是由蛋白质构成的可以进行自我转化并具有感染性的因子，被称为朊病毒蛋白（又称为蛋白质浸染因子或毒朊或感染性蛋白质），朊是蛋白质的旧称，朊病毒就是蛋白质病毒的意思，它是迄今为止发现的唯一不以核酸为模板，而是以蛋白质为模板进行感染的类似病毒，严格意义上来说朊病毒并不是病毒，而是朊蛋白。1997 年诺贝尔生理医学奖授予了因发现朊蛋白并在其致病机制方面做出杰出贡献的美国生物化学家斯坦利·普鲁西纳。

（二）朊蛋白及相关疾病

Prion 这个名词来源于 Proteinaceous infectious particles 的缩写，也就是传染性的蛋白质粒子的意思。"朊病毒"实际是以蛋白质为模板进行自我复制而形成的，通过模板蛋白将正常蛋白进行构象转化。所以在蛋白质转变成朊蛋白的过程中就会伴有 β 片层结构的增多和倾向于形成低聚物，从而引起神经退变。在哺乳动物体内已发现十几种蛋白可以形成朊蛋白特性的蛋白，这些蛋白均可引起神经退行性疾病，包括阿尔茨海默病（Alzheimer's disease，AD）、帕金森病（Parkinson's disease，PD）、肌萎缩性侧索硬化（Amyotrophic lateral sclerosis，ALS）等。由于这些蛋白和朊病毒有类似的构象改变，并且引起疾病的机制非常相似，因此有科研人员认为这些蛋白应被称为朊蛋白样蛋白，也有学者认为朊病毒不仅限于朊蛋白，而应该拓展到能够形成 β 片层结构的各种蛋白。大多数的神经退行性疾病是散发性的，只有 10% ～ 20% 左右是遗传性的，晚期发病的遗传性疾病患者的表现与散发性患者相似，提示这些疾病的发病机制似乎与朊蛋白样蛋白积累超过一定程度有关。大多数神经退行性疾病是年龄依赖性的，发病率和年龄呈正相关，但是也有越来越多的证据显示，朊蛋白可能是引起神经退行性疾病的重要因素之一，正是因为朊蛋白的错误折叠导致降解障碍，在脑内聚集增多，从而导致或者加重疾病的发生和发展。

哺乳动物体内也有一类朊蛋白在机体发挥至关重要的作用而不会引起疾病的发生，这些非病理性的朊蛋白包括胞质多聚腺苷酸化结合元件（cytoplasmic polyadenylation element binding，CPEB）蛋白，线粒体抗病毒信号（mitochondrial antiviral-signaling，MAVS）蛋白及 T 细胞抵抗的细胞内抗原 1（T-cell-restricted intracellular antigen 1，TIA1）。而病理性的朊蛋白则包括朊蛋白，以及朊蛋白样蛋白，包括淀粉样蛋白（amyloid protein，Aβ），tau 蛋白和 α- 突触核蛋白（α-synuclein）等。

二、朊蛋白病的发病机制

（一）朊蛋白的相关研究

1. PrP^C 的结构　人源的 PrP^C 由 253 个氨基酸合成而来，被移除 N 端和 C 端的信号肽后剪切成 209 个氨基酸。N 端信号肽主要是将朊蛋白锚定到内质网腔中进行折叠。在内质网和高尔基腔中，PrP^C 进一步被翻译后修饰，包括在 C 端移除信号肽、添加一个 GPI 锚（glycosylphosphatidylinositol，GPI），GPI 锚将 PrP^C 蛋白进一步锚定到细胞膜表面。胞膜定位的 PrP^C 可以进一步被剪切成两种形式，一种是在 N 端 110 位点剪切，形成了一个可溶性的 N 端片段和一个锚定在细胞膜的 C 端，一种是在靠近 GPI 锚的 C 端剪切导致 PrP^C 从细胞膜上脱落，然而脱落的 PrP^C 功能一直不清楚。PrP^C 主要是以单体的形式在细胞表面发挥作用，最近研究发现，PrP^C 也会在线粒体和细胞核内表达。PrP^C 的结构主要分为无序的 N 端结构域及具有高度结构的 C 端结构域。N 端主要包含一个带有正电荷的基序，一段包含四个八肽重复序列，一段疏水性结构域。C 端主要包含 3 个 α 螺旋和两个 β 折叠，以及 C 端的 GPI 锚（图 4-1）。

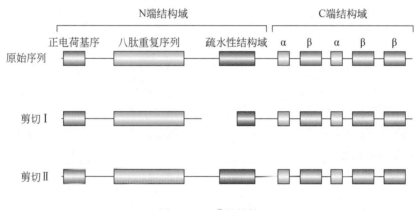

图 4-1　PrP^C 的结构

2. PrP^C 的功能　PrP^C 的功能主要是通过各种 PrP 敲除小鼠来研究的。早期大量的 *PrnP* 敲除小鼠研究发现，PrP^C 的功能与外周神经的髓鞘形成、突触功能、造血干细胞的维持、缺血损伤后免疫反应、嗅球功能缺失等功能有关。随着工具鼠技术的成熟，最新的研究发现，早期的一些功能可能与敲除技术脱靶有关（与 *Prnp* 基因位置相近的 SIRPα 蛋白的表达被敲低）。最新的"ZH3" *PrnP* 小鼠排除了脱靶的可能，该小鼠研究发现，PrP^C 主要影响外周神经的髓鞘形成，而不影响之前报道的突触等功能。

3. PrP^{Sc} 的形成　PrP 以两种形式存在于体内，一种是 PrP^C，正常细胞内的异构体；另一种为 PrP^{Sc} 形式，在朊蛋白疾病中，PrP^C 构象重组转变成 PrP^{Sc}，这种形式在体内容易形成聚集，并且具有感染性，是朊蛋白的唯一成分。在朊蛋白疾病中，PrP^{Sc} 以 PrP^C 为模板不断地进行复制从而形成更多的 PrP^{Sc}，导致级联的蛋白错误折叠和聚集，进一步在机体内传播。

（二）其他朊蛋白样的疾病

1. Aβ、Tau 与阿尔茨海默病　自 1966 年发现库鲁病可以从人类向黑猩猩传播之后，科学家们就在思考是否阿尔茨海默病和帕金森病也是可以传播的。直至 1993 年有研究发现，脑内注射了阿尔茨海默病患者脑匀浆后的狨猴在 6 ~ 7 年后鉴定出 Aβ 斑块沉积。脑内和腹腔接种阿尔茨海默病患者脑匀浆的小鼠也表现出 Aβ 斑块沉积。另外，Aβ 沉积起初只在阿尔茨海默病患者的基底颞叶和眶额新皮质有发现，随着病情的加重，新皮质、海马、间脑和基底神经节等脑区也发现了 Aβ 的沉积。在非常严重的阿尔茨海默病患者脑内，Aβ 沉积甚至可以在脑干和小脑中被检测到。这些结果表明，Aβ 是可以在脑内传播的。Tau 作为另一个重要的阿尔茨海默病致病蛋白，同样有朊蛋白样的特性。在患者脑中，Tau 神经纤维聚集首先在蓝斑核和内嗅皮质被发现，之后在新皮质，随着病情加重，在新皮质等也发现了 Tau 神经纤维聚集。

2. α-synuclein 与帕金森病　α-synuclein 突变是帕金森病的重要致病因素，95% 的帕金森病患者组织样本检测到了 α-synuclein 聚集。与 Aβ、Tau 一样，α-synuclein 也具有传播性，在症状起初，α-synuclein 阳性的路易小体聚集主要在嗅球、迷走神经的背侧运动核和延髓的舌咽神经。从脑干开始，路易小体聚集从脑桥传播到中脑和基底前脑，最后到达新皮质。最新的研究发现，路易小体聚集还可以经肠道 – 脑及脑 – 肠道轴线系统传播。这方面的性质和朊蛋白的外周 – 神经的传播是非常相似的。

（三）朊蛋白的致病机制

1. 聚集的形成　PrP^{Sc} 主要包含 β- 折叠结构域，而 PrP^{C} 主要包含 α- 螺旋结构域。PrP^{Sc} 结构能够抵抗蛋白水解酶的剪切，从而能够与 PrP^{C} 形式区别开来。另外，最新的研究发现，PrP^{Sen} 形式的聚集体同样是从 PrP^{C} 转化而来，但是对蛋白水解酶比较敏感，主要以寡聚体的形式存在，并且具有高毒性。这也就是目前公认的"蛋白唯一"假说，在没有核酸参与的情况下，蛋白质就能够在体内传播感染。临床的克雅氏病（Creutzfedt-Takob disease，CJD）患者和患有瘙痒症的羊样本中发现 25 nm 的病毒样颗粒，说明体内的确有蛋白质的聚集。并且后续有大量的文献报道这些聚集体对体外培养的细胞有毒性作用，对小鼠模型小脑、皮质等脑区有明显的损伤效应。

2. PrP^{Sc} 的传播性　PrP^{Sc} 聚集体的一个重要特点就是传播性和感染性。研究发现，临床患者提取的朊蛋白接种到小鼠体内后会在小鼠体内进一步扩增，小鼠随之表现出朊蛋白病的相关症状。朊蛋白的传播具有种群隔离效应，相比较于在同一种群内，在不同的种群之间传播变得更加困难。但是，朊蛋白的传播同时具有构象转变的特性，当然这一过程取决于不同物种 PrP^{C} 的结构和序列，如果不同种群有相似的 PrP^{C} 结构，朊蛋白的传播构象转变的可能性就比较小。如果 PrP^{C} 的结构不同，朊蛋白在传播的过程中可能会从构象占比多的类型向占比少的类型转变。这也是朊蛋白在体内能够持续传播的重要原因，同时这一特性使得临床上单克隆抗体的靶向治疗更加困难。

三、自噬在朊蛋白发病过程中的作用

众所周知，蛋白一旦形成聚集，就很难被降解或者重新解开折叠的形式。这也就意味着朊蛋白形成的蛋白聚集很难被降解。体内错误折叠和聚集的蛋白通常可以通过分子伴侣的介导来重新折叠或者被自身的酶系统所降解。近年来的研究显示，还有第三条途径可处理错误折叠的蛋白，该途径是使得聚集的蛋白被聚拢隔离并形成一个特殊的结构，该结构被称为聚集体，即一些小的蛋白聚集物首先通过微小管（microtubules，MTs）的马达蛋白输送到微管组织中心（microtubule organizing centre，MTOC），在这个中心内，蛋白继续聚集，逐渐形成直径 1 ~ 3 μm 的球状结构，即聚集体。聚集体不是静止的沉积，它们会招募各种分子伴侣和一些酶来进行自身的降解，包括泛素酶和各种蛋白酶。此外，这些聚集体会导致自噬的激活（图 4-2）。

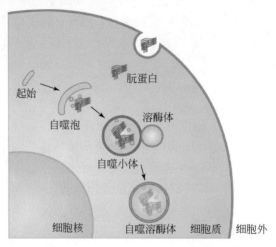

图 4-2　自噬在朊蛋白病发病过程中的作用

（一）朊蛋白病中自噬的发现

在临床朊蛋白 CJD 患者的脑组织样本中较早就有了自噬泡的描述，此外，在培养的朊蛋白感染的神经元中出现各种各样的囊泡状结构和自噬小体。最近发现，自噬小泡在神经元核周体、轴突和突触中均有分布，并且可以出现在不同形式的人类朊蛋白疾病的突触中。与这一现象一致的是，在朊蛋白接种的小鼠脑组织及感染的体外培养细胞中检测到 p62 水平大量上调（p62 是自噬发生过程中的重要接头蛋白）。另外，在蛋白酶体抑制的情况下，细胞内的 p62 和 PrP^{Sc} 在核周形成大的聚集体，并且两者有明显的共定位。此外，在细胞内过表达 p62 可以加速 PrP^{Sc} 的清除。研究发现，在羊瘙痒病模型中，自噬功能重要的几个标记蛋白都发生了明显的改变，免疫组化染色发现在山羊模型的各个脑区都有明显的 p62 阳性染色，而对照组则没有明显的阳性染色。另外，在山羊模型的小脑浦肯野神经元和基底神经节神经元检测到了 LC3-B 的高表达，同时小脑的 *ATG9* 和 *ATG5* 的 mRNA 水平有明显下调，说明自噬功能在朊蛋白疾病中出现障碍。

（二）朊蛋白病中自噬激活的机制

我们已经知道在朊蛋白疾病中自噬功能发挥障碍，但是自噬是通过什么途径激活的？AMPK 作为丝氨酸、苏氨酸蛋白激酶，通过在特异性的位点磷酸化 ULK1 调控自噬过程的起始。研究发现，在朊蛋白感染的疾病模型中，自噬起始相关的两个关键蛋白 AMPK

和 ULK1 明显上调，与之相关的 AMPK-Thr172 和 ULK1-Ser555 也明显上调。需要强调的是，在朊蛋白感染早期 AMPK 和 ULK1 即开始上调，说明自噬在朊蛋白疾病发病过程中的重要性。另外，敲低细胞内 ULK1 蛋白水平可以有效地抑制 LC3 的脂化作用。

（三）自噬对朊蛋白病的缓解作用

组蛋白去乙酰化酶 6（Histone deacetylase 6，HDAC6）可以调控神经退行性疾病中重要应激过程的乙酰化，包括聚集的形成、自噬和细胞凋亡。在朊蛋白处理小鼠的原代皮质神经元后，HDAC6 蛋白水平在 3 小时即明显上调，24 小时后开始下降，并且 HDAC6 在细胞内的定位也随着处理发生改变。抑制 HDAC6 的表达会加剧朊蛋白处理的神经元凋亡，过表达 HDAC6 则可以缓解神经元的损伤效应。进一步研究发现，HDAC6 通过 PI3K-Akt-mTOR 信号通路增加细胞内的自噬过程，促进朊蛋白在细胞内的降解，从而缓解神经元的凋亡。咖啡因作为一种精神类药物被大量用于提神和补充能量，对帕金森病有一定的保护作用，近来研究表明，咖啡因也可以通过 Akt 信号通路提高细胞内的自噬过程，抑制朊蛋白对神经元的细胞毒性作用。

除了 PI3K-Akt-mTOR 自噬通路的调控可以缓解朊蛋白疾病外，其他的信号通路介导的自噬激活同样能够缓解疾病发生。萝卜硫素（sulforaphane，SFN）是十字花科蔬菜的重要成分，能明显地降低 PrP（106～126）朊蛋白的细胞毒性作用，并且这一作用取决于 AMPK 信号通路介导的自噬功能。药物抑制自噬过程或者抑制 AMPK 信号通路的激活，则会抵消萝卜硫素的保护作用。

包括朊蛋白病在内的神经退行性疾病重要的发病机制也与线粒体功能障碍有关，而聚集的错误折叠蛋白可造成线粒体功能障碍。人们在经典的类脱乙酰化酶——Sirtuin 1（Sirt 1）中观察到激活 Sirt 1 可以诱导自噬，从而通过调节线粒体稳态而保护神经元，抵抗朊蛋白对机体造成的损伤。该机制与线粒体膜的膜电位降低及减少了朊蛋白的片段（106～126）有关。进一步的研究表明，Sirt 1 的激动剂白藜芦醇可以阻止朊蛋白片段（106～126）引起的细胞损伤和氧化应激，防止细胞的死亡，并可以通过自噬溶酶体途径激活自噬，从而降低朊蛋白的细胞毒性。Parkin 作为一个重要的 E3 泛素连接酶，参与了很多异常折叠蛋白的降解，是线粒体自噬过程的重要中间蛋白。朊蛋白片段（106～126）处理的 Neuro-2a 细胞 Parkin 表达明显下调，且随着时间的延长，下调的程度更加明显。研究发现，Parkin 与朊蛋白片段（106～126）在细胞内有共定位，过表达外源性 Parkin 能够缓解朊蛋白片段（106-126）诱导的细胞凋亡，促进细胞内的自噬水平，以及降低线粒体释放的细胞色素 c 和线粒体蛋白 Bax 的表达。这些研究结果表明，线粒体自噬在降解朊蛋白中也发挥了重要作用。

四、自噬在朊蛋白病中的复杂性

自噬在缓解蛋白聚集的神经退行性疾病（如阿尔茨海默病、亨廷顿病及帕金森病）中获得了极大关注。利用化学药物激活自噬，可以降低被感染的神经元中的朊蛋白水平，也可以延长模型小鼠的生存时间。但是，在受感染的神经元中，那些激活自噬的化学药物并不能有效地增加自噬流和降低 PrP^{Sc}。自噬在朊蛋白病中的作用存在复杂性，单纯的自噬激活并不总是呈现保护作用。当细胞处于适度自噬时，自噬被抑制反而会更诱导产

生较小 PrP^{Sc} 种子构象，而这些构象改变的蛋白模板比那些大的聚集物更容易促进 PrP^{C} 转化为 PrP^{Sc}。研究发现，$ATG5^{-/-}$ 小鼠的成纤维细胞与正常的野生型小鼠成纤维细胞相比，敲除小鼠的成纤维细胞不易被感染，而通过慢病毒重新转入 $ATG5$ 时，则可以使 $ATG5$ 敲除的细胞又恢复被感染能力。因此，虽然增强自噬可以降低或者清除朊蛋白及 PrP^{Sc}，但是当在朊蛋白感染的特定阶段，自噬则可能促进 PrP^{Sc} 种子蛋白的产生，进而促进朊蛋白病的发生。这一现象类似于自噬在细胞死亡与肿瘤的相互关系上，自噬在不同的情况下可出现促进或者抑制细胞死亡或者肿瘤的产生。所以，自噬在参与朊蛋白病发生发展过程中依赖于细胞的状态，而不是一个简单的单向作用，如何有效合理控制自噬通路来治疗疾病，是未来一段时间重点需要关注的难题。

五、小　结

由于疾病机制及其与自噬关系的复杂性，自噬与朊蛋白病之间的关系至今仍然未完全明确。长期以来，在体外实验及部分的体内实验都表明，激活自噬如通过化学药物，对治疗朊病毒感染是有效果的。PrP^{Sc} 对细胞的作用及朊病毒的感染都是降低的，这很可能是因为溶酶体降解增加，使得朊病毒的传播与清除之间的平衡向后者倾斜。但是这一过程的确切分子机制仍然没有彻底被阐明，尤其是为何大多数 PrP^{Sc} 都在内小体及溶酶体内。另外，不仅只有细胞质物质才易被自噬降解，细胞质以外的物质也可以被自噬清除降解。那么在未来的研究中，必须弄清朊蛋白如何传播，怎样运输和循环利用，它们的清除和自噬又有什么内在关系。另外，更需要做出解释的是，在特定的条件下，自噬的诱导到底是 mTOR 依赖性、非依赖性还是这二者皆有。最后，理论转化及将自噬运用至抗朊病毒治疗将会是极其困难的，因为自噬机制与其他的抗朊病毒方法之间的联系还太远。自噬除了动力学机制及可能的副作用之外，最大的障碍是难以穿透血脑屏障。所以目前看来，不同抗朊病毒通路的联合治疗仍然是合理的。

自噬在抗朊病毒感染及朊病毒疾病中的基本的生物学功能还需要做进一步的研究。目前的一些初步的数据表明，自噬在感染易感性上起调节作用，即使当前的一些研究还很难确定自噬改变到底是细胞感染朊病毒的前提条件还是感染后的效果。在体外的实验中也遇到了上述类似的问题。与此类似，自噬具有双重功能而且其很有可能对朊病毒的传播是必要的。从酵母菌朊病毒感染实验模型及利用哺乳动物细胞培养体系研究朊状属性的实验结果表明，聚集形成需要形成聚集体和纤维的破裂，而自噬是否涉及这个进程将会是一个很有趣的课题。另外的挑战是应该建立一个完善的在体模型，并可以用来研究抗朊病毒感染与自噬的关系。对于如何解决 ATG 敲除鼠早期致死问题，这就需要利用基因敲除的方法获得可用来执行标准朊病毒感染时间分析实验的小鼠。总的来说，抗朊病毒感染与自噬似乎具有复杂的相互作用。在分子水平上来破解他们的相互作用，是可行的也是值得的，需要人们在将来倾注更多的精力来做更全面，更细致，更深入的研究。

苏州大学药学院　郝宗兵　王光辉

参 考 文 献

Baker H F，Ridley R M，Duchen L W，et al.，1993. Evidence for the experimental transmission of cerebral beta-amyloidosis to primates. Int J Exp Pathol，74（5）：441-454.

Braak H，Del Trecidi K，2015. Neuroanatomy and pathology of sporadic Alzheimer's disease. Adv Anat Embryol Cell Biol，215：1-162.

Braak H，Del Tredici K，2009. Neuroanatomy and pathology of sporadic Parkinson's disease. Adv Anat Embryol Cell Biol，201：1-119.

Bravard A，Auvre F，Fantini D，et al.，2015. The prion protein is critical for DNA repair and cell survival after genotoxic stress. Nucleic Acids Res，43（2）：904-916.

Bremer J，Baumann F，Tiberi C，et al.，2010. Axonal prion protein is required for peripheral myelin maintenance. Nat Neurosci，13（3）：310-318.

Collinge J，Sidle K C，Meads J，et al.，1996. Molecular analysis of prion strain variation and the aetiology of 'new variant' CJD. Nature，383（6602）：685-690.

Collinge J，Whittington M A，Sidle K C，et al.，1994. Prion protein is necessary for normal synaptic function. Nature，370（6487）：295-297.

Fan X Y，Tian C，Wang H，et al.，2015. Activation of the AMPK-ULK1 pathway plays an important role in autophagy during prion infection. Sci Rep，5：14728.

Faris R，Moore R A，Ward A，et al.，2017. Cellular prion protein is present in mitochondria of healthy mice. Sci Rep，7：41556.

Goedert M，Spillantini M G，Del Tredici K，et al.，2013. 100 years of Lewy pathology. Nat Rev Neurol，9（1）：13-24.

Jeong J K，Moon M H，Lee Y J，et al.，2013. Autophagy induced by the class Ⅲ histone deacetylase Sirt1 prevents prion peptide neurotoxicity. Neurobiol Aging，34（1）：146-156.

Khan S H，Zhao D，Shah S Z，et al.，2017. Parkin Overexpression Ameliorates PrP106-126-Induced Neurotoxicity via Enhanced Autophagy in N2a Cells. Cell Mol Neurobiol，37（4）：717-728.

Le Pichon C E，Valley M T，Polymenidou M，et al.，2009. Olfactory behavior and physiology are disrupted in prion protein knockout mice. Nat Neurosci，12（1）：60-69.

Lee J H，Jeong J K，Park S Y，2014. Sulforaphane-induced autophagy flux prevents prion protein-mediated neurotoxicity through AMPK pathway. Neuroscience，278：31-39.

Lledo P M，Tremblay P，DeArmond S J，et al.，1996. Mice deficient for prion protein exhibit normal neuronal excitability and synaptic transmission in the hippocampus. Proc Natl Acad Sci U S A，93（6）：2403-2407.

Lopez-Perez O，Otero A，Filali H，et al.，2019. Dysregulation of autophagy in the central nervous system of sheep naturally infected with classical scrapie. Sci Rep，9（1）：1911.

McKee A C，Stern R A，Nowinski C J，et al.，2013. The spectrum of disease in chronic traumatic encephalopathy. Brain，136（Pt 1）：43-64.

McLennan N F，Brennan P M，McNeill A，et al.，2004. Prion protein accumulation and neuroprotection in hypoxic brain damage. Am J Pathol，165（1）：227-235.

Moon J H，Lee J H，Park J Y，et al.，2014. Caffeine prevents human prion protein-mediated neurotoxicity through the induction of autophagy. Int J Mol Med，34（2）：553-558.

Nuvolone M，Hermann M，Sorce S，et al.，2016. Strictly co-isogenic C57BL/6J-Prnp-/- mice: A rigorous resource for prion science. J Exp Med，213（3）：313-327.

Sandberg M K，Al-Doujaily H，Sharps B，et al.，2014. Prion neuropathology follows the accumulation of alternate prion protein isoforms after infective titre has peaked. Nat Commun，5：4347.

Stahl N，Borchelt D R，Hsiao K，et al.，1987. Scrapie prion protein contains a phosphatidylinositol glycolipid. Cell，51（2）：229-240.

Steele A D，Emsley J G，Ozdinler P H，et al.，2006. Prion protein（PrP^c）positively regulates neural precursor proliferation during developmental and adult mammalian neurogenesis. Proc Natl Acad Sci U S A，103（9）：3416-3421.

Thal D R，Rub U，Orantes M，et al.，2002. Phases of A beta-deposition in the human brain and its relevance for the development of AD. Neurology，58（12）：1791-1800.

Zhu T，Zhao D，Song Z，et al.，2016. HDAC6 alleviates prion peptide-mediated neuronal death via modulating PI3K-Akt-mTOR pathway. Neurobiol Aging，37：91-102.

第五章　自噬与溶酶体贮积症

溶酶体贮积症（lysosomal storage disorders，LSD）是一组由于基因突变导致的遗传性代谢疾病，以常染色体隐性遗传占绝大多数。截至目前，已经有 70 余种溶酶体贮积症被鉴定，虽然每种溶酶体贮积症发病率均较罕见，但作为一组疾病，溶酶体贮积症总体上属于最常见的人类遗传疾病之一，溶酶体贮积症在新生儿和婴儿中的发病率约为 1/5000，但是由于未确诊的患者或误诊患者的存在，其实际的发病率可能更高。它主要是由于溶酶体内的酶或溶酶体相关蛋白功能缺陷，导致相应的底物不能被降解而堆积在溶酶体内，造成细胞、组织和器官压力和功能障碍而引起的一类疾病。虽然大部分溶酶体贮积症是由于酸性水解酶的缺失引起的，但是仍有很多患者是由于溶酶体膜蛋白的缺失或者可溶性溶酶体蛋白酶的活性丧失而造成疾病的发生。溶酶体贮积症的临床表现多样且呈进行性发展。溶酶体贮积症常见的起始病理表现为内质网 – 自噬小泡 – 溶酶体系统出现一些特定的大分子或者单体化合物的聚集，溶酶体酶功能缺陷是导致这些分子聚集和诱发患者发病的常见原因。溶酶体贮积症可以诱发多系统病变，如神经系统、骨骼系统和网状内皮系统等，尤其在发病早期主要影响中枢神经系统。

溶酶体贮积症患者临床发病的年龄和症状不尽相同，这取决于特定基因突变导致的蛋白功能的影响、积聚物的生物化学特征及贮积发生的细胞类型的不同。溶酶体贮积症主要分为以下几类（表 5-1）：①溶酶体酶缺陷，如天冬氨酰葡萄糖胺尿症（aspartylglucosaminuria）、黏多糖贮积症（mucopolysaccharidoses，MPS）、法布里病（Fabry disease）、戈谢病 I～III 型（Gaucher types I～III）、GM1 神经节苷脂贮积病（GM1-gangliosidosis）、半乳糖神经酰胺脂质贮积病、糖原贮积病 II 型和桑德霍夫病等；②溶酶体酶运输缺陷，如黏脂贮积症 II 型（mucolipidosis type II）和黏脂贮积症 III A 型（mucolipidosis type III A）；③可溶性的非酶溶酶体蛋白缺陷，如尼曼匹克病 C2 型（Niemann-Pick disease type C2）；④溶酶体膜蛋白缺陷，如胱氨酸症（cystinosis）、溶酶体贮积症（lysosomal storage disease）、唾液酸贮积症（free sialic acid storage disorder）、黏多糖贮积症 IV 型（mucolipidosis IV）、尼曼匹克病 C1 型（Niemann-Pick disease type C1）；⑤其他溶酶体贮积症，如神经蜡样质脂褐素沉积症（neuronal ceroid lipofuscinosis）等。

表 5-1　溶酶体贮积症的大体分类

溶酶体贮积症的机制	疾病	主要受感染的外周系统的器官	主要缺陷的溶酶体蛋白
溶酶体酶缺陷	黏多糖贮积症	软骨、骨、心脏、肺	黏多糖
	天冬氨酰葡萄糖胺尿症	骨架，结缔组织	天冬氨酰葡
	戈谢病 I～III 型	脾脏、肝脏、骨髓	葡糖脑苷脂酶
	法布里病	肾脏、心脏	α- 牛乳糖

续表

溶酶体贮积症的机制	疾病	主要受感染的外周系统的器官	主要缺陷的溶酶体蛋白
	GM1 神经节苷脂贮积病	骨架、心脏	β- 牛乳糖
	半乳糖神经酰胺脂质贮积病	心脏	半乳糖脑苷脂酶
	多硫酸酯酶缺陷	脾脏、肝脏、骨、皮肤	SUMF1
	糖原贮积病 Ⅱ 型	骨骼肌	α- 葡糖苷酶
溶酶体酶运输缺陷	黏脂贮积症 Ⅱ 型	骨架、心脏	N- 乙酰葡糖糖胺磷酰基转移酶 α/β
	黏脂贮积症 Ⅲ A 型	骨架、心脏	N- 乙酰葡糖糖胺磷酰基转移酶 α/β
可溶性的非酶的溶酶体蛋白的缺陷	尼曼匹克病 C2 型	肝脏	可溶的胆固醇结合蛋白
溶酶体膜蛋白缺陷	胱氨酸症	肾脏、眼睛	胱氨酸
	LAMP2 缺陷型糖原贮积症	心脏和骨骼肌	LAMP-2
	唾液酸贮积症	肝脏、脾脏、骨架	唾液酸转运蛋白
	黏多糖贮积症 Ⅳ 型	眼	黏脂蛋白
	尼曼匹克病 C1 型	肝脏	参与脂类运输的膜蛋白
其他溶酶体贮积症	神经蜡样质脂褐素沉积症		其他基因的遗传缺陷

第一节　溶酶体贮积症与自噬溶酶体系统

　　许多溶酶体贮积症的发生与溶酶体自身功能障碍息息相关，溶酶体是细胞内非常重要的酸性细胞器，其是由单层膜包裹的一个囊状结构。其含有多种酸性水解酶，可以降解大分子物质，如核酸、蛋白质、脂质、黏多糖及糖原等，并且通过通透酶由内而外转运代谢产生的小分子以被细胞再次利用。溶酶体内的酶都是酸性水解酶，它们在高尔基体中合成，在弱酸性条件下（pH 5.0）活性最佳。溶酶体中酸性环境的维持是靠溶酶体膜内的一种可以将细胞质中的氢离子泵入溶酶体的特殊转运蛋白——质子泵。溶酶体虽然体积较内体和自噬小泡小，但富含特别的跨膜蛋白（多为糖蛋白）和水解酶（包括蛋白酶、糖苷酶、核酸酶、磷酸酶和脂酶等），并且有较高的浮力密度，通过透射电镜可见高电子密度的外观，其酸性程度及膜蛋白（LMP）如 LAMP1 和 LAMP2 与内体均不相同。

　　当内体和自噬小泡与溶酶体瞬时接触，或者两者交换内容物，或者直接与溶酶体融合，分别形成内溶酶体或自噬溶酶体时发生降解。溶酶体是存储酸性水解酶的隔间，并且进入与次级内体与自噬小泡融合和分裂的循环中，而内吞和自噬底物的消化最初发生在内溶酶体和自噬溶酶体中。在生理条件下，内溶酶体和自噬溶酶体是瞬时的细胞器。当溶酶体水解酶、膜蛋白或者非酶类的可溶的溶酶体蛋白缺陷时，大量的大分子或单体积累在内溶酶体／自噬溶酶体中，抑制那些遗传上没有缺陷的代谢酶和透性酶，导致次级底物的积累，而另一些溶酶体贮积症（如黏多糖Ⅰ和Ⅵ型，GM1神经节苷脂贮积病等）并不是因为蛋白酶缺陷，而是溶酶体蛋白酶水解能力降低。初级底物和次级底物的积累不仅影响内体-自噬小泡-溶酶体系统，而且还影响其他细胞器包括线粒体、内质网、高尔基体、过氧化物酶体甚至全部的细胞功能等一系列的级联反应。

内溶酶体和自噬溶酶体都可以延伸溶酶体水解酶和LMP集中的管状结构，在这些管状结构末端，LC3阴性和LAMP1阳性的囊泡出芽和酸化，成熟为初级溶酶体，一个分裂过程可以作为一次溶酶体的重构，在内吞和自噬底物降解的每一个循环中就可以完成，产生的初级溶酶体可以与新生成的内体和自噬小泡融合。

大鼠的肾脏成纤维细胞中外源性的蔗糖代谢检测充分证明内溶酶体／自噬溶酶体底物的有效清除是溶酶体重构的必要条件。蔗糖是一个由单糖葡萄糖和果糖组成的难以被细胞消化的二糖，充满蔗糖的内体与溶酶体融合形成大的内溶酶体，并在细胞质中积累，出现致密核心溶酶体的缺失，然而，通过摄取外源性的转化酶导致积累的蔗糖分解，可促使致密核心溶酶体再现。我国科学家俞立等发现溶酶体并不是重新生成的，而是由内溶酶体的重构或出芽形成。在唾液酸贮积症患者中，当溶酶体酶持续在中间体或普通细胞器中时，溶酶体重构缺陷，患者的成纤维细胞缺失初级溶酶体。此外，有研究表明，在尼曼匹克病C2型缺陷的细胞中可发现受损的溶酶体重构，表明在溶酶体重构过程中尼曼匹克病C2型蛋白起重要的作用，而在尼曼匹克病C1型中内体／自噬小泡-溶酶体融合受损。鉴于尼曼匹克病C1型和尼曼匹克病C2型缺陷有相同的病理，表明溶酶体重构与内体／自噬小泡-溶酶体融合同样至关重要。

内溶酶体／自噬溶酶体清除功能障碍和溶酶体重构缺陷相关的机制已经证明，这个通路的核心是哺乳动物雷帕霉素靶蛋白（mTOR），它是一个丝氨酸／苏氨酸激酶并且支配着细胞内代谢和营养状态的协同作用。在自噬过程中，mTOR经历了一个磷酸化依赖的失活和再激活的循环，这对之后自噬溶酶体的形成是必需的，反过来，mTOR的激活依赖于自噬溶酶体底物降解和腔内充足的氨基酸水平。尽管目前对溶酶体贮积症中溶酶体重构和mTOR的激活可以获得的信息有限，但是自噬溶酶体降解的缺陷可能妨碍mTOR的再激活，并且因此阻止了溶酶体重构，使受影响的细胞缺失初级溶酶体。因此，除了滞留的自噬溶酶体外，自噬小泡可能因为缺陷初级溶酶体而滞留，这也解释了自噬小泡和溶酶体标志物共定位水平减少的原因。在青少年神经蜡样质脂褐素沉积症鼠脑模型、黏多糖贮积症ⅠS型的成纤维细胞、遭受饥饿引起自噬的法布里病和天冬氨酰葡萄糖胺尿症、尼曼匹克病C1型和尼曼匹克病C2型敲减的人脐静脉内皮细胞和MCOLN1缺陷的果蝇蛹中，mTOR的活性降低，而在桑德霍夫病、GM1神经节苷脂贮积病和尼曼匹克病C1型的鼠脑样中，mTOR的活性并没有降低。尽管不同的溶酶体贮积症的细胞生物学改变有所不同，但溶酶体贮积症的发病与自噬-溶酶体通路关系极其紧密。

自噬小泡由于在大部分溶酶体贮积症中溶酶体活性降低，因而会导致自噬流出现障碍。溶酶体贮积症的特点是由于溶酶体缺陷导致待降解底物的积累，一些溶酶体贮积症是由于硫酸酯酶活性的缺陷，负责翻译后修饰的硫酸酯酶修饰因子（SUMF1）可以激活硫酸酯酶，而SUMF1在罕见的常染色体隐性疾病多种硫酸酯酶缺陷症（multiple sulfatase deficiency）中出现功能缺陷。Ballabio发现硫酸酯酶敲除鼠与多种硫酸酯酶缺陷的患者有相似的表型，在溶酶体中有明显的代谢物贮积，并且炎症标志物和凋亡标志物的表达都上调。两种溶酶体贮积症模型鼠（多种硫酸酯酶缺陷和黏多糖贮积症 Ⅲ A 型）的病理发现比较，与野生型鼠相比，这些患病鼠自噬小体的数量增加，但由于自噬小泡 - 溶酶体融合受阻，导致自噬功能障碍，在溶酶体出现大量代谢积聚物。因此，溶酶体贮积症可以认为是自噬功能障碍性疾病，与很多神经退行性疾病病理机制有相似性。溶酶体贮积症的细胞表现出 LC3 和溶酶体的标志物阳性的细胞器数量显著增加，表明自噬小体和自噬溶酶体的生成在一定程度上保持正常。但从自噬底物与自噬小体相关的 LC3-Ⅱ 大量积累来看，溶酶体贮积症中自噬流有明显障碍，自噬功能出现异常。在 cathepsin D 敲除（CD$^{-/-}$）、cathepsin B 和 cathepsin L 双敲除（CB$^{-/-}$/CL$^{-/-}$）的模型鼠中，可见异常的囊泡结构在脑神经元中积累，这些结构为自噬小体，并且含有部分细胞质的成分。自噬小泡免疫荧光显微技术和冷冻免疫电子显微技术观察表明，在 CB$^{-/-}$/CL$^{-/-}$ 的鼠脑神经元核周体和轴突的应激颗粒中，膜结合的 LC3-Ⅱ 出现大量积累，并且定位在自噬小体膜上，且大部分 LC3 阳性的标志物并不是 LAMP1 阳性的，表明溶酶体功能障碍引起了自噬溶酶体的形成。此外，与 CD$^{-/-}$ 的神经元一样，自发荧光和线粒体 ATP 合成酶的亚基 c 也在 CB$^{-/-}$/CL$^{-/-}$ 的神经元中积累。因此，CD$^{-/-}$ 鼠和 CB$^{-/-}$/CL$^{-/-}$ 鼠模拟了神经蜡样质脂褐素沉积症（neuronal ceroid lipofuscinosis）或贝敦氏症（Batten disease）。青少年神经蜡样质脂褐素沉积症（juvenile neuronal ceroid lipofuscinosis）是由于编码溶酶体蛋白 CLCN3 突变所致，该病患者有线粒体 ATP 合成酶亚基 c 的积累，提示调节线粒体降解的自噬通路受损。在敲入 Cln3 和 CbCln3 突变基因的青少年神经蜡样质脂褐素沉积症的动物模型中，小脑细胞自噬标志物 LC3-Ⅱ 明显增加，而 mTOR 出现下调，分离的自噬小泡和溶酶体在超微结构上没有野生型鼠成熟，并且线粒体 ATP 合成酶亚基 c 在自噬小泡中积累，且 LC3 和 LAMP1 都主要定位在各自的细胞器中。因此，cathepsin 和线粒体 ATP 合成酶亚基 c 在一定程度上有着相似表型，提示两者在自噬通路上有相似作用，均出现自噬小泡和溶酶体的融合障碍，影响自噬流。在有着严重的神经退行性病变的多种硫酸酯酶缺陷和黏多糖贮积症 Ⅲ A 型的溶酶体贮积症模型鼠中，自噬小泡和溶酶体融合同样有明显障碍，导致自噬小泡累积，自噬通路的损伤不能有效地降解外源性易聚集的蛋白（如具有多聚谷氨酰胺重复的亨廷顿蛋白和突变的 α-synuclein），从而导致大量的泛素化蛋白和功能紊乱的线粒体积累，引起细胞死亡。此外，溶酶体的功能还依赖于溶酶体膜与细胞中其他膜融合的能力，在溶酶体贮积症中，溶酶体底物的积累与溶酶体功能紊乱和内吞体运输障碍也有关。在溶酶体贮积症中，胆固醇在细胞中的溶酶体膜上积累，减少了溶酶体与内吞体或自噬小泡的融合能力，且细胞膜融合的关键成分 N-乙基马来酰亚胺敏感因子附着蛋白（SNAP）受体（SNARE），异常的积累在溶酶体贮积症的溶酶体膜的胆固醇富含区域中，并被锁定在复合物中，破坏了其分选和循环。减少溶酶体贮积症细胞膜胆固醇的水平可以恢复正常的 SNARE 功能和有效的溶酶体融合功能。因此，可以说溶酶体贮积症是一种"自噬病"，且与其他神经退行性疾病存在共同的分子机制。

第二节　自噬与糖原贮积症 II 型和 Danon 症

一、糖原贮积症 II 型

糖原贮积症 II 型是第一个被鉴定的溶酶体贮积症。这种病是因为酸性麦芽糖酶 [又称酸性 α- 葡萄糖苷酶（GAA）] 的基因突变引起的酶活性完全缺失导致的。酸性 α- 葡萄糖苷酶是溶酶体糖原水解酶，其酶活性丧失导致溶酶体内糖原和自噬体积累，这也是这类溶酶体贮积症的病理特征。在发病最严重的婴幼儿患者中，会出现严重的虚弱和心脏衰竭，若不及时治疗会在一年之内死亡。即使是渐进性的迟发性患者，很多患者最终会因为呼吸衰竭而死亡。

用正常功能的人重组酸性 α- 葡萄糖苷酶替代患者体内有功能缺陷酶的酶替代疗法（ERT）被批准用于糖原贮积症的治疗。由于该病致病机制被认为是糖原填充的溶酶体渐进性肿大导致其破裂并将糖原和有毒物质释放到细胞质中，因而在溶酶体未破坏之前及早治疗可逆转致病级联反应。但该疗法对心肌有很好的效果，却对骨骼肌无效。ERT疗法对骨骼肌无效，最早见于 GAA 敲除的糖原贮积症小鼠模型。在无疗效的快肌细胞中，通过电镜检测发现存在大量的自噬小体堆积，几乎所有肌纤维内都可以观察到大量的群集的溶酶体蛋白 LAMP1 及 LC3 阳性囊泡。随着敲除鼠年龄增长，自噬小泡增多，从形态学分析，最终导致肌纤维破坏及肌肉受损的是自噬异常而不是溶酶体肿胀，且自噬进程中自噬小泡的产生和自噬小泡溶酶体的融合都受到了影响，并出现 BECN1、GABARAP、ATG7 和 LC3 过度上调。因此，在 GAA 敲除小鼠快肌中出现的症状表型，不是因为自噬激活而是由于自噬小泡和溶酶体融合受阻引起的自噬流障碍所致。在糖原贮积症肌纤维内，自噬底物如 p62/SQSTM1 及多聚泛素化蛋白出现堆积，且泛素阳性蛋白聚集早于症状表型，并与疾病发展进程相并行。在 Atg5 或 Atg7 肌肉特异性缺陷的糖原贮积症小鼠中，采用 ERT 疗法后，糖原几乎完全被清除，但是在对照的糖原贮积症小鼠中并未见此种结果。值得注意的是，采用 ERT 疗法并且抑制自噬可将糖原贮积症小鼠改善为肌肉特异性自噬缺陷的野生型小鼠，尽管在肌肉特异性自噬缺陷的野生型小鼠中，也被报道出现功能失调线粒体的聚集、轻度萎缩和年龄依赖性力量减少，但这些小鼠的健康指数（寿命、运动性和单纤维收缩）都显著好于糖原贮积症小鼠。人类迟发性患者（包括青少年和成人）的许多肌肉细胞也出现自噬小泡堆积现象，而在自噬小泡堆积区域以外的溶酶体基本正常。进一步表明，在野生型动物中，自噬缺陷会引起肌细胞损伤，但在糖原贮积症小鼠中，降低自噬水平由于减少了自噬小泡的形成，反而减缓了因自噬流阻断所造成的细胞损伤。

二、Danon 症

Danon 症，也称作 LAMP2（溶酶体相关膜蛋白 2）缺陷型糖原贮积症或者正常酸性麦芽糖酶活溶酶体贮积症，是一种因为 LAMP2 功能缺陷的溶酶体糖原贮积症。这种疾病为 X 染色体连锁遗传且极为罕见，其主要的表型是严重的心肌病和骨骼肌衰弱并伴随着智力低下。Danon 症是被报道的第一种涉及自噬的溶酶体贮积症。在 *Lamp2* 缺失小鼠疾病模型的多种组织（包括肝脏、肌肉和心肌）中均检测到自噬小泡出现堆积，以及肝细胞中长周期蛋白的溶酶体降解下降。在患者的活体组织中也检测到 LC3-Ⅱ阳性的自噬囊泡堆积和大的 p62 聚集体。在用 *LAMP2* 突变患者的 iPSC 细胞分化而成的心肌细胞中和 *LAMP2* 缺失小鼠的心肌细胞中，均发现与自噬功能受损有关的线粒体清除机制（线粒体自噬）存在缺陷。

第三节　自噬与黏多糖贮积症

黏多糖贮积症（mucopolysaccharidosis，MPS）是一类因为催化黏多糖降解的酶功能缺陷引起的溶酶体贮积症。黏多糖是一类长的、重复的复杂糖链分子。当催化黏多糖降解的酶缺陷时，黏多糖包括硫酸皮肤素（dermatan sulfate）、硫酸乙酰肝素（heparin sulfate）、硫酸角质素（keratan sulfate）、硫酸软骨素（chondroitin sulfate）或者透明质酸（hyaluronan）的降解过程均可能被阻滞，导致渐进性堆积。黏多糖在溶酶体内聚积会引起细胞、组织及器官功能失常。已知 11 种功能缺陷的酶会导致 7 种不同的黏多糖贮积症，其中Ⅲ型 MPS 也称圣菲利波综合征，是由于降解硫酸乙酰肝素的酶缺陷导致的，其可以划分为 4 种不同类型（A、B、C 和 D），它们分别由不同的酶功能缺陷所致。其中，MPS ⅢA 型是由于肝素 N- 硫酸酯（heparan N-sulfatase enzyme）功能缺陷引起的，其特点是严重的精神症状、多动及相对温和的躯体症状。

多硫酸酯酶缺乏症（MSD）是罕见但危害较大的疾病，患者由于所有的硫酸酯酶活性受损而引起复杂的多系统表型。此病是由于硫酸酯酶修饰因子 1（sulfatase modifying factor 1，SUMF1）的编码基因突变导致所有硫酸酯酶必要的翻译后修饰受损引起。MSD 患者缺乏正常活性的硫酸酯酶活性引起的硫酸酯和黏多糖堆积，导致同时发生至少 7 种疾病的临床症状，其中 5 种是黏多糖贮积症。在 *Sumf1* 敲除的 MSD 小鼠模型中，可模拟出这些疾病的大多数表型。

自噬受损可能在 MSD 和 MPS 疾病的发病中发挥主要作用。与野生型小鼠相比，在 MSD 及 MPS ⅢA 小鼠模型的多个脑区内，自噬小泡明显增多，且在 MSD 及 MPS ⅢA 模型细胞内 LAMP1 与 LC3 共定位减少，提示自噬小泡和溶酶体的融合出现障碍。大量堆积的自噬底物（如多聚泛素化蛋白和功能失常的线粒体）也提示，在 MSD 及 MPS ⅢA 小鼠中自噬功能障碍。另外，MSD 细胞降解易集集性外源性蛋白如突变亨廷顿蛋白和突变 α-synuclein 的能力明显下降，这两个蛋白前者突变会导致亨廷顿病而后者会引发帕金森病。在骨骼发育过程中，MSD 小鼠的软骨细胞出现溶酶体贮积且自噬小泡的清除出现障碍而导致能量代谢改变及细胞死亡。

在 MSD 及 MPS ⅢA 患者中，膜脂及 SNARE 蛋白的分布出现异常，在溶酶体膜上出现明显的胆固醇积聚。体外实验中，野生型的细胞负载胆固醇后，出现和 MSD 细胞类似的表型：自噬小泡与溶酶体融合受阻，而使用甲基 β- 环糊精降低胆固醇可以使溶酶体功能恢复正常。SNARE 蛋白是细胞膜融合机制中的重要组件，在溶酶体贮积症的溶酶体膜上富含胆固醇区有大量的异常螯合的 SNARE 蛋白。这种异常分布影响了 SNARE 蛋白正常功能和再循环利用，从而直接影响了溶酶体膜的融合能力。

MPS Ⅵ型黏多糖贮积症也称为 Maroteaux-Lamy 综合征，是因为溶酶体酶 N- 乙酰基 -4- 硫酸酯酶（芳基硫酸酯酶 B，ARSB）缺乏引起。ARSB 催化水解黏多糖中的硫酸酯，主要是硫酸皮肤素。当 ARSB 酶活性缺失时，硫酸皮肤素无法降解，在不同的细胞和组织中积聚。MPS Ⅵ患者的临床特征是面部粗糙、身材矮小、多发性成骨异常、关节功能和强度受损、肝脾大、心脏瓣膜异常及角膜混浊。虽然在 ARSB 活性缺陷的动物模型中，存在着散在的受损的神经细胞，但没有临床证据表明，MPS Ⅵ患者的中枢神经系统受到影响。利用 MPS Ⅵ患者的成纤维细胞研究发现，溶酶体贮积会导致自噬受损及多聚泛素化蛋白和功能异常的线粒体的聚积，但 LC3 与 LAMP2 共定位并无影响，说明自噬小泡与溶酶体融合并没有被完全阻断，可能是因黏多糖抑制了溶酶体组织蛋白酶活性引起自噬受损。

第四节　自噬与神经鞘脂贮积症

神经鞘脂贮积症（sphingolipidosis）是一类鞘脂代谢紊乱而常影响神经系统的遗传性疾病，这类疾病主要发生于儿童，其引起的神经退行性病变会产生运动迟缓和肌阵挛，并影响白质导致无力和痉挛。鞘脂是神经系统富含的一类脂质，对神经系统发育和功能非常关键。鞘脂的降解需要多个步骤及依赖多个溶酶体水解酶。神经鞘脂贮积症是由于功能性水解酶功能缺陷导致完全或部分未降解的鞘脂聚积，患者出现鞘磷脂、糖脂、葡糖脑苷脂、神经节苷脂，未酯化胆固醇及硫脂化合物等堆积。最近的研究发现，将鞘糖脂加入到细胞的培养基中，就会诱导细胞自噬，但自噬小泡清除减少并迅速引起自噬小泡的堆积。神经鞘脂贮积症包括尼曼匹克病（Niemann-Pick disease）、戈谢病（Gaucher disease）、法布里病（Fabry disease）及 GM1/2 神经节苷脂沉积症（GM1/2 gangliosidosis）等。在一些神经鞘脂贮积症中检测到自噬的改变，其中研究最为广泛的是尼曼匹克病 C1 型（Niemann-Pick type C disease，NPC1）。

一、尼曼匹克病 C 型

尼曼匹克病分为 A、B、C1 和 C2 型，其中 A 和 B 型是由于 SMPD1 突变引起酸性鞘磷脂酶活性丧失引起的；而 C1 和 C2 型是由于 NPC1 或 NPC2 基因突变引起的，这两个基因编码的蛋白被认为是协同激活胆固醇外排。尼曼匹克病 C 型患者中，NPC1 突变患者占 95%，NPC2 突变患者占 5%。NPC1 是一种多次跨膜蛋白，包含一种固醇敏感结构域，类似于胆固醇合成调节子，如 HMG-CoA 还原酶、SCAP 及 7DHCR 中的结构域。NPC2 是一种可溶性蛋白，定位于晚期内体 / 溶酶体腔内，它可以结合胆固醇，并能将胆固醇从脂质双分子层提取出来，转运至另一个双分子层或者 NPC1 氨基端结构域。因为 NPC1 或 NPC2 功能缺陷，导致低密度脂蛋白（low-density lipoprotein，LDL）- 胆固醇受体介导的内吞而来的未酯化的胆固醇在细胞内广泛堆积。

在 Npc1 突变小鼠的脑中及用患者来源的 iPSC 诱导分化的神经元中均发现明显的自噬小泡的积聚和自噬流的阻滞，而这种自噬紊乱导致了细胞活力显著下降。突变的 NPC1

阻止胆固醇从内溶酶体的隔间流出，使 SNARE 功能失效而抑制自噬体成熟。与 NPC1 类似，在 NPC2 敲减的脂肪细胞中也发现自噬体和自噬底物的积聚和溶酶体活性下降。用一种可诱导 NPC 样的脂类运输缺陷的小分子 U18666A 处理野生型的成纤维细胞，同样可导致 Beclin1 和 LC3-Ⅱ表达上调、p62 和多聚泛素化蛋白水平增加，提示阻断脂类运输能诱导自噬小泡形成，但影响了自噬流。这些研究都表明，自噬调节紊乱是 NPC 的重要发病机制，自噬是用于 NPC 患者非常有潜在价值的治疗靶标。

二、戈 谢 病

戈谢病是神经鞘脂贮积症中最为常见的类型，是由于催化鞘糖脂降解最后一步的葡糖脑苷脂酶（glucocerebrosidase，GCase）或其激活因子 saposin C 突变导致的。在患者特异性 iPSCs 分化的神经元中检测到自噬体成熟缺陷、TFEB 下调及溶酶体基因表达下调。在 saposin C 突变患者的成纤维细胞中也出现自噬体降解受损的类似现象，这与组织蛋白酶 B/D 活性下降有关。葡糖脑苷脂酶 V394L 突变体纯合子小鼠及 saposin C 突变小鼠常被用来作为戈谢病的疾病动物模型，这些动物模型显示在其神经元及星形胶质细胞内有点状的 p62 聚集，同时在轴突囊泡内发现未被消化的物质并伴有自噬底物的堆积。最近在敲除葡糖脑苷脂酶的果蝇戈谢病模型中，也同样发现严重的溶酶体缺陷和自噬流阻滞现象，导致果蝇模型寿命缩短、神经退变和年龄依赖的活动缺陷，这与 mTOR 信号通路紊乱有关，使用雷帕霉素可以逆转这些疾病现象。这些发现都表明，戈谢病患者或模型动物的细胞内自噬降解功能出现缺陷。

三、法布里病及 GM1 神经节苷脂沉积症

GM1 神经节苷脂沉积症（GM1 gangliosidosis）是一种常见的常染色体隐性遗传脂质贮积症，由于溶酶体 β- 半乳糖苷酶突变而导致 GM1 神经节苷脂沉积引起的，其主要表型是中枢神经系统的功能失常、内脏肥大和骨骼发育不良。法布里病是由于溶酶体 α- 半乳糖苷酶 A 的缺乏导致它的底物酰基鞘鞍醇三己糖在体内堆积导致。在 GM1 神经节苷脂沉积症模型中都发现了自噬体标志物 LC3-Ⅱ基础水平明显增加，在 GM1 神经节苷脂沉积症模型小鼠中发现自噬小泡、Beclin1 表达和功能失调线粒体等明显增加。法布里病患者细胞的 LC3 的基础水平及经饥饿处理后的 LC3 水平均较正常细胞显著升高。用溶酶体蛋白酶抑制剂处理饥饿过的法布里病患者的成纤维细胞和淋巴细胞显示自噬流受阻，且与其他几种鞘脂沉积症相比，其自噬降解通路损伤更严重。此外，法布里病患者的肾组织及成纤维细胞内 p62 和泛素化底物蛋白的增加进一步提示自噬降解功能的损伤。

第五节　自噬与黏脂贮积症Ⅳ型

黏脂贮积症Ⅳ型（mucolipidosis type Ⅳ，ML Ⅳ）是一种常染色体隐性遗传疾病，其特点为急性精神症状和视觉异常，包括视网膜变性、角膜混浊、视神经萎缩和斜视。在 ML Ⅳ患者的许多组织中发现有异质性包涵体，包括脂类和黏多糖形成的多层晶片复合物，以及可溶性颗粒状蛋白。ML Ⅳ因 MCOLN1（mucolipin1，也称为 TRPML1）突变所致，

MCOLN1 是一种溶酶体内膜阳离子通道蛋白，为内向矫正离子通道（从溶酶体腔到胞质），有助于 Ca^{2+}、Na^+、K^+ 和 Fe^{2+}/Mn^{2+} 透膜。

MCOLN1 介导 Ca^{2+} 从内体及溶酶体的外排，维持细胞器稳态及内体囊泡的融合。MCOLN1 介导的 Ca^{2+} 释放可以激活依赖 Ca^{2+} 的磷酸酶 Calcineurin，进而促进去磷酸化介导的 TFEB 核转位，激活一些溶酶体蛋白和自噬相关蛋白的表达。ML Ⅳ 患者的成纤维细胞自噬小泡的降解及自噬小泡与内体 / 溶酶体的融合都受到阻滞，出现自噬小泡的堆积，且出现 p62 聚集及异常线粒体。而通过过表达或药理学方法激动 MCONL1 的活性可以促进自噬流。此外，MCONL1 与分子伴侣 HSPA80 及 DNAJB1 相互作用，参与分子伴侣介导自噬（CMA）的调控，在 ML Ⅳ 患者成纤维细胞中发现 CMV 缺陷及 LAMP2A 水平降低进而导致氧化蛋白的增加。MCOLN1 可与其家族蛋白 MCOLN2 和 MCONL3 形成异源二聚体。MCOLN3 敲除和过表达死亡通道结构域缺陷的 *MCONL3* 突变体都可以抑制饥饿诱导的自噬，提示 MCOLN 二聚体在自噬调控中具有重要作用。*Mcoln1*$^{-/-}$ 小鼠与同窝出生的野生型小鼠相比并没有出现明显的行为学及形态学改变，但随着年龄的增长，*Mcoln1*$^{-/-}$ 小鼠表现出渐进式的肢体减弱，最终四肢瘫痪，并在第 8 个月死亡。8 个月 *Mcoln1*$^{-/-}$ 小鼠的大脑中的神经元、星形胶质细胞、少突细胞、小胶质细胞和内皮细胞内均发现带有溶酶体标记的包涵体，说明 MCOLN1 缺陷导致的自噬障碍对神经退变有重要作用。

第六节　溶酶体贮积症的潜在治疗手段

在不同的溶酶体贮积症的发生和发展中，不同的症状严重程度、不同的组织及不同的堆积的分子类型都涉及自噬。尽管一些疾病和实际检测的患者样本之间存在差异，但是常能见到自噬流受阻（表 5-2）。一方面，自噬底物如多聚泛素蛋白、p62 和功能异常的线粒体的二次堆积，另一方面自噬小泡形成因子如 BECN1 的增加来试图代偿受损的自噬流。在一些溶酶体贮积症中，mTOR 的异常激活也可导致自噬溶酶体形成受阻。因此，溶酶体贮积症可以被称作自噬疾病，而且种种迹象表明，改变自噬功能或者增强溶酶体功能可以作为溶酶体贮积症的潜在治疗手段。溶酶体贮积症中自噬受损和自噬底物的堆积表明溶酶体贮积症的一些致病机制与其他自噬缺陷引起的疾病相类似，尤其是在一些影响中老年人的神经退行性疾病如帕金森、阿尔茨海默病及亨廷顿病等，在其神经细胞内存在着许多聚集蛋白，而这些聚集蛋白是病因级联反应的关键要素。溶酶体贮积症和神经退行性疾病之间的进一步联系表现在溶酶体贮积症如尼曼匹克病 C 型、黏多糖症及淀粉样蛋白降解缺陷导致的神经鞘脂贮积症中发现磷酸化的 tau 蛋白聚集及神经原纤维缠结，这两者通常在阿尔茨海默病中被检测到。尼曼匹克病 C 型的神经病理学与一些蛋白聚集如包括磷酸化 tau 蛋白聚集和 α-synuclein 聚集，以及一些 β- 淀粉样蛋白聚集致病的神经退行性疾病之间有惊人的相似之处。最近的研究发现，阿尔茨海默病小鼠模型中溶酶体酸化受损，帕金森病小鼠模型的溶酶体损耗进一步表明溶酶体功能障碍和神经退行性疾病的关联。已有大量的研究尝试以细胞自噬作为治疗神经退行性疾病的靶点，这些研究对治疗溶酶体贮积症具有相当的借鉴意义。

表 5-2　溶酶体贮积症中关于自噬的研究总结

疾病类型		自噬泡堆积	自噬泡降解缺陷	自噬泡形成增加	多聚泛素蛋白增加	p62 增加
糖原代谢病	糖原贮积症Ⅱ型	是	是	是	是	是
	LAMP2 缺陷型糖原贮积症	是	是	否	否	否
黏多糖贮积症	多硫酸酯酶缺乏症	是	是	否	是	是
	黏多糖贮积症Ⅲ A 型	是	是	否	是	是
	黏多糖贮积症Ⅵ A 型	是	是	否	是	是
神经鞘脂贮积症	尼曼匹克病 C 型	是	是	是	是	是
	戈谢病	是	否	否	是	否
	法布里病	是	是	否	是	是
	GM1 神经节苷脂贮积病	是	是	是	否	否
黏脂贮积病	黏脂贮积症Ⅱ型	是	否	否	是	是
	黏脂贮积症Ⅲ型	是	否	否	是	是
	黏脂贮积症Ⅳ型	是	是	是	是	是
蜡样质脂褐素沉着症	CLN10	是	否	否	否	否
	CLN3	是	否	是	否	否

　　许多研究人员都意识到维持正常的蛋白质循环利用的自噬通路在这些疾病中的重要作用，如采取药物刺激的方法激活自噬而阻止神经疾病如亨廷顿病中蛋白的聚集。在亨廷顿果蝇模型中，雷帕霉素被证明可防止神经变性，而在亨廷顿小鼠模型中则可以通过加强自噬，清除病理性亨廷顿蛋白的聚集，改善神经病理状态。雷帕霉素也可以清除含有易聚集蛋白如多聚谷氨酰胺或者多聚丙氨酸的聚集蛋白，并同时改善动物表型。海藻糖是一种存在于许多非哺乳动物内的二糖，它是一种 mTOR 非依赖的自噬活化剂，在培养的神经元中显示具有抗凋亡作用，也可以加快突变的亨廷顿蛋白及 α-synuclein 的清除，但在大多数的溶酶体贮积症中，自噬小泡形成并没有缺陷，只是自噬流被阻滞。因此，激活自噬方案反而具有一些不利的效应。糖原贮积症Ⅱ型中采取 ERT 疗法后抑制自噬的有效疗效说明在自噬流阻滞的情况下，抑制自噬小泡的形成反而是一种可能的治疗策略。

　　靶向溶酶体发生和自噬通路激活的重要转录因子 TFEB 被认为是非常有前途的治疗策略。TFEB 是调控内体、自噬小泡和溶酶体生成和功能的一个非常重要的核转录因子，其可以调控数百个溶酶体基因表达和调控 CLEAR 基因的表达。后续研究发现，TFEB 不仅可以调控溶酶体的生成，还在自噬的调控中起到一个非常重要的作用。目前学术界较为关注的可能对相关疾病具有潜在治疗效果的方法是通过激活 *TFEB* 基因，使整个的溶酶体及自噬通路都增强，促进自噬流的畅通。由于溶酶体贮积症本质上主要是由于溶酶体和自噬功能障碍引起的，合理的调控和改善溶酶体和自噬的功能可能有利于溶酶体贮积症的治疗。由于细胞自噬在控制蛋白质质量和维持细胞稳态中充当重要的角色，自噬过程障碍可以导致各种疾病包括溶酶体贮积症，所以通过合理的调控 TFEB 的表达可以增强自噬功能，尤其是减少自噬流的阻滞，在一定程度上可能有利于缓解由于自噬功能障碍引起的溶酶体贮积症。

最近还有研究表明，胆固醇在溶酶体内膜聚集可改变溶酶体的组织与构成，并降低它们的融合能力。一些药物如甲基 -β- 环糊精，通过降低膜上胆固醇含量，可以恢复溶酶体的融合能力，也可以恢复溶酶体贮积症如 MSD 和 MPS Ⅲ A 中被阻滞的自噬流。尽管这类化合物在体内有相当的毒性，但是 FDA 已批准一批环糊精类如 Kleptose、Trappsol 和 CAPTISOL 的临床使用。实验表明，尼曼匹克病 C 型小鼠经长期的羟丙基 -β- 环糊精治疗后，可以减少胆固醇及神经节苷脂沉积，自噬水平正常且显著提高小鼠生存率，但是在 MPS Ⅲ A 及 GM1 黏多糖症小鼠中却没有观察到类似的疗效。进一步探索自噬的调节药物在自噬通路不同阶段治疗的有效性，观察溶酶体贮积症的细胞及动物模型的表型改善，都会对治疗溶酶体贮积症有所帮助并开发出有效的治疗手段。

小　　结

溶酶体贮积症以不能降解的大分子聚积为特征，其原因包括溶酶体水解酶的功能缺陷，或由囊泡运输、自噬体成熟、溶酶体酸化或溶酶体膜转运分子等异常导致的内体溶酶体形成过程失调。各溶酶体贮积症亚型呈现数种不同的溶酶体生物学功能缺陷，在某种程度上也需要不同的治疗策略以应对。自噬流阻滞是多种溶酶体贮积症的鲜明特征，提示刺激自噬和减轻自噬流阻滞是临床可行的选择，可作为多种溶酶体贮积症的共同的治疗靶标。然而，由于目前的研究只发现自噬诱导剂对极少数溶酶体贮积症有效，对溶酶体贮积症中的自噬调控机制亟须更深入的研究和评估。联合疗法是针对溶酶体贮积症非常有前景的治疗策略，如前面所提的自噬诱导合并 ERT 疗法即展示了非常好的疗效，但这种疗法只适用于溶酶体贮积症的个别亚型，而且价格不菲，需要开发出更低廉和适用于更多溶酶体贮积症亚型的新型治疗策略，如以 TFEB 等为治疗靶标。针对不同的溶酶体贮积症亚型可能需要采用不同的联合疗法，但自噬调节剂在其中的基础作用是不可忽略的。

苏州大学药学院　任海刚　王光辉

参 考 文 献

Aflaki E，Westbroek W，Sidransky E，2017. The complicated relationship between Gaucher disease and Parkinsonism: Insights from a rare disease. Neuron，93（4）：737-746.

Boudewyn L C，Walkley S U，2019. Current concepts in the neuropathogenesis of mucolipidosis type Ⅳ. J Neurochem，148（5）：669-689.

Fecarotta S，Gasperini S，Parenti G，2018. New treatments for the mucopolysaccharidoses: from pathophysiology to therapy. Ital J Pediatr, 44（Suppl2）: 124.

Fraldi A, Annunziata F, Lombardi A, et al., 2010. Lysosomal fusion and SNARE function are impaired by cholesterol accumulation in lysosomal storage disorders. EMBO J, 29（21）: 3607-3620.

Lim J A, Sun B, Puertollano R, et al., 2018. Therapeutic benefit of autophagy modulation in Pompe disease. Mol Ther, 26（7）: 1783-1796.

Marques A R A, Saftig P, 2019. Lysosomal storage disorders - challenges, concepts and avenues for therapy: beyond rare diseases. J Cell Sci, 132（2）. pii: jcs221739.

Moors T, Paciotti S, Chiasserini D, et al., 2016. Lysosomal dysfunction and alpha-synuclein aggregation in Parkinson's disease: Diagnostic links. Mov Disord, 31（6）: 791-801.

Nascimbeni A C, Fanin M, Angelini C, et al., 2017. Autophagy dysregulation in Danon disease. Cell Death Dis, 8（1）: e2565.

Patterson M C, 2013. Gangliosidoses. Handb Clin Neurol, 113: 1707-1708.

Platt F M, 2014. Sphingolipid lysosomal storage disorders. Nature, 510（7503）: 68-75.

Platt F M, d'Azzo A, Davidson B L, et al., 2018. Lysosomal storage diseases. Nat Rev Dis Primers, 4（1）: 27.

Sardiello M, 2016. Transcription factor EB: from master coordinator of lysosomal pathways to candidate therapeutic target in degenerative storage diseases. Ann N Y Acad Sci, 1371（1）: 3-14.

Settembre C, Fraldi A, Jahreiss L, et al., 2008. A block of autophagy in lysosomal storage disorders. Hum Mol Genet, 17（1）: 119-129.

Sun A, 2018. Lysosomal storage disease overview. Ann Transl Med, 6（24）: 476.

Ward C, Martinez-Lopez N, Otten E G, et al., 2016. Autophagy, lipophagy and lysosomal lipid storage disorders. Biochim Biophys Acta, 1861（4）: 269-284.

Xu H, Ren D, 2015. Lysosomal physiology. Annu Rev Physiol, 77: 57-80.

Yu L, McPhee C K, Zheng L, et al., 2010. Termination of autophagy and reformation of lysosomes regulated by mTOR. Nature, 465（7300）: 942-946.

第六章　自噬与线粒体脑肌病

线粒体疾病是指多种由于线粒体功能异常而导致的疾病。大部分的线粒体疾病是由核基因突变所致，小部分（约有15%）则是由线粒体基因（mitochondrial DNA，mtDNA）突变引发（Dimauro et al., 2005）。由于神经和肌肉组织中线粒体水平较高，因此线粒体疾病中最常见的是因线粒体结构和（或）功能异常所导致的以脑和肌肉受累为主的多系统疾病，即线粒体脑肌病（mitochondrial encephalomyopathy）。其主要症状包括生长不良、肌肉协调减退、肌无力、视觉障碍、听觉障碍、学习障碍、神经症状、自主神经功能紊乱和认知功能障碍等。根据其临床表征，线粒体脑肌病又可细分为以下几种：① MELAS 综合征（mitochondrial myopathy，encephalomyopathy，lactic acidosis，stroke-like symptoms）；② MERRF 综合征（myoclonic epilepsy with ragged red fibers）；③ KSS 综合征（Kearns–Sayre syndrome）；④ CPEO 综合征（chronic progressive external ophthalmoplegia）；⑤ Leigh 征（Leigh syndrome）；⑥ Alpers 病（Alpers′ disease）；⑦ Leber 遗传性视神经病（Leber's hereditary optic neuropathy）；⑧视网膜色素变性共济失调性周围神经病（Neuropathy，ataxia，retinitis pigmentosa，and ptosis，NARP）；⑨线粒体周围神经病并胃肠型脑病（myoneurogenic gastrointestinal encephalopathy，MNGIE）等。

多数线粒体脑肌病的病理机制并不完全清楚，但具有共性。一般认为线粒体结构或功能异常是该类疾病共同的主要病因。近年来的研究表明，自噬也可能参与到线粒体脑肌病的病理进程中。通过自噬途径，对异常线粒体的清除可能成为线粒体脑肌病的治疗新策略。一些病理机制研究也正在逐步揭示自噬在线粒体脑肌病病理过程中的重要作用。

一、线粒体脑肌病伴高乳酸血症和卒中样发作

线粒体脑肌病伴高乳酸血症和卒中样发作（mitochondrial encephalomyopathy by with lactic acidosis and stroke-like episode，MELAS）是一种累及神经系统和骨骼肌的线粒体脑肌病，通常临床表现为肌无力、疼痛和惊厥。多数患者表现为乳酸血症、乏力、呕吐和躯体疼痛等症状，并伴有脑卒中样体征。MELAS 引起的脑卒中样体征形成机制未明，目前认为可能与 MELAS 线粒体功能失常引起的脑血管病变有关，表现为半侧肌无力、视物模糊等，反复发作后可导致失明、运动和认知功能障碍。目前认为该病是一种母系遗传性疾病（Zeviani et al., 1993），由线粒体 DNA 编码的基因突变引起，目前至少发现了39 个与 MELAS 发病相关的突变位点，非遗传获得的基因突变亦有报道。已知的突变基因包括组成 NADH 脱氢酶（NADH dehydrogenase）的数个亚基和多个 tRNA 基因，80%以上 MELAS 患者在线粒体编码的 tRNA$^{Leu(UUR)}$ 基因上具有 A3243G 的点突变（Goto et al., 1990, Ikeda et al., 2018），该突变导致部分蛋白翻译异常，进而造成线粒体蛋白合

成障碍。在成纤维细胞中，该位点突变可造成线粒体膜电势降低和呼吸代谢抑制（Cotan et al.，2011，Ogle et al.，1997）。在神经元中，其线粒体呼吸链复合酶Ⅰ功能异常，最终导致氧化应激损伤和 ATP 合成减少（Hamalainen et al.，2013）。研究提示，在携带该位点突变的 MELAS 患者成纤维细胞中，线粒体难以利用脂肪酸作为氧化磷酸化的底物来源，可能进一步造成细胞能量代谢障碍（Lin et al.，2017）。

　　研究发现，来自 MELAS 患者的成纤维细胞中自噬相关基因 *ATG5*、*ATG12*、*Beclin1*、*LC3* 表达上调，形态学结果显示大量的线粒体被自噬泡包裹，但是自噬泡和溶酶体均在细胞中累积，无法被溶酶体清除，这可能是细胞内 ATP 水平较低，造成自噬泡与溶酶体无法融合引起的（Cotan et al.，2011）。因此 MELAS 患者的成纤维细胞中的自噬虽然被激活，但自噬流却受到阻滞。利用药理学手段和小干扰 *ATG5* 基因阻断自噬，均可诱导 MELAS 患者的成纤维细胞凋亡，表明自噬对 MELAS 患者的成纤维细胞具有保护作用（Cotan et al.，2011）。线粒体自噬功能障碍可能是 MELAS 的重要病因。在携带 MELAS 相关突变基因的成纤维细胞中线粒体总量虽较正常对照细胞无显著变化，然而其突变的线粒体 tRNA 水平却增加了 3 ～ 4 倍之多（James et al.，1996），并且在神经元中同样发现了类似的证据。由含有 *MELAS* 突变基因的多潜能干细胞诱导而来的神经元表现出显著下降的线粒体呼吸链复合酶Ⅰ活性，线粒体自噬相关蛋白 PINK1 与 Parkin 向这些致病线粒体特异性募集，表明 MELAS 神经元可能通过某种机制以激活线粒体自噬的方式特异性地清除异常线粒体，提示线粒体自噬在 MELAS 病理进程中的重要作用（Hamalainen et al.，2013）（表 6-1）。MELAS 细胞的线粒体功能障碍可能与其辅酶 Q 的表达水平显著下调有关（Lopez et al.，2014），通过外源性补充辅酶 Q 可以逆转 MELAS 引起的氧化应激、线粒体膜电势降低和线粒体呼吸链复合酶Ⅰ活性降低（Chen et al.，2011，Garrido-Maraver et al.，2012），提示辅酶 Q 可能是一种潜在的 MELAS 治疗药物。辅酶 Q 甚至可以部分逆转上述 MELAS 细胞中自噬过度激活和自噬流阻滞的现象（Rodriguez-Hernandez et al.，2009），这提示线粒体自噬障碍与异常线粒体堆积之间可能互为因果，共同促进了 MELAS 疾病的发展。

表 6-1　线粒体脑肌病中自噬水平的变化

疾病	致病突变	自噬水平变化	参考文献
MELAS	m.3243A>G	*ATG5*、*ATG12*、*Beclin1*、*LC3* 表达上调，含线粒体的自噬泡大量累积；PINK1 与 Parkin 向损伤线粒体募集	Cotan et al.，2011；Hamalainen et al.，2013
MERRF	m.8344A>G	自噬泡数量增加；*ATG12*、*Beclin1*、*LC3* 表达上调，LC3-Ⅰ向 LC3-Ⅱ转化增加，ATG12-ATG5 复合物生成增加；LC3 与线粒体共定位	Yuan et al.，2013；De la Mata et al.，2012；Wang et al.，2014
LHON	m.12338T>C	LC3 表达下调，p62 蛋白累积	Zhang et al.，2018
	m.11778G>A m.3460G>A	自噬激活受阻，损伤线粒体累积	Sharma et al.，2019
KSS	mtDNA 缺失	*ATG12* 表达上调，mTOR 抑制	Alemi et al.，2007
CPEO	m.7486G>A	ATP 水平降低，线粒体膜电势丢失，蛋白沉积	Bacalhau et al.，2018

二、肌阵挛性癫痫伴肌肉破碎红纤维综合征

肌阵挛性癫痫伴肌肉破碎红纤维综合征（myoclonic epilepsy with ragged red fibers，MERRF）是一种母系遗传的线粒体脑肌病。MERRF 患者的主要临床表现为肌阵挛性癫痫、小脑共济失调与四肢近端无力等。目前，4 种线粒体 DNA 上的点突变已被证实与 MERRF 发病相关。其中，最常见的是线粒体编码的 tRNA^{Lysine} 基因上的 A8344G 点突变。该突变使得线粒体呼吸链复合酶 I 与复合酶 IV 的活性降低，进一步造成 ATP 合成减少、线粒体膜电位降低与大量 ROS 生成（De la Mata et al.，2012）。

免疫组织化学与电子显微镜的结果都显示，在 MERRF 患者的骨骼肌细胞中自噬泡数量增加（Yuan et al.，2013），提示 MERRF 细胞中自噬水平提高。同时，在带有 m.A8344G 突变的细胞中，线粒体蛋白复合物 I~IV 的酶活性均降低，而自噬相关基因 *ATG12*、*Beclin1* 与 *LC3* 表达上调，LC3-I 向 LC3-II 转化增加，ATG12-ATG5 复合物生成增加，提示 m.A8344G 突变可激活线粒体自噬（De la Mata et al.，2012，Wang et al.，2014）。细胞生物学结果也显示，LC3 会与片段化的、而非形成网状的线粒体共定位，同样提示了细胞通过自噬方式降解突变线粒体（De la Mata et al.，2012）（表 6-1）。另外，在 MERRF 杂交细胞中，线粒体外膜蛋白电压依赖性离子通道（voltage-dependent anion channel，VDAC）更易受氧化损伤（Wu et al.，2010）。而 Parkin 依赖的 VDAC 泛素化也是线粒体自噬激活的特征之一。这提示受损线粒体释放的 ROS 除对细胞造成氧化损伤外，还可能诱导了 Parkin 依赖的线粒体自噬，使得受损线粒体被清除，避免发生线粒体依赖的凋亡。以上研究提示，线粒体自噬可能抑制了 MERRF 细胞的大量凋亡，在其中发挥细胞保护作用。

在 m.A8344G 突变细胞中，热休克蛋白 27（heat shock protein 27，Hsp27）的自噬性降解显著增加，其蛋白水平降低（Chen et al.，2011）。Hsp27 是细胞应对促凋亡因素刺激的重要应激蛋白。在 MERRF 杂交细胞中，高表达 Hsp27 就可减少由紫外线照射等促凋亡因素诱导的细胞凋亡，发挥保护作用。同样的，在 MERRF 杂交细胞中高表达碳酸酐酶相关蛋白 VIII（carbonic anhydrase-related protein VIII，CA8）也可显著降低由环孢素诱导的细胞死亡，提示了 CA8 对于 MERRF 病变细胞的保护作用（Wang et al.，2014）。但与 Hsp27 相同，MERRF 细胞中激活的自噬也可导致 CA8 降解增加。以上研究表明，自噬在 MERRF 发病进程中作用复杂，其选择性可能发挥了至关重要的作用。

三、Leber 遗传性视神经病

Leber 遗传性视神经病（Leber's hereditary optic neuropathy，LHON）是第一个被发现的由线粒体 DNA 突变所致的人类疾病。其临床表现为双眼不伴有疼痛的急性或亚急性视力减退，可同时或先后发生。在 9 种编码线粒体蛋白的基因中，至少有 18 种错义突变可直接或间接地导致 LHON 表型的出现。已知 mtDNA 上的 G11778A 是该病最常见的致病突变（Huoponen et al.，1991），该突变可使线粒体呼吸链复合酶 I 功能障碍，ATP 合成减少。最近的研究发现，mtDNA 上的 T12338C 突变在导致线粒体功能障

碍的同时还引起了线粒体自噬障碍，表现为 LC3 表达下调和 p62 蛋白的累积（Zhang et al.，2018）（表 6-1）。

研究发现，在带有 m.G11778A 突变线粒体的杂交细胞中，自噬被显著抑制，并伴有线粒体堆积（Sharma et al.，2019）。给予自噬激动剂雷帕霉素可以逆转细胞内 ATP 水平，提高细胞活力（Sharma et al.，2019，Dai et al.，2014）。雷帕霉素能显著促进线粒体清除，显著降低突变序列的数量，却不影响整体 mtDNA 的拷贝数（Dai et al.，2014）。同时影像学结果显示，线粒体与自噬泡共定位现象增强，提示雷帕霉素除了激活基础自噬流之外，可能还提高了线粒体自噬的水平（Sharma et al.，2019）。以上结果提示了雷帕霉素有望成为 LHON 的治疗药物。

四、KSS 与慢性进行性眼外肌麻痹综合征

Kearns–Sayre 综合征（KSS）好发于 20 岁之前，患者表现为退行性的眼肌麻痹和色素性视网膜病。该病还常伴有心脏传导阻滞、共济失调、肌无力和失聪等症状。慢性进行性眼外肌麻痹（Chronic progressive external ophthalmoplegia，CPEO）类似于 KSS 的疾病体征，但程度较轻，主要表现为肌肉无力，运动不耐受，眼睑下垂等（Houshmand et al.，2006）。这两种疾病在表型和病理机制方面具有很多的相似性，故一并介绍。

已经明确，KSS 是由于线粒体 DNA 的缺失引起的，其缺失的长度及位置不一，最常见的是在 mtDNA 中 8469 至 13147 位约 4.9 kb 长度的缺失。然而 mtDNA 缺失最终引起上述疾病表型的病理机制却并不清楚。研究表明，mtDNA 的缺失可以引起线粒体氧化磷酸化功能障碍、蛋白质翻译抑制及线粒体蛋白发生错误折叠，错误折叠的蛋白质可抑制泛素 - 蛋白酶体系统的多个环节而使其功能障碍（Alemi et al.，2007）。同时，mtDNA 缺失还诱发了自噬相关基因 *ATG12* 的表达，这可能是由于泛素 - 蛋白酶体系统功能障碍引起的细胞内氨基酸减少，进而通过抑制 mTOR 与促进 eIF2α 的磷酸化激活而实现的（Alemi et al.，2007）（表 6-1）。这提示自噬可能作为一种代偿方式以降解由于泛素 - 蛋白酶体系统抑制引起的蛋白质堆积。但是，自噬是否是一种 KSS 发病的潜在机制仍不清楚，目前也没有研究表明 KSS 病理情况下自噬的调控方式。总之，自噬在 KSS 中的作用仍有待明确。

有报道发现了两个 CPEO 家系，患者携带 *OPA1* 基因突变并伴发帕金森病和痴呆（Carelli et al.，2015）。OPA1 是诱导线粒体融合的蛋白，融合后的线粒体不易被自噬清除。然而该家系患者的疾病表征是否与线粒体自噬障碍有关尚不清楚。此外，有研究报道在 CPEO 患者中新发现了 mtDNA 突变位点（m.7486G>A），该基因编码 tRNA$^{Ser (UCN)}$，患者成纤维细胞表现为 ATP 水平降低、线粒体膜电势丢失及蛋白质沉积，提示自噬功能缺失（Bacalhau et al.，2018）（表 6-1）。

五、小　　结

虽然自噬在线粒体脑肌病病理过程中的作用尚未完全阐明，已有的证据已经提示自噬可能是该类疾病的重要机制之一。由于 mtDNA 突变或缺失引起的线粒体功能障碍可能通过多种途径诱发自噬，其中线粒体呼吸链复合酶Ⅰ功能失常可能是一种重要的因素。多

种证据表明，活性受损的线粒体呼吸链复合酶 I 可导致 ROS 水平升高，细胞内 ATP 水平下降，这些都是诱发自噬激活的重要细胞事件。然而需要注意的是，激活的自噬并不足以清除致病的线粒体，其主要原因可能是因为致病线粒体过多；也可能是由于线粒体蛋白的异常表达和折叠已经占用了大部分自噬降解能力；另外，自噬是一种主动的耗能过程，过低的 ATP 水平也在一定程度上阻滞了自噬的顺利进行。此外，许多肌病并非由线粒体基因突变引起，如乌尔里希先天性肌营养不良（Ullrich congenital muscular dystrophy）、Bethlem 肌病（Bethlem myopathy）和先天性肌硬化（congenital myosclerosis）等，但是这些肌病都表现出了一定程度的线粒体功能障碍，一些证据也提示上述肌病的发生与细胞内自噬障碍相关（Bernardi et al.，2013）。因此，目前的证据认为自噬水平的低下，尤其是线粒体自噬水平不足，可能是这类疾病发生的共同因素，然而，如何有效地增加自噬的效率以缓解细胞功能失常仍是一大挑战。

提高辅酶 Q10 的水平可能是迎接挑战的有效途径之一，在多种线粒体脑肌病的细胞中，均发现辅酶 Q10 水平显著降低，这直接导致了线粒体产生大量氧自由基（Rodriguez et al.，2007，Lopez et al.，2014）。补充辅酶 Q10 可逆转线粒体自噬水平的不足（Rodriguez-Hernandez et al.，2009）。这不仅提示辅酶 Q10 的潜在治疗作用，还提示了一种线粒体自噬的调控新途径，其机制仍有待阐明。总之，通过提高自噬水平或提升线粒体自噬效率可能为这类线粒体脑肌病的治疗带来新的曙光。

浙江大学药学院 张翔南 郑艳榕 陈 忠

参 考 文 献

Alemi M，Prigione A，Wong A，et al.，2007. Mitochondrial DNA deletions inhibit proteasomal activity and stimulate an autophagic transcript. Free Radic Biol Med，42（1）：32-43.

Bacalhau M，Simoes M，Rocha M C，et al.，2018. Disclosing the functional changes of two genetic alterations in a patient with chronic progressive external ophthalmoplegia：Report of the novel mtDNA m.7486G>A variant. Neuromuscul Disord，28（4）：350-360.

Bernardi P，Bonaldo P，2013. Mitochondrial dysfunction and defective autophagy in the pathogenesis of collagen VI muscular dystrophies. Cold Spring Harb Perspect Biol，5（5）：a011387.

Carelli V，Musumeci O，Caporali L，et al.，2015. Syndromic parkinsonism and dementia associated with OPA1 missense mutations. Ann Neurol，78（1）：21-38.

Chen C Y，Chen H F，Gi S J，et al.，2011. Decreased heat shock protein 27 expression and altered autophagy in human cells harboring A8344G mitochondrial DNA mutation. Mitochondrion，11（5）：739-749.

Cotan D，Cordero M D，Garrido-maraver J，et al.，2011. Secondary coenzyme Q10 deficiency triggers mitochondria degradation by mitophagy in MELAS fibroblasts. FASEB J，25（8）：2669-2687.

Dai Y，Zheng K，Clark J，et al.，2014. Rapamycin drives selection against a pathogenic heteroplasmic mitochondrial DNA mutation. Hum Mol Genet，23（3）：637-647.

De La Mata M，Garrido-maraver J，Cotan D，et al.，2012. Recovery of MERRF fibroblasts and cybrids pathophysiology by coenzyme Q10. Neurotherapeutics，9（2）：446-463.

Dimauro S，Davidzon G，2005. Mitochondrial DNA and disease. Ann Med，37（3）：222-232.

Garrido-maraver J, Cordero M D, Monino I D, et al., 2012. Screening of effective pharmacological treatments for MELAS syndrome using yeasts, fibroblasts and cybrid models of the disease. Br J Pharmacol, 167（6）: 1311-1328.

Goto Y, Nonaka I, Horai S, 1990. A mutation in the tRNA（Leu）（UUR） gene associated with the MELAS subgroup of mitochondrial encephalomyopathies. Nature, 348（6302）: 651-653.

Hamalainen R H, Manninen T, Koivumaki H, et al., 2013. Tissue- and cell-type-specific manifestations of heteroplasmic mtDNA 3243A>G mutation in human induced pluripotent stem cell-derived disease model. Proc Natl Acad Sci U S A, 110（38）: E3622-E3630.

Houshmand M, Panahi M S, Hosseini B N, et al., 2006. Investigation on mtDNA deletions and twinkle gene mutation （G1423C） in Iranian patients with chronic progressive external opthalmoplagia. Neurol India, 54（2）: 182-185.

Huoponen K, Vilkki J, Aula P, et al., 1991. A new mtDNA mutation associated with Leber hereditary optic neuroretinopathy. Am J Hum Genet, 48（6）: 1147-1153.

Ikeda T, Osaka H, Shimbo H, et al., 2018. Mitochondrial DNA 3243A>T mutation in a patient with MELAS syndrome. Hum Genome Var, 5: 25.

James A M, Wei Y H, Pang C Y, et al., 1996. Altered mitochondrial function in fibroblasts containing MELAS or MERRF mitochondrial DNA mutations. Biochem J, 318 （Pt 2）: 401-407.

Lin D S, Kao S H, Ho C S, et al., 2017. Inflexibility of AMPK-mediated metabolic reprogramming in mitochondrial disease. Oncotarget, 8（43）: 73627-73639.

Lopez L C, Luna-sanchez M, Garcia-corzo L, et al., 2014. Pathomechanisms in coenzyme q10-deficient human fibroblasts. Mol Syndromol, 5（3-4）: 163-169.

Ogle R F, Christodoulou J, Fagan E, et al., 1997. Mitochondrial myopathy with tRNA（Leu（UUR）） mutation and complex I deficiency responsive to riboflavin. J Pediatr, 130（1）: 138-145.

Rodriguez-hernandez A, Cordero M D, Salviati L, et al., 2009. Coenzyme Q deficiency triggers mitochondria degradation by mitophagy. Autophagy, 5（1）: 19-32.

Rodriguez M C, Macdonald J R, Mahoney D J, et al., 2007. Beneficial effects of creatine, CoQ10, and lipoic acid in mitochondrial disorders. Muscle & Nerve, 35（2）: 235-242.

Sharma L K, Tiwari M, Rai N K, et al., 2019. Mitophagy activation repairs Leber's hereditary optic neuropathy-associated mitochondrial dysfunction and improves cell survival. Hum Mol Genet, 28（3）: 422-433.

Wang T K, Cheng C K, Chi T H, et al., 2014. Effects of carbonic anhydrase-related protein Ⅷ on human cells harbouring an A8344G mitochondrial DNA mutation. Biochem J, 459（1）: 149-160.

Wu S B, Ma Y S, Wu Y T, et al., 2010. Mitochondrial DNA mutation-elicited oxidative stress, oxidative damage, and altered gene expression in cultured cells of patients with MERRF syndrome. Mol Neurobiol, 41（2-3）: 256-266.

Yuan J H, Sakiyama Y, Higuchi I, et al., 2013. Mitochondrial myopathy with autophagic vacuoles in patients with the m.8344A>G mutation. J Clin Pathol, 66（8）: 659-664.

Zeviani M, Muntoni F, Savarese N, et al., 1993. A MERRF/MELAS overlap syndrome associated with a new point mutation in the mitochondrial DNA tRNA（Lys）gene. Eur J Hum Genet，1（1）：80-87.

Zhang J，Ji Y，Lu Y，et al.，2018. Leber's hereditary optic neuropathy （LHON） -associated ND5 12338T> C mutation altered the assembly and function of complex I，apoptosis and mitophagy. Hum Mol Genet，27 （11）：1999-2011.

第七章　自噬与缺血性脑卒中

缺血性脑卒中是指脑部供血中断，又无充分侧支循环代偿供血时导致的脑组织缺血、缺氧性坏死和脑软化，从而产生的神经系统症状群，不包括全脑性缺血和缺氧性坏死，如窒息、心搏骤停、呼吸暂停引起的全脑病损。动脉粥样硬化性血栓性脑梗死、脑栓塞、腔隙性脑梗死是缺血性脑卒中最常见的类型。其中动脉粥样硬化性血栓性脑梗死占缺血性脑卒中的 60% ～ 80%。起病相对较快，常在数分钟、数小时，甚至 1 ～ 2 天达到高峰。急性脑梗死的治疗与"时间窗"密切相关，急性脑梗死可分为 3 个阶段，即超早期(发病 1 ～ 6 小时以内)、急性期（发病 1 ～ 2 周）和恢复期（发病 > 2 周～ 6 个月 ）。重视超早期和急性期的处理，对患者的预后尤为重要。主要包括尽早恢复脑缺血区的血液供应，防治缺血性脑水肿及神经保护。

尽管做了许多尝试，目前治疗缺血性脑卒中的方法仍然很有限，缺血性脑卒中仍是导致死亡和残疾的主要疾病之一，且是导致成人残疾的主要病因。再灌注和神经保护是缺血性脑卒中治疗的两种策略。自噬参与多种细胞的蛋白降解过程，越来越多的证据表明，对于缺血性脑卒中患者，激活自噬是一种神经保护机制，与自噬有关的信号通路在治疗缺血性脑卒中是很有发展前景的，但是自噬激活对缺血性事件的确切作用及其在药物治疗上的潜在价值仍有待肯定。

缺血性脑卒中的大脑损伤从分娩期就开始存在，它能引起永久的大脑损害，导致认知和运动功能障碍，缺血缺氧的程度取决于大脑的成熟程度及损害的持续时间。根据脑卒中的病理生理学知识，两种治疗策略用于缺血级联导致的不可逆的脑梗死，第一种治疗目标是通过血栓溶解剂、抗血栓形成和抗血小板聚集的药物恢复破坏区域的血流（血流再灌注）。至今，批准在临床上使用溶解血栓的药物是 rt-PA。但是，它的使用受到极为严格的时间限制（3 ～ 6 小时的治疗时间窗）和存在高风险的出血并发症，第二种治疗方法是神经保护，实际上是通过增加内生性的细胞保护反应和减少导致细胞死亡代谢途径的激活，从而阻止神经细胞的死亡。缺血性脑卒中神经保护概念的提出是因为有缺血半暗带的存在。神经影像学中，缺血半暗带是围绕缺血中心并且把健康组织和缺血中心分离出来的区域。在缺血半暗带，血流逐渐减少（但比缺血中心的血流减少速度要慢），代谢紊乱和许多分子通路被激活。因此，缺血半暗带是被认为能恢复的区域。然而，随着时间的推移，缺血半暗带的细胞也会死亡，并且缺血中心的范围会扩大，新颖而有效的神经保护策略是抑制缺血中心的扩大，通过再灌注治疗的使用延长缺血半暗带的存活时间和减少缺血所导致的炎症反应及再灌注损伤。

自噬的整个过程在进化上高度保守，是细胞待分解代谢的蛋白质和细胞器被自身"吃掉"的过程。在这个复杂的代谢过程中包括内涵体－溶酶体系统，过多的、老的和不需要的细胞质成分（包括长寿蛋白）和细胞器（线粒体、过氧化物酶体、高尔基体、内质网）

被溶酶体酶消化。自噬存在于组织细胞正常的生长和分化中，也存在于病理条件下，如饥饿、细菌感染、错误折叠的蛋白质和细胞器损害。人们普遍认为自噬是一种自我保护的细胞分解代谢途径，一些长寿或错误折叠的蛋白质和受损的细胞器通过它们降解进入代谢并循环用于维持细胞稳态。许多研究证实，自噬能通过抑制凋亡而保护细胞免于死亡。自噬除了抑制细胞凋亡，自噬的过度激活同样也能导致细胞死亡，因此，自噬被称为Ⅱ型程序性细胞死亡，以区别于Ⅰ型程序性细胞死亡——凋亡。自噬似乎是一把双刃刀。自噬是有益的还是有害的取决于自噬诱导的速率和自噬激活的持续时间。最近的研究表明，在缺血应激情况下，大脑神经元、胶质细胞、颅内供血血管细胞均存在自噬的激活及失调，此时自噬功能紊乱在缺血性脑血管病的发病机制中也许发挥着十分重要的作用。本章简述了神经元中的基础自噬及自噬的诱导，着重介绍在缺血性脑卒中发生后，自噬、坏死和凋亡的关系，自噬与氧化应激、内质网应激、线粒体功能障碍的关系，自噬在缺血性脑卒中的角色，以及自噬在脑缺血预适应、后适应病理过程中所发挥的作用。

第一节　神经元中的基础自噬

自噬根据它们的作用可分为"基础型"和"诱导型"两大类。在大多数细胞中自噬维持在一个较低和基础水平，从生理角度看，自噬是蛋白质周转细胞质组成成分和选择性清除损害细胞器（如线粒体和过氧化物酶体）的基本要素。

在胚胎发育期清除不必要的细胞也是基础自噬的一个例子，而且，基础自噬也被认为是寿命的一个决定因素。神经元基础水平的自噬决定了轴突内稳态的维持，通过逆向轴浆运输自噬体至神经元胞体，并与溶酶体融合。相反，病理条件下（如压力和损伤时）也会诱导自噬，导致大量的自噬体合成并在轴突中积聚。轴突中的自噬体降解需要进入溶酶体，通过顺向运输最终自噬体被降解。此外，轴突中自噬和运输机制出现了损害都会导致蛋白质、细胞器和损害的膜结构在轴突中积聚，会导致轴突萎缩症或变性。

普遍认为在正常情况下，神经元的自噬体生物合成率并不高，神经元细胞这种低水平的自噬与它们利用葡萄糖和酮类能源物质的能力有关。当邻近的星形胶质细胞极度缺乏能量的时候（如局部缺血）就会通过糖酵解途径使糖代谢为乳酸和糖原储存，这样就能为神经细胞提供一个短暂的能量供给。而且，神经细胞分泌生长因子和神经肽类，这些物质对神经有保护作用。神经元低水平自噬也许是神经元特定蛋白和蛋白修饰的共同结果。例如，微管相关蛋白1B（microtubule-associated protein 1B，MAP1B）与自噬体的形成密切相关。然而，还有一种观点认为神经元基础水平的自噬与其他细胞种类的自噬水平相差无几，但是新形成的自噬体很快与溶酶体融合从而清除，因此避免形成自噬中间体，检测自噬体也几乎是不可能的。

基础水平自噬的缺乏参与了多种神经退行性疾病的发病机制，这已经被最近的研究成果所证实。神经元缺少 *Atg5* 的鼠会生长迟缓，并出现渐进性的运动和行为丧失。而且，在丘脑、脑桥、延髓、背根神经节大神经细胞细胞质中能观察到体积大、泛素化（错误折叠蛋白质的标志）的包涵体的聚集，类似异常和显著的大脑皮质萎缩，与神经退行性变有关，在神经元缺少 *Atg7* 的鼠中也能观察到。这些数据强有力地表明，通过基础自噬有效地清除细胞质中无用的蛋白能够阻止异常蛋白的积聚，而这些异常的蛋白会扰乱神经的功能，从而最终导致神经退行性疾病。

第二节 神经元中自噬的诱导

中枢神经系统的自噬不仅能被大脑的缺血半暗带诱导，也能被营养缺乏、神经毒素、兴奋性毒性刺激、闭合性头部损伤和神经病原菌途径所诱导。越来越多的证据表明，大脑中神经元、神经胶质细胞及脑微血管细胞中的自噬均能被缺血所诱导。自噬在应激下被激活并通过控制细胞内成分的清除和再利用来帮助细胞存活。在自噬诱导的过程中，神经元放宽了对自噬机制的调控，使自噬从基础水平向诱导水平转变，伴随着自噬生物合成的加强。

一、神经元自噬被一些细胞信号传导通路中的调节因子所控制

在一定状态下，机体内的一些细胞信号传导通路能使基础水平的自噬向高水平转化，而且这些调节因子被诱导取决于养分供给的有效性。

（一）DJ-1/PARK4 和 Tp53 蛋白

DJ-1/PARK4 和 Tp53 蛋白被认为是神经元自噬的潜在调控者。大脑皮质神经元的原代培养表明，胰岛素信号通路与自噬有关。体外构建的帕金森病模型研究显示，*Dj-1/Park7* 基因中的 *E64D* 突变减少基础自噬，导致功能障碍的线粒体的积聚。而 Tp53 蛋白具有两种功能：正常情况下，代谢条件决定了它是一个负性调节者，然而，当应对急性应激时会激动 Tp53 蛋白从而引起自噬，如人和鼠细胞系中（包括成神经细胞瘤 SH-SY5Y）。Tp53 蛋白的基本作用是抑制自噬，然而，当细胞暴露于营养缺乏、致癌或有毒性的环境中，Tp53 蛋白则作为自噬的诱导者。

（二）mTOR 蛋白

胰岛素、氨基酸和 AMP 激酶（AMPK）对自噬的调控是通过丝氨酸 / 苏氨酸蛋白激酶 mTOR 实现的。

普遍认为 mTOR 是自噬的负性调控因子，mTOR 在中枢神经系统中起着多重作用，如调控细胞活力、细胞分化、转录、翻译、蛋白质降解、肌动蛋白细胞骨架重建和抑制自噬。在哺乳动物细胞 mTOR 组装成两种功能显著的蛋白质复合物，即 mTORC1 和 mTORC2。mTORC1 是自噬的调控者，并且对雷帕霉素（mTOR 特异性）特别敏感。mTORC2 对雷帕霉素不敏感，其主要作用是调控肌动蛋白细胞骨架的重建和 PKCα 和 AKT 激酶的活性。这两种复合物都包含 mTOR 激酶和 MLST8/Gβ 蛋白。mTORC1 包含 Raptor、mTORC2 Rictor 和 msin1。

mTOR 作为自噬的负性调节因子的机制仍不十分明确。然而，受到胰岛素刺激后，PI3K 途径对 mTOR 的激活起着十分重要的作用。PI3K 促进 PIP3 的生成，而且 PI3K 依次招募 PDK1 和 AKT 激酶到细胞膜上。AKT 激活通过磷酸化途径实现的：一种是通过 PDK1 特定的苏氨酸残余物（Thr308）；另一种是通过 mTORC2 复合物特定的丝氨酸残

余物（S473）。激活 AKT 激酶的磷酸化会抑制 Hamartin（TSC1）和 Tuberin（TSC2）蛋白复合物的活性（TSC1/TSC2），这种复合物是 mTOR 的负性调节因子，抑制 TSC1/TSC2 复合物的活性，减少小 GTP 酶 Rheb（Ras 的类似物）的 GTP 酶活性。TSC1 基因产物 hamartin 在缺血性卒中的自噬激活中起关键作用。大量的研究证明，Rheb-GTP 不管是在体内还是在体外都能显著地激活 mTOR 的活性。除了胰岛素信号通路外，mTOR 还能被氨基酸激活，这种激活作用也是通过降低 Rheb-GTP 酶活性。因此，普遍认为通过胰岛素信号通路激活 PI3K 途径和通过氨基酸直接磷酸化的途径都需要激活 mTOR 而抑制自噬。

与胰岛素和氨基酸途径相反的是，激活 AMPK 激酶激活自噬是通过抑制 mTOR 信号传导通路。AMPK 作为细胞能量的感受器，而且通过将分解代谢途径转变成 ATP 生成和停止 ATP 消耗的合成代谢从而调控代谢途径，保证细胞能量过程的最佳化和面对外界干扰时能够存活。

应对细胞质中 AMP 水平的增加和（或）ATP 产物的减少，AMPK 被特定的苏氨酸残余物（Thr172）上游激酶 LKB1 和 CaMKKβ 所激活，激活的 AMPK 通过抑制 mTORC1 复合物从而加强自噬。AMPK 抑制 mTORC1 是通过至少两种蛋白质的磷酸化作用：一种是其他上游激酶丝氨酸残余物不同的 TSC2，另一种是 mTOR 的合作者 Raptor。此外，最近的结果表明，AMPK 激活自噬与 ATG 蛋白有直接的关系。进一步研究发现，在缺乏葡萄糖时，AMPK 通过磷酸化 SER317 和 SER777，激活 ULK1，从而激活自噬。AMPK 参与自噬的调节在体外实验也被证实，发现当 AMPK 抑制时葡萄糖缺乏所引起的自噬也会被抑制。而且，一种 AMPK 的抑制剂，能有效地抑制 Ca^{2+} 引起的自噬。AMPK 的磷酸化诱导大脑中的自噬，并减少脑梗死体积、神经功能缺损和神经细胞凋亡。

二、内质网应激与线粒体功能失调也是神经元自噬诱导的重要机制

（一）内质网应激

大脑缺血 / 缺氧引起的自噬与其引起内质网应激的能力有关。越来越多的研究表明，内质网应激是自噬的诱导者。内质网功能的破坏，包括转录后修饰能力和蛋白质折叠控制的减少，错误折叠的蛋白质在内质网中的积累导致内质网应激，被认为是未折叠蛋白反应（unfolded protein response，UPR）。ER 应激与自噬主要通过 3 个相关信号通路，包括 PERK，激活转录因子 6（ATF6）和肌醇需要酶 1α（IRE1α）相关联。现在普遍认为两种 UPR 信号通路对内质网应激引起的自噬有贡献，如 PERK/eIF2a 和 Ire1/TRAF2/JNK。eIF2α（真核起始因子 2α）是通过诱导 ATG12 的表达使 LC3-Ⅰ向 LC3-Ⅱ转化，从而诱导自噬。增加的 Ca^{2+} 与内质网应激引起的自噬有关可能是通过 CaMKK/AMPK/mTORC1 途径调控的。

内质网应激激活自噬也许被位于内质网膜上的抗凋亡蛋白 Bcl-2 所抑制。这种抑制的机制至少有两种假说：一种假说认为 Bcl-2 抑制自噬可能是通过降低内质网中的 Ca^{2+} 水平，从而减少 Ca^{2+} 流引起的刺激，这种 Ca^{2+} 减少能阻止 CaMKK 的激活和 CaMKK/AMPK/mTORC1 通路的激活；第二种假说认为 Bcl-2 直接与 Beclin1 作用，从而减少自噬体的形成，最终导致 PI3K 复合物的形成不完全。ER 应激抑制剂 salubrinal 抑制脑缺血预处理诱导的

自噬激活和神经保护作用，内质网应激高度参与各种疾病，包括炎症性疾病，自身免疫性疾病和脑缺血性损伤

（二）线粒体功能障碍

线粒体功能障碍和自噬之间也有着紧密联系。现有证据表明，线粒体是缺血性损伤的主要靶点。线粒体在各种细胞过程中起关键作用，包括 ATP 的产生，钙稳态，活性氧类（reactive oxygen species，ROS）的产生和累积与凋亡。线粒体功能障碍与 ROS 的过多产生有关，导致激活自噬从而引起卒中、外伤和神经变性疾病。过多的 ROS 会导致 DNA 损伤、脂质过氧化和溶酶体膜的破裂或通透作用增加。溶酶体膜破裂/通透作用使组织蛋白酶从溶酶体内腔中释放出来与前凋亡 Bcl-2 家族成员（Bax、Bak、tBid）之间的联系密切起来，从而激活线粒体凋亡途径，通过释放细胞色素 c 和激活蛋白酶和 DNase Ⅱ。ROS 也许也影响自噬的分子机制。氧化应激时会有过氧化氢的产生引起半胱氨酸蛋白酶 ATG4 的失活，导致自噬体的形成，从而促进 LC3 的转换，这在自噬的过程中相当重要的一个步骤。

第三节 缺血脑组织中自噬、凋亡与坏死的关系

局部缺血所引起大脑损伤的症状是由于凝块或血栓引起的缺血区域的大量细胞死亡。伴随着日复一日的血流的丧失，缺血级联反应被启动，包含随之而来的一系列生物化学事件，导致细胞膜功能和结构的退化，最终导致神经元的死亡。

急性缺血性脑卒中的患者每小时会丧失 12 000 万个的神经元，缺血细胞的死亡主要被凋亡和坏死途径所控制，这些过程不论是在体内还是体外的脑卒中模型中均可观察到。这两种细胞死亡模式不论是在形态学还是分子水平都有着显著的不同，而且细胞内的 ATP 水平是决定细胞命运的关键因素。坏死代表的是一种被动的细胞死亡方式，当细胞暴露于急性损伤或极度的能量缺乏时，坏死就会出现。坏死会出现细胞器的肿胀和丧失膜的完整性，诱发多种炎症因子和引起邻近的组织损伤。最近认为，坏死是混乱和无法调节的过程，其发生也许被下述信号所调控，如线粒体功能障碍、ROS 的产生增加、ATP 消耗钙激活酶和组织蛋白酶的水解和早期细胞质膜的破裂。由于脑卒中引起的细胞坏死主要位于缺血区域的中心部位，这主要是因为血流受限和邻近细胞释放的有害物质。

细胞凋亡的形态学特征：核固缩、DNA 片段化，随后细胞崩解成小膜包裹的碎片，称作凋亡小体。细胞凋亡发生在 ATP 充足的情况下，这能维持合适的离子通道功能，并保证细胞的完整性，细胞凋亡不会伴随炎症反应和周围组织的损伤。脑卒中后，细胞凋亡主要存在于缺血半暗带中，这个区域的组织与缺血核心地带相比受到的氧气和营养的缺乏的影响要少很多。

对于理解对大脑局部缺血的病理生理过程，Sharp 等提出了缺血半暗带与其他几个区域的区分：①选择性神经元死亡区域，邻近损害区域；②蛋白质变性区域，热休克蛋白出现的区域；③长期灌注和再灌注缺陷的区域，是低氧诱导因子 1 表达和最靠近外部的区域；④被大量早期基因，主要是 c-fos 等诱导的抑制或重复缺血去极化电位的区域。

缺血细胞的死亡机制如同其动力学一样比我们起初的设想要复杂，坏死性凋亡和细

胞凋亡在机制和形态学上不同，在缺血性脑卒中中它们之间存在着明显交互。此外，自噬与坏死性凋亡及细胞凋亡共享常见分子介质，如 AMPK、Bcl-2 和 p62。缺血区域的细胞有自噬相关蛋白的表达，如 Beclin1 和 LC3。在局灶性的短暂的脑缺血实验模型中，可观察到大量自噬体的形成和自体吞噬蛋白的表达。局部缺血所引起的自噬上调可在动物的大脑皮质、海马和纹状体被观察到。原代培养的大脑皮质神经元和剥夺血清的 HT22（海马细胞系）也有同样的现象。

缺血对神经细胞所造成的细微差别是因为一些细胞同时激活凋亡和自体吞噬途径。在短暂性脑缺血发作的大鼠模型中，皮质和纹状体分界处同时有 Beclin1 的升高和 caspase-3 的激活。Carloni 等最近将新生大鼠的右颈总动脉结扎，随之出现缺氧，显示有 Beclin 1 阳性细胞，也有 TUNEL 阳性细胞。凋亡和坏死主要在大脑皮质的浅层被发现共定位。在皮质的深部和海马 CA1 区域，细胞表达两种标志物就要少很多。重要的是，只有几个 Beclin1 和碘化丙啶（坏死的标记）阳性的细胞在海马的 CA1 区和 CA2 区被发现，提示增加的自噬蛋白表达主要是引起细胞凋亡途径。

在严重的围生期缺血的大鼠模型中能观察到神经元自噬和凋亡水平的增高。自噬 - 凋亡关系的变化取决于大脑的区域——皮层，这两者的关系紧密相连，在海马区域，这两者是相对独立的。有学者提出，自噬是一种细胞凋亡方式，伴随着 Beclin 1 的升高和 caspase-3 的激活。

许多证据证明，自噬和凋亡分享分子诱导者和调控机制。而且，自噬和凋亡途径有许多重叠的部分，二者是通过自体吞噬的和凋亡蛋白实现的。ATG5 在自噬中起着重要的作用，也能提高凋亡对刺激物的敏感性。而且，钙蛋白酶调节 ATG5 的分解能促进细胞色素 c 的释放和蛋白酶的激活，从而引起自噬和凋亡的转换，另外一个例子是 Beclin1 有一个 BH3 区域与对抗凋亡蛋白 Bcl-2 相互作用。有趣的是，Bcl-2 与 Beclin1 相互作用可抑制自噬。最近的研究表明，凋亡蛋白酶调停 Beclin1 的降解不仅抑制自噬，而且通过促进凋亡因子线粒体释放而促进凋亡。而且，最近 Grishchuk 等的研究表明，不依赖于 Beclin1 的自噬对依赖凋亡蛋白酶和不依赖凋亡蛋白酶的神经元凋亡有作用。

通过对大脑中动脉闭塞大鼠脑卒中模型进行超微结构观察发现，脑卒中发生后早期缺血中心区域呈神经元坏死，之后缺血周围区域出现以凋亡及自噬为特征的神经元死亡，自噬的发生先于凋亡，二者并不共存于同一死亡神经元。早期缺血中心区域的细胞坏死伴随着细胞器肿胀、钙蛋白酶激活；之后缺血周围区域的细胞凋亡伴随着早期钙蛋白酶激活介导的细胞分裂，caspase-3、caspase-9 介导的细胞分裂，以及凋亡诱导因子（apoptosis inducing factor，AIF）核转录。脑缺血后缺血灶周围神经元的自噬流水平在损伤后 6～24 小时开始升高。值得注意的是，脑卒中发生后，凋亡抑制剂 Z-vad-fmk 或 Q-VD-OPH 处理并不能有效减少脑卒中体积，而脑室注射自噬抑制剂 3-MA，即便在脑卒中发生后 4.5 小时给药，也能明显减少（约 46%）脑卒中体积。Atg7 敲减也能保护缺血性脑卒中发生后的海马神经元损伤。而 3-MA 发挥保护作用的机制可能与其抑制自噬性及凋亡性细胞死亡有关。有研究发现，3-MA 还可以抑制脑卒中后的 caspase 活化及 AIF 核转录。除此之外，研究发现，通过 3-MA 或 Atg7 沉默抑制自噬可以增强缺血再灌注诱导 OGD 和 MCAO 模型中细胞色素 c 释放及下游神经元凋亡活化。3-MA 和 Akt 抑制剂 wortmannin 通过下调 Beclin1 表达显著抑制自噬过程并将细胞死亡模式从细胞凋亡切换到坏死，提示神经元自噬似乎部分起到促细胞存活的作用。

因此，我们推测自噬、凋亡、坏死共存于缺血区，这三个过程导致细胞死亡复杂的生化变化和形态特征。自噬可能是决定神经元存活的关键影响因素，自噬靶向调节剂有望成为阻止急性缺血性脑卒中神经元死亡的新选择（图7-1）。

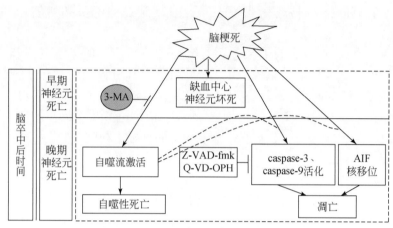

图 7-1　缺血性脑卒中后神经元死亡通路

脑卒中发生后早期缺血中心神经元发生坏死性死亡，之后缺血周边区域神经元发生凋亡及自噬性死亡；自噬抑制剂 3-MA 能够抑制自噬及凋亡性神经元死亡

第四节　自噬在急性脑缺血中的作用

现阶段的认识尚不能明确回答局部缺血诱导的自噬是促进神经元死亡的一个内源性神经保护机制，还是仅仅是细胞凋亡和坏死的附带现象。缺血性脑卒中发生后，自噬流改变的分子机制也尚待进一步阐明。目前研究数据显示，自噬在急性缺血性脑卒中中的作用主要有以下七个方面。

一、自噬可能导致脑缺血轴突退化

最近的一项研究证实了自噬可能导致脑缺血轴突退化，大鼠实验发现，缺血/缺氧24小时后，大量的皮质神经元轴突迅速发生变性，而 AMPK 介导的自噬不仅能扩大缺血区，而且能恶化后果，敲除大鼠神经元 *Atg7*（*Atg7 flox/flox*，*nestin-Cre*），闭塞左颈总动脉1周，随后低氧处理，发现海马锥体神经元的损伤减少且缺血受损区明显减小。用药物抑制自噬同样可以减轻大鼠局灶性脑缺血相关神经损伤。并且，有研究表明，大鼠的大脑中动脉永久性闭塞后立即单一脑室内注入 Vps34 激酶抑制剂 3-MA 后梗死面积显著减小。体外局部缺血模型研究也发现类似的结果，用自噬抑制剂 3-MA 可以明显提高皮质神经元的存活能力。最近也有研究表明，3-MA 抑制重症脑缺血小鼠的自噬可以防止海马 CA1 神经元程序性坏死，从而有助于神经保护。一些神经保护剂，如锂和胶质细胞源性神经营养因子有很强的抗自噬、抗凋亡的作用。这些数据提示，自噬在脑缺血中的负面影响可能与自噬坏死的相互作用有关。

二、自噬在保护神经元免受缺血诱导的死亡中起着重要的作用

用 3-MA 或巴佛洛霉素 A1（自噬体与溶酶体融合的抑制剂）抑制自噬可以显著增加 CASPASE-3 的蛋白裂解量和血清剥夺处理的海马细胞株 HT22 的细胞死亡率。相反，在 H/I 诱导新生鼠脑损伤模型中，用雷帕霉素（一种自噬的药物诱导剂）处理后，大脑皮质和海马的 *Beclin 1* 表达上调，坏死性细胞死亡减少，脑损伤减轻。在创伤性脑损伤大鼠模型中也观察到雷帕霉素的有利影响。雷帕霉素的神经保护作用可能与 PI3K/Akt/mTOR 通路激活和转录因子 cAMP 反应元件结合蛋白（cAMP response element-binding protein，CREB）的磷酸化有关。在新生小鼠尚未发生缺血时用辛伐他汀处理发现 Beclin1 表达上调及长期神经保护作用，提示辛伐他汀在脑卒中后的神经保护作用可能与其上调自噬水平有关。自噬的诱导可以通过抑制凋亡增加大鼠大脑中动脉缺血（MCAO）中毒模型中神经元的细胞活力。在局部缺血非正常情况下，β-arrestin-1 是一种参与膜受体脱敏的重要支架蛋白，与之相互作用，Beclin-1 和 Vps34 在神经元中形成前自噬复合物，缺失 β-arrestin-1 显著破坏了 Beclin-1 和 Vps34 之间的相互作用，阻碍缺血应激后的自噬体形成。同时，β-arrestin-1 的缺失增强了神经元凋亡，TUNEL 阳性细胞数和切割的 caspase-3 的增加证明了这一点。

自噬也可能是褪黑素神经保护作用的机制。此外，永久性大脑中动脉闭塞的小鼠应用丝氨酸/苏氨酸激酶 GSK-3β（在神经退行性变中起重要作用）的抑制剂 SB216763 后，能增加脑皮质自噬活性，从而抑制神经炎症。目前，受损线粒体的清除（线粒体自噬）和随后的细胞凋亡受抑制可能是自噬在脑缺血神经保护中最重要的机制。有报道表明，抑制蛋白酶后线粒体被选择性地清除，因此，细胞器的隔离可解释抑制凋亡的机制，然而，自噬溶酶体抑制剂巴佛洛霉素 A1 可以部分抑制线粒体的清除，这也有力支持了自噬可能参与这一过程。受损的线粒体在自噬溶酶体内的清除可能是转录因子低氧诱导因子（HIF-1）介导对缺氧刺激的适应性代谢反应。因此，目前认为细胞低氧处理后诱导的线粒体自噬是维持氧化还原稳态和细胞生存所需的一种适应机制。此外，ROS 损伤的内质网碎片也都被自噬溶酶体降解，这可以抑制储备 Ca^{2+} 释放到细胞质及随后的依赖凋亡的炎症性的凋亡蛋白酶的激活。活化的半胱天冬酶 11 与 IL-1β 释放有关，因此它可以激活炎症反应并可能导致缺血性损伤扩展。由于线粒体自噬（RFT）的激活，内质网碎片可以抑制神经炎症和（或）神经元凋亡，这样能将有害物质隔离起来。考虑脑缺血触发的自噬作为内源性神经保护机制，受损蛋白质和（或）聚合的蛋白质也被自噬清除是至关重要的。有学者用双侧颈总动脉结扎大鼠模型研究发现，自噬途径受损导致蛋白质积聚在相关细胞器（内质网、高尔基、线粒体），这会增加细胞压力，从而延迟神经元死亡。

自噬的活性可能与缺血预处理的神经保护作用有关，缺血预处理是一种由于以前短暂暴露于缺血使神经元对缺血更耐受的一种现象。离体实验研究发现，缺血预处理在增加自噬溶酶体的合成和降解的同时伴随着 PC12 细胞生存能力的升高。并且，预处理致死的氧葡萄糖剥夺（oxygen-glucose deprivation，OGD）小鼠后加入 3-MA 可以增加坏死和凋亡细胞的百分比。在 IPC 的小鼠模型也观察到 3-MA 和巴佛洛霉素 A1 处理后也抑制神经保护作用。

三、自噬是代谢过程，它可能通过维持离子稳态延缓神经元坏死的发生

自噬的关键调节器——mTOR 激酶是细胞内 ATP 浓度的变化传感器。即使细胞质 ATP 浓度发生微量下降也会通过激活腺苷酸激酶引起 AMPK 水平明显增加，所以 ATP 浓度变化可能通过激活 AMPK 引起 mTOR 的变化。AMPK 激酶的激活可以抑制 mTOR 依赖的信号通路，从而诱导自噬及 ATP 依赖的代谢通路的关闭。值得一提的是，线粒体两种酶的共定位：mTOR 在外膜，腺苷酸激酶在膜间隙，这样可保证当细胞内的 AMP/ATP 比例发生变化时能启动快速而有效的反应。然而，如果再灌注时未纠正能量不足，高水平的自噬应激就会导致大量溶酶体激活，最终导致神经元坏死。

四、自噬参与缺血后的星形胶质细胞死亡

鉴于以往众多神经保护药物的临床疗效不理想，近年来研究者将缺血性脑卒中的治疗焦点逐步转移至神经血管联合体上。联合体主要由神经元、内皮细胞和星形胶质细胞构成。在缺血性脑卒中发生的一系列生化级联反应过程中，星形胶质细胞作为大脑中最多的细胞，也受到严重的冲击。星形胶质细胞不仅有保护、支持和营养中枢神经系统的作用，还参与水的转运、神经递质的代谢和释放、维持神经系统的离子平衡、合成神经活性物质、调节脑血流量、产生神经营养因子等一系列功能活动。有报道称，成年后星形胶质细胞是脑内的神经祖细胞，也是成年后神经再生的主要来源。星形胶质细胞在脑缺血后异常活跃，通过与神经元的作用，以及胶质细胞与胶质细胞之间的相互作用，产生可维持缺血性脑卒中后脑组织细胞外微环境的稳态和修复受损神经元，促进轴突再生及诱导再生神经元的迁移等作用。利用在体大鼠永久性大脑中动脉栓塞模型和离体原代培养星形胶质细胞糖氧剥夺模型进行实验，发现在受到缺血损伤的星形胶质细胞内自噬被激活，继而引发星形胶质细胞的死亡，此时细胞自噬的激活与 cathepsin-caspase 信号机制有关。3-MA 能够有效地抑制受损区域的自噬活动，进而对抗自噬引发的星形胶质细胞缺血损伤。然而最新研究发现，神经胶质细胞缺血性损伤引起的细胞自噬也有助于减轻缺血诱导的脑损伤，促进神经功能恢复。自噬在受损的星形胶质细胞中被激活，3-MA 或 BAF 抑制自噬并显著减弱缺血性损伤下星形胶质细胞的死亡。最近一项研究观察到在短期氧糖剥夺模型上，如 1 小时和 4 小时后，3-MA 通过增加切割的 caspase-3 促进细胞凋亡；但是，长期氧糖剥夺模型上，如 8 小时和 24 小时，3-MA 处理的星形胶质细胞具有显著的自噬水平下调和呈时间依赖性减少的外在凋亡途径和内在凋亡途径。这解释了自噬在缺血性脑卒中的双向作用。

五、自噬与脑缺血再灌注损伤

（一）自噬在脑缺血再灌注过程中的具体作用尚有争议

大鼠大脑中动脉缺血再灌注模型显示，在缺血再灌注损伤脑缺血半暗带区存在自噬的激活，但此时自噬的激活究竟是一种保护机制还是损伤机制尚不明确。程序性细胞死亡蛋白 5（programmed cell death 5，PDCD5）是一种促凋亡蛋白。在大鼠大脑中动脉缺血

再灌注模型中发现，脑室注射 PDCD5 siRNA 能减少 PDCD5 的表达，明显改善大鼠神经行为学预后，减少梗死体积、梗死后脑水肿及血脑屏障破坏，且这些作用与缺血半暗带区自噬标志蛋白 Beclin1、LC3-Ⅱ/LC3-Ⅰ 的表达下调有关。自噬诱导剂雷帕霉素能部分减弱 PDCD5 siRNA 的此保护作用，提示自噬参与了缺血再灌注脑损伤。然而另一项研究却得出相反的结果，羟基红花黄色素 A 是一种已应用于临床近 10 年的心脏保护药物，近期研究发现，其在实验性脑梗死、大鼠急性大脑中动脉缺血再灌注模型中也具有神经保护作用，能够显著减少大鼠大脑中动脉缺血再灌注脑梗死体积，改善多种神经功能，该作用与其激活缺血半暗带区神经元 akt- 自噬通路有关，akt 抑制剂可抑制羟基红花黄色素 A 的神经保护作用，提示在此自噬水平上调发挥了神经保护作用。

（二）自噬通过抑制炎症反应减轻脑缺血再灌注损伤

NF-κB 在炎症的启动和缺血再灌注的启动中起着重要的作用。短暂的 MCAO 后 NF-κB 即被启动，NF-κB 的水平反映在 p65 的水平上。W007B 是一种神经系统保护剂，目前认为其神经保护作用主要是通过抑制炎症、凋亡和自噬的过程而实现的。研究发现，W007B 能显著减少缺血再灌注损伤脑组织的 NO 水平，并抑制 82% 的 p65 表达水平；且 W007B 处理的大脑组织自噬标志蛋白 Beclin1 和 LC3-Ⅱ 的表达水平均降低，p62 的表达水平明显升高，提示 W007B 在缺血再灌注损伤过程中的脑保护作用可能与其抑制自噬流、减轻 NF-κB 启动的炎症反应有关。

六、自噬抑制缺血性脑卒中脑组织的炎性反应

脑组织缺血后会发生一系列炎症反应，Jiang 等用 TNF-α、IL-6 的 mRNA、蛋白质水平和小胶质细胞的激活数目来评估缺血病灶的炎症程度。研究发现，用四环素预处理可以抑制缺血性脑卒中脑组织炎症因子 TNF-α 的 mRNA 和蛋白表达水平，减少激活的神经胶质细胞的数目，降低 IKK、IKB 和 p65 的总水平和磷酸化水平，并减少 Beclin1 和 LC3 的蛋白表达水平。3-MA 预处理有着类似四环素的抑制炎症和抑制 NF-κB 活化的作用。这表明四环素预处理能抑制缺血性脑卒中脑组织的炎症反应，其作用可能与其抑制自噬、抑制 NF-κB 活化，进一步抑制炎症反应的启动有关。

七、自噬与脑缺血自适应

适应反应是指正常细胞对适度环境应激的适应，它能提高细胞在应激条件下的存活能力。研究发现，当脑组织经历短暂的适度缺血预处理后，细胞对接下来的完全性脑卒中会有更强的抵抗力。缺血自适应显著增加了 AMPK 的磷酸化，诱导了大脑中的自噬，减少了脑梗死体积、神经功能缺损和神经细胞凋亡。

研究发现，缺血预处理还能减轻脑组织的缺血再灌注损伤。目前认为，拥有很大临床应用潜能的脑缺血自适应方式包括缺血后处理及微小缺血预处理。

脑组织缺血自适应的发生机制尚不清楚，其对氧化应激激活、线粒体紊乱和凋亡激活有抑制作用，据报道可能与以下因素有关：①细胞在应激状态下会激活并开放细胞内第二信使，如 ROS、钙离子、2′- 脱氧尿嘧啶核苷 5′- 磷酸和鞘脂神经酰胺，以及目前尚

不明确的一些决定细胞生死的细胞内因子，使得远离受刺激部位的脑组织在经历温和刺激后对应激产生适应。②启动细胞自我修复机制，包括诱导细胞能够产生暂时适应一些应激的反应，包括诱导自噬，启动细胞死亡机制等。③激活的自噬通过降解异常的氧化蛋白参与了修复。

第五节　自噬与动脉粥样硬化

动脉粥样硬化是脑血管疾病的最主要原因，目前延缓动脉粥样硬化进程，稳定动脉粥样硬化斑块是缺血性脑卒中一、二级预防的重要措施。血管壁的脂质沉积是动脉粥样硬化的基本特征。炎症参与动脉粥样硬化的整个过程，从内皮细胞的炎症改变开始，以黏附分子的表达为特征。内皮细胞是构成动脉壁内膜的成分，抵抗白细胞的黏附。食用高饱和脂肪酸的食物、吸烟、高血压、高血糖、肥胖或胰岛素抵抗都会导致内皮细胞的黏附分子增加，随后出现白细胞黏附在动脉壁，继而在多种促炎化学物质的影响下穿过内皮细胞层，从而形成动脉粥样硬化。动脉内膜中，单核细胞也会经历炎症的改变，转变成巨噬细胞吞噬脂质，从而形成泡沫细胞。T淋巴细胞也会迁移至内膜中，释放促炎性细胞因子从而使炎症反应扩大。随着这些炎症过程的进展，动脉粥样硬化开始启动，脂纹开始形成。炎症是脂纹向复合斑块形成的一个重要因素。近年来研究表明，血管内皮细胞、巨噬细胞自噬通过调节炎症反应和脂质代谢参与了对动脉粥样硬化进程及斑块稳定性的调控。

一、自噬通过抑制炎症反应保护血管内皮细胞

内皮细胞的功能紊乱是动脉粥样硬化的始动环节。老化导致的内皮细胞功能紊乱与老年人脑血管疾病风险的增加有关。有报道显示，老年人自噬标志物在中动脉内皮细胞中减少50%，在动脉内皮依赖性血管舒张（endothelium-dependent dilatation，EDD）细胞中减少30%。同样的，在C57BL/6老龄鼠动脉中自噬水平降低40%，EDD减少25%。在人类和鼠中，EDD的损害会导致NO生物利用度的下降，从而导致氧化应激和炎症的增加。在老龄鼠中，用海藻糖处理上调自噬水平，能通过减少氧化应激和一般的炎症因子水平，从而挽救NO调控EDD。培养的内皮细胞中，抑制自噬能增加氧化应激和减少NO的产生，而海藻糖能通过自噬依赖的机制增加NO的产生，这些结果表明了老化的血管组织中自噬是减少的。自噬能通过减少氧化应激和炎症，增加NO的生物利用度，从而保护动脉内皮的功能。

心血管系统的一些获益事件伴随着炎症的减少。近年来研究发现，一些自噬诱导剂能通过抑制炎症反应而发挥血管内皮保护作用。离体研究发现，白藜芦醇能通过自噬依赖途径抑制炎症因子如肿瘤坏死因子α、黏附分子的表达，进而减轻内皮细胞的功能紊乱，其自噬的激活与cAMP-PRKA-AMPK-SIRT1信号通路有关。姜黄素能诱导自噬，从而保护血管内皮细胞应对氧化应激。

二、自噬通过降解有害物质，在动脉粥样硬化中发挥保护作用

自噬通过降解有害物质，保护动脉粥样硬化斑块细胞免于受氧化应激的损伤，特别是在细胞色素 c 释放之前的早期阶段对细胞的损害。在动脉壁上滞留或捕获包含载脂蛋白 B（apolipoprotein B，ApoB）的脂蛋白是动脉粥样硬化发病机制的使动事件。自噬在晚期对 ApoB 有降解作用，培养人血管内皮细胞在暴露于氧化低密度脂蛋白时自噬水平是升高的，此时上调自噬水平能够通过促进氧化低密度脂蛋白的降解，进而对血管内皮细胞起到保护作用。

三、巨噬细胞自噬通过调节炎症反应参与动脉粥样硬化进程

巨噬细胞在动脉粥样硬化的免疫应答中起着重要的作用。巨噬细胞自噬是将细胞质中的物质运输到溶酶体进行降解的过程。在野生型巨噬细胞内，自噬能调控炎症小体的激活并且限制炎症细胞因子 IL-1β 和 IL-18 的产生。在人巨噬细胞中通过饥饿或雷帕霉素诱导自噬会抑制 AIM2 和 NLPR3 炎症小体活性，减弱 CASP-1 的活性和 IL-1β 的分泌，相反，抑制自噬可以增加 AIM2 和 NLPR3 炎症小体活性，同时也观测到自噬适配器蛋白 p62 递送泛素化的炎症小体到自噬体降解。在 LPS 刺激后，LC3 或 Beclin1 缺乏引起的巨噬细胞自噬缺陷使炎症小体活性增加，从而分泌有活性的 IL-1β 和 caspase-1 p10 亚基。巨噬细胞缺少自噬主要基因 Atg5 的小鼠的粥样硬化斑块中的巨噬细胞容易凋亡，在氧化应激状态下的巨噬细胞容易坏死，主动脉 IL-1β 水平升高，这与炎症小体活性相关。这些结果表明，巨噬细胞基础水平的自噬能对抗凋亡，保护巨噬细胞以应对氧化应激损伤，并抑制其炎症反应。

自噬对炎症小体影响的机制尚未明确。可能机制之一是 NLRP3 蛋白经过自噬溶酶体途径进行降解，致使 NLRP3 炎症小体的活性减弱。另一机制是自噬蛋白通过保存线粒体的完整性，从而调节 NLRP3 依赖的炎症。当自噬功能缺陷时，受损的线粒体和 mtDNA 在细胞质中聚集，线粒体释放的 ROS 和 mtDNA 可以激活炎症小体，炎症小体进而激活半胱天冬酶 -1（caspase-1），使炎症因子分泌增加。自噬缺陷引起受损线粒体长期保留在细胞质内和 IL-1β 分泌增加，表明自噬缺陷影响线粒体中介的 NLRP3 炎症小体的活性，从而引起 IL-1β 分泌增多。另一种可能的机制：功能失调的溶酶体可以增加炎症小体的活性，自噬缺陷时，功能失调的溶酶体的清除受到障碍导致炎症小体的活性增加。多项研究表明，溶酶体损伤后释放的组织蛋白酶 B 可以激活 NLRP3 炎症小体。考虑到许多细胞器和细胞组件被自噬清除，多重机制可能参与自噬缺陷调控炎症小体的活性。

较轻程度的自噬功能缺陷没有促动脉粥样硬化的作用，只有自噬缺陷到一定程度才会促进动脉粥样硬化。那么是否自噬缺陷程度不同对炎症影响也不一样呢？研究显示，LPS 刺激后，与对照组相比，Atg5 完全敲除小鼠的巨噬细胞分泌 IL-1β 水平明显增加，但 TNF-α 水平无变化。但是 Beclin1/Atg6 杂合子缺陷的巨噬细胞分泌的这两种细胞因子与对照组相比均无明显差别。这表明，Atg5 敲减后促进特定的促炎因子分泌，且自噬缺陷程度对炎症影响不同。

此外，巨噬细胞自噬在更为复杂的病理生理中则会功能失调，它的失调会促进血管

的炎症、氧化应激和斑块的坏死。在动脉粥样硬化的晚期自噬是被损害的而且其缺失会激活炎症从而促进动脉粥样硬化的形成。

激活炎症小体的因素也影响自噬。巨噬细胞中许多激活 AIM2 或 NLRP3 炎症小体的因素通过使 RalB 核酸改变（GDP 换成 GTP），导致 GTP-RalB 与 Exo84 结合，这就为自噬隔离膜形成和成熟所需的蛋白质复合物的组装提供了条件。自噬的诱导并不依赖于凋亡相关斑点样蛋白或 caspase-1 而是依赖于炎症小体的存在，AIM2 炎症小体激活后招募p62，p62 识别炎症小体并将其递送到自噬体进行降解。

四、自噬与动脉粥样硬化斑块稳定性

通过观察内膜剥脱术获得的动脉粥样硬化斑块发现，巨噬细胞和促炎因子的数目在有症状的斑块中显著高于无症状的斑块，在有破裂倾向威胁生命的动脉粥样硬化斑块中也发现有大量巨噬细胞聚集，且当纤维帽削弱，尤其是大量巨噬细胞存在的地方动脉粥样硬化斑块容易破裂。进一步研究发现，巨噬细胞能够产生降解细胞外基质的基质金属蛋白酶，并诱导平滑肌细胞凋亡，减少胶原支持细胞。通过巨噬细胞特定的诱导细胞死亡方式移除巨噬细胞能稳定斑块的结构。说明巨噬细胞在斑块的不稳定和破裂中起着重要的作用。

Toll 样受体（toll-like receptor，TLR）属于先天免疫系统蛋白家族，在早期对抗病原体中起着重要的作用。巨噬细胞通过表达 TLR 识别病原体或通过自噬清除细胞内的病原体。TLR7 是一个只在人颈动脉巨噬细胞中表达，而不在血管平滑肌细胞（vascular smooth muscle cell，VSMC）中表达的受体。离体研究发现，TLR7 的配体咪喹莫特可诱导巨噬细胞的自噬性死亡，其作用与咪喹莫特诱导巨噬细胞核因子 κB（NF-κB）激活，促进促炎因子和趋化因子释放有关。咪喹莫特引起细胞因子的释放在缺乏自噬的巨噬细胞中显著降低，因为这些细胞以飞快的速度坏死。在兔颈动脉粥样硬化模型中发现，低浓度咪喹莫特可诱导巨噬细胞自噬，而不会诱导细胞死亡，通过诱导细胞因子的产生，提高细胞黏附因子 1、T 淋巴细胞的渗透、巨噬细胞的聚集，从而扩大斑块的面积，促进斑块的进展。高浓度的咪喹莫特则会诱导巨噬细胞自噬性死亡。

与平滑肌细胞相比，巨噬细胞在动脉粥样硬化斑块的不稳定性中的作用更为重要，通过选择性诱导细胞死亡将巨噬细胞从斑块中移除是稳定有破裂倾向的动脉粥样硬化病变的有效方法，但是特异性启动巨噬细胞而不是其他类型的细胞，如平滑肌细胞的机制仍不十分清楚。最近有研究发现，在 J774A.1 和 RAW264.7 巨噬细胞和 INF-γ 致敏的鼠腹腔巨噬细胞，全 - 半胱氨酸抑制剂 Z-vad-fmk 可诱导巨噬细胞表达并分泌几种趋化因子和细胞因子，包括 TNF-α，发生自噬和细胞坏死，而对血管平滑肌细胞或 C2C12 肌母细胞无此作用。研究发现，Z-vad-fmk 和 TNF-α 的联合作用也可以引起平滑肌细胞的坏死。就这点而言，Z-vad-fmk 是有害的，因其刺激炎症反应，并且间接诱导平滑肌细胞的死亡。我们将进一步研究巨噬细胞斑块选择性的诱导非凋亡性细胞死亡的机制，且希望这种死亡方式不会激活炎症和导致平滑肌细胞死亡，这将对维持动脉粥样硬化的稳定性发挥重要的作用。

与基础自噬相反，过度的刺激自噬可以导致自噬性血管平滑肌细胞死亡，反过来由于胶原合成的减少和纤维帽的变薄导致斑块不稳定。内皮细胞的自噬性死亡对于斑块的结构也是存在的，因为内皮损害或死亡代表了促进病变血栓形成的急性临床事件的发生。

五、自噬通过参与蜡样质的形成，加速动脉粥样硬化进展

除了保护作用，自噬在动脉粥样硬化中还参与了蜡样质的形成，这是在所有人的动脉粥样硬化病变中发现的与氧化脂质有关的一种不溶性蛋白复合体。线粒体和其他细胞器产生的过氧化氢（H_2O_2）可渗透进入第二溶酶体腔，这些溶酶体包含了经过自噬降解细胞结构产生的铁，通过 Fenton 反应，有活性的二价铁和 H_2O_2 相互作用，导致了诱导脂质过氧化的羟基产生，并最终导致分子间的交互链接和蜡样质的形成。铁和蜡样质共沉积于进展性斑块泡沫样巨噬细胞和平滑肌细胞的细胞外或细胞内。在人的进展性斑块中，很多细胞形成了含有溶酶体的蜡样质，从而使得溶酶体酶无法降解蜡样质。这些溶酶体酶失去了有效的作用（如降解新生的自身吞噬的物质），导致了自噬的损害和凋亡的产生。受损的自噬刺激了受损的线粒体的进一步聚集，增加了活性氧（ROS）的产生，并进一步促进蜡样质的形成。然而，持续的细胞内自噬溶酶体对含铁物质的降解与 H_2O_2 形成和溶酶体膜的过氧化有关，导致了溶酶体的进一步崩解和有害溶酶体酶的释放，特别是在严重的氧化应激条件下。如果在有限的强度内，诱导具有修补作用的自噬，可引起铁非降解氧化产物的聚集，如蜡样质。最终，这些事件使细胞致敏并导致凋亡，释放的溶酶体酶可以攻击其他蛋白质和线粒体，并激发细胞色素 c 释放。

小　结

综上所述，基础水平的自噬为脑血管正常形态、功能的维持所必需。脑血管在老龄及疾病状态下存在炎症反应的激活及自噬水平的失衡，此时的细胞自噬参与了对脑血管及周围组织炎症、神经元损伤的调控，其调控作用可能是正向的，也可能是负向的，具体可能与脑血管疾病损伤的速度、程度、时期及血管壁细胞类型有关。然而，自噬激活对整个脑血管疾病发生、发展过程中的具体作用尚不明确，何时、何度的调控自噬才能使得自噬调节剂在脑血管疾病进程中发挥保护作用将有望为脑血管疾病的防治找到新的治疗靶点。

苏州大学附属第二医院　张艳林　曹勇军　刘春风

参 考 文 献

Adhami F，Schloemer A，Kuan C Y，2007. The roles of autophagy in cerebral ischemia. Autophagy，3（1）：42-44.

Balduini W，Carloni S，Buonocore G，2009. Autophagy in hypoxia–ischemia induced brain injury：evidence and speculations. Autophagy，5（2）：221-223.

Boland B，Kumar A，Lee S，et al.，2008. Autophagy induction and autophagosome clearance in neurons：relationship to autophagic pathology in Alzheimer's disease. J Neurosci，28（27）：6926-6937.

Boland B，Nixon R A，2006. Neuronal macroautophagy：from development to degeneration. Mol Aspects

Med，27（5-6）：503-519.

Broughton B R，Reutens D C，Sobey C G，2009. Apoptotic mechanisms after cerebral ischemia. Stroke，40(5)：e331-e339.

Carloni S，Buonocore G，Balduini W，2008. Protective role of autophagy in neonatal hypoxia-ischemia induced brain injury. Neurobiol Dis，32（3）：329-339.

Ding W X，Ni H M，Gao W，et al.，2007. Linking autophagy to ubiquitin-proteasome system is important for the regulation of endoplasmic reticulum stress and cell viability. Am J Pathol，171（2）：513-524.

Du L，Hickey R W，Bayir H，et al.，2009. Starving neurons show sex difference in autophagy. J Biol Chem，284（4）：2383-2396.

Fisher M，2011. New approaches to neuroprotective drug development. Stroke，42（1suppc）：s24-s27.

Golstein P，Kroemer G，2007. Cell death by necrosis：towards a molecular definition. Trends Biochem Sci，32（1）：37-43.

Green A R，Shuaib A，2006. Therapeutic strategies for the treatment of stroke. Drug Discov Today，11(15-16)：681-693.

Guan R，Zou W，Dai X，2018. Mitophagy，a potential therapeutic target for stroke. J Biomed Sci. 25（1）：87.

Jiang Z，Chen C H，Chen Y Y，et al.，2014. Autophagic effect of programmed cell death 5 （PDCD5）after focal cerebral ischemic reperfusion injury in rats. NeurNeurosci Lett，566：298-303.

Koike M，Shibata M，Tadakoshi M，et al.，2008. Inhibition of autophagy prevents hippocampal pyramidal neuron death after hypoxic-ischemic injury. Am J Pathol，172（2）：454-469.

Komatsu M，Waguri S，Chiba T，et al.，2006. Loss of autophagy in the central nervous system causes neurodegeneration in mice. Nature，441（7095）：880-884.

Krebiehl G，Ruckerbauer S，Burbulla L F，et al.，2010. Reduced basal autophagy and impaired mitochondrial dynamics due to loss of Parkinson's disease-associated protein DJ-1. PLoS One，5（2）：e9367.

Kuma A，Hatano M，Matsui M，et al.，2004. The role of autophagy during the early neonatal starvation period. Nature，432（7020）：1032-1036.

Lakhan S E，Kirchgessner A，Hofer M，2009. Inflammatory mechanisms in ischemic stroke：therapeutic approaches. J Transl Med，7：97.

Li J，McCullough L D，2010. Effects of AMP-activated protein kinase in cerebral ischemia. J Cereb Blood Flow Metab，30（3）：480-492.

Liu C，Gao Y，Barrett J，et al.，2010. Autophagy and protein aggregation after brain ischemia. J Neurochem，115（1）：68-78.

Maiuri M C，Zalckvar E，Kimchi A，et al.，2007. Self-eating and self-killing：crosstalk between autophagy and apoptosis. Nat Rev Mol Cell Biol，8（9）：741-752.

Matsui Y，Takagi H，Qu X，et al.，2007. Distinct roles of autophagy in the heart during ischemia and reperfusion：roles of AMP-activated protein kinase and Beclin 1 in mediating autophagy. Circ Res，100(6)：914-922.

Meloni B P，Meade A J，Kitikomolsuk D，et al.，2011. Characterisation of neuronal cell death in acute and delayed in vitro ischemia （oxygen-glucose deprivation）models. J Neurosci Methods，195（1）：67-74.

Mizushima N, 2007. Autophagy: process and function. Genes Dev, 21 (22): 2861-2873.

Nabavi S F, Sureda A, Sanches-Silva A, et al., 2019. Novel therapeutic strategies for stroke: The role of autophagy. Crit Rev Clin Lab Sci, 56 (3): 182-199.

Park H K, Chu K, Jung K H, et al., 2009. Autophagy is involved in the ischemic preconditioning. Neurosci Lett, 451 (1): 16-19.

Rami A, Kögel D, 2008. Apoptosis meets autophagy-like cell death in the ischemic penumbra: Two sides of the same coin? Autophagy, 4 (4): 422-426.

Sarbassov D D, Guertin D A, Ali S M, et al., 2005. Phosphorylation and regulation of Akt/PKB by the rictormTOR complex. Science, 307 (5712): 1098-1101.

Schieke S M, Phillips D, McCoy J P Jr, et al., 2006. The mammalian target of rapamycin (mTOR) pathway regulates mitochondrial oxygen consumption and oxidative capacity. J Biol Chem, 281 (37): 27643-27652.

Shang J, Deguchi K, Yamashita T, et al., 2010. Antiapoptotic and antiautophagic effects of glial cell line-derived neurotrophic factor and hepatocyte growth factor after transient middle cerebral artery occlusion in rats. J Neurosci Res, 88 (10): 2197-2206.

Sharp F R, Lu A, Tang Y, et al., 2000. Multiple molecular penumbras after focal cerebral ischemia. J Cereb Blood Flow Metab, 20 (7): 1011-1032.

Sheng R, Zhang L S, Han R, et al., 2010. Autophagy activation is associated with neuroprotection in a rat model of focal cerebral ischemic preconditioning. Autophagy, 6 (4): 482-494.

Tardy C, Codogno P, Autefage H, et al., 2006. Lysosomes and lysosomal proteins in cancer cell death (new players of an old struggle). Biochim Biophys Acta, 1765 (2): 101-125.

Thorburn A, 2008. Apoptosis and autophagy: regulatory connections between two supposedly different processes. Apoptosis, 13 (1): 1-9.

Wang P, Shao B Z, Deng Z Q, et al., 2018. Autophagy in ischemic stroke. Prog Neurobiol, 163-164: 98-117.

Wullschleger S, Loewith R, Hall M N, 2006. TOR signaling in growth and metabolism. Cell, 124 (3): 471-484.

Yang Z, Klionsky D J, 2009. An overview of the molecular mechanism of autophagy. Curr Top Microbiol Immunol, 335: 1-32.

Yu S, Yu M, He X, et al., 2019. KCNQ1OT1 promotes autophagy by regulating miR-200a/FOXO3/ATG7 pathway in cerebral ischemic stroke. Aging Cell, 18 (3): e12940.

Zhang L L, Huang S, Ma X X, et al., 2016. Angiotensin (1-7) attenuated angiotensin Ⅱ -induced hepatocyte EMT by inhibiting NOX-derived H_2O_2-activated NLRP3 inflammasome/IL-1β/Smad circuit. Free Radic Biol Med, 97: 531-543.

Zhou X, Zhou J, Li X, et al., 2011. GSK-3β inhibitors suppressed neuroinflammation in rat cortex by activating autophagy in ischemic brain injury. Biochem Biophys Res Commun, 411 (2): 271-275.

第八章　自噬与出血性脑卒中

第一节　自噬与脑出血

脑出血（intracerebral hemorrhage，ICH）是指原发性非外伤性脑实质内出血，也称自发性脑出血，是具有高发病率和高病死率的一种卒中类型，占急性脑血管病的 20%～30%。发病率为每年 60/10 万～80/10 万，急性期病死率 30%～40%，为急性脑血管病中最高，只有约 20% 的 ICH 患者在 6 个月后恢复功能独立性。引起脑出血的主要原因有原发性高血压所致的脑动脉硬化、动脉瘤、动静脉畸形、淀粉样血管病及海绵状血管瘤。

脑出血后的脑损伤机制：脑出血后的初级损伤源于血肿对脑组织的挤压，挤压远端脑组织，导致脑中线的偏移，重者形成脑疝，压迫脑干，危及生命。脑出血后血肿扩大发生在约 1/3 的患者，血肿扩大压迫脑组织还会影响脑血流，加速神经元的恶化。此外，血肿本身可以导致继发性的脑损伤，造成严重的神经功能缺损，有时是迟发性的死亡。研究发现，即使通过手术取出脑血块，迟发性的脑损伤仍然存在，且并不能得到改善。次级损伤则是源于血产物对血肿周围组织的损伤，如血红蛋白、应激反应导致的炎症、缺血和水肿。实验研究表明，凝血酶形成、红细胞溶解和铁毒性在脑出血引起的损伤机制中起主要作用。次级损伤是通过一个复杂的过程发生的，这个过程可能会持续数小时甚至数天。越来越多的证据表明，自噬被激活并参与脑出血损伤的病理生理过程。

目前针对脑出血内科药物治疗的措施非常有限，主要包括脱水降颅压、止血、抗氧化应激及营养神经。然而，迄今为止，仍没有任何一种药物通过 III 期临床试验证实能延长患者生存期。新近研究表明，针对血产物损伤这个机制有望找到新的治疗靶点。自噬靶向治疗将面临的挑战是以选择性的方式开启自噬的保护性，同时不激活细胞死亡途径中不必要的自噬促炎性。

一、脑出血后脑组织自噬的诱导

自噬存在于脑出血后的血肿周围区域，大部分的自噬性脑细胞是星形胶质细胞。大鼠模型研究发现，脑出血后出血灶周围脑组织自噬的激活从 6 小时开始，12～24 小时达高峰，72 小时开始下降。脑出血后自噬激活的机制可能有铁过载、凝血酶积聚。

（一）铁与脑出血组织自噬

脑出血是脑内铁过载的极端情况。由于有大量的铁存在于血肿中的血红蛋白，脑出血后脑内的铁浓度会达到非常高的水平，而且脑内非血红素铁在一个月内都不能被清除。研究发现，灌注二价铁到大鼠的海马、纹状体内会引起自噬标志性蛋白 LC3-I 向 LC3-II 的转换增加，二价铁处理原代培养的神经元也可引起 LC3-I 向 LC3-II 的转换增加，伴随丹酰尸胺（monodansyl cadaverine，MDC）阳性物的积聚。去铁胺，一种铁螯合剂，可显著减少脑出血诱导的脑组织自噬相关性细胞死亡，提示铁在脑出血诱导的自噬性细胞死亡中具有重要作用。在模拟 ICH 条件的大鼠模型中，抑制自噬可以降低柠檬酸亚铁诱导的纹状体损伤的严重程度。根据上述研究结果提示，柠檬酸铁和亚铁诱导在 ICH 中激活自噬，并起有害作用。

（二）凝血酶与脑出血组织自噬

凝血酶是由凝血酶原裂解产生的丝氨酸蛋白酶，是凝血级联中的重要组成成分。脑出血后脑内立即产生凝血酶诱发止血。然而，凝血酶在脑损伤中有多重效应，其在高浓度时可杀死神经元和星形胶质细胞，参与了脑出血后的早期脑损伤。相对于这些早期的效应，凝血酶也与脑出血后的脑复苏相关。研究发现，凝血酶在脑内和培养的星形胶质细胞中可引起自噬；水蛭素，是凝血酶的抑制剂，可减少脑出血诱导的自噬；3-MA，是一种自噬抑制剂，可降低凝血酶处理后的 MDC 标记自噬泡，增加凝血酶诱导的细胞死亡。上述结果提示，凝血酶参与脑出血后自噬的诱导，并且凝血酶诱导的自噬的有益作用值得重视。

二、自噬在脑出血中的作用

脑出血后神经细胞遭受各种伤害（如血肿占位、缺血缺氧、自由基、炎性损伤、凝血酶等有害物质）。细胞内外发生各种改变，故而可以认为脑出血后，自噬的激活很可能是细胞为了清除胞质中受损的细胞器和有害物质而发生的自我保护机制。然而自噬的过度激活不能再维系细胞生存而导致细胞死亡。脑血通，是一种能改善脑出血后神经功能缺损，具有脑保护作用的药物，被发现减少脑出血后出血灶周围组织的自噬水平，提示自噬水平的抑制可能参与了脑血通的神经保护作用，但尚需更多依据去证实。此外，抑制自噬也会增加凝血酶诱导的细胞死亡。

自噬参与了脑出血患者脑细胞的死亡及炎症损伤。细胞死亡主要有三种类型，包括坏死性、凋亡性和自噬性细胞死亡。坏死性细胞死亡和凋亡性细胞死亡都出现在脑出血后的脑组织中。过度的自噬激活会导致神经元的死亡，因此在特定的病理条件下自噬可以触发并调节程序性细胞死亡。近期研究提示，自噬性细胞死亡出现在脑出血后。necroptosis 是一种程序性细胞死亡，能被 necrostatin-1 特异性抑制。在小鼠纹状体脑出血模型中发现，脑室注射 necrostatin-1 能抑制出血小鼠的自噬及凋亡性细胞死亡，发挥神经保护作用，提示坏死、凋亡和自噬之间存在交互作用。

自噬在炎症中的作用是通过细胞因子的非常规分泌方式调节，或通过靶向炎性小体进行降解而扩大的。Toll 样受体 4（Toll-like receptor 4，TLR4）介导的小胶质细胞活化在脑出血组织炎性损伤中发挥重要作用。在小鼠脑出血模型中发现，与野生型小鼠相比，$Tlr4^{-/-}$ 小鼠在受到溶解红细胞处理后自噬水平及炎症反应均降低；且 $Tlr4^{-/-}$ 脑出血鼠的脑水肿及神经损伤也减轻，3-MA 能抑制溶解红细胞诱导的小胶质细胞活化及炎性损伤，并改善脑出血鼠的神经功能。

目前为止，增强自噬对脑损伤双向作用已经得到证实，另有证据表明，自噬在 ICH 中的水平和作用还可以取决于患者的个体差异。入院高血糖会对脑出血患者的生存率及功能预后产生不良影响。研究发现，脑出血后 24 小时大鼠脑组织的自噬水平是升高的，合并高血糖组大鼠脑血肿周围组织的自噬水平要比非高血糖组低，且有着更严重的肢体活动障碍和脑水肿，提示自噬在高血糖性脑出血中具有有益作用。也有证据表明，ICH 可导致老龄大鼠更严重的自噬和神经功能缺陷，提示自噬对老龄脑的损伤作用（图 8-1）。

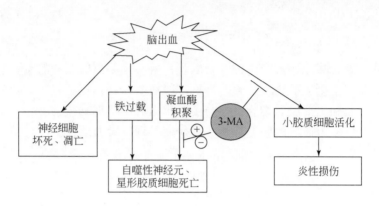

图 8-1　脑出血后脑组织损伤通路

脑出血后血肿周围脑组织会发生包括坏死性、凋亡性、自噬性细胞死亡及由小胶质细胞活化介导的炎性损伤；神经组织自噬的激活与铁过载、凝血酶积聚有关；3-MA 能够抑制小胶质细胞活化引起的炎性损伤，对凝血酶聚集诱导的自噬及凋亡性细胞死亡有双重调节作用

三、自噬与脑出血的性别二态性

脑出血已被确认为是具有性别二态性的疾病，绝经前女性脑出血后比男性有更好的生存及功能恢复。雌激素也被证明在实验性的脑出血中及在铁诱导的脑损伤中有保护性作用。有研究表明，雌激素抑制柠檬酸诱导的自噬是通过雌激素受体依赖的途径。在雌性大鼠中，通过雌激素受体依赖途径抑制柠檬酸亚铁诱导的自噬，可能参与了雌激素调控的柠檬酸亚铁诱导的脑损伤神经保护作用，因此雌激素在柠檬酸亚铁诱导的脑损伤中的性别二态性中可能起关键性作用。自噬性细胞死亡可能参与造成铁过载的脑损伤，这一过程在男性中尤为明显。在女性脑损伤中，通过雌激素抑制柠檬酸亚铁诱导的自噬有助于减少其严重性。因此自噬可能是柠檬酸亚铁诱导的脑损伤的性别二态性的另一个因素。在男性中，治疗工作应该是着重抑制铁过载导致的自噬性细胞死亡。这对预防脑出血引起的脑功能障碍和（或）铁过载相关神经退行性疾病制定性别特异性的治疗方案提供了重要的信息。

四、年龄与脑出血后脑组织的自噬

年龄是一个影响脑出血患者脑损伤及预后的重要因素。脑出血能引起严重的脑水肿和神经功能损伤，在老龄鼠中高于幼鼠，其损伤机制至今知之甚少。正常情况下，随着年龄增长，机体的自噬水平呈递减趋势。然而有研究发现，脑出血在老龄鼠中比幼鼠引起更强的自噬反应，结合高龄鼠呈现更严重脑水肿及神经功能损伤的现象，提示老龄脑出血大鼠自噬增强可能与其更加严重的脑损伤有关。此外老龄鼠相对于幼鼠有更强的小胶质细胞的激活及更多的铁蛋白阳性细胞。因激活的小胶质细胞会分泌多种有毒物质，而有铁蛋白是铁储存蛋白，并且在脑出血后的脑组织中被上调，提示铁可能参与了老龄大鼠的自噬诱导。老龄大鼠脑出血后有更强的自噬反应及神经功能缺损，了解老化脑出血后的脑损伤机制将有助于制订新的出血性脑损伤的新治疗策略。

第二节　自噬与蛛网膜下腔出血

蛛网膜下腔出血（subarachnoid hemorrhage，SAH）是一种高发病率和病死率的破坏性的脑卒中亚型，占全部脑卒中的 5%～10%，其大部分原因为颅内动脉瘤破裂。我国颅内动脉瘤破裂引起的蛛网膜下腔出血年发病率约为 10.5/1000 万，是继脑缺血、脑出血后发生频率第三高的急性脑血管疾病。尽管血管介入、手术技巧、诊断方法及围手术期的处理已经取得巨大的进步，但许多蛛网膜下腔出血的生存者有持续的认知障碍，对功能状态和生活质量都有影响，其预后仍有待进一步改善。既往数十年来，脑血管痉挛和动脉瘤破裂再出血一直被认为是导致高死亡和高致残的一个主要因素。但多中心的临床试验研究表明，迟发性血管痉挛的减轻并没有改善蛛网膜下腔出血患者的预后。流行病学研究提示，大约 2/3 的死亡发生在蛛网膜下腔出血后 48 小时内，而迟发性血管痉挛多发生于出血后 4 天至 2 周。因此有学者提出，早期脑损伤是蛛网膜下腔出血致死致残的主要原因。

早期脑损伤（early brain injury，EBI）是指从蛛网膜下腔出血开始至 72 小时这一时间窗之内的脑损伤，对患者的预后有决定性作用。目前蛛网膜下腔出血后早期脑损伤的病理生理学机制已经有了初步的认识，主要包括颅内压升高、脑血流量降低、脑灌注压下降、有氧呼吸的抑制、血脑屏障破坏、脑水肿、炎症、氧化应激及神经元的死亡。然而，具体的损伤机制及信号通路还需要进一步的深入研究。自噬具有维持细胞自我稳态、促进细胞生存的作用，但越来越多的研究证实，自噬同样也可以引起细胞死亡。近年来研究表明，自噬在蛛网膜下腔出血后早期脑损伤中发挥了保护性作用。研究表明，自噬溶酶体系统参与蛛网膜下腔出血后早期和迟发性脑损伤，通过调节自噬发展成为蛛网膜下腔出血新的治疗策略，但需要对其确切机制进行更多的研究，特别是自噬与功能失调的亚细胞细胞器之间的相互联系。

一、蛛网膜下腔出血后脑组织自噬的激活

蛛网膜下腔出血后血脑屏障功能障碍的直接后果是脑水肿，其是早期脑损伤的主要成分，研究发现，蛛网膜下腔出血后的 24 小时内两个半球水含量都增加，但水肿改变在同侧半球更加明显。

蛛网膜下腔出血后自噬在同侧额叶 - 皮质基底部显著增加，并且持续在早期脑损伤的整个阶段（3 天）。之前有研究证明，蛛网膜下腔出血后的 24 小时内脑组织自噬标志性蛋白 LC3-Ⅱ、Beclin 1 的水平快速升高并达到最高值；与此同时，一种溶酶体酶——组织蛋白酶 -D 的含量也立即增加，并在 24 小时达到高峰，而抑制该酶会降低脑缺血中上调的 LC3-Ⅱ，并且抑制自噬泡的形成，该过程并发着 LC3-Ⅱ 的上调，提示蛛网膜下腔出血早期存在自噬流通路的激活。Beclin 1，是 Bcl-2 的相互作用蛋白，是磷脂酰肌醇 -3- 激酶复合物的成分，也是自噬所需的成分，是自噬的激活标志。神经特异性标记共定位被

发现，Beclin 1 的阳性细胞在大脑皮质的同侧额叶基底部更加明显，而浅层则有许多凋亡细胞。另有研究显示，脑缺血缺氧引起的 Beclin 1 阳性细胞在浅层，这表明在蛛网膜下腔出血后早期脑损伤阶段的同侧额叶－基底部的自噬活性显著增加。蛛网膜下腔出血和缺血缺氧后，不同的自噬活性细胞的定位可能表示不同损伤机制和自噬的作用，需要更多的实验来阐明自噬的分子和生化机制，并确定其在蛛网膜下腔出血后是保护性的还是损伤性的。

二、自噬在蛛网膜下腔出血中的保护作用

在鼠蛛网膜下腔出血的早期阶段脑中的自噬被激活，其自噬活性在 24 小时达高峰，48 小时恢复。早期研究即表明，蛛网膜下腔出血诱导的 LC3 和 Beclin 1 的增加可被脑室内应用雷帕霉素和 3-MA 所调节；自噬激活剂雷帕霉素可以改善脑水肿、血脑屏障通透性和临床的行为功能；3-MA 处理后早期脑损伤的相关参数显著加重。近年来研究发现，多种药物可能通过诱导自噬在蛛网膜下腔出血早期发挥神经保护作用。辛伐他汀预处理可以增强自噬，抑制神经元凋亡；大池注射胱抑素 C 可在蛛网膜下腔出血后 48 小时可增强基底动脉壁的自噬；褪黑素也可以增强自噬，改善蛛网膜下腔出血大鼠凋亡性细胞死亡；曲古霉素增强自噬有助于减轻神经元凋亡，改善神经功能；叔丁基对苯二酚通过增强自噬对早期脑损伤起神经保护作用。这些发现表明，激活自噬通路对减轻蛛网膜下腔出血模型鼠的早期脑损伤有潜在保护作用，其保护作用主要体现在以下五方面。

（一）蛛网膜下腔出血后脑组织的内质网应激与自噬

蛛网膜下腔出血后的早期脑损伤确切机制尚不清楚，细胞凋亡被报道是这个机制的一个重要因素。内质网是细胞合成和折叠所有分泌蛋白和膜蛋白必需的场所，许多病理生理条件下内质网功能损伤会导致细胞凋亡。错误折叠蛋白在内质网腔的聚集会诱导内质网应激。为了维持细胞内稳定的内环境，内质网应激触发一系列的细胞内反应。细胞内质网应激反应能力是细胞生存所必需，过度反应会引起细胞凋亡。研究证明，脑缺血会诱导内质网应激，而且内质网应激调节的反应抑制神经元的凋亡。在帕金森病模型的鼠中，温和的内质网应激可以激活自噬并且抑制神经元的死亡。然而，过度的内质网应激可能扰乱钙离子稳态而促进神经细胞的死亡。有研究表明，在蛛网膜下腔出血的大鼠模型中内质网应激在蛛网膜下腔出血后 24 小时被激活，增强内质网应激有神经保护作用，而自噬是内质网应激诱导的保护作用的下游通路。内质网应激的激活改善蛛网膜下腔出血鼠的神经功能缺损，降低促凋亡分子 caspase-3 的表达并减少细胞凋亡，减少 TUNEL 阳性细胞的数量，同时增加自噬活性。内质网应激的诱导剂 Tm 促进自噬，上调自噬蛋白 Beclin 1、LC3-II，内质网抑制剂 TUDCA 减少自噬激活。3-MA 抑制自噬可以抑制内质网应激诱导的保护作用，即增加内质网应激可以通过自噬激活来保护蛛网膜下腔出血模型鼠的细胞死亡，抑制凋亡改善蛛网膜下腔出血的早期脑损伤。

（二）蛛网膜下腔出血与线粒体自噬

线粒体自噬是用来描述通过自噬选择性地清除线粒体，是指维持健康的线粒体数量，选择性地去除功能紊乱的线粒体。既往研究表明，线粒体自噬出现在蛛网膜下腔出血后

诱导的脑损伤中，近年研究发现，在蛛网膜下腔出血后的 EBI 期皮质神经元细胞线粒体功能是有障碍的。SB203580 和茶多酚能阻止线粒体去极化，增加 ATP 含量，并减少细胞色素 c 的释放，给药后可减弱线粒体损伤诱导的神经细胞凋亡。结果表明，线粒体功能障碍在蛛网膜下腔出血的发病机制中起重要作用，尤其是在细胞凋亡中。当电压阴离子通道（voltage-dependent anion channel，VDAC）被 VDAC1siRNA 抑制时，LC3 的表达下调，但是 ROS 蛋白累积，凋亡和坏死的组织学现象增多，caspase-3 蛋白水平也增高。然而，当自噬被雷帕霉素激活的时候，LC3 的表达显著上调，同时 ROS 蛋白的表达下调，凋亡和坏死的组织学现象停止，并且 caspase-3 蛋白表达下调。研究表明，VDAC 诱导的与线粒体相关的自噬可能是线粒体自噬，它代表将来保持神经元活性和阻止细胞死亡的治疗靶点。该研究证明，蛛网膜下腔出血损伤后通过 VDAC 途径刺激产生线粒体自噬，以保护神经组织免于蛛网膜下腔出血后早期的凋亡性和坏死性损伤。

（三）蛛网膜下腔出血后的脑组织的自噬与凋亡

蛛网膜下腔出血后细胞的死亡方式包括凋亡和坏死。近来研究发现，自噬、凋亡和坏死相互影响和作用。蛛网膜下腔出血后，凋亡性神经细胞的死亡被增加的颅内压、降低的脑灌注压、短暂性的全脑缺血、蛛网膜下腔血凝块的毒性及氧化应激产物所激活，并且导致血脑屏障的损伤及脑水肿。抑制凋亡被证明在蛛网膜下腔出血后有神经保护作用，其已成为预防蛛网膜下腔出血后早期脑损伤防治的一个重要靶点。在蛛网膜下腔出血后急性阶段的神经元中自噬被激活，尽管自噬在蛛网膜下腔出血后的早期脑损伤中的作用仍有争议，激活自噬是否会引起细胞死亡或者阻止细胞死亡是否可作为内源性神经保护作用的一部分尚待明确。另有研究结果显示，自噬在蛛网膜下腔出血后的 6 小时即出现，自噬的激活伴随凋亡的抑制及早期脑损伤的改善。在蛛网膜下腔出血的模型中，雷帕霉素处理能诱导神经元自噬泡的形成，而 3-MA 则会诱导神经元凋亡。雷帕霉素处理能显著增加神经元自噬标志性蛋白 ATG 5、Beclin 1 和 LC3-Ⅱ 的表达，降低凋亡蛋白 caspase-3 的活性，减少 TUNEL 阳性细胞，并改善蛛网膜下腔出血早期的脑水肿和神经功能缺陷。相反，3-MA 处理使得自噬出现相反的改变并会加重早期脑损伤。雷帕霉素处理降低 BAX 向线粒体的转运，也降低了下游细胞色素 c 由线粒体向细胞质的释放，提示激活自噬可以减少蛛网膜下腔出血的早期脑损伤，这种神经保护作用是通过抗凋亡机制发挥的，其抗凋亡作用与线粒体通路有关。蛛网膜下腔出血后预防性使用辛伐他汀有激活自噬并且抑制凋亡的作用，并且可以改善早期脑损伤。与蛛网膜下腔出血对照组相比，雷帕霉素和辛伐他汀处理的蛛网膜下腔出血动物死亡率也下降。这些结果同样表明，蛛网膜下腔出血后自噬激活通过抑制凋亡起神经保护作用。

近期褪黑素被报道是自噬的调控剂，有研究证明，褪黑素是一种强效抗氧化剂，对大鼠蛛网膜下腔出血后的早期脑损伤具有有益作用，可以降低死亡率和脑含水量。褪黑素可以通过诱导自噬保护缺血再灌注引起的脑损伤。蛛网膜下腔出血诱导 BAX 向线粒体的转运增加和细胞色素 c 向细胞质的释放增加，表示蛛网膜下腔出血模型中线粒体凋亡通路被激活。这些改变引起下游 caspase 的激活，包括上调裂解的 caspase-3 的表达，导致神经细胞的凋亡。而蛛网膜下腔出血后褪黑素的处理能降低 caspase-3 活性和 TUNEL 阳性细胞数量，上调脑组织 LC3-Ⅱ 蛋白表达，此时褪黑素诱导的自噬通过抑制 BAX 向线粒体的转运和细胞色素 c 向细胞质的释放来减少凋亡性细胞死亡。这些发现支持蛛网膜下腔出血后褪黑素的应用可以通过自噬激活抗细胞凋亡，褪黑素能激活自噬通过抑制线粒体途径的凋亡起神经保护作用。

（四）蛛网膜下腔出血后的自噬与脑水肿

血清胱抑素 C（cystatin C，Cys C）被认为是一种重要的半胱氨酸蛋白酶活性的内源性抑制剂，在大脑内的功能目前还不清楚，但是被指能延缓神经元变性，具有神经系统修复的作用。Cys C 是一种候选治疗剂，可以潜在地预防脑损伤和神经退行性疾病。研究发现，蛛网膜下腔出血后的 48 小时，两个半球都有水含量的增加。使用低剂量和中剂量的 Cys C 处理能显著减少水肿的形成并保护血脑屏障，并能改善蛛网膜下腔出血后的早期脑损伤，包括神经功能评分、脑水肿和血脑屏障的损伤。蛛网膜下腔出血后自噬也显著增加，Cys C 给药后自噬水平进一步升高，提示 Cys C 在蛛网膜下腔出血后的神经保护作用可能与其上调自噬有关。然而，蛛网膜下腔出血后的 Cys C 新陈代谢和其整个在大脑内的信号通路仍然不清楚，需要进一步研究。

（五）蛛网膜下腔出血后的自噬与脑血管痉挛

脑血管痉挛是脑池蛛网膜下腔出血患者的常见和严重并发症，是神经科患者发病率和死亡率的重要原因。研究发现，自噬相关蛋白 LC3、Beclin 1 在正常对照组中表达水平较低，在蛛网膜下腔出血鼠的出血早期阶段基底动脉壁表达水平升高，SAH 后 48 小时基底动脉壁的自噬蛋白表达水平有显著得增加，该现象能被 Cys C 处理所增强。而且与对照组相比，Cys C 处理组蛛网膜下腔出血鼠的脑血管痉挛程度得到显著改善，这种作用与 Cys C 诱导的基底动脉壁的自噬程度是一致的。这些结果表明，蛛网膜下腔出血可能诱导痉挛血管的自噬，并对血管痉挛的发病过程起作用。Cys C 处理蛛网膜下腔出血对其有益治疗作用可能由于其对自噬信号通路有益的调控作用，提示自噬激活对蛛网膜下腔出血后脑血管痉挛的形成可能有保护作用（图 8-2）。

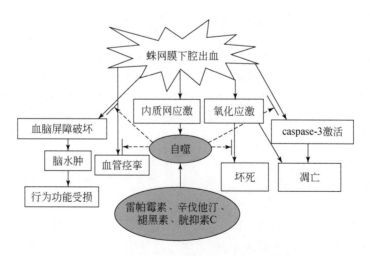

图 8-2 蛛网膜下腔出血后早期脑组织损伤通路

蛛网膜下腔出血早期脑组织会发生脑水肿，神经细胞坏死、凋亡，以及血管痉挛等脑损伤；此时由内质网应激为主要机制激活的自噬能够通过抑制上述损伤通路发挥神经保护作用，并改善行为表现；辛伐他汀、褪黑素、胱抑素 C 可以通过激活自噬、抑制凋亡，在蛛网膜下腔出血早期发挥神经保护作用。

小　　结

近年来，有关自噬与出血性脑卒中的研究逐渐增多，最近研究提示，对脑出血而言，自噬参与了出血早期的神经元死亡及炎症损伤，抑制自噬会增加凝血酶及高血糖引起的脑组织损伤，尚无依据表明诱导自噬在急性脑出血中发挥保护作用。对蛛网膜下腔出血来讲，早期的自噬诱导可能通过抑制脑水肿、神经元凋亡、神经元坏死及脑血管痉挛等发挥脑保护作用。

苏州大学附属第二医院　张艳林　刘春风

参 考 文 献

陈蓉蓉，2012. 脑血通对大鼠脑出血后血肿灶周边组织自噬作用的影响 . 南京：南京中医药大学 . 硕士学位论文 .

荆朝晖，2012. 自噬在大鼠蛛网膜下腔出血后早期脑损伤中的作用及机制研究 . 杭州：浙江大学 . 博士学位论文，III.

吴江，贾建平，崔丽英，等 . 2016. 神经病学 . 3 版 . 北京：人民卫生出版社，170.

Chang P, Dong W, Zhang M, et al., 2014. Anti-necroptosis chemical necrostatin-1 can also suppress apoptotic and autophagic pathway to exert neuroprotective effect in mice intracerebral hemorrhage model. J Mol Neurosci, 52（2）：242-249.

Chen C W, Chen T Y, Tsai K L, et al., 2012. Inhibition of autophagy as a therapeutic strategy of iron-induced brain injury after hemorrhage. Autophagy, 8（10）：1510-1520.

Chen J, Wang L, Wu C, et al., 2014. Melatonin-enhanced autophagy protects against neural apoptosis via a mitochondrial pathway in early brain injury following a subarachnoid hemorrhage. J Pineal Res, 56（1）：12-19.

Chen N, Dai L, Jiang Y, et al., 2016. Endoplasmic reticulum stress intolerance in EIF2B3 mutant oligodendrocytes is modulated by depressed autophagy. Brain Dev, 38（5）：507-515.

Chen S, Wu H, Tang J, et al., 2015. Neurovascular events after subarachnoid hemorrhage：focusing on subcellular organelles. Acta Neurochir Suppl, 120：39-46.

Chen T Y, Tsai K L, Lee T Y, et al., 2010. Sex-specific role of thioredoxin in neuroprotection against iron-induced brain injury conferred by estradiol. Stroke, 41（1）：160-165.

Fang Y, Chen S, Reis C, et al., 2018. The role of autophagy in subarachnoid hemorrhage：An update. Curr Neuropharmacol, 16（9）：1255-1266.

Gong Y, He Y, Gu Y, et al., 2011. Effects of aging on autophagy after experimental intracerebral hemorrhage. Acta Neurochir Suppl, 111: 113-117.

Gong Y, Hua Y, Keep R F, et al., 2004. Intracerebral hemorrhage: effects of aging on brain edema and neurological deficits. Stroke, 35 (11): 2571-2575.

He Y, Hua Y, Song S, et al., 2008. Induction of autophagy in rat hippocampus and cultured neurons by iron. Acta Neurochir Suppl, 105: 29-32.

He Y, Wan S, Hua Y, et al., 2008. Autophagy after experimental intracerebral hemorrhage. J Cereb Blood Flow Metab, 28 (5): 897-905.

Hua Y, Keep R F, Hoff J T, et al., 2007. Brain injury after intracerebral hemorrhage: the role of thrombin and iron. Stroke, 38 (2 Suppl): 759-762.

Ji C, Chen G, 2016. Signaling pathway in early brain injury after subarachnoid hemorrhage: News update. Acta Neurochir Suppl, 121: 123-126.

Jing C H, Wang L, Liu P P, et al., 2012. Autophagy activation is associated with neuroprotection against apoptosis via a mitochondrial pathway in a rat model of subarachnoid hemorrhage. Neuroscience, 213: 144-153.

Keep R F, Hua Y, Xi G H, 2012. Intracerebral haemorrhage: mechanisms of injury and therapeutic targets. Lancet Neurol, 11 (8): 720-731.

Lee J Y, He Y D, Sagher O, et al., 2009. Activated autophagy pathway in experimental subarachnoid hemorrhage. Brain Res, 1287: 126-135.

Li H, Wu J, Shen H, et al., 2018. Autophagy in hemorrhagic stroke: Mechanisms and clinical implications. Prog Neurobiol, 163-164: 79-97.

Li J, Lu J F, Mi Y J, et al., 2014. Voltage-dependent anion channels (VDACs) promote mitophagy to protect neuron from death in an earlybrain injury following a subarachnoid hemorrhage in rats. Brain Res, 1573: 74-83.

Li T, Sun K J, Wang H D, et al., 2015. Tert-butylhydroquinone ameliorates early brain injury after experimental subarachnoid hemorrhage in mice by enhancing Nrf2-independent autophagy. Neurochem Res, 40 (9): 1829-1838.

Liu R Y, Wang J J, Qiu X, et al., 2014. Acute hyperglycemia together with hematoma of high-glucose blood exacerbates neurological injury in a rat model of intracerebral hemorrhage. Neurosci Bull, 30 (1): 90-98.

Liu Y, Li J, Wang Z, et al., 2014. Attenuation of early brain injury and learning deficits following experimental subarachnoid hemorrhage secondary to Cystatin C: Possible involvement of the autophagy pathway. Mol Neurobiol, 49 (2): 1043-1054.

Qureshi A I, Suri M F, Ostrow P T, et al., 2003. Apoptosis as a form of cell death in intracerebral hemorrhage. Neumsurgery, 52 (5): 1041-1047.

Roof R L, Hall E D, 2000. Gender differences in acute CNS trauma and stroke: neuroprotective effects of estrogen and progesterone. J Neurotrauma, 17 (5): 367-388.

Urday S, Kimberly W T, Beslow L A, et al., 2015. Targeting secondary injury in intracerebral haemorrhage-perihaematomal oedema. Nat Rev Neurol, 11 (2): 111-122.

Wang Z, Shi X Y, Yin J, et al., 2012. Role of autophagy in early brain injury after experimental subarachnoid hemorrhage. J Mol Neurosci, 46 (1): 192-202.

Wu J，Hua Y，Keep R F，et al.，2003. Iron and iron-handling proteins in the brain after intracerebral hemorrhage. Stroke，34（12）：2964-2969.

Wu Y，Wang L，Hu K，et al.，2018. Mechanisms and therapeutic targets of depression after intracerebral hemorrhage. Front Psychiatry，9：682.

Xi G，Keep R F，Hoff J T，2006. Mechanisms of brain injury after intracerebral haemorrhage. Lancet Neurol，5（1）：53-63.

Yan F，Li J R，Chen J Y，et al.，2014. Endoplasmic reticulum stress is associated with neuroprotection against apoptosis via autophagy activation in a rat model of subarachnoid hemorrhage. Neurosci Lett，563：160-165.

Yang Z，Zhang N，Liu C，et al.，2014. TLR4-mediated autophagy contributes to microglial activation and inflammatory injury in mouse models of intracerebral haemorrhage. Neuropathol Appl Neurobiol，41（4）：e95-e106.

Zhao H，Ji Z，Tang D，et al.，2013. Role of autophagy in early brain injury after subarachnoid hemorrhage in rats. Mol Biol Rep，40（2）：819-827.

Zia E，Engström G，Svensson P J，et al.，2009. Three-year survival and stroke recurrence rates in patients with primary intracerebral hemorrhage. Stroke，40（11）：3567-3573.

第九章　自噬与多聚谷氨酰胺病

多聚谷氨酰胺（polyglutamine，polyQ）病是一类由特定基因中 CAG 重复数目延长的突变所导致其编码蛋白具有异常多聚谷氨酰胺片段而引起的一类致命性神经退行性疾病，其严重程度如发病年龄和病理恶化程度与 polyQ 片段的长度直接相关。目前发现的多聚谷氨酰胺病至少有 9 种，包括亨廷顿病（Huntington disease，HD）、齿状核－红核－苍白球－丘脑下部萎缩（dentatorubral-pallidoluysian atrophy，DRPLA）、脊髓延髓肌萎缩症（spinobulbar muscular atrophy，SBMA），以及 6 种脊髓小脑性共济失调（spino cerebellar ataxia，SCA），如 SCA1、SCA2、SCA3、SCA6、SCA7 及 SCA17 亚型等（表 9-1）。

PolyQ 病的发病机制目前并不明确，以往的研究显示，蛋白质聚集、细胞稳态改变、轴突运输及囊泡转运失调、神经兴奋毒性、基因转录改变、线粒体损伤和蛋白质降解异常等机制参与了疾病的发病及恶化进程。虽然每种致病蛋白有各自独特的功能，但是因为在不同的 polyQ 病发病过程中 CAG 序列的重复数目延长的致病数目大致相同（大于 40 个重复），科学家们推测这类疾病具有相似的发病机制。对这类蛋白而言，一个重要的特征就是编码的谷氨酰胺的异常延伸可以造成蛋白结构的改变，使其更易形成聚集体，而聚集蛋白的降解与蛋白酶体或自噬通路密切相关。值得注意的是，长 polyQ 片段蛋白很难通过真核生物的蛋白酶体降解，无论是它们的聚集形式还是可溶性形式，更倾向于自噬通路降解。

表 9-1　多聚谷氨酰胺疾病分类

疾病	致病基因定位	致病基因	致病蛋白	临床症状
SBMA	Xq13—q21	*AR*	雄激素受体	肌无力、运动功能障碍
HD	4p16.3	*IT15*	亨廷顿蛋白	舞蹈症、痴呆
DRPLA	12p13.31	*DRPLA*	Atrophin 1	肌阵挛性癫痫、共济失调、痴呆
SCA1	6p23	*SCA1*	共济失调蛋白 1	共济失调、痴呆、肌萎缩及外周神经病变
SCA2	12q24.1	*SCA2*	共济失调蛋白 2	渐进性共济失调、发音困难、吞咽困难、眼球运动障碍、动作和姿势性震颤、自主神经功能障碍、认知能力下降
SCA3	14q32.1	*SCA3/MJD*	共济失调蛋白 3	发音困难眼睑退缩、眼球运动障碍、肌张力障碍
SCA6	19p13	*CACNA1A*	电压依赖钙离子通道亚基 α_{1A}	发音困难、意向性震颤、吞咽困难并伴随感觉、锥体和锥体束外运动障碍
SCA7	3p12—p13	*SCA7*	共济失调蛋白 7	眼扫视变缓、眼肌麻痹、吞咽困难、躯体和神经心理缺陷、视力和视锥感光细胞受损
SCA17	6q27	*TBP*	TATA 盒结合蛋白	共济失调、肌张力障碍和精神症状

下文就以几种脊髓小脑性共济失调和亨廷顿病为例介绍多聚谷氨酰胺病的特征及与自噬之间的相互关系。

第一节　自噬与脊髓小脑性共济失调三型

脊髓小脑性共济失调三型（spinocerebellar ataxia type 3，SCA3），又称为马查多－约瑟夫病（Machado-Joseph disease，MJD），是一种常染色体显性遗传的迟发性神经退行性疾病，也是临床上较为常见的一种脊髓小脑变性疾病。国外报道的 SCA3 在遗传性共济失调中占 40% ～ 46%，在我国约占 48% 左右。SCA3 在中国、德国和葡萄牙等国较为常见，主要症状是小脑性共济失调、锥体和锥体外系症状、突眼、进行性眼外肌麻痹和面部抽搐等。

SCA3 是由 *MJD1* 基因靠近 3′ 端的 CAG 重复数目增加引起的，*MJD1* 基因编码的蛋白称为 ataxin-3。正常人的 *MJD1* 基因 CAG 重复次数为 14 ～ 36 次，而患者的 *MJD1* 基因可以具有更多的 CAG 重复次数达 52 ～ 86 次。*MJD1* 基因是在 1994 年被克隆出来的，其位于 14 号染色体长臂上，包含 11 个外显子。*MJD1* 基因的 mRNA 在多个组织中广泛表达，并且因为具有不同的 mRNA 剪切方式而具有不同的同源异构体。

在 *MJD1* 基因的 5′ 端具有一段保守序列，编码一个 Josephin 结构域，具有泛素水解酶的活性，编码蛋白的中段具有两个保守的泛素结合基序（ubiquitin interacting motifs，UIMs），可以与多聚泛素链结合，而在 3′ 端具有 CAG 重复序列。在病理上，CAG 扩增数目与患者的发病年龄和发病的严重程度密切相关，重复数目越多发病的年龄越早，临床症状也越严重，因此 CAG 重复的异常扩增可以作为基因诊断的依据。在蛋白结构上由于延伸的 polyQ 造成二级结构不稳定，且随着 polyQ 数目的增多，*ataxin-3* 更易形成难溶的 β 折叠结构。研究证实，SCA3 患者脑中存在大量由 *ataxin-3* 异常积聚形成的包涵体，此类聚集物在神经元损伤丢失最严重的部位尤其多见。在细胞模型中转染含有长 CAG 重复的 *MJD1* 基因会引起 *ataxin-3* 聚集并引起细胞的死亡，所以长期以来学术界一直认为 *ataxin-3* 的聚集是一种"功能获得"型效应，即病理突变的 polyQ 增长型 *ataxin-3* 具备细胞毒性效应，形成聚集进而杀伤细胞。然而近年越来越多的研究表明，蛋白的聚集未必是一个直接的发病诱因，而可能是在疾病中晚期病理情况下形成的一种细胞自我保护机制，细胞以此把错误折叠的蛋白寡聚物存储到聚集体上以保护自身免受压力环境下的伤害作用。所以与其他神经退行性疾病相关蛋白的聚集一样，ataxin-3 蛋白病理聚集物是具有毒性作用还是具有保护作用至今未有明确答案。

一、SCA3 与泛素－蛋白酶体系统的关系

从结构上看 ataxin-3 一方面通过 UIM 结构域结合泛素化蛋白，起到泛素水解酶的作用，另一方面，羧基端的 polyQ 异常扩展后形成错误折叠，如果不能被及时降解则会形成细胞内聚集，对细胞造成毒性。由此可见，ataxin-3 不仅介导泛素化蛋白的泛素链编辑，而且在自身的 polyQ 片段异常扩展之后又可成为细胞内泛素蛋白酶体降解体系的底物。

ataxin-3 通过 UIM 结构结合泛素化蛋白，尤其是连接 4 个及 4 个以上泛素链的蛋白。

多聚泛素化具有多种功能，其中泛素第 48 位和第 63 位赖氨酸连接的泛素链已经被广泛研究，通常认为 48 位赖氨酸连接的多聚泛素链标记介导底物蛋白通过蛋白酶体降解，第 63 位赖氨酸连接的多聚泛素化介导 DNA 修复、核糖体功能及聚集小体（aggresome）的形成等。ataxin-3 最早被发现可以酶解第 48 位多聚泛素化蛋白并抑制底物蛋白的降解，而通过小 RNA 干扰内源性 ataxin-3、泛素水解酶活性位点突变或是 UIM 位点突变都可以阻断 ataxin-3 对底物泛素链的编辑，从而使底物蛋白可以正常降解。近年来也有研究者认为，通过 ataxin-3 编辑使底物的泛素链达到一定的长度可以促进底物通过蛋白酶体降解。2008 年由 Winborn 等报道 ataxin-3 会优先对混合连接的泛素链中第 63 位连接的泛素链进行编辑，除了直接编辑底物的泛素链之外，ataxin-3 可以直接与 RAD23 及 VCP 结合介导泛素化蛋白进入蛋白酶体。RAD23 是重要的蛋白降解调控因子，通过氨基端的类泛素结构域（ubiquitin like domain，UBL）与蛋白酶体的穿梭亚基 S5a 结合，同时通过羧基端的泛素结合域（ubiquitin associated domain，UBA）与多聚泛素化蛋白结合，而 VCP 则具有 ATP 酶活性，可以参与调控将内质网中的底物蛋白结合带至细胞质。RAD23 是调控内质网蛋白降解（endoplasmic reticulum associated degradation，ERAD）的重要蛋白。ataxin-3 可以在 RAD23 的辅助下结合 VCP，说明它也参与了调控内质网蛋白降解的重要过程。

二、自噬参与 SCA3 的发病机制

自噬作为细胞内清除长寿命蛋白、蛋白聚集体及受损细胞器的一种重要降解途径，在很多神经退行性疾病中发挥细胞保护作用。在果蝇模型中，通过遗传操作抑制自噬，可以明显加剧 polyQ-ataxin-3 对视网膜细胞的神经毒性，提示自噬在 SCA3 中的保护功能。自噬诱导剂雷帕霉素（rapamycin）可以通过抑制 mTOR 增强自噬活性并促进 ataxin-3 聚集体的降解。在稳定表达含 70Q 重复的突变 ataxin-3 的细胞系中分别加入 Rapamycin 和自噬抑制剂巴弗洛霉素 A1（bafilomycin A1，Baf A1），显示 Rapamycin 可以加速突变 ataxin-3 的清除，而 Baf A1 则可以降低突变 ataxin-3 的降解，而 Rapamycin 衍生物坦西莫司（temsirolimus，CCI-779）也可以减少 *MJD1*-70Q 转基因鼠脑中突变 ataxin-3 的蛋白水平，并减少聚集的形成，增加可溶性突变 ataxin-3 的蛋白，并改善转基因小鼠的运动能力。然而，CCI-779 对于内源性的野生型 ataxin-3 含量没有影响，说明 CCI-779 不会影响 ataxin-3 自身的功能，提示其或许可以作为一个长期使用的针对 SCA3 患者的治疗药物。

通过检测 SCA3 患者脑组织内主要病变脑区壳核，发现内源性的自噬标志物如 p62、Atg16L 及点状 LC3 的表达出现异常，在 71Q-ataxin-3 转基因鼠脑中也出现类似现象。在脑中用慢病毒感染 polyQ-ataxin-3 的 SCA3 大鼠模型中，在疾病进程的晚期，也发现自噬小体（autophagosome）的积聚。在 SCA3 患者脑样本和 polyQ-ataxin-3 转基因小鼠纹状体中均发现 Beclin 1 相比正常对照小鼠明显下调。Beclin 1 是自噬小体形成过程中的重要蛋白，可以介导其他自噬因子在吞噬泡的定位，进而调控自噬小体的形成和成熟。而在 SCA3 大鼠脑中注射慢病毒过表达 Beclin 1 可以促进自噬水平增高并且减少由突变 ataxin-3 形成的与泛素共定位的细胞质和细胞核聚集体，并减少由突变 ataxin-3 聚集引起的神经细胞功能损伤。在 3 周龄 *MJD1*-CAG72 转基因小鼠的小脑中感染 Beclin 1 的慢病毒 10 周后，小鼠的动作协调性、平衡能力及步长和步宽都比对照转基因小鼠显著改善，与野生型小鼠

接近，且可以减慢转基因小鼠运动失调的发展进程。浦肯野细胞在运动协调中起着必不可少的作用，其轴突穿过颗粒层和白质可以到达小脑深部的核团。浦肯野细胞损伤后可以引起共济失调，在 *MJD1*-CAG72 转基因小鼠的小脑中可以发现浦肯野细胞中多巴胺和cAMP调节磷蛋白（DARPP-32）和树突明显减少，表明转基因小鼠的浦肯野细胞受到损伤。而 Beclin1 的过表达可以降低 polyQ 的聚集，上调浦肯野细胞的 DARPP-32 水平和维持细胞树突形态。

此外，在 *135Q-ataxin-3* 转基因小鼠中通过给予 HSP90 抑制剂 17-DAMG 以促进自噬，可以缓解 135Q-ataxin-3 聚集体的形成，以及 Beclin 1 和 LC3-II 蛋白水平增加。有研究也发现，嘌呤霉素敏感的氨肽酶（puromycin-sensitive aminopeptidase，PSA）可以保护含有长重复 polyQ 的转基因果蝇或小鼠，抑制 PSA 可明显增加病理突变 ataxin-3 水平，而过表达 PSA 会明显抑制蛋白聚集和细胞毒性。进一步实验发现，过表达 PSA 可以明显上调LC3-II，沉默或者抑制 PSA 活性可以明显下调 LC3-II，证实 PSA 可以通过增强细胞内的自噬水平，清除有聚集倾向的错误折叠蛋白，如 polyQ 扩展型的病理突变 *ataxin-3*，借此保护细胞免受此类蛋白带来的毒性损伤。

以上研究都表明，polyQ 扩展型的突变 *ataxin-3* 是自噬的一种底物。无论是通过药物促进自噬的发生还是过表达自噬通路中的重要因子，提高细胞内自噬水平都可以促进突变 *ataxin-3* 通过自噬通路的降解，降低突变 *ataixn-3* 引起的细胞毒性。因此，增强自噬也被认为是治疗 SCA3 在内的一些脊髓小脑性共济失调的一种潜在方法和靶标。

三、ataxin-3 对于自噬的调控作用

蛋白质的泛素化修饰在自噬发生中起着重要的调控作用，ataxin-3 作为一个泛素水解酶，可以调控底物泛素链而调节自噬降解通路。帕金森病相关蛋白 parkin 是一个 E3 连接酶，在线粒体自噬调控中发挥着重要功能。ataxin-3 通过多个结构域结合 parkin 或多聚泛素化的 parkin，降低 parkin 的泛素化水平。有意思的是相比野生型的 ataxin-3，突变 ataxin-3的泛素水解酶活性更高，并且在清除 K27 位和 K29 位连接的多聚泛素化 parkin 上具有更高的效率。值得注意的是，野生型和突变的 ataxin-3 都可以水解 parkin 的泛素链，且突变 ataxin-3 可以促进 parkin 通过自噬途径降解，因而在 *MJD1* 转基因小鼠和突变 *MJD1* 转基因小鼠中 parkin 水平相对于野生型偏低。突变的 ataxin-3 损伤 parkin 自身的泛素化水平和线粒体自噬，在一些 polyQ 疾病动物模型中（包含 SCA3），可以观察到线粒体异常。ataxin-3 通过 K63 位链接的多聚泛素链的编辑介导底物蛋白 SOD1 的聚集，这些聚集最终通过自噬通路降解，从而起到细胞保护作用，说明 ataxin-3 可通过编辑泛素链的方式调控具有潜在细胞毒性的蛋白形成聚集物，最终调用自噬通路去清除这些聚集物。此种方式可以通过自噬保护细胞，使细胞免受于毒性蛋白寡聚物的损伤。2014 年 Zhou 等的研究表明，自噬的接头蛋白 p62 可以直接结合 ataxin-3，并且调控 ataxin-3 病理突变体在细胞内的聚集，以此保护细胞免受突变 *ataxin-3* 的损伤。在此过程中尽管 ataxin-3 和 p62 有直接的结合，但是结合后并没有蛋白含量的相应改变，说明 ataxin-3 可通过与细胞自噬相关的重要因子直接相互作用参与自噬调控。从作用方式来看，ataxin-3 结合泛素蛋白酶体或自噬通路中的关键因子，如 VCP、RAD23 或 p62，像"理发师"一样编辑剪切底物蛋白的

泛素链。同时，可能在不同条件下，可分别结合两个通路的重要调控因子，操纵并调控底物蛋白，进而帮助底物蛋白更好地通过泛素－蛋白酶体或自噬完成细胞内清除，保持细胞质量控制和蛋白稳态平衡。2017 年 Ashkenazi 等在 *Nature* 上指出，ataxin-3 可以结合 Beclin1 通过去泛素化抑制 Beclin1 的蛋白酶体降解而促进自噬，而突变的 polyQ 扩展型突变 *ataxin-3* 可以同正常的 ataxin-3 竞争性结合 Beclin1，从而抑制 Beclin1 的蛋白水平和降低自噬水平。泛素－蛋白酶体和自噬之间的平衡关系对细胞稳态平衡格外重要，如在蛋白酶体承载过多压力不能很好地降解底物蛋白时，细胞可以调用自噬去清除这些过度堆积的蛋白以减缓其带来的压力。在这个调节过程中，ataxin-3 如同 p62 那样，在泛素蛋白酶体和自噬之间扮演着一个重要的"平衡子"角色。

第二节　自噬与脊髓小脑性共济失调七型

脊髓小脑性共济失调七型（spinocerebellar ataxia type 7，SCA7），也是一种进行性常染色体显性遗传的脊髓小脑共济失调症，又称橄榄－脑桥－小脑萎缩伴视网膜变性及常染色体显性遗传小脑性共济失调 II 型。在欧美国家相对常见，但我国比较少见。该病主要体现在小脑和视网膜区域的神经元受损，临床表现为小脑性共济失调、视力受损、视网膜变性及小脑和脑干的萎缩。

SCA7 的致病基因定位于 3 号染色体，基因中的 CAG 重复序列位于基因 5′ 端第一个外显子，基因编码蛋白为 ataxin-7，长约 892 个氨基酸。正常的 ataxin-7 在全细胞中均匀分布，是两类转录因子复合物 TFTC 和 STAGA 的组成因子，也有证据表明，ataxin-7 可参与调控细胞骨架的稳定性。正常人体内的 *ataxin-7* 基因含有 4 ～ 35 个 CAG 重复，而 SCA7 患者体内的 CAG 重复扩展至 36 ～ 300 个，导致编码的突变 *ataxin-7* 聚集而产生毒性效应。另外，polyQ 重复长度变长也会导致蛋白的功能失活。在 SCA7 发病过程中 ataxin-7 可被 caspase-7 切割成氨基端富含 polyQ 的病理片段，此片段在患者脑中神经元核内积聚，堆积形成聚集物，在疾病发病中起到重要的作用，此特征与其他 polyQ 疾病相类似。由于蛋白质的错误折叠、异常聚集和细胞内蛋白降解系统关系密切，人们一直关注 ataxin-7 是否可以经泛素蛋白酶体或自噬通路降解。

ataxin-7 病理片段和自噬的标志物有着明显的细胞内共定位，同时，在培养细胞和原代培养的神经元中，病理片段的聚集会增加细胞内溶酶体样的亚细胞结构。正常的 ataxin-7 只是特异性地被细胞自噬降解，而不会被蛋白酶体降解，然而突变的 *ataxin-7* 既可以被细胞自噬也可以被蛋白酶体清除。免疫组化的结果显示，ataxin-7 可以与分子伴侣介导的自噬标志物如 LAMP-2A 形成共分布，且 SCA7 转基因小鼠中 LC-II 含量显著增加。ataxin-7 可以增强 Tp53 与 FIP200 之间的相互作用，把 Tp53 及 FIP200 招募到 ataxin-7 的聚集上面，从而减少可溶性的 FIP200 蛋白含量，引起自噬起始的调控蛋白 ULK1 的不稳定性，导致由 ULK1-FIP200-Atg13-Atg101 介导的自噬功能的障碍。如果用 Tp53 抑制剂或者抑制 ataxin-7 聚集的因子处理细胞，可溶性的 FIP200 及 ULK1 会得到恢复，进而提高自噬的功能活性，减弱 ataxin-7 的细胞毒性。此外研究表明，ataxin-7 的 257 位赖氨酸残基突变可明显改变 ataxin-7 的细胞内降解速度，该赖氨酸被乙酰化之后会促进 ataxin-7

氨基端病理片段的积聚，未被乙酰化修饰的 ataxin-7 会被细胞自噬清除。

在 ataxin-7 基因敲入小鼠，ataxin-7 可以明显形成聚集物，并且和自噬相关蛋白，如 mTOR、Beclin1、p62 和 Ub（泛素）等形成共定位。在 ataxin-7 基因敲入小鼠受损最严重的小脑部位，存在着大量的自噬小体及自噬 - 溶酶体通路标志性蛋白 LC3、LAMP-1、LAMP-2 和 Cathepsin-D 的异常堆积。此外，在 SCA7 尸检脑样本和患者外周单核血细胞中也可以看到自噬标志蛋白的异常富集。值得注意的是，在患者的小脑中明显可见这种自噬标志物的堆积，但是在纹状体部位却不明显。由于 ataxin-7 在小脑部位特异性的产生聚集，ataxin-7 的聚集可能是诱导自噬标志物堆积的原因，进而造成自噬 - 溶酶体的整体功能下降。体外实验也显示，突变 ataxin-7 转染细胞中的自噬流被阻断，而患者的外周单核血细胞中自噬相关蛋白 Atg12 的含量也有所增加。因此，ataxin-7 和自噬存在较强的相互作用，这种作用极有可能参与了 SCA7 的发生发展。在疾病过程中，ataxin-7 聚集，一方面可以影响自噬通路，诱导自噬部分标志蛋白表达上调并伴随自噬的整体功能下降，另一方面自噬也可以调控 ataxin-7 的降解，提示提高自噬系统的活性可以作为 SCA7 一个潜在的治疗手段。

第三节　自噬与脊髓小脑性共济失调一型

脊髓小脑性共济失调一型（spinocerebellar ataxia type 1，SCA1），是常染色体显性遗传的神经退行性疾病。SCA1 患者的早期病理特征为发病早期的患者会出现步伐紊乱、发音含糊、眼肌麻痹、眼球扫视幅度增加和中度吞咽困难等，逐步发展为进行性小脑变性，出现发音困难、行走时平衡失调，最终由于延髓功能的退化以致死亡。大部分 SCA1 患者在 30～40 岁呈现发病症状，也有在儿童期发病或者更大年龄出现症状的。少年发病患者（13 岁以前）通常具有更迅速的发病进程和严重的病情，患者经常在 16 岁以前因病去世。

SCA1 疾病的相关遗传基因为 ataxin-1，ataxin-1 基因位于 6 号染色体，在基因中靠近 5′ 端的外显子中有一段不稳定的三核苷酸 CAG 重复序列，编码 polyQ，野生型 ataxin-1 分子质量大约为 87 kDa。小鼠的 ataxin-1 基因与人的基因相似，但没有 CAG 重复序列。ataxin-1 中带有重复谷氨酰胺的数目在正常人中为 6～35 个，SCA1 患者可达到 39～83 个，且重复数目与发病年龄呈正相关性，即重复数目越多，患者发病年龄越早。

SCA1 等疾病具有遗传早现现象，即指某种遗传病在连续世代中，其症状一代比一代严重，而且发病时间一代早于一代的现象。当检测人体各个组织细胞中 ataxin-1 基因 CAG 重复数目时发现，在淋巴细胞、骨骼肌细胞和脑细胞等体细胞中 CAG 重复数目是相同的，但是在精子细胞中的 CAG 重复数目有明显的增加，这也为 SCA1 患者的子代可能具有更多的 CAG 重复数目提供了分子基础。另外，突变 ataxin-1 等位基因在有丝分裂和减数分裂时具有不稳定性。在正常的 ataxin-1 基因中 CAG 重复序列里通常会被 1～3 个 CAT 三联核苷酸隔断，这些插入的 CAT 起到了稳定 ataxin-1 等位基因的作用，而突变的 ataxin-1 基因只拥有连续不间断的 CAG 重复序列。

ataxin-1 具有转录抑制因子的作用，可以参与转录调控、细胞分化及调节突触活性等。正常 ataxin-1 定位在神经元的细胞核中，可以通过与 RNA 的结合，介导 RNA 在细胞核与细胞质之间穿梭，并与一些转录因子结合，从而起到调控基因转录作用。在 *ataxin-1* 对于下游基因转录调控的过程中，ataxin-1 的 AXH 结构域及第 776 位丝氨酸磷酸化位点非常重要。AXH 是 ataxin-1 上一段含有 110 个氨基酸残基的结构域，在遗传上具有保守性，并且与转录因子 HBP1（HMG box containing protein-1）具有高度的同源性和相似性（Tsuda et al.，2005）。而第 776 位丝氨酸位点磷酸化如前所述对于 SCA1 的发病起到重要作用（Duvick et al.，2010）。另外，其他的一些转录因子或者共转录因子也与 *ataxin-1* 协同发挥作用，如 PQBP-1（polyQ binding protein-1）、果蝇中的 SMRTER（SMRT 同源物）及转录抑制因子 capicua，都可以与 ataxin-1 结合，并增强其对于下游基因转录的抑制作用。突变的 *ataxin-1* 和模拟 776 位磷酸化的 *ataxin-1* 更容易结合 RBM17（RNA binding motif protein17）并形成复合物，RBM17 广泛存在于神经和非神经细胞的细胞核内。*ataxin-1* 与 RBM17 形成的复合物参与调控 RNA 代谢，而突变的 *ataxin-1* 与 RBM17 形成的复合物具有"获得性"的细胞损伤作用，野生型的 *ataxin-1* 可以通过与突变的 *ataxin-1* 竞争性结合 RBM17 而减少细胞毒性作用（Lim et al.，2008）。研究表明，不论 *ataxin-1* 的 polyQ 片段是否异常扩展，*ataxin-1* 都具有抑制转录的作用。另外，*ataxin-1* 的最后 5 个赖氨酸位点可以被 SUMO 标记，其中两个位点在遗传上具有高度的保守性。野生型和突变的 *ataxin-1* 都具有转录抑制的功能，突变 *ataxin-1* 可下调一些细胞通路中重要基因的表达，参与疾病的发生。

与其他 polyQ 病一样，突变的 *ataxin-1* 由于无法正确折叠而在细胞内积聚，造成细胞毒性，导致细胞死亡，引发神经系统的退行性病变。这一过程通常需要 10～30 年。患者进行性发生步态异常、语言能力丧失及其他的功能失调。因此，*ataxin-1* 基因的 polyQ 异常扩展可以作为 SCA1 的基因诊断标准，而患者脑组织中的 *ataxin-1* 聚集是最明显的病理标志。另外，第 776 位丝氨酸位点的异常磷酸化也是致病的关键，当 776 位丝氨酸位点被突变为不能被磷酸化的丙氨酸时，即使是长的 polyQ 片段（82Q）的 *ataxin-1*，其聚集程度和细胞毒性也被显著减弱了。此外，在突变 SCA1 的转基因小鼠中，一些在浦肯野细胞中含量丰富的重要蛋白及与信号转导和钙离子平衡的蛋白表达量下调。由于浦肯野细胞对于细胞内钙的变化特别敏感，而浦肯野细胞也是 SCA1 疾病发病的易感神经元，同时，这些蛋白的下调出现在 SCA1 症状之前表明基因表达的改变可能是 SCA1 疾病中神经系统退化的起因之一。

第四节　自噬与亨廷顿病

亨廷顿病（Huntington's disease，HD）又称遗传性舞蹈病，临床上表现为不自主的大肢体随意运动，同时伴有认知功能障碍和精神异常等。病变累及纹状体、大脑皮质为主的中枢神经系统。HD 的主要病理改变为纹状体投射性 γ- 氨基丁酸（γ-aminobutyric acid，GABA）神经元和大脑运动皮质锥体细胞过早死亡，大脑皮质萎缩，脑室系统扩大。在 HD 患者大脑病变区域的神经细胞核内发现了大量蛋白质聚集形成的包涵体，是 HD 中一种标志性的神经病理学特征。HD 是一个渐进发展的疾病，其症状在病程初期很难发现，典型症状通常在 35～44 岁出现，病程一般在 15～20 年左右。家族遗传性的可能在少年儿童时期即会出现，病程更短，7～10年。

HD 的致病基因 *IT15*（interesting transcript 15）由 67 个外显子组成，其编码了一个由 3144 个氨基酸组成的分子质量为 348 kDa 的蛋白质，命名为亨廷顿蛋白（Huntingtin，Htt）。HD 也属于多聚谷氨酰胺病，从 HttN 末端第 17 位氨基酸残基开始有一段 CAG 编码的 polyQ，且呈现出多态性。该序列的重复程度与发病年龄具有相关性，重复越多发病越早。CAG 的长度在正常人群中短于 35 个，普遍在 16～26 个，而在 HD 患者中则超过 37 个，长度在 40～50 个的病程开始于中年时期，如果长度超过 100 个，则基本在少年时期即会发病。

Htt 中含有的 polyQ 序列延长时，Htt 在转谷氨酰胺酶的作用下发生交联，促使蛋白质构象从 α 螺旋向 β 折叠转化。α 螺旋和 β 折叠的结构转换导致疏水基团暴露，而亲水基团埋在蛋白质内部，引起蛋白质分子之间形成交叉的 β 折叠结构。当 polyQ 长度超过 37 个，Htt 形成的 β 折叠结构便比较稳定。这种以 β 折叠为主的蛋白质易形成二聚体和多聚体，由于疏水基团的暴露，这些聚集体很难溶于水环境中，最后在细胞质中形成聚合体（aggregates）或在核内形成包涵体（intranuclear inclusions）。聚合体和包涵体的异常增加将导致细胞内物质代谢系统出现紊乱，从而打破细胞内的环境平衡，造成各种正常细胞功能的丧失，细胞由此趋于死亡。

一、泛素－蛋白酶体途径与亨廷顿蛋白代谢的关系

Hayden 研究小组发现，Htt 与泛素偶联酶 E2-25K 间有相互作用，而 E2-25K 参与了靶蛋白的泛素化。此外，在蛋白酶体抑制剂的作用下，如 lactacystin，Htt 聚集体的形成明显增加，说明蛋白酶体在 Htt 的降解中具有重要作用。研究发现，Htt 发生突变后，突变的蛋白虽然被泛素化，但却不能被及时运输至蛋白酶体内进行降解，导致泛素－蛋白酶体系统（ubiguitin-proteasomesystem，UPS）负荷过重，使得其功能发生障碍，故而引起蛋白聚集形成包涵体。研究发现，Htt 与其他具有 polyQ 序列的蛋白一样，与 HSP70 和 HSP40 这两大分子伴侣家族相互作用，影响了细胞内质量控制系统对错误折叠蛋白的重折叠功能。同时，Htt 聚集体中还募集了很多分子伴侣蛋白，对 UPS 通路也产生了影响，产生更多的错误折叠蛋白。相反，增加 HSP70 和 HSP40 的表达，能够缓解这种损伤。Davies 等还在 HD 转基因动物脑神经细胞胞质内发现了在聚合体和包涵体中还有许多其他蛋白质存在，如泛素蛋白等，提示 Htt 可引导胞质内某些蛋白沉积于聚合体内，从而干扰这些蛋白质在细胞内的正常分布和生理功能。例如，在 HD 动物模型和细胞模型的突变体 Htt（mHtt）聚集体中发现有 ubiquilin 1、ubiquilin 2 和 Tollip，这些蛋白质均含有与泛素结合的基序，当其与 mHtt 形成聚集体后，可影响 UPS 对蛋白质的降解，破坏神经元的正常功能。在 HD 的转基因动物中也发现，随着年龄的增长，细胞内蛋白酶体的活性显著下降，且同时伴随有大量 Htt 的 N 末端片段的聚集体的形成。如果细胞保护系统不能处理这些异常的蛋白质，不能阻止它们的持续聚集，有可能促发细胞凋亡。这表明异常蛋白聚集物本身具有细胞毒性作用，可导致神经细胞的变性死亡。另外，可溶性的 mHtt 可由蛋白酶体降解，一旦聚集则可抵抗蛋白酶体的降解。

二、自噬／溶酶体途径与亨廷顿蛋白的关系

　　超过90%的长周期蛋白和失能的细胞器都是通过溶酶体途径降解的。上文提到的蛋白聚集可能是细胞对抗疏水残基暴露的保护机制，但同时聚集的蛋白更加不易被蛋白酶体降解，因此自噬／溶酶体途径此时可能成为降解这些变性蛋白的一种代偿机制。研究发现，在AD、HD、PD的实验动物模型中自噬／溶酶体途径的活性都发生了改变。在HD患者脑中自噬溶酶体活性增强，双层膜结构的囊泡结构也明显增多。同样，氧化应激的情况下，在HD转基因鼠来源的纹状体细胞中自噬活性显著增强。Rubinsztein等在HD的PC12细胞模型、转基因小鼠及HD患者的脑内均发现了mHtt的polyQ聚集体中会募集mTOR蛋白，该蛋白数量的减少，显著损害了细胞内mTOR信号通路活性（Rubinsztein et al.，2007）。这种现象在其他一些由PolyQ延长引起的疾病中也同样存在。由于mTOR的活性受到抑制，自噬／溶酶体途径活性因此增强。2002年，Ravikumar报道了自噬参与降解截断的Htt片段。在Htt降解过程中，当加入自噬体形成抑制剂3-甲基腺嘌呤或二甲基腺苷或自噬体－溶酶体的融合抑制剂bafilamycin A1时，可溶性Htt蛋白水平则上升，聚集体的形成也相应增加（Ravikumar et al.，2008）。自噬激活剂rapamycin可使聚集体清除增加，可溶形式的突变蛋白减少。秦正红等发现抑制自噬会降低细胞的存活率，增加细胞中mHtt的聚集，激活自噬体可减少Htt的蓄积和Htt聚集体的形成。这些研究都提示自噬体可能是逃离了蛋白酶体降解途径的mHtt聚集体清除的另一途径。自噬机制还参与了Htt小体的形成，HD患者的淋巴瘤细胞中发现了自噬体的存在而在正常人的淋巴瘤细胞中是缺乏的。在HD细胞模型中，研究发现有激活自噬体的形态学证据。随后，其他研究者也证实了这一发现。此外，秦正红等的研究还表明，体外过表达Htt能引起Cathepsins和caspase-3的活性增加，自噬能够通过这些酶活性的增加去加速Htt的剪切及降解。HD患者尸检结果表明，脑中溶酶体酶cathepsin D和cathepsin H的活性明显增高。这些证据说明，在HD中，自噬／溶酶体途径的活性是增强的。但是研究也发现，Htt激发的自噬活性不断增强的同时，caspase-3的活性也会逐渐升高，大量线粒体受损加剧，而这些作用最终会导致神经元的功能障碍，甚至参与细胞死亡过程。可见，自噬机制在HD的不同病程阶段具有不同的作用。在病程早期，激活自噬能够加速Htt片段的降解，避免Htt N-末端片段的聚集；在病程晚期，过度激活的自噬由于其会损坏细胞器从而对细胞产生损伤。

　　蛋白翻译后修饰机制在帮助Htt经由自噬／溶酶体途径降解中发挥了重要作用。Krainc等的研究发现，mHtt第444位赖氨酸残基的乙酰化使得mHtt更易进入自噬小体，显著增强了自噬对mHtt的降解，从而能够逆转在纹状体和皮质神经元内及HD转基因线虫中mHtt的毒性。Htt经IKK磷酸后，蛋白酶体和自噬／溶酶体对修饰后的Htt的清除作用明显增强。IKK磷酸化修饰也能调节Htt的其他蛋白翻译后修饰，包括泛素化、棕榈化及乙酰化，进一步介导Htt的降解。此外，他们同时发现，在Htt的第13个氨基酸在IKK作用下磷酸化后，会促进Htt的降解，其方式与IKK介导的IκBα及FOXO3a的降解类似。野生型Htt在磷酸化以后进入细胞核，进行乙酰化、泛素化及棕榈化等修饰，然后选择性地被蛋白酶体和溶酶体降解。而经溶酶体降解的过程受到LAMP2a和Hsc70及

Atg7 等蛋白的调节。这些数据表明，分子伴侣介导的自噬（CMA）也参与了 Htt 的降解。这种具有选择性的自噬过程能够显著降低非特异性自噬过度激活产生的细胞损伤的负面效应，从而提高 mHtt 的降解效率。然而，由于溶酶体中 LAMP2a 的蛋白水平会随着年龄的增长而逐渐降低，CMA 的活性也会逐渐减弱，因而，随着时间不断降低的 LAMP2a，影响了 Htt 的降解速度及程度，导致患者在中年左右 HD 的发生。如果人为维持细胞内 LAMP2a 的正常水平，那么能够恢复 CMA 的活性，改善细胞器的功能。

此外，研究者们还发现，mHtt 在激活自噬的同时却又影响了自噬系统对其他底物的识别，因而自噬活性持续增加，但自噬流的不流畅却影响了细胞能的一个自然稳态，反而更加造成了细胞内聚集物及失能细胞器的堆积。因此，在机体内，Htt 与自噬是一个相互作用又相互影响的关系。

三、亨廷顿蛋白对细胞内自噬的调节作用

自噬 / 溶酶体途径在细胞内受到多种因素的调节。DiFiglia 等的研究报道了在小鼠来源的纹状体细胞内表达外源全长 Htt 或其 N 末端片段均能诱导 Htt 阳性的自噬囊泡的形成，自噬 / 溶酶体途径活性增强。这些囊泡中包含有溶酶体酶 Cathepsin D，并且在 mHtt 阳性的囊泡中 Cathepsin D 含量更高，这说明 mHtt 的表达加速了囊泡的形成，但是囊泡的最终成熟和清除发生了障碍，造成自噬溶酶体的堆积。新的研究发现，Htt 在自噬囊泡的转运过程中发挥作用。在神经元中，如果沉默 Htt 或 Htt 相关蛋白 1（Htt-associated protein 1，HAP1），会阻断自噬囊泡延轴突的逆向转运，而缺失 HAP1 还会使得自噬囊泡在轴突中双向运动速度的降低。逆向转运还依赖于 Htt 和微管动力蛋白间的相互作用，动力蛋白的突变或失能将会损伤自噬囊泡与溶酶体的融合，从而影响自噬溶酶体通路的通畅，造成 mHtt 的聚集而产生毒性。值得一提的是，如果细胞内缺失 Htt 也会影响自噬囊泡的转运造成大量自噬囊泡聚集却不能有效清除包括一些线粒体在内的底物。因此 Htt 对细胞内的自噬囊泡的转运有调控作用，继而影响自噬流。在 HD 患者体内，mHtt 丧失了对自噬囊泡的转运调控作用，使得自噬囊泡与溶酶体不能正常融合，不但导致自身的聚集还使得自噬流发生障碍，产生细胞毒性。Truant 研究小组的工作发现，在 Htt 的 N 端前 18 个保守氨基酸序列是一个两性的 α 螺旋结构的膜结合区域，此区域参与了 Htt 与内质网、次级内体及自噬囊泡的结合。于是这一区域将 Htt 的功能与内质网联系在了一起。内质网应激现已在探究蛋白错误折叠类疾病（AD、HD、PD）的病因中的作用越来越重要。Htt 与内质网或者囊泡的这种膜性结合在一定条件下是可逆的，Htt 发生突变及内质网应激发生以后，Htt 从内质网膜上脱离，不断地进入细胞核内，并形成不可溶性的聚集体，从而对细胞产生毒性。次级内体是自噬囊泡的前体形式，Htt 与次级内体及自噬囊泡的结合显示了 Htt 参与了自噬囊泡的形成。在 HD 患者的淋巴细胞中，自噬囊泡大量产生，且呈现出与 polyQ 长度相关，这说明，mHtt 促进了自噬囊泡的大量形成，增强了病变细胞内自噬的活性。最近又有小组发现，Htt 的豆蔻酰化能够诱导自噬，促进自噬囊泡的形成，这是 HD 与自噬之间又一个新的关联证据。该小组证实 Htt553-586 区段是一个自噬诱导域，G553 是一个豆蔻酰化位点。前面提到 Htt 在细胞内会被 caspase 等水解酶剪切成 N 端片段，caspase 在 552 氨基酸残基处进行剪切之后豆蔻酰化就在 553 氨基酸残基进行了又一个修

饰。豆蔻酰化能促进膜性结构的结合。该区段的这一修饰也能增加 LC3-Ⅱ 水平从而促发更多的自噬增加其流量。而 mHtt 的豆蔻酰化水平较野生型就明显下降，提示在过度延长的 polyQ 使得膜性结构的连接下降，阻碍自噬的诱导发生，因而影响了自噬囊泡与溶酶体的融合，还损害了底物的运输过程，这都导致了毒性物质的堆积而加速 HD 的发展。

　　秦正红等研究发现，Htt 与 Beclin 1 有相互作用，能够影响 Beclin 1 在细胞内的分布。mHtt 能够使得 Beclin 1 从细胞核进入细胞质，从而使得细胞内的自噬水平增高，由此使得 mHtt 的降解增加。随着 mHtt 的不断聚集，Yuan 等的研究表明，mHtt 在细胞内的聚集对细胞内 Beclin 1 的表达水平高度敏感。在 Beclin 1 消减表达的细胞中，自噬活性的降低导致了 mHtt 聚集的增加。mHtt 的聚集也会包裹 Beclin 1，从而进一步降低自噬活性。这提示，由于 Beclin1 在体内的水平与年龄相关，因而，随着年龄的不断增加，Beclin1 的水平也不断下降，自噬水平也趋于低下，进而导致 HD 的发生。还有其他研究提示，Htt 是从酵母自噬通路中的几个囊泡选择性靶定所需的蛋白进化而来，包括 ATG23、ATG11 和 Vac8（vacuolar protein 8），这与前文提到的 Htt 可诱导自噬发生有关。Htt 作为自噬 / 溶酶体途径的调节因子自从被研究者提出来后，到目前为止还在进行更为深入的研究。

小　　结

　　关于利用自噬作为靶点来探索 polyQ 病的治疗，主要的就是利用自噬通路清除突变蛋白。泛素 - 蛋白酶体系统主要在突变蛋白积聚和细胞损伤之前清除这些突变蛋白，当泛素 - 蛋白酶体系统超载或者受到损伤时，自噬通路则是帮助细胞防御突变蛋白聚集引起毒性作用的主要通路（图 9-1）。自噬通常被认为无法清除聚集在神经细胞核内的突变蛋白，这也可以解释为什么突变蛋白聚集在细胞核时对神经细胞具有更强毒性作用。例如，SCA1，虽然 Atg8/LC3 只能与少数出现在细胞质内的 ataxin-1-Q85 聚集存在共定位，但是当敲减自噬相关基因（ATG5 或 ATG8）时可以导致突变 ataxin-1 聚集数目增加，说明自噬可以减少一部分细胞核内聚集。另外，在 SCA1 动物模型中也观察到自噬激动剂 rapamycin 可以诱导自噬并降低其他 polyQ 蛋白的毒性，提示通过调控自噬来帮助细胞清除突变蛋白的策略可能是 SCA1 的一种治疗方案。而 HD 的病理变化与 mHtt 在细胞内的蓄积达到一定浓度形成寡聚体有关，及时有效地清除 Htt 片段也是防止 mHtt 毒性的有效途径。

　　Zoghbi 研究组对培养细胞和 ataxin-1-Q82 转基因果蝇筛选中，从 337 种激酶中找到 10 种可以调控突变 ataxin-1 水平及神经退变的激酶。其中 6 种蛋白（ERK1、ERK2、MEK2、MEK3、MEK6 和 MSK1）是 MAPK 级联通路经典组成因子，还有两种蛋白（WNK4 和 IGF1R）是 MAPK 的调控蛋白。这些 MAPK 相关蛋白的缺失可以抑制果蝇中由 ataxin-1-Q82 引起的运动缺陷，并且可以延长 SCA1 果蝇模型的寿命。由于 MEK 和 ERK 这些 MAPK 通路的重要调控因子参与其他 polyQ 病的发病，而且与细胞自噬的调节关系密切，且它们本身可以影响自噬通路，并在细胞自噬活性发生变化时它们的蛋白激酶活性也会随之改变，因此细胞自噬通路与 polyQ 病发病息息相关，找到合适途径改变自噬将对此类疾病的治疗具有十分重要的意义。

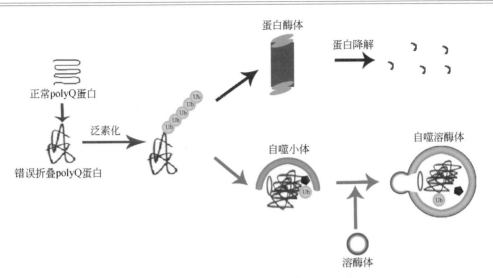

图 9-1　polyQ 蛋白在细胞内经蛋白酶体和自噬途径降解

苏州大学药学院　任海刚　邬珺超　王光辉

参 考 文 献

Ashkenazi A，Bento C F，Ricketts T，et al.，2017. Polyglutamine tracts regulate beclin 1-dependent autophagy. Nature，545（7652）：108-111.

Atwal R S，Truant R，2008. A stress sensitive ER membrane-association domain in Huntingtin protein defines a potential role for Huntingtin in the regulation of autophagy. Autophagy，4（1）：91-93.

Davies S W，Turmaine M，Cozens B A，et al.，1997. Formation of neuronal intranuclear inclusions underlies the neurological dysfunction in mice transgenic for the HD mutation. Cell，90（3）：537-548.

Durcan T M，Fon E A，2011. Mutant ataxin-3 promotes the autophagic degradation of parkin. Autophagy，7（2）：233-234.

Durcan T M，Kontogiannea M，Bedard N，et al.，2012. Ataxin-3 deubiquitination is coupled to Parkin ubiquitination via E2 ubiquitin-conjugating enzyme. J Biol Chem，287（1）：531-541.

Durcan T M，Kontogiannea M，Thorarinsdottir T，et al.，2011. The Machado-Joseph disease-associated mutant form of ataxin-3 regulates parkin ubiquitination and stability. Hum Mol Genet，20（1）：141-154.

Duvick L，Barnes J，Ebner B，et al.，2010. SCA1-like disease in mice expressing wild-type ataxin-1 with a serine to aspartic acid replacement at residue 776. Neuron，67（6）：929-935.

Kalchman M A，Graham R K，Xia G，et al.，1996. Huntingtin is ubiquitinated and interacts with a specific ubiquitin-conjugating enzyme. J Biol Chem，271（32）：19385-19394.

Kegel K B，Kim M，Sapp E，et al.，2000. Huntingtin expression stimulates endosomal-lysosomal activity，endosome tubulation，and autophagy. J Neurosci，20（19）：7268-7278.

Krainc D，2010. Clearance of mutant proteins as a therapeutic target in neurodegenerative diseases. Arch Neurol，67（4）：388-392.

Lim J，Crespo-Barreto J，Jafar-Nejad P，et al.，2008. Opposing effects of polyglutamine expansion on native protein complexes contribute to SCA1. Nature，452（7188）：713-718.

Menzies F M，Huebener J，Renna M，et al.，2010. Autophagy induction reduces mutant ataxin-3 levels and toxicity in a mouse model of spinocerebellar ataxia type 3. Brain，133（pt 1）：93-104.

Nascimento-Ferreira I，Nobrega C，Vasconcelos-Ferreira A，et al.，2013. Beclin 1 mitigates motor and neuropathological deficits in genetic mouse models of Machado-Joseph disease. Brain，136（pt 7）：2173-2188.

Nascimento-Ferreira I，Santos-Ferreira T，Sousa-Ferreira L，et al.，2011. Overexpression of the autophagic beclin-1 protein clears mutant ataxin-3 and alleviates Machado-Joseph disease. Brain，134（pt 5）：1400-1415.

Park J，Al-Ramahi I，Tan Q，et al.，2013. RAS-MAPK-MSK1 pathway modulates ataxin 1 protein levels and toxicity in SCA1. Nature，498（7454）：325-331.

Ravikumar B，Imarisio S，Sarkar S，et al.，2008. Rab5 modulates aggregation and toxicity of mutant huntingtin through macroautophagy in cell and fly models of Huntington disease. J Cell Sci，121（pt 10）：1649-1660.

Rubinsztein D C，Gestwicki J E，Murphy L O，et al.，2007. Potential therapeutic applications of autophagy. Nat Rev Drug Discov，6（4）：304-312.

Serra H G，Byam C E，Lande J D，et al.，2004. Gene profiling links SCA1 pathophysiology to glutamate signaling in Purkinje cells of transgenic mice. Hum Mol Genet，13（20）：2535-2543.

Tsuda H，Jafar-Nejad H，Patel A J，et al.，2005. The AXH domain of Ataxin-1 mediates neurodegeneration through its interaction with Gfi-1/Senseless proteins. Cell，122（4）：633-644.

Winborn B J，Travis S M，Todi S V，et al.，2008. The deubiquitinating enzyme ataxin-3，a polyglutamine disease protein，edits Lys63 linkages in mixed linkage ubiquitin chains. J Biol Chem，283（39）：26436-26443.

Wu J C，Qi L，Wang Y，et al.，2012. The regulation of N-terminal Huntingtin（Htt552）accumulation by Beclin1. Acta Pharmacol Sin，33（6）：743-751.

Zhou L，Wang H，Chen D，et al.，2014. p62/sequestosome 1 regulates aggresome formation of pathogenic ataxin-3 with expanded polyglutamine. Int J Mol Sci，15（9）：14997-15010.

第十章　自噬与癫痫

癫痫由中枢神经系统兴奋与抑制性的不平衡导致的大脑皮质内神经细胞异常放电引起，具有较高的发病率和病死率，给患者的身心健康和生活质量造成了严重伤害。

癫痫不能根治，但 70% 的患者抽搐发作可通过药物控制。传统抗癫痫药物有苯妥英钠和苯巴比妥，虽有一定的临床疗效，但是副作用较多，如致畸率高、多动和注意力不集中等，患者不易耐受。抗癫痫新药（如拉莫三嗪、左乙拉西坦、托吡酯、奥卡西平等）不仅临床疗效肯定，而且副作用小，患者容易耐受（Stafstrom et al.，2015）。对于药物难治性癫痫，则可通过神经外科手术、神经刺激疗法或者改变饮食，达到无需服药的水平（Stafstrom et al.，2015）。

癫痫的病因复杂多样，具体发病过程和机制尚未完全阐明。目前认为癫痫的根本原因是遗传性、脑部疾病和全身或系统性疾病等。较为年轻的患者，较常发生的原因为遗传性、先天性或者发展障碍。对于年长的患者，脑肿瘤、脑卒中、颅外伤、代谢异常和神经变性疾病等则是其主要诱因。主要涉及的发病机制包括离子通道、神经递质及神经胶质细胞的改变等。最近的研究强调了自噬在癫痫发生中的重要作用。

一、自噬在癫痫中的作用

自噬是细胞进行自我调控而维持正常生理功能的一种方式，一方面，细胞可以通过自噬清除某些毒素和病原体，以及细胞内错误折叠的蛋白或受损的细胞器，从而使细胞免于受到进一步损伤，另一方面，也利于细胞内物质和能量的循环利用。不足或者过度的自噬都会引起细胞的损伤。自噬作为细胞自我质量控制的重要方式，其在癫痫发生和发展的过程中的作用也逐渐被了解和关注。

（一）mTOR 通路和癫痫

mTOR 通路的异常激活已被证实可以导致多种癫痫的发生，包括遗传性癫痫和各种获得性癫痫。结节性硬化症（tuberous sclerosis complex，TSC）是常见的常染色体遗传性疾病，表现为多器官病变，包括脑、皮肤、肾、眼、肺等（Curatolo，2008），其中有高达 96% 的 TSC 患者伴有癫痫症状（Jozwiak，2000）。结节性硬化是由肿瘤抑制基因 *TSC1* 或 *TSC2* 基因的突变导致的（Curatolo，2008）。*TSC1* 或 *TSC2* 基因突变或者敲除的小鼠均表现为严重的癫痫症状，同时伴有 mTOR 的激活和自噬障碍。在 TSC 患者脑内和患者 iPSC 分化来源的神经元上均检测到了超兴奋性（Nadadhur et al.，2019；Wang et al.，2007）。mTOR 在神经发育的关键步骤均起着重要作用，如神经元的结构发育、神经突触的功能维持及兴奋性锥体神经元和抑制性 GABA 能中间神经元的产生（参见第十一章）。因此，在结节性硬化患者中观察到的超兴奋性很有可能是 mTOR 在发育过程中大脑中的过度激活的综合效果所致。这也与临床数据相吻合。临床上有很大一部分结节性硬化患者在婴儿时期即出现癫痫症状（Chu-Shore et al.，2010）。但是，值得注意的是，也有一部分患者在青少年时期才开始出现癫痫症状（Chu-Shore et al.，2010），这可能是由于 TSC 的失活具有细胞特异性所致。在神经元或星形胶质细胞上敲除 *TSC1* 均可导致癫痫（Meikle et al.，2008；Zeng et al.，2008）。虽然 *TSC1* 缺陷神经元展现出抑制性突触传递受损（Bateup et al.，2013），但是，在 GABA 能中间神经元上敲除 *TSC1* 却不能导致癫痫发生（Fu et al.，2012；Wang et al.，2007）。

皮质发育畸形导致的癫痫，如局灶性皮质发育不良 Ⅱ b 型（focal cortical dysplasia type Ⅱ b），为难治性癫痫，在组织病理上与结节性硬化具有一定的相似性，主要表现为出现形态异常的神经元（dysmorphic neuron，DN）和气球细胞（balloon cell，BC）。局灶性皮质发育不良 Ⅱ b 型患者脑内的气球细胞中有大量的溶酶体和自噬相关蛋白的累积，如 Beclin1、LC3、ATG5、ATG12、自噬受体 P62 和自噬调控因子 DOR。这些数据显示，局灶性皮质发育不良 Ⅱ b 型患者脑内存在着自噬障碍，而这种自噬缺陷在体外培养系统中可以通过雷帕霉素抑制 mTOR 所逆转，表明 mTOR 的异常活化可能直接导致局灶性皮质发育不良 Ⅱ b 型自噬的缺陷（Yasin et al.，2013）。事实上，局灶性皮质发育不良 Ⅱ b 型患者存在着 *PTEN* 和编码 Gator 1 成分的 DEPEN5 的突变（Schick et al.，2006；Tsai et al.，2017）。*PTEN* 和 Gator1 均是 mTOR 的抑制分子。*PTEN* 是编码质膜脂质磷酸酶的肿瘤抑制基因之一，其拮抗 PI3K-Akt 信号传导。Gator1 具有 RagA /B 的 GTP 酶活化活性，因此抑制静态和低氨基酸条件下的 mTORC1 活性（Bar-Peled et al.，2013）。这些数据说明，mTOR 的过度激活导致的自噬障碍，可能是导致局灶性皮质发育不良 Ⅱ b 型的病理原因。与此一致的是，*PTEN* 缺陷后导致小鼠出现严重癫痫，同时伴随着自噬障碍（McMahon et al.，2012）。以上研究数据说明，mTOR 或其信号通路上调控因子的突变可能是导致 FCD Ⅱ b 和 FCD Ⅱ b 诱发的癫痫的重要病理因素。

除此之外，在一些获得性癫痫中，如红藻氨酸诱导的癫痫模型（Shacka et al.，2007）和外伤性脑损伤癫痫模型（Chen et al.，2007），mTOR 信号通路均被证实过度激活。因此，mTOR 的异常过度激活通常认为是癫痫发生的主要原因之一。与上述研究一致的是，mTOR 的抑制剂雷帕霉素（一种强有效的自噬诱导剂）的治疗可以减少 TSC 患者癫痫发生的频率。与传统的抗癫痫药物相比，雷帕霉素对神经元的兴奋性没有影响（Ruegg et al.，2007），但却能通过抑制 mTOR 通路发挥抗癫痫的作用。雷帕霉素的干预不仅能减少癫痫性发作的次数，也能阻止或逆转导致癫痫发生的组织病理改变，从而达到"抗癫痫发生"的作用（Wong，2010；Zeng et al.，2009）。

尽管有这些发现，但大多数声称自噬参与癫痫发作的数据仍然是间接的。作为高度保守的丝氨酸/苏氨酸蛋白激酶，除了抑制自噬外，mTOR 本身具有多种其他作用，如转录和翻译。在特异性敲除神经元 *PTEN* 的小鼠模型的海马组织中钾通道亚基 Kv1.1 蛋白水平增加，并且 Kv1.1 的分布也发生了变化，而 Kv1.2，Kv1 或 Kvβ$_2$ 无明显变化。该研究表明，mTOR 信号通路可能通过调节电压门控离子通道表达来调节该模型中的神经元兴奋性（Nguyen et al.，2018），此过程并不依赖自噬。自噬与癫痫发生的直接证据来源于 *ATG7* 敲除小鼠的研究。利用 CaMKII-cre 小鼠，在成熟神经元上敲除 *ATG7* 后导致自发性反复性癫痫发生（McMahon et al.，2012）。

（二）糖原的自噬代谢与拉福拉病

拉福拉病（Lafora disease，LD），是一种常染色体遗传的致死性疾病，主要特征为癫痫发作、进行性肌阵挛、认知障碍和典型的糖原样包涵体——Lafora 小体（Ganesh et al.，2006）。LD 是进行性肌阵挛性癫痫的最常见的形式。患者一般于 20～30 岁死亡。其病因为痫蛋白 laforin（由 *PME2A* 基因编码）或 malin（*PME2B* 基因编码）的突变导致。laforin 是一种糖原 6 磷酸酶（降解糖原链的酶）。malin 是一种 E3 连接酶（一种将共价泛素与底物结合的酶）。laforin 和 malin 二者的突变造成大脑皮质丘脑、黑质、苍白球及齿状核等部位的神经细胞胞质内嗜碱性包涵体（lafora 小体）异常聚积。在小鼠上敲除 *laforin* 基因、*malin* 基因或同时敲除两者也用来模拟 LD。lafora 小体实际上是糖原异常积聚形成的。正常的 laforin 抑制 mTOR 复合物，运行自噬机器的正常功能。相反，当 *laforin* 突变时，因过度的 mTOR 激活使自噬途径被强烈抑制，引起糖原的清除障碍。而 *malin* 的突变则使自噬小体不能合成，与 *laforin* 突变不同的是，malin 调控的自噬是非 mTOR 依赖性的（Criado et al.，2012）。因此，*laforin*、*malin* 的突变都会引起自噬障碍和 Lafora 小体在神经元中的累积，但 Lafora 小体导致癫痫发生的机制尚不清楚。

二、自噬作为靶点在治疗癫痫中的应用

mTOR 的过度激活和细胞自噬不足可能促进了癫痫的发生和发展，因此针对自噬或者 mTOR 信号为靶点的药物有望在癫痫中发挥治疗作用。雷帕霉素作为 mTOR 的抑制剂在癫痫的治疗中发挥了重要作用。首先，雷帕霉素对 mTOR 途径的抑制作用可以预防癫痫发作并改善由于 *PTEN* 或 *TSC* 突变而导致 mTOR 信号通路中断的小鼠模型的病理状况。例如，雷帕霉素在结节性硬化症动物模型中的数据表明，它可以通过诱导自噬来延迟或抑制癫痫的发展，并降低自发性癫痫的发作频率，提高小鼠的生存率（Zeng et al.，2011）。其次，在患有皮质发育不良的患者的皮质切片中加入雷帕霉素减少了惊厥剂 4-氨基吡啶（该药物可阻断 A 型 K^+ 电流从而增强神经递质的释放）诱导的节律振荡（Cepeda et al.，2010）。再次，在婴儿痉挛发作模型中，高剂量雷帕霉素给药可以减少 mTOR 通路在皮质过度活化，抑制痉挛，并通过部分改善认知缺陷来改善疾病（Raffo et al.，2011）。最后，在颞叶癫痫的模型中，雷帕霉素可改善癫痫相关病理的发展并降低自发性癫痫的发生（Zeng et al.，2009；Huang et al.，2010）。虽然雷帕霉素的作用取决于给药的时间和持续时间，可能还取决于所用的模型，但 mTOR 失调与几种遗传和获得性癫痫发生都紧密相关，使用 mTOR 抑制剂可以逆转其中一些致癫痫的过程。

一些抗癫痫药物也被报道通过促进自噬而发挥作用，如在先天性代谢病 $α_1$-抗胰蛋白酶缺乏症的治疗中，抗癫痫药物卡马西平也作为自噬的增强剂，降低了 $α_1$-抗胰蛋白酶的肝负荷和肝纤维化，这些结果为卡马西平治疗 $α_1$-抗胰蛋白酶缺乏症患者的临床实验奠定了基础（Hidvegi et al.，2010）。此外，卡马西平也可以通过增强自噬流改善阿尔茨海默病模型小鼠的认知功能障碍（Li et al.，2013）。阿尔茨海默病患者具有较高的患癫痫的概率，抗癫痫药物拉莫三嗪可以抑制阿尔茨海默病动物模型中的超兴奋性（Zhang et al.，2014），显著减少阿尔茨海默病模型小鼠脑内的癫痫样波和改善他们的认知障碍，而这种作用得益于拉莫三嗪通过 mTOR 依赖或者非依赖的途径对自噬的诱导作用（Wu et al.，

2015；Zhang et al.，2014）。在肌萎缩性侧索硬化症中，广泛使用的抗癫痫药丙戊酸可通过抑制内质网应激介导的细胞凋亡和增强自噬来减轻肌萎缩性侧索硬化症中关键分子TDP-25诱导的神经元毒性（Wang et al.，2015）。

　　自噬最显著的特征之一是在不同条件下诱导的能力，如营养缺乏。基于这一特点，通过营养限制诱导自噬被认为是一种潜在的治疗方法，生理状态下的自噬刺激和热量限制方式已被认为可以改善正常脑老化的认知缺陷（Mattson，2010）。尽管自噬的药理学激活可能是一种有用的方法，但这一过程在生理上可以通过饮食或锻炼来实现。目前有许多治疗癫痫患者的代谢干预措施被广泛使用，包括生酮饮食、间歇性禁食、热量限制或者特定的饮食（Hartman et al.，2013）。

三、小　结

　　本章讨论了自噬和癫痫发生的关系和自噬相关通路尤其是 mTOR 信号通路受损后如何导致癫痫的。另外，讨论了自噬作为靶点在抗癫痫治疗中的作用。这些研究提示，使用不同的激活自噬的药物，包括强效 mTOR 抑制剂如雷帕霉素，与独立于 mTOR 的自噬调节剂（作为药物或饮食成分）的使用均可以成为在癫痫早期治疗的有用工具，可防止癫痫发作复发和药物耐性。随着对细胞自噬、mTOR 信号通路和癫痫机制的深入研究，期望能发现新的抗癫痫药物作用靶点，不论是作用于 mTOR 信号通路本身还是细胞自噬的各个环节，这都将对癫痫的治疗策略产生深刻影响。自噬障碍可能是癫痫的一个重要发病机制，然而，激活自噬是如何作为治疗癫痫的一个手段仍需更深入的探索和研究。

苏州大学神经科学研究所　吕美红　马全红

参 考 文 献

Bar-Peled L，Chantranupong L，Cherniack A D，et al.，2013. A Tumor suppressor complex with GAP activity for the Rag GTPases that signal amino acid sufficiency to mTORC1. Science，340（6136）：1100-1106.

Bateup H S，Johnson C A，Denefrio C L，et al.，2013. Excitatory/inhibitory synaptic imbalance leads to hippocampal hyperexcitability in mouse models of tuberous sclerosis. Neuron，78（3）：510-522.

Cepeda，C.，André，V. M.，Hauptman，J. S.，Rao S. P.，et al.，2010. Differential sensitivity of cortical neurons to 4-aminopyridine and rapamycin in diverse forms of pediatric epilepsy. Society for Neuroscience Annual Meeting；San Diego，CA. Society for Neuroscience No. 657.9.

Chen S，Atkins C M，Liu C L，et al.，2007. Alterations in mammalian target of rapamycin signaling pathways after traumatic brain injury. J Cereb Blood Flow Metab，27（5）：939-949.

Chu-Shore C J，Major P，Camposano S，et al.，2010. The natural history of epilepsy in tuberous sclerosis complex. Epilepsia，51（7）：1236-1241.

Criado O，Aguado C，Gayarre J，et al.，2012. Lafora bodies and neurological defects in malin-deficient mice correlate with impaired autophagy. Hum Mol Genet，21（7）：1521-1533.

Curatolo P，Bombardieri R，Jozwiak S，2008. Tuberous sclerosis. Lancet，372（9639）：657-668.

Franz D N，Leonard J，Tudor C，et al.，2006. Rapamycin causes regression of astrocytomas in tuberous sclerosis complex. Ann Neurol，59（3）：490-498.

Fu C，Cawthon B，Clinkscales W，et al.，2012. GABAergic interneuron development and function is modulated by the Tsc1 gene. Cereb Cortex，22（9）：2111-2119.

Ganesh S，Puri R，Singh S，et al.，2006. Recent advances in the molecular basis of Lafora's progressive myoclonus epilepsy. J Hum Genet，51（1），1-8.

Hartman A L，Stafstrom C E，2013. Harnessing the power of metabolism for seizure prevention：focus on dietary treatments. Epilepsy Behav，26（3），266-272.

Hidvegi T，Ewing M，Hale P，et al.，2010. An autophagy-enhancing drug promotes degradation of mutant alpha1-antitrypsin Z and reduces hepatic fibrosis. Science，329（5988）：229-232.

Huang X，Zhang H，Yang J，et al.，2010. Pharmacological inhibition of the mammalian target of rapamycin pathway suppresses acquired epilepsy. Neurobiol Dis，40（1）：193-199.

Jozwiak S，Schwartz R A，Janniger C K，et al.，2000. Usefulness of diagnostic criteria of tuberous sclerosis complex in pediatric patients. J Child Neurol，15（10）：652-659.

Li L，Zhang S，Zhang X，et al.，2013. Autophagy enhancer carbamazepine alleviates memory deficits and cerebral amyloid-pathology in a mouse model of Alzheimer's disease.Curr Alzheimer Res，10（4）：433-441.

Mattson M P，2010. The impact of dietary energy intake on cognitive aging. Front Aging Neurosci，2：5.

McMahon J，Huang X，Yang J，et al.，2012. Impaired autophagy in neurons after disinhibition of mammalian target of rapamycin and its contribution to epileptogenesis. J Neurosci，32（45）：15704-15714.

Meikle L，Pollizzi K，Egnor A，et al.，2008. Response of a neuronal model of tuberous sclerosis to mammalian target of rapamycin（mTOR）inhibitors：effects on mTORC1 and Akt signaling lead to improved survival and function. J Neurosci，28（21）：5422-5432.

Nadadhur A G，Alsaqati M，Gasparotto L，et al.，2019. Neuron-glia interactions increase neuronal phenotypes in tuberous sclerosis complex patient iPSC-Derived models. Stem Cell Reports，12（1）：42-56.

Nguyen L H，Anderson A E，2018. mTOR-dependent alterations of Kv1.1 subunit expression in the neuronal subset-specific Pten knockout mouse model of cortical dysplasia with epilepsy. Sci Rep，8（1）：3568.

Raffo E，Coppola A，Ono T，et al.，2011. A pulse rapamycin therapy for infantile spasms and associated cognitive decline. Neurobiol Dis，43（2）：322–329.

Ruegg S，Baybis M，Juul H，et al.，2007. Effects of rapamycin on gene expression，morphology，and electrophysiological properties of rat hippocampal neurons. Epilepsy Res，77（2-3）：85-92.

Schick V，Majores M，Engels G，et al.，2006. Activation of Akt independent of PTEN and CTMP tumor-suppressor gene mutations in epilepsy-associated Taylor-type focal cortical dysplasias. Acta Neuropathol，112（6）：715-725.

Shacka J J，Lu J，Xie Z L，et al.，2007. Kainic acid induces early and transient autophagic stress in mouse hippocampus. Neurosci Lett，414（1）：57-60.

Stafstrom C E，Carmant L，2015. Seizures and epilepsy：an overview for neuroscientists. Cold Spring Harb Perspect Med，5（6）.pii：a022426.

Tsai M H，Chan C K，Chang Y C，et al.，2017. DEPDC5 mutations in familial and sporadic focal epilepsy.

Clin Genet，92（4）：397-404.

Wang X，Ma M，Teng J，et al.，2015. Valproate attenuates 25-kDa C-terminal fragment of TDP-43-induced neuronal toxicity via suppressing endoplasmic reticulum stress and activating autophagy. Int J Biol Sci，11（7）：752–761.

Wang Y，Greenwood J S，Calcagnotto M E，et al.，2007. Neocortical hyperexcitability in a human case of tuberous sclerosis complex and mice lacking neuronal expression of TSC1. Ann Neurol，61（2）：139-152.

Wang Y，Greenwood J S，Calcagnotto M E，et al.，2007. Neocortical hyperexcitability in a human case of tuberous sclerosis complex and mice lacking neuronal expression of TSC1. Ann Neurol，61（2）：139-152.

Wong M，2010. Mammalian target of rapamycin（mTOR）inhibition as a potential antiepileptogenic therapy：From tuberous sclerosis to common acquired epilepsies. Epilepsia，51（1）：27-36.

Wu H，Lu M H，Wang W，et al.，2015. Lamotrigine reduces β-site AβPP-cleaving enzyme 1 protein levels through induction of autophagy. J Alzheimers Dis，46（4）：863-876.

Yasin S A，Ali A M，Tata M，et al.，2013. mTOR-dependent abnormalities in autophagy characterize human malformations of cortical development：evidence from focal cortical dysplasia and tuberous sclerosis. Acta Neuropathol，126（2）：207-218.

Zeng L H，Rensing N R，Wong M，2009. Developing antiepileptogenic drugs for acquired epilepsy：Targeting the mammalian target of rapamycin（mTOR）pathway. Mol Cell Pharmacol，1（3）：124-129.

Zeng L H，Rensing N R，Zhang B，et al.，2011. Tsc2 gene inactivation causes a more severe epilepsy phenotype than Tsc1 inactivation in a mouse model of tuberous sclerosis complex. Hum Mol Genet，20（3）：445-454.

Zeng L H，Xu L，Gutmann D H，et al.，2008. Rapamycin prevents epilepsy in a mouse model of tuberous sclerosis complex. Ann Neurol，63（4）：444-453.

Zhang M Y，Zheng C Y，Zou M M，et al.，2014. Lamotrigine attenuates deficits in synaptic plasticity and accumulation of amyloid plaques in APP/PS1 transgenic mice. Neurobiol Aging，35（12）：2713-2725.

第十一章　自噬与神经发育性疾病

神经发育性疾病是一类以认知功能障碍和行为异常为特征的神经发育障碍疾病，主要为脑和神经系统发育障碍，包括神经系统的结构改变和功能异常，目前病因尚不完全清楚，主要原因可能为遗传性，也有部分是由环境因素引起。自噬在神经发育过程中的高度活跃表明自噬可能参与神经发育的过程。本章节总结了自噬在神经发育的多个环节中的重要作用，包括神经元轴突的生长、树突发育、树突修剪和神经突触可塑性的维持等。因此，自噬异常可能是神经发育性疾病的重要发生机制之一。尽管神经发育障碍具有复杂的病理生理机制，但自闭症谱系障碍的研究依然为自噬相关疾病发病机制中的途径提供了见解。本章将重点讨论自噬在自闭症、结节性硬化症和脆性 X 综合征中的作用和机制。

第一节　自噬参与神经元发育重要环节的调控

神经发育疾病是由在发育过程中神经环路的建立和功能异常导致的，通常伴有认知和行为表现的异常。自噬在神经发育的各个阶段均起着重要作用，也是神经发育疾病病理发生和发展的重要机制。在讨论自噬如何参与神经发育疾病之前，先简单地讨论一下自噬在脑神经发育中的作用。

即使在营养丰富的环境中，神经元上的自噬也处于一个活跃状态（Boland et al.，2008；Lee et al.，2011）。神经元是一种处于分裂后的并具有极性结构的细胞。神经元由轴突、树突和突触这些亚结构域组成。神经元胞体和远端的轴突均能产生自噬小体（Maday et al.，2016）。有研究观察发现神经元树突在面对特定的刺激的时候也能形成自噬小体（Hernandez et al.，2012；Shehata et al.，2012）。在轴突末端形成的自噬小体在没有外界刺激（如饥饿）的情况下，即可向神经元胞体快速移动（Maday et al.，2014）。胞体具有相对成熟的溶酶体，自噬小体在胞体将携带的底物降解（Maday et al.，2012）。神经元上的自噬在神经元联结的形成和之后的功能维持中均起着重要作用（图 11-1）。

自噬小体在神经元的胞体、轴突、树突均可形成，但成熟的溶酶体主要位于神经元的胞体。因此，在轴突形成的自噬小体会通过逆向轴突运输到胞体，在胞体与溶酶体融合后将携带的底物降解。自噬亦参与神经元发育的主要步骤，如神经元的大小、轴突生长、树突发育、树突棘修剪。自噬亦在突触的形成和维持中发挥着重要的作用。

一、神经元发育需要自噬

神经元自噬在神经元的生长和极性结构的形成中起着重要作用。ATG5 或 ATG7 是自噬小体形成中的关键分子。敲除 *ATG5* 或 *ATG7* 会导致自噬障碍。利用 nestin-cre 小鼠，在正在发育的神经元上条件敲除 *ATG5* 或 *ATG7*，会导致胞质包涵体和蛋白质聚集

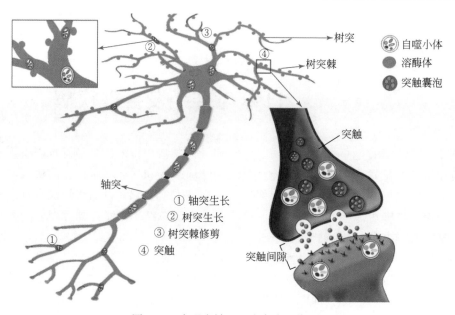

图 11-1 自噬在神经元发育中的作用

物在神经元上聚集，同时神经元出现退行性病变（Hara et al., 2006）。在成熟的锥体神经元上敲除 *ATG7* 也会导致神经退行性病变，同时伴有 tau 蛋白的过度磷酸化（Inoue et al., 2012）。并且，抑制 tau 蛋白的磷酸化或者敲除 *tau* 均可阻止这些成熟锥体神经元的退行性病变（Inoue et al., 2012）。在前促黑激素神经元上敲除 *ATG7* 会导致轴突生长异常和轴突投射减少（Coupe et al., 2012）。抑制自噬诱导过程中的关键分子 Ulk1 抑制了神经突的生长（Tomoda et al., 1999）。自噬的负性调控因子 mTOR 的抑制分子如 TSC1/TSC2、PTEN 调控着神经元的大小、轴突的生长和树突的发育过程（Takei et al., 2014）。然而，有研究则发现，利用 siRNA 敲减 *ATG7* 会通过影响 RhoA-ROCK 通路而导致轴突增长（Ban et al., 2013）。神经元的树突棘是兴奋性突触形成的主要地点。树突棘在出生后早期形成，但在之后的发育阶段有些树突棘则会被去除掉。树突棘的净数目通常在青春期被逐渐修剪，在成年期达到一个稳定的状态。树突棘的修剪对成熟神经网络的建立和维持非常重要（Riccomagno et al., 2015）。树突棘修剪异常参与多种神经发育性疾病，如自闭症谱系障碍、精神分裂症和脆性 X 染色体综合征的病理发展（Hutsler et al., 2010）。自噬是调控树突棘修剪过程的一个重要机制。因此，自噬被认为是神经元发育过程中的微调机制。神经元上自噬缺陷可以导致树突棘修剪受损、神经环路异常、最终导致行为出现异常（Tang et al., 2014）。值得注意的是，利用 Lyz2-cre 小鼠，条件性敲除小胶质细胞上的 ATG7 也会导致树突棘修剪障碍、树突棘密度增加（Kim et al., 2017）。

二、自噬维持神经突触可塑性

除了参与神经元结构发育过程，自噬也在维持突触功能中起着非常重要的作用。利用雷帕霉素抑制 mTOR（mammalian target of rapamycin）能通过激活自噬减少突触囊泡的密度和多巴胺的释放（Hernandez et al., 2012）。通过条件性敲除 *ATG7* 造成多巴胺神经元上的自噬障碍可以导致神经元轴突增加、多巴胺释放增加、突触前膜的快速恢复（Hernandez et al., 2012）。自噬也参与突触囊泡的降解。活性的 Rab26 位于突触囊泡的表面，在促进突触囊泡的形成过程中起着重要作用。活性的 Rab26 能募集自噬小体形成的关键分子 ATG16L（Binotti et al., 2015）。脑源性神经营养因子（BDNF）是突触可塑性的关键调控因子，其能抑制自噬，从而维持大脑中的基础自噬水平。并且，BDNF 介导的突触可塑性需要其对自噬的这种抑制（Nikoletopoulou et al., 2017）。突触前蛋白 Bassoon，是突触囊泡释放的调控分子，通过与 ATG5 的结合抑制自噬（Okerlund et al., 2017）。

值得注意的是，突触自噬除了有突触蛋白和突触囊泡作为底物以外，还有其他的底物，如线粒体（Binotti et al., 2015；Nikoletopoulou et al., 2017）。线粒体在突触的形成和功能维持中起着重要作用（Courchet et al., 2013；Kimura et al., 2014）。在很多神经发育性疾病，如自闭症中，均观察到线粒体功能出现异常（Tang et al., 2013）。受损伤或功能异常的线粒体可以经自噬被清除，这个过程称线粒体自噬（Ebrahimi-Fakhari et al., 2016）。树突棘的修剪需要线粒体自噬的参与（Tang et al., 2014）。

第二节　自噬在神经发育性疾病中的作用

一、自闭症谱系障碍

自闭症谱系障碍是一组高度异质性的神经发育疾病，临床上表现为社交行为障碍、交流障碍、刻板和重复性行为。自闭症患者也有其他的症状，如智力异常、易激惹、焦虑、激进、强迫行为、情绪不稳定、抑郁、胃肠问题和睡眠问题（Elsabbagh et al., 2012）。自闭症患者在这些症状的多少、症状的严重程度和自理能力上均存在着很大的差异。由于缺乏生物标志物，目前自闭症的诊断主要依赖于行为学。临床诊断主要基于核心症状的存在与否，包括社交障碍、重复性或刻板性行为（Elsabbagh et al., 2012）。

遗传和环境因素均参与自闭症谱系障碍的病理发生发展。关于遗传因素与自闭症谱系障碍相关的直接证据来源于对双胞胎的研究。同卵双胞胎（60% ~ 90%）发生自闭症谱系障碍的概率较异卵双胞胎高（0 ~ 30%）（Constantino et al., 2010；Hallmayer et al., 2011；Risch et al., 2014；Sandin et al., 2014）。在有自闭症谱系障碍病史的家庭中，孩子患有自闭症谱系障碍的概率随其与兄弟姐妹或父母拥有同样基因组的比例的增加而增加（Constantino et al., 2010；Hallmayer et al., 2011；Risch et al., 2014；Sandin et al., 2014）。已经有几百个基因被发现是自闭症谱系障碍的遗传危险因子。撇开这些基因的多样性，这些基因突变或删除导致的功能障碍被认为通过共同的通路参与自闭症谱系障碍的病理发展，如 mTOR 信号通路异常、兴奋性 / 抑制性神经传递失衡、神经元联结和突触可塑性受损（Geschwind et al., 2008）。这些在细胞和分子机制的共性为我们提供了干预治疗自闭症谱系障碍的机会。环境因素，如妊娠期炎症、环境中的有毒物质、心理压力、营养因素也与自闭症谱系障碍相关。这些环境因素与自闭症谱系障碍的危险基因相互作用，也可能通过表观遗传机制导致基因表达变化，或是表观遗传的跨代遗传或两者兼有的机制参与自闭症谱系障碍的病理发展（Liu et al.，2016；Lyall et al.，2014）。本章节将讨论目前已知的遗传因素和环境因素导致的自噬异常与自闭症谱系障碍的关系。

（一）自噬参与自闭症谱系障碍的病理发生发展

自噬通路中的基因上存在自闭症谱系障碍相关的外显子拷贝数变异（Poultney et al.，2013）。自闭症谱系障碍患者脑组织中的自噬受损（表现为自噬小体标志物 LC3-Ⅱ 水平下降、自噬底物 P62 水平升高）（Tang et al.，2014）。mTOR 是自噬的关键抑制分子，其活性与自闭症谱系障碍密切相关。自闭症谱系障碍患者脑中发生自噬障碍的同时，亦伴随 mTOR 活性升高（Tang et al.，2014）。编码 mTOR 抑制因子的基因突变如结节性硬化复合体 1（tuberous sclerosis complex 1，*TSC1*；aka hamartin）和结节性硬化复合体 2（*TSC2*，aka tuberin）、*NF1*（neurofibromatosis type 1）或 *PTEN*（phosphatase and tensin homolog deleted on chromosome ten）导致自闭症谱系障碍症状和结节性硬化症、神经纤维瘤病或大头畸形（Bourgeron，2009b）。mTOR 抑制剂雷帕霉素可诱导自噬，能逆转 *TSC2*- 或 *PTEN* - 缺陷小鼠的自闭症表型（Tang et al.，2014；Zhou et al.，2009）。但在自噬缺陷的时候，雷帕霉素却没有展现出这样的功能。这说明 mTOR 活性升高引起的自闭症谱系障碍是自噬障碍所致（Tang et al.，2014）。对自噬缺陷小鼠的研究进一步显示自噬和自闭症谱系障碍有直接关系。在神经元或小胶质细胞上敲除 *ATG7* 均可导致小鼠出现自闭症样行为（Kim et al.，2017；Tang et al.，2014）。Wdfy3 是蛋白聚集体经自噬途径清除中的关键分子。敲除 *Wdfy3* 导致皮质神经元迁移障碍、皮质尺寸增加等自闭症谱系障碍的病理表现（Orosco et al.，2014）。Ambra1 是 Beclin 1 的上游分子，亦是自噬小体形成的关键分子。雌性而非雄性的 *Ambra1* 敲除杂合子小鼠展现出自闭样行为（Dere et al.，2014）。这些证据显示，自噬是自闭症谱系障碍病理发生发展的重要机制。

（二）抑制自噬 mTOR 信号通路在自闭症谱系障碍的病理发展中起重要作用

mTOR 是属于 PI3K 相关蛋白家族的丝氨酸 / 苏氨酸蛋白激酶。mTOR 是自噬的抑制因子。mTOR 介导的自噬在自闭症谱系障碍的病理发展中起着重要的作用。在自闭症谱系障碍患者脑内 mTOR 活性升高，并伴随着自噬障碍（Tang et al.，2014）。部分自闭症谱系障碍患者上存在着编码 mTOR 抑制因子的基因突变，如 *TSC1*、*TSC2*、*NF1* 和 *PTEN*（Bourgeron，2009）。这些因子通过不同的方式抑制 mTOR。TSC1/TSC2 是 GTPase 激活蛋白（GTPase activating protein，GAP），后者可以加速 GTP 水解，从而导致 Rheb 处于 GDP 耦合的状态。GTP 耦合的 Rheb 是有活性的，其可直接与 mTORC1 结合，并激活 mTOR。但 GDP 耦合的 Rheb 则不具备活性，从而抑制 mTOR（Long et al.，2005）。PTEN 作为抑制 PI3K/Akt 和 MAPK 通路的双特异性磷酸酶抑制 mTOR 信号通路（Zhou et al.，2012）。NF1 则通过抑制 Ras 调控 mTOR 活性。Ras 是 PI3K 和 ERK 信号通路的上游分子。后者抑制 mTOR。在小鼠上敲除上述编码 mTOR 抑制因子的任何基因均会导致小鼠出现自闭样的病理表现，如学习记忆障碍和癫痫等（Kwon et al.，2006；Tang et al.，2014）。部分表型可以被雷帕霉素逆转（Kwon et al.，2003；Tang et al.，2014；

Zhou et al.，2009），并且这种逆转作用依赖于自噬的激活（Tang et al.，2014）。这些研究证据显示，mTOR 过度激活导致的自噬抑制在自闭症谱系障碍的病理发生发展中起着关键作用。

二、结节性硬化综合征

结节性硬化综合征（tuberous sclerosis complex，TSC）是由 TSC1/TSC2 的杂合突变导致 TSC1/TSC2 活性丧失导致的，其临床表现主要是多器官发生非恶性肿瘤（Han et al.，2011）。TSC 的神经系统症状主要表现为自闭症样综合征，如癫痫、智力缺陷和社交障碍。临床报告显示 20%～ 60% 的 TSC 患者患有自闭症谱系障碍（Bolton et al.，2002；Wiznitzer et al.，2004）。TSC 相关的自闭症谱系障碍约占总自闭症谱系障碍患者的 1%～ 4%。尽管 20% 的 TSC 相关的自闭症谱系障碍患者的认知功能是正常的，但伴有认知功能损伤的 TSC1 患者患有自闭症谱系障碍的概率更高（de Vries et al.，2007；Prather et al.，2004；Wiznitzer，2004）。

TSC1 和 TSC2 功能缺陷的小鼠表现为自闭症样的行为包括认知功能障碍等（Ehninger et al.，2008；Goorden et al.，2007）。同时该小鼠脑内神经元的结构和分化均出现异常，如神经元胞体的尺寸增加、神经元有多根轴突、树突棘的密度增加（Kwon et al.，2006；Tang et al.，2014；Tavazoie et al.，2005）。TSC1/2 缺陷神经元的树突棘修剪出现障碍，其可被雷帕霉素所逆转。但在自噬障碍时，雷帕霉素并没有这种逆转功能。这说明 TSC1/2 通过 mTOR 介导自噬调控树突棘的修剪（Tang et al.，2014）。最近研究亦发现，TSC1/2 调控线粒体的动态和代谢，而后者对突触的形成和功能维持非常重要。TSC1/2 缺陷的神经元胞体聚集着大量的线粒体聚集，同时轴突和神经元整体的线粒体自噬受损。重要的是，抑制 mTOR 或者诱导 mTOR 非依赖的自噬恢复了 TSC1/2 缺陷神经元内的线粒体稳态（Ebrahimi-Fakhari et al.，2016）。另外对 TSC1/2 缺陷小鼠的电生理分析显示，TSC1/2 调节神经突触可塑性。TSC2 缺陷的小鼠在给予单一 HFS 刺激时展现出了 L-LTP，单一 HFS 刺激在正常小鼠脑内只能产生早期 LTP，其是 LTP 的一个暂形态（Ehninger et al.，2008）。TSC1 缺陷小鼠的海马 mGluR-LTD 亦出现异常（Bateup et al.，2011；Hou et al.，2004）。

自闭症谱系障碍患者常伴有癫痫。与此一致的是，TSC 患者和利用 synapsin-cre 小鼠获得的 TSC1 条件缺陷小鼠脑内均展现出超兴奋性（Wang et al.，2007）。另外研究显示，TSC1 缺失可以导致海马神经网络的超兴奋性，主要表现为分离培养神经元上的自发电活动升高、小鼠发生癫痫的概率增加。TSC1 缺陷神经元上的超兴奋性并不是由于本身和突触的兴奋性改变导致的，而是由抑制性突触功能下降，继而导致兴奋性 / 抑制性神经传递失衡导致的（Bateup et al.，2013）。后者是自闭症谱系障碍病理发生发展的一个重要机制（Bourgeron，2009）。

mTOR 活性增高也可通过影响胚胎期的神经前体细胞导致皮质早期发育异常（Magri et al.，2013）。在所有神经前体细胞上敲除 TSC1 的小鼠表现为临产期死亡、巨脑症、幼崽和母鼠的交流减少，这些表现有部分可以被产前给予孕鼠低剂量的雷帕霉素而阻断（Anderl et al.，2011）。放射状胶质细胞上敲除 TSC2 的小鼠表现为出生后的巨脑症和在 3～ 4 周龄时死亡。同时小鼠脑内的中间前体细胞增加而深层皮质神经元减少（Way et al., 2009)。在中间神经元前体细胞上敲除 *TSC1* 则导致 GABA 能中间神经元产生减少，GABA 能中间神经元尺寸增加并伴有自噬障碍（Fu et al., 2012）。

与 TSC1/2 一样，PTEN 是 mTOR 的抑制因子，其在大脑发育中发挥着类似的作用。PTEN 缺陷小鼠表现为社交行为和认知障碍、癫痫、巨头症和其他形态上的改变，如树突棘密度增加、神经元胞体的尺寸改变（Kwon et al., 2006；Kwon et al., 2003；Sunnen et al., 2011）。PTEN 亦调控突触的功能。PTEN 缺陷小鼠的 LTP 和 LTD 均出现障碍（Wang et al., 2006）。值得注意的是，在海马 DG 和 CA3 区神经元上敲除 PTEN 导致的 LTP 和 mGluR 依赖的 LTD 异常均发生在神经元形态改变之前，说明 PTEN 既调控神经元的结构发育，亦调控神经元的突触功能（Takeuchi et al., 2013）。

三、脆性 X 染色体综合征

脆性 X 染色体综合征（Fragile X syndrome）是以遗传性智力缺陷为表现的疾病中最常见的一种，亦是导致自闭症谱系障碍的首要遗传因素。脆性 X 染色体综合征是由 *Fmr1*（fragile X mental retardation 1）基因的 5′ 非翻译区多聚 CGG 三核苷酸重复序列从约 50 bp 异常扩增到 200 bp 余，导致 *Fmr1* 基因的过度甲基化和表观遗传沉默所致（Yan et al., 2018）。FMRP（Fragile X mental retardation protein）是 *Fmr1* 基因的编码蛋白，属于 RNA 结合蛋白。FMRP 抑制突触的多种 mRNA 的翻译，在活动依赖性的突触消除过程中起着关键作用（Pfeiffer et al., 2010；Sharma et al., 2010）。FMRP 缺陷导致 mTOR 活性升高（Sharma et al., 2010）。最近研究发现，通过敲减抑制 mTOR 活性的 raptor 激活自噬，逆转了 FMRP 缺陷小鼠的突触可塑性异常和认知功能障碍（Yan et al., 2018），说明自噬亦在脆性 X 染色体综合征的病理发展中起着重要作用。

四、自噬参与环境因素导致的自闭症谱系障碍

虽然仍需要进一步证明，但目前研究提示自噬可能参与环境因素导致的自闭症谱系障碍。环境因素如高龄产妇、产妇肥胖、妊娠期糖尿病、母体自身免疫反应、母体感染等均是自闭症谱系障碍的危险因素（Estes et al., 2015）。上述危险因素可能通过共同的通路母体免疫激活导致自闭症谱系障碍（Ashwood et al., 2011；Patterson, 2011）。母体免疫激活的模型小鼠脑内树突棘的密度增加，同时小胶质细胞上的受体 CX3CR1 表达水平发生变化（Fernandez de Cossio et al., 2017）。在这点上值得注意的是，小胶质细胞自噬调控的树突棘修剪是自闭症谱系障碍致病的重要机制（Kim et al., 2017）。另外，母体免疫激活导致支链氨基酸（branched chain amino acid，BCAA）缺乏（Novarino et al., 2012）和白细胞介素 17α（IL-17α）表达上调（Choi et al., 2016），导致小鼠出现自闭样行为。而 BCAA 缺乏和 IL-17α 表达上调均能诱导自噬发生（Lynch et al., 2014；Orosz et al., 2016；Zelante et al., 2012）。

自噬亦参与其他神经发育性疾病如自闭症、癫痫的发病和病理发展。其他的章节中将对此有更详细地讨论。

小　结

本章重点讨论了自噬在神经元的发育和突触形成及功能维持中的重要作用，以及自噬在神经发育障碍疾病尤其是自闭症谱系中的作用。在神经发育过程中，自噬的改变可能会导致神经元发育异常、突触可塑性受损、突触功能障碍等，最终导致神经发育障碍。自噬相关通路如 mTOR 信号通路，均在神经发育中扮演重要角色，但仍然存在很多未解的问题，如 mTOR 非依赖的自噬在自闭症谱系障碍中所占的作用的比重到底有多少；环境因素是否通过自噬来参与自闭症谱系障碍；改善自噬障碍能否真的可作为治疗神经发育疾病的一个手段。探索和了解这些问题将会为神经发育疾病的治疗提供靶标和防治手段。

苏州大学神经科学研究所　马全红　吕美红

参 考 文 献

Anderl S，Freeland M，Kwiatkowski D J，et al.，2011. Therapeutic value of prenatal rapamycin treatment in a mouse brain model of tuberous sclerosis complex. Hum Mol Genet，20（23）：4597-4604.

Ashwood P，Krakowiak P，Hertz-Picciotto I，et al.，2011. Elevated plasma cytokines in autism spectrum disorders provide evidence of immune dysfunction and are associated with impaired behavioral outcome. Brain Behav Immun，25（1）：40-45.

Ban B K，Jun M H，Ryu H H，et al.，2013. Autophagy negatively regulates early axon growth in cortical neurons. Mol Cell Biol，33（19）：3907-3919.

Bateup H S，Johnson C A，Denefrio C L，et al.，2013. Excitatory/inhibitory synaptic imbalance leads to hippocampal hyperexcitability in mouse models of tuberous sclerosis. Neuron，78（3）：510-522.

Bateup H S，Takasaki K T，Saulnier J L，et al.，2011. Loss of Tsc1 In vivo impairs hippocampal mGluR-LTD and increases excitatory synaptic function. J Neurosci，31（24）：8862-8869.

Binotti B，Pavlos N J，Riedel D，et al.，2015. The GTPase Rab26 links synaptic vesicles to the autophagy pathway. Elife，4：e05597.

Boland B，Kumar A，Lee S，et al.，2008. Autophagy induction and autophagosome clearance in neurons: relationship to autophagic pathology in Alzheimer's disease. J Neurosci，28（27）：6926-6937.

Bolton P F，Park R J，Higgins J N，et al.，2002. Neuro-epileptic determinants of autism spectrum disorders in tuberous sclerosis complex. Brain，125（pt 6）：1247-1255.

Bourgeron T，2009. A synaptic trek to autism. Curr Opin Neurobiol，19（2）：231-234.

Choi G B，Yim Y S，Wong H，et al.，2016. The maternal interleukin-17a pathway in mice promotes autism-like phenotypes in offspring. Science，351（6276）：933-939.

Constantino J N，Zhang Y，Frazier T，et al.，2010. Sibling recurrence and the genetic epidemiology of autism. Am J Psychiatry，167（11）：1349-1356.

Coupe B，Ishii Y，Dietrich M O，et al.，2012. Loss of autophagy in pro-opiomelanocortin neurons perturbs axon growth and causes metabolic dysregulation. Cell Metab, 15（2）: 247-255.

Courchet J, Lewis T L, Lee S, et al., 2013. Terminal axon branching is regulated by the LKB1-NUAK1 kinase pathway via presynaptic mitochondrial capture. Cell, 153（7）: 1510-1525.

de Vries P J, Hunt A, Bolton P F, 2007. The psychopathologies of children and adolescents with tuberous sclerosis complex （TSC）: a postal survey of UK families. Eur Child Adolesc Psychiatry, 16（1）: 16-24.

Dere E, Dahm L, Lu D, et al., 2014. Heterozygous ambra1 deficiency in mice: a genetic trait with autism-like behavior restricted to the female gender. Front Behav Neurosci, 8: 181.

Ebrahimi-Fakhari D, Saffari A, Wahlster L, et al., 2016. Impaired mitochondrial dynamics and mitophagy in neuronal models of tuberous sclerosis complex. Cell Reports, 17（4）: 1053-1070.

Ehninger D, Han S, Shilyansky C, et al., 2008. Reversal of learning deficits in a Tsc2（+/−）mouse model of tuberous sclerosis. Nat Med, 14（8）: 843-848.

Elsabbagh M, Divan G, Koh Y J, et al., 2012. Global prevalence of autism and other pervasive developmental disorders. Autism Res, 5（3）: 160-179.

Estes M L, McAllister A K, 2015. Immune mediators in the brain and peripheral tissues in autism spectrum disorder. Nat Rev Neurosci, 16（8）: 469-486.

Fernandez de Cossio L, Guzman A, van der Veldt S, et al., 2017. Prenatal infection leads to ASD-like behavior and altered synaptic pruning in the mouse offspring. Brain Behav Immun, 63: 88-98.

Fu C, Cawthon B, Clinkscales W, et al., 2012. GABAergic interneuron development and function is modulated by the Tsc1 gene. Cereb Cortex, 22（9）: 2111-2119.

Geschwind D H, 2008. Autism: many genes, common pathways? Cell, 135（3）: 391-395.

Goorden S M, van Woerden G M, van der Weerd L, et al., 2007. Cognitive deficits in Tsc1（+/−）mice in the absence of cerebral lesions and seizures. Ann Of Neurol, 62（6）: 648-655.

Hallmayer J, Cleveland S, Torres A, et al., 2011. Genetic heritability and shared environmental factors among twin pairs with autism. Arch Gen Psychiatry, 68（11）: 1095-1102.

Han J M, Sahin M, 2011. TSC1/TSC2 signaling in the CNS. FEBS Lett, 585（7）: 973-980.

Hara T, Nakamura K, Matsui M, et al., 2006. Suppression of basal autophagy in neural cells causes neurodegenerative disease in mice. Nature, 441（7095）: 885-889.

Hernandez D, Torres C A, Setlik W, et al., 2012. Regulation of presynaptic neurotransmission by macroautophagy. Neuron, 74（2）: 277-284.

Hou L F, Klann E, 2004. Activation of the phosphoinositide 3-kinase-akt-mammalian target of rapamycin signaling pathway is required for metabotropic glutamate receptor-dependent long-term depression. J Neurosci, 24（28）: 6352-6361.

Hutsler J J, Zhang H, 2010. Increased dendritic spine densities on cortical projection neurons in autism spectrum disorders. Brain Res, 1309: 83-94.

Inoue K, Rispoli J, Kaphzan H, et al., 2012. Macroautophagy deficiency mediates age-dependent neurodegeneration through a phospho-tau pathway. Mol Neurodegener, 7: 48.

Kim H J, Cho M H, Shim W H, et al., 2017. Deficient autophagy in microglia impairs synaptic pruning and causes social behavioral defects. Mol Psychiatry, 22（11）: 1576-1584.

Kimura T，Murakami F，2014. Evidence that dendritic mitochondria negatively regulate dendritic branching in pyramidal neurons in the neocortex. J Neurosci，34（20）：6938-6951.

Kwon C H，Luikart B W，Powell C M，et al.，2006. Pten regulates neuronal arborization and social interaction in mice. Neuron，50（3）：377-388.

Kwon C H，Zhu X Y，Zhang J Y，et al.，2003. mTor is required for hypertrophy of Pten-deficient neuronal soma in vivo. Proc Nati Acad Sci U S A，100（22）：12923-12928.

Lee S，Sato Y，Nixon R A，2011. Primary lysosomal dysfunction causes cargo-specific deficits of axonal transport leading to Alzheimer-like neuritic dystrophy. Autophagy，7（12）：1562-1563.

Liu L，Zhang D，Rodzinka-pasko J K，et al.，2016. Environmental risk factors for autism spectrum disorders. Nervenarzt，87：（Suppl 2）：55-61.

Long X，Lin Y，Ortiz-Vega S，et al.，2005. Rheb binds and regulates the mTOR kinase. Curr Biol，15（8）：702-713.

Lyall K，Schmidt R J，Hertz-Picciotto I，2014. Maternal lifestyle and environmental risk factors for autism spectrum disorders. Int J Epidemiol，43（2），443-464.

Lynch C J，Adams S H，2014. Branched-chain amino acids in metabolic signalling and insulin resistance. Nat Rev Endocrinol，10（12）：723-736.

Maday S，Holzbaur E L，2014. Autophagosome biogenesis in primary neurons follows an ordered and spatially regulated pathway. Dev Cell，30（1）：71-85.

Maday S，Holzbaur E L，2016. Compartment-specific regulation of autophagy in primary neurons. J Neurosci，36（22）：5933-5945.

Maday S，Wallace K E，Holzbaur E L，2012. Autophagosomes initiate distally and mature during transport toward the cell soma in primary neurons. J Cell Biol，196（4）：407-417.

Magri L，Galli R，2013. mTOR signaling in neural stem cells: from basic biology to disease. Cell Mol Life Sci，70（16）：2887-2898.

Nikoletopoulou V，Sidiropoulou K，Kallergi E，et al.，2017. Modulation of autophagy by BDNF underlies synaptic plasticity. Cell Metab，26（1）：230-242.

Novarino G，El-Fishawy P，Kayserili H，et al.，2012. Mutations in BCKD-kinase lead to a potentially treatable form of autism with epilepsy. Science，338（6105）：394-397.

Okerlund N D，Schneider K，Leal-Ortiz S，et al.，2017. Bassoon controls presynaptic autophagy through Atg5. Neuron，93（4）：897-913.

Orosco L A，Ross A P，Cates S L，et al.，2014. Loss of Wdfy3 in mice alters cerebral cortical neurogenesis reflecting aspects of the autism pathology. Nat Commun，5：4692.

Orosz L，Papanicolaou E G，Seprenyi G，et al.，2016. IL-17A and IL-17F induce autophagy in RAW 264.7 macrophages. Biomed Pharmacother，77：129-134.

Patterson P H，2011. Maternal infection and immune involvement in autism. Trends Mol Med，17（7）：389-394.

Pfeiffer B E，Zang T，Wilkerson J R，et al.，2010. Fragile X mental retardation protein is required for synapse elimination by the activity-dependent transcription factor MEF2. Neuron，66（2）：191-197.

Poultney C S，Goldberg A P，Drapeau E，et al.，2013. Identification of small exonic CNV from whole-exome sequence data and application to autism spectrum disorder. Am J Hum Genet, 93 (4): 607-619.

Prather P, de Vries P J, 2004. Behavioral and cognitive aspects of tuberous sclerosis complex. J Child Neurol, 19 (9): 666-674.

Riccomagno M M, Kolodkin A L, 2015. Sculpting neural circuits by axon and dendrite pruning. Annu Rev Cell Dev Biol, 31: 779-805.

Risch N, Hoffmann T J, Anderson M, et al., 2014. Familial recurrence of autism spectrum disorder: evaluating genetic and environmental contributions. Am J Psychiatry, 171 (11): 1206-1213.

Sandin S, Lichtenstein P, Kuja-Halkola R, et al., 2014. The familial risk of autism. J A M A, 311 (17): 1770-1777.

Sharma A, Hoeffer C A, Takayasu Y, et al., 2010. Dysregulation of mTOR signaling in fragile X syndrome. J Neurosci, 30 (2): 694-702.

Shehata M, Matsumura H, Okubo-Suzuki R, et al., 2012. Neuronal stimulation induces autophagy in hippocampal neurons that is involved in AMPA receptor degradation after chemical long-term depression. J Neurosci, 32 (30): 10413-10422.

Sunnen C N, Brewster A L, Lugo J N, et al., 2011. Inhibition of the mammalian target of rapamycin blocks epilepsy progression in NS-Pten conditional knockout mice. Epilepsia, 52 (11): 2065-2075.

Takei N, Nawa H, 2014. mTOR signaling and its roles in normal and abnormal brain development. Front Mol Neurosci, 7: 28.

Takeuchi K, Gertner M J, Zhou J, et al., 2013. Dysregulation of synaptic plasticity precedes appearance of morphological defects in a Pten conditional knockout mouse model of autism. Proc Nati Acad Sci U S A, 110 (12): 4738-4743.

Tang G, Gudsnuk K, Kuo S H, et al., 2014. Loss of mTOR-dependent macroautophagy causes autistic-like synaptic pruning deficits. Neuron, 83 (5): 1131-1143.

Tang G, Gutierrez Rios P, Kuo S H, et al., 2013. Mitochondrial abnormalities in temporal lobe of autistic brain. Neurobiol Dis, 54: 349-361.

Tavazoie S F, Alvarez V A, Ridenour D A, et al., 2005. Regulation of neuronal morphology and function by the tumor suppressors Tsc1 and Tsc2. Nat Neurosci, 8 (12): 1727-1734.

Tomoda T, Bhatt R S, Kuroyanagi H, et al., 1999. A mouse serine/threonine kinase homologous to C-elegans UNC51 functions in parallel fiber formation of cerebellar granule neurons. Neuron, 24 (4): 833-846.

Wang Y, Cheng A, Mattson M P, 2006. The PTEN phosphatase is essential for long-term depression of hippocampal synapses. Neuromolecular Med, 8 (3): 329-335.

Wang Y, Greenwood J S, Calcagnotto M E, et al., 2007. Neocortical hyperexcitability in a human case of tuberous sclerosis complex and mice lacking neuronal expression of TSC1. Ann Neurol, 61 (2): 139-152.

Way S W, McKenna J 3rd, Mietzsch U, et al., 2009. Loss of Tsc2 in radial glia models the brain pathology of tuberous sclerosis complex in the mouse. Hum Mol Genet, 18 (7): 1252-1265.

Wiznitzer, M, 2004. Autism and tuberous sclerosis. J Child Neurol, 19 (9): 675-679.

Yan J, Porch M W, Court-Vazquez B, et al., 2018. Activation of autophagy rescues synaptic and cognitive deficits in fragile X mice. Proc Natl Acad Sci U S A, 115 (41): E9707-E9716.

Zelante T, Iannitti R G, De Luca A, et al., 2012. Sensing of mammalian IL-17A regulates fungal adaptation and virulence. Nat Commun，3：683.

Zhou J，Blundell J，Ogawa S，et al.，2009. Pharmacological inhibition of mTORC1 suppresses anatomical，cellular，and behavioral abnormalities in neural-specific Pten knock-out mice. J Neurosci，29（6）：1773-1783.

Zhou J，Parada L F，2012. PTEN signaling in autism spectrum disorders. Curr Opin Neurobiol，22（5）：873-879.

第十二章 自噬与垂体腺瘤

垂体腺瘤是常见的良性肿瘤，其治疗包括手术治疗、药物治疗和放疗。目前相当一部分垂体腺瘤对于常规治疗无效，是临床治疗的难题。自噬是广泛存在于细胞中的一种生理过程。通过自噬，细胞可自我降解清除受损或多余的蛋白或细胞器等，并实现细胞内物质的循环应用，维持细胞内环境稳态。越来越多的研究证明了自噬在癌症治疗中的重要性。放疗、化疗可诱导肿瘤细胞发生自噬。这种自噬在肿瘤放疗、化疗过程中呈现不同的作用。近年来，自噬在垂体腺瘤治疗过程中的作用逐渐引起人们的重视。本章将回顾近年来与垂体腺瘤相关的自噬研究进展，阐述自噬在垂体腺瘤治疗中的作用机制。

一、垂体腺瘤概述

垂体腺瘤（pituitary adenoma，PA）起源于垂体前叶内，属于内分泌系统肿瘤。PA 是常见的良性肿瘤，总人群患病率（7.5 ～ 15）/10 万人，占颅内肿瘤的 10% ～ 15%，其中发病率最高的分别是泌乳素（prolactin, PRL）腺瘤（40% ～ 60%）和无功能腺瘤（20% ～ 30%）（Ezzat et al., 2004）。

根据 PA 的大小可分为微腺瘤（直径≤ 1cm）、大腺瘤（直径 >1cm）和巨大腺瘤（直径≥ 4cm）。根据分泌的激素功能，PA 可分为功能腺瘤和无功能腺瘤。功能腺瘤包括生长激素（growth hormone，GH）腺瘤、PRL 腺瘤、促肾上腺皮质激素（adrenocorticotropic hormone，ACTH）腺瘤、促甲状腺激素（thyroid-secreting hormone，TSH）腺瘤、促黄体生成素（luteotropic hormone，LH）腺瘤、卵泡刺激素（follicle-stimulating hormone，FSH）腺瘤等。根据肿瘤的影像学特点和生物学行为，可将 PA 分为侵袭性和非侵袭性；根据 PA 与颈内动脉关系，可对肿瘤进行侵袭性分级（Knosp 法，0 ～ 4 级）（Knosp et al, 1993）；根据肿瘤病理学特点，PA 可分为良性和恶性（垂体癌、垂体转移瘤等），后者罕见（Mete et al., 2017）。

PA 的治疗包括手术治疗、药物治疗和放疗。除了 PRL 腺瘤首选药物治疗之外，其他类型的 PA 首选手术治疗（Farrell et al., 2016）。药物主要为多巴胺受体激动剂（dopamine agonist，DA），即溴隐亭（bromocriptine，BRC）和卡麦角林（cabergoline，CAB）；而外科手术主要包括经蝶（内镜和显微镜）手术和开颅手术。Messerer 等发现对于 Knosp 2 级和 3 级的肿瘤，显微镜手术的全切率分别为 47.8% 和 16.7%，而内镜手术的全切率分别为 88% 和 67.9%（Messerer et al., 2011）。内镜下经蝶手术切除垂体大腺瘤和侵袭性 PA 的缓解率分别为 69% 和 40%。显然，相当一部分 PA 患者对于常规治疗无效，是临床治疗的难题。

二、自噬与垂体

（一）自噬与正常垂体

自噬是用双层膜包裹细胞内的长寿蛋白、废弃细胞器等形成自噬体，然后与溶酶体融合形成自噬溶酶体，降解内容物，使物质在细胞内循环利用。它是广泛存在于细胞中的一种生理过程，通过自我降解清除受损或多余的蛋白或细胞器等，并实现细胞内物质的循环应用，维持细胞内环境稳态。同时，自噬是一个紧密调节的多步过程，与细胞稳态、凋亡、分化、增殖等过程密切相关（Klionsky et al.，2000），涉及30多个核心自噬相关基因（autophagy-related gene，Atg）。

自噬在正常垂体组织中的最早的报道见于对垂体PRL细胞的研究。在垂体前叶的分泌细胞中，分泌自噬（crinophagy）是一种处理过量分泌物质的方法（Weckman et al.，2014）。1981年Poole等发现在自然发情周期中，如果大鼠未成功受孕，多余的PRL颗粒会与待降解的溶酶体融合，其氨基酸成分将被回收（Poole et al.，1981）。Bernabe等发现哺乳期PRL分泌增加，而断奶后PRL细胞通过分泌自噬降解多余的泌乳素分泌颗粒（Bernabe et al.，2001）。PRL细胞分泌自噬的调节机制尚不清楚，一些研究发现该过程可能与类固醇激素（如雌二醇或孕酮）水平相关，雌激素可促进分泌自噬，而孕酮却抑制分泌自噬（Farquhar，1971）。在大鼠其他类型的垂体细胞中，如ACTH激素分泌细胞、促性腺激素细胞、促生长激素细胞和促甲状腺激素细胞等，也同样发现了分泌自噬作用（Farquhar，1969；Moi et al.，1984；Sirek et al.，1976）。Moi等（Moi et al.，1984）发现，在肾上腺切除术后引起的高分泌状态下和地塞米松引起的分泌不足时，ACTH激素分泌细胞的分泌自噬现象增加。在垂体中，各种细胞通过分泌自噬在生理和病理状态下调节激素水平（Smith et al.，1966）。除了分泌颗粒与溶酶体的直接融合外，在垂体前叶的PRL细胞中也发现了包含粗面内质网和核糖体的自噬空泡，但很少有分泌颗粒（Smith et al.，1966）。自噬小体的体积随着粗面内质网和高尔基体表面积的减少而增加（Poole et al.，1981）。而外部诱导的PRL细胞退化模型中，自噬现象也表现的较为活跃（Smith et al.，1966）。因此，在正常垂体中，自噬系统主要负责分泌蛋白合成机制的转换（Kuriakose et al.，1989）。

（二）自噬与垂体瘤

与对正常脑垂体自噬的研究类似，目前对垂体肿瘤自噬的研究很少，只是在部分的垂体瘤病例研究中有报道。与垂体腺瘤自噬相关的第一个发现是1977年，Kovacs等（Kovacs et al.，1977）首次在电镜下发现通过自噬或分泌自噬降解分泌颗粒形成色素颗粒，这种颗粒是大鼠自发性PRL细胞腺瘤的复发特征。随后Kovacs等（Kovacs et al.，1978）又报道了一例血清皮质醇水平正常的静止性ACTH腺瘤患者，其肿瘤标本中存在分泌自噬现象。Kovacs等认为通过自噬或分泌自噬增加分泌颗粒的细胞内降解是该患者ACTH正常的原因。

在一项针对300例PA的病例研究中，Horvath等（Horvath et al.，1980）发现在17例被确定为静止性ACTH腺瘤中，发现仅2例有自噬增加的迹象。自噬是PA患者"静止"

的原因之一，而不是主要原因。1982 年，Mashiter 等（Mashiter et al.，1982）报道了一例垂体大腺瘤伴明显肢端肥大症的患者，然而患者血清 GH 水平较低。排除垂体卒中的病因后，Mashiter 认为 GH 细胞内分泌自噬的增加是产生这种矛盾结果的原因。从目前来看，自噬在垂体瘤发生发展中的作用不清晰，单一的、不重复的病例研究报道尚不足以揭示 PA 的自噬机制，需要更多的研究来进行阐述（Weckman et al.，2015）。

三、自噬与垂体腺瘤的药物治疗

放化疗可诱导肿瘤细胞发生自噬。这种自噬在肿瘤放化疗过程中呈现不同的作用：一方面，自噬可激活肿瘤细胞死亡程序而起到治疗的作用；另一方面，肿瘤细胞通过自噬可清除受损蛋白和细胞器，从而促进细胞生存，导致肿瘤细胞对治疗不敏感。越来越多的研究证明了自噬在癌症治疗中的重要性，它在垂体腺瘤中的治疗作用也逐渐被引起重视。

（一）多巴胺受体激动剂

当前多巴胺激动剂（DA）作为治疗 PRL 腺瘤的首选药物，特别是溴隐亭（BRC）和卡麦角林（CAB）可有效控制临床症状、降低 PRL 水平及缩小肿瘤体积（Colao and Savastano，2011；Huang et al.，2018；Wu et al.，2008；Wu et al.，2006）。在一项采用 CAB 治疗 455 名 PRL 腺瘤患者的回顾性研究中，血清 PRL 水平正常率为 86%；其中 244 例特发性高 PRL 血症或 PRL 微腺瘤患者中 92% 的血清 PRL 水平恢复正常，181 例 PRL 大腺瘤患者中 77% 血清 PRL 恢复正常；13% 的患者出现副作用，但只有 3.9% 的患者因副作用而停药（Verhelst et al.，1999）。除了 PRL 腺瘤外，CAB 临床上亦尝试治疗 GH 腺瘤、ACTH 腺瘤及无功能腺瘤等（Feelders et al.，2013；Greenman et al.，2016；Katznelson et al.，2014；Wang et al.，2012）。

以往研究表明，DA 主要通过选择性激动多巴胺 2 型受体（dopamine receptor D2，DRD2），抑制 PRL 基因的表达和转录，从而降低 PRL 的合成及分泌（Mooney et al.，2016）；同时，通过活化 DRD2 诱导细胞凋亡，缩小肿瘤体积，从而解除肿瘤压迫（Beaulieu et al.，2011；Colao et al.，2000）。此外，CAB 可通过 ERK、JNK 及 p38MAPK 信号通路活化 caspase，诱导细胞凋亡（Al-Azzawi et al.，2011；An et al.，2003；Radl et al.，2011）。

DA 可以诱导肿瘤细胞发生自噬，在经 BRC 治疗的 PRL 腺瘤中，自噬标志物 LC3 显著表达；CAB 同样可激活自噬发生（Junn et al.，2001）。在药物作用的机制上，最近的研究更新了我们的认识。CAB 通过抑制 mTOR 信号通路诱导垂体肿瘤细胞自噬小体形成；同时 CAB 通过降低溶酶体内 pH 值，影响溶酶体功能，抑制自噬潮，表现为 p62 集聚，未融合的自噬小体的大量聚积，最终导致自噬依赖性细胞死亡（Geng et al.，2017；Lin et al.，2015）。Leng 等（Leng et al.，2017）进一步的机制研究发现，CAB 通过激动多巴胺 5 型受体（dopamine receptor D5，DRD5），抑制 SOD1，致使细胞内 ROS 增加，从而抑制 mTOR 途径诱导自噬，同时又阻滞自噬潮，导致肿瘤细胞自噬性死亡（图 12-1）。

（二）生长抑素类似物

对于 GH 腺瘤和 TSH 腺瘤，药物治疗用于无法接受手术、术后肿瘤有残留或未达

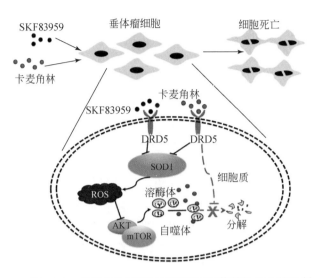

图 12-1 卡麦角林诱导肿瘤细胞自噬依赖性死亡的机制

卡麦角林和 DRD5 激动剂 SKF83959，通过激动 DRD5，抑制 SOD1，致使细胞内 ROS 增加，从而抑制 mTOR 通路诱导自噬；同时通过降低溶酶体内 pH，影响溶酶体降解功能，从而阻滞自噬潮，导致未消化自噬小体的大量聚积，最终导致自噬依赖性的细胞死亡

到内分泌缓解患者的辅助治疗。首选药物为生长抑素类似物（somatostatin analogue，SRL），包括奥曲肽、兰瑞肽和派瑞肽等（Colao et al.，2016；Gadelha et al.，2014；Mooney et al.，2016；Yamada et al.，2014）。George 等（George et al.，1987）曾将几位肢端肥大症患者的垂体 GH 腺瘤暴露于生长抑素类似物 SMS 201-995 中 10 天，发现 GH 分泌受到抑制，同时肿瘤细胞中出现分泌自噬，提示 SMS 201-995 可以通过介导分泌自噬作用调节 GH 分泌颗粒的细胞内降解，从而改变 GH 血清水平，达到治疗效果。Dagistanli 等（Dagistanli et al.，2018）分别对 11 例经 SRL 治疗和 9 例未经 SRL 治疗的垂体 GH 腺瘤患者的肿瘤标本进行回顾性研究。研究发现，经 SRL 治疗后，GH 腺瘤患者肿瘤中 TUNEL、caspase-3 和 Atg5 水平显著升高而 Beclin1 水平及 Ki-67 指数显著降低，提示 SRL 可诱导肿瘤细胞凋亡，增加细胞自噬，减少细胞增殖。

（三）糖皮质激素受体拮抗药物

米非司酮是目前唯一可运用于临床的糖皮质激素受体拮抗药（glucocorticoid receptor antagonist，GRA）。研究发现，尽管米非司酮可长期有效控制库欣病症状，但却有使肿瘤增大的风险，需进行长期的影像学监测（Dang et al.，2007；Feelders et al.，2013）。在卵巢癌细胞中，米非司酮可上调参与未折叠蛋白反应（unfolded protein response，UPR）的两个关键基因 GRP78 和 CHOP。此外，米非司酮可促进 LC3-Ⅱ 积聚，增加自噬潮。当与氯喹联用时，米非司酮可导致细胞凋亡（Zhang et al.，2016）。

（四）替莫唑胺

替莫唑胺（temozolomide，TMZ）是一种新型的口服烷化剂，目前是治疗恶性胶质瘤的一线用药。2006 年，TMZ 被提议用于治疗垂体癌和侵袭性腺瘤（Lim et al.，2006）。目前，TMZ 被视作常规治疗无效的侵袭性垂体腺瘤的推荐治疗方法（Almalki et al.，2017；Chatzellis et al.，2015；Liu et al.，2015），并纳入了 2017 年的欧洲内分泌学会临床实践指南（Raverot et al.，2018）。

用 TMZ 治疗小鼠的胶质瘤模型后，肿瘤组织中的 LC3-Ⅱ水平显著增加（Aoki et al.，2008）。此外有研究发现，TMZ 可诱导肿瘤细胞自噬发生，抑制细胞的活性和迁移（Kanzawa et al.，2004；Palumbo et al.，2012）。在体外细胞实验中，可通过对自噬过程进行调控，改善 TMZ 的疗效。3- 甲基腺嘌呤（3-MA）可抑制 TMZ 的抗肿瘤作用，而巴佛洛霉素 A1（bafilomycin A1，BafA1）则可增强 TMZ 的细胞毒性（Kanzawa et al.，2004）。最近的一项研究表明，3-MA 可增强 TMZ 和姜黄素联合用药时的细胞毒性（Torres et al.，2011）。然而，3-MA 也可阻止 TMZ 和大麻素联合用药导致的细胞死亡。当 3-MA 与 TMZ 合用时，可使肿瘤细胞免于死亡；而在 TMZ 应用后再给予 3-MA 可促使肿瘤细胞死亡（Hombach-Klonisch et al.，2018）。3-MA 可阻断 TMZ 诱导的 ATP 增加。抑制自噬诱导的 ATP 产生，增加了与微核形成相关的非凋亡细胞死亡。这些研究结果表明，TMZ 诱导的自噬相关的 ATP 激增可能是一种导致耐药性的细胞保护机制（Katayama et al.，2007）。

尽管 TMZ 在某些侵袭性垂体腺瘤中显示出了很好的抗肿瘤效果，但目前在已发表的病例中，只有 60% 的患者对 TMZ 有效，部分患者甚至在治疗后获得抵抗（Syro et al.，2011）。Zhang 等（Kun et al.，2016）发现运用 100 mmol/L TMZ 处理后，GH3 细胞的活性降低了 25%，而与自噬抑制剂 3-MA 联合应用，则细胞的活性降低 60%，且 GH3 细胞中 LC3-Ⅱ/LC3-Ⅰ 比值升高，p62 水平下降。进一步研究发现，TMZ 通过提高 HIF-1α 蛋白水平，诱导自噬，帮助 GH3 细胞摆脱 TMZ 诱导的凋亡。

（五）自噬抑制剂的联合治疗

越来越多的研究表明，细胞自噬是导致肿瘤在治疗过程中发生耐药的重要因素（Amaravadi et al.，2011）。自噬在不同的肿瘤中或同一肿瘤的不同阶段发挥的作用各不相同（Shintani et al.，2004）。目前大部分肿瘤开始临床治疗时都处于中晚期，在治疗过程中自噬对肿瘤起保护作用，影响临床预后。因此，传统化疗药物联合自噬抑制剂或可增强肿瘤对化疗药物的敏感性。截至 2018 年 Clinicaltrials.gov 网站共注册 51 项与"癌症和自噬"相关的研究，这些研究旨在通过抑制自噬，提高化疗的敏感性，改善肿瘤患者预后。氯喹（Chloroquine，CQ）和羟化氯喹（Hydroxychloroquine，HCQ）是目前临床上唯一可用于抑制自噬的药物，其中 CQ 是目前临床试验中最常见的自噬抑制剂。临床研究表明，CQ 联合化疗可延长胶质瘤患者的中位生存期并降低病死率（Rubinsztein et al.，2012）。在自噬后期阶段中，自噬溶酶体的正常降解依赖于溶酶体内酶的活性，这些药物主要是通过靶向溶酶体，抑制 H^+-ATP 酶活性，增加溶酶体内 pH，从而抑制溶酶体酶活性及自噬小体与溶酶体融合（Sotelo et al.，2006）。Lin 等（Lin et al.，2017）发现 CQ 与 CAB 合用后，可显著增加垂体腺瘤对 CAB 治疗的敏感性，同时对于 CAB 耐药的病例有效。CQ 通过抑制溶酶体功能后，进一步加剧 CAB 介导的 p62 和 LC3-Ⅱ聚积，进而募集 caspase-8 形成复合体并使之活化，诱导细胞死亡。

在临床试验中，抑制自噬联合用药的结果差异很大，这取决于肿瘤细胞是否为自噬依赖细胞。自噬依赖的多种机制正开始被发现，这些机制可能有助于识别自噬依赖性最强的肿瘤。目前研究认为，*RAS* 和 *BRAF* 突变与肿瘤是否呈现自噬依赖相关，在未来有望成为在治疗上是否采用抑制自噬的标志物（Mancias et al.，2011；Thorburn et al.，2015）。

四、自噬与垂体腺瘤的放疗

放疗主要用于术后残留、复发，以及不耐受或拒绝手术的患者。自噬在放疗中起着重要作用。研究发现，放疗可通过 PI3K/Akt/mTORC1 机制诱导肿瘤细胞发生自噬（Daido et al.，2005；Paglin et al.，2006；Wang et al.，2014）。自噬既在放疗抵抗中发挥了重要作用，又可通过诱导 II 型程序性细胞死亡杀死肿瘤细胞。Lomonac 等（Lomonaco et al.，2009）认为自噬是胶质瘤干细胞产生放疗抵抗的重要原因，而抑制自噬可以增加胶质瘤干细胞对放疗的敏感性。Chaachouay 等（Chaachouay et al.，2011）报道了，3-MA 在放疗前预处理人乳腺癌细胞 MDA-231 细胞后，显著降低了 LC3-II 的聚集。而 Zhuang 等（Zhuang et al.，2011）发现雷帕霉素可诱导胶质瘤起始细胞自噬，增加其对放疗的敏感性。自噬抑制剂或自噬催化剂联用均可增加放疗的敏感性（Chiu et al.，2012；Chiu et al.，2013；Han et al.，2014；Palumbo et al.，2012）。调节 *Atg7*、*Beclin1*、*TRAV6* 等自噬相关的基因也可以增强肿瘤细胞对放疗的敏感性（Chiu et al.，2015；Liu et al.，2015；Palumbo et al.，2013）。自噬在垂体肿瘤放疗中的作用机制尚有待进一步研究（Xin et al.，2017），在肿瘤患者接受放疗时，是否应该以抑制或激活自噬为目标仍有争议。

五、小 结

尽管垂体腺瘤大多是生长缓慢的良性肿瘤，但是部分侵袭或难治的病例，依旧是临床治疗所面临的巨大挑战。目前，自噬在垂体腺瘤的发生和发展及治疗中的作用仍然不是很清晰，需要进一步深入探索和阐述。可以明确的是，自噬将在今后垂体腺瘤的个体化综合治疗中发挥重要作用。确定垂体腺瘤患者最适合的自噬干预措施，以及此类干预的最佳时机是接下来需要研究的内容，用以进一步提高垂体腺瘤治疗的现有治疗方法和效果。

上海交通大学医学院附属瑞金医院 吴哲褒 顾威庭

参 考 文 献

Al-Azzawi H，Yacqub-Usman K，Richardson A，et al.，2011. Reversal of endogenous dopamine receptor silencing in pituitary cells augments receptor-mediated apoptosis. Endocrinology，152（2）：364-373.

Almalki M H，Aljoaib N N，Alotaibi M J，et al.，2017. Temozolomide therapy for resistant prolactin-secreting pituitary adenomas and carcinomas: a systematic review. Hormones （Athens），16（2）：139-149.

Amaravadi R K，Lippincott-Schwartz J，Yin X M，et al.，2011. Principles and current strategies for targeting autophagy for cancer treatment. Clin Cancer Res, 17（4）: 654-666.

An J J, Cho S R, Jeong D W, et al., 2003. Anti-proliferative effects and cell death mediated by two isoforms of dopamine D2 receptors in pituitary tumor cells. Mol Cell Endocrinol, 206（1-2）: 49-62.

Aoki H, Kondo Y, Aldape K, et al., 2008. Monitoring autophagy in glioblastoma with antibody against isoform B of human microtubule-associated protein 1 light chain 3. Autophagy, 4（4）: 467-475.

Beaulieu J M, Gainetdinov R R, 2011. The physiology, signaling, and pharmacology of dopamine receptors. Pharmacol Rev, 63（1）: 182-217.

Bernabe A, Gomez M A, Seva J, et al., 2001. Light and ultrastructural immunocytochemical study of prolactin cells in ovine adenohypophysis. Influence of lactation and weaning. Cells Tissues Organs, 168（4）: 264-271.

Chaachouay H, Ohneseit P, Toulany M, et al., 2011. Autophagy contributes to resistance of tumor cells to ionizing radiation. Radiother Oncol, 99（3）: 287-292.

Chatzellis E, Alexandraki K I, Androulakis Ⅱ, et al., 2015. Aggressive pituitary tumors. Neuroendocrinology, 101（2）: 87-104.

Chiu H W, Chen Y A, Ho S Y, et al., 2012. Arsenic trioxide enhances the radiation sensitivity of androgen-dependent and independent human prostate cancer cells. PLoS One, 7（2）: e31579.

Chiu H W, Lin S W, Lin L C, et al., 2015. Synergistic antitumor effects of radiation and proteasome inhibitor treatment in pancreatic cancer through the induction of autophagy and the downregulation of TRAF6. Cancer Lett, 365（2）: 229-239.

Chiu H W, Yeh Y L, Wang Y C, et al., 2013. Suberoylanilide hydroxamic acid, an inhibitor of histone deacetylase, enhances radiosensitivity and suppresses lung metastasis in breast cancer in vitro and in vivo. PLoS One, 8（10）: e76340.

Colao A, Auriemma R S, Pivonello R, 2016. The effects of somatostatin analogue therapy on pituitary tumor volume in patients with acromegaly. Pituitary, 19（2）: 210-221.

Colao A, Lombardi G, Annunziato L, 2000. Cabergoline. Expert Opin Pharmacother, 1（3）: 555-574.

Colao A, Savastano S, 2011. Medical treatment of prolactinomas. Nat Rev Endocrinol, 7（5）: 267-278.

Dagistanli F K, Ozkaya H M, Kucukyoruk B, et al., 2018. Preoperative somatostatin analogue treatment might trigger apoptosis and autophagy in tumor tissues of patients with acromegaly: A pilot study. Exp Clin Endocrinol Diabetes, 126（3）: 168-175.

Daido S, Yamamoto A, Fujiwara K, et al., 2005. Inhibition of the DNA-dependent protein kinase catalytic subunit radiosensitizes malignant glioma cells by inducing autophagy. Cancer Res, 65（10）: 4368-4375.

Dang C N, Trainer P, 2007. Pharmacological management of Cushing's syndrome: an update. Arq Bras Endocrinol Metabol, 51（8）: 1339-1348.

Ezzat S, Asa S L, Couldwell W T, et al., 2004. The prevalence of pituitary adenomas: a systematic review. Cancer, 101（3）: 613-619.

Farquhar M, 1971. Processing of secretory products by cells of the anterior pituitary gland. Mem. Soc. Endocri. nol. 19: 79-122.

Farquhar M. G, 1969. Lysosome function in regulating secretion: disposal of secretory granules in cells of the anterior pituitary gland. Lysosomes in biology and pathology. 2: 462-482.

Farrell C.J., Nyquist, G G, Farag, A A, et al., 2016. Principles of pituitary surgery. Otolaryngol Clin North Am, 49（1）: 95-106.

Feelders R A, Hofland L J, 2013. Medical treatment of Cushing's disease. J Clin Endocr Metab, 98（2）: 425-438.

Gadelha M R, Bronstein M D, Brue T, et al., 2014. Pasireotide versus continued treatment with octreotide or lanreotide in patients with inadequately controlled acromegaly（PAOLA）: a randomised, phase 3 trial. Lancet Diabetes Endocrinol, 2（11）: 875-884.

Geng X, Ma L, Li Z, et al., 2017. Bromocriptine induces autophagy-dependent cell death in pituitary adenomas. World Neurosurg, 100: 407-416.

George S R, Kovacs K, Asa S L, et al., 1987. Effect of SMS 201-995, a long-acting somatostatin analogue, on the secretion and morphology of a pituitary growth hormone cell adenoma. Clin Endocrinol（Oxf）, 26（4）: 395-405.

Greenman Y, Cooper O, Yaish I, et al., 2016. Treatment of clinically nonfunctioning pituitary adenomas with dopamine agonists. Eur J Endocrinol, 175（1）: 63-72.

Han M W, Lee J C, Choi J Y, et al., 2014. Autophagy inhibition can overcome radioresistance in breast cancer cells through suppression of TAK1 activation. Anticancer Res, 34（3）: 1449-1455.

Hombach-Klonisch S, Mehrpour M, Shojaei S, et al., 2018. Glioblastoma and chemoresistance to alkylating agents: Involvement of apoptosis, autophagy, and unfolded protein response. Pharmacol Ther, 184: 13-41.

Horvath E, Kovacs K, Killinger D W, et al., 1980. Silent corticotropic adenomas of the human pituitary gland: a histologic, immunocytologic, and ultrastructural study. Am J Pathol, 98（3）: 617-638.

Huang H Y, Zhai W, Tang H, et al., 2018. Cabergoline for the treatment of bromocriptine-resistant invasive giant prolactinomas. Endocrine, 62（2）: 464-469.

Junn E, Mouradian M M, 2001. Apoptotic signaling in dopamine-induced cell death: the role of oxidative stress, p38 mitogen-activated protein kinase, cytochrome c and caspases. J Neurochem, 78（2）: 374-383.

Kanzawa T, Germano I M, Komata T, et al., 2004. Role of autophagy in temozolomide-induced cytotoxicity for malignant glioma cells. Cell Death Differ, 11（4）: 448-457.

Katayama M, Kawaguchi T, Berger M S, et al., 2007. DNA damaging agent-induced autophagy produces a cytoprotective adenosine triphosphate surge in malignant glioma cells. Cell Death Differ, 14（3）: 548-558.

Katznelson L, Laws E R Jr, Melmed S, et al., 2014. Acromegaly: an endocrine society clinical practice guideline. J Clin Endocrinol Metab, 99（11）: 3933-3951.

Klionsky D J, Emr S D, 2000. Autophagy as a regulated pathway of cellular degradation. Science, 290（5497）: 1717-1721.

Knosp E, Steiner E, Kitz K, et al., 1993. Pituitary adenomas with invasion of the cavernous sinus space: a magnetic resonance imaging classification compared with surgical findings. Neurosurgery, 33（4）: 610-617.

Kovacs K, Horvath E, Bayley T A, et al., 1978. Silent corticotroph cell adenoma with lysosomal accumulation and crinophagy. A distinct clinicopathologic entity. Am J Med, 64（3）: 492-499.

Kovacs K, Horvath E, Ilse R G, et al., 1977. Spontaneous pituitary adenomas in aging rats. A light microscopic, immunocytological and fine structural study. Beitr Pathol, 161（1）: 1-16.

Kun Z, Yuling Y, Dongchun W, et al., 2016. HIF-1α inhibition sensitized pituitary adenoma cells to temozolomide by regulating presenilin 1 expression and autophagy. Technol Cancer Res Treat, 15（6）: NP95-NP104.

Kuriakose N R, Reifel C W, Bendayan M, et al., 1989. Prolactin crinophagy is induced in the estrogen-stimulated male rat pituitary. Histochemistry, 92（6）: 499-503.

Leng Z G, Lin S J, Wu Z R, et al., 2017. Activation of DRD5（dopamine receptor D5）inhibits tumor growth by autophagic cell death. Autophagy, 13（8）: 1404-1419.

Lim S, Shahinian H, Maya M M, et al., 2006. Temozolomide: a novel treatment for pituitary carcinoma. Lancet Oncol, 7（6）: 518-520.

Lin S J, Leng Z G, Guo Y H, et al., 2015. Suppression of mTOR pathway and induction of autophagy-dependent cell death by cabergoline. Oncotarget, 6（36）: 39329-39341.

Lin S J, Wu Z R, Cao L, et al., 2017. Pituitary tumor suppression by combination of cabergoline and chloroquine. J Clin Endocrinol Metab, 102（10）: 3692-3703.

Liu C, He W, Jin M, et al., 2015. Blockage of autophagy in C6 Glioma cells enhanced radiosensitivity possibly by attenuating DNA-PK-dependent DSB due to limited Ku nuclear translocation and DNA binding. Curr Mol Med, 15（7）: 663-673.

Liu J K, Patel J, Eloy J A, 2015. The role of temozolomide in the treatment of aggressive pituitary tumors. J Clin Neurosci, 22（6）: 923-929.

Lomonaco S L, Finniss S, Xiang C, et al., 2009. The induction of autophagy by gamma-radiation contributes to the radioresistance of glioma stem cells. Int J Cancer, 125（3）: 717-722.

Mancias J D, Kimmelman A C, 2011. Targeting autophagy addiction in cancer. Oncotarget, 2（12）: 1302-1306.

Mashiter K, De Marco L, Van Noorden S, et al., 1982. Inappropriately low serum GH in an acromegalic: lysosomal involvement in intracellular hormone degradation. Metabolism, 31（9）: 931-936.

Messerer M, De Battista J C, Raverot G, et al., 2011. Evidence of improved surgical outcome following endoscopy for nonfunctioning pituitary adenoma removal. Neurosurg Focus, 30（4）: E11.

Mete O, Lopes M B, 2017. Overview of the 2017 WHO classification of pituitary tumors. Endocr Pathol 28（3）: 228-243.

Moi V D, Bacsy E, Gaal G, et al., 1984. Lysosomal enzyme activities in hypo- and hypersecretory anterior pituitary cells. A combined immunocytochemical and enzyme cytochemical study. Histochemistry, 81（1）: 79-85.

Mooney M A, Simon E D, Little A S, 2016. Advancing treatment of pituitary adenomas through targeted molecular therapies: The acromegaly and Cushing disease paradigms. Front Surg, 3: 45.

Paglin S, Yahalom J, 2006. Pathways that regulate autophagy and their role in mediating tumor response to treatment. Autophagy, 2（4）: 291-293.

Palumbo S, Comincini S, 2013. Autophagy and ionizing radiation in tumors: the "survive or not survive" dilemma. J Cell Physiol，228（1）：1-8.

Palumbo S，Pirtoli L，Tini P，et al.，2012. Different involvement of autophagy in human malignant glioma cell lines undergoing irradiation and temozolomide combined treatments. J Cell Biochem，113（7）：2308-2318.

Poole M C，Mahesh V B，Costoff A，1981. Morphometric analysis of the autophagic and crinophagic lysosomal systems in mammotropes throughout the estrous cycle of the rat. Cell Tissue Res，220（1）：131-137.

Radl D B，Ferraris J，Boti V，et al.，2011. Dopamine-induced apoptosis of lactotropes is mediated by the short isoform of D2 receptor. PLoS One，6（3）：e18097.

Raverot G，Burman P，McCormack A，et al.，2018. European society of endocrinology clinical practice guidelines for the management of aggressive pituitary tumours and carcinomas. Eur J Endocrinol，178（1）：G1-G24.

Rubinsztein D C，Codogno P，Levine B，2012. Autophagy modulation as a potential therapeutic target for diverse diseases. Nat Rev Drug Discov，11（9）：709-730.

Shintani T，Klionsky D J，2004. Autophagy in health and disease: a double-edged sword. Science，306（5698）：990-995.

Sirek A M，Horvath E，Ezrin C，et al.，1976. Effect of starvation on pituitary growth hormone cells and blood growth hormone and prolactin levels in the rat. Nutr Metab，20（1）：67-75.

Smith R E，Farquhar M G，1966. Lysosome function in the regulation of the secretory process in cells of the anterior pituitary gland. J Cell Biol，31（2）：319-347.

Sotelo J，Briceno E，Lopez-Gonzalez M A，2006. Adding chloroquine to conventional treatment for glioblastoma multiforme: a randomized，double-blind，placebo-controlled trial. Ann Intern Med，144（5）：337-343.

Syro L V，Ortiz L D，Scheithauer B W，et al.，2011. Treatment of pituitary neoplasms with temozolomide: a review. Cancer，117（3）：454-462.

Thorburn A，Morgan M J，2015. Targeting autophagy in BRAF-mutant tumors. Cancer Discov，5（4）：353-354.

Torres S，Lorente M，Rodríguez-Fornés F，et al.，2011. A combined preclinical therapy of cannabinoids and temozolomide against glioma. Mol Cancer Ther，10（1）：90-103.

Verhelst J，Abs R，Maiter D，et al.，1999. Cabergoline in the treatment of hyperprolactinemia: a study in 455 patients. J Clin Endocrinol Metab，84（7）：2518-2522.

Wang A T，Mullan R J，Lane M A，et al.，2012. Treatment of hyperprolactinemia: a systematic review and meta-analysis. Syst Rev，1：33.

Wang Y，Yin W，Zhu X，2014. Blocked autophagy enhances radiosensitivity of nasopharyngeal carcinoma cell line CNE-2 in vitro. Acta Otolaryngol，134（1）：105-110.

Weckman A，Di Ieva A，Rotondo F，et al.，2014. Autophagy in the endocrine glands. J Mol Endocrinol，52（2）：R151-R163.

Weckman A，Rotondo F，Di Ieva A，et al.，2015. Autophagy in endocrine tumors. Endocr Relat Cancer，22（4）：R205-R218.

Wu Z B，Su Z P，Wu J S，et al.，2008. Five years follow-up of invasive prolactinomas with special reference to the control of cavernous sinus invasion. Pituitary，11（1）：63-70.

Wu Z B，Yu C J，Su Z P，et al.，2006. Bromocriptine treatment of invasive giant prolactinomas involving the cavernous sinus: results of a long-term follow up. J Neurosurg，104（1）：54-61.

Xin Y，Jiang F，Yang C，et al.，2017. Role of autophagy in regulating the radiosensitivity of tumor cells. J Cancer Res Clin Oncol，143（11）：2147-2157.

Yamada S，Fukuhara N，Horiguchi K，et al.，2014. Clinicopathological characteristics and therapeutic outcomes in thyrotropin-secreting pituitary adenomas: a single-center study of 90 cases. J Neurosurg，121（6）：1462-1473.

Zhang L，Hapon M B，Goyeneche A A，et al.，2016. Mifepristone increases mRNA translation rate，triggers the unfolded protein response，increases autophagic flux，and kills ovarian cancer cells in combination with proteasome or lysosome inhibitors. Mol Oncol，10（7）：1099-1117.

Zhuang W，Li B，Long L，et al.，2011. Induction of autophagy promotes differentiation of glioma-initiating cells and their radiosensitivity. Int J Cancer，129（11）：2720-2731.

第十三章　自噬与精神分裂症

精神疾病是严重的健康问题，影响人们的思想、情感、认知能力和行为。精神分裂症（schizophrenia，SCZ）是一种常见的精神疾病，是导致残疾和死亡的主要原因，给社会带来了巨大的负担。精神分裂症的神经病理学仍不清楚。目前的治疗方法包括药物治疗、心理治疗和物理治疗，都远远不能令人满意。缺乏生物学诊断的标准，仍然依赖心理量表和医生的经验是研究领域和临床治疗的严重不足。本章将介绍自噬及其相关机制如何与精神分裂症的神经病理学联系起来。

第一节　精神分裂症发病假说

英语单词"Schizophrenia"是由 Eugen Beuler 博士于 1908 年创造并引入世界的，用来描述一种行为怪异的严重健康状况。精神分裂症的特点是思维异常、行为怪异、言语怪异、对现实的理解能力下降，包括幻觉、听到声音或看到不存在的东西、社交活动的退缩、缺乏动力等。没有一例精神分裂症患者表现出完全相同的所有这些症状或者完全相同的这些症状的组成。因此，任何人都会同意精神分裂症不是一种单一的疾病，而是一类疾病。

精神分裂的终生患病率为 3.8%～8.4%。在中国，这一比例约为 4.13%。许多精神分裂症患者有自杀的想法或企图，10%～24% 的自杀死亡可能是由于精神分裂症。由于精神分裂症是一种慢性病，是致残和死亡的主要原因之一，它给人类带来了沉重的疾病负担。

许多关于精神分裂症的假说已被提出，但其潜在的神经病理机制尚不清楚。最近的研究表明，自噬与精神分裂症之间的关系，作为一个新的研究方向，可能让我们了解至少部分精神分裂症的神经病理学。

一、先天与后天假说

长期以来，人们一直在争论疾病是由先天还是后天决定的。对于传染性疾病，其病理显然是由病毒、细菌、微生物等引起的，但对于精神分裂症，由于还没有明确的病理发现，其病理更为复杂。尽管精神分裂症的遗传率可能高达 80%，但同卵双胞胎的研究一直表明，精神分裂症的同卵双胞胎（纯合子双胞胎）只有 40%～50% 的一致性。在杂合双生子中，这种一致性显著降低至 10%～15%。因此，遗传因素似乎是关键，但仍然是决定精神分裂症的一部分。全基因组关联研究（GWAS）发现，数十甚至数百个基因与精神分裂症的患病风险显著相关，但不同的 GWAS 结果却明显的缺乏一致性，可能的原因是由于人类不同种群的遗传背景多样性或目前尚缺乏精神分裂症的生物学诊断标准，或是因为精神分裂症病理学异质性等诸多因素。

因此，普遍认为精神分裂症的病理可能与环境因素和遗传因素相互作用有关（Misiak et al., 2017）。然而，环境因素也难以确定。临床相关研究表明，围产期并发症、滥用成瘾药物、创伤性脑损伤、分娩困难、妊娠期营养不良、早孕等都可能增加精神分裂症的发生风险。相比而言，老年性精神分裂症患者可能完全是由于上述以外的其他原因。有证据表明，孕妇感染，如弓形虫感染可能导致精神分裂症。流行病学研究表明，服用大麻等成瘾药物是导致前额叶皮质和颞叶皮质损伤的一个危险因素，而这两个区域在认知功能中发挥着重要作用（Olver et al., 2009）。认知功能缺陷可能是精神分裂症的核心症状。值得注意的是，不同的研究领域对认知功能都有自己的定义。在此，我们认为精神分裂症患者在思维、情感、能力等方面的认知缺陷可能导致了异常行为的发生。

二、多巴胺假说

电休克疗法（electroconvulsive therapy，ECT）和心理疗法长期以来一直被用于治疗精神分裂症，至今仍被广泛应用。但这些治疗方法对了解精神分裂症的神经病理学几乎没有帮助。直至 50 年代，随着氯丙嗪的开发和引进，这种治疗方法发生了革命性的变化。氯丙嗪和其他典型的抗精神病药物主要是多巴胺 D2 受体的阻滞剂。因此，多巴胺 D2 受体的过度激活被怀疑与听觉或视觉幻觉等症状有关（Lee et al., 2015）。例如，在听觉和视觉联想皮质 [布罗德曼皮质区（BA）22 区、BA39 区、BA42 区、BA20 区和 BA37 区）多巴胺 D2 受体可能介导幻觉，因此多巴胺 D2 受体阻滞剂被用于治疗精神分裂症。然而，这是对氯丙嗪作用机制的一种过度简化的解释，因为氯丙嗪也被称为"冬眠灵"，能够引起冬眠行为，从而使精神分裂症的症状可以暂时停止。其他神经递质系统也受到氯丙嗪的影响。然而，这对于理解和治疗精神分裂症是很有帮助的。20 世纪 90 年代，美国食品药品监督管理局（the Food and Drug Administration of the United States，FDA）批准了具有类似作用机制的奥氮平。它对中枢神经系统的数十个受体起拮抗或逆激动作用，包括对所有多巴胺受体的拮抗作用。迄今为止，临床医生认为奥氮平是最好的药物之一，但它会导致许多副作用，如代谢相关疾病。从神经科学的角度来看，氯丙嗪、奥氮平等抗精神病药物可能只是停止了大脑的工作，如精神分裂症患者的无序思维和幻觉，使他们的行为不再对社会构成危险。但这种治疗远不能令人满意。

后续研究发现，多巴胺 D1 受体也参与精神分裂症，尤其是海马和前额皮质，在学习和记忆、关注、工作记忆、思考、执行功能等方面已知扮演着关键的角色。其中一些精神分裂症患者的相关功能严重受损，导致患者无法应对日常生活和工作，甚至致残。因此，多巴胺 D1 受体应该被激活而不是被抑制。与这一假设相一致的是，脑成像研究也发现，与健康对照组相比，精神分裂症患者中海马的体积，甚至包括 BA10 区在内的前额皮质的功能连接显著减少。

目前还不清楚，但是多巴胺 D1 受体和 D2 受体的不平衡激活似乎至少是导致精神分裂症某些症状的关键基础的一部分。然而，我们需要找出多巴胺 D1 受体与 D2 受体激活失衡的原因。我们可以将自噬及其相关机制比喻为人类社会的垃圾处理厂，处理神经元中的垃圾，相当于类似提供可再生能源，使神经元保持健康状态。这可能是解释多巴胺 D1 受体和 D2 受体活化不平衡的最佳解释之一。

三、其他假说

本章不计划详细介绍更多关于精神分裂症的假设，但值得指出的是，目前还没有普遍接受的假设。从大脑的不同角度或层次，也发展了诸多精神分裂症的假说，包括神经发育、突触可塑性、突触功能、神经递质或神经调节系统、早期生活应激事件等，每一个假说都提供了丰富的证据。这个研究领域的瓶颈是确切的生物学诊断标准，我们需要更好地理解精神分裂症的神经病理学。没有这样一个基本的基础，我们甚至不知道是否正在研究和讨论同一种疾病。此外，精神分裂症目前被诊断为一类认知功能受损程度不同但仍具有某些共同特征的疾病。此外，这些共同的特征也部分被其他精神和神经疾病所共有。因此，潜在的机制不应该是特定的生理和病理条件。自噬及其相关机制可能是最佳选择之一。

与这一观点相一致，最著名的假说之一是20世纪90年代提出的精神分裂症神经发育假说（Murray et al.，1987）。这一假设提供了一个有价值的框架，即这种障碍至少部分是由于这些发生在早期大脑发育期间的后果。此外，这一假设对理解其他精神疾病也很有用，如自闭症谱系障碍（ASD）、智力残疾、注意力缺陷多动障碍（ADHD），甚至阿尔茨海默病（AD）。此外，在过去的几十年里，来自不同研究领域的聚合发现表明，突触传递和神经元连接的改变可能是精神分裂症的核心特征。因此，提出了精神分裂症突触可塑性假说：虽然调控精神分裂症的核心脑区目前还尚未完全确定，但一些大脑区域如Brodmann脑区22区、10区、海马等已知的认知功能关键脑区病变可能与精神分裂症有关。因此，Frankle工作组在2003年提出了这一假说，根据精神分裂症可能参与一系列的基本病理因素导致突触功能障碍，进而导致异常连接，尤其是神经回路包括前额叶皮质边缘系统、纹状体、丘脑等（Frankle et al.，2003）。由于突触功能涉及神经递质及其受体，如谷氨酸及其受体，5-HT及其受体，GABA及其受体，以及胶质细胞等，这些可能都是调节突触传递的关键，因此也提出了许多相关的假说如多巴胺能、谷氨酸能、5-羟色胺、GABA能等神经递质参与假说。这些假说可能更倾向与环境因素的影响有关（Lau et al.，2013）。

目前尚不清楚精神分裂症的神经病理学。从精神分裂症诊断量表分析，精神分裂症可能是一类异质性疾病，说明这些假设可能都是合理的。

第二节　自噬在精神分裂症中的作用

自噬是通过降解溶酶体中的细胞内成分来调控细胞器功能的质量过程。神经元和其他细胞一样，需要在蛋白质的合成和降解之间保持微妙的平衡，以确保错误折叠的蛋白质和受损的细胞器能够被迅速识别和消除。这种质量控制的失败导致功能障碍蛋白和细胞器的积累，导致对神经元的毒性，也导致神经元功能的丧失，甚至导致神经元死亡（Morimoto et al.，2009）。最近的研究揭示了自噬在精神障碍，特别是精神分裂症中自噬功能障碍中的新作用。

自噬包括复杂的过程，如对靶标物（蛋白）的感知、隔离和定位，即错误折叠的蛋白质和受损的细胞器等。这些靶标物通过大自噬、伴侣介导的自噬和微自噬运送到溶酶体（Yang et al.，2010）。已有 30 多个自噬相关基因（autophagy-related Genes，ATGs）被证实与此类自噬有关。核心自噬机制包括信号转导（如 PI3K、Beclin1）、自噬小体形成和延伸（如 ATG5、ATG12、ATG16）和脂质结合（如 LC3、ATG3）（Mizushima et al.，2011）。其他蛋白可以调节自噬活性。ULK2 是诱导自噬所必需的（Mizushima，2010）；Bcl-2 抑制 Beclin1 依赖的自噬（Pattingre et al.，2005）；ADNP 编码 LC3 的绑定伙伴（Gozes et al.，2015）；与 LC3-Ⅰ/LC3-Ⅱ 相互作用的 p62 蛋白表达与自噬呈负相关（Pankiv et al.，2007）。

一、自噬的布罗德曼皮质区 22 区

BA22 区是颞上回的一部分，包括著名的听觉性言语中枢韦尼克脑区（Wernick's area），在语言处理中起着重要作用。自我意识和语言都被认为是人脑的高级认知功能。

最早的证据揭示自噬和精神分裂症之间可能存在的联系，是通过比较死后精神分裂症患者和对照组大脑多个区域的基因表达而得出的（Horesh et al.，2011）。令人惊讶的是，在 BA22 区中发现了高度显著的基因表达差异，这是众所周知的与精神分裂症的阳性症状密切相关，如幻觉，精神分裂症患者常会听到不存在的声音。值得注意的是，BA22 区的这种差异表现为一组 ATG，其表达水平在精神分裂症患者中显著降低（表 12-1）。这些 ATG 包括 BECN1、ULK2、ATG3，它们与大自噬的关键步骤（如信号传导、自噬体形成和脂质修饰）有关（Kroemer et al.，2010）。这是一个令人兴奋的发现，因为 BA22 区对语言处理至关重要，这意味着精神分裂症中的幻觉与更高的认知功能有关。然而，本研究的不足之处在于精神分裂症患者的尸检样本通常是来自于已服用药物多年的个体。因此，不能排除另一种可能性，即 ATG 表达水平下降可能是由于治疗所致，因为阻断 BA22 区多巴胺 D2 受体的药物和视听联合皮质被认为是药物控制或抑制幻觉作用的机制（Goldsmith et al.，1997）。

表 12-1　在精神分裂症中表达有变化的自噬基因

基因	功能	BA22 区	海马	外周血	外周淋巴细胞	参考文献
ATG3	参与自噬催化过程	↓	↓			（Kroemer et al.，2010；Horesh et al.，2011；Schneider et al.，2016）
ADNP	活性依赖性神经保护蛋白	↓	↓	↑	↑	（Merenlender-Wagner et al.，2015；Sragovich et al.，2017；Gozes et al.，2015）
ADNP2	ADNP 同源盒 2 是 ADNP 蛋白的编码基因	↓	↓	↑	↑	（Merenlender-Wagner et al.，2015；Sragovich et al.，2017）
Beclin1	一种支架蛋白，通过调控Ⅲ类 PI3K/VPS34 活性，在多个阶段严格控制自噬	↓	↓↓	—	—	（Kroemer et al.，2010；Schneider et al.，2016；Merenlender-Wagner et al.，2015）
Bcl-2	细胞调节器，可编码一种完整的线粒体外膜蛋白，阻止淋巴细胞等的凋亡	↓	↓	↑	↑	（Merenlender-Wagner et al.，2015；Horesh et al.，2011）

续表

基因	功能	BA22 区	海马	外周血	外周淋巴细胞	参考文献
PI3KR4*	参与细胞的生长、增殖、分化、运动等功能	↓				（Schneider et al., 2016; Rapoport et al., 1999; Kroemer et al., 2010）
ULK2	参与对饥饿的自噬反应，自噬的部分调节反馈回路	↓				（Kroemer et al., 2010; Sumitomo et al., 2018; Schneider et al., 2016）
DARPP-32	转导多巴胺信号，整合不同神经递质和神经调节剂的途径	↓	—			（Kunii et al., 2011; Albert et al., 2002; Ishikawa et al., 2007; Kunii et al., 2014）
p-DARPP-32	磷酸化 DARPP-32 蛋白	↓	—			（Kunii et al., 2011; Kunii et al., 2014）

↓与对照组相比对应基因的 mRNA 表达显著下调，$P<0.05$；↓↓极显著下调，$P<0.01$；
↑显著上调；—与对照相组比无差异
* PI3KR4，磷酸肌醇 -3- 激酶调节亚基 4，属于细胞白介素 -6（IL-6）的一个信号通路蛋白

另一项研究对 23 例精神分裂症患者的尸检样本与 19 例对照组进行了类似的基因表达分析，重点研究了与精神分裂症阳性症状相关的 BA22 区和与精神分裂症阴性症状相关的 BA10 区（Barnes et al., 2011）。与上述发现一致，自噬功能障碍在 BA22 区中被发现比在 BA10 区中更为显著。因此，这两项研究建立了 ATG 表达与精神分裂症之间新的联系（Schneider et al., 2016）。

然而，这些早期发现还需要进一步研究，以确定 BA22 区的自噬功能障碍是可遗传的，还是同卵双胞胎之间自噬功能障碍的一致性。应该注意的是，另一项尸检研究没有发现精神分裂症患者 BA22 中 ATG 表达有任何变化（Sellmann et al., 2014）。此外，脑成像研究可能能够检测出精神分裂症和健康对照组之间 BA22 区的活性差异。事实上，精神分裂症患者的左前 BA22 区体积比对照组小，与幻觉的严重程度呈负相关。此外，左侧 BA22 区小于右侧 BA22 区，这在对照组中没有观察到（Rajarethinam et al., 2000）。精神分裂症中 BA22 区的这些结构异常已被其他脑成像研究所证实（Penner et al., 2016, Sun et al., 2009; Kasai et al., 2003）。此外，DARPP-32（多巴胺和分子质量为 32 kDa 的 Camp 调控磷酸化蛋白）在精神分裂症的发病机制中与多巴胺和谷氨酸系统的改变有关（Greengard et al., 1999）。Kunii 等报道，与年龄和性别匹配的 11 个对照组相比，11 例精神分裂症患者 BA22 区中 DARPP-32 和磷酸化 DARPP-32 均有所下降（表 1，Kunii et al., 2011）。BA22 区还与包括社交和互动在内的其他认知功能有关，这些功能在精神分裂症中也受到损害。基于这些证据，我们认为 ATG 表达与 BA22 区中精神分裂症的新联系可能揭示了对精神分裂症神经病理学的新认识。

二、自噬对海马体的作用

海马体（hippocampus）是位于大脑新皮质下的非分配皮质，在记忆形成、空间记忆和认知导航、应激反应等方面发挥着重要作用。Merenlender-Wagner 等报道了一个有趣的

发现，支持精神分裂症中海马和自噬之间的联系（Merenlender-Wagner et al.，2015）。作者发现精神分裂症患者海马组织中 Beclin-1 mRNA 的表达水平降低，但在淋巴细胞中没有降低（表 12-1）。精神分裂症患者淋巴细胞中 Bcl-2、ADNP、ADNP2 mRNA 明显升高（表 12-1）。动物实验进一步发现，慢性氯氮平治疗导致 ADNP2 而非 ADNP 增加。因此，Bcl-2、becn1 相互作用的抗凋亡蛋白、ADNP-LC3B 相互作用可能是精神分裂症发病的生物标志物。与这一发现一致，脑成像研究发现精神分裂症患者海马 CA2 区灰质体积减小（Benes et al.，1998，Glantz et al.，2006）。尽管 CA2 的功能还没有完全了解，但有证据表明，CA2 对社交记忆至关重要（Hitti et al.，2014）。这一系列的证据表明，海马尤其是 CA2 区域的自噬功能障碍，可能与精神分裂症患者的社交和互动障碍有关。

值得注意的是，精神分裂症最一致的发现之一是海马结构和功能的异常（Bogerts et al.，1985，Nelson et al.，1998，Benes et al.，1998，Heckers et al.，2002）。1985 年，Bogerts 等首次对精神分裂症患者海马体积进行了研究，结果显示，精神分裂症患者海马体积与对照组相比有 40% 的差异。一项荟萃分析（Nelson et al.，1998）得出结论，精神分裂症的海马体积仅减少了 5%，但这仍然是精神分裂症研究领域中最有力和重复的发现。与创伤后应激障碍（PTSD）的发展风险相似，海马体积越小，发生精神分裂症的风险越大（Lawrie et al.，1999，Pantelis et al.，2003）。

三、自噬与布罗德曼皮质区 10 区无关

BA10 区是位于额极（frontal pole）的前额皮质的一部分。其涉及认知功能，如记忆、回忆和各种执行功能、注意力、决策等。然而，ATG 表达与精神分裂症之间的联系在 BA10 区中未被发现（Horesh et al.，2011，Barnes et al.，2011，Maycox et al.，2009）。与之形成鲜明对比的是，在 BA10 区中，DISC1、Dysbindin、CAMKK2 等基因的表达发生了改变。这一发现暗示自噬可能参与了精神分裂症的某些方面，而且主要只是与 BA22 区和海马的功能有关。了解精神分裂症患者尸检标本很有必要，因为这些对于分析 BA22 区与海马相关症状和 ATG 表达之间的关系具有价值。

四、自噬相关基因对精神分裂症的影响

在精神疾病领域，不同因素之间的联系，如 ATG 表达和精神分裂症之间是不可靠的，因为它通常不能从对不同人群的研究中复制。为了了解 ATG 是否有助于精神分裂症的神经病理学，需要进一步阐明自噬功能障碍与精神分裂症之间的因果关系。为实现这一目的，精神分裂症的动物模型研究是必要的。

ATG 和 ULK2 对自噬诱导至关重要（Mizushima，2010），它们会导致 p62（一种自噬相关的应激反应蛋白）和 GABAa 受体转运体的变化，以及前额皮质的兴奋 - 抑制不平衡。在 ULK2 杂合子转基因小鼠中，p62 的表达主要在内侧前额叶皮质（mPFC）锥体神经元中增加。这些小鼠会表现出感觉运动门控和认知的缺陷。相反，GABAa 受体的表面表达在 mPFC 锥体神经元中减少。由于在精神分裂症患者中发现了 ULK2 的拷贝数变异，本研究支持自噬相关机制作为人工操纵 ULK2 杂合子的遗传性可能至少部分是精神分裂症的神经发病机制（Sumitomo et al.，2018）。同样，由于在 BA22 区的精神分裂症患者的

尸检样本中也发现了 ULK2 mRNA 的表达下调，所以在 BA22 区中也可能发生类似 ULK2 的兴奋 - 抑制不平衡机制（Schneider et al.，2016）。总之，ULK2 缺乏引起的自噬缺陷可导致精神分裂症的某些症状。

ATG 和 BECN1 （Beclin1）与 Bcl-2 或 PI3k Ⅲ 类细胞相互作用，在调节自噬和细胞死亡中发挥重要作用。因此，海马和前额皮质中 Beclin 1 表达的降低与精神分裂症（Merenlender-Wagner et al.，2015）、MDD、阿尔茨海默病（Alzheimer's disease，AD）等相关并不令人惊讶。众所周知，Beclin 1 水平升高导致自噬，而 Beclin 1 水平降低导致细胞凋亡。动物研究发现，在精神分裂症小鼠模型 （map6 缺陷小鼠）中，给药 ADNP 肽片段 NAP 可增强 ADNP-lc3 相互作用，导致海马 Beclin1 mRNA 的下降逆转。说明 NAP 治疗挽救的 Beclin 1 表达也导致小鼠的积极行为改变（Merenlender-Wagner et al.，2014）。本研究提示，Beclin 1 mRNA 的降低可能导致精神分裂症样行为，而 NAP 增加 Beclin 1 的表达水平可以减少精神分裂症样行为，这与提高自噬治疗精神分裂症的新疗法的发展有关。换句话说，ATG BECN1 的表达对于精神分裂症的神经发病机制似乎是既必要又充分的。

ATG ADNP（活性依赖神经保护蛋白）和 ADNP2 编码的蛋白与 LC3 相互作用，LC3 是自噬体的一个关键组成部分（Gozes et al.，2015）。然而，ADNP 在精神分裂症的自噬过程中并不是唯一的自噬机制，在自闭症中也是如此。然而，氯氮平治疗后 ADNP2 的表达水平显著增加。由于 ADNP 杂合可能导致认知缺陷和社会功能障碍（Vulih-Shultzman et al.，2007），自噬过程可能需要 ADNP-LC3b 的相互作用，而自噬过程与精神分裂症样行为有关（Merenlender-Wagner et al.，2015）。ADNP 和 ADNP2 的表达水平在死后精神分裂症的海马区和前额皮质区呈高度相关。因此，ADNP/ADNP2 表达可能与精神分裂症的进展有关（Sragovich et al.，2017）。

五、自噬的 mTOR 调控

哺乳动物雷帕霉素靶蛋白(mTOR)是磷脂酰肌醇激酶相关激酶(PIKK)家族成员之一，在调节细胞周期方面具有重要作用（Heitman et al.，1991）。营养缺乏通过抑制 mTOR 诱导自噬。mTOR 与多种蛋白质结合形成两个不同的蛋白复合物 mTORC1 和 mTORC2。其中 mTORC1 由 Raptor （regulatory-associated protein of mTOR）、GβL/mLst8 （G protein β-subunit-like protein，GβL；mammalian lethal with SEC13 protein8，mLst8）、PRAS40 （proline-rich akt substrate of 40 kDa）和 DEPTOR（DEP domain containing mTOR-interacting protein）等组成；mTORC2 由 Rictor （rapamycin-insensitive companion of mTOR）、GβL/mLst8、SIN1 （SAPK interacting protein1）、PRR5/protor（pro-rich protein 5；also protor-1）和 DEPTOR 等组成（Hara et al.，2002；Kim et al.，2002）。

mTORC1 受激素、生长因子、营养、能量、应激等刺激激活，并对雷帕霉素(rapamycin)敏感。mTORC1 的激活可导致下游信号 40S 核糖体蛋白激酶 [40S ribosomal protein S6 kinase(1)，S6K1] 和真核细胞翻译起始因子 4E 结合蛋白（eukaryotic initiation factor-4E binding protein1，4E-BP1）磷酸化，从而参与调节细胞生长、增殖、存活、蛋白质翻译、核糖体发生、自噬等重要生物学过程。mTORC1 是生长因子信号转导至自噬的关键中介因子。胰岛素/胰岛素样生长因子（IGF-1）通路包括 PDK1 和 Rheb，上调 mTORC1 信号。相反，PETN 和 TSC2 下调 mTORC1 信号。缺氧和饥饿等细胞应激诱导自噬的方式依赖于 mTORC1。mTORC1 存在于线粒体附近，受氧化应激和线粒体功能障碍的抑制，也提示 mTORC1 参与了线粒体的吞噬。线粒体吞噬促进线粒体的更新，并防止功能障碍线粒体的积累，这可能导致神经元退化。这一过程受 PINK1 和 Parkin 调控，二者被认为与帕金森病（PD）的神经发病机制有关。

目前还不清楚 mTORC2 是如何被激活的，但它对雷帕霉素耐受，在 Akt 磷酸化中发挥着重要作用，Akt 磷酸化激活 mTORC1（Jacinto et al.，2006）。但只针对 Akt 的 Ser473 位点，并不影响 Akt 其他位点。其活化 Akt（S473）后可调控细胞的生存、代谢和增殖。另外有研究认为，mTORC2 在如细胞骨架组织形成等各种生物过程中也有关键作用。其他 mTORC2 基质是蛋白激酶 Cα，其活性与突触可塑性、肌动蛋白动力学和神经元的形态学相关（Sarbassov et al.，2004），这些都是机体执行认知功能的基础。

如果精神分裂症涉及蛋白质合成和降解的不平衡，那么不仅自噬，mTOR 信号也会对精神分裂症产生同样的影响吗？事实上，有大量的证据支持 mTOR 信号与精神分裂症之间的联系（Gururajan et al.，2014）。由于 mTOR 信号依赖蛋白的合成与精神分裂症有关，所以更容易理解为什么自噬降解的蛋白也受 mTOR 信号的调控，这是蛋白质合成与降解平衡的潜在机制。

许多研究一直报道 mTORC1 可以磷酸化 Atg13 和 ULK1/2。相反，雷帕霉素或饥饿抑制 mTORC1 导致 ULK1/2 和 Atg13 去磷酸化（Jung et al.，2009，Ganley et al.，2009，Hosokawa et al.，2009）。此外，FIP200 磷酸化与 mTORC1 活化呈负相关，提示 ULK1/2 可以磷酸化 FIP200。进一步的研究发现，FIP200 通过 Atg13 与 ULK 结合被磷酸化（Jung et al.，2009）。

我们此处不再讨论 mTOR 信号在自噬中的调控 [参见 Jung 等的综述（Jung et al.，2010）]。在营养不良的条件下，生长因子信号通路和应激反应通路通过 mTORC1 激活与 FIP200/Atg13/ULK 复合物的相互作用诱导自噬。然而，值得注意的是，mTOR 信号通路在调控细胞周期和蛋白质合成方面发挥着一般的作用，因此并不一定与自噬有关。

六、抗精神分裂症药物对自噬的调控

第一代典型的抗精神病药物，如氟司必林（fluspirilene）、三氟哌嗪（trifluoperazine）和匹莫齐特（pimozide），并不是特别具有选择性，而是通过阻断多巴胺受体来产生抗精神病作用。这些药物也用于治疗亨廷顿病，均通过增加 LC3-Ⅱ 的表达水平在体外诱导人细胞自噬（Zhang et al.，2007）。然而，据报道，氯氮平等非典型抗精神病药物是通过抑制大鼠初级神经元自噬溶酶体的形成来阻断自噬的（Park et al.，2012），但其增强了大鼠额叶皮质的 ULK1-Beclin-1 信号传导（Kim et al.，2018，Vucicevic et al.，2011）。大多数抗精神病药物通过不同的自噬机制增加 LC3-Ⅱ 的表达（Vucicevic et al.，2018）。然而，诱导自噬是否能产生抗精神病作用仍需谨慎。

小 结

自噬及其相关机制为精神分裂症的神经发病机制提供了新的认识。最有力的证据来自于精神分裂症患者死后单一组织中 ATG 在 BA22 区中的表达，这与一些脑成像研究和精神分裂症在解释阳性症状时的某些假设相一致。然而，这类研究缺乏一致的结果，因为其他使用类似策略的研究未发现 ATG 表达的关联，而是发现这些众所周知的与精神分裂症相关的基因。考虑到维持神经元基本生理状态所必需的蛋白质的合成与降解之间的平衡，mTOR 对自噬的调控可能是自噬性精神分裂症神经发病机制的一个强有力的支持证据。然而，目前尚缺乏直接证据支持 mTOR 信号依赖自噬参与精神分裂症的神经发病过程。结果表明，抗精神病药物常通过不同的药物作用机制在体外诱导自噬，这可能与多巴胺受体作为自噬诱导剂和拮抗剂具有共同的特点有关。因此，多巴胺受体的拮抗作用是如何诱导自噬的，增强自噬是否可以作为增强抗精神病药物作用的手段，值得进一步研究。最重要的是，由于淋巴细胞中可以检测到一些与自噬相关的因素，且对药物治疗敏感，因此检测自噬及其相关机制可能成为精神分裂症诊断和预后的生物标志物。

中国科学院昆明动物研究所 杨跃雄 徐 林

参 考 文 献

Albert K A, Hemmings H C J R, Adamo A I, et al., 2002. Evidence for decreased DARPP-32 in the prefrontal cortex of patients with schizophrenia. Arch Gen Psychiatry, 59（8）: 705-712.

Barnes M R, Huxley-jones J, Maycox P R, et al., 2011. Transcription and pathway analysis of the superior temporal cortex and anterior prefrontal cortex in schizophrenia. J Neurosci Res, 89（8）: 1218-1227.

Benes F M, Kwok E W, Vincent S L, et al., 1998. A reduction of nonpyramidal cells in sector CA2 of schizophrenics and manic depressives. Biol Psychiatry, 44（2）: 88-97.

Bogerts B, Meertz E Schonfeldt-bausch R, 1985. Basal ganglia and limbic system pathology in schizophrenia. A morphometric study of brain volume and shrinkage. Arch Gen Psychiatry, 42（8）: 784-791.

Frankle W G, Lerma J, Laruelle M, 2003. The synaptic hypothesis of schizophrenia. Neuron, 39（2）: 205-216.

Ganley I G, Lam du H, Wang J, et al., 2009. ULK1. ATG13. FIP200. complex mediates mTOR signaling and Is essential for autophagy. J Biol Chem, 284（18）: 12297-12305.

Glantz L A, Gilmore J H, Lieberman J A et al., 2006. Apoptotic mechanisms and the synaptic pathology of schizophrenia. Schizophr Res, 81（1）: 47-63.

Goldsmith S K, Shapiro R M Joyce J N, 1997. Disrupted pattern of D2 dopamine receptors in the temporal lobe in schizophrenia. A postmortem study. Arch Gen Psychiatry, 54（7）: 649-658.

Gozes I, Ivashko-pachima Y, 2015. ADNP: in search for molecular mechanisms and innovative therapeutic strategies for frontotemporal degeneration. Front Aging Neurosci, 7: 205.

Greengard P, Allen P B, Nairn A C, 1999. Beyond the dopamine receptor: the DARPP-32/protein phosphatase-1 cascade. Neuron, 23（3）: 435-447.

Gururajan A, Van den Buuse M, 2014. Is the mTOR-signalling cascade disrupted in Schizophrenia? J Neurochem, 129（3）: 377-387.

Hara K, Maruki Y, Long X, et al., 2002. Raptor, a binding partner of target of rapamycin（TOR）, mediates TOR action. Cell, 110（2）: 177-189.

Heckers S, Konradi C, 2002. Hippocampal neurons in schizophrenia. J Neural Transm（Vienna）, 109（5-6）: 891-905.

Heitman J, Movva N R, Hall M N, 1991. Targets for cell-cycle arrest by the immunosuppressant rapamycin in yeast. Science, 253（5022）: 905-909.

Hitti F L, Siegelbaum S A, 2014. The hippocampal CA2 region is essential for social memory. Nature, 508（7494）: 88-92.

Horesh Y, Katsel P, Haroutunian V, et al., 2011. Gene expression signature is shared by patients with Alzheimer's disease and schizophrenia at the superior temporal gyrus. Eur J Neurol, 18（3）: 410-424.

Hosokawa N, Sasaki T, Iemura S, et al., 2009. Atg101, a novel mammalian autophagy protein interacting with Atg13. Autophagy, 5（7）: 973-979.

Ishikawa M, Mizukami K, Iwakiri M, et al., 2007. Immunohistochemical and immunoblot analysis of Dopamine and cyclic AMP-regulated phosphoprotein, relative molecular mass 32000（DARPP-32）in the prefrontal cortex of subjects with schizophrenia and bipolar disorder. Prog Neuropsychopharmacol Biol Psychiatry, 31（6）: 1177-1181.

Jacinto E, Facchinetti V, Liu D, et al., 2006. SIN1/MIP1 maintains rictor-mTOR complex integrity and regulates Akt phosphorylation and substrate specificity. Cell, 127（1）: 125-137.

Jung C H, Jun C B, Ro S H, et al., 2009. ULK-Atg13-FIP200 complexes mediate mTOR signaling to the autophagy machinery. Mol Biol Cell, 20（7）: 1992-2003.

Jung C II, Ro S H, Cao J, et al., 2010. mTOR regulation of autophagy. FEBS Lett, 584（7）: 1287-1295.

Kasai K, Shenton M E, Salisbury D F, et al., 2003. Progressive decrease of left Heschl gyrus and planum temporale gray matter volume in first-episode schizophrenia: a longitudinal magnetic resonance imaging study. Arch Gen Psychiatry, 60（8）: 766-775.

Kim D H, Sarbassov D D, Ali S M, et al., 2002. mTOR interacts with raptor to form a nutrient-sensitive complex that signals to the cell growth machinery. Cell, 110（2）: 163-175.

Kim S H, Park S, Yu H S, et al., 2018. The antipsychotic agent clozapine induces autophagy via the AMPK-ULK1-Beclin1 signaling pathway in the rat frontal cortex. Prog Neuropsychopharmacol Biol Psychiatry, 81: 96-104.

Kroemer G, Marino G, Levine B, 2010. Autophagy and the integrated stress response. Mol Cell, 40（3）: 280-293.

Kunii Y, Hyde T M, Ye T, et al., 2014. Revisiting DARPP-32 in postmortem human brain: changes in schizophrenia and bipolar disorder and genetic associations with t-DARPP-32 expression. Mol Psychiatry, 19（2）: 192-199.

Kunii Y, Yabe H, Wada A, et al., 2011. Altered DARPP-32 expression in the superior temporal gyrus in schizophrenia. Prog Neuropsychopharmacol Biol Psychiatry, 35（4）: 1139-1143.

Lau C I, Wang H C, Hsu J L, et al., 2013. Does the dopamine hypothesis explain schizophrenia? Rev Neurosci, 24（4）: 389-400.

Lawrie S M, Whalley H, Kestelman J N, et al., 1999. Magnetic resonance imaging of brain in people at high risk of developing schizophrenia. Lancet, 353（9146）: 30-33.

Lee J S, Jung S, Park I H, et al., 2015. Neural basis of anhedonia and amotivation in patients with schizophrenia: The role of reward system. Curr Neuropharmacol, 13（6）: 750-759.

Maycox P R, Kelly F, Taylor A, et al., 2009. Analysis of gene expression in two large schizophrenia cohorts identifies multiple changes associated with nerve terminal function. Mol Psychiatry, 14（12）: 1083-1094.

Merenlender-wagner A, Malishkevich A, Shemer Z, et al., 2015. Autophagy has a key role in the pathophysiology of schizophrenia. Mol Psychiatry, 20（1）: 126-132.

Merenlender-wagner A, Shemer Z, Touloumi O, et al., 2014. New horizons in schizophrenia treatment: autophagy protection is coupled with behavioral improvements in a mouse model of schizophrenia. Autophagy, 10（12）: 2324-2332.

Misiak B, Stramecki F, Gawęda Ł, et al., 2017. Interactions between variation in candidate genes and environmental factors in the etiology of schizophrenia and bipolar disorder: a systematic review. Mol Neurobiol, 55（6）: 5075-5100.

Mizushima N, 2010. The role of the Atg1/ULK1 complex in autophagy regulation. Curr Opin Cell Biol, 22（2）: 132-139.

Mizushima N, Yoshimori T, Ohsumi Y, 2011. The role of Atg proteins in autophagosome formation. Annu Rev Cell Dev Biol, 27: 107-132.

Morimoto R I, Cuervo A M, 2009. Protein homeostasis and aging: taking care of proteins from the cradle to the grave. J Gerontol A Biol Sci Med Sci, 64（2）: 167-170.

Murray R M, Lewis S W, 1987. Is schizophrenia a neurodevelopmental disorder? Br Med J（Clin Res Ed）, 295（6600）: 681-682.

Nelson M D, Saykin A J, Flashman L A, et al., 1998. Hippocampal volume reduction in schizophrenia as assessed by magnetic resonance imaging: a meta-analytic study. Arch Gen Psychiatry, 55（5）: 433-440.

Olver J, Love M, Daniel J, et al., 2009. The impact of a changed environment on arousal levels of patients in a secure extended rehabilitation facility. Australas Psychiatry, 17（3）: 207-211.

Pankiv S, Clausen T H, Lamark T, et al., 2007. p62/SQSTM1 binds directly to Atg8/LC3 to facilitate degradation of ubiquitinated protein aggregates by autophagy. J Biol Chem, 282（33）: 24131-24145.

Pantelis C, Velakoulis D, Mcgorry P D, et al., 2003. Neuroanatomical abnormalities before and after onset of psychosis: a cross-sectional and longitudinal MRI comparison. Lancet, 361（9354）: 281-288.

Park J, Chung S, An H, et al., 2012. Haloperidol and clozapine block formation of autophagolysosomes in rat primary neurons. Neuroscience, 209: 64-73.

Pattingre S, Tassa A, Qu X, et al., 2005. Bcl-2 antiapoptotic proteins inhibit Beclin 1-dependent autophagy. Cell, 122（6）: 927-939.

Penner J, Ford K A, Taylor R, et al., 2016. Medial prefrontal and anterior insular connectivity in early schizophrenia and major depressive disorder: A resting functional MRI evaluation of large-scale brain network models. Front Hum Neurosci, 10: 132.

Rajarethinam R P, Dequardo J R, Nalepa R, et al., 2000. Superior temporal gyrus in schizophrenia: a volumetric magnetic resonance imaging study. Schizophr Res, 41（2）: 303-312.

Rapoport J L, Giedd J N, Blumenthal J, et al., 1999. Progressive cortical change during adolescence in childhood-onset schizophrenia. A longitudinal magnetic resonance imaging study. Arch Gen Psychiatry, 56（7）: 649-654.

Sarbassov D D, Ali S M, Kim D H, et al., 2004. Rictor, a novel binding partner of mTOR, defines a rapamycin-insensitive and raptor-independent pathway that regulates the cytoskeleton. Curr Biol, 14（14）: 1296-1302.

Schneider J L, Miller A M, Woesner M E, 2016. Autophagy and schizophrenia: A closer look at how dysregulation of neuronal cell homeostasis influences the pathogenesis of schizophrenia. Einstein J Biol Med, 31（1-2）: 34-39.

Sellmann C, Villarin pildain L, Schmitt A, et al., 2014. Gene expression in superior temporal cortex of schizophrenia patients. Eur Arch Psychiatry Clin Neurosci, 264（4）: 297-309.

Sragovich S, Merenlender-wagner A, Gozes I, 2017. ADNP plays a key role in autophagy: From autism to schizophrenia and Alzheimer's disease. Bioessays, 39（11）.

Sumitomo A, Yukitake H, Hirai K, et al., 2018. Ulk2 controls cortical excitatory-inhibitory balance via autophagic regulation of p62 and GABAA receptor trafficking in pyramidal neurons. Hum Mol Genet, 27（18）: 3165-3176.

Sun J, Maller J J, Guo L, et al., 2009. Superior temporal gyrus volume change in schizophrenia: a review on region of interest volumetric studies. Brain Res Rev, 61（1）: 14-32.

Vucicevic L, Misirkic-marjanovic M, Harhaji-trajkovic L, et al., 2018. Mechanisms and therapeutic significance of autophagy modulation by antipsychotic drugs. Cell Stress, 2（11）: 282-291.

Vucicevic L, Misirkic M, Janjetovic K, et al., 2011. Compound C induces protective autophagy in cancer cells through AMPK inhibition-independent blockade of Akt/mTOR pathway. Autophagy, 7（1）: 40-50.

Vulih-shultzman I, Pinhasov A, Mandel S, et al., 2007. Activity-dependent neuroprotective protein snippet NAP reduces tau hyperphosphorylation and enhances learning in a novel Transgenic mouse model. J Pharmacol Exp Ther, 323（2）: 438-449.

Yang Z, Klionsky D J, 2010. Mammalian autophagy: core molecular machinery and signaling regulation. Curr Opin Cell Biol, 22（2）: 124-131.

Zhang L, Yu J, Pan H, et al., 2007. Small molecule regulators of autophagy identified by an image-based high-throughput screen. Proc Natl Acad Sci U S A, 104（48）: 19023-19028.

第二篇
自噬与心血管疾病

随着我国经济快速发展，20世纪90年代以来我国人群心血管病（主要是高血压、冠心病和脑卒中）的发病率和病死率逐年上升，发病年龄提前。最新发表的对我国年龄≥40岁近17万人群的8年随访研究显示，我国前3位死亡的原因（死亡率/10万人年）分别为心脏病（296.3/10万人年）、恶性肿瘤（293.3/10万人年）和脑血管病（276.9/10万人年）。心脏病占总死亡的22.5%，居死亡原因首位，已成为危害我国老、中、青三代人生命和健康的重大疾病。

自噬是以细胞质空泡化为特征的依赖于溶酶体的一种降解途径，是真核细胞特有的普遍生命现象。自噬利用溶酶体降解自身损伤的细胞质和细胞器，降解产物可用于能量生成、新的蛋白质和质膜的合成，以供细胞代谢和老化损伤细胞成分的更新，维持细胞存活、分化、发育和内环境稳态。自噬广泛参与多种生理和病理过程。最近研究发现，自噬参与心血管系统稳态的调控，在多种心血管疾病（包括心肌病、心脏肥大、缺血性心脏病及心力衰竭等）的病理生理过程中发挥重要的作用。适度自噬可维持心血管稳态，然而自噬不足或自噬过度则可促发心血管疾病或加重病变。

第十四章　自噬与高血压

高血压是一种以体循环动脉收缩期和（或）舒张期血压持续升高为主要特点的全身性疾病，是心脑血管疾病最重要的危险因素之一，我国人群血压水平升高与心血管病发生呈连续性正相关，收缩压降低 10～12 mmHg 或舒张压降低 5～6 mmHg，可平均降低脑卒中发生率 35%～40%，心肌梗死发生率 20%～25%，心力衰竭发生率 50%。高血压直接导致心、脑、肾脏等多种靶器官受损。

高血压的发病机制包括多种：①交感神经活性亢进在高血压的形成和维持过程中起了极其重要的作用。40% 的原发性高血压患者有血儿茶酚胺水平升高。长期的交感神经激活可以导致其末梢儿茶酚胺分泌增加从而引起小动脉和静脉收缩，心排血量增加，同时影响肾血流量而引起水钠潴留，进一步引起血压升高；②肾素 - 血管紧张素 - 醛固酮系统（RAAS）激活与高血压进展所致的靶器官损伤息息相关。RAAS 系统包括循环和局部两种。肾素由肾小球球旁细胞分泌，可以激活肝细胞产生血管紧张素原，进而生成血管紧张素 I（Ang I），同时在肺血管内皮细胞的作用下水解为 Ang II，短期内，Ang II 可以通过作用于心脏和血管的血管紧张素 I 型受体，收缩小血管，刺激醛固酮分泌增加血容量，促进儿茶酚胺分泌升高血压；长期局部组织内的 Ang II 会导致心肌肥厚及心脏间质的纤维化重构，引起肾、脑等靶器官损伤及血管重构。③ RAAS 及炎症和氧化应激等多种因素导致内皮功能紊乱，引起血管舒缩功能障碍。以上是高血压引起靶器官损伤及其并发症的重要原因。在上述的病理过程当中，压力和容量负荷导致血管壁的机械应力增加，过度的机械应力直接诱导细胞自噬发生，以维持细胞内环境稳态。内皮细胞中分泌性细胞器（WPB）在受到刺激时能够快速释放生物活性分子，调节内皮功能。研究表明，WPB 位于自噬小体内，给予自噬抑制剂或敲低自噬相关基因（ATG）5 和 ATG 7，显著抑制 WPB 分泌生物活性分子，导致内皮细胞功能障碍。衰老的内皮细胞中自噬相关蛋白表达水平显著下降，伴随一氧化氮合成下降，氧化应激和炎症因子产生的增加。抑制自噬可抑制内皮舒张功能，相反给予自噬激活剂抑制活性氧（ROS）和炎症因子产生，能恢复内皮细胞舒张功能。前肾素受体（PRR）是 2002 年发现对肾素和前肾素有高度亲和性的受体。平滑肌细胞特异性过表达 PRR 导致血压升高，PRR 的作用机制除了催化血管紧张素原转化为 Ang I 外，其胞内段还参与 mTOR- 自噬信号通路，提示自噬与高血压发病机制相关。高血压时存在细胞外基质（ECM）在血管的异位沉积，ECM 是内皮细胞存活、增殖和迁移的关键调节因子。核心蛋白聚糖（DCN）是一种分泌的基质蛋白多糖，用可溶性 DCN 处理小鼠内皮细胞可以明显增加自噬体的形成，这一过程依赖于 DCN 与血管内皮生长因子受体（VEGFR2/KDR）的相互作用。DCN 可以增加父系表达基因 3（PEG3），PEG3 与 Beclin1 和 LC3 阳性的吞噬包结合，从而与包含 Beclin1 和 LC3 的多分子复合物融合，增加自噬流。内皮细胞分泌的各种内皮源性血管收缩和舒张因子作用于平滑肌细胞，调节血管张力和血压，因而平滑肌细胞对于维持血压具有重要作用。血小板来源生长因子（PDGF）可以诱导平滑肌细胞自噬，而抑制自噬则可以抑制 PDGF 诱导的平滑肌细胞表型转化。

左心室心肌肥厚同时也是高血压最常见的并发症。目前认为心肌肥厚形成的原因主要包括血流动力学、神经性内分泌、免疫炎症反应等。在压力和（或）超负荷作用下，使心室壁张力增加，神经性内分泌-炎性因子系统激活，启动肥大信号通路，导致多种转录因子和胚胎型基因，如 β 肌球蛋白重链等的激活和表达，进而提高 RNA 和蛋白质合成速率，促进心肌细胞肥大。肥大的心肌细胞中蛋白更新加快，自噬加速。促进心肌肥厚的病理因素（如心脏交感神经张力过高、异丙肾上腺素分泌过多、心脏后负荷增加）抑制心肌细胞自噬发生。心肌细胞特异性敲除 ATG5 基因可阻止心肌细胞自噬导致严重的心肌肥厚和心力衰竭发生。ATG5 缺失大鼠的心肌细胞较野生型对异丙肾上腺素更敏感，在异丙肾上腺素刺激下，心功能明显下降，说明自噬能够对抗肾上腺素的不良作用。雷帕霉素通过激活自噬抑制升主动脉结扎、心肌梗死、甲状腺激素刺激造成的心肌肥大。这些研究表明，心肌细胞的自噬可以保护机体免受肾上腺素或压力超负荷所致的心肌肥大。但也有相反报道，组蛋白去乙酰化酶抑制剂通过抑制自噬，而抑制病理性心肌肥厚的发生。Ang Ⅱ 除维持血容量、调节血压、氧化应激和炎症反应以外，也能引起心肌蛋白质合成增加，导致心肌肥厚和心脏功能损伤。高血压心脏中 Ang Ⅱ 上调，同时增加自噬活性，这表明 Ang Ⅱ 和自噬之间存在潜在的机制联系。利用腺病毒过表达 AT1 受体或 AT2 受体的心肌细胞，Ang Ⅱ 刺激过表达 AT1 受体的心肌细胞激活自噬反应，而刺激过表达 AT2 受体的心肌细胞抑制自噬反应，提示 Ang Ⅱ 通过 AT1/AT2 受体双向调节心肌细胞自噬（Porrello et al., 2009）。因此，自噬在心肌肥大中作用不同甚至相反的原因可能是病理刺激、疾病损伤的程度、自噬的水平及自噬发生阶段的不同造成。

炎症是高血压导致靶器官损伤的一个关键过程。巨噬细胞是介导炎症反应重要细胞，参与心脏炎症性损伤、心肌肥厚和心脏纤维化。多种刺激可导致循环中的单核细胞穿过血管壁，浸润到心脏受损伤部位，继而分化为巨噬细胞。巨噬细胞活化后可产生炎症细胞因子，引起肌成纤维细胞的活化和心肌细胞肥厚（Jia et al., 2012）。自噬通路在调节免疫炎症等方面发挥重要作用。线粒体是氧化磷酸化过程中自由基产生的主要部位，是应激时的氧化性损伤的主要靶点。研究表明，Ang Ⅱ 刺激心肌细胞线粒体中 ROS 产生增加，导致心肌细胞中线粒体膜电位下降，增加线粒体蛋白质氧化应激损伤，促进线粒体 DNA 的缺失。Ang Ⅱ 还可增加线粒体中自噬体生成以清除 ROS，促进线粒体的生物合成，补充受损的线粒体蛋白，恢复能量生成。而组织蛋白酶 S 缺失后，线粒体中自噬泡不能与溶酶体结合，引起自噬泡累积增加，自噬功能发生障碍，ROS 累积进一步增加，激活 NF-κB 炎症信号通路，促进心脏纤维化，加重 Ang Ⅱ 灌注导致的心脏损伤（Pan et al., 2012）。研究发现，Ang Ⅱ 上调巨噬细胞中 ATG5 表达，ATG5 调节线粒体自噬，清除 ROS 减轻炎症反应。巨噬细胞中 ATG5 表达水平降低导致线粒体自噬下调，ROS 累积激活 NF-κB 炎症信号通路，促进大量促炎因子分泌，加重 Ang Ⅱ 灌注导致的心脏炎症和损伤（Zhao et al., 2014）。

小　结

目前，高血压的治疗以降压治疗为主，同时辅以多种非药物的治疗，主要包括戒烟、戒酒，以及运动减重等生活方式的改善。药物治疗主要为降压药物的治疗，治疗的目的在于将血压调整回正常水平，对于合并伴有代谢综合征 2 型糖尿病及胰岛素抵抗的患者更是如此。高血压是一种慢性的疾病，需要长期用药以维持降压效果。但是，高血压患者患有其他心血管疾病的风险依旧高于正常人，因此，仍需要研究新的治疗方法和靶点。自噬参与高血压及其靶器官损伤中多个病理环节，包括内皮功能的改变、炎症等，深入研究自噬调控高血压的病理机制，特别是针对高血压晚期引起的靶器官损伤，可能为其防治提供新的线索和靶点。

首都医科大学附属北京安贞医院　杜　杰　张聪聪　赵　伟

参 考 文 献

Jia L，Li Y，Xiao C，et al.，2012. Angiotensin Ⅱ induces inflammation leading to cardiac remodeling. Front Biosci（Landmark Ed），17：221-231.

Pan L，Li Y，Jia L，et al.，2012. Cathepsin S deficiency results in abnormal accumulation of autophagosomes in macrophages and enhances Ang Ⅱ-induced cardiac inflammation. PLoS One，7（4）：e35315.

Porrello E R，D'amore A，Curl C L，et al.，2009. Angiotensin Ⅱ type 2 receptor antagonizes angiotensin Ⅱ type 1 receptor-mediated cardiomyocyte autophagy. Hypertension，53（6）：1032-1040.

Porrello E R，Delbridge L M，2009. Cardiomyocyte autophagy is regulated by angiotensin Ⅱ type 1 and type 2 receptors. Autophagy，5（8）：1215-1216.

Zhao W，Li Y，Jia L，et al.，2014. Atg5 deficiency-mediated mitophagy aggravates cardiac inflammation and injury in response to angiotensin Ⅱ. Free Radic Biol Med，69：108-115.

第十五章　自噬与心肌缺血

冠状动脉粥样硬化性心脏病是冠状动脉血管发生动脉粥样硬化病变而引起管腔狭窄或阻塞，造成心肌缺血、缺氧或坏死而导致的心脏病，简称为冠心病。根据其严重程度的不同，分为以下五种临床类型：无症状心肌缺血（隐匿性冠心病）、心绞痛、心肌梗死、缺血性心力衰竭（缺血性心脏病）和猝死。在我国冠心病患者的总数约为 1.3 亿，每年死于各种冠心病的人数约有 100 万人。因此冠心病是严重威胁人类健康的最常见疾病之一。冠心病患者多死于急性心肌梗死或猝死，其主要是由于劳累、情绪激动、吸烟等原因造成冠脉血管痉挛或血管内的粥样硬化斑块破裂导致冠脉完全阻塞后引起心肌缺血缺氧性坏死，从而导致恶性心律失常或心源性休克。心肌梗死的主要症状是胸骨后或心前区的典型胸痛，还可伴有发热、出汗、惊恐、恶心、呕吐等症状。约有 1/3 的患者首次发作的表现为猝死。目前的主要治疗手段的目的是缓解心绞痛症状和及时地恢复阻断的血流，从而尽量减少心肌的梗死范围和远期死亡率。

在心肌梗死发生时，参与供应心肌养分和氧气的冠状动脉闭塞，从而剥夺了细胞存活的必要分子。但当动脉被重新打开时，存活的细胞则会被突然增加的氧气进一步损伤，这个过程被称为缺血再灌注（IR）损伤，诱导一系列促进死亡和抑制存活相关的蛋白和基因表达的变化。由于细胞受损，心脏的收缩能力下降并发生损伤后重塑。心脏重塑的早期表现为心室扩张、心肌细胞肥大、细胞因子水平增加、维持心脏功能的心肌细胞自律性发生变化。在重塑晚期主要发生纤维化、胶原沉积、钙流紊乱、心室壁变薄和持续增高的细胞死亡速率，最终导致心力衰竭。心肌细胞在缺血状态下的死亡是心脏重塑的启动因素，因此探索避免心肌细胞死亡的保护机制是十分必要的。

经典理论认为，在缺血缺氧状态下，心肌细胞的死亡主要为凋亡和坏死两种方式。然而，随着研究的深入，人们发现自噬作为一种新的细胞生物学过程可以调控心肌细胞在缺血缺氧状态下的存活。

一、缺血再灌注引起自噬的原因

近年的多项研究表明，无论是心肌的缺血阶段还是再灌注阶段形成自噬小体的数量均明显增加。Sybers 等首次发现小鼠胚胎心脏在缺氧联合葡萄糖剥夺之后复氧的体外培养条件下可以形成自噬小体（Sybers et al., 1976）。在接下来的其他研究中，Decker 和 Gurusamy 通过 Langendorff 离体心脏 IR 模型证实单纯缺血 20 分钟不能诱导自噬，而缺氧 40 分钟可以引起自噬小体的形成，再灌注后自噬小体的数量进一步增加同时自噬相关基因 LC3-II 和 Beclin1 的表达水平也明显增加（Decker et al., 1980, Gurusamy et al., 2009）。此后，研究发现，不仅人和猪心脏组织在慢性缺血后自噬增加，大鼠和小鼠心脏急性 IR 后也可见自噬体的形成和溶酶体活性增加。在结扎左冠状动脉所致的心肌梗死模型中自噬体标志物 LC3、p62 等均上调，在梗死边缘区大量自噬体形成。

在 IR 过程中引起自噬的机制包括以下几个方面。①心肌缺血阶段 ATP 水平的变化和 AMP 依赖的蛋白激酶（AMPK）信号通路的活化：在体外培养的过程中，葡萄糖的剥夺可以减少细胞内 ATP 的水平，这与自噬的上调是一致的。而在体内的研究显示，心肌缺血时细胞内 ATP 含量不足，AMP 和 ATP 的比例增加进而激活 AMPK。活化的 AMPK 通过直接或间接修饰 ULK1 来诱导自噬。Matsui 等的研究表明，在分离培养的心肌细胞中葡萄糖剥夺是通过激活 AMPK，负性调控 mTOR 信号通路（自噬的抑制分子）来引起自噬体的形成（Matsui et al.，2007）。AMPK 通过磷酸化 TSC2 和 Raptor 从而抑制 mTORC1，继而间接活化 ULK1。新近研究发现，AMPK 也可以直接磷酸化并激活 ULK1，从而诱发自噬（Alers et al.，2012）。当 AMPK 的活性被抑制时，心肌缺血引起的自噬减少。② SIRT1-FOXO 依赖机制：Sebastiano 等发现饥饿状态下 SIRT1 介导 FOXO 去乙酰化，升高 GTP 结合蛋白 Rab7 的表达，介导自噬体－溶酶体融合，增强细胞的自噬过程。当 FOXO1 下调或者去乙酰化表达受抑时自噬过程减弱。以上研究表明，心肌缺血过程中可能通过 SIRT1-FOXO 依赖机制调节自噬过程。③ BNIP3（前凋亡蛋白 Bcl-2 家族成员）通路：在心肌缺氧过程中发现，BNIP3 介导低氧诱导因子 1 表达上调后也能激活自噬过程，Azad 用 siRNA 干扰 BNIP3 后发现缺氧诱导的自噬减弱，表明 BNIP3 也参与心肌缺氧时自噬的调控（Azad et al.，2008）。④线粒体的钙超载：缺血的心肌细胞内 Ca^{2+} 浓度会由于 NCX 钙通道的开放明显增加，从而成为自噬的诱导因素。使用 Ca^{2+} 动员剂如维生素 D、离子霉素、ATP 和胡萝卜素可以抑制 mTOR 信号通路，从而引起 Beclin1 和 ATG7 依赖的自噬小体的堆积。⑤ ROS：缺血和再灌注过程中均会增加细胞内的 ROS，而体外研究表明，LPS 促进乳鼠心肌细胞内 ROS 产生的同时可以诱导自噬形成，使用 ROS 的清除剂可以减少自噬的形成（Hickson-Bick et al.，2008）。在饥饿过程中产生的过氧化氢可以通过氧化 ATG4 的丝氨酸亚基使其失活，进而抑制自噬小体的形成。⑥内质网应激和未折叠蛋白反应：在 IR 和心肌梗死模型的小鼠心肌细胞内内质网应激和未折叠蛋白反应被激活。衣霉素和胡萝卜素这两个内质网应激的激活剂可以诱导自噬小体的形成，IRE1 作为内质网应激的效应分子，对于自噬小体的形成是必须的。这些研究都提示内质网应激是缺血心肌中自噬形成的调节机制。⑦ MPTP 的开放：线粒体膜上大分子通透性转移孔道（MPTP）在生理状态下处于关闭，当细胞受到外界刺激时 MPTP 开放。研究发现，在 IR 中 MPTP 开放促进细胞自噬，利用其抑制剂环孢霉素或 Sanglifehrin-A 可以抑制再灌注期间心肌细胞自噬。

二、自噬在缺血再灌注损伤中的保护作用

（一）维持 ATP 平衡

自噬的基本功能是分解。在自噬溶酶体中，蛋白和细胞膜被降解，游离脂肪酸和氨基酸释放，作为三羧酸循环合成 ATP 的原料。葡萄糖剥夺降低细胞内 ATP 的同时与自噬的上调相关（Matsui et al.，2007），通过 3- 甲基腺嘌呤（3-MA）抑制自噬则会进一步的降低 ATP 的浓度和增加细胞的死亡率，因此，提示在缺血过程激活的自噬可以通过维持 ATP 的浓度促进细胞的存活。

（二）线粒体自噬减轻线粒体损伤

缺血的心肌细胞中线粒体会因能量不足受损，损伤的线粒体可能产生过多的 ROS，进一步消耗 ATP，而且损伤的线粒体还可以释放细胞色素 c、AIF 和其他促凋亡因子，使周围的线粒体受损。通过自噬清除损伤的线粒体是较好的细胞保护反应。自噬是唯一一条降解细胞器的途径，而且电镜观察结果显示，IR 过程中形成的自噬小体中包含有线粒体。ATG5 基因缺失的小鼠心肌细胞中有线粒体和肌小节的增加。而线粒体裂解片段是线粒体自噬的必备条件。研究显示，在 IR 的心肌中，线粒体分裂要早于自噬小体的形成，抑制线粒体分裂可以减少缺血心肌中自噬小体的形成。

（三）蛋白清除

心肌细胞缺血缺氧性损伤时，细胞内出现大量的非折叠蛋白。这些蛋白的清除则需要自噬反应和泛素蛋白酶体系统的双重作用。研究显示，雷帕霉素激活的自噬反应可以促进细胞内聚集的蛋白的清除，减少细胞内蛋白的聚集。在抑制蛋白酶体活性的同时抑制自噬则增加细胞内蛋白的聚集。因此，自噬反应清除蛋白进而减轻这些蛋白引起的细胞内质网应激反应，在缺血心肌中发挥保护性作用。

三、自噬促进心脏缺血再灌注损伤的可能机制

与先前的研究结果相反，一些研究则显示再灌注阶段诱导激活的自噬会促进细胞死亡。Zhai 等发现在 IR 时，过度自噬则加速了对心肌细胞死亡起抑制作用的细胞器和蛋白质的降解，导致心肌细胞过多的死亡，可加重心肌梗死所致心脏损伤。Beclin1 杂合小鼠进行 IR 时，自噬降低，心肌梗死面积减少，心功能得到改善。研究显示，在 IR 时还可以通过低温和抑制氧化应激来降低过度自噬诱导的心肌细胞损伤。对于自噬在再灌注阶段的不确定性目前主要有以下几种解释。

（1）心脏再灌注阶段，ATP 等能量危机虽然缓解，但是其他促自噬机制如氧化应激、线粒体损伤、内质网应激及炎症反应却可进一步激活自噬。

自噬本身是一种非特异性的降解过程，一旦降解了一些水解关键酶，将导致氧化应激进一步增强，促进凋亡。例如，再灌注时线粒体产生的 ROS 诱导自噬降解过氧化氢酶，产生过氧化氢，升高的过氧化氢加重自噬。自噬和氧化应激之间的正反馈进而引起自噬性细胞死亡。ROS 可以通过自噬的氧化修饰直接刺激自噬体形成，如过氧化氢可以氧化 ATG4 的半胱氨酸残基抑制半胱氨酸蛋白酶活性，并刺激饥饿诱导的自噬。ROS 也可以通过线粒体损伤如 BH3 仅有蛋白 BNIP3 诱导线粒体膜通透性的改变激发自噬。这解释了在再灌注阶段一些研究表明，自噬具有心肌细胞保护作用，而另外一些研究表明，自噬促进心肌细胞凋亡。

（2）自噬与凋亡途径存在很多交联。

一方面，一些自噬蛋白同时参与了自噬和凋亡的调节。例如，ATG5 可转移到线粒体上并与抗凋亡分子 Bcl-xl 相互作用后诱发细胞色素 c 释放导致细胞凋亡；另一方面，一些抗凋亡蛋白也同时参与了自噬和细胞凋亡的调节，如抗凋亡蛋白 Bcl-2 对自噬也起作用。Beclin1 的促自噬作用通常受到与其作用的 Bcl-2 的负性调节。再灌注时 Bcl-2/ Bcl-xl 结合蛋白如 BNIP3 的增加、Bcl-2 的下降会加剧激活 Beclin1 诱导细胞凋亡和自噬。然而，升

高的 BNIP3 本身也具有破坏线粒体完整性、增加超氧化物和促凋亡因子的作用。另外，自噬和凋亡之间通过共有通路相互作用。例如，Beclin1 具有一个能结合并抑制 Bcl-xl 的促凋亡的 BH3 结构域，提示 Beclin1 具有直接激活凋亡的能力。当 Beclin1 被钙蛋白酶（Calpain）水解该结构域暴露时，Beclin1 可能转化为一个促凋亡蛋白而超越自噬可能的保护作用。心脏 IR 时 ATG5 上调，有报道显示，ATG5 本身就能直接与 Fas- 相关蛋白死亡域相互作用，从而刺激自噬性细胞死亡。以上研究显示，自噬在心脏 IR 期间具有双重作用，尚不确切是什么因素起决定作用，可能与自噬的水平和持续时间有关。

四、小　　结

再灌注损伤诱导的自噬，其作用性质可能与之前的缺血程度有直接关系，如果缺血阶段是温和的，再灌注阶段诱导的自噬增强很可能就是有益的；反之，过度激活自噬会清除细胞内必要的蛋白或细胞器，导致细胞功能障碍和自噬性死亡。另外，自噬的作用性质还与诱发因素有关，单纯缺氧、葡萄糖缺乏等不同的诱发因素，可导致自噬截然相反的作用。

随着对自噬研究的不断深入，选择性的调控自噬可能成为防治心脏 IR 损伤的一个新的治疗靶点。由于自噬在心肌 IR 阶段可能起双重作用，将自噬作为治疗目标时辨别自噬对机体起保护性作用还是加重细胞组织损伤非常重要。通过基因或药物的方法干预自噬保护心肌还需要对不同条件下细胞自噬激活的分子传导通路、激活程度、时限与细胞存亡的关系进行更深入的研究。

首都医科大学附属北京安贞医院　杜　杰　李玉琳　赵　伟

参 考 文 献

Alers S，Loffler A S，Wesselborg S，et al.，2012. Role of AMPK-mTOR-Ulk1/2 in the regulation of autophagy: cross talk，shortcuts，and feedbacks. Mol Cell Biol，32（1）：2-11.

Azad M B，Chen Y，Henson E S，et al.，2008. Hypoxia induces autophagic cell death in apoptosis-competent cells through a mechanism involving BNIP3. Autophagy，4（2）：195-204.

Decker R S，Wildenthal K，1980. Lysosomal alterations in hypoxic and reoxygenated hearts. I. Ultrastructural and cytochemical changes. Am J Pathol，98（2）：425-444.

Gurusamy N，Das D K，2009. Is autophagy a double-edged sword for the heart? Acta Physiol Hung，96（3）：267-276.

Hickson-bick D L，Jones C，Buja L M，2008. Stimulation of mitochondrial biogenesis and autophagy by lipopolysaccharide in the neonatal rat cardiomyocyte protects against programmed cell death. J Mol Cell Cardiol，44（2）：411-418.

Matsui Y，Takagi H，Qu X，et al.，2007. Distinct roles of autophagy in the heart during ischemia and reperfusion: roles of AMP-activated protein kinase and Beclin1 in mediating autophagy. Circ Res，100（6）：914-922.

Sybers H D，Ingwall J，Deluca M，1976. Autophagy in cardiac myocytes. Recent Adv Stud Cardiac Struct Metab，12：453-463.

第十六章　自噬与心力衰竭

心力衰竭是在罹患冠心病、高血压、糖尿病、心肌炎，或大量饮酒，接受肿瘤的放疗和化疗等后，出现了逐渐加重的劳力性或休息时的呼吸困难、疲乏及体液潴留体征，如肺水肿或踝部水肿等症状，并且出现了心脏结构和功能异常为表现的临床综合征。心力衰竭是导致 65 岁以上的老年人住院治疗的主要病因。在发达国家，心力衰竭患者的平均发病年龄为 75 岁。在发展中国家，2%～3% 的人口最终发生心力衰竭，但是 70～80 岁的人群，发生率则高达 20%～30%。由于寿命的延长及众多危险因素的产生，如高血压、糖尿病、血脂异常、肥胖的患病率增加，以及心血管疾病（心肌梗死，瓣膜性心脏病和心律失常等其他类型）生存率的提高，心力衰竭的发生率依旧在增加。在心力衰竭患者和动物心力衰竭模型中，自噬小体在心肌细胞中明显累积，但是自噬对心力衰竭的作用并不确定。

在心力衰竭之前，患者多出现以心肌肥大为标志的心脏重塑。在主动脉缩窄（TAC）导致的心肌肥大和心力衰竭小鼠模型中，TAC 术后自噬标志物是明显减少的，但随着心肌肥大的形成，之后的数周中自噬水平都明显升高。其他多种心力衰竭的动物模型中也出现自噬水平升高。阿霉素或白喉毒素诱导的大鼠在体和分离的心肌细胞心衰中，均发现大量自噬空泡。那么在心力衰竭过程中，自噬是如何被激活的呢？在衰竭的心肌组织中，损伤的线粒体会产生 ROS 并伴随 ATP 水平降低，促使 AMPK 活化。ROS 和 AMPK 均能够激活自噬。此外，cAMP/PKA 与 MAPK/ERK1/2 信号通路也可以激活自噬；TAC 和 Ang Ⅱ 作用的小鼠内源性促黑激素的水平增多，与自噬水平也具有相关性。自噬在心力衰竭过程中又发挥了怎样的作用呢？当对小鼠进行 TAC 手术，并在术后一周解除缩窄，观察到自噬相关标志物表达水平明显升高，同时肥大的心肌细胞逐渐缩小。当压力负荷增加，心肌处于代偿肥大时期，自噬可以增加蛋白质降解，减少心肌肥大，拮抗心室肥厚。自噬过程中形成双膜自噬体，吞噬细胞质和细胞器，然后与溶酶体融合形成自噬溶酶体以降解这些内容物。自噬的启动依赖于一系列自噬相关基因，这些基因与其他蛋白形成复合体发挥作用。在哺乳动物中 Beclin1 与液泡蛋白分选蛋白（VPS）34 和 VPS15 组成 PI3K 复合物，该复合物的活化调节自噬体膜的形成。微管相关蛋白 1 轻链 LC3 和 ATG12-ATG5-ATG16 参与自噬体膜的延伸。相关基因的表达变化影响自噬功能。肌细胞中 VPS34 缺失会影响自噬体的形成，导致线粒体网络紊乱及肌细胞收缩功能障碍。溶酶体相关膜蛋白 2（LAMP2）缺失会影响自噬体与溶酶体之间的融合，使得自噬体在心肌细胞中聚积，导致致死性心肌病。溶酶体半胱氨酸内肽酶组织蛋白酶 L 全身性敲除将导致心肌细胞胞质中大的畸形小泡聚积，并导致扩张型心肌病。特异性缺失溶酶体脱氧核糖核酸酶 Ⅱ 的心肌细胞，自噬功能降低，在压力超负荷下加剧了心力衰竭。当心肌细胞特异性敲除 *ATG5*，在压力负荷下会导致心力衰竭更早出现（Lavandero et al.，

2015）。当自噬功能下降时，心肌细胞不能及时清除损伤的分子，如线粒体 DNA 就会结合到 TLR9 等受体，产生促炎性细胞因子，促进心肌细胞凋亡。此外，心肌细胞在压力超负荷的情况下增加自噬也可以适应营养和能量的需求变化，增强自噬有助于维持心肌细胞 ATP 水平以维持肌细胞的收缩力。以上研究表明，心肌细胞中自噬对防止心力衰竭的发生具有关键作用（Lavandero et al.，2015；Shires et al.，2015）。

　　自噬在心力衰竭过程中也并非都是保护作用（Sun et al.，2018）（Lavandero et al.，2015；Shires et al.，2015）。在终末期心力衰竭患者心脏中存在多种形式的心肌细胞死亡，自噬性细胞死亡促进了心力衰竭的病理进程。在心力衰竭患者中，心肌细胞的丢失主要归因于自噬和胀亡，这与左心室收缩功能不全的进展密切相关（Kostin et al.，2003）。在小鼠 TAC 模型中发现自噬活性的程度与心肌肥大的进展及由心肌肥大向心力衰竭转化的速率相关。利用 Beclin1 杂合敲除鼠及心肌细胞特异性 Beclin1 敲除鼠建立 TAC 模型发现，减少细胞自噬，改善心脏功能，小鼠表现出较轻的收缩功能障碍，并不影响心脏的大小；而在小鼠心肌细胞中过表达 Beclin1 则可以增加压力负荷下心肌细胞的自噬活动，加剧心肌肥大和收缩功能障碍。部分抑制自噬或组蛋白去乙酰化酶抑制剂可缓解压力超负荷诱导的小鼠心力衰竭。这表明低水平的自噬有利于心肌细胞承受压力负荷造成的损伤，而高水平自噬则会使心脏更容易发生损伤与功能障碍，局部的但不完全抑制细胞自噬也可能是有益的（Delbridge et al.，2017）。此外，在高血压造成的心力衰竭中发现，适度自噬可以缓解组织损伤，而过度自噬促使巨噬细胞过度吞噬死亡细胞，激活炎症造成系统紊乱，加重心力衰竭。这些研究提示，虽然自噬能够在细胞损伤中回收大分子蛋白质和去除受损的细胞器，但是过度自噬也会降解发挥正常功能的蛋白质和细胞器，从而阻碍心肌细胞存活，导致心力衰竭的恶化。

　　在心力衰竭过程中，除了上述的自噬（巨自噬）之外，还存在线粒体自噬。线粒体自噬是心肌细胞中关键的线粒体质量控制机制，线粒体自噬受损导致异常线粒体积聚和随后的收缩功能障碍。PTEN 诱导的蛋白激酶 1（PINK1）/ 泛素连接酶 Parkin 通路是调节线粒体自噬的关键通路。PINK1/Parkin 与帕金森病的发生密切相关，而研究表明，PINK1/Parkin 介导的线粒体自噬也会影响心脏功能。*PINK1* 敲除小鼠表现出线粒体功能障碍和氧化应激增强，在 2 个月大时就会发生心肌肥大。*Parkin* 敲除小鼠虽然在年轻时具备正常的心功能，但是随着年龄的增长，会出现异常线粒体的聚积。而 Parkin 受体线粒体融合素(MFN2)缺失会使得心脏中由 *Parkin* 介导的线粒体自噬减少，并且收缩力降低，心肌肥大增加，以及出现心力衰竭。新近研究发现（Shires et al.，2015），在心力衰竭患者的心肌样本和 TAC 小鼠模型中均检测到 AMPK 的异构体 $AMPK\alpha_2$ 转变为 $AMPK\alpha_1$，并伴随线粒体自噬的减少和线粒体功能的失调，这主要是由于 $AMPK\alpha_2$ 可以特异性与 PINK1 结合促进其 Ser495 位点磷酸化，从而增加线粒体自噬，延缓慢性心力衰竭的发生（Wang et al.，2018）。除了 PINK1/Parkin 途径，受体介导的线粒体自噬途径也是调节线粒体自噬的重要通路。线粒体外膜蛋白 NIX、BNIP3 和 FUNDC1 上的结构域可以结合 LC3，作为自噬体的受体，介导线粒体自噬。BNIP3 和 NIX 缺失的小鼠心肌细胞中异常线粒体聚积并快速发生心功能障碍。此外，随着年龄的增长，心肌组织线粒体自噬水平会降低，导致功能障碍的线粒体不能被及时清除，从而产生过多的 ROS，导致多种线粒体蛋白氧化受损。*Parkin* 过表达可以减少与年龄相关的心脏疾病。尽管 *NIX* 和 *BNIP3* 敲除会导致线粒体翻转受损，但是在应激的情况下线粒体自噬受到抑制也并非全无益处。心肌特异性敲除 *NIX* 可以减轻 TAC 模型小鼠的心脏纤维化，并抑制收缩功能的降低，而心肌细胞特异性过表达 *NIX* 则会导致心肌细胞凋亡和心力衰竭的发展。线粒体自噬对于维持线粒体稳态非常重要，自噬不足，受损的线粒体清除率降低，心肌细胞 ROS 聚积，可能引起线粒体触发的细胞凋亡，而过度的线粒体自噬又会导致线粒体数量减少，不能产生足够的 ATP 维持心肌细胞的收缩。

那么哪些因素会调节心力衰竭过程中自噬的各个环节呢？微小 RNA（miRNAs）是一类小非编码 RNA，在多个物种和组织中广泛分布，通过与靶基因相互作用，在转录后或者翻译阶段介导靶基因的表达沉默。miRNAs 参与了自噬的起动、囊泡成核、囊泡延伸及自噬体成熟等多个自噬核心信号通路的调控。在心血管疾病中，多个自噬相关基因，如 *ATG7*、*ATG9*、*LC3*、*p62*、*Beclin1*、*AMPK*、*mTOR* 等都可以被 miRNAs 直接或间接调控。研究发现，*miR-212/132* 可以直接作用于 FOXO3 这个抗肥大和促自噬的转录因子，敲除 *miR-212/132* 小鼠在压力超负荷致心力衰竭时心肌细胞自噬增加，心肌肥厚程度明显降低，心力衰竭进展减慢，提示心肌 *miR-212/132* 缺失能通过上调细胞自噬而抑制心肌肥厚、改善心功能（Ucar et al.，2012）。*miR-221/222* 可以沉默 *PTEN* 从而活化 Akt 信号通路，最终通过下调 LC3-Ⅱ 和 *ATG5* 的表达及促进 SQSTM1/p62 的表达抑制自噬。心肌特异性表达 miR-221 可以通过抑制自噬囊泡的形成减少自噬流，促进心力衰竭。心肌细胞特异性过表达 miR-222 也同样会抑制自噬，促进心力衰竭的发生。miR-199a 可以调控 GSK3β/mTOR 复合体，进而调控自噬，心肌特异性 miR-199a 转基因的小鼠会诱发心肌肥大，并伴随自噬的减少，而在 miR-199a 过表达的心肌细胞中强制表达 ATG5 则可以降低 miR-199a 的促肥大作用（Li et al.，2017）。miR-200b 在心脏纤维化模型中表达水平降低，它可以通过抑制 LC3B Ⅱ / Ⅰ 的比例，增加 p62 表达，从而减少心脏成纤维细胞的自噬。miR-451 可以靶向作用于 TSC1，抑制自噬体的形成，从而抑制肥大刺激下的过度自噬。过表达 miR-451 可以抑制心肌肥大，而敲除 miR-451 则促进心肌肥大的发生（Song et al.，2014）。miR-30e 可以通过下调 Beclin1 的表达抑制心肌细胞自噬，从而在阿霉素诱导的大鼠心力衰竭模型中介导血管紧张素转化酶 2（ACE2）的保护作用（Sun et al.，2018）。

小　　结

自噬的上调究竟是为了对受损的心肌细胞的修复还是作为一种适应性自杀死亡的途径，自噬作为一种保护机制还是病理损伤等这些问题都还不完全清楚。目前的证据表明，自噬活动在生理情况下对于细胞的稳态是非常重要的，过度激活的自噬则有危害（Martinet et al.，2007；Rothermel et al.，2007）。尽管，自噬现象的发现为心力衰竭提供了一个新的治疗靶点，但是应用于临床的时机还未成熟。首先，自噬的作用机制还未完全阐明。其次，自噬在心力衰竭中所起的作用尚存在争论。要真正阐明自噬的作用机制还有待更深入的研究，进一步明确自噬的作用机制和调节机制，同时揭示自噬在心力衰竭不同阶段中的作用，进而选择性抑制或者激活自噬才能成为阻止心力衰竭发展的一种新治疗方法。

首都医科大学附属北京安贞医院　杜　杰　刘　燕　付金涛

参 考 文 献

Delbridge L M D，Mellor K M，Taylor D J，et al.，2017. Myocardial stress and autophagy: mechanisms and potential therapies. Nat Rev Cardiol，14（7）：412-425.

Kostin S，Pool L，Elsasser A，et al.，2003. Myocytes die by multiple mechanisms in failing human hearts. Circ Res，92（7）：715-724.

Lavandero S，Chiong M，Rothermel B A，et al.，2015. Autophagy in cardiovascular biology. J Clin Invest，125（1）：55-64.

Li Z，Song Y，Liu L，et al.，2017. miR-199a impairs autophagy and induces cardiac hypertrophy through mTOR activation. Cell Death Differ，24（7）：1205-1213.

Martinet W，Knaapen M W，Kockx M M，et al.，2007. Autophagy in cardiovascular disease. Trends Mol Med，13（11）：482-491.

Rothermel B A，Hill J A，2007. Myocyte autophagy in heart disease: friend or foe? Autophagy，3（6）：632-634.

Shires S E，Gustafsson A B，2015. Mitophagy and heart failure. J Mol Med （Berl），93（3）：253-262.

Song L，Su M，Wang S，et al.，2014. MiR-451 is decreased in hypertrophic cardiomyopathy and regulates autophagy by targeting TSC1. J Cell Mol Med，18（11）：2266-2274.

Sun T，Li M Y，Li P F，et al.，2018. MicroRNAs in cardiac autophagy: Small molecules and big role. Cells，7（8）：pii：E104.

Ucar A，Gupta S K，Fiedler J，et al.，2012. The miRNA-212/132 family regulates both cardiac hypertrophy and cardiomyocyte autophagy. Nat Commun，3：1078.

Wang B，Nie J，Wu L，et al.，2018. AMPKalpha2 protects against the development of heart failure by enhancing mitophagy via PINK1 phosphorylation. Circ Res，122（5）：712-729.

第十七章 自噬与心肌炎和心肌病

第一节 自噬与心肌炎

心肌炎是指各种原因引起的心肌的炎症性病变，分为感染性和非感染性两大类。感染性可有细菌、病毒、螺旋体、立克次体、真菌、原虫、蠕虫等所引起。非感染性包括过敏、变态反应（如风湿热等）、化学、物理或药物（如阿霉素等），几年来由于风湿热和白喉等所致的心肌炎逐渐减少，而病毒性心肌炎发病率显著增多。病毒性心肌炎是指病毒感染引起的心肌局限性或弥漫性的急性或慢性炎症病变，属于感染性心肌疾病，在病毒流行感染期约有 5% 的患者发生心肌炎，也可散在发病。多种病毒感染均可导致病毒性心肌炎的发生，以柯萨奇病毒 B3（CVB3）感染最为常见。病毒性心肌炎的发病机制目前尚未完全明了，其发病机制主要包括两个方面，即病原体直接损伤和自身的抗原/抗体导致的免疫反应。近期报道，自噬在病毒性心肌炎的发病过程中也发挥了重要的作用。自噬是宿主应激反应的一部分，如未折叠蛋白反应（UPR）。由于细胞质成分的清除是自噬的主要功能，天然免疫系统会激活自噬以降解感染的病毒。此外，在感染的后期阶段，自噬促进抗原加工，从而促进适应性免疫应答。但是，自噬在病毒性心肌炎中是一种细胞存活机制还是导致细胞死亡的过程尚未见定论。

一、病毒感染诱导自噬发生

在细胞模型中，研究人员发现 CVB3 感染 Hela 细胞后可以观察到自噬小体的聚积，标志着 CVB3 感染后自噬的发生。柯萨奇病毒感染小鼠模型研究表明，自噬在体内多个器官中激活。在 CVB3 感染的心脏、肝脏和胰腺中，LC3 表达水平升高，自噬体形成增加。另外，在 CVB3 感染的心肌细胞中，LC3-Ⅱ 表达水平升高并与病毒 RNA 的水平呈正相关。病毒主要通过受体识别作用和内质网应激两种机制引起自噬。细胞上的模式识别受体（PRR）可以识别病毒的抗原相关模式分子，如 Toll- 样受体（TLR）3 可以识别双链 RNA，TLR7 和 TLR8 可以识别单链 RNA，TLR9 可以识别带有未甲基化 CpG 位点的 DNA。TLR 通过下游接头分子结合到 Beclin1，破坏 Beclin1 与 Bcl-2 的相互作用，最终激活自噬（Choi et al.，2018）。CVB3 感染细胞后可以激活内质网应激，通过 PERK/eIF2α、IRE1/XBP1 和 ATF6 三条信号通路，促使 LC3 的聚积及 LC3-Ⅰ 向 LC3-Ⅱ 的转化。

二、自噬在病毒性心肌炎中的保护作用

自噬可以通过多种方式保护细胞免于受病原微生物的危害。首先，自噬可以将入侵的病毒传递到溶酶体，直接降解病毒，来达到清除病毒的目的。其次，自噬还可以将抗

原提呈给组织相容性复合体Ⅱ（MHC-Ⅱ），激活适应性免疫。适应性免疫主要在抗原提呈细胞中活化，然后这些细胞被 T 淋巴细胞所识别。自噬体在 MHC-Ⅱ 阳性的树突状细胞、B 细胞及上皮细胞等细胞中形成。通过 PI3K 抑制剂或 *ATG12* 敲除阻断自噬可以减少 MHC-Ⅱ 分了向 CD4⁺T 淋巴细胞的抗原提呈。TLR3 可以识别病毒双链 RNA，从而促进下游炎症因子的释放，并诱导 I 型干扰素的释放，抵抗病毒；在 CVB3 感染心肌细胞中自噬功能失调会抑制 TLR3 介导的抗病毒反应，抑制病毒清除，增加毒血症期间心肌的损害。

此外，自噬可以对抗细胞凋亡从而促进细胞生存，自噬水平降低导致病毒感染后心肌细胞的存活下降。

三、自噬对病毒性心肌炎中的促进作用

自噬对于病毒性心肌炎也存在不利的方面。病毒利用自噬逃避降解，促进病毒的复制及释放，促进心肌炎的进展。

病毒感染后引起细胞膜的重组，导致双层膜囊泡数量的增加，从而观察到自噬体的形成增加，自噬小体不断延展并包裹病毒，形成细胞外微泡，躲避机体免疫机制的杀伤。CVB3 感染的细胞中可以观察到含有丰富 LC3-Ⅱ 的细胞外微囊泡。RNA 病毒还可以利用自噬进行复制。自噬体的双层膜结构为病毒的复制提供了平台，并保护其避免被天然免疫系统识别和降解。细胞感染 CVB3 后自噬体增多，并且病毒的滴度也升高。CVB3 感染动物后，给予 3- 甲基腺嘌呤（3-MA）阻断自噬，病毒合成明显减少，证实 CVB3 利用自噬进行复制。CVB3 感染大鼠心肌 H9C2 细胞后通过活化钙蛋白酶（calpain）激活了自噬，自噬通过阻碍 caspase-3 的激活，在感染早期抑制细胞凋亡，进而为 CVB3 的复制提供足够的时间（Li et al., 2014）。而且研究发现，CVB3 不仅可以在感染的心肌细胞中复制，在心脏成纤维细胞中其复制能力比心肌细胞中更高，在心脏成纤维细胞中也同样观察到 CVB3 感染介导自噬小体的形成。

自噬一方面可以促进病毒的复制，另外一方面过度的自噬会促进炎症反应。CVB3 刺激心肌细胞及心脏成纤维细胞可以导致炎症因子的产生与释放增加，从而加剧心肌炎的进展，而抑制自噬可以抑制炎症因子的产生。因此，在急性病毒感染阶段，使用自噬抑制剂可有效抑制病毒复制；在慢性阶段使用自噬激活剂治疗可能会促进心肌细胞存活。

第二节　自噬与心肌病

心肌病是一组由于心脏部分腔室（即心室）的结构改变和心肌壁功能受损所导致心脏功能进行性障碍的病变。据统计，在住院患者中心肌病可占心血管病的 0.6% ～ 3.4%，近年来心肌病有增加趋势。其临床表现为心脏扩大、心律失常、心肌梗死及心力衰竭等。病因一般与病毒感染、自身免疫反应、遗传、药物中毒和代谢异常等有关。按病理可分为扩张型心肌病、肥厚型心肌病和限制型心肌病等。自噬参与新陈代谢，对于维持心肌细胞稳态发挥重要作用，参与多种心肌病的病理进程。

一、扩张型心肌病

扩张型心肌病主要特征是单侧或双侧心腔扩大，心肌收缩功能减退，伴或不伴有充血性心力衰竭，本病常伴有心律失常，病死率较高。扩张型心肌病患者心肌病理改变显示，心肌细胞出现明显的细胞质空泡化，萎缩、退化；免疫组化显示，溶酶体相关膜蛋白和各种溶酶体蛋白酶增加；变性的心肌细胞中出现双层液泡的自噬泡，提示自噬是参与扩张型心肌病发生的。新生小鼠中自噬对维持心肌细胞能量代谢起到重要作用。研究发现，全身敲除 ATG3、ATG5 或 ATG7 的小鼠出生后立即死亡。然而，自噬过度激活引起新生小鼠心肌细胞死亡，致心肌病。研究证实，在小鼠胚胎时期，抑制自噬导致小鼠自发形成心肌病，6 个月以后心脏扩大死亡。成年小鼠中抑制心肌细胞自噬功能，立即引起心肌肥厚和功能障碍，同时伴随着泛素化蛋白的累积。自噬参与心肌细胞重构过程中错构蛋白的消除。早期的可溶性蛋白的聚集是非常不利的，通过自噬使毒性蛋白降解或使有毒性的蛋白小体分离可以保护心肌细胞。因此，扩张型心肌病早期自噬的激活是一种保护性机制，通过清除错构蛋白、泛素标记的蛋白，从而减少蛋白毒性。结蛋白型心肌病是由 CryAB 基因的错义突变引发的一种严重的心肌病，特点是错误折叠蛋白的累积。在结蛋白型心肌病中，自噬也是一种适应性方式，可以清除毒性蛋白的聚集。利用 CryAB 基因的错义突变的小鼠与 Beclin1 杂合缺失小鼠杂交，发现降低自噬加剧细胞内泛素化蛋白的累积，导致心力衰竭（Tannous et al.，2008）。心肌炎及由心肌炎进展而成的扩张型心肌病也易诱发心力衰竭。在扩张型心肌病等心血管疾病引发的心力衰竭中，濒死的心肌细胞表现出明显增强的自噬特征，因为错构蛋白聚集是一种较强的自噬诱导剂，自噬通过正反馈不断放大从而导致适应不良。过度自噬引发的细胞功能紊乱可能是导致心力衰竭的直接原因。这种病理损伤是由自噬的程度或持续时间决定的，过度的心肌细胞自噬可以导致病理性改变。另外，Russo 等研究发现肉豆蔻酸可通过诱导过度自噬，从而导致心肌肥厚（Russo et al.，2012）。当 LC3 被抑制后，自噬被阻断，心肌肥厚的过程也被缓解，提示过度激活自噬也会造成心肌损伤。

二、肥厚型心肌病

肥厚型心肌病（HCM）主要由遗传突变造成，它虽然与压力负荷导致的心肌肥大病理机制不同，但却有相似的临床表型。在携带有 MYBPC3 基因突变的 HCM 患者和 Mybpc3 突变的 HCM 模型小鼠中都能观察到自噬受损。在点突变小鼠中自噬流减低，但是溶酶体降解并不受影响。继而在突变鼠中 Akt-mTORC1 信号通路活化增加，利用雷帕霉素治疗或者能量限制都能够抑制模型小鼠的心肌病发生，雷帕霉素治疗同样也可以翻转心肌特异性敲除 PTEN 基因造成的肥厚型心肌病。研究发现，在肺心病心脏组织中 miR-451 是下调最明显的微 RNA（microRNA），miR-451 可以抑制 TSC1 的表达，而 TSC1 又会正性调控自噬，这也是 HCM 心脏自噬增加的机制之一。

三、糖尿病心肌病

糖尿病是一种以胰岛素分泌不足或敏感性降低为原因的代谢性疾病，表现为血浆葡萄糖水平的升高。糖尿病会导致多种并发症，而接近 80% 的糖尿病相关死亡是由其心血管并发症造成的。糖尿病心肌病是指发生在糖尿病患者，不能用高血压病、冠心病、瓣膜性心脏病及其他心脏病来解释的心肌疾病。高血糖和高胰岛素引发心肌细胞代谢改变，进一步促使心肌广泛灶性坏死，出现亚临床的心功能异常，最终进展为心力衰竭、心律失常及心源性休克，重症患者甚至猝死。目前已知的糖尿病心肌病的发病机制可能与心肌细胞代谢紊乱、心肌细胞钙转运缺陷、冠状动脉的微血管病变、心肌间质纤维化、心脏自主神经病变等有关。近期研究表明，自噬可能是参与糖尿病心肌病发病的一种新机制。

　　1 型糖尿病模型中发现，心功能障碍与心肌自噬抑制有关。对 OVE26 和 STZ 糖尿病小鼠进行抗糖尿病药物二甲双胍治疗可减少心肌损伤。同样，在 STZ 糖尿病小鼠过表达血红素加氧酶 -1 或线粒体乙醛脱氢酶可起到心肌保护作用。研究者认为，AMPK 对自噬的激活可能是其机制所在。在高糖条件下 AMPK 活性被抑制，导致自噬紊乱。二甲双胍、血红素加氧酶 -1 或线粒体乙醛脱氢酶通过恢复 AMPK 活性以增强自噬能力，改善心功能，这提示自噬对大部分 1 型糖尿病患者的心脏可产生有利作用。

　　自噬如何参与了糖尿病心肌病的病理过程呢？在糖尿病患者中，血糖长期升高会导致心肌细胞葡萄糖转运蛋白及其受体数量减少，影响葡萄糖向心肌内转运，导致心肌能量不足。饥饿会诱发自噬，清除异常的细胞器和胞浆蛋白，如果自噬受到抑制，如 ATG7 缺失，则细胞内出现大量聚合的蛋白质，影响细胞代谢，促进凋亡。另外，自噬参与糖尿病心肌细胞的氧化应激损伤。高血糖通过促进 ROS 的产生及抑制 ROS 的清除，导致心肌细胞 ROS 的聚积，而氧化应激造成心肌细胞损伤是糖尿病心肌病的重要发病机制。核因子 E2 相关因子（Nrf2）是细胞氧化应激反应的关键因子，通过与抗氧化反应元件（ARE）相互作用，调节抗氧化酶和Ⅱ相解毒酶的表达。在糖尿病患者的心脏中 Nrf2 蛋白表达水平明显减少。p62 作为连接自噬相关蛋白、LC3 和聚泛素化蛋白质之间的桥梁，通过泛素化信号将聚合的蛋白质、受损的线粒体等转运到自噬小体降解，减少 ROS 对心肌细胞的损伤。p62 还可以通过 Keap1 激活 Nrf2 信号通路，从而抑制氧化应激。因而，自噬激活可以通过抑制氧化应激对糖尿病条件下心肌细胞发挥保护作用。

　　然而，多项研究结果提示，自噬对 2 型糖尿病患者的心脏产生不良影响。采用含 60% 果糖的饮食喂养小鼠 12 周诱导 2 型糖尿病可引发心肌胰岛素抵抗，且心肌胰岛素抵抗的发生与自噬体的聚积具有正相关性。研究表明，胰岛素激活 PI3K/AKT 信号通路可通过 mTOR 对自噬发挥负性调节作用。2 型糖尿病小鼠模型心肌中 PI3K/AKT 信号通路发生下调，从而激活自噬加重心肌胰岛素抵抗。因此，1 型糖尿病与 2 型糖尿病时心脏自噬及其调节机制可能有所不同，前者可以通过抑制 AMPK，激活 mTOR，从而减弱自体吞噬作用；后者通过抑制 PI3K/AKT，抑制 mTOR，从而增强自体吞噬作用。由于很多研究尚有不同结论，所以还需更多研究进一步阐明在不同糖尿病模型中自噬的作用及具体作用机制。

小　　结

　　病毒性心肌炎是扩张型心肌病的病因之一。在病毒性心肌炎中，病毒感染即可诱导自噬的发生，自噬一方面可以通过将病毒传递到溶酶体后直接降解，另一方面可以激活适应性免疫，从而通过诱导干扰素释放，抵抗病毒；同时，病毒也可以利用自噬躲避攻击，加剧心肌炎。因而，以自噬作为心肌炎的治疗靶点需要分阶段采用抑制或激活方案。对于多种病因所造成的心肌病病理过程中，自噬也参与其中。研究自噬在不同心肌病病理过程中的活化与作用机制，可以在相应阶段对自噬进行更为精准的调控，从而达到减少心肌细胞损伤，避免发展到心力衰竭的目标。

首都医科大学附属北京安贞医院　杜　杰　刘　燕　付金涛

参 考 文 献

Choi Y，Bowman J W，Jung J U，2018. Autophagy during viral infection - a double-edged sword. Nat Rev Microbiol，16（6）：341-354.

Li M，Wang X，Yu Y，et al.，2014. Coxsackievirus B3-induced calpain activation facilitates the progeny virus replication via a likely mechanism related with both autophagy enhancement and apoptosis inhibition in the early phase of infection: an in vitro study in H9c2 cells. Virus Res，179：177-186.

Russo S B，Baicu C F，Van Laer A，et al.，2012. Ceramide synthase 5 mediates lipid-induced autophagy and hypertrophy in cardiomyocytes. J Clin Invest，122（11）：3919-3930.

Tannous P，Zhu H，Johnstone J L，et al.，2008. Autophagy is an adaptive response in desmin-related cardiomyopathy. Proc Natl Acad Sci U S A，105（28）：9745-9750.

第十八章　自噬与高脂血症和动脉粥样硬化

高脂血症在普通人群中较为常见，是中老年人常见的疾病之一，也是备受关注和严重影响中老年人正常生活的疾病。高脂血症被认为是一个导致心脑血管疾病，尤其是动脉粥样硬化的极危险因素。血脂过多，会造成脂质代谢紊乱，血液黏稠度增高，脂类物质在血管壁内膜沉积，逐渐形成动脉粥样硬化斑块。这些斑块增多、增大，逐渐堵塞血管，致使血管管腔狭窄，血液流通不畅，如果重要器官动脉供血不足，就会导致严重后果。通常严重的是心脑血管动脉粥样硬化，会引起冠心病、心肌梗死、心绞痛、脑血栓、脑出血、脑卒中等，甚至危及患者生命。

在一些环境刺激，如能量缺乏、缺氧、氧化应激等代谢压力下，细胞可以通过自噬在溶酶体中降解蛋白质和细胞器，获得维持生存所必需的氨基酸、脂肪酸和核酸等营养物质，从而抵抗不良环境，促进细胞的存活。自噬主要参与正常细胞的稳态维持过程，当受到细胞刺激时，自噬可以通过自我重配来使细胞走向存活。目前研究已经证明，自噬在心血管疾病如高脂血症及动脉粥样硬化中发挥着重要作用。

第一节　自噬与高脂血症

一、高脂血症

高脂血症是血脂异常最常见的一种形式。高脂血症分为原发性和继发性两种亚型。原发性高脂血症也称为家族式高脂血症，是由于单基因缺陷或多基因缺陷，使参与脂蛋白转运和代谢的受体、酶或载脂蛋白异常所致，或由于环境因素（饮食、营养、药物）和通过未知的机制而致。继发性高脂血症也称为获得性高脂血症，通常由于其他潜在的功能紊乱（如糖尿病、高血压、肥胖等）所导致的血脂及脂代谢的改变。

高脂血症也可以根据血液中升高的脂质的类型进行分类，包括高胆固醇血症、高三酰甘油血症、高胆固醇和高三酰甘油混合型高脂血症，低密度脂蛋白胆固醇升高也被归为一类高脂血症。

二、脂　滴

脂滴（lipid droplet，LD）存在于哺乳动物所有类型的细胞中。它由一个脂质核心（三酰甘油和胆固醇）及周围单层磷脂包裹而成，使其内含物与亲水性的细胞内环境隔绝，同时表面包被一些被称为脂滴包被蛋白的结构蛋白。脂滴不仅仅作为储存体内多余脂质的仓库而发挥功能，近些年研究发现，细胞存在许多特异性的脂滴相关蛋白，目前认为脂滴是具有多种细胞功能的独立细胞器。

在脂滴形成初期，内质网、线粒体和过氧化物酶体等多种细胞器围绕在脂滴的周围，它们在脂滴形成中都发挥着重要的作用。通过这些细胞器上存在的多种酶的作用，使得脂质通过酯化等一系列的作用进行加工包装，最终包裹并提呈到初级脂滴中储存起来。脂滴中包裹的脂质随着脂滴的成熟逐渐增多，在这个过程中其相关蛋白的组成成分也发生相应的改变。脂滴被分解的能力与脂滴的大小密切相关，越大的脂滴越难被分解，这种特点在饥饿条件下赋予机体生存优势；而体积较小的脂滴具有较大的相对表面积，脂肪酶易于结合从而降解三酰甘油与胆固醇。自噬溶酶体膜可以在这一过程中被循环利用参与新溶酶体的生成，这一过程被称为自噬溶酶体再生。在动力蛋白 2（dynamin 2，DNM2）的作用下，小膜泡以出芽的方式形成管状结构并脱离自噬溶酶体，形成的前溶酶体结构通过成熟过程，维持在营养限制条件下肝细胞脂自噬的高效发生。

三、脂　自　噬

脂自噬（lipophagy）是指细胞通过溶酶体依赖的巨自噬方式将脂滴中储存的三酰甘油和胆固醇降解的过程，是一种选择性的巨自噬。双层膜的自噬小体将较大脂滴的一部分或者整个较小的脂滴包裹起来，其中脂质也可以与其他细胞质成分一起被自噬小体包裹，包裹脂滴的自噬小体随后与溶酶体融合，通过溶酶体酸性水解酶的水解作用降解脂滴，脂滴被分解后其降解产物释放到细胞质中，如游离脂肪酸（free fatty acid，FFA），游离脂肪酸维持线粒体 β 氧化以产生 ATP 来维持细胞内的能量平衡（Liu et al.，2013b）。脂自噬通过降解脂质直接影响细胞内能量平衡状态，进而间接调控机体进食。受损的脂自噬已经被发现会导致许多重要的代谢紊乱，如脂肪肝、肥胖及动脉粥样硬化等。

四、脂自噬的选择性

脂自噬是一种选择性的巨自噬，脂滴的自噬性降解由特定的蛋白所识别并启动。但是，脂滴被识别为自噬底物及一定数目的脂滴受细胞营养状态调控靶向降解的具体分子机制并不清楚。脂自噬将脂滴递送至裂解区室以进行降解，并通过自噬蛋白和脂滴相关蛋白的作用介导。介导脂滴靶向的可能候选者是可溶性 N- 乙基马来酰亚胺敏感因子（N-ethylmaleimide sensitive factor，NSF）黏附蛋白受体（soluble NSF attachment protein receptor，SNARE），目前的研究发现，SNARE 可能在脂滴的识别中发挥作用。SNARE不仅可以介导胞质中脂滴之间的融合，而且最近的研究发现，SNARE 还可以介导自噬小体的生成。另外一个可能的因子是微管相关蛋白 1 轻链 3（microtubule-associated protein 1 light chain 3，LC3）。研究表明，在没有自噬小体膜存在的情况下，LC3 仍然与脂滴可以相互作用，这说明 LC3 可能在脂滴识别中发挥重要作用（Liu et al.，2013）。另外一项研究表明，抑制自噬可以抑制脂滴的形成，LC3 不仅可以和自噬小体共定位，在自噬相关基因（autophagy related gene，Atg）7 缺失的小鼠肝脏和心脏组织中，饥饿条件下 LC3 与脂滴也存在共定位现象。最近，一些重要的证据表明，脂滴包被蛋白（perilipin 2，PLIN 2）可能在膜结合细胞器进入液泡的自噬内化过程中负责脂质降解（Zhang et al.，2018b）。

五、脂自噬的功能

目前的研究揭示，脂自噬在细胞生理和病理方面具有不同的功能：①脂自噬参与细胞内脂质含量与能量平衡的调节。受损的脂自噬会导致细胞内过度的脂质累积，肝脏中脂自噬缺陷会导致脂肪肝的发生；②脂自噬的分解产物（如游离脂肪酸）影响细胞生理活动（细胞对死亡刺激的抵抗及细胞转分化等过程），其最重要的作用是维持高水平的β氧化从而提供能量；③其他尚未明确的功能，如为细胞结构部件提供脂质及调节脂质依赖的细胞信号转导（Liu et al.，2013）。

脂自噬虽然发生在所有类型的细胞中，但目前的研究表明，在不同的组织和细胞中脂自噬发挥不同的作用。在下丘脑神经元中，脂自噬发挥调控全身能量储存的作用。下丘脑是全身能量平衡的一个重要的调节器，储存的脂质结合各种营养信号来决定机体进食。下丘脑的弓形神经元通过两群功能相反的神经元调节进食：同化刺鼠相关肽（anabolic agouti-related peptide，AgRP）神经元表达同化刺鼠相关肽和神经肽Y刺激进食并减少能量消耗；而异化阿黑皮素原（catabolic proopiomelanocortin，POMC）神经元表达异化阿黑皮素原，异化阿黑皮素原被加工成α-黑素细胞刺激素抑制进食。当身体处于急性饥饿条件时，脂肪细胞储存的游离脂肪酸释放进入血清，导致同化刺鼠相关多肽神经元中游离脂肪酸水平升高，升高的游离脂肪酸被包裹进入脂滴。饥饿诱导的自噬能够分解脂滴产生游离脂肪酸，进一步刺激产生同化刺鼠相关肽，同化刺鼠相关肽通过直接或间接的抑制异化阿黑皮素原神经元增加进食。下丘脑同化刺鼠相关肽神经元中升高的自噬水平最终转化为增加的进食和体重。在小鼠长期高脂喂养情况下，下丘脑的自噬水平明显降低。降低的自噬水平诱导炎症反应，激活IκB kinase β（IKKβ）/NF-κB信号途径，进而增加进食和体重。就这方面而言，自噬在细胞和机体能量平衡中的调控作用不仅局限降解大分子或细胞储存的物质来获取能量，同时自噬还具有更加全面的调节功能，包括对机体进食的调控（Liu et al.，2013）。

在巨噬细胞中，脂自噬可以通过溶酶体酸性脂肪酶降解脂滴，介导巨噬细胞中胆固醇以ATP结合框转运子A1（ATP binding cassette transporter A1，ABCA1）依赖的方式外流。当巨噬细胞内易导致动脉粥样硬化的脂蛋白大量增加时，自噬依赖的胆固醇外流作用增强。脂滴以自噬的方式提呈给溶酶体，随后利用溶酶体中的酸性脂肪酶降解其内的胆固醇脂（cholesteryl ester，CE），生成游离胆固醇以ATP结合框转运子A1依赖的方式外流。当巨噬细胞内胆固醇增多时，这一过程被特异性激活。增加胆固醇脂的外流是抑制巨噬细胞形成泡沫细胞并减少动脉粥样硬化病灶的一种潜在途径。但是通过药物处理促进巨噬细胞自噬而促进胆固醇的外流的方法并不是一种可行的抑制动脉粥样硬化的方案，因为促自噬的药物也会引发巨噬细胞炎性反应，进而促进动脉粥样硬化斑块的生成，同时促进自噬性胆固醇脂的分解将会提高游离胆固醇的水平，而这也将会对细胞造成不利的影响。

六、自噬在脂代谢中的作用

在生理条件下基础水平的自噬参与脂滴的代谢过程，而当短时间内脂质水平增加或者饥饿条件诱导会导致自噬水平升高，从而分解脂滴产生脂肪酸，进行 β 氧化和其他用途。抑制自噬水平能够阻碍脂质的降解过程从而使细胞内脂质含量增加，当细胞质内脂质含量持续增加（如长时间的高脂喂养），这种积聚的脂质也会抑制细胞自噬过程，进而加剧脂质的累积，增大脂滴的体积。肝脏在调节全身胆固醇体内平衡中起着重要作用。肝细胞通过协调控制几种胆固醇输入和消除途径来维持细胞胆固醇的体内平衡。肝细胞主要通过从头合成和受体介导的脂蛋白从循环中摄取而获得胆固醇。这些输入途径主要受甾醇调节元件结合蛋白-2（sterol regulatory element binding protein-2，SREBP-2）介导的胆固醇传感机制的调节。甾醇调节元件结合蛋白-2 被合成为保留在内质网膜中的前体蛋白，并与甾醇感应相关 SREBP 切割激活蛋白（sterol regulatory element binding protein cleavage activator protein，SCAP）。当细胞胆固醇水平高时，胆固醇与 SCAP 结合导致构象变化，诱导 SCAP 与相关基因的相互作用，其在内质网中保留 SREBP-2-SCAP 复合物。细胞胆固醇的减少促进 SREBP-2-SCAP 复合物易位至高尔基体，其中发生 SREBP-2 的蛋白水解切割。释放的截短和成熟的 SREBP-2 进入细胞核诱导大量胆固醇合成和转运基因。这些基因的激活提高了细胞内胆固醇水平，进而通过负反馈环抑制 SREBP-2 裂解激活（Wang et al.，2018）。

七、脂质对自噬的双重调节作用

除了自噬可以介导脂质代谢以外，细胞内脂质含量的不同也会影响自噬水平。脂质在控制自噬中发挥多效作用，这一过程涉及细胞内膜的重塑，这种调节的核心是膜－胞质溶胶界面，其中多种脂质直接参与，如通过组装蛋白质支架的方式来调节自噬过程的各种步骤。脂质和脂质代谢酶通过控制至少四个基本方面介导自噬过程。首先，调节汇聚到哺乳动物雷帕霉素靶蛋白（mTOR）途径上的信号级联，其反过来负调节自噬的起始，如磷脂酰肌醇-3 激酶（PI3K）等；其次，脂质作为膜结合的局部信号通过特异性募集介导膜变形、扩张等过程来控制膜动力学；此外，含磷脂酰乙醇胺（PE）的磷脂与自噬蛋白家族成员的共价结合通过将这些关键因子稳定地锚定在吞噬细胞膜上来调节它们的延伸并最终将其封闭；最后，脂质可以通过独立于蛋白质效应物的方式直接影响脂质双分子层的物理化学性质来控制膜动力学。许多的研究都证明饮食摄取的脂类对自噬具有促进作用。多种组织和细胞（神经细胞、肌肉组织、胰腺、乳腺上皮细胞、肝脏来源的细胞和结肠癌细胞）中的研究表明，游离脂肪酸水平的升高能够促进自噬（Tang et al.，2011）。目前有关脂类对自噬激活作用的分子机制研究还相对较少，已知在胰腺 β 细胞中，脂类以内质网和氧化应激非依赖的方式通过激活 c-Jun 氨基端激酶途径诱导自噬。

然而，现在也有几乎同等数量的研究表明，高浓度或者特殊类型的脂类处理能够抑制自噬水平。油酸等不饱和游离脂肪酸在一定浓度范围内能够提高多种细胞的自噬水平（Singh et al.，2009）；相反，棕榈酸等饱和游离脂肪酸能够抑制细胞自噬水平，这可能是由于它们较少被包裹进脂滴，从而在细胞质内具有较高的浓度。

在肥胖的小鼠中，肝脏自噬水平相对较低（Yang et al.，2010）。长期高脂喂养的动物模型中，在第一周内细胞自噬水平明显升高，但随后自噬水平逐渐降低。这种自噬水平的降低使脂滴体积逐渐扩大，最终导致肝脏毒性和脂肪变性（Koga et al.，2010；Mei et al.，2011）。

在肥胖或高脂喂养的条件下，自噬水平降低可能由于以下三种机制：①肥胖或者高脂喂养可能下调了多种自噬相关基因的表达，导致自噬小体形成减少和自噬水平降低（Yang et al.，2010）；②肝脏可能形成了更多的自噬小体和自噬溶酶体，但是溶酶体的功能缺陷引起自噬水平的下降，从而抑制了自噬性降解（Inami et al.，2011）；③损伤了自噬小体与溶酶体的融合，这可能受到升高的游离脂肪酸的调节（Koga et al.，2010）。

肝脏中脂自噬参与脂质代谢主要分为以下几种类型：①本底水平脂自噬，自噬对于脂滴的利用发生在所有的组织中，包括肝组织；②诱导型脂自噬，长期饥饿或者持续的脂类物质的胁迫等刺激条件会诱导肝脏脂自噬的发生，从而调控脂滴的生长，当这种自噬功能受到损伤而自噬水平不能升高就会导致脂肪肝的发生；③维持脂质生成和水解之间的平衡，自噬可能以某种目前未知的机制参与了脂滴的形成，部分抑制自噬的功能会扰乱脂质再生与降解之间固有的平衡。

八、自噬与高脂血症的关系

已有研究表明，猪体内的早期高胆固醇血症通常伴随着心脏中过度激活的 mTOR 复合体 1（mTORC1）和 mTOR 复合体 2（mTORC2）信号途径。能量和生长因子响应激酶 mTOR 控制着细胞对营养状态的反应，包括细胞内的 ATP、葡萄糖和氨基酸水平等。作者的研究表明，尤卡坦半岛猪（Yucatan pig）经过 4 周的高脂 / 高胆固醇喂养诱导高胆固醇血症，在非缺血的左心室部位，与正常胆固醇水平的对照组相比，心肌中总的 mTOR 与 Raptor 水平都发生了显著的升高，这与尤卡坦半岛猪体内的胆固醇水平保持一致。此外，在高胆固醇血症组的心肌细胞中，mTOR 大量聚集在细胞核周围。高胆固醇血症还伴随着 mTORC1 和 mTORC2 上游及下游信号分子的过度激活，包括心肌的 Akt、S6K1、4EBP1、S6 及 PKC-α，升高心肌肥大标志物的表达水平，改变心肌代谢水平，使心肌更易受到局部缺血性损伤的影响，降低心肌细胞的自噬水平（Glazer et al.，2009）。

随后的研究表明，在小鼠肝脏中抑制 mTORC1 的活性能够增强小鼠抵抗高脂 / 高胆固醇喂养所引起的肝脂质沉着症和高胆固醇血症的能力。在条件性敲除 Raptor 的小鼠肝脏中，强烈地扰乱了肝脏中 mTORC1/PI3K/AKT 信号途径。在高脂 / 高胆固醇喂养以后，与野生型相比，条件性敲除 Raptor 的小鼠不仅体重明显降低，肝脏中的三酰甘油及血浆胆固醇水平也发生了明显的降低。而且这种降低作用依赖于油脂 1（lipin1），当在敲除 Raptor 的小鼠肝脏细胞中，利用 shRNA 特异性敲低油脂 1 的表达后，则会抵消条件性敲除 Raptor 所引起的三酰甘油及胆固醇血浆水平的下降。

在血脂过多的小鼠中，特异性缺失 caspase-1/11 的巨噬细胞能够减少胆固醇的结晶化及肝炎的发生，且在这个过程中伴随着自噬水平的升高（Hendrikx et al.，2013）。作者将野生型（wide type，WT）小鼠或者 caspase-1/11[−/−]（dKO）小鼠的骨髓移植到 Ldlr[−/−] 小鼠体内，然后高脂 / 高胆固醇喂养 12 周，dKO 小鼠表现为明显较弱的肝脏炎症反应。在分离的肝脏库普弗细胞（kupffer cell，KC）中，与 WT 的 KC 相比，dKO 小鼠来源的 KC 表现为胆固醇结晶化减少、胆固醇外流增强和自噬水平升高。体外研究表明，在 WT 小鼠骨髓来源的巨噬细胞（bone marrow derived macrophages，BMDM）中，氧化低密度脂蛋白（oxidized low density lipoprotein，oxLDL）处理明显损伤自噬流，而 dKO 小鼠来源的 BMDM 则有正常的自噬水平。

　　另外，在人视网膜毛细血管周皮细胞（human retinal capillary pericytes，HRCP）中，高度 - 氧化糖化的 LDL（highly-oxidised glycated LDL，HOG-LDL）处理能够激活氧化应激和内质网应激，并最终导致线粒体功能紊乱、细胞凋亡与细胞自噬。高度 - 氧化糖化的 LDL 处理可明显升高人视网膜毛细血管周皮细胞中 LC3-Ⅱ、Beclin1 和 Atg5 的蛋白表达水平。此外，当氧化应激、内质网应激和线粒体功能紊乱分别被抑制后，高度 - 氧化糖化的 LDL 所诱导的自噬也明显的减弱。这就说明高度 - 氧化糖化的 LDL 所诱导的自噬至少部分位于氧化应激、内质网应激和线粒体功能紊乱的下游（Fu et al.，2012）。在人视网膜毛细血管周皮细胞受到高度 - 氧化糖化的 LDL 刺激时，自噬可能起到双重作用，在轻度及中度压力下促进细胞存活，但是当压力增大时则会导致细胞死亡。

　　在成年的斯普拉格 - 道利大鼠（sprague–dawley rat）中，当使用抗脂肪分解剂 3，5- 二甲基吡唑（3，5-dimethylpyrazole，DMP）促进巨自噬后，能够降低大鼠老化所引起的高胆固醇血液水平。老化的人类及啮齿类动物通常伴随着新陈代谢功能的衰退及许多老化相关疾病的发生，其中就包括高胆固醇血症，它是导致动脉粥样硬化及心血管疾病的主要危险因素，随着年龄的增长，总胆固醇及低密度脂蛋白胆固醇的水平也逐步升高，这与心血管疾病的发病率相一致。此外，老化通常也伴随着自噬水平的降低。当成年斯普拉格 - 道利大鼠进食过夜并且注射一定量的 DMP 诱导急性巨自噬后，能够将血液中总低密度脂蛋白和高密度脂蛋白胆固醇水平降低到幼鼠水平，三酰甘油的水平甚至下降到低于幼鼠的水平。3,5- 二甲基吡唑刺激能够在短时间内改善大鼠已经形成的年龄依赖的血浆 - 脂质变化。3,5- 二甲基吡唑的降胆固醇作用既不依赖于年龄相关的 3- 羟基 -3- 甲基戊二酰 - 辅酶 A 还原酶（3-hydroxy-3-methylglutaryl-coenzyme A reductase，HMG-CoA-R）的激活状态和调节作用，也与年龄相关的脂质过氧化的增加不相关，仅仅涉及成年鼠肝脏细胞膜上 LDL 受体数量的恢复。

　　人参的主要活性组分人参皂苷，对抗炎、抗肿瘤和非酒精性脂肪肝病（nonalcoholic fatty liver disease，NAFLD）预防均能发挥作用。人参皂苷 2（ginsenoside，Rb2）被认为是人参中最丰富的人参皂苷，可改善链脲佐菌素 - 糖尿病大鼠的高脂血症。Rb2 可以通过诱导沉默信息调节因子 1（silent information regulator 1，SIRT1）和激活 AMP 依赖的蛋白激酶 [adenosine 5'-monophosphate（AMP）-activated protein kinase，AMPK] 恢复自噬来减轻肝脏脂质累积，并导致 NAFLD 和葡萄糖耐量的改善。白藜芦醇（resveratrol，RSV）是天然多酚，已发现对于许多代谢疾病有益，有研究表明，RSV 可能通过激活 cAMP/PKA/AMPK/SIRT1 信号传导途径诱导肝细胞中的自噬来降低细胞内脂质含量并刺激脂肪酸 β 氧化，影响高脂血症（Huang et al.，2017）。

　　依赖 Ca^{2+}/ 钙调蛋白的蛋白激酶 Ⅱ（Ca^{2+}/calmodulin-dependent protein kinase Ⅱ，CaMK Ⅱ）是一种多功能丝氨酸 / 苏氨酸激酶，参与多种心血管疾病。在棕榈酸盐处理的心肌母细胞中也观察到炎症反应增加及丝裂原激活蛋白激酶（mitogen-activated protein kinase，MAPK）和 NF-κB 信号传导途径的激活，过度氧化应激，内质网应激和自噬，而用 CaMK Ⅱ 抑制剂预处理减少了这些病理信号。Toll- 样受体 4（Toll-like receptor 4，TLR4）是棕榈酸盐处理的细胞中 CaMK Ⅱ 的上游信号。与喂食正常饮食的小鼠相比，喂食高脂饮食的小鼠，血清脂质谱和血糖水平显著升高。因此 CaMK Ⅱ 在肥胖 / 高脂血症诱导的心脏重塑的发病机制中具有关键作用（Zhong et al.，2017b）。

最新的研究表明，抗氧化剂过氧化氢酶可以通过 IκB 激酶 β-AMPK 活化蛋白激酶（IKKβ-AMPK）依赖的方式调节自噬，改善高脂喂养所引起的心脏功能紊乱。野生型小鼠在高脂喂养 20 周后可以诱导肥胖、高胰岛素血症及高三酰甘油血症。但是在心脏中转基因过表达过氧化氢酶的小鼠中并未出现上述症状。高脂喂养还会导致野生型小鼠心肌肥大、增大左心室末端收缩及舒张直径、促进活性氧的产生，并且抑制心肌的自噬水平，转基因过氧化氢酶能够明显减弱以上症状。进一步的体内机制研究表明，过氧化氢酶能够减弱高脂喂养所引发的 IKKβ、AMPK 和 TSC2 的磷酸化，并最终抑制高脂喂养所引起的 mTOR 的激活。体外研究表明，棕榈酸能够降低心肌细胞的自噬水平及收缩功能，这与体内高脂喂养的结果一致。而当抑制 IKKβ，激活 AMPK 或者诱导自噬以后，则棕榈酸的作用明显减弱（Liang et al.，2015）。

增加支链氨基酸（branched-chain amino acid，BCAA）的摄入量可减少体重，然而升高的循环增加支链氨基酸与 NAFLD 有关。最新的研究表明，在脂肪细胞中，增加支链氨基酸，激活 $AMPK\alpha_2$，并刺激脂肪分解，增加血浆游离脂肪酸，进而导致肝脏游离脂肪酸累积。在肝脏中，增加支链氨基酸激活 mTOR，其抑制游离脂肪酸向三酰甘油转化和自噬。抑制肝脏游离脂肪酸向三酰甘油转化，阻断肝脏游离脂肪酸流出途径，增强游离脂肪酸脂毒性。阻断自噬，阻碍了自我修复机制，防止脂毒性，增加细胞凋亡（Zhang et al.，2016）。

自噬相关基因 14（autophagy-related gene 14，Atg14）在肝脏自噬和脂质代谢中都发挥了重要的作用，而且 Atg14 的功能受到叉头框 O（forkhead box O，FOXO）转录因子和生物周期节律（circadian rhythms）的调节，FOXO 和生物周期节律能够调节 Atg14 的表达，进而促进自噬。Atg14 是自噬起始环节必不可少的基因，最近的研究表明，在小鼠原代肝脏细胞中敲除 Atg14 可明显地降低肝脏细胞自噬水平。进一步的研究表明，在小鼠肝脏中条件性敲除 Atg14 会升高肝脏及血清中三酰甘油的水平。相反的，在肝脏细胞中过表达 Atg14 能够明显地升高自噬水平，而且在 WT 及 FOXO1/3/4 肝脏条件性敲除小鼠中，在肝脏中过表达 Atg14 能够明显提高肝脏自噬水平，并且改善高脂喂养所引起的高三酰甘油血症。

内皮祖细胞（endothelial progenitor cell，EPC）在维持内皮完整性中起主要作用，并有助于受损血管的再生及缺血组织的重建。有研究者使用氧化的低密度脂蛋白（oxidized-low density lipoprotein，ox-LDL）模拟来自大鼠骨髓来源的内皮祖细胞中的高胆固醇血症。Ox-LDL 剂量依赖性地激活自噬通量，同时抑制内皮祖细胞增殖。通过沉默 Atg7 抑制自噬或通过 3- 甲基腺嘌呤处理，进一步加重 ox-LDL 的增殖抑制，表明自噬对 ox-LDL 的保护作用。这为自噬在维持增殖和促进内皮祖细胞存活能力中的重要作用提供了新的见解，可能有益于改善 EPC 移植功效并增强高胆固醇血症患者的血管再内皮化（Yang et al.，2017）。

厄贝沙坦（Irbesartan，Irb）作为选择性过氧化物酶体增殖物激活受体 γ（peroxisome proliferator-activated receptor γ，PPAR γ）激动剂，具有抗炎和抗氧化功能，对葡萄糖和脂质代谢也能发挥作用。有研究表明，Irb 可以通过上调 PPARγ 的表达，激活 AMPK/Akt/mTOR 信号通路，并诱导肝脏自噬来改善高脂血症和肝脏脂肪变性（Zhong et al.，2017）。

辅酶 Q10（coenzyme Q10，CoQ10）是一种存在于自然界的脂溶性醌类化合物，又被称为"泛醌"，是线粒体钙依赖性离子通道的关键中间体，用于合成 ATP。辅酶 Q10 可以降低 ApoE$^{-/-}$ 小鼠心脏组织中肿瘤坏死因子 -α（tumor necrosis factor-α，TNF-α）和白细胞介素 -6（Interleukin-6，IL-6）基因的表达，减少了喂食高脂饮食的 ApoE$^{-/-}$ 小鼠心脏组织中的巨噬细胞数量，降低 p62 并增加心脏组织中的微管相关蛋白 1 轻链 3 表达。因此，CoQ10 有助于缓解高脂血症性心脏损伤，如脂质沉积下调，促炎基因表达，巨噬细胞积聚和自噬上调（Zhang et al.，2018）。

2 型糖尿病（type 2 diabetes，T2DM）是一种进展性疾病，最初发展为胰岛素抵抗状态，具有明显的胰岛 β 细胞过度劳累和高胰岛素血症。随着疾病的进展，胰腺 β 细胞不堪重负，无法弥补胰岛素抵抗。此外，它通常与其他代谢疾病相关，如高脂血症、肥胖和代谢综合征。在 2 型糖尿病进展期间，存在 mTORC1 信号传导途径的慢性激活，其诱导衰老并且充当内源性自噬抑制剂。有研究者在一些组织中观察到 mTORC1 过度活化在心肌中导致 2 型糖尿病的功能障碍和并发症（Guillen et al.，2018）。在肝脏中，mTORC1 除了参与脂质体内平衡的调节还能促进脂肪生成、抑制脂肪分解和脂肪沉积，胰岛素抵抗状态上调，如 2 型糖尿病导致葡萄糖失调，以及脂质体内平衡。在脂肪组织中，mTORC1 也参与胰岛素抵抗的产生。

非诺贝特是一种纤维酸衍生物，其表现出过氧化物酶体增殖物激活受体 α（PPARα）激动剂的作用。20 世纪 70 年代，非诺贝特用于治疗高脂血症和高胆固醇血症。近年来发现，非诺贝特具有抗癌功能，如抑制癌细胞的生长，抑制癌细胞的运动和转移，以及抑制肿瘤血管生成。在最近的研究中，还发现非诺贝特可在正常细胞中诱导自噬。在视网膜色素上皮细胞中，非诺贝特诱导自噬以减轻由高血糖和缺氧引起的细胞损伤。在糖尿病小鼠心肌细胞中，非诺贝特诱导自噬，以防止纤维化和炎症。然而，在用非诺贝特慢性激活 PPARα 后的小鼠肝脏中，自噬蛋白水平显著降低，自噬最终被抑制。这些相互矛盾的结果表明，非诺贝特可能对细胞中的自噬有依赖性。最近的研究表明，通过调节 AMPK-mTOR 途径，非诺贝特诱导自噬，最终阻断了细胞中的完全自噬通量（Tao et al.，2018）。非诺贝特治疗产生的自噬代谢产物诱导前列腺癌细胞内质网应激，促进细胞凋亡。

最近的研究表明，前蛋白转化酶枯草溶菌素 9（proprotein convertase subtilisin/kexin type 9，PCSK9）与载脂蛋白 B（apolipoprotein B，ApoB）的直接相互作用能够抑制 ApoB 的细胞内自噬性降解，导致 ApoB 包被的脂蛋白分泌增加，最终导致血液中胆固醇及三酰甘油含量增加（Sun et al.，2012）。在药物的治疗中，他汀类药物仍然是一线治疗药物，但临床上一些研究表明，有些心血管疾病高风险患者在接受足量他汀类药物治疗后降脂程度仍不明显，并依然存在较高的心血管疾病风险。此外，也有一些患者对高剂量他汀类药物不耐受。而 PCSK9 抑制剂可用于该类人群（Chaudhary et al.，2017），从而填补了他汀类药物的治疗缺陷。

九、小　结

总之，目前的研究表明，自噬与高脂血症之间存在着极为密切且复杂的关系。细胞内的脂质含量的不同影响细胞的自噬水平，短时间的脂质刺激可以明显地促进自噬，但是长时间或者特定种类的脂质刺激可以抑制自噬水平。体内研究表明，老化及高脂喂养所引起的高脂血症通常伴随着较低的自噬水平。自噬以脂自噬的方式调节脂质代谢，进而影响细胞内胆固醇及三酰甘油的含量，诱导自噬可以明显降低细胞及小鼠体内脂质含量。Atg14、mTOR和LC3等自噬关键因子可能在自噬及高脂血症的相互作用中发挥重要的作用，但是自噬与高脂血症关联的具体分子机制还有待深入研究。体内研究表明，促进巨自噬可以明显降低血液脂质含量，这说明靶向促进自噬可能是治疗高脂血症的有效方式，这为治疗高脂血症提供了新的选择。

第二节　自噬与动脉粥样硬化

动脉粥样硬化主要发生在大、中血管壁上。动脉粥样硬化斑块形成于血管的内膜层。斑块的形成和发展是一个多种细胞和多种因子参与其中的非常复杂的过程。很多证据表明，细胞死亡是动脉粥样硬化形成和发展的关键因子（Tabas，2005）。血管内皮细胞死亡是动脉粥样硬化发生的始动环节，平滑肌细胞的死亡会造成斑块的不稳定及破裂，而巨噬细胞的死亡对斑块的稳定性有利。动脉粥样硬化的发展始于内皮反复损伤部位（内皮功能障碍），其共同特征如动脉壁中一氧化氮水平降低，内皮素1分泌增加，血管紧张素Ⅱ（angiotensin Ⅱ，Ang Ⅱ）和血栓素分泌增加。减少NO产生可能导致内皮细胞凋亡，并且已经证明血管紧张素Ⅱ在衰老时上调可以防止内皮细胞再生。鉴于细胞死亡与细胞自噬之间具有密切关系，最近人们对自噬与动脉粥样硬化的关系展开了研究，结果表明，在动脉粥样硬化斑块中发现了完整自噬过程的超微结构，并且在动脉粥样硬化斑块中的三种主要细胞（血管内皮细胞、平滑肌细胞、巨噬细胞）中都存在自噬的激活情况。因此，动脉硬化发展过程中自噬起到了很重要的作用，在近年来的研究中发现，动脉粥样斑块中自噬水平处于升高的状态，且表现出特有的形态学特点：髓鞘样结构、细胞质泛素化包涵体聚积及空泡形成增多。

目前对于动脉粥样硬化的研究主要是通过小鼠模型来进行，之前已经发现，当敲除Beclin1和Atg5后，自噬受到抑制，加重了动脉硬化斑块的进程。ApoE是一种运输脂质的蛋白，当将小鼠体内的ApoE敲除后，利用西方饮食去喂养小鼠，会导致小鼠动脉硬化的产生，以此来模拟人类体内的动脉硬化模型。

动脉粥样硬化是大多数心血管疾病（cardiovascular diseases，CVD）的病理基础，与动脉内膜中的胆固醇积聚密切相关。通过反向胆固醇转运（reverse cholesterol transport，RCT）途径去除过量的胆固醇，代表了主要的抗动脉粥样硬化机制。RCT最初由Glomset等提出。1973年，是一种生理过程，其中过量的外周胆固醇通过高密度脂蛋白（HDL）运输到肝脏排泄到胆汁和粪便中。人们认为它是HDL防止动脉粥样硬化的关键机制。然而，敲除ATP结合盒转运蛋白A1（ATP-binding cassette transporter A1，ABCA1）、卵磷脂-胆固醇酰基转移酶（lecithin-cholesterol acyltransferase，LCAT）或小鼠中的ApoA-I对粪便中性甾醇含量无影响，表明存在一种不依赖HDL的途径可以消除体内多余的胆固醇。于是研究人员提出了一种全新的胆固醇转运模型，该模型不仅包括传统的RCT途径，还涉及额外的步骤，如小肠中的胆固醇吸收，外周细胞中的胆固醇流入和酯化，肝脏的低密度脂蛋白（LDL）摄取和转氨酶胆固醇排泄（transaminase cholesterol excretion，TICE）（Yu et al., 2018）。

一、血管内皮细胞的自噬与动脉粥样硬化

血管内皮细胞是覆盖于整个心血管系统内表面的一层扁平细胞。人的整个血管内皮层由（1～6）×10^{13} 个内皮细胞组成，大约 1kg 的重量。大量的研究表明，内皮层是一种高代谢活性器官，具有非常复杂的功能。内皮细胞表面附着有一层糖萼（glycocalyx，GCX），是内皮细胞功能和内皮细胞依赖性血管健康的主要贡献者，并且是抵抗包括动脉粥样硬化在内的心血管疾病的第一道防线，GCX 降解会引发血管壁中脂质沉积，是动脉粥样硬化的标志。很多证据表明，循环系统中或者是斑块内皮下层中的一些物质均可以诱导血管内皮细胞的自噬。例如，内皮抑素可以诱导人的 EA.hy926 内皮细胞自噬性死亡。并且用中期斑块中积累在内皮层下面的组分 ox-LDL 处理 EA.hy926 内皮细胞时，与低密度脂蛋白或者单独的培养液相比，ox-LDL 处理会明显增强自噬的水平。自噬可以通过降低氧化压力，提高一氧化氮的生物利用率及降低血管炎性来保存内皮细胞的功能，并且在老化的血管组织中自噬下降。

多种促动脉粥样硬化因素影响血管内皮细胞自噬，说明血管内皮细胞自噬与动脉粥样硬化的发生有着紧密的关联。研究发现，趋化素能够上调内皮细胞 LC3-Ⅱ 的水平、促进 *Atg12*、*Atg7*、*Atg5* 的表达并激活 AMPK，抑制 mTOR 的活性的同时促进 ROS 的活化，说明趋化素通过不同的方式影响着自噬的发生（Martinet et al., 2013）。游离的脂肪酸通过钙离子依赖的方式诱导血管内皮细胞自噬的发生，其作用机制是通过单磷酸腺苷活化蛋白激酶途径抑制 mTOR 的活性。在动脉粥样硬化早期，适度水平自噬能够帮助内皮细胞面对应激，促进细胞的存活（Xie et al., 2011）；然而到了动脉粥样硬化发展的晚期，在 ox-LDL、炎性因子的持续刺激下，内皮细胞会因为过度自噬而发生内皮死亡，从而导致斑块的不稳定及斑块破裂，显著增加了血栓形成的概率及由此所引起的急性冠脉综合征的发生。

磷脂酰胆碱特异性磷脂酶 C（phosphatidylcholine-specific phospholipase C，PC-PLC）能够特异性水解磷酸胆碱产生二酰甘油（diacylglycerol，DAG）和磷酸胆碱（phosphorylcholine，PC）。二酰甘油作为胞内重要的第二信使能够调节细胞代谢、生长、分化、老化和凋亡等多方面的细胞过程。磷脂酰胆碱特异性磷脂酶 C 在血管内皮细胞的凋亡和老化中发挥了关键的作用，磷脂酰胆碱特异性磷脂酶 C 的抑制剂 D609 同时能够抑制去血清去生长因子引起的血管内皮细胞凋亡（Cheng et al., 2006）。研究发现，神经鞘胺醇磷酸胆碱和低浓度镉离子所诱导血管内皮细胞自噬中，磷脂酰胆碱特异性磷脂酶 C 的活性显著下调（Dong et al., 2009, Ge et al., 2011），因此磷脂酰胆碱特异性磷脂酶 C 可能参与血管内皮细胞自噬的负调控过程。进一步研究发现，磷脂酰胆碱特异性磷脂酶 C（PC-PLC）可在内皮细胞中与磷脂酰乙醇胺结合蛋白 1（phosphatidylethanolamine binding protein 1，PEBP1）发生相互作用，并且磷脂酰乙醇胺结合蛋白 1 也可以负调控内皮自噬（Wang et al., 2013），这表明 PC-PLC 与磷脂酰乙醇胺结合蛋白 1 都在调节内皮细胞的自噬中发挥着重要作用。小鼠体内实验结果表明，载脂蛋白 E 缺失（apolipoprotein E deficient，ApoE^{-/-}）小鼠动脉硬化斑块内皮细胞中 PC-PLC 表达水平升高，并且其血清

中 PC-PLC 的活性也明显高于对照组小鼠，进一步用腹腔注射 D609 来抑制 ApoE⁻/⁻ 小鼠体内 PC-PLC 的活性，发现 D609 明显抑制了 ApoE⁻/⁻ 小鼠动脉粥样硬化斑块的发展，抑制斑块脂质、巨噬细胞累积、保护平滑肌细胞和胶原含量，从而增强了斑块的稳定性（Zhang et al.，2010），从而揭示 PC-PLC 是通过调控内皮自噬参与动脉粥样硬化发展的一个关键因子。

膜联蛋白 A7（annexin A7，ANXA7）是一种磷脂结合蛋白，它与钙离子和磷脂结合发挥 GTPase 活性，参与脂膜融合过程。最近的研究发现，一种新型苯并噁嗪衍生物——2,3- 二氢 -3- 羟甲基 -6- 氨基 -1,4- 苯并噁嗪（ABO）能够促进膜联蛋白 A7 与 LC3 的共定位，降低膜联蛋白 A7 表达会明显减少自噬小体的生成，表明 ABO 通过 ANXA7 促进了血管内皮细胞的自噬（Wang et al.，2010）。进一步研究发现，ABO 可通过靶向膜联蛋白 A7 抑制膜联蛋白 A7 的 GTPase 活性，并且抑制了膜联蛋白 A7 相互作用蛋白——粒钙蛋白（grancalcin，GCA）和 T 淋巴细胞胞内抗原 1（T-cell intracellular antigen-1，TIA1）的磷酸化水平，从而促进血管内皮细胞的自噬（Li et al.，2013，Huang et al.，2014），这些研究结果说明，ABO 是一种良好的内皮细胞保护剂和自噬诱导剂。进一步用腹腔注射 ABO 来检测其对于 ApoE⁻/⁻ 小鼠动脉粥样硬化斑块的影响，结果发现在体内 ABO 也可以通过上调膜联蛋白 A7 诱导血管内皮细胞自噬，抑制内皮细胞凋亡，从而抑制 ApoE⁻/⁻ 小鼠动脉粥样硬化的发展，提高斑块的稳定性，说明 ABO 可以作为动脉硬化治疗药物开发的先导化合物，膜联蛋白 A7 可能具有抗动脉粥样硬化的作用（Li et al.，2013）。另外，ABO 还可以促进膜联蛋白 A7 与磷脂酰胆碱特异性磷脂酶 C 的共定位，降低斑块内皮细胞和血清中 PC-PLC 的水平和活性。并且随着动脉硬化的发展，斑块内皮细胞和血清中磷脂酰乙醇胺结合蛋白 1 的水平显著升高，ABO 可显著抑制其升高。说明 ANXA7/PC-PLC/PEBP1 信号通路在关联血管内皮自噬和动脉粥样硬化中发挥着重要作用。这些研究表明，促进内皮自噬，保证内皮自噬流的畅通可抑制动脉硬化的发展。

早期研究表明，丁内酯衍生物 3- 苄基 -5-（2- 硝基苯氧甲基）-γ- 丁内酯（3BDO）可调节内皮细胞命运。3BDO 能够显著抑制去血清和去生长因子诱导的内皮细胞凋亡，在这一过程中 3BDO 并没有对细胞中 ROS 的水平产生明显的影响，而是抑制了膜整联蛋白β4（integrin β4，ITGB4）的表达，该研究为探究 ITGB4 在细胞凋亡中的作用提供了一个新的工具药物，为心血管疾病的治疗提供了理论基础（Wang et al.，2007）。后期研究表明，在去血清去生长因子条件下，内皮细胞的凋亡和老化同时发生，3BDO 可以同时抑制去血清和去生长因子引起的细胞老化和凋亡，该发现为研究细胞老化和凋亡之间的关系提供了借鉴，并揭示了 ITGB4 可能为细胞凋亡和老化之间的重要关联因子（Wang et al.，2007）。此外，3BDO 在抑制平滑肌细胞迁移和增殖的同时维持了内皮的迁移和成血管功能，证明了 3BDO 的作用具有细胞特异性（Meng et al.，2008）。鉴于细胞凋亡和老化与细胞自噬均有密切关系，进一步研究了 3BDO 对内皮自噬的影响，结果表明，3BDO 还可以保护内皮细胞免受不同刺激下引起的自噬损伤。3BDO 通过抑制核蛋白 1（nuclear protein 1，NUPR1/p8）和自噬调控因子 p53 之间的调节环路抑制 LPS 诱导的内皮细胞自噬损伤。同时还能够抑制氯代奎宁引起的自噬小泡的累积及线粒体膜电位的紊乱（Huang et al.，2009）。

最新的研究表明，在内皮细胞中 3BDO 的直接作用靶点是 mTORC1，3BDO 通过竞争性地与 FK506 结合蛋白 1A（FK506 binding protein 1A，12kDa，FKBP12）结合，激活 mTORC1，抑制自噬的发生（Ge et al.，2014）。3BDO 激活 mTORC1 之后通过促进 TIA1 的磷酸化抑制了长非编码 RNA TGFB2 重叠转录物 1（TGFB2-OT1）的产生。TGFB2-OT1 是由转移生长因子 β2（transforming growth factor-beta 2，TGF-β2）的 3' 端非翻译区（three prime untranslated region，3'UTR）剪切产生，是一个独立的转录本，TIA1 参与了 TGFB2-OT1 的加工过程。TGFB2-OT1 能够与 miR-4459 结合，抑制 miR-4459 所靶向的 Atg13 的表达，促进自噬。3BDO 通过激活 mTORC1，抑制 TGFB2-OT1 产生，进而降低了 Atg13 的蛋白水平，抑制自噬。随后的研究表明，3BDO 能抑制在体外和体内产生的炎症细胞因子。自噬和炎症是非常密切相关的过程。炎症反应可以诱导自噬，而自噬亦可以调节炎症反应。Sequestosome 1（SQSTM1/P62）是一种多功能支架蛋白，参与各种细胞过程，包括信号转导、细胞增殖、细胞存活和死亡、炎症、肿瘤发生和氧化应激反应。SQSTM1 是自噬底物，并且广泛用于自噬降解的标志物，但也充当许多相互作用蛋白质的支架，其促进效应蛋白质与其底物的相互作用，然后将信号传递到下游以激活 NF-κB 信号途径。以前的研究表明，SQSTM1 也激活半胱天冬酶 -1（caspase-1，CASP1），然后增加 IL-1β 的水平。脂多糖（LPS）和氧化低密度脂蛋白（ox-LDL）升高了 TGFB2-OT1 的水平，而 3BDO 抑制了这种作用。长非编码 RNA（lncRNA）TGFB2-OT1 具有对 MIR3960、MIR4488 和 MIR4459 的诱导活性，并且通过隔离这些 miRNA，增加神经酰胺合成酶 1（ceramide synthase 1，CERS1）、N- 乙酰转移酶 8 样蛋白（N-acetyltransferase 8-like protein，NAT8L）、Atg13 和 LA 相关蛋白 1（la ribonucleoprotein domain family member 1，LARP1）的水平。LARP1 进一步提高 Atg3、Atg7 和 SQSTM1 的水平，然后 TGFB2-OT1 通过 CERS1、NAT8L、Atg13、Atg3 和 Atg7 促进自噬，并通过促进 SQSTM1 蛋白合成和激活 RELA 和 CASP1 参与炎症。LPS 和 ox-LDL 通过 NUPR1 和 TIA1 促进 TGFB2-OT1 加工，因此，TGFB2-OT1 参与自噬和炎症。3BDO 通过 FKBP1A 和 MTORC1 诱导 TIA1 磷酸化，后者抑制 TGFB2-OT1 加工，然后自噬和炎症诱导 TGFB2-OT1。因此，TGFB2-OT1 是血管内皮细胞（VEC）中针对炎症的有吸引力的靶标，并且 3BDO 可能是用于开发血管疾病的新药的潜在治疗化合物（Huang et al.，2015）。

mTOR 作为一种重要的能量及代谢调节因子，参与动脉粥样硬化斑块的发展过程。在巨噬细胞中抑制 mTOR 的活性可以稳定斑块（Verheye et al.，2007），但是在内皮细胞中抑制 mTOR 的活性会导致内皮功能失调，并促进了血栓的发生，以及内皮细胞的死亡。而 mTOR 对血管生成及组织再生有保护作用，因此，激活 mTOR 可能对于抑制或治疗动脉粥样硬化是一种有效的策略。ox-LDL 通过抑制 mTOR 引发血管内皮细胞自噬和凋亡，继而促进动脉硬化。因此，3BDO 通过抑制 ox-LDL 对 mTOR 的影响而保护血管内皮细胞功能，抑制动脉粥样硬化。另外，在巨噬细胞（RAW246.7）和血管平滑肌细胞中，3BDO 不影响 ox-LDL 引起的 mTOR 活性变化和自噬的发生。在体外培养的人血管内皮细胞和 ApoE$^{-/-}$ 小鼠动脉内皮中，3BDO 不仅抑制 ox-LDL 诱导的自噬，还能抑制其诱导的凋亡，从而控制动脉粥样硬化的发展，同时，炎症反应也明显受到了抑制。

综上所述，在血管内皮细胞中，ox-LDL 引起的 mTORC1 活性下降，促进了动脉粥样硬化的发展。首先，mTORC1 活性的下降，促进了 TGFB2-OT1 的产生，进一步上调 Atg13 的水平，促进了自噬的发生及由自噬损伤引起的内皮凋亡，促进了斑块的不稳定性和动脉粥样硬化的发展。3BDO 作为 mTORC1 的激动剂，抑制了 ox-LDL 引起的 mTORC1 活性的下降，从而促进了斑块的稳定性、抑制动脉粥样硬化的发展。

同时一些研究表明，在动脉粥样硬化中，一些微 RNA（miRNA）可以调控自噬从而影响动脉粥样硬化的进程，如在最新的研究中发现，miRNA-155 在内皮细胞中可以通过抑制 Rheb/mTOR 信号通路促进自噬，因此 miRNA-155 作为 ox-LDL 应激下内皮功能的调节因子，使其成为抗动脉粥样硬化疾病的新型治疗策略的潜在候选者。

这些研究说明，抑制 ox-LDL 诱导的内皮过度自噬可以抑制动脉粥样硬化的发展。微粒（microparticle，MP）是在生理和病理条件下由许多细胞类型释放的小膜囊泡。在过去几年中，这些颗粒被认为是惰性细胞碎片，但最近许多研究表明，它们可能在细胞间通信中起作用。据报道，在各种病理状况下，包括感染、恶性肿瘤和自身免疫性疾病（如类风湿关节炎）等，可见微粒水平增加。类风湿关节炎是一种自身免疫性全身炎性疾病，其特征在于慢性滑膜炎症，导致软骨和骨损伤，加速动脉粥样硬化，增加病死率。根据文献资料，微粒也可能在内皮功能障碍中起作用，导致类风湿关节炎患者发生动脉粥样硬化。自噬是一种修复过程，通过该过程，细胞质成分被隔离在双膜囊泡中并在与溶酶体区室融合时降解。因此微粒可能通过内皮细胞自噬过程的失调导致动脉粥样硬化过程。

在近期的研究中发现，Sirtuin 1（SIRT1）是酵母蛋白沉默信息调节因子 2 的人类直向同源物，是烟酰胺腺嘌呤二核苷酸依赖性组蛋白脱乙酰基酶。令人信服的证据表明，SIRT1 在各种生物过程中起着关键作用，包括细胞代谢、应激反应、炎症、自噬和细胞凋亡。研究表明，SIRT1 失活通过 NF-κB 活化和单核巨噬细胞（THP-1）中自噬失调诱导炎症。内皮特异性为 SIRT1 通过改善内皮细胞存活和功能，已成为真正的抗动脉粥样硬化因子。SIRT1 能够抑制血管平滑肌细胞衍生的泡沫细胞的迁移，因此，被认为是动脉粥样硬化的有希望的新干预靶标，并诱导细胞自噬。最近的研究表明，EX-527（SIRT1 抑制剂）对 SIRT1 的抑制逆转了 ox-LDL 诱导的人血管内皮细胞中 LC3-Ⅱ/ LC3-Ⅰ 比率的增加和 p62 水平的降低，表明抑制 SIRT1 可抑制 ox-LDL 诱导的血管内皮细胞中的自噬。此外，EX-527 消除了芍药苷（paeoniflorin，Pae）对 ox-LDL 诱导的血管内皮细胞自噬的促进作用，表明芍药苷通过上调 SRIT1 表达增强 ox-LDL 诱导的自噬激活。类似地，先前报道了白藜芦醇通过上调 SIRT1 增强了血管内皮细胞中 ox-LDL 诱导的自噬通量。同时，还发现抑制 SIRT1 表达恢复了芍药苷对 ox-LDL 诱导的细胞凋亡和黏附分子表达的抑制作用。总之，这些结果表明，芍药苷通过在血管内皮细胞中上调 SIRT1 表达来减弱 ox-LDL 诱导的细胞凋亡和黏附分子表达（Wang et al.，2018a）（图 18-1）。

二、平滑肌细胞的自噬与动脉粥样硬化

通过透射电子显微镜法观察从晚期斑块的纤维帽中分离得到的平滑肌细胞时，发现了典型自噬的形态特征，包括形成了髓鞘样结构，细胞中泛素化组分的累积及明显的空泡化现象。髓鞘样结构是一些磷脂和膜碎片，经常在同心环的位置出现，代表了对细胞膜组分的自噬性降解。这些结构不仅可以在人的斑块中出现，在胆固醇喂养的兔子的斑块中也发现有这种结构（Schrijvers et al.，2011）。在纤维帽中将要死亡的平滑肌细胞细胞质中聚集了泛素化的组分，表明了自噬性死亡的发生。有研究表明，自噬诱导剂 7- 酮

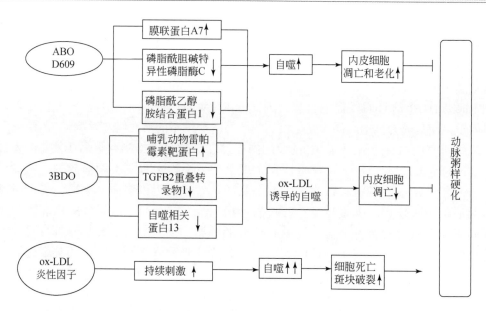

图 18-1　血管内皮细胞的自噬与动脉粥样硬化

ABO 和 D609 靶向膜连蛋白 A7、磷脂酰胆碱特异性磷脂酶 C、磷脂酰乙醇胺结合蛋白 1 而激活自噬，促进内皮细胞凋亡和老化，抑制动脉粥样硬化；3BDO 靶向哺乳动物雷帕霉素蛋白、TGFB2 重叠转录物 1 和自噬相关蛋白 13，调控 ox-LDL 诱导的自噬，抑制内皮细胞凋亡而抑制动脉粥样硬化；ox-LDL 炎性因子持续刺激，激活自噬，促进细胞死亡和斑块破裂，调控动脉粥样硬化

基胆固醇可以促进培养的平滑肌细胞空泡化、蛋白的泛素化及 LC3-Ⅱ 的表达。在从动脉粥样硬化斑块分离的平滑肌细胞中，炎性因子肿瘤坏死因子 -α（tumor necrosis factor alpha，TNF-α）的刺激会促进空泡细胞的数量及 LC3-Ⅱ 和自噬相关基因 6（autophagy related gene 6，*Atg6/Beclin1*）的表达。并且研究表明，7- 酮基胆固醇的处理可以抑制低浓度的他汀类药物诱导的平滑肌细胞的死亡。其机制可能是受损的细胞器被自噬清除，限制了线粒体对促凋亡蛋白，如细胞色素 c 的释放。同时，过量的自由胆固醇或者脂质超氧化产物 4- 羟基壬烯酸诱导平滑肌细胞自噬的发生，进而促进平滑肌的存活（Xu et al.，2010）。这些表明在平滑肌细胞中适当水平的自噬可以通过降解受损的细胞内物质，尤其是去极化的线粒体，保护斑块细胞应对氧化胁迫。自噬是一种进化上保守的机制，与多种细胞通路相连，影响血管平滑肌细胞的存活和功能。通过细胞间和（或）细胞外刺激激活自噬对血管平滑肌细胞抵抗细胞死亡具有保护作用，相反，过度自噬被认为是有害过程。血管平滑肌细胞自噬的变化可以响应各种刺激，导致血管平滑肌细胞功能的调节，包括增殖、迁移、基质分泌、收缩 / 舒张和分化。这些功能变化在血管疾病的发展中起着关键作用。重要的是，新出现的证据表明，血管平滑肌细胞中的自噬缺陷会导致动脉粥样硬化和再狭窄，从而为血管疾病的治疗靶点提供了新的视角（图 18-2）。

三、巨噬细胞的自噬与动脉粥样硬化

最近的研究证明，巨噬细胞的自噬是其促进血管病理的一种重要途径。Stabilin-1（STAB1）是在交替激活的巨噬细胞和窦状内皮细胞上表达的清道夫受体。其配体包括

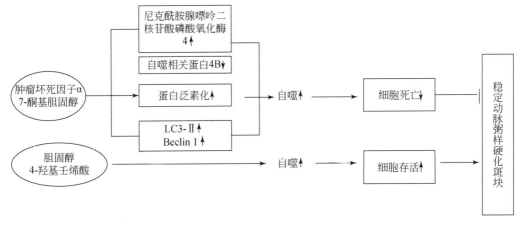

图 18-2 平滑肌细胞的自噬与动脉粥样硬化

肿瘤坏死因子 α 和 7- 酮基胆固醇靶向尼克酰胺腺嘌呤二核苷酸磷酸氧化酶 4、自噬相关蛋白 4B 等激活自噬，抑制细胞死亡并破坏动脉粥样硬化斑块的稳定；胆固醇和 4- 羟基壬烯酸激活自噬促进细胞存活，稳定动脉粥样硬化斑块

ox-LDL 和细胞外基质糖蛋白富含半胱氨酸的酸性分泌蛋白（secreted protein acidic and rich in cysteine，SPARC）。然而近期的研究表明，骨髓特异性 Stabilin-1 缺失不影响小鼠对动脉粥样硬化的易感性。由于巨噬细胞具有比较强的吞噬功能，就使得用电子显微镜观察细胞中的膜泡结构变得比较困难，因为不能分辨该结构到底是自噬还是异噬（Schrijvers et al.，2011）。通过免疫电子显微镜观察自噬的标记蛋白 LC3 是检测自噬的更特异的方法，但是对于巨噬细胞来说也很困难，因为在这些细胞中 LC3 的表达水平很低。并且，在巨噬细胞中，溶酶体的标志蛋白，如组织蛋白酶等表达水平高，因此用免疫组织化学法检测这些酶时非常容易产生假阳性。最近的研究表明，巨噬细胞吞噬甾醇（如 β- 谷甾醇）会导致细胞以半胱天冬酶（caspase）非依赖的方式死亡，其中涉及自噬过程。在大多数人中，血浆及动脉硬化斑块中甾醇的含量很低，但是在谷固醇血症的患者中，血浆中植物甾醇的含量会达到非常高的水平，从而导致了严重的动脉粥样硬化血栓形成疾病。植物甾醇是酰基辅酶 A：胆固醇酰基转移酶（ACAT）的底物，ACAT 是一种甾醇酯化酶，可以通过抑制游离甾醇插入到细胞膜中来抑制细胞的死亡（Liu et al.，2005）。因此，游离的植物甾醇可以在斑块的巨噬细胞中累积，从而引起巨噬细胞自噬性死亡、病变坏死及斑块的不稳定。

最近有研究发现，巨噬细胞的自噬对于动脉粥样硬化的发展是有保护作用的。利用 ApoE$^{-/-}$ 的小鼠作为研究动脉粥样硬化的模型，检测发现自噬的指标 p62 及 LC3 大多数与斑块中的白细胞及巨噬细胞共定位。并且随着动脉粥样硬化的发展，自噬水平是逐渐降低的，这可以通过检测斑块中 p62 的累积发现。巨噬细胞中自噬的缺失会促进 ApoE$^{-/-}$ 小鼠中动脉粥样硬化的发展，巨噬细胞炎性小体的超活化及白细胞介素 -1β（interleukin-1β，IL-1β）的过度产生。而另有研究表明，单核细胞和巨噬细胞中的丝裂素活化蛋白激酶磷酸酶 1（mitogen-activated protein kinase phosphatase 1，MKP-1）缺陷通过降低巨噬细胞自噬，增强细胞凋亡和调节巨噬细胞极化来加速动脉粥样硬化和病变进展，而丝裂素活化蛋白激酶磷酸酶 1 的过表达可保护巨噬细胞免于因代谢压力引起的功能障碍。因此，推测丝裂素活化蛋白激酶磷酸酶 1 是巨噬细胞功能和存活的主要调节因子。

最新研究表明，一种名为海藻糖的天然糖可以作为巨噬细胞自噬-溶酶体生物发生的诱导物，并显示海藻糖促进巨噬细胞自噬-溶酶体生物发生的主转录调节因子（transcription factor EB，TFEB）过表达，从而缓解动脉粥样硬化特性。

另一个重要的方面是要考虑脂自噬在血管病理中的作用。脂自噬是一种特殊的自噬种类，可以促进载脂细胞中的胆固醇在溶酶体的脂肪酶的作用下变为高密度脂蛋白（Liu et al.，2013）。自噬可以促进巨噬细胞中存储的胆固醇脂滴的水解，从而促进胆固醇的外流。研究发现，磷酸酶 Wip1 和 Atm 信号的负调控因子，在 ApoE$^{-/-}$ 小鼠的自噬及胆固醇外流中起重要作用。并且 Wip1 的缺失会抑制巨噬细胞转化为泡沫细胞，从而抑制动脉粥样硬化斑块的形成（Le Guezennec et al.，2012）。

总之，在动脉粥样硬化中，巨噬细胞的自噬功能失调，并且巨噬细胞自噬的缺陷会促进血管炎性、氧化压力及斑块坏死，表明控制巨噬细胞的自噬是有效抑制动脉粥样硬化发展的策略（图 18-3）。

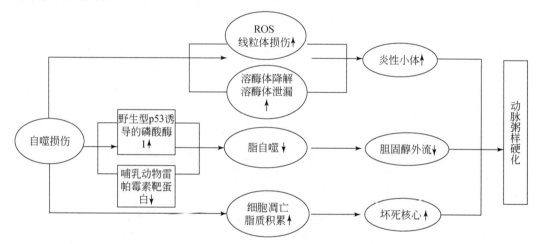

图 18-3　巨噬细胞的自噬与动脉粥样硬化

巨噬细胞中自噬损伤从三个方面影响动脉粥样硬化：① ROS 过度累积及溶酶体损伤所造成的自噬损伤，使巨噬细胞炎性小体的超活化及 IL-1β 的过度产生会促进 ApoE$^{-/-}$ 小鼠中动脉粥样硬化的发展；②自噬损伤使 Wip1 及 mTOR 水平变化使脂自噬水平降低，胆固醇外流减少，加速了动脉粥样硬化的发展；③自噬损伤导致脂质累积，促进坏死核心的形成，加速了动脉粥样硬化的发展

四、自噬在动脉粥样硬化中的作用

在动脉粥样硬化的斑块中存在多种自噬的诱导剂，包括炎性因子、ROS 及 ox-LDL 的累积。自噬被认为是一种存活的机制而不是促进死亡的信号，因此可以推测在晚期斑块的纤维帽中的平滑肌细胞的自噬是斑块稳定的重要机制。事实上，自噬更可能的是可以保护斑块细胞对抗氧化应激，这是晚期斑块的主要特征，从而降解受损的组分，尤其是在细胞色素 c 释放之前就发生的极化的线粒体。这样，损伤物质的自噬就是一种抗凋亡的方式来促进细胞的再修复。但是，急性的或者持续的氧化压力的存在会导致细胞内活性氧水平的升高而损伤溶酶体膜。线粒体组分的改变就会抑制它们与包含损伤物质的自噬小泡融合及导致有效的水解酶的释放，从而加剧了细胞损伤的程度。如果自噬未参

与动脉粥样硬化斑块的氧化应激反应或者是氧化损伤超过了细胞自身的防范能力，细胞就会通过凋亡过程而死亡。

但是，与基准水平的自噬不同，过高水平的自噬可能会导致平滑肌细胞的自噬性死亡，从而降低了胶原的合成，导致纤维帽变薄而使斑块不稳定。并且，内皮细胞的自噬性死亡对斑块的结构也有害，因为内皮的损伤或死亡是导致急性临床事件斑块血栓的主要机制。由于巨噬细胞在动脉粥样硬化形成及斑块不稳定的重要作用，只有巨噬细胞发生自噬性死亡才是稳定非梗阻性倾向破裂的斑块的有效手段。

总之，自噬是血管细胞的一种普遍存在的胁迫反应，在促进斑块稳定中发挥重要作用。但从斑块稳定性角度出发，过度自噬是有害的。在动脉粥样硬化斑块中，适度的自噬可以维持斑块的稳定性，近年来，研究者把目光放在了自噬缺陷的研究上，自噬缺陷的发生主要通过两种不同的方式：①在自噬起始时期发生缺陷，这主要是阻止自噬小泡的形成；②与溶酶体融合或者是溶酶体途径的降解过程中发生缺陷。目前最为普遍的观点是溶酶体依赖途径的降解过程缺陷。研究表明，血管平滑肌细胞中的自噬缺陷可加速衰老并促进内膜形成和动脉粥样硬化形成。

基础水平的自噬可以促进细胞存活，维持动脉粥样硬化中斑块的稳定性，但是过度的自噬可以促进细胞死亡，进而引发严重的心脑血管疾病。当血管平滑肌细胞死亡时将导致分泌的胶原蛋白含量减少，进而使纤维帽变薄，从而使斑块破裂。研究表明，在平滑肌细胞中过度自噬导致其死亡，使其更易形成斑块。目前大量的研究表明，自噬引起的细胞死亡将诱发许多炎症因子的释放，进而引起炎症反应。严重的氧化应激和自噬形成蜡样体。蜡样体是一种蛋白质和氧化脂质结合形成的复合体，无法被溶酶体水解酶清除且能吸引大量溶酶体酶，使自噬体与溶酶体的结合受限，导致细胞死亡。因此，细胞的自噬性死亡可促进不稳定斑块的形成（Nussenzweig et al.，2015）。

五、靶向自噬的药物在动脉粥样硬化中的应用

在过去的十余年里，体外实验发现了许多新的或者现存的药物，具有促进或者抑制自噬的作用，尤其是在肿瘤和神经退行性疾病中。在最新的研究中显示，通过靶向自噬治疗动脉粥样硬化已经成为临床治疗的新方向，总结目前用于动脉粥样硬化治疗的药物主要有以下几种：依维莫司、白藜芦醇和小檗碱抑制自噬抑制因子 mTOR，小檗碱也能激活 AMPK。β- 抑制蛋白 1（β-arrestin-1）的过表达和 II 型大麻素受体（cannabinoid receptor2，CB2R）的激活被认为可以增加 Beclin1 和 LC3 的表达，从而促进自噬的发生（Shao et al.，2016）。目前，对于自噬的调节主要是通过经典的信号通路——mTOR 通路，它是一个在调节蛋白合成、细胞生长及代谢中均发挥重要作用的能量感知激酶。例如，雷帕霉素及其衍生物可以抑制 mTOR 的活性，从而激活自噬。另外一种调节自噬的方法就是靶向 mTOR 非依赖的信号通路，主要是通过三磷酸肌醇的水平来调节。mTOR 非依赖的自噬也可以通过一些药物来调节，如丙戊酸钠和卡马西平。需要注意的是，通过药物来改变自噬也可能会有一些其他的效应，因为这些药物通常会阻断一些常规的过程，如糖代谢、线粒体呼吸系统等。PI3K 的广谱抑制剂如渥曼青霉素和 3- 甲基腺嘌呤（3-MA）广泛应用于抑制自噬过程，也可以抑制蛋白激酶 B 的活化。目前，还没有自噬的特异性

抑制剂。抑制 *Atg4* 的活性通常会明显抑制自噬，由于 *Atg4* 特异性的底物目前已被发现（Shu et al., 2010），那么研究设计 *Atg4* 特异性的抑制剂对于阻断自噬过程就是一个有效的方法。

在最新的研究中表明，亚精胺可以通过诱导自噬减少动脉粥样硬化斑块中脂质累积和坏死核心的形成；另有研究表明，葛根素是一种从传统中草药葛根中提取的主要生物活性异黄酮化合物，临床上用于治疗中国和其他亚洲人的心血管疾病、高血压和糖尿病，ERK5 / KLF2 激活参与葛根素对内皮细胞黏附和载脂蛋白 E 缺陷小鼠动脉粥样硬化病变的减少作用。

众所周知，血管生成和血管重塑对缺血性心血管事件包括外周动脉疾病（peripheral arterial disease，PAD）和心肌梗死，具有防御作用，可以恢复组织血液供应和氧合作用；内皮在这些内在保护过程中起着关键作用。最新研究表明，C 型利尿钠肽（c-type natriuretic peptide，CNP）是协调血管稳态的基本内皮信号传导因子，临床血管缺血与 CNP 水平降低有关。

六、小　　结

目前的研究表明，自噬与高脂血症之间存在着极为密切且复杂的关系。细胞内的脂质含量的不同影响细胞的自噬水平。短时间的脂质刺激可以明显地促进自噬，但是长时间或者特定种类的脂质刺激可以抑制自噬水平，体内研究表明，老化及高脂喂养所引起的高脂血症通常伴随着较低的自噬水平。自噬以脂自噬的方式调节脂质代谢，进而影响细胞内胆固醇及三酰甘油的含量，诱导自噬可以明显降低细胞及小鼠体内脂质含量。Atg14、mTOR 和 LC3 等自噬关键因子可能在自噬及高脂血症的相互作用中发挥着重要的作用。但是自噬与高脂血症关联的具体分子机制还有待深入研究（图 18-4）。

基于现在的研究结果可以确定的是细胞需要自噬来促进应激条件下的存活。因此，适度的调控自噬对于稳定动脉硬化斑块是一个有效的策略。未来在稳定动脉硬化斑块中所面临的挑战是如何选择性地保护自噬的促进存活效应而不影响不必要的死亡或者促炎反应。随着纳米技术在组织特异性的药物靶向治疗中的应用，未来一个可能的稳定动脉

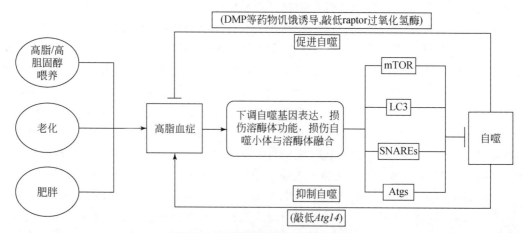

图 18-4　自噬与高脂血症相互关系

老化及高脂喂养所引起的高脂血症通常伴随着较低的自噬水平，自噬以脂自噬的方式调节脂质代谢，进而影响细胞内胆固醇及三酰甘油的含量，诱导自噬可以明显降低细胞及小鼠体内脂质含量

硬化斑块的方法是发展特异性诱导巨噬细胞自噬并能够抗感染的药物。然而，刺激自噬的作用只有在自噬流完整的情况下才有利，因为自噬流的损伤会导致溶酶体或者自噬小体的外流及细胞死亡，并且已经有研究表明，组蛋白去乙酰化酶在自噬和动脉硬化中发挥着作用。例如，抑制组蛋白去乙酰化酶1可以促进自噬，并且降低血管损伤小鼠中的新生内膜形成。由于组蛋白去乙酰化酶的广谱作用及较低的副作用，可以通过其调节自噬成为治疗动脉粥样硬化的新靶点。但是，目前还有许多没有解决的问题，如自噬的激活要持续多久才能不损伤细胞；自噬在斑块中对于其他方式的细胞死亡有无影响；自噬的诱导是否能够抵抗动脉粥样硬化的发展，这些问题都需要进一步的研究。

总之，自噬可以认为是细胞为了生存所做的一种响应，这种响应可以与细胞受到的压力所抗衡而产生适应性的反应，如果这种反应比较适度的话，自噬就会被激活而使细胞存活，损伤的、有害的以及不需要的细胞成分就会很容易被清除。另外，如果细胞受到的压力太大或者持续性太长的话，这种适应性的反应就会失去作用，细胞从而走向了自噬性死亡的通路。对于自噬在高脂血症及动脉粥样硬化中确切的作用机制还需要更深入的研究，从而确定自噬是治疗这两种疾病的有效靶点。

山东大学生命科学学院　苗俊英　崔小玲　张　君

中国海洋大学医药学院　臧晓凌

参 考 文 献

Chaudhary R，Garg J，Shah N，et al.，2017. PCSK9 inhibitors: A new era of lipid lowering therapy. World J Cardiol，9（2）：76-91.

Cheng Y，Zhao Q，Liu X，et al.，2006. Phosphatidylcholine-specific phospholipase C，p53 and ROS in the association of apoptosis and senescence in vascular endothelial cells. FEBS Lett，580（20）：4911-4915.

Dong Z，Wang L，Xu J，et al.，2009. Promotion of autophagy and inhibition of apoptosis by low concentrations of cadmium in vascular endothelial cells. Toxicol In Vitro，23（1）：105-110.

Fu D，Wu M，Zhang J，et al.，2012. Mechanisms of modified LDL-induced pericyte loss and retinal injury in diabetic retinopathy. Diabetologia，55（11）：3128-3140.

Ge D，Han L，Huang S，et al.，2014. Identification of a novel MTOR activator and discovery of a competing endogenous RNA regulating autophagy in vascular endothelial cells. Autophagy，10（6）：957-971.

Ge D，Jing Q，Meng N，et al.，2011. Regulation of apoptosis and autophagy by sphingosylphosphorylcholine in vascular endothelial cells. J Cell Physiol，226（11）：2827-2833.

Glazer H P，Osipov R M，Clements R T，et al.，2009. Hypercholesterolemia is associated with hyperactive cardiac mTORC1 and mTORC2 signaling. Cell Cycle，8（11）：1738-1746.

Guillen C，Benito M，2018. mTORC1 Overactivation as a key aging factor in the progression to type 2 diabetes mellitus. Front Endocrinol（Lausanne），9：621.

Hendrikx T，Bieghs V，Walenbergh S M，et al.，2013. Macrophage specific caspase-1/11 deficiency protects against cholesterol crystallization and hepatic inflammation in hyperlipidemic mice. Plos One，8（12）：e78792.

Huang B，Meng N，Zhao B，et al.，2009. Protective effects of a synthesized butyrolactone derivative against chloroquine-induced autophagic vesicle accumulation and the disturbance of mitochondrial membrane potential and Na$^+$, K$^+$-ATPase activity in vascular endothelial cells. Chem Res Toxicol, 22（3）: 471-475.

Huang Q, Wang T, Yang L, et al., 2017. Ginsenoside Rb2 alleviates hepatic lipid accumulation by restoring autophagy via induction of Sirt1 and activation of AMPK. Int J Mol Sci, 18（5）. pii E1063.

Huang S, Liu N, Li H, et al., 2014. TIA1 interacts with annexin A7 in regulating vascular endothelial cell autophagy. Int J Biochem Cell Biol, 57: 115-122.

Huang S, Lu W, Ge D, et al., 2015. A new microRNA signal pathway regulated by long noncoding RNA TGFB2-OT1 in autophagy and inflammation of vascular endothelial cells. Autophagy, 11（12）: 2172-2183.

Inami Y, Yamashina S, Izumi K, et al., 2011. Hepatic steatosis inhibits autophagic proteolysis via impairment of autophagosomal acidification and cathepsin expression. Biochem Biophys Res Commun, 412（4）: 618-625.

Koga H, Kaushik S, Cuervo A M, 2010. Altered lipid content inhibits autophagic vesicular fusion. FASEB J, 24（8）: 3052-3065.

Le guezennec X, Brichkina A, Huang Y F, et al., 2012. Wip1-dependent regulation of autophagy, obesity, and atherosclerosis. Cell Metab, 16（1）: 68-80.

Li H, Huang S, Wang S, et al., 2013. Targeting annexin A7 by a small molecule suppressed the activity of phosphatidylcholine-specific phospholipase C in vascular endothelial cells and inhibited atherosclerosis in apolipoprotein E（−）/（−）mice. Cell Death Dis, 4: e806.

Li H, Liu N, Wang S, et al., 2013. Identification of a small molecule targeting annexin A7. Biochim Biophys Acta, 1833（9）: 2092-2099.

Liang L, Shou X L, Zhao H K, et al., 2015. Antioxidant catalase rescues against high fat diet-induced cardiac dysfunction via an IKKbeta-AMPK-dependent regulation of autophagy. Biochim Biophys Acta, 1852（2）: 343-352.

Liu J, Chang C C, Westover E J, et al., 2005. Investigating the allosterism of acyl-CoA:cholesterol acyltransferase（ACAT）by using various sterols: in vitro and intact cell studies. Biochem J, 391（pt 2）: 389-397.

Liu K, Czaja M J, 2013. Regulation of lipid stores and metabolism by lipophagy. Cell Death Differ, 20（1）: 3-11.

Martinet W, De Meyer I, Verheye S, et al., 2013. Drug-induced macrophage autophagy in atherosclerosis: for better or worse? Basic Res Cardiol, 108（1）: 321.

Mei S, Ni H M, Manley S, et al., 2011. Differential roles of unsaturated and saturated fatty acids on autophagy and apoptosis in hepatocytes. J Pharmacol Exp Ther, 339（2）: 487-498.

Meng N, Zhao J, Zhao B, et al., 2008. A novel butyrolactone derivative inhibited smooth muscle cell migration and proliferation and maintained endothelial cell functions through selectively affecting Na, K-ATPase activity and mitochondria membrane potential during in vitro angiogenesis. J Cell Biochem, 104（6）: 2123-2130.

Nussenzweig S C, Verma S, Finkel T, 2015. The role of autophagy in vascular biology. Circ Res, 116（3）: 480-488.

Schrijvers D M，De Meyer G R，Martinet W，2011. Autophagy in atherosclerosis: a potential drug target for plaque stabilization. Arterioscler Thromb Vasc Biol，31（12）：2787-2789.

Shao B Z，Han B Z，Zeng Y X，et al. 2016. The roles of macrophage autophagy in atherosclerosis. Acta Pharmacol Sin，37（2）：150-156.

Shu C W，Drag M，Bekes M，et al.，2010. Synthetic substrates for measuring activity of autophagy proteases: autophagins（Atg4）. Autophagy，6（7）：936-947.

Singh R，Kaushik S，Wang Y，et al.，2009. Autophagy regulates lipid metabolism. Nature，458（7242）：1131-1135.

Sun H，Samarghandi A，Zhang N，et al.，2012. Proprotein convertase subtilisin/kexin type 9 interacts with apolipoprotein B and prevents its intracellular degradation，irrespective of the low-density lipoprotein receptor. Arterioscler Thromb Vasc Biol，32（7）：1585-1595.

Tabas I，2005. Consequences and therapeutic implications of macrophage apoptosis in atherosclerosis: the importance of lesion stage and phagocytic efficiency. Arterioscler Thromb Vasc Biol，25（11）：2255-2264.

Tang Y，Chen Y，Jiang H，et al.，2011. Short-chain fatty acids induced autophagy serves as an adaptive strategy for retarding mitochondria-mediated apoptotic cell death. Cell Death Differ，18（4）：602-618.

Tao T，Zhao F，Xuan Q，et al.，2018. Fenofibrate inhibits the growth of prostate cancer through regulating autophagy and endoplasmic reticulum stress. Biochem Biophys Res Commun，503（4）：2685-2689.

Verheye S，Martinet W，Kockx M M，et al.，2007. Selective clearance of macrophages in atherosclerotic plaques by autophagy. J Am Coll Cardiol，49（6）：706-715.

Wang L，Dong Z，Huang B，et al.，2010. Distinct patterns of autophagy evoked by two benzoxazine derivatives in vascular endothelial cells. Autophagy，6（8）：1115-1124.

Wang L，Li H，Zhang J，et al.，2013. Phosphatidylethanolamine binding protein 1 in vacular endothelial cell autophagy and atherosclerosis. J Physiol，591（20）：5005-5015.

Wang W，Liu X，Zhang Y，et al.，2007. Both senescence and apoptosis induced by deprivation of growth factors were inhibited by a novel butyrolactone derivative through depressing integrin beta4 in vascular endothelial cells. Endothelium，14（6）：325-332.

Wang W，Liu X，Zhao J，et al.，2007. A novel butyrolactone derivative inhibited apoptosis and depressed integrin beta4 expression in vascular endothelial cells. Bioorg Med Chem Lett，17（2）：482-485.

Wang Y，Che J，Zhao H，et al.，2018. Paeoniflorin attenuates oxidized low-density lipoprotein-induced apoptosis and adhesion molecule expression by autophagy enhancement in human umbilical vein endothelial cells. J Cell Biochem，120（6）：9291-9299.

Wang Y，Ding W X，Li T，2018. Cholesterol and bile acid-mediated regulation of autophagy in fatty liver diseases and atherosclerosis. Biochim Biophys Acta Mol Cell Biol Lipids，1863（7）：726-733.

Xie Y，You S J，Zhang Y L，et al.，2011. Protective role of autophagy in AGE-induced early injury of human vascular endothelial cells. Mol Med Rep，4（3）：459-464.

Xu K，Yang Y，Yan M，et al.，2010. Autophagy plays a protective role in free cholesterol overload-induced death of smooth muscle cells. J Lipid Res，51（9）：2581-2590.

Yang J，Yu J，Li D，et al.，2017. Store-operated calcium entry-activated autophagy protects EPC proliferation via the CAMKK2-MTOR pathway in ox-LDL exposure. Autophagy，13（1）：82-98.

Yang L，Li P，Fu S，et al.，2010. Defective hepatic autophagy in obesity promotes ER stress and causes insulin resistance. Cell Metab，11（6）：467-478.

Yu X H，Zhang D W，Zheng X L，et al.，2018. Cholesterol transport system: An integrated cholesterol transport model involved in atherosclerosis. Prog Lipid Res，73：65-91.

Zhang F，Zhao S，Yan W，et al.，2016. Branched chain amino acids cause liver injury in obese/diabetic mice by promoting adipocyte lipolysis and inhibiting hepatic autophagy. EBioMedicine，13：157-167.

Zhang L，Zhao J，Su L，et al.，2010. D609 inhibits progression of preexisting atheroma and promotes lesion stability in apolipoprotein e-/- mice: a role of phosphatidylcholine-specific phospholipase in atherosclerosis. Arterioscler Thromb Vasc Biol，30（3）：411-418.

Zhang X，Liu H，Hao Y，et al.，2018. Coenzyme Q10 protects against hyperlipidemia-induced cardiac damage in apolipoprotein E-deficient mice. Lipids Health Dis，17（1）：279.

Zhang Z，Yao Z，Chen Y，et al.，2018. Lipophagy and liver disease: New perspectives to better understanding and therapy. Biomed Pharmacother，97：339-348.

Zhong J，Gong W，Lu L，et al.，2017. Irbesartan ameliorates hyperlipidemia and liver steatosis in type 2 diabetic db/db mice via stimulating PPAR-gamma，AMPK/Akt/mTOR signaling and autophagy. Int Immunopharmacol，42：176-184.

Zhong P，Quan D，Peng J，et al.，2017. Role of CaMKII in free fatty acid/hyperlipidemia-induced cardiac remodeling both in vitro and in vivo. J Mol Cell Cardiol，109：1-16.

第十九章　自噬在心血管疾病中的应用

如前所述，自噬的调节与心脏疾病密切相关，包括高血压、心脏肥大、缺血性心脏病、缺血再灌注损伤、心力衰竭及心肌病。以自噬为靶点的药物分为两类：激活自噬药物和自噬抑制药物。根据其作用机制进行汇总，如表 19-1 所示。

表 19-1　自噬药物的分类和作用靶点

自噬调节剂的分类	药物名	作用靶点
自噬激活剂		
mTOR 抑制剂	雷帕霉素、依维莫司、西罗莫司、哌克昔林胺碘酮、氯硝柳胺、伽马林、小檗碱	FKB12 binding mTOR 通路抑制剂
AMPK 激活剂	AICAR、二甲双胍	mTORC1/C2 抑制剂、ULK1 活化
SIRT1 激活剂	白芦藜醇 SRT1720、SRT2183	自噬调节子的去乙酰化
IP3 抑制剂	卡马西平、锂盐、丙戊酸	细胞内钙下调
细胞内钙抑制剂	维拉帕米、胺碘酮、尼群地平	细胞内钙下调
cAMP 抑制剂	可乐定、利美尼定	PKA 抑制剂
ULK1 激动剂	LYN-1604	ULK1 活化
化学分子	海藻糖	机制不清
自噬抑制剂		
AMPK 抑制剂	Compound C、ARA-A	mTOR 活化、ULK1 抑制
GSK-3 抑制剂	SB216763	TSC2 抑制剂
吞噬泡抑制剂	三甲基腺嘌呤	PI3K 抑制剂
ULK1 抑制剂	SBI-0206965	ULK1 抑制

在心脏压力过负荷时，适度的压力激活细胞自噬，进而缓解内质网应激、保存线粒体功能、维持心脏功能，发挥心脏保护作用。在生理性压力负荷下抑制心肌细胞自噬可显著加剧心力衰竭发生。相反，在重度压力过负荷下，通过上调 Beclin1 过度激活自噬，导致重要的细胞器和蛋白丢失和细胞死亡，引发心脏代偿性心肌肥厚迅速向失代偿心力衰竭的转变。研究表明，在轻中度压力负荷下，给予低剂量 AMPK 激动剂（如 AICAR，二甲双胍）和 mTOR 抑制剂（雷帕霉素）适度激活自噬，可限制心肌肥厚的发生，改善心功能，延缓心力衰竭的发生。白藜芦醇作为 SIRT1 的激动剂，可以通过 SIRT1 激活

FOXO1-RAB7 信号通路而促进自噬，同时也可以通过激活 AMPK 促进自噬，在压力负荷性心肌肥大和心力衰竭过程中发挥心脏保护作用。另外，在严重的压力过负荷下应该抑制自噬发生。Trichosatin A（Ⅰ、Ⅱ型组蛋白去乙酰化酶抑制剂）抑制细胞自噬。研究表明，在严重压力过负荷下应用 Trichosatin A 能阻断左心室病理性重塑，这可能主要得益于自噬体的清除，也有研究认为，抑制Ⅰ型组蛋白去乙酰化酶可以抑制 mTOR 活性，因而抑制 mTOR 不仅可以激活自噬体形成，也可以促进其成熟和清除。因此，根据心脏的病理生理条件，恰当的选择自噬激活或抑制药物，才能保护心脏功能（图 19-1）。在错误折叠蛋白累计导致的心肌病中，自噬通过清除错误折叠蛋白发挥心脏保护作用。在 CryAB 突变致蛋白毒性心肌病中，ATG7 依赖的自噬活化减弱，大量淀粉样蛋白寡聚体在心肌细胞中累积。Beclin1 基因的部分缺失，抑制自噬，加速 CryAB 突变小鼠的心力衰竭。在神经变性疾病中（如阿尔茨海默病、帕金森病和亨廷顿病），mTOR 抑制剂、AMPK 激活剂、SIRT1 激活剂和海藻糖通过吞噬和清除异常活化细胞内蛋白的聚集而发挥治疗作用，提示这类药物可能应用于蛋白毒性心肌病的治疗。卡马西平和锂盐治疗诱导细胞自噬，促进蛋白毒性心肌病中细胞内错误折叠蛋白的累积，但是卡马西平和锂盐治疗伴随的巨大副作用限制这类药物的应用（图 19-1）。

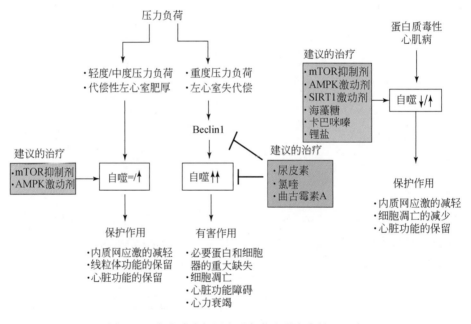

图 19-1　自噬治疗与压力过负荷和蛋白毒性心肌病

在心脏缺血和再灌注中自噬被激活，但是不同情况下自噬的活化对病理改变的影响不同。慢性 / 长时间缺血时，自噬激活发挥保护作用。在猪冬眠心肌中自噬表达上调，缺血区域自噬水平与细胞凋亡呈负相关，提示激活自噬也许可阻止细胞凋亡。通过抑制内源性 AMPK 或 GSK，活化 mTOR 等抑制自噬，加剧心脏缺血性损伤，其机制包括：①自噬促进氨基酸和脂肪酸的再生，促进 ATP 合成，代偿性补偿能量损失；②自噬清除受损线粒体和异常聚集的蛋白，保护细胞功能。相反，自噬在再灌注损伤中发挥有害的作用。再灌注损伤中，氧化应激上调 Beclin1 表达，促进自噬泡形成。下调自噬基因 Beclin1 表达阻断自噬和减少再灌注损伤，表明上调的自噬加剧了再灌注损伤。研究表明，抑制 GSK 阻止再灌注损伤发生，其机制是活化 mTOR 抑制。尿皮素抑制 Beclin1 能减少缺氧－复氧介导的心肌细胞死亡。但是，在某些条件下再灌注损伤中自噬的激活发挥保护作用，原因尚不明确。研究表明，延长缺血时间削减了自噬抑制在再灌注损伤中发挥的保护作用。因此，我们根据患者体内主导的病理改变（是缺血还是再灌注损伤）指导自噬药物的选择。例如，慢性稳定型冠心病患者要稳定心内膜下心肌缺血，不需要机械的冠状动脉再通，可选择自噬激活剂。另外，急性和冠状动脉完全闭塞的患者，理想状况是在急性缺血阶段给予自噬激活剂，在随后的再灌注阶段，给予自噬抑制剂。但是，基于现有的证据很难确定给药的适宜时机。值得注意的是，我们可以选择缺血中有改变同时参与自噬调节的信号分子，但不参与再灌注损伤病理过程的信号分子为靶点。例如，心脏缺血中 AMPK 或 GSK 激活自噬，但不参与再灌注过程中自噬的调节。基于这一策略，即针对特定阶段的信号转导机制，可以使用 AMPK 或 GSK 激活剂治疗缺血性心脏病。此外，烟酰胺磷酸核糖转移酶（NAMPT）也可能是自噬治疗的靶点。研究表明，NAMPT 增加心肌细胞 NAD^+ 和 ATP 含量，抑制细胞凋亡，促进心肌细胞中自噬流。活化 Nampt 激活细胞自噬，抑制心肌缺血损伤。NAMPT 和 NAD^+ 激活 SIRT1，进而促进自噬（图 19-2）。

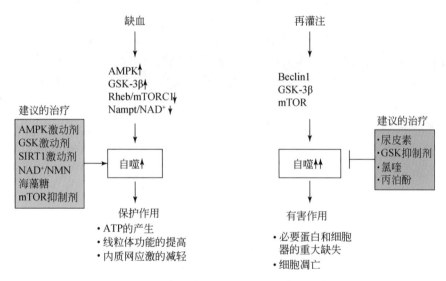

图 19-2　自噬治疗与心脏缺血再灌注损伤

小　结

目前在心血管疾病的治疗中是促进自噬还是抑制自噬，是个复杂问题，尚缺乏自噬特异性的药物。然而，几种由其他治疗目的发展而来的药物已经被证实对自噬具有调节作用（表 19-2），这些自噬调节药物对于将来在心血管疾病潜在的治疗中可能提供重要的经验。

表 19-2 自噬调节药物在心血管疾病中潜在的应用

药物	目前应用	自噬调节	潜在应用
维拉帕米	高血压、心绞痛、心律失常	活化	动脉粥样硬化、血管再狭窄
雷帕霉素	血管再狭窄	抑制	心肌梗死
二甲双胍	糖尿病	活化	心力衰竭、糖尿病心肌病
异丙肾上腺素	心动过缓、哮喘	活化	心脏纤维化
阿霉素	肿瘤化疗	活化	心肌肥厚
紫杉醇	血管再狭窄、肺癌、乳腺癌	抑制	心肌梗死
粒细胞集落刺激因子	刺激白细胞	抑制	心力衰竭
尿皮素	无	抑制	缺血性心脏病、心力衰竭
小檗碱	胃肠道感染	活化	心肌肥厚

总之，在人类疾病中自噬的治疗靶点受到以下几方面的限制：对自噬的发病机制了解不完全，可影响自噬的化合物缺乏特异性，以及可利用的临床有效的候选疗法有限。自噬药物对某些疾病（即感染性或神经病变疾病）有益。西罗莫司，一种临床上获准的 mTOR 抑制剂，已在实验模型中被用于增强自噬作用。当前的临床试验还在检测自噬在疾病中作为靶点的有效性。许多自噬蛋白及药物抑制剂有可能独立影响自噬激活的生物学过程，这也使得药物的设计更加复杂。对自噬用于疾病预防的机制的了解不断得到改善，这可能促进发现新的诊断和治疗靶点。对自噬激动剂或拮抗剂（包括自噬的上游调节因子和下游靶点）药物展开筛查，也有可能发现额外的治疗靶点。

首都医科大学附属北京安贞医院　杜　杰　李玉琳　张聪聪

第三篇
自噬与肿瘤

第二十章 自噬与肿瘤发生

肿瘤发生（tumorigenesis）是正常细胞在各种压力的刺激下发生诸多基因和表观遗传的变异，逐渐形成癌细胞并最终发展为肿瘤的过程。这一过程涉及许多细胞内在机制的变化，以及细胞周围微环境的改变。加深对该过程的了解对预防肿瘤发生及复发具有重要意义。众多研究表明，自噬不仅在这一过程中发挥重要作用，而且还表现出抑癌和促癌的双重性。一方面过度自噬可致细胞凋亡及死亡，从而诱发细胞自噬性死亡机制，致使恶性肿瘤中耐药性肿瘤细胞的死亡；另一方面，自噬可介导肿瘤逃逸失巢凋亡促进恶性肿瘤细胞存活。随着研究的深入，越来越多的证据显示，自噬在肿瘤发生中的具体作用可能与特定肿瘤发展阶段及特殊肿瘤类型有关。

第一节 自噬功能受损对肿瘤发生的影响

针对肿瘤发生因素的研究手段有很多，但只有癌症相关疾病患者组织样本中的检测，以及对动物模型中原发肿瘤发生状况的研究最接近临床真实情况。而对于临床样本中自噬相关状况的检测，早期是以检测自噬相关基因表达情况为主。随着方法学的进展，越来越多的研究是通过免疫组化法清晰展现LC3聚集点来表明自噬小体的数量，并以此作为评判自噬水平的指标。另外，随着基因工程技术的发展，研究人员构建了各种自噬基因缺失相关的的动物模型，通过对这些模型的研究，也极大地推动了人们对自噬在肿瘤发生中作用的认识。本节将回顾目前有关肿瘤相关疾病临床样本中自噬状况的检测情况，以及自噬功能受损的动物模型中有关原发性肿瘤发生的研究进展。

虽然早在1963年，比利时细胞学家和生物化学家Christian de Duve就在伦敦召开的溶酶体国际会议上提出了自噬的概念，但直至1997年Yoshinori Ohsumi实验室在酵母中首次克隆出自噬基因 *Apg1p*[哺乳动物中的同源基因为（Autophagy related gene 1，*Atg1*]，才标志着自噬研究的序幕正式展开，而表明自噬能影响肿瘤发生的直接证据，也在Beth Levine实验室对自噬调控的关键基因 *Beclin1* 的研究中被揭开面纱。1998年该实验室的Liang Xiaohuan等克隆出首个哺乳动物自噬基因——*Beclin1*，在酵母中该基因的同源基因为 *Atg6*。这时文献回顾发现，*Beclin1* 所在的人类染色体17q21的位置，有40%~75%的卵巢癌、乳腺癌和前列腺癌患者的肿瘤组织中存在单等位基因缺失。次年，同样是Liang Xiaohuan报道，内源性Beclin1蛋白在人乳腺癌细胞系和患者肿瘤组织中常处于低表达，但在正常乳腺上皮组织中却处于高表达状态。而且 *Beclin1* 的高表达能够促进人乳腺癌细胞系MCF7中自噬的活化，并抑制其体内外成瘤的能力。该研究结果提示，*Beclin1* 很可能作为一个自噬相关基因在人乳腺癌中具有抑制肿瘤发生的作用。2003年，同样是Beth Levine实验室的Qu Xueping等报道了有关 *Beclin1* 杂合性基因缺失（*Beclin1*[+/-]）小鼠的研究，结果显示，研究中使用的野生型小鼠在中晚期会自发肺癌和淋巴癌，而 *Beclin1*^{+/-} 小鼠则会加快这种肺癌和淋巴癌的发生，还会自发肝癌，并能促进 HBV 诱导的肝癌前病变组织的恶变进程。同年，Yue Zhenyu 等的研究也证实，*Beclin1* 杂合性基因缺失会显著增加小鼠自发肿瘤的概率，而且野生型小鼠仅会自发形成淋巴瘤，但 *Beclin1*^{+/-} 小鼠会自发形成 B 细胞淋巴癌、淋巴母细胞淋巴癌、肝癌及肺腺癌等多种肿瘤。值得注意的是，在这种小鼠模型的自发肿瘤中，*Beclin1* 另外一个野生型的等位基因依然没有缺失或发生突变。这也与临床肿瘤样本中观察到的现象相符合。这一现象表明，*Beclin1* 是单等位基因不充分的抑癌基因，同时也暗示，虽然 *Beclin1*^{+/-} 小鼠体内细胞的自噬水平明显降低，但依然可以有相当程度的自噬激活。这种低水平的自噬在 *Beclin1* 杂合性基因缺失诱导肿瘤发生中的作用在开始并没有引起关注，直至更多的自噬相关基因缺失的小鼠模型的研究被报道后，其重要性才被越来越多的人所认识。

2007 年 Yoshinori Takahashi 等又报道了 Beclin1 的结合因子 *Bif-1* 缺失小鼠中肿瘤发生的情况。Bif-1 最早被发现在凋亡过程中能激活 Bax 和 Bak，在胃癌中低表达，而且 *Bif-1* 基因在套细胞淋巴瘤（mantle cell lymphomas）中纯合缺失。而 Yoshinori Takahashi 等发现 Bif-1 也是 Beclin1 的正向调控因子，可通过紫外线抵抗相关基因（UVRAG）与 Beclin1 相结合，并促进其对自噬的激活。此前也有研究显示，UVRAG 在结肠癌患者肿瘤组织中常被观察到单等位基因突变，而且 UVRAG 能够抑制人结肠癌细胞系的体内成瘤能力。*Bif-1* 与 *Beclin1* 有些不同，*Beclin1* 纯合缺失小鼠具有胚胎致死性，而 *Bif-1* 纯合缺失的小鼠却能发育，而且表型上除了脾明显大于野生型小鼠之外，其他无显著性差异。但是 *Bif-1* 纯合缺失小鼠的自发肿瘤的概率明显上升，不仅淋巴瘤和肝癌的发生率显著高于野生型，而且还出现了野生型小鼠上未发生的肉瘤、食管鳞状细胞癌、小细胞肺癌及十二指肠腺癌。2013 年 Yoshinori Takahashi 等再次报道了在 Eμ-Myc 小鼠中，*Bif-1* 的单等位基因缺失通过抑制线粒体自噬（mitophagy）加快原癌基因 *Myc* 驱动的淋巴瘤形成。与野生型小鼠不同，Eμ-Myc 小鼠中 *Bif-1*^{-/-} 会导致大多数胎鼠死亡，死亡时间很可能在第 9.5 天。不过出生后的 Eμ-Myc 小鼠中，无论 *Bif-1* 野生型、*Bif-1*^{+/-} 还是 *Bif-1*^{-/-}，都无明显发育缺陷。进一步的观察表明，Bif-1 缺失促进了 Eμ-Myc 小鼠的淋巴瘤发生并显著缩短了其生存期，但是 *Bif-1*^{+/-} 小鼠和 *Bif-1*^{-/-} 小鼠之间无论是肿瘤发生还是生存期均无显著性差异。这些结果说明 *Bif-1* 同样是一个单等位基因不充分的抑癌基因。

除了 Beclin1 及其结合蛋白，其他 ATG 蛋白同样被研究人员所关注。而且与 Beclin1 及其结合蛋白不同，ATG 蛋白没有其他不依赖于自噬的抑癌或抗增殖功能，对它们的研究能更特异地展现自噬的作用。2007 年 Guillermo Marino 等报道了对 *Atg4C* 纯合缺失的小鼠的研究。作为 *Atg4* 的四个同源基因之一，*Atg4C* 的纯合缺失并不会影响其他三个同源基因的表达，同时对小鼠的生长、发育、生殖，甚至对正常条件和饥饿条件下的细胞自噬活性均无明显影响（只有隔膜肌组织饥饿时表现出自噬小体聚集下降的趋势，但差异无统计学意义），也不会导致自发肿瘤的概率升高。但是在诱癌剂 3-甲基胆蒽（3-methylcholanthrene，MCA）诱导小鼠纤维肉瘤发生模型中，*Atg4C* 的纯合缺失加速了小鼠纤维肉瘤的发生并使发生的概率增高，但对肿瘤的浸润程度并无显著影响，说明 *Atg4C* 的缺失能够促进肿瘤发生同时对肿瘤的后期发展没有产生影响。有关原代成纤维细胞进行的研究则表明，*Atg4C* 的缺失会抑制细胞饥饿时对自噬的激活，说明在特定组织内特定条件下，*Atg4C* 对细胞的自噬活性具有重要影响，或许因为如此，其缺失才会促进致癌剂诱导的纤维肉瘤的发生。

与 *Atg4C* 基因不同，大部分 *Atg* 基因的研究显示其编码的蛋白并无一定程度上可相互替代的同源蛋白，如 *Atg3*、*Atg5*、*Atg7*、*Atg9* 和 *Atg16L1* 基因等。这些 *Atg* 基因的杂合缺失并未观察到对肿瘤发生有显著影响，而其纯合缺失却面临着一个严峻的问题，就是新生儿致死性。乳鼠在出生后 3 ～ 12 小时，体内众多组织会出现自噬的明显上调。而自噬必需基因缺失后会导致乳鼠在出生后几天内死亡，强迫性地喂奶虽然能延长其生存期，但依然不能逆转其死亡。研究发现，自噬缺失的乳鼠体内的氨基酸浓度和能量相关指标都显著下降，这意味着乳鼠在脱离胎盘后的早期阶段，体内的能量生成和蛋白合成等很大程度上依赖于自噬。

这一难题的解决，一方面是依赖于分子生物学相关的动物模型制备技术的发展，另一方面生命的未知因素也在其中发挥了作用。Noboru Mizushima 实验室的 Akito Takamura 等报道了马赛克式（mosaic）敲除 *Atg5* 和肝细胞特异性敲除 *Atg7* 均能导致小鼠出现自发性肝癌。他们最初是想利用 Cre/loxp 系统对 *Atg5* 进行全身性的特异性敲除，但令人不解的是，*Atg5*^{flox/flox} 小鼠和 CAG-Cre 小鼠杂交后获得的小鼠在各器官都只部分敲除 *Atg5*，而进一步分析显示各组织中有 60%~90% 的细胞仍表达未敲除的 *Atg5* flox 等位基因。导致这种不完全敲除的具体原因虽然不得而知，但幸运的是，如此反而获得了各组织中只有部分细胞发生 *Atg5* 完全敲除的动物模型，而且这种小鼠能存活超过 19 个月，这就为长期观察自噬缺失细胞在体内的命运提供了良好的模型。而 Noboru Mizushima 实验室在预期的实验模型构建不成功的情况下，以严谨的态度继续坚持研究，最终的观察结果显示，出生 6 ～ 9 个月后，*Atg5*^{flox/flox} 和 CAG-Cre 小鼠肝脏上就能观察到肿瘤，19 个月时肿瘤甚至遍布肝脏而且所有该类小鼠均观察到肝脏肿瘤。而 *Atg5*^{flox/+}、CAG-Cre 小鼠和 *Atg5*^{flox/flox} 小鼠则直至 19 个月均未观察到肝脏肿瘤。值得注意的是，*Atg5*^{flox/flox} 和 CAG-Cre 小鼠上，也只有肝脏观察到了肿瘤发生，而其他组织，虽然也存在部分细胞 *Atg5* 完全敲除，但无论是肺、胃、肾、脾，还是肠、心、脑、平滑肌等，均没有肿瘤发生。为了验证这种现象是否是 *Atg5* 特异性的，他们还构建了 *Atg7*^{flox/flox}；Alb-Cre 小鼠，该小鼠能特异性地在肝脏上敲除 *Atg7* 基因，虽然偶尔有 *Atg7*^{flox/flox}；Alb-Cre 小鼠出生后 3 个月死于肝功能障碍，但大部分小鼠都生存超过一年，并且在肝脏上出现了肿瘤。说明这种肿瘤发生是由于自噬缺失导致而不是某个自噬基因特异性导致。然而，在这两个模型中形成的肝脏肿瘤的病理学分析显示均为良性肿瘤。这对于分析自噬在肿瘤发生中的作用具有重要意义。

以上小鼠模型似乎都说明了自噬在肿瘤发生中起到了抑癌的作用，但生命的复杂性却提醒人们，事情并没有这么简单。2011 年 Wei Huijun 等报道，通过敲除自噬相关基因 *FIP200* 能抑制小鼠乳腺癌的发生。FIP200 是局部黏着斑激酶（focal adhesion kinase）家族的相互作用蛋白，分子质量为 200 kDa。FIP200 参与形成 ULK1–ATG13–FIP200–ATG101 复合体，该复合体在自噬小体形成的起始阶段发挥重要作用。在该研究中，Wei 等利用了 FIP200 乳腺上皮细胞靶向性敲除的 MMTV-PyMT 小鼠模型（*FIP200*^{flox/flox}、MMTV-Cre、MMTV-PyMT 小鼠），MMTV-PyMT 能介导小鼠乳腺上皮细胞中 Ras、Src 和 PI3K 等原癌基因的激活，从而导致多发性的乳腺腺癌的发生。结果显示，靶向性敲除 *FIP200* 使小鼠的平均肿瘤发生时间由约 60 天延长至 85 天，生存期也由约 100 天延长至约 140 天，10 周龄时乳腺上皮细胞瘤病灶所占据的乳腺面积也减少了 60%，肺癌转移灶减少至约 1/10。同时，*FIP200* 缺失小鼠中原癌基因 *PyMT* 的表达和功能都未受影响，而生成的肿瘤细胞中自噬受到了显著抑制，此结果与前面几个模型不同，反而暗示自噬具有促癌的作用。

2013 年 Eileen White 实验室连续发表两篇文章，报道了 RAS 或其下游效应因子 BRAF 持续性激活诱导的肺癌发生中自噬的作用。其中 Guo Yanxiang 主导的实验组发现，*K-ras*$^{G12D/+}$ 诱导的小鼠非小细胞肺癌（non-small cell lung cancer，NSCLC）自发形成的过程中条件性敲除 *Atg7*（小鼠为 *Atg7*$^{flox/flox}$，从鼻内注射带有 Cre 的腺病毒，可使部分肺部细胞发生 *Atg7* 敲除），虽然没有改变肺部在出生第 10 周时的整体病理学状况、肿瘤数量、湿重、肿瘤负荷（tumor burden），但是使出生第 14~18 周时的肿瘤生长速度减慢，肺的含气部分（airspace）不再减少，肿瘤负荷减少至野生型的一半左右。值得注意的是，虽然出生第 2~6 周时野生型和 *Atg7* 缺失小鼠的肺部都出现了由过度增生（hyperplasia）到腺瘤（adenoma）的转变，但出生第 6~10 周时，野生型腺瘤开始了向腺癌（adenocarcinomas）的转化，而 *Atg7* 缺失的腺瘤反而转向良性的嗜酸粒细胞瘤（oncocytomas）。在更后期的 18~42 周，许多 *Atg7* 缺失的肿瘤细胞衰变，从而导致肿瘤不断萎缩。

而同一实验室 Anne M. Strohecker 主导的实验组则利用 *Braf*^{V600E}（蛋白氨基酸残基 600 位点上发生了缬氨酸转变为谷氨酸的突变，导致 *Braf* 持续性且不依赖于 *Ras* 的激活）驱动的小鼠肺癌发生进行了研究。*Braf*^{V600E} 小鼠出生 2~4 周时肺部有过度增生，出生 6~8 周时零散的良性腺瘤就可以形成，而且只有抑癌基因 *Ink4A/Arf* 或 *Trp53* 缺失的情况下才能进一步转变为恶性的腺癌。对 *Braf*$^{CA/+}$ 小鼠（*Braf*^{V600E} 表达依赖于 Cre），*Braf*$^{CA/+}$；*Atg7*$^{flox/+}$ 小鼠和 *Braf*$^{CA/+}$；*Atg7*$^{flox/flox}$ 小鼠同样从鼻内注射带有 Cre 的腺病毒，从而使小部分肺部细胞表达 *Braf*^{V600E} 进而形成肿瘤。其中 *Braf*$^{CA/+}$；*Atg7*$^{flox/flox}$ 小鼠的检测也显示，*Atg7* 的缺失只存在于肿瘤组织。*Braf*$^{CA/+}$ 小鼠注射病毒 5 周时肺部主要出现过度增生，肿瘤负荷不到 10%，7 周时可见大量散在的腺瘤，注射病毒 14 周时稳定生长为乳头状腺瘤，平均生存期约为 15.9 周。*Braf*$^{CA/+}$；*Atg7*$^{flox/flox}$ 小鼠注射病毒 5 周时肺部肿瘤负荷已高达 50%，但在第 10 周时却减少至不足 30%，生存期也延长至约 30.85 周。而注射病毒后 *Atg7* 杂合缺失的 *Braf*$^{CA/+}$；*Atg7*$^{flox/+}$ 小鼠，则肿瘤发生速度略有增快，在第 5 周时可见腺瘤小灶，但平均生存时间也仅约 18.7 周，与 *Braf*$^{CA/+}$ 小鼠无显著性差异。而 *Braf*$^{CA/+}$；*Beclin1*$^{+/+}$ 小鼠和 *Braf*$^{CA/+}$；*Beclin1*$^{+/-}$ 小鼠注射病毒后的平均生存时间也没有显著性差异，分别为 15 周和 18 周，与 *Braf*$^{CA/+}$；*Atg7*$^{flox/flox}$ 小鼠和 *Braf*$^{CA/+}$；*Atg7*$^{flox/+}$ 小鼠类似。同时，与 *K-ras*$^{G12D/+}$ 小鼠的研究类似的是，*Atg7* 缺失的肿瘤细胞会由腺瘤转变为嗜酸粒细胞瘤。这些都表明自噬完全缺失能促进早期的肿瘤发生，但自噬相关基因杂合性缺失导致的自噬水平下降则无明显效果。另外，自噬完全缺失也会抑制肿瘤的进一步生长和向恶性的转化。

综合分析，越来越多的研究表明，自噬在肿瘤发生的不同阶段主要发挥不同的作用。在肿瘤发生早期，自噬缺失主要作为一个驱动力促进正常细胞向良性肿瘤细胞的转化；而在肿瘤发生的晚期，自噬缺失则主要会抑制良性肿瘤细胞生长及其恶性转化。编者所在实验室在 2013 年报道的利用自噬抑制剂（chloroquine，CQ）干预二乙基亚硝胺（diethylnitrosamine，DEN）诱导的大鼠肝癌发生的研究中也观察到这种现象。可以看到，自噬相关基因完全缺失所诱导的自发形成的肿瘤，主要表现为良性，其中 *Beclin1* 杂合缺失所导致的自发性肿瘤中能观察到恶性肿瘤，可能与 Beclin1 只是低表达而非完全缺失有关，也可能与 Beclin1 其他非依赖于自噬的功能相关。而原癌基因驱动的肿瘤发生过程中，则进一步观察到自噬缺失对肿瘤生长和向其恶性转化的抑制。但自噬在不同的肿瘤类型中的表现又有些差异，如 Ras 相关通路激活诱导的肺癌发生中，自噬抑制会导致肿瘤发生后期肿瘤萎缩，而 *Atg5* 或 *Atg7* 缺失所诱导的肝脏肿瘤发生中却没有观察到后期肿瘤缩小的现象。当然，也不排除肺癌中的情况可能与 Ras 通路相关，这都有待于进一步的深入研究。此外，自噬缺失导致的细胞甚至组织的变化很多，对不同种类的细胞的影响也会有所不同，虽然在某一阶段其主要影响会笼统的表现为抑癌或促癌，但绝不意味着这一阶段自噬对肿瘤发生的影响中就没有与主要影响相反的因素。

第二节　自噬对肿瘤发生的抑制作用及其机制

一、自噬抑制炎症反应

越来越多的研究表明，肿瘤的发生与慢性炎症密切相关。肿瘤发生和赖以生存的微环境由细胞外基质、可溶性分子和肿瘤基质细胞构成。众多免疫细胞，如 T 淋巴细胞、髓源抑制性细胞、巨噬细胞等，是肿瘤基质细胞的主要成分。伴随着炎症细胞的浸润，大量的细胞因子和趋化因子在肿瘤的发生过程中也发挥着不可忽视的作用。越来越多的研究表明，炎症细胞和分子处于一种动态变化过程，反映出肿瘤微环境进化的本质，而其最终结局则是大量炎症细胞和炎性因子积聚，共同促进肿瘤发生。肿瘤发生与局部或全身系统炎症反应之间的相互作用具有较高的复杂性和多样性。

近年来研究表明，自噬通过调控炎症反应进而影响肿瘤的发生。自从 Beth Levine 实验室发现自噬在肿瘤发生过程中具有重要作用后，更多的人投入到对于其中机制的探索。Eileen White 实验室的 Kurt Degenhardt 等在 2006 年首先报道了自噬对炎症的抑制作用。炎症，尤其是慢性炎症，被认为是肿瘤形成重要的赋能特征（enabling characteristic）。炎症微环境能够提供促存活因子、促生长因子，促血管生成因子等，从而促进肿瘤形成中其他关键特征的获得。与凋亡不易诱导炎症反应不同，坏死则会释放众多的促炎因子到周围的组织环境中，诱导巨噬细胞浸润和各种促炎因子生成，是重要的炎症诱发因素。虽然自噬缺失导致的肿瘤细胞，尤其是凋亡缺失的肿瘤细胞的死亡增多，表面上看能抑制肿瘤生长，但由于坏死增多所导致的炎症增多，反而会导致相反的结果。Degenhardt 等发现，自噬缺失会降低凋亡缺失的永生化肾上皮细胞在代谢压力下的存活，导致其坏死增多、炎症反应增多，最终加速了肿瘤生成。在更多的研究中也可以看出，自噬间接抑制炎症反应的现象大多都与抑制坏死有关。$K\text{-}ras^{G12D/+}$ 诱导的小鼠 NSCLC 自发形成的过程中，*Atg7* 的敲除导致的坏死增多，也导致带瘤的肺组织中多种炎症反应相关的基因表达明显升高，剧烈的炎症反应甚至是小鼠死亡的主要原因。

除了间接抑制炎症反应，自噬也能够直接调控炎症因子的形成。炎症因子 IL-1 家族（包括 IL-1α、IL-1β 和 IL-18）具有显著的促炎症效应。IL-1α、IL-1β 和 IL-18 能促进 IFN-γ 和 IL-17 的产生。IL-1α 和 IL-1β 能够募集中性粒细胞在内的多种骨髓细胞至炎症部位，并能诱导环氧化酶 2、磷脂酶 A2 及诱导型一氧化氮合成酶（inducible nitric oxide synthase，iNOS）的生成。IL-1β 还被报道能促进 IL-1α 和 IL-23 的分泌。2008 年 Tatsuya Saitoh 等报道了小鼠中 *Atg16L1* 缺失会使内毒素 / 脂多糖刺激下的巨噬细胞产生更多的 IL-1β 和 IL-18。其中 IL-1β 的增多与 *Atg16L1* 缺失导致的 caspase-1 的激活相关。并且 Cadwell 等研究发现，*Atg16L1* 缺失抑制了抗菌肽的产生，导致过多的肠道微生物积聚，刺激 IL-23 和 IL-17 的分泌，最终导致结直肠癌的发生和进展。此后，更多的研究报道表明，自噬对 IL-1 家族的产生和分泌具有重要影响。一方面，在巨噬细胞和树突状细胞中，自噬可以通过减少 ROS、线粒体 DNA、蛋白聚集体等能诱导炎症小体（inflammasome）激活聚集的刺激物，从而减少 Toll 样受体介导的 IL-1α、IL-1β、IL-18 的分泌，而且 ROS 本身也能作为信号分子促进 TNF-α 和 IL-6 的表达。另外，在巨噬细胞中，自噬能直接降解炎症小体 NLRP3 和 AIM2，以及 IL-1β 前体。作为胞内传感器的 NLRP3 和 DNA 传感器的 AIM2 均能促进 caspase-1 的激活，激活的 caspase-1 能够剪切 IL-1β 和 IL-18 的前体，从而使其成熟并分泌。Guo Wenjie 等报道，穿心莲内酯也是通过促进巨噬细胞中的线粒体自噬，从而抑制 NLRP3 的激活，进而抑制结肠炎相关的肿瘤的发生。

自噬不仅调控炎症因子的形成，同时还影响着炎症细胞的分化及功能。在炎症反应过程中，炎症细胞能否正常的分化成熟，是调控炎症因子分泌，影响炎症反应的关键环节。在复杂的炎症反应过程中，炎症细胞种类繁多，对于不同的炎症细胞，自噬的作用亦大不相同。

近年来大量研究发现，自噬可通过调控炎症细胞进而影响炎症反应过程。树突细胞（dendritic cell，DC）是炎症反应过程重要的组成部分，其将抗原提呈至 CD4$^+$ 和 CD8$^+$T 淋巴细胞，启动免疫监视及炎症反应。然而，自噬通过降解抗原参与调控 TIMD4 抑制 DC 抗原提呈过程。Hubbard-Lucey 等研究发现，*Atg16l* 的缺失可促进 DC 的自身活化。同时，自噬还限制 DC 将糖脂类抗原提呈至 NK 细胞，抑制炎症反应的发生。巨噬细胞作为炎症反应的重要组成部分，不仅负责清除损伤组织及细胞的坏死碎片等，同时，还分泌大量的炎症因子，在炎症反应过程中发挥重要作用。Degenhardt 等研究发现，自噬在巨噬细胞的抑制炎症反应过程中发挥作用，干预巨噬细胞自噬水平可显著增加炎症因子 IL-1β、IL-18 的生成。*ATG16L1* 的缺失促进了巨噬细胞中 TRIF 的积聚及其下游炎症因子 IFN-γ 和 IL-1β 的分泌。CD4$^+$T 淋巴细胞中 *Pik3c3* 的缺失干扰了 T 淋巴细胞的体内稳态及功能，且特异性敲除调节性 T 淋巴细胞中 *Atg5* 或 *Atg7*，导致 FOXP3 表达障碍，进而抑制了 Treg 细胞的分化及成熟，引发严重的炎症免疫反应。Grivennikov 等进一步证实，自噬通过抑制 IL-1β 的生成限制了 Th17 细胞的极化过程，而干预自噬显著地增强了 Th17 细胞的活化及结肠癌的发生。

二、自噬参与维持基因组稳定性

事物的发展是内因和外因共同起作用的结果，自噬对肿瘤发生的影响也绝不仅仅是通过影响外因——炎症来起作用，它对于细胞内在机制的改变同样重要。2007 年 Eileen White 实验室连续发表两篇论著，Robin Mathew 等和 Vassiliki Karantza-Wadsworth 等分别报道，自噬缺失会促进代谢压力下永生化肾上皮细胞和永生化乳腺上皮细胞的 DNA 损伤、基因扩增及异倍体的形成，而这种基因组不稳定性最终会促进肿瘤发生。代谢压力一方面会导致蛋白的错误折叠及聚集，从而干扰 DNA 的复制和修复；另一方面会增加线粒体的负担，导致 ROS 的产生增多，ROS 不仅在巨噬细胞中参与炎症反应，在其他细胞中也会损伤蛋白质和 DNA，并损伤线粒体等细胞器，进而导致更大的氧化压力和代谢压力。ROS 本身及很多蛋白的错误折叠和累积会激活自噬，但当缺少自噬的清除作用时，会导致这些蛋白聚集体或损伤的细胞器的进一步累积，这可能是最终加剧基因组不稳定性的原因。同时，自噬缺失导致的细胞对代谢压力敏感度增加同样会导致细胞存活的减少，这可能与上述不良内容物累积过多有关。而在体内组织中，持续性损伤引发的细胞死亡和代偿性增生的循环，或称为损伤修复循环，及其伴随的炎症反应，乃至组织修复不足时激活组织干细胞参与修复，被认为在肿瘤发生前期占有重要地位，即无论是细胞本身还是所处具体环境导致的，代谢压力下自噬缺乏细胞的命运差异——生或死，都将促进肿瘤发生。代谢压力和细胞的生死差异在这里是一体两面的存在，相辅相成，同样重要。

　　这也可以解释为何 Akito Takamura 等的实验中马赛克式敲除 *Atg5* 的小鼠最终只能观察到肝脏肿瘤的自发形成。虽然其他组织中同样观察到了 p62 的累积，但肝脏的功能决定了肝脏内的代谢压力是最大的，也因此导致自噬缺失的肝细胞内有更多错误折叠蛋白聚集，更多的损伤细胞器聚集，也累积了更多的 p62。同时肝脏组织也具有远超其他组织的增生能力。一方面累积这些不良内容物过多的自噬缺失细胞会发生死亡；另一方面累积较少的自噬缺失细胞同样会发生 DNA 损伤，并且在死亡细胞的刺激下，进行代偿性的增殖，如此在代谢压力下循环反复。而其他代谢压力较小的组织，虽然部分自噬缺失细胞同样累积了 p62，但整体而言，自噬缺失细胞内的不良内容物较少，也就少见这种细胞损伤压力导致的生死循环，最终就不易发生肿瘤。

　　Xie Rui 等的报道显示，在二乙基亚硝胺诱导的大鼠肝癌发生的过程中，表达上调的微管和线粒体相关蛋白（microtubule-associated protein 1S，MAP1S）会激活自噬，从而清除损伤的线粒体和 p62 标示的蛋白聚集体，减少 DNA 损伤并保持细胞基因组稳定性，进而抑制肿瘤发生，同时自噬的激活也减弱了肿瘤组织内的 DNA 损伤和基因组不稳定性。但这最后一点是否抑制了肿瘤的恶变则值得商榷。DNA 损伤对于肿瘤的发生和发展同样是把双刃剑，具体到个体细胞上所发挥的作用，也是个量的问题。适量的在细胞可承受范围内的 DNA 损伤会使细胞不断累积突变，在环境的筛选下，多种更适应环境更具有掠夺性的细胞存活下来并大幅度增殖，最终缓慢的量变累积引发质变，表现为肿瘤细胞的基因组不稳定性并向恶性转化。但如果肿瘤细胞面临的是急促的量变累积，也就是说过度的 DNA 损伤，尽管肿瘤细胞表现出在耐受 DNA 损伤和 DNA 修复方面的优势，但依然会导致细胞死亡，也就无从发生细胞恶性转化。而自噬则为 DNA 损伤设了一道坎，使细胞能够面对相对温和的 DNA 损伤。这可能也是自噬完全缺失的小鼠的肿瘤发生表现为良性肿瘤的原因。

　　虽然这些研究表明自噬在保护细胞基因组稳定性方面发挥重要作用，但自噬缺失导致基因组不稳定的确切机制仍不明了。值得注意的是，肿瘤发生是一个多步骤的复杂过程，但成熟体细胞通常只有极为有限的增殖能力，除非首次稳定的突变即为强势的促增殖相关基因，不然很难有足够的增殖代数去承载多次有效突变。而且即使细胞内强势的促增殖基因过表达，而没有其他相应基因辅助的情况下，可能不仅不会增殖加快，反而会因细胞内的大分子合成等而不能满足增殖需求，导致细胞启动凋亡机制或衰老机制。此外，细胞内也有相应的基因组稳定性维持机制，它会检测并修复 DNA 损伤，这就使每一代细胞的基因组突变概率极低。另外，细胞损伤的累积通常也会导致细胞凋亡、衰老，甚至坏死，这都使正常细胞不易向肿瘤细胞发展。因此，一个重要的问题是，损伤因素影响下的自噬缺失的细胞，如何拥有足够的细胞增殖代数并保持存活，最终累积大量的 DNA 突变从而导致基因组不稳定。

近年来的一些研究表明，自噬缺失对干细胞的影响，可能是其中的关键。早期的肿瘤发生过程，如果不是由于遗传因素导致的原癌基因激活所驱动的话，通常是一个缓慢而且持续性的损伤修复的过程。自噬缺失则会促进细胞死亡，从而加速这个生死循环。持续性的损伤修复循环刺激下会启动相应的干细胞，从而支撑修复过程，而自噬缺失同样会增强干细胞的损伤。携带 DNA 突变的干细胞及其子细胞不断地在内外压力下被筛选。那些携带有促存活 DNA 突变的细胞在这样一个环境下存活下来，并进一步累积非致死的 DNA 损伤，最终导致基因组不稳定。而且，自噬对干细胞而言还有更特殊的意义。Monika Mortensen 等报道，在小鼠造血系统中敲除 *Atg7* 将导致造血干细胞丧失正常功能，并引发严重的致死性的骨髓增生。*Atg7* 缺失的造血干祖细胞均发生线粒体累积和 ROS 增多，以及增殖加快和 DNA 损伤增多。尽管造血干细胞比例增大，该群细胞却丧失了向下游分化的能力，使得淋巴系祖细胞和髓系祖细胞缺失。Guan Junlin 领导的研究团队报道，神经干细胞中 FIP200 的敲除同样影响了其分化功能，而且与 ROS 的增多密切相关。干祖细胞增殖加快而分化能力降低都可能是肿瘤发生的早期事件。这些研究暗示，加速干细胞参与的损伤修复循环，可能在自噬缺失导致的基因组不稳定性中发挥重要作用（图 20-1）。

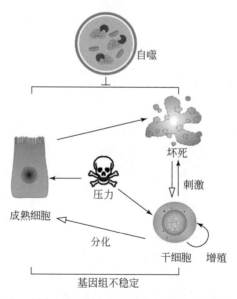

图 20-1　自噬可能通过减缓干细胞参与的损伤修复循环，抑制基因组不稳定的发生

三、自噬促进细胞衰老

细胞衰老也是机体防止正常细胞癌变的重要方式。*Ras*、*Myc* 和 *Braf* 等原癌基因失调

对细胞增殖的促进作用，只有在其他原癌基因或 *TP53* 和 *Rb* 等抑癌基因突变的配合下才能奏效，这可能与正常细胞不足以满足细胞快速增殖所需的各项支持有关。如果只是单独的个别原癌基因突变，反而会导致细胞周期停滞、细胞衰老、凋亡或其他的方式死亡。有研究表明，自噬参与了原癌基因诱导细胞衰老（oncogene-induced senescence，OIS）的过程。Andrew R.J. Young 等在 2009 年报道的研究中，利用 H-Ras^{V12} 诱导的人胚肺成纤维细胞 IMR90 的衰老过程对此进行了探索。研究结果显示，自噬在此 OIS 过程中明显升高，而且这种升高与 mTOR 的两个复合体 mTORC1 和 mTORC2 的活性被抑制有关，同时也不排除 mTOR 非依赖的通路在其中的作用。进一步的研究显示，mTORC1 被抑制导致的 ULK1 的激活，以及 mTORC2 被抑制导致的 FOXO3a 活性下降，均在 OIS 中发挥重要作用。抑制自噬后，H-Ras^{V12} 诱导的 IMR90 的衰老被显著抑制，但抑制自噬并无法逆转已经发生衰老细胞的衰老进程，这又说明自噬很可能主要是在衰老的起始确立阶段发挥作用。继而发现在这种 OIS 中发挥关键作用的衰老相关分泌因子 IL-6 和 IL-8 的产生也随着抑制自噬被明显抑制，而诸如敲除 *Rb* 基因等其他方式抑制细胞衰老的手段，则无法抑制 IL-6 和 IL-8 的产生，这说明自噬对 IL-6 和 IL-8 表达的影响并不是通过抑制衰老间接达到，而是通过更加直接的方式。虽然尚无法确定在 OIS 过程中自噬是如何影响 IL-6 和 IL-8 表达，但这些结果已经可以看出，自噬对衰老的促进作用很可能也是其抑制肿瘤发生的重要机制。

Liu 等在黑色素瘤的发生中也发现了类似的现象。他们对患者的样本进行检测后发现，与良性的黑色素痣相比，黑色素瘤的 Atg5 的表达和自噬的水平都明显下降，而且与 Atg5 低表达的患者相比，Atg5 高表达的黑色素瘤患者的无进展生存期（progression-free survival，PFS）显著延长。临床样本和细胞系的检测都表明，黑色素瘤中 Atg5 表达的下调与基因突变无关，而是 *Atg5* 基因的启动子被甲基化导致。而在黑色素瘤细胞中过表达 Atg5，则会显著抑制细胞的增殖能力并诱导细胞衰老。下调 Atg5 的表达也可以促进转染了 Braf^{V600E} 或 H-ras^{G12V} 的人原代表皮黑色素细胞的增殖，并抑制这两个原癌基因诱导的衰老。这些结果暗示，在黑色素瘤的发生过程中，Atg5 及自噬被激活，并通过诱导细胞衰老在其中起到了抑制肿瘤发生的作用。

四、自噬抑制 p62/SQSTM1 的累积

作为一个具有诸多蛋白结合区域的连接蛋白，p62 的降解也依赖于自噬。因此 p62 的累积被认为是自噬流被抑制的经典指标。p62 的累积绝不仅仅是作为一个指标而存在，但越来越多的研究表明，它具有促进肿瘤发生的直接作用。

Angeles Duran 等首先发现 *p62* 完全敲除的小鼠会抵抗 RAS 诱导的肺癌的发生。此后，更多的研究显示，*p62* 缺失会抑制 RAS 驱动的正常细胞向肿瘤细胞的转化，而且会降低人肝癌细胞贴壁非依赖性的生长，同时也抑制了 *Atg7* 敲除小鼠自发性肝癌的生长。其中，RAS 驱动的肿瘤细胞中 *p62* 所发挥的作用，目前研究的较多。一般认为，p62 会激活核调节因子 2（nuclear regulatory factor 2，NRF2）和 NF-κB，两者分别会刺激促血管生成和促炎症反应，从而促进肿瘤的生长。而自噬的增强导致的 *p62* 降解，则会相应的减弱血管生成和炎症反应。近年来，越来越多的研究提示，*p62* 本身具有致癌性。Umemura

等研究发现，单独过表达 *p62* 即可诱导肝细胞癌的发生。

NRF2 能够通过调节一系列基因从而起到促进血管生成和增强细胞存活的作用。在正常条件下它被 E3 泛素连接酶 Kelch 样 ECH 相关蛋白 1（kelch-like ECH-associated protein 1，KEAP1）泛素化，从而被降解。长期 *p62* 的积聚过度活化了 NRF2，促使其下游靶基因 *Sqstm1* 的转录激活，而 *Sqstm1* 的表达进一步促进了 *p62* 的积聚，该正反馈作用在长期的慢性过程中促进了肿瘤的发生。在非小细胞肺癌中，由于 *keap1* 突变失活导致的 NRF2 通路异常激活被认为是促进肿瘤细胞存活的重要机制。而在自噬缺失的细胞中，累积的 *p62* 会直接与 *KEAP1* 连接，从而干扰其介导的 NRF2 的泛素化及降解，导致 NRF2 介导的相关通路的异常激活，这很可能也是自噬缺失细胞存活的重要机制。

第三节 自噬对肿瘤形成的促进作用及其机制

虽然众多的实验表明，抑制自噬对肿瘤发生具有促进作用，但自噬基因缺失的小鼠模型提示，抑制自噬也表现出对肿瘤发生的抑制作用。这方面的研究显示，自噬能促进肿瘤细胞应对压力的能力和代谢适应性，一定基础水平的自噬对于肿瘤细胞的存活和发展具有重要意义。

一、自噬通过抵御内外界压力促进细胞存活

在原始肿瘤细胞进一步生长转化，最终形成可见肿瘤的过程中，快速生长期是一个不可避免的阶段。在这个阶段肿瘤细胞大量增殖，而新生血管又有限，导致局部的氧分和营养供应相对缺乏。肿瘤细胞的快速增殖与外界环境的相对贫瘠之间的矛盾，导致氧化压力和代谢压力等损伤因素剧增，对其生存及增殖产生巨大障碍，自噬的激活在克服这些障碍方面发挥了重要作用。

营养缺乏是抑制肿瘤生长的重要因素，同时也是自噬的强力诱导因素，自噬的主要作用是清除降解细胞内受损伤的细胞结构、衰老的细胞器及不再需要的生物大分子（如错误折叠蛋白）等，为细胞的重建、再生和修复提供原料，实现细胞内物质的再循环和再利用。自噬的这种性质也可以帮助肿瘤细胞对抗缺氧和营养因子匮乏等不良的生长环境，从而促进肿瘤的发生。诱导方式主要通过抑制 mTOR 通路。mTOR 是代谢状态的感应器，氨基酸和生长因子等均能促进 mTORC1 的活性。mTORC1 对雷帕霉素敏感，能够在细胞营养匮乏、应激、生长因子信号降低的条件下诱导自噬。激活的自噬能够通过降解损伤蛋白、细胞器及其他生物大分子，使得细胞内物质再循环，从而满足在营养和能量供应不充足情况下，细胞内必需的生物、能量合成。此外，较低的细胞内氨基酸水平也会解除其对 RAS/RAF1/ERK 通路的抑制，从而激活自噬。葡萄糖是产生 ATP 的主要原料，而 AMPK 是细胞内的能量感应器。AMP/ATP 比例升高会显著激活 AMPK。因此，低浓度的葡萄糖会通过部分依赖于 AMPK 的方式激活自噬。另外，与正常细胞相比，肿瘤细胞摄取葡萄糖的能力明显升高，自噬也在其中发挥作用，但具体机制尚不明确。

血管生成是指来源于毛细血管及毛细血管后微静脉新生的毛细血管性血管的生长。肿瘤血管形成是个极其复杂的过程，是指肿瘤细胞诱导的微血管生长及肿瘤中血液循环

建立，这是肿瘤发生发展的重要条件。阻断肿瘤新生血管的生成，切断肿瘤营养供给可达到抑制及治疗肿瘤目的，即"肿瘤饥饿疗法"。Min 等在肺癌研究中发现亲环蛋白 A（CyclophilinA）的乙酰化是缺氧诱导自噬与肺肿瘤血管生成中的重要调节因子，在缺氧的条件下，miR-195 通过靶向 GABA 型受体相关蛋白样 1（*GABARAPL1*）基因促进内皮祖细胞（hepcs 细胞）自噬及血管生成，从而调节细胞的增殖。血管内皮生长因子（vascular endothelial growth factor，VEGF）是肿瘤新生血管形成的关键调节因子，VEGF 可诱导自噬与血管内皮细胞生长因子受体结合，促进结肠恶性肿瘤中血管内皮细胞增殖及新生血管的形成，增强自噬活性以增加血管内皮细胞的通透性，促进新生血管浸润导致肿瘤的侵袭及转移（Sousa et al.，2016）。Ruan 等发现 P13K/AKT/mTOCR 信号通路作为肿瘤血管生成调控中心，在缺氧条件下可调节 VEGF 的表达。尽管在缺氧的环境下 mTOCR 活性受抑制，细胞仍可通过介导 mTOCR 信号通路释放低氧诱导因子 -1α（hypoxia inducible factor-1α，HIF-1α）。在常氧环境下，激活 mTOCR 可增加肿瘤组织中 HIF-1α 的表达以促进血管生成。一项以大鼠为模型的研究显示，抗血管新生疗法联合化疗能改善卵巢癌患者的总体生存率，抗血管生成治疗停止后伴随着缺氧诱发自噬而出现反弹效应，即自噬致使肿瘤血管生成增加、肿瘤生长加速及血管渗漏，而抑制自噬可改善肿瘤患者预后。

低氧是肿瘤微环境的一个重要特征。低氧能够使细胞内 HIF-1 表达上调，HIF-1 则能上调 BNIP3 和 BNIP3L 的表达。两者可以通过与 Beclin1 连接激活自噬，ROS 会对 DNA、蛋白质和细胞器等造成损伤，而累积的这些损伤及其造成的代谢压力均会导致自噬激活，甚至饥饿条件对自噬的激活也与 ROS 有关。饥饿压力会导致 JNK 的激活，从而使 Bcl-3 磷酸化并与 Beclin1 脱离，从而诱导自噬。这一过程中 ROS 也有所参与。自噬激活则会通过对这些损伤因素的清除，防止其造成后续损伤并抑制凋亡发生。抗血管新生疗法联合化疗能改善卵巢癌患者的总体生存率，抗血管生成治疗停止后伴随着缺氧诱发自噬而出现反弹效应，即自噬致使肿瘤血管生成增加、肿瘤生长加速及血管渗漏，而抑制自噬可改善肿瘤患者预后。

分子伴侣介导的自噬（chaperone-mediated autophagy，CMA）也能够对抗氧化损伤，可能是通过影响丙酮酸激酶 M2 亚型（M2 pyruvate kinase isoform，PKM2）发挥重要作用。CMA 在多种肿瘤中上调，胶质瘤中尤其明显。PKM2 是糖酵解的限速酶，也在多种肿瘤中表达上调。以往的研究表明，PKM2 介导的磷酸烯醇丙酮酸盐向丙酮酸的转化速率要低于 PKM1，它能使糖酵解的中间产物累积，为其他的生物大分子的合成途径提供更多的原料，进而促进肿瘤细胞的增殖。Lewis Cantley 率领的团队则发现，将 PKM2 维持在较低水平，还能促使肿瘤细胞将糖代谢产物更多地转化到生成抗氧化剂的通路中来，从而对抗氧化应激。而 CMA 选择性地降解 PKM2，是其维持低水平的重要因素。

在营养匮乏时，肿瘤细胞通过激活突变的原癌基因 *K-Ras* 或 *H-Ras* 而上调自噬的活性以维持其自身的氧化代谢活动。原癌基因 *p53* 可以抑制自噬，但细胞处于恶劣微环境时，导致 *p53* 的降解，从而激活自噬，促进肿瘤细胞的生长。*MYC* 等原癌基因过表达驱动的多种蛋白质过度生成会给内质网造成很大压力。作为一个多功能细胞器，内质网与蛋白合成及跨膜转运、翻译后修饰、糖基化修饰、胆固醇和磷脂合成、细胞内 Ca^{2+} 稳态控制等密切相关。其中蛋白质糖基化修饰对蛋白质的质量控制尤为重要。错误折叠的蛋白会滞留在内质网腔内，引发内质网应激，如仍不能抑制过量或错误折叠蛋白的累积，激活线粒体依赖及非依赖凋亡途径将被激活，而自噬可以参与过量或错误折叠蛋白的清除，从而促进细胞存活。

脂类代谢在肿瘤中发生明显变化。脂肪合成、胆固醇合成在前列腺癌中都明显增多，而脂肪酸氧化也是前列腺癌细胞的重要能量来源。但脂类过度堆积同样会对肿瘤细胞不利。脂肪自噬（lipophagy）是脂肪组织中脂肪颗粒降解的重要手段，而自噬在肝细胞中也能调节脂类代谢，*Atg5* 完全敲除会导致肝细胞中三酰甘油水解障碍，但这些机制是否在肿瘤细胞脂类代谢中发挥作用还需要更深入的研究。同时有文献表明，线粒体自噬也能够影响脂类代谢。而在 *KRAS* 驱动、*Tp53* 突变的非小细胞肺癌细胞中，*Atg7* 完全敲除可造成细胞内脂类累积，这是基于功能失常线粒体增多引起的脂肪酸氧化反应增多。这会抑制肿瘤细胞的生长，并使其向嗜酸性细胞瘤这种脂质囊肿转化而不是发生恶变。

抑制免疫反应也是自噬促进肿瘤细胞存活的方式之一。采用遗传手段抑制自噬，不仅可以抑制荷瘤小鼠内的肿瘤生长，而且可增强免疫监视，加强 CD8$^+$T 淋巴细胞介导的细胞毒性作用，最终杀伤肿瘤。例如，在 ATG4B 显性负性的胰腺导管腺癌（pancreatic ductal adenocarcinoma，PDAC）小鼠模型中，自噬受到限制，观察到肿瘤生长的显著抑制。当在裸鼠中注射自噬功能正常的细胞后，肿瘤卷土重来，而 ATG4BCA$^+$（自噬缺陷）细胞则未出现这一现象。最近一项 PDAC 的研究表明，抑制自噬能够引起抗肿瘤 T 淋巴细胞和 CD68$^+$ 巨噬细胞的募集及渗透。MMTV-*PyMT* 诱导的小鼠乳腺癌模型中，*FIP200* 敲除导致肿瘤细胞趋化因子分泌增多，包括 CXCL9、CXCL10、CXCL11、CCL5、CCL8 等。这又导致能够产生 IFN-γ 的 CD8 和 CD4 细胞的浸润增多，从而使肿瘤细胞死亡增多，抑制了肿瘤的生长。但是自噬是如何抑制肿瘤细胞中众多细胞因子的分泌，而这些细胞因子中又哪些起主要作用，甚至这种现象到底是自噬相关，还是 FIP200 特有的，以及是否是乳腺癌发生特有的，都还需要更多的研究的验证。

二、自噬维持细胞代谢需求

（一）自噬与线粒体氧化代谢

肿瘤细胞为了适应快速增长期这样一个氧分和营养相对缺乏的阶段，一方面将代谢方式由有氧代谢向缺氧代谢改变，另一方面通过各种方式提高有限营养的利用效率。而自噬正是其中的重要手段，如在有氧条件下，肿瘤细胞倾向于糖酵解，一些肿瘤细胞在营养充足的条件下也表现出对自噬相当程度的依赖性。除去肿瘤细胞需自噬清除错误折叠蛋白和损伤细胞器的因素外，肿瘤细胞的代谢也可能是其对自噬产生依赖性的原因之一。

胰腺导管腺癌（pancreatic ductal adenocarcinoma，PDAC）是胰腺癌最常见的类型，有超过 90% 的 PDAC 中检测到 *K-ras* 的突变，而 RAS 的激活则能显著地增加细胞的自噬水平。与正常胰腺细胞相比，原发性 PDAC 中基础自噬水平明显上升。而抑制自噬，不仅在体外能够显著的抑制 PDAC 细胞的增殖，体内同样能够抑制小鼠 PDAC 种植瘤的生长。不仅仅是 PDAC 细胞，其他多种转染 RAS 的永生化或肿瘤细胞都具有类似的现象。KRAS 的激活会显著加快细胞内的代谢速率，细胞需要更快的能量生成和大分子合成以满足更快的细胞增殖的需求，而自噬是维持转染 RAS 的细胞这种代谢方式的重要方式。自噬缺失会使这种细胞中线粒体的氧化消耗、ATP 的生成及大分子合成的重要环节——三羧酸（tricarboxylic acid，TCA）循环的中间产物的水平明显下降，从而明显抑制 PDAC 细胞的活力与增殖。

来自美国的研究人员证明，自噬基因 *Atg5* 条件性敲除（*atg5*-KO）延长了 38% 的 KRAS^{G12V} 驱动的荷瘤小鼠的生存率。尽管发病较快，但 *atg5*-KO 在肿瘤晚期发展较慢。*atg5*-KO 肿瘤细胞显示出线粒体功能降低和线粒体断裂增加。尽管天冬酰胺合成酶出现补偿性过表达，代谢物谱显示非必需氨基酸天冬酰胺出现了缺乏。自噬或天冬酰胺合成酶的抑制减少了 KRAS^{G12V} 驱动的肿瘤细胞增殖、迁移和侵袭，其可以通过天冬酰胺补充或敲除线粒体裂变因子来挽救。

此外，肿瘤细胞代谢对自噬依赖性也可能与原癌基因本身对自噬的影响有关。Ⅰ型 PI3K 相关通路具有促进细胞生长、增殖、代谢等多种功能，它在多种肿瘤中被发现有异常激活，而同时它还会激活 mTOR，从而抑制自噬的活性。Chen Nan 等报道，在Ⅰ型 PI3K 持续性激活促进的乳腺上皮细胞 3D 生长模型中，自噬主要起到抑制而不是促进增殖的作用，过表达 p62 则能显著促进此类细胞的增殖。这一方面可能与 RAS 是激活自噬而Ⅰ型 PI3K 是抑制自噬有关，另一方面也可能与 p62 本身的作用有关，此外也可能与肿瘤生长模型所采用的营养环境有关。而具体的情况到底如何，则需要对更多的原癌基因激活模型中的变化进行深入研究。

（二）自噬与葡萄糖代谢

肿瘤细胞中的葡萄糖代谢更多采用糖酵解，即使在氧气充足的情况下，也更倾向于有氧糖酵解而不是有氧氧化。肿瘤细胞对有氧糖酵解的偏好，可以帮助肿瘤细胞更快获得代谢中间产物的累积，以满足大分子合成的需求。线粒体自噬和 CMA 在肿瘤细胞由有氧氧化向有氧糖酵解的转变中都发挥重要作用。

线粒体的数量在有氧代谢的转化中具有一定的作用。多项研究报道，BRAF 过表达会降低黑色素瘤细胞线粒体的合成速率，从而促进有氧氧化向有氧糖酵解的转变。线粒体自噬的显著增多，同样能起到类似的效果。RCAN1-1L 在氧化应激时表达上调，它能够打开线粒体膜通透性转换孔（mitochondrial permeability transition pore），并降低 ATP 的水平。这将通过上调 AMPK 途径抑制 mTOR，增加线粒体自噬，并促进代谢方式向有氧糖酵解的转化。

Maria Kon 等的报道则显示抑制 CMA 会抑制肿瘤生长中糖酵解的发生。前面提过 PKM2 是糖酵解的限速酶，而 CMA 对 PKM2 的选择性降解可能是其促进有氧糖酵解的关键。CMA 降解 PKM2 能够导致 6- 磷酸葡糖、1-6- 二磷酸果糖等多种糖酵解中间产物的累积及 ATP 的水平升高。有报道显示，*PKM2* 特异性敲除能够明显促进抑癌基因 *Brca-1* 缺失促进的乳腺癌的形成。*PKM2* 敲除后，抗氧化和有氧糖酵解水平的增高可能都在其中发挥作用。

（三）自噬与氨基酸

氨基酸对于肿瘤细胞的生长增殖同样至关重要。自噬降解蛋白生成的氨基酸原料，可以用来供给生物合成途径，以满足肿瘤细胞快速分裂增殖的需求。谷氨酰胺是哺乳动物细胞中含量最多的氨基酸，它在肿瘤发生发展中作为代谢中间产物发挥重要作用。胰腺癌的一项研究表明，抑制微环境中的胰腺星形细胞自噬，减少了肿瘤细胞丙氨酸的摄入，进而限制其代谢及生长。随着糖酵解速度的加快，肿瘤细胞越发依赖于谷氨酰胺分解来补充 TCA 循环对原料的需求，并维持 ATP 的生成。在胰腺癌中，谷氨酰胺代谢的中间产物会参与 TCA 循环，从而产生 NADPH，以此来维持细胞的氧化还原状态，并为糖回补（anaplerosis）提供代谢原料。而谷氨酰胺分解产生的氨则会通过 mTORC1 不依赖的方式激活自噬。此外，谷氨酰胺缺乏时，细胞会上调谷氨酰胺合成酶的表达，PI3K-PKB-FOXO 信号通路被认为在其中发挥作用。条件性激活 FOXO3 可以明显增加谷氨酰胺的生成，同时又会通过谷氨酰胺合成酶依赖性的方式抑制 mTOR，从而激活自噬。这种 FOXO3 介导的谷氨酰胺合成酶表达诱导的自噬对于结肠癌细胞的存活具有重要作用。在野生型胚胎成纤维细胞中，自噬缺失则会导致细胞内谷氨酰胺水平的降低，并与谷氨酰胺缺失所造成的代谢改变类似，这表明自噬在维持细胞内谷氨酰胺含量中发挥重要作用。但同时，谷氨酰胺缺失却并不会增加自噬水平，并且 Atg5 mRNA 的含量也有所下降。有文献报道，谷氨酰胺缺乏时会激活细胞内的（general amino acid control，GAAC）通路，该通路会上调氨基酸转运子的表达，从而增加氨基酸的摄取，这又导致 mTOR 的激活及随之的自噬抑制。所以，肿瘤细胞中，谷氨酰胺的浓度对自噬的影响，以及自噬如何参与肿瘤细胞饥饿时维持特异性氨基酸的细胞内水平还需要进一步研究。

第四节　肿瘤发生新学说：恶劣炎症微环境下肿瘤细胞的适应性选择

传统研究认为，肿瘤发生是组织中正常细胞在各种诱癌因素的刺激下发生诸多基因和表观遗传的变异，逐渐形成癌细胞并最终发展为肿瘤的过程。但越来越多的研究证实，肿瘤的发生与炎症损伤密切相关，在炎症损伤环境下大部分正常细胞发生死亡，从而失去了形成肿瘤的时间和机会。肿瘤细胞来源和机制是认识肿瘤发生的重要科学问题。近几年的研究逐步形成了一种新观点，认为肿瘤发生是由于正常成熟细胞在炎症微环境不断凋亡、坏死，同时未成熟前体细胞异常分化为肿瘤细胞，从而适应恶劣炎症微环境的结果。以肝癌为例，慢性炎症损伤导致正常肝细胞凋亡，肝脏启动修复机制，肝前体细胞（hepatic progenitor cell，HPC）激活，不断增殖的 HPC 在恶劣微环境作用下，其正常分化为肝细胞或胆管细胞，修复肝脏的功能受损，从而异常分化为肝癌起始细胞，导致肝癌的发生。研究表明，肝癌癌旁组织中 HPC 激活与肿瘤复发密切相关，HPC 激活数量越多，肿瘤复发概率越高。HBV 感染是肝癌发生和复发的重要危险因素，HBV 感染诱导肝脏出现炎症微环境，从而导致肝细胞坏死，HPC 被激活并异常分化为不表达 HBV 受体的肿瘤细胞，因而不易被 HBV 攻击，逃脱死亡最终形成肿瘤。根据相关研究结果，我们提出了肿瘤发生新学说，即恶劣炎症微环境下肿瘤细胞的适应性选择（图 20-2）。此外，新近应用酪氨酸代谢缺陷小鼠肝癌模型的研究结果也进一步支持这一学说。正常肝细胞表达酪氨酸代谢通路中关键酶 Fah，在 Fah 缺失的情况下，酪氨酸的代谢产物无法分解，从而在肝脏内累积，进而诱导肝细胞死亡。在 Fah 缺失诱导的肝损伤微环境中，HPC 激活并通过代谢重编程的方式异常分化为肿瘤细胞，而肿瘤细胞中羟苯丙酮酸二加氧酶（HPD）基因缺失，致使其不产生代谢产物，从而逃脱损伤，得以存活，最终导致肝癌的形成。脂多糖是肿瘤微环境中重要的促炎因子，不仅可以诱导炎症细胞中下游炎症因子 IL-6 和 TNF-α 等的分泌，还可以促进 HPC 的激活，并抑制其正常分化，进一步诱导 HPC 异常分化，参与肝脏纤维化和肝癌的形成。TNF-α 也被报道与 HPC 的激活与异常分化密切相关。上述研究结果表明，恶劣炎症微环境可以导致正常细胞受损进而诱发组织干细胞修复反应，而干细胞进一步异常分化形成肿瘤细胞，以适应恶劣炎症微环境，最终导致肿瘤的发生。这一学说也很好地解释了肿瘤细胞存在的可塑性、异质性及干性特征的原因。

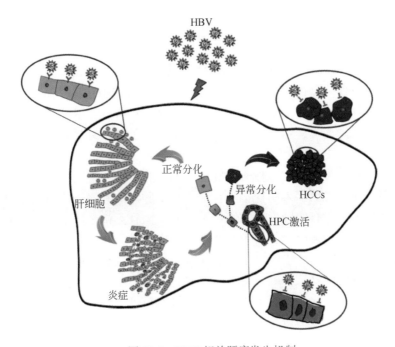

图 20-2　HBV 相关肝癌发生机制

HBV 感染导致正常肝细胞大量坏死，在该恶劣炎症微环境中激活 HPC，但因其表面并不表达 HBV 受体，从而可以逃脱 HBV 感染诱导的坏死，并适应炎症微环境，最终异常分化形成肿瘤，分化而来的肿瘤细胞也由于缺少 HBV 受体可以逃脱其感染 [Oncotarget，2015，6（40）：42952- 42962]

小　　结

众多的研究表明，自噬在肿瘤发生的整个阶段始终体现着保护细胞的作用。但在早期和晚期又分别主要发挥抑癌和促癌的不同作用，这主要与其保护对象的转移有关。在肿瘤发生的早期，自噬更多的是通过抑制炎症、维持细胞基因组稳定性、促进损伤细胞衰老和抑制 p62 的累积，保护正常细胞维持稳定，抑制其向肿瘤细胞的转化。而在肿瘤发生的晚期，初始的肿瘤细胞已经形成。这个过程更多的是初始肿瘤细胞在相对贫瘠的环境中不断生长转化，最终形成肿瘤的过程。自噬在这个过程中则主要通过帮助肿瘤细胞抵御内外界压力和支持肿瘤细胞的旺盛代谢模式来促进肿瘤细胞的存活和增殖（图 20-3）。

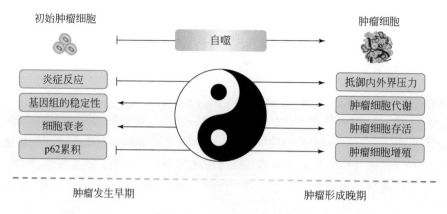

图 20-3　自噬在肿瘤发生早期和晚期分别发挥抑癌和促癌的作用

因此，在肿瘤发生这样一个适者生存的过程中可能会发生两次与自噬相关的筛选。在早期，自噬能力出现障碍的正常细胞会更加容易向肿瘤细胞转化。而在晚期，自噬能力较强的初始肿瘤细胞反而会更加容易在恶劣的微环境中存活，并累积更多的突变，从而发生进一步的转化。当然，不同的肿瘤类型、不同的肿瘤微环境可能也会导致情况有所不同。

虽然大量的自噬相关研究已经显著加深了人们对自噬在肿瘤发生中的作用的认识，但是依然有很多方面值得更深入的挖掘。自噬与某些肿瘤的肿瘤干细胞的干性维持相关已有报道。那么是不是所有的肿瘤干细胞都是如此，而且无论是肿瘤干细胞有更高的自噬水平，还是有更高的自噬耐受能力（毕竟自噬过度同样会导致自噬性死亡），究竟是何种机制使得肿瘤干细胞与非干细胞之间有这种差异呢？自噬既然与正常干细胞的增殖分化相关，那么是不是仅仅是 ROS 和线粒体自噬参与其中，选择性大自噬或者 CMA 是不是也通过影响干性和分化相关因子的降解，直接参与进来呢？肿瘤干细胞如果确实由正常干细胞转化而来，自噬又在其中发挥什么作用呢？微环境在肿瘤的发生发展中具有重要作用，自噬也被发现与其中多种细胞发挥作用有关，如巨噬细胞、间充质细胞、肿瘤相关成纤维细胞，那么微环境中其他细胞对肿瘤发生的影响中自噬是否也发挥重要作用呢？这些都有赖于更多的探讨。

肿瘤相关机制研究，不仅是满足人类对于未知的好奇，更重要的是能够对临床上肿瘤的防治进行指导。随着自噬研究的不断深入，越来越多的肿瘤疗法中发现有自噬的参与，有促进治疗的，也有抵抗治疗的，直接针对自噬的疗法也日益增多。但为了更好地评估各个疗法的效果、抵抗的原因和旁效应，就需要对自噬在肿瘤发生的各个阶段、各个方面的作用更加全面的认识。而这也将为更好的治疗肿瘤提供崭新的和更有效的疗法。

海军军医大学东方肝胆外科医院　刘文婷　孟　妍　宗　晨　张姗姗　卫立辛

参 考 文 献

Baghdadi M，Yoneda A，Yamashina T，et al.，2013. TIM-4 glycoprotein-mediated degradation of dying tumor cells by autophagy leads to reduced antigen presentation and increased immune tolerance. Immunity，

39（6）：1070-1081.

Cai X，Zhai J，Kaplan D E，et al.，2012. Background progenitor activation is associated with recurrence after hepatectomy of combined hepatocellular-cholangiocarcinoma. Hepatology，56（5）：1804-1816.

Chen R，Zou Y，Mao D，et al.，2014. The general amino acid control pathway regulates mTOR and autophagy during serum/glutamine starvation. J Cell Biol，206（2）：173-182.

Degenhardt K，Mathew R，Beaudoin B，et al.，2006. Autophagy promotes tumor cell survival and restricts necrosis，inflammation，and tumorigenesis. Cancer Cell，10（1）：51-64.

Fridman W H，Zitvogel L，Sautes-fridman C，et al.，2017. The immune contexture in cancer prognosis and treatment. Nat Rev Clin Oncol，14（12）：717-734.

Grivennikov S I，Wang K，Mucida D，et al.，2012. Adenoma-linked barrier defects and microbial products drive IL-23/IL-17-mediated tumour growth. Nature，491（7423）：254-258.

Jing Y，Sun K，Liu W，et al.，2018. Tumor necrosis factor-alpha promotes hepatocellular carcinogenesis through the activation of hepatic progenitor cells. Cancer Lett，434：22-32.

Jing Y Y，Liu W T，Guo S W，et al.，2015. Hepatitis B virus（HBV）receptors: Deficiency in tumor results in scant HBV infection and overexpression in peritumor leads to higher recurrence risk. Oncotarget，6（40）：42952-42962.

Keller C W，Loi M，Ewert S，et al.，2017. The autophagy machinery restrains iNKT cell activation through CD1D1 internalization. Autophagy，13（6）：1025-1036.

Lin H H，Chung Y，Cheng C T，et al.，2018. Autophagic reliance promotes metabolic reprogramming in oncogenic KRAS-driven tumorigenesis. Autophagy，14（9）：1481-1498.

Liu W T，Jing Y Y，Gao L，et al.，2019. Lipopolysaccharide induces the differentiation of hepatic progenitor cells into myofibroblasts constitutes the hepatocarcinogenesis-associated microenvironment. Cell Death Differ，27（1）：85-101.

Marcel N，Sarin A，2016. Notch1 regulated autophagy controls survival and suppressor activity of activated murine T-regulatory cells. Elife，5.

Mortensen M，Soilleux E J，Djordjevic G，et al.，2011. The autophagy protein Atg7 is essential for hematopoietic stem cell maintenance. J Exp Med，208（3）：455-467.

Moscat J，Karin M，Diaz-meco M T，2016. p62 in cancer: Signaling adaptor beyond autophagy. Cell，167（3）：606-609.

Pan X R，Jing Y Y，Liu W T，et al.，2017. Lipopolysaccharide induces the differentiation of hepatic progenitor cells into myofibroblasts via activation of the Hedgehog signaling pathway. Cell Cycle，16（14）：1357-1365.

Ruan G X，Kazlauskas A，2012. Axl is essential for VEGF-A-dependent activation of PI3K/Akt. EMBO J，31（7）：1692-1703.

Saitoh T，Fujita N，Jang M H，et al.，2008. Loss of the autophagy protein Atg16L1 enhances endotoxin-induced IL-1beta production. Nature，456（7219）：264-268.

Sousa C M，Biancur D E，Wang X，et al.，2016. Pancreatic stellate cells support tumour metabolism through autophagic alanine secretion. Nature，536（7617）：479-483.

Strohecker A M，Guo J Y，Karsli-uzunbas G，et al.，2013. Autophagy sustains mitochondrial glutamine metabolism and growth of BrafV600E-driven lung tumors. Cancer Discov, 3（11）: 1272-1285.

Sun K, Guo X L, Zhao Q D, et al., 2013. Paradoxical role of autophagy in the dysplastic and tumor-forming stages of hepatocarcinoma development in rats. Cell Death Dis, 4: e501.

Wang C, Liang C C, Bian Z C, et al., 2013. FIP200 is required for maintenance and differentiation of postnatal neural stem cells. Nat Neurosci, 16（5）: 532-542.

Wei J, Long L, Yang K, et al., 2016. Autophagy enforces functional integrity of regulatory T cells by coupling environmental cues and metabolic homeostasis. Nat Immunol, 17（3）: 277-285.

Zhong Z, Sanchez-lopez E, Karin M, 2016. Autophagy, inflammation, and immunity: A troika governing cancer and its treatment. Cell, 166（2）: 288-298.

第二十一章　自噬与肿瘤干细胞

肿瘤组织中存在一类数量稀少的癌细胞，其具有自我更新、增殖和分化的潜能，在肿瘤发生、发展、复发和转移过程中均起着重要的作用。由于其众多性质与干细胞类似，故将其称为肿瘤干细胞（cancer stem cell，CSC）。肿瘤干细胞首次在造血系统中被发现，目前凭借多种标志物，如 CD44、CD24、Epcam、CD133 等的检测，已在多种肿瘤中被鉴定出来。该类细胞也存在不对称分裂，即一种分裂为与其性质相同的肿瘤干细胞，另一种是组成肿瘤大部分的非致瘤癌细胞。在肿瘤发展的过程中，形成了缺氧、pH 降低、营养缺乏等特点的肿瘤微环境，而在这种对正常细胞来说非常恶劣的环境中，肿瘤干细胞却能生长良好，这究竟是什么机制帮助肿瘤干细胞应对肿瘤组织中的恶劣环境呢？

细胞自噬（autophagy）被认为可使机体在十分严峻的生存条件下通过降解自我提供物质和能量，以及清除有害物质，从而得以继续生存。目前已有大量研究证实，自噬在细胞分化、发育和适应环境应激及多种疾病发生中发挥重要作用，而在肿瘤的发生发展过程中，大量研究发现细胞自噬的作用显示了两面性特征。在正常组织中，自噬介导的损伤缓解可以有效地抑制肿瘤发生，而在已经发生肿瘤的组织中，自噬导致的大分子循环利用则恰好可以缓解肿瘤干细胞的能量需求，从而维持其存活，在这种情况下，抑制自噬则有益于肿瘤治疗。然而，不论是抑制自噬还是激活自噬，阻碍肿瘤发生发展的作用都是通过清除肿瘤干细胞实现的。干细胞最重要的特性就是自我更新和分化能力。目前，越来越多的证据提示，自噬很可能在生理及各种应激条件下参与了干细胞静息、自我更新及定向分化三者之间的平衡调控，那么自噬在肿瘤干细胞自我更新和分化方面的作用是否也存在类似作用，或者是否在肿瘤干细胞中存在其他特殊调控作用呢？最近有研究提示，除了在正常胚胎发育及成体干细胞中发挥了作用，自噬在肿瘤干细胞起源、维持及迁移等方面也存在重要作用。本章将对自噬在维持肿瘤干细胞存活和功能方面的作用进行讲述。

一、自噬参与肿瘤干细胞的干性维持

肿瘤干细胞是肿瘤内部数量很少的一个细胞亚群，与肿瘤的生长、耐药、复发及转移密切相关。肿瘤干细胞具有自我更新及向多种体细胞分化的潜能，并且能够维持细胞的未分化状态，因而可以导致肿瘤组织的异质性。移植少量的肿瘤干细胞即可在免疫缺陷小鼠体内成瘤。大量报道表明，诸多因素与肿瘤干细胞的干性维持有关，其中 POU 域转录因子（POU5F1）在胚胎发育及维持肿瘤干细胞多能性中发挥重要作用。另外，肿瘤细胞分泌的细胞因子，如白细胞介素 -6（IL-6）、转化生长因子（TGF-β）等能促进部分肿瘤细胞转变为肿瘤干细胞。此外，有报道表明，自噬在多种肿瘤干细胞中激活水平升高，如乳腺癌干细胞、胰腺癌干细胞、肝癌干细胞等。由于肿瘤细胞的高度浸润和快速生长导致肿瘤内部血液供应不足，从而出现缺氧情况。研究人员在体外模拟间歇性低氧环境可使胰腺癌细胞重编程获得干细胞样表型，促进胰腺癌细胞向 CD133$^+$ 肿瘤干细胞转化，该过程主要依赖于低氧诱导因子（HIF-1α）诱导的自噬激活。在乳腺癌研究中，研究人员发现无论是通过基因学还是药理学方法抑制细胞自噬，都会使乳腺癌干细胞更倾向于上皮样表型，同时阻碍其获得更具有迁移能力的间质表型，如 CD44$^+$CD24^{low} 的免疫表型，而这种表型常被认为是乳腺癌干细胞的标志。在卵巢癌中，研究人员也发现了同样的现象。在卵巢癌干细胞中，无论是利用 CQ 或者干扰 ATG5 的方法下调自噬水平，卵巢癌干细胞的悬浮成球能力及干性基因的表达都受到了抑制，而该过程与 FOXA2 的参与有关。在肝硬化向肝癌发展的过程中，自噬可以驱使 Axin2$^+$ 的细胞向 Axin2$^+$CD90$^+$ 的细胞转化，而 CD90 是肝癌干细胞的稳定标志物，并且高表达其他干细胞标志物 OCT4 和 SOX2，促进其体外成球能力及裸鼠体内成瘤能力，而且 HGF 信号通路参与其中。以上研究结果提示，自噬在肿瘤干细胞干性获得及维持方面具有促进作用。随着研究的深入，出现了不同的看法。2017 年的一篇报道发表了独特的观点。在一项畸胎瘤细胞的研究中，研究者用不同的方法，分别对自噬水平进行抑制或者促进，却得到了相同的结果：肿瘤干细胞的干性标志物均降低，分化标志物均升高，因此作者指出，维持自噬基础水平的平衡对肿瘤干细胞的干性维持至关重要。

二、自噬在肿瘤干细胞适应恶劣环境中的作用

在肿瘤发展的过程中，形成了组织缺氧、pH 降低、营养缺乏和肿瘤血管生成等特点的肿瘤微环境。如果用"种子和土壤"理论来解释，肿瘤干细胞是种子，而肿瘤微环境就是肿瘤干细胞赖以生存的土壤。但是这块"土壤"并不是温润肥沃的，而是相对贫瘠的。血供不足造成的肿瘤组织局部缺氧和营养相对缺乏普遍存在于实体瘤中，这是肿瘤微环境的重要特征。肿瘤干细胞作为肿瘤发生及转移灶形成的起始细胞必须面对和克服这种不利的肿瘤微环境。而自噬实际是一种细胞应对恶劣环境的生存机制，低氧和低营养正是典型的自噬诱导因素。当处于营养物质缺乏的环境时，细胞通过自噬作用利用溶酶体对细胞内受损的细胞器和大分子物质进行降解，借此维持蛋白代谢平衡及细胞内环境稳定，提供维持细胞存活所需的最低能量。

有研究已经证实，低氧确实可以通过低氧诱导因子诱导肿瘤细胞发生自噬，而低氧诱导的自噬可促进肿瘤细胞的存活，甚至还可以促进肿瘤干细胞的增殖。体外研究发现，CD133$^+$ 肝癌干细胞的基础自噬水平和缺血缺营养诱导的自噬水平均高于 CD133$^-$ 细胞，而抑制自噬可降低其生存能力，这提示基础自噬水平较高的肿瘤干细胞可能对缺氧微环境有更快的反应。除了缺氧，肿瘤微环境还有一个重要特征就是缺血，也就意味着缺营养，除了逃避生物物理限制，处于饥饿状态的肿瘤干细胞还必须能够通过激活分解代谢过程而利用可再生资源，也就是能够循环利用细胞内的组分来维持细胞内新陈代谢的平衡及细胞活力。肿瘤干细胞的功能和活性则依赖于它们能否及时确保有足够的生物能量补充的能力。越来越多的研究发现，肿瘤干细胞和自噬之间的密切关系，并提示自噬的蛋白代谢功能在肿瘤干细胞面对饥饿环境时具有一定的保护作用。从导管癌病灶中分离出来的具有成球能力的细胞中，自噬相关基因表达水平增加更为显著。加入自噬抑制剂氯喹

处理后可诱导遗传上异常的成球细胞发生凋亡并最终将其清除。通过减少自噬相关基因的表达使得异体移植肿瘤无法形成。上述证据提示自噬对于恶化前病灶中肿瘤干细胞样前体细胞的存活至关重要。当然，除了可帮助肿瘤干细胞应对肿瘤微环境中的恶劣条件，自噬对于化疗药物处理的肿瘤干细胞的存活也有一定的帮助。姜黄色素被认为是一种可以通过多种机制诱导肿瘤细胞凋亡的化疗药物，研究人员发现，在姜黄色素诱导结肠癌肿瘤干细胞凋亡的同时，细胞自噬被激活，从而促进了结肠癌干细胞的存活，增强其对该化疗药物的耐受。但是，很遗憾的是到目前为止仍没有文献明确解释自噬是如何在增加肿瘤干细胞对应激环境耐受性的同时，还能维持其功能，甚至促进其扩增。

三、自噬与肿瘤干细胞凋亡

细胞凋亡是指为维持内环境稳定，由基因控制的细胞自主有序的死亡模式。细胞凋亡是细胞的一种基本生物学现象，在多细胞生物去除不需要的或异常的细胞中起着必要的作用。而肿瘤细胞，尤其是肿瘤干细胞具有一个显著特征就是其增殖能力异常活跃且凋亡受到抑制。因此，对肿瘤的治疗不应局限在杀伤肿瘤细胞和抑制肿瘤细胞分裂，诱导肿瘤干细胞发生凋亡将是很长一段时间内抗肿瘤研究的重要方向。近年研究发现，在肿瘤干细胞中，自噬不仅可促进细胞的存活，在一定条件下，也可以调控肿瘤干细胞的凋亡。目前，自噬对凋亡的调控作用的研究呈现出不同的观点。研究人员在利用较高浓度的一种植物来源的化疗药物 Rottlerin 诱导人前列腺肿瘤干细胞发生凋亡的过程中，发现该肿瘤干细胞也发生了自噬（电镜下可见细胞质空泡和自噬体形成，自噬相关基因表达水平显著升高），并且利用自噬抑制剂 3-甲基腺嘌呤处理细胞可缓解该肿瘤干细胞的凋亡发生。这提示肿瘤干细胞中自噬激活可能诱导其发生凋亡。另有研究结果提示，自噬可以抑制肿瘤干细胞发生凋亡。在乳腺癌的研究中发现，无论在乳腺癌细胞还是乳腺癌干细胞中，利用自噬抑制剂氯喹都能够诱导细胞凋亡的发生。氯喹联合化疗药同时使用，可以增强化疗敏感性。奎纳克林，作为另外一种自噬抑制剂，在抑制溶酶体酸化的同时，也可以诱导乳腺肿瘤干细胞的凋亡。自噬如何调控凋亡的机制尚不明确，但是在肿瘤细胞中已有研究。研究人员在一项白血病的研究中发现，自噬抑制剂 Spautin-1 在抑制自噬的同时可以促进细胞发生凋亡现象。该促凋亡现象与激活 PI3K/Akt 下游关键效应分子 GSK3β 相关，并且下调凋亡相关蛋白 Mcl-1 和 Bcl-2 表达。因而，该抑制剂在肿瘤的治疗中有潜在的应用价值。一项关于脂肪组织来源的干细胞的相关研究指出，抑制自噬可以促进葡萄糖诱导的细胞凋亡，并且发现 ROS/JNK 信号通路在诱导自噬发生过程中至关重要。

四、自噬对肿瘤干细胞糖分解代谢的双向调节作用

正常哺乳动物细胞在有氧条件下，糖酵解处于被抑制状态，然而，德国生化学家 Warburg 发现，在氧气充足的条件下，恶性肿瘤细胞糖酵解同样活跃，这种有氧糖酵解的代谢特征称为瓦博格效应。其表现为葡萄糖摄取率高，糖酵解活跃，代谢产物乳酸含量高。糖酵解不仅可以高效地产生 ATP，还可以避免不必要的内源性活性氧（ROS）的产生。此外，糖酵解还可以通过诱导 NADPH 产生来支持抗氧化剂的防御功效，而 NADPH 则是

形成关键抗氧化物酶、还原型谷胱甘肽所必需的。有研究提示，在肿瘤干细胞干性获得及恶性转变过程中，自噬对糖酵解水平的增强可能具有一定的促进作用。自噬缺失会降低葡萄糖的摄取量，导致肿瘤干细胞糖酵解水平不足，并最终降低哺乳动物肿瘤干细胞的增殖能力。在 Kras 突变的胰腺上皮肿瘤和晚期胰腺导管癌中发现自噬水平持续激活，而在正常胰腺上皮及早期胰腺上皮肿瘤中则无类似现象。抑制自噬可通过减少肿瘤干细胞内的氧化磷酸化反应来减缓胰腺癌细胞的增殖和肿瘤生成。这提示自噬具有促进肿瘤细胞线粒体氧化磷酸化活性的作用。泌尿上皮肿瘤干细胞表现出较强的自噬水平，其中糖酵解相关基因表达水平也较高，而抑制自噬则会降低肿瘤干细胞中糖酵解基因的表达。该研究结果提示，自噬通过缓冲生物能量需求以满足肿瘤干细胞的高水平的糖酵解反应，从而促进细胞存活。另有研究提示，自噬在特定情况下还可能作为瓦博格效应的拮抗剂。一项急性白血病研究指出，雷帕霉素诱导自噬发生的同时可以抑制糖酵解的发生，并促进细胞的增殖。

五、自噬与肿瘤干细胞迁移能力及致瘤性

众所周知，肿瘤转移是恶性肿瘤的重要生物学特征之一，也是恶性肿瘤患者预后不良的主要因素之一。虽然 90% 的肿瘤细胞在开始时可以从原发瘤处"逃逸"，并最后到达预转移处，却只有不到 2% 的细胞能形成微转移灶，而只有 0.02% 或者更少的细胞最终能发展为转移瘤，这意味着能完成这一过程的肿瘤细胞具有一定内在特性，能在转移处的微环境中维持自我生长并大量增殖。而具有较强侵袭能力和致瘤性的肿瘤干细胞正是这类细胞的适宜候选者。近年来研究发现，自噬对肿瘤干细胞的存活至关重要。研究发现，SDCBP/MDA-9/Syntenin 信号介导的保护性自噬在神经胶质瘤肿瘤干细胞抵抗失巢凋亡中发挥重要作用。自噬抑制剂不仅可以增加慢性髓细胞样白血病肿瘤干细胞的死亡，而且自噬抑制剂联合酪氨酸激酶抑制剂可显著诱导慢性髓细胞样白血病肿瘤干细胞样的表型和功能丧失。另外，上皮间质转化（epithelial to mesenchymal transition，EMT）在肿瘤的侵袭和转移过程中起重要作用。越来越多研究发现，肿瘤干细胞具有 EMT 表型，而 EMT 可以赋予细胞迁移和侵袭特征，使肿瘤细胞具有干细胞的特征。自噬对肿瘤干细胞间质状态的维持及其迁移和侵袭特征也发挥重要作用。自噬通过调控局部黏附分子的更新和上调促转移细胞因子的分泌促进肿瘤侵袭转移。研究表明，自噬通过分泌促转移细胞因子 IL-6 促进原癌基因 RAS 介导的侵袭。自噬也可通过原癌基因 SRC 调控的自噬分子 LC3 和桩蛋白的结合，分解黏着斑促进转移性肿瘤细胞的局部黏附分子解离和肿瘤细胞迁移。而且自噬相关基因 BECN1 和 ATG5 基因沉默能抑制高转移肝癌细胞发生自噬，抑制自噬影响肝癌细胞抗脱落凋亡和肺集落形成能力，从而显著抑制肝癌细胞的肺转移。在卵巢癌细胞中抑制自噬介导的 ROS/HO-1 通路可以促进 EMT 发生。此外，自噬相关分子 DRAM1 和 p62 可以调节恶性胶质瘤肿瘤干细胞的迁移和侵袭。在临床研究中越来越多数据证实自噬与肿瘤的靶向性治疗密切相关，自噬核心蛋白 ATG4B 是慢性髓细胞样白血病 CD34$^+$ 造血干 / 祖细胞的潜在生物标志和治疗靶点。高侵袭能力的肿瘤细胞中发现自噬调节因子呈现高表达，在非小细胞肺癌脑转移患者中自噬相关基因 ATG16L1 的 Thr300Ala 突变体与低脑转移风险密切相关。上述研究证

实，自噬有助于维持肿瘤干性和生存，增强其侵袭迁移能力，为临床干预提供新的治疗策略和靶点。

　　肿瘤干细胞除了具有高转移能力外，还具有高致瘤性，极少量的肿瘤干细胞既能在体外培养生成肿瘤细胞集落，注入实验动物体内，也可形成肿瘤，而一般肿瘤细胞形成肿瘤难度很大，或者需要大量的肿瘤细胞才能致瘤。肿瘤干细胞的高致瘤性特征一直是影响肿瘤治愈率的重要阻碍。因此，了解肿瘤干细胞高致瘤性的机制有利于更好的治愈肿瘤患者。近年研究发现，自噬不仅参与肿瘤干细胞的侵袭迁移过程，在致瘤性方面也发挥了作用。膀胱癌细胞系 T24 和 UM-UC-3 中分离获得具有干细胞特性的侧群细胞，在没有任何自噬诱导因素干扰的条件下，其自噬水平相比其他细胞显著增加，而抑制自噬后，侧群细胞的死亡率明显增加，其成球能力显著下降，提示其致瘤性减弱。类似研究证实，低氧诱导因子 1α 诱导自噬在非干性胰腺癌细胞向 CD133$^+$ 的胰腺癌肿瘤干细胞转化中扮演着重要角色。Beclin 1 和自噬是乳腺癌肿瘤干细胞成瘤所必需的。在肝硬化恶劣微环境中，依赖自噬产生的 Axin2+ 肿瘤干细胞促进肝细胞癌的发生和发展。目前新近观点认为，自噬促进肿瘤样干细胞占据干细胞巢。自噬还可以通过抑制衰老维持干细胞的干性特征。另外也存在不同的研究观点，研究数据证实自噬通过促进 Notch1 的降解抑制神经胶质瘤起始细胞的自我更新能力和成瘤性。综合上述研究进展证实，自噬有助于肿瘤干细胞生存和干性维持，增强肿瘤干细胞的成瘤性，同时自噬也为具有高转移性的肿瘤干细胞侵袭和转移扩散提供了必要条件，在肿瘤治疗时结合自噬抑制药物可以发挥更好的抑癌效果，为肿瘤治疗提供新的思路（图 21-1）。

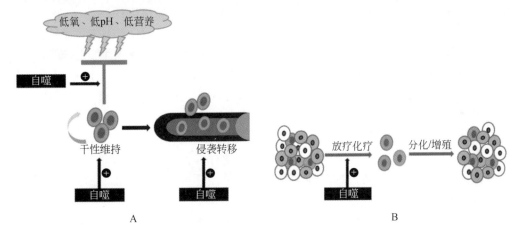

图 21-1　自噬与肿瘤干细胞

A. 自噬参与肿瘤干细胞基本生命特征的维持和调控；B. 自噬促进肿瘤干细胞的放疗和化疗抵抗能力

六、自噬与肿瘤干细胞的放疗和化疗抵抗

　　除了手术治疗，放疗和化疗（放化疗）成为目前肿瘤的重要治疗手段之一，放化疗可快速作用于肿瘤病灶，减轻肿瘤负荷。然而目前放化疗治疗遇到的最大瓶颈即肿瘤细胞存在的放化疗抵抗导致肿瘤复发和残留。最近大量研究表明，肿瘤的放化疗抵抗主要是通过肿瘤干细胞实现的，而放化疗作用主要针对分裂期细胞，目前研究却发现，

自噬可以诱导造血干细胞和肌干细胞进入休眠状态，并且可以将静息状态的细胞转变为具有代谢活性的细胞并阻止细胞不可逆的衰老，因此自噬赋予肿瘤干细胞的休眠状态可以帮助其逃脱放化疗杀伤作用而继续存活。如何降低肿瘤干细胞的放化疗抵抗特性而成为研究肿瘤治疗的热点。与此同时，关于肿瘤干细胞抵抗放化疗的作用机制研究亦变得尤为迫切。

一方面，大量研究证据表明，细胞自噬在肿瘤干细胞的放疗抵抗过程中起重要作用。在神经胶质瘤中，CD133$^+$细胞群含量在放射后增加了，且CD133$^+$细胞的存活率要显著高于CD133$^-$细胞，进一步研究发现，放射可诱发胶质瘤干细胞发生自噬，且其中CD133$^+$细胞的自噬水平要显著高于CD133$^-$细胞的自噬水平，而抑制自噬后，CD133$^+$细胞对放射的敏感性增强，放射后肿瘤干细胞存活率和体外成球能力显著下降，而自噬抑制后CD133$^-$细胞对于射线的敏感性只有少量增强，提示肿瘤干细胞在放疗抵抗中起主导作用，该研究表明，诱导自噬有助于胶质瘤干细胞抵抗放射的毒性作用，增加其存活率。另外研究发现，放射治疗方案诱导肿瘤细胞自噬相关基因 Beclin 1、Atg3、Atg4b、Atg4c、Atg5 和 Atg12 上调表达和吞噬体的聚集，抑制自噬相关基因可以增强放疗抵抗肿瘤细胞的敏感性，但研究者同时发现未经过射线照射的放疗抵抗的肿瘤细胞经过抑制自噬处理其集落形成能力增强，研究结果提示，在肿瘤治疗中抑制自噬，需要考虑肿瘤的不同类型，肿瘤细胞不同的状态和表型特征，肿瘤患者个体不同的炎症微环境，从而优化肿瘤治疗方案。

另一方面，自噬还被发现参与了肿瘤干细胞的化疗抵抗特性，慢性髓细胞性白血病（chronic myelogenous leukemia，CML）干细胞是最先被分离出来的肿瘤干细胞，甲硫酸伊马替尼（imatinib，IM）是 CML 的标准治疗药物，但是 CML 干细胞可本能地对 IM产生抗性，加速病情恶化，而 IM 诱导的自噬可对抗其诱导的细胞死亡，自噬抑制剂有助于恢复 IM 治疗 CML 干细胞的敏感性，此外，利用自噬抑制剂抑制自噬前提下，再利用 5-氟尿嘧啶（5-fluorouracil，5-FU）对结肠癌 CD133$^+$细胞进行处理，发现其对肿瘤干细胞的毒性作用显著增强。另有研究发现，当利用化疗药物 5-FU 和 cisplatin 诱导食管癌细胞的死亡时发现，化疗敏感食管癌细胞株表现为细胞凋亡增多，而化疗抵抗食管癌细胞株表现为细胞自噬增多。研究发现，细胞对化疗的自噬反应是促进细胞恢复和增强其化疗抵抗的生存机制，通过选择性抑制自噬调节因子可以达到增加化疗效果的作用。此外，研究发现，胰腺癌肿瘤组织中自噬分子 LC3 表达与肿瘤干细胞标志乙醛脱氢酶 1（ALDH1）、CD133 和 CD44 表达密切相关，胰腺癌细胞系中，在克隆形成细胞中观察到 LC3-Ⅱ 的表达水平上升，提示自噬水平升高，研究人员发现，化疗药物吉西他滨联合自噬抑制剂对胰腺癌具有显著疗效。此外，研究发现卵巢癌肿瘤干细胞的自噬水平明显高于非干性细胞，化疗药物卡波铂和自噬抑制剂联合处理提高卵巢癌的治疗效果。肿瘤干细胞在面对放化疗处理时自噬水平升高也是一种细胞面对恶劣环境时的自发保护性行为，针对肿瘤干细胞的自噬可以为临床肿瘤治疗提供新靶点。

目前研究表明，自噬在肿瘤干细胞中起"双刃剑"的作用。在抗肿瘤治疗中可以诱导细胞发生自噬性死亡，多种化疗药物正是通过该途径达到治疗效果的。而在耐药肿瘤干细胞中，自噬又表现为一种保护机制，可减少药物对细胞的杀伤作用。联合自噬抑制剂应用可以诱导耐药肿瘤干细胞的死亡达到更好的化疗效果。针对肿瘤干细胞中自噬的调节机制的深入研究可以为肿瘤治疗提供更有价值的参考力和治疗靶标。

七、靶向肿瘤干细胞自噬的抗肿瘤策略

虽然将抗肿瘤治疗与细胞自噬联系在一起的研究甚至临床应用已有大量报道，但是有些核心问题仍存在一定争议。自噬在肿瘤发生发展和转移过程中存在着促进和抑制两方面的作用：一方面，在损伤存在但肿瘤尚未形成的情况下，自噬被认为可通过抑制蛋白质聚集、细胞器和染色体的损伤来阻止其导致的染色体组不稳定或细胞死亡及炎症，所以通过诱导自噬来阻止这些损伤的发生并最终抑制肿瘤的发生在理论上是可行的。当然，也确实已有研究证实在有些药物治疗癌症过程中，自噬是药物发挥治疗作用所必需的。例如，哺乳动物雷帕霉素靶蛋白（mammalian target of rapamycin，mTOR）激酶抑制剂被用于治疗肾细胞癌和转移性乳腺癌，抑制 mTOR 激酶功能可产生抑制细胞增殖的作用。而 mTOR 激酶作为自噬调节的中心环节之一，其活性受抑制可以激活自噬的发生。此外，利用 EGFR 抑制剂药物埃罗替尼治疗肺癌时，就需要细胞发生自噬从而使得抑制效果最大化。另一方面，自噬又是细胞面对恶劣环境的保护机制，在肿瘤发展和转移过程中具有一定的促进作用。肿瘤细胞的快速增殖能力需要更多的能量消耗，而其糖酵解代谢方式的产能效率不高，因此需要激活自噬来获得更多能量，在这种代谢应激下自噬抑制剂可诱导肿瘤细胞死亡。已有研究利用伊马替尼阻断恶性神经胶质瘤细胞的自噬体和溶酶体的融合，增加线粒体损伤，诱导凋亡从而抑制恶性神经胶质瘤的作用。而利用化疗药物结合自噬抑制剂联合治疗方案可以增强肿瘤治疗的有效性。已有研究发现，额外添加自噬抑制剂 3- 甲基腺嘌呤或氯喹可以增强化疗药物顺铂处理的人子宫颈癌细胞的凋亡，从而改善顺铂的化疗效果。在膀胱癌细胞中利用氯喹可以抑制自噬和活化凋亡增强肿瘤细胞对放疗的敏感性。在神经胶质瘤治疗研究中也发现氯喹通过抑制自噬和活化凋亡增强神经胶质瘤起始细胞的放疗敏感性。但是由于目前一些针对自噬的联合治疗方案缺乏细胞的特异靶向性，这些效应也会影响机体正常细胞的功能，存在一定的副作用。而在肿瘤干细胞起源理论中认为肿瘤干细胞是肿瘤恶性转化和侵袭转移的关键所在。因此，结合自噬抑制剂及靶向肿瘤干细胞的特异性药物将有望成为更加有效、副作用更小的抗肿瘤治疗方案。

八、小 结

肿瘤干细胞是肿瘤发生、生长、转移和放化疗抵抗的关键因素，肿瘤干细胞通过自我更新和无限增殖维持着肿瘤细胞群的生命力，通过运动和迁徙能力又使肿瘤细胞的转移成为可能。肿瘤干细胞可以长时间处于休眠状态并具有耐药性，对杀伤肿瘤细胞的外界理化因素不敏感。因此，肿瘤干细胞被认为是肿瘤治疗的关键突破口。如何能够在不影响正常干细胞的情况下，清除肿瘤干细胞或者增强其对各种治疗手段的敏感性，是今后肿瘤治疗需要攻克的难点。深入了解肿瘤干细胞生存、迁移、放化疗抵抗等关键机制尤为重要。现有研究表明，细胞自噬在肿瘤干细胞生存和侵袭转移等方面发挥重要作用，并且在肿瘤发生、发展的不同阶段，自噬对于肿瘤干细胞的作用也有所不同。在癌变早期和肿瘤形成前，细胞自噬可通过清除受损的细胞器和蛋白质，维持基因组稳定性，从

而抑制肿瘤干细胞的生成。而在肿瘤发展期及晚期，细胞自噬则可为肿瘤干细胞在缺血缺氧等恶劣环境中提供保护作用，促进其存活，同时还可以抑制肿瘤干细胞凋亡。但是，细胞自噬在不同类型的肿瘤中作用是否都一样，还是存在异质性，目前还不清楚，细胞自噬可以清除细胞质内的多余细胞器及错误折叠的蛋白质等废弃物质，自噬还可以通过降解自身大分子等从而提供细胞所需能量和物质等作用。那么，自噬在肿瘤干细胞中究竟起到怎样的调控作用？各种作用之间又有何异同。这些仍有待于进一步研究。

虽然现有的一些结果已经显示出了自噬与肿瘤干细胞的种种密切关系，尤其是针对肿瘤干细胞的自噬在肿瘤预防和治疗中的重要性已初露端倪。然而目前的相关研究多是建立在一些基因敲除模型的基础上观察到的现象，而某些自噬相关基因很可能还具有除与自噬相关作用以外的功能。因此在运用自噬相关基因突变分析来研究自噬作用时，应该考虑到表型改变可能还有其他非自噬缺陷的原因引起。在下结论的时候应该综合其他实验结果进行分析。此外，目前关于自噬与肿瘤干细胞特性之间的关系研究多停留在表面现象阶段，而其中具体的调控和作用机制仍不明确。如何利用现代的生物医学研究技术和手段进一步探索和研究自噬在干细胞不同生命状态中的作用及其分子调控机制，并且如何利用这些机制为临床应用服务，将是未来该领域研究的一个重要方向。

海军军医大学东方肝胆外科医院 杨 雪 叶 菲 井莹莹 卫立辛

参 考 文 献

Clevers H, 2011. The cancer stem cell: premises, promises and challenges. Nat Med, 17 (3): 313-319.

Garcia-prat L, Martinez-vicente M, Perdiguero E, et al., 2016. Autophagy maintains stemness by preventing senescence. Nature, 529 (7584): 37-42.

Han Y, Fan S, Qin T, et al., 2018. Role of autophagy in breast cancer and breast cancer stem cells (Review). Int J Oncol, 52 (4): 1057-1070.

Li J, Hu S B, Wang L Y, et al., 2017. Autophagy-dependent generation of Axin2+ cancer stem-like cells promotes hepatocarcinogenesis in liver cirrhosis. Oncogene, 36 (48): 6725-6737.

Li Q, Yin Y, Zheng Y, et al., 2018. Inhibition of autophagy promoted high glucose/ROS-mediated apoptosis in ADSCs. Stem Cell Res Ther, 9 (1): 289.

Li Q X, Zhou X, Huang T T, et al., 2017. The Thr300Ala variant of ATG16L1 is associated with decreased risk of brain metastasis in patients with non-small cell lung cancer. Autophagy, 13 (6): 1053-1063.

Liu J, Xia H, Kim M, et al., 2011. Beclin1 controls the levels of p53 by regulating the deubiquitination activity of USP10 and USP13. Cell, 147 (1): 223-234.

Meng E, Long B, Sullivan P, et al., 2012. CD44$^+$/CD24$^-$ ovarian cancer cells demonstrate cancer stem cell properties and correlate to survival. Clin Exp Metastasis, 29 (8): 939-948.

Ng H H, Surani M A, 2011. The transcriptional and signalling networks of pluripotency. Nat Cell Biol, 13 (5): 490-496.

Ojha R, Jha V, Singh S K, 2016. Gemcitabine and mitomycin induced autophagy regulates cancer stem cell pool in urothelial carcinoma cells. Biochim Biophys Acta, 1863 (2): 347-359.

Pagotto A, Pilotto G, Mazzoldi E L, et al., 2017. Autophagy inhibition reduces chemoresistance and tumorigenic potential of human ovarian cancer stem cells. Cell Death Dis, 8（7）: e2943.

Peng Q, Qin J, Zhang Y, et al., 2017. Autophagy maintains the stemness of ovarian cancer stem cells by FOXA2. J Exp Clin Cancer Res, 36（1）: 171.

Rothe K, Lin H, Lin K B, et al., 2014. The core autophagy protein ATG4B is a potential biomarker and therapeutic target in CML stem/progenitor cells. Blood, 123（23）: 3622-3634.

Shao S, Li S, Qin Y, et al., 2014. Spautin-1, a novel autophagy inhibitor, enhances imatinib-induced apoptosis in chronic myeloid leukemia. Int J Oncol, 44（5）: 1661-1668.

Sharif T, Martell E, Dai C, et al., 2017. Autophagic homeostasis is required for the pluripotency of cancer stem cells. Autophagy, 13（2）: 264-284.

Sharifi M N, Mowers E E, Drake L E, et al., 2016. Autophagy promotes focal adhesion disassembly and cell motility of metastatic tumor cells through the direct interaction of paxillin with LC3. Cell Rep, 15(8): 1660-1672.

Talukdar S, Pradhan A K, Bhoopathi P, et al., 2018. Regulation of protective autophagy in anoikis-resistant glioma stem cells by SDCBP/MDA-9/Syntenin. Autophagy, 14（10）: 1845-1846.

Tao Z, Li T, Ma H, et al., 2018. Autophagy suppresses self-renewal ability and tumorigenicity of glioma-initiating cells and promotes Notch1 degradation. Cell Death Dis, 9（11）: 1063.

Wang F, Tang J, Li P, et al., 2018. Chloroquine enhances the radiosensitivity of bladder cancer cells by inhibiting autophagy and activating apoptosis. Cell Physiol Biochem, 45（1）: 54-66.

Wang J, Chen D, He X, et al., 2015. Downregulated lincRNA HOTAIR expression in ovarian cancer stem cells decreases its tumorgeniesis and metastasis by inhibiting epithelial-mesenchymal transition. Cancer Cell Int, 15: 24.

Watson A S, Riffelmacher T, Stranks A, et al., 2015. Autophagy limits proliferation and glycolytic metabolism in acute myeloid leukemia. Cell Death Discov, 1.pii: 15008.

Yang M C, Wang H C, Hou Y C, et al., 2015. Blockade of autophagy reduces pancreatic cancer stem cell activity and potentiates the tumoricidal effect of gemcitabine. Mol Cancer, 14: 179.

Ye H, Chen M, Cao F, et al., 2016. Chloroquine, an autophagy inhibitor, potentiates the radiosensitivity of glioma initiating cells by inhibiting autophagy and activating apoptosis. BMC Neurol, 16（1）: 178.

Zhao S, Fortier T M, Baehrecke E H, 2018. Autophagy promotes tumor-like stem cell niche occupancy. Curr Biol, 28（19）: 3056-3064.

Zhao Z, Zhao J, Xue J, et al., 2016. Autophagy inhibition promotes epithelial-mesenchymal transition through ROS/HO-1 pathway in ovarian cancer cells. Am J Cancer Res, 6（10）: 2162-2177.

Zhu H, Wang D, Liu Y, et al., 2013. Role of the Hypoxia-inducible factor-1 alpha induced autophagy in the conversion of non-stem pancreatic cancer cells into CD133+ pancreatic cancer stem-like cells. Cancer Cell Int, 13（1）: 119.

第二十二章　自噬与肿瘤的侵袭转移

　　局部浸润和远处转移的能力是恶性肿瘤最主要的生物学特性。近 90% 的肿瘤患者的死亡归咎于肿瘤细胞远处转移至主要器官。多种机制参与调控肿瘤的侵袭和转移并且相互影响，形成了一个丰富庞大的调控体系。科学家不断发现许多新的重要的生物学现象，如肿瘤干细胞理论的提出和上皮间质转化等，逐步深入地探索和揭示肿瘤侵袭和转移的机制。

　　自噬是真核细胞特有的生命现象，广泛存在于真核细胞中，是细胞利用溶酶体降解自身受损的细胞器和大分子物质的降解 / 再循环过程，生命体借此维持蛋白代谢平衡及细胞内环境的稳定。近年来，大量证据表明，自噬在侵袭转移过程中的各个环节参与调控，由此受到众多关注。更重要的是，肿瘤细胞不是孤立存在的，而是处在特殊的微环境中，肿瘤的侵袭转移与肿瘤微环境之间有着密切的关系，受到微环境中多种因素的调控和影响。本章将对自噬在肿瘤侵袭转移中的作用展开论述。

第一节　自噬促进肿瘤的侵袭和转移及其机制

　　肿瘤转移是指恶性肿瘤细胞脱离原发肿瘤，通过各种途径，到达与其不连续的组织或器官后得以继续生长，形成与原发肿瘤相同性质的继发瘤灶的过程。新瘤灶称继发瘤或转移瘤。这一过程又称为侵袭 - 转移级联过程，包括以下多个步骤（图 22-1）：①局部浸润至细胞外基质（extracellular matrix，ECM）和间质细胞层；②内渗入脉管系统；③在脉管系统的循环中存活；④附着在远处器官部位；⑤外渗进入远处组织的实质中；⑥在不同于原发灶的微环境中存活，形成微转移灶；⑦重新启动增殖模式，以形成较大的转移灶，进而发展成为可在临床上检测到的肿瘤灶。

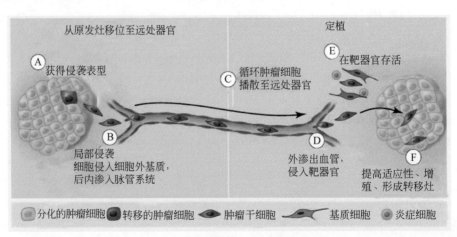

图 22-1　肿瘤的侵袭 - 转移级联过程

（1）局部侵袭：癌细胞离开其原瘤灶组织而侵犯邻近组织，并在该处继续繁殖生长，这个过程称为侵袭。肿瘤侵袭是肿瘤细胞黏附、酶降解、移动、基质内增殖等一系列过程的表现。肿瘤细胞首先要破坏基底膜，随后进入肿瘤间质；肿瘤间质中存在有多种间质细胞，包括成纤维细胞、内皮细胞、巨噬细胞等免疫细胞、脂肪细胞及间充质干细胞等，这些细胞与肿瘤细胞相互作用，使肿瘤细胞具有更强的侵袭性。

（2）内渗入脉管系统：内渗即局部侵袭的细胞进入淋巴或血管腔中。虽然在人体的肿瘤中可观察到肿瘤细胞的淋巴转移，但肿瘤细胞主要还是通过血液循环来散播的。一些分子事件的发生可促进肿瘤细胞穿过由周细胞和内皮细胞组成的血管壁，进入血流。此外，肿瘤细胞的内渗过程在很大程度上也受肿瘤组织血管结构的影响。肿瘤细胞通过VEGF促进其局部微环境中新生血管的形成，与正常组织中的血管相比，这些新生的血管具有其自身独特的结构特点，表现为迂回弯曲，相邻的内皮细胞之间连接较弱，仅由有孔的内皮细胞和片状的基膜构成，容易渗漏，这成为肿瘤细胞实现内渗的有利条件。

（3）在循环中存活：当肿瘤细胞成功内渗入血管腔后，即可通过静脉和动脉循环进行散播。这些肿瘤细胞可称为循环肿瘤细胞（circulating tumor cell，CTC）。CTC需在循环过程中应对一些应激状况且存活下来，才能到达远处转移灶。其中最突出的是，CTC要抵抗失巢凋亡（anoikis）。失巢凋亡是细胞程序性死亡的形式之一。失巢凋亡是正常上皮细胞与ECM脱离接触后而诱发的凋亡，在维持正常组织细胞的生长、发育和分化平衡中发挥着重要作用。在血液循环中，肿瘤细胞虽然脱离了ECM，但其具有抵抗失巢凋亡的能力，进而得以存活并迁移至远处器官部位。此外，CTC还需克服血流剪切力带来的损伤和免疫细胞尤其是自然杀伤细胞的杀伤作用。

（4）外渗出血管：当到达远处器官的微血管时，CTC可在血管腔内生长并形成微克隆，最终侵蚀血管壁，使得肿瘤细胞与组织实质直接接触。肿瘤细胞也可能采取另一种方式，即穿透内皮细胞和周细胞层，从血管腔中渗出进入间质，并与组织实质相接，这一过程即为外渗，可理解为是内渗的反过程。与内渗过程中，肿瘤组织内血管具有容易渗漏的特性相比，外渗过程中，远处正常组织中的血管是正常的，因而具有极低的内在渗透性。为了克服这一障碍，肿瘤细胞通过分泌因子来破坏靶器官的微环境继而诱发血管的高渗透性。

（5）在靶器官不利环境中存活，形成微转移灶：肿瘤细胞在靶器官中遇到的环境与原发灶的环境大不相同，表现在间质细胞的种类、ECM的组成成分，生长因子和细胞因子的种类及组织的微结构等，因此，肿瘤细胞在到达靶器官的初期，并不适应这不利于其生存的微环境，然而，有学者提出肿瘤细胞可通过自身某些基因表达的改变来适应恶劣环境；肿瘤细胞也能够不断地改造环境来促进转移灶的形成。

（6）转移灶的形成：肿瘤细胞进入靶器官并存活，并不一定能够持续增殖进而形成转移灶。它们可能进入长期的休眠状态，细胞数量不增加也不减少；或者由于对环境的不适应，细胞凋亡持续发生，抵消了细胞的增殖，使得转移灶难以形成。最终，只有极少数肿瘤细胞通过提高自身对环境的适应性和激活自我更新能力，形成了临床上可检测到的转移灶，成功地完成了侵袭－转移级联过程。研究证据显示，这一步骤是侵袭－转移级联过程中重要的限速环节，是肿瘤细胞实现转移的关键。

一、自噬对肿瘤侵袭和转移的促进作用

细胞自噬是细胞内高度保守的细胞自我消化和分解代谢过程，是维持细胞内稳态的重要机制之一。自噬作为一种常见的生物学现象，在肿瘤发生发展中的作用成为学者重点关注的研究领域。在肿瘤生成的早期阶段，自噬更重要的是起到抑制细胞恶性转化及肿瘤形成的作用，而在肿瘤发展的晚期，大量研究证据提示自噬可促进肿瘤的侵袭转移。

自噬可促进 RAS- 驱使的侵袭，敲除自噬相关基因可抑制过表达 RAS 的上皮细胞在三维培养体系中的侵袭，并抑制其在体内的迁移和肺转移的形成。应用自噬正常细胞的条件培养上清处理自噬缺失的上皮细胞，可增强其侵袭能力，说明自噬缺失的细胞不能分泌促进侵袭的因子。进一步研究发现，抑制自噬后，促侵袭因子 IL-6 的分泌水平下降，在自噬缺失的细胞培养体系中加入 IL-6，可恢复 RAS 过表达上皮细胞的侵袭水平。此外，MMP2（matrix metalloproteinase 2 ）和 WNT5A 在自噬缺失的细胞中水平降低。以上发现说明自噬通路的完整对于促侵袭的细胞因子，包括 IL-6 的分泌是必要的，因此创新性地为自噬在细胞侵袭中的关键作用提供了直接证据。HMGB1 可调控自噬的发生，研究者发现 miR-22 与 HMGB1 的 3' 端配对，可下调 HMGB1 表达，进而抑制 HMGB1 介导的自噬激活；并且，miR-22 抑制自噬后可显著抑制骨肉瘤细胞的迁移和侵袭。

自噬参与了许多胞质蛋白的胞外传递，这些蛋白不通过高尔基体进入传统的分泌途径，而是通过细胞溶胶以非常规方式直接分泌。在哺乳动物细胞中，一个典型的例子是自噬主要参与炎性细胞因子、IL-1β 的非传统分泌。然而，也有研究发现，自噬对分泌表型细胞因子发挥的作用可能更复杂。自噬在 DNA 损伤诱导的衰老相关分泌表型（SASP）中发挥抑制作用，主要通过抑制 p62 依赖的 NF-κB 上游的 GATA-4 通路。因此，自噬在这些不同的细胞中是如何发挥作用的，调控分泌因子的分泌是未来抑制侵袭转移的一个方向。

QSOX1（quiescin sulfhydryl oxidase 1 ）催化二硫键的形成，调控蛋白质的折叠和稳定性。近期研究显示，QSOX1 与肿瘤相关。研究者发现，QSOX1 可抑制乳腺癌细胞的增殖、迁移和侵袭。由于在氧化应激和 ER stress 的情况下，可诱导 QSOX1 的表达，并保护细胞免于死亡，而氧化应激和 ER stress 与自噬密切相关，由此推测 QSOX1 可能参与自噬的调节。在饥饿的条件下，QSOX1 的表达上调，并阻止细胞进入自噬性死亡程序，促进细胞存活，QSOX1 可通过抑制自噬体和溶酶体的融合而抑制自噬发生。进一步研究显示，QSOX1 对乳腺癌细胞侵袭的抑制是通过抑制自噬而实现的，说明自噬在促进肿瘤细胞侵袭中的重要作用。在神经胶质瘤细胞系中，应用 shRNA 抑制自噬相关基因 Atg12，发现细胞活性、增殖和迁移并未受到影响，但 3D 培养实验显示细胞的侵袭能力被显著抑制。内毒素 LPS（lipopolysaccharide ）可促进肿瘤的侵袭转移。研究发现，LPS 激活肺癌细胞上的 TLR4 或 TLR3，可诱导自噬的发生，随后自噬通过促进 TRAF6 的泛素化来激活 MAPK 和 NFKB 通路，而这两条通路都可促进 IL-6、CCL2/MCP-1、CCL20/MIP-3α、VEGFA 和 MMP2 等的生成。这些因子都是激活 TLR 促进肺癌细胞迁移和侵袭所必需的。以上结果证明，TLR4 和 TLR3 激活的自噬是介导肺癌侵袭转移的一个重要机制，提示抑制自噬可成为肺癌治疗的一个潜在靶点。

自噬的作用之一是保护和维持细胞器的功能，其中就包括细胞生长所必需的线粒体。损伤的线粒体是细胞生成 ROS 的主要来源，自噬可清除去极化的线粒体，维持细胞稳态。最近研究显示，过表达 Ras 的细胞中自噬的基础水平升高，保证细胞内存在有一定数量功能正常的线粒体，进而支持肿瘤细胞在侵袭转移过程中的生长。凋亡诱导配体尤其是TRAIL（TNF-related apoptosis inducing ligand）诱导的凋亡在 T 淋巴细胞和 NK 细胞介导的抗肿瘤转移的过程中起着重要的作用。近期报道，保护性自噬水平在 TRAIL- 抵抗肿瘤细胞中升高，促进了肿瘤细胞在转移进程中的存活。

近年来，肿瘤研究领域提出了"肿瘤干细胞（cancer stem cell，CSC）"假说，将肿瘤干细胞定义为存在于肿瘤组织中的具有无限自我更新能力，同时产生不同分化程度肿瘤细胞的细胞。目前，已在白血病、皮肤癌、乳腺癌、胶质瘤、胰腺癌、结肠癌及肝癌等多种肿瘤中检测并分离出 CSC。这一假说认为肿瘤干细胞与肿瘤的发生、侵袭和转移密切相关。前面提到，肿瘤细胞需经过复杂、多级的侵袭 - 转移级联过程才能完成转移，形成转移灶，然而，并不是所有肿瘤细胞都有能力完成这一级联过程，成功转移，只有极少量的具备很强自我更新能力的 CSC 可最终到达转移靶器官并形成转移灶。研究显示，自噬参与调控 CSC 的干性维持和存活。应用自噬抑制剂或 siRNA 沉默自噬相关基因的表达，可导致几乎所有白血病 CSC 的完全清除。我们前期研究发现，肝癌 CD133$^+$CSC 的自噬水平较 CD133$^-$ 肝癌细胞高，应用自噬抑制剂可抑制 CD133$^+$CSC 的悬浮成球和体内成瘤能力；并且自噬可促进 CD133$^+$CSC 在缺氧缺营养条件下的存活。以上证据提示，自噬可通过调控 CSC 进而促进肿瘤的侵袭转移。

自噬是细胞通过单层或双层质膜包裹细胞内需降解的细胞器、蛋白质等成分形成自噬体，进而与溶酶体结合形成自噬溶酶体，降解所包裹内容物。自噬对蛋白聚合物的降解需要泛素及泛素结合受体 p62 蛋白的参与，p62 同时与泛素化蛋白及自噬体膜蛋白 LC3结合，从而将泛素化蛋白转运至自噬体实现其自噬性降解。这一降解方式是细胞内降解长寿蛋白及细胞器的重要途径，但越来越多的证据表明它已成为细胞内大多数蛋白降解的一种途径。因此，自噬可能通过降解调控肿瘤细胞侵袭转移的相关蛋白分子来实现对侵袭转移的调控。如已有研究发现，PEDF 作为一种抑癌基因在高侵袭性黑色素瘤组织中表达下调，体外缺氧处理黑色素瘤细胞可抑制 PEDF 表达，促进其侵袭性，并发现这一抑制作用是通过缺氧激活自噬，增强对 PEDF 降解而实现的。

二、自噬促进肿瘤侵袭转移的机制

（一）自噬增强肿瘤干细胞表型

肿瘤细胞经过上皮间质转化（EMT）将黏附上皮细胞变形成高度移动的间质细胞，这一步骤是是肿瘤侵袭转移早期阶段的重要步骤。涉及细胞骨架重塑、维持上皮细胞的连接蛋白下调及间质蛋白上调，导致细胞极性损失，细胞 - 细胞连接解除，细胞外基质（ECM）降解，以及分泌各种基质金属蛋白酶。

有研究证实，EMT 和自噬都具有促进肿瘤干细胞的作用，这将 EMT 和自噬联系在一起。EE Mowers 等研究报道自噬诱导肝癌细胞 EMT 促使发生转移，一定程度上依赖TGF-β 对 EMT 的调控作用。研究还表明，ULK2 通过磷酸化含 Beclin1 的起始复合物从而促进自噬激活，下调 E-cadherin 并增加侵袭性。在胶质母细胞瘤中，自噬增强可以获得更多间叶细胞的干性表型，从而获得胶质瘤干细胞系的侵袭转移特征。肿瘤干细胞被认为能驱动肿瘤细胞转移，在于它具有运动性，可塑性，繁殖新肿瘤干细胞及在肿瘤继发部位产生异质性的能力，许多临床报道也证实了干性相关标志物和侵袭转移的相关性。诱导 EMT 可通过激活转录因子促进肿瘤干细胞表型，如激活锌指转录因子 Slug，调控 E-cadherin 参与 EMT，能激活自我更新基因的表达，在乳腺癌细胞中能够上调 CD44 表达，并促肿瘤增殖。

自噬对维持 CD44$^+$ CD24$^-$ 乳腺癌干细胞干性同样重要。自噬的主要启动因子 Beclin1，从 shRNA 基因文库中筛选而出，具有调控肿瘤干细胞的可塑性。正常情况下自噬是维持正常组织干细胞，维持造血干细胞分化存活，以及肌肉干细胞抑制衰老的重要条件。在人乳腺导管原位癌（DCIS）中，一小群具备起始能力和侵袭转移能力的细胞亚群自噬能力加强，并且它们的存活和干细胞表型的维持依赖自噬的产生。自噬在 CD44$^+$ CD24$^-$ 乳腺癌细胞中的作用进一步被证实，Atg4 能够调节细胞群，在体外形成乳腺球，在体内形成肿瘤。

因此，新的模型中肿瘤干细胞联合自噬的模型能够诱导 EMT，促自我更新、运动能力及缺氧或应激下的生存和耐药性。

（二）自噬调控细胞黏附动力学

细胞迁移是肿瘤生长和浸润的重要条件。迁移的主要过程是细胞极化，细胞膜伸出伪足，细胞肌动蛋白开始收缩，细胞在黏附斑上移动，最后细胞与基底部分离。黏着斑是细胞质膜相关的大分子蛋白复合物，通过整合素连接细胞内外。整合素作为细胞与细胞外基质的桥梁，对细胞增殖、肿瘤发生发展和转移都起到重要作用。细胞中整合素在细胞中的分布是不固定的，它要进行内化再循环和降解转运，而黏着斑的周转和细胞迁移受整合素转运的调控。

整合素参与合成的黏着斑促进了细胞运动迁移的信号传递和功能表达。相关研究已经阐明了在细胞张力诱导下，细胞外基质作为配体绑定到整合素后使其胞尾区发生改变，促使招募适应性蛋白 TLN（踝蛋白）和 PXN（桩蛋白）；随着张力增加和黏附斑成熟，整合素可招募蛋白酪氨酸激酶 2（PTK2）和非受体酪氨酸激酶 SRC，促进下游信号通路激活，如 Rho GTPase 信号通路、失巢凋亡信号通路、有丝分裂信号通路和细胞基质转运信号通路等。

近期有研究证实，自噬对黏附蛋白的降解促进了细胞迁移。自噬降解黏附蛋白促使其拆卸、周转，反之自噬缺失降低了细胞迁移和转移。敲除自噬基因 Atg7、Atg12、Atg5 后，用 PXN 和 AYX 检测发现黏附蛋白体积和数量增加。通过荧光标记的 PXN 检测评估黏附蛋白和组装率，发现在自噬缺失的细胞中黏附蛋白组装和拆卸率明显下降。自噬作用靶向结合黏附蛋白复合体如 NBR1、PXN 和 SRC p-Y416，促使其解体。NBR1 是一种选择性自噬货物受体，在发生 HRAS 转化的 MCF10A 细胞中，NBR1 可将自噬体募集到黏附蛋白。抑制 NBR1 可减少黏附蛋白的周转和细胞迁移。然而，在其他乳腺癌细胞系中抑制 NBR1 对迁移没有影响，这表明并非在所有细胞类型中 NBR 对于黏附蛋白的拆卸是必要的。

酪氨酸蛋白激酶（SRC）在实体瘤中过表达与细胞转移相关。Sandilands 等在鳞状细胞癌中发现，自噬相关蛋白 ATG7、ATG12 和 LC3 与 SRC、SRC p-Y416 共定位于细胞囊泡。因为 ATG 蛋白参与自噬体的形成，推测自噬蛋白和 SRC 共定位的情况下，SRC 是自噬降解的靶蛋白。随后 Sandilands 等在 SRC p146 和总 SRC 与 LC3 的免疫共沉淀实验中，证实了自噬与黏附蛋白的关系，并发现敲除 *PTK2* 后破坏黏附活性可以增加 CBLC- 介导的细胞胞质中 LC3、ATG7 与 SRC 的共定位。此外，Plaza-Menacho 等还发现，自噬靶向 SRC 作用能够促进降解 RET 受体酪氨酸激酶（一种黏附斑相关激酶）。通过靶向 SRC p-Y416 和 RET 的作用将自噬和黏附斑信号通路联系在一起，表明自噬介导的 SRC 的降解有助于黏附斑的拆解，从而促进细胞迁移。

黏附斑激酶（FAK）和 SRC 是黏附动力学中重要的调控分子。FIP200 是黏着斑激酶家族相互作用蛋白，它能与 FAK 结合并抑制其活性。另外还发现，FIP200 是自噬起始过程中形成 ULK 复合物的重要成员。FIP200 高表达能够抑制 FAK 自身磷酸化，从而抑制细胞周期并减弱迁移。在营养缺乏的环境中，通过直接激活 AMPK 信号通路，或者通过 TSC2 间接作用 mTOR，并抑制其活性，导致 ULK 活性增高，ULK 复合物磷酸化而促使细胞自噬。在体内模型中，通过 HSP90（热休克蛋白 90）抑制 AMPK 和 ULK 活性导致 FAK 被 FIP200 介导的抑制解除，从而能够促进细胞的侵袭转移特征。

（三）自噬诱导肿瘤细胞上皮间质转化

上皮细胞的细胞与细胞之间存在着紧密的连接，从而有序地将上皮细胞固定在组织中并限制其移动。而间质细胞具有狭长的纺锤样形状，仅与周围细胞之间保持有限的连接，因此有较高的移动能力。上皮间质转化（epithelial-mesenchymal transition，EMT），是上皮细胞获得间质表型向间质细胞转化的现象。EMT 的概念最早在 1982 年被提出，研究者发现晶状体上皮细胞可暂时失去细胞极性，在胶原凝胶中转化为间质细胞样形态，获得了移行能力，从而提出了 EMT 这一说法。该过程在许多物种的胚胎发育过程中的重要阶段是必不可少的，在原肠胚形成及发育晚期阶段各器官和组织形成，包括神经嵴的形成中就起着重要的作用。近期研究发现，EMT 在肿瘤转移的早期阶段发挥着重要的作用。肿瘤细胞中 E- 钙黏蛋白（E-cadherin）等细胞黏附分子表达下调或缺失，角蛋白为主的细胞骨架转变为波形蛋白（vimentin）为主的细胞骨架，vimentin 表达上调，细胞呈间质细胞形态，获得较强的运动能力，促进局部浸润的发生并侵入脉管系统。Slug、Snail、Twist 和 ZEB1 等转录因子可抑制 E-cadherin 的表达并诱导间质标志物的表达，在 EMT 发生中起着非常关键的调控作用。TGF-β 是目前公认的可诱导肿瘤细胞发生 EMT 的细胞因子之一。TGF-β 通过受体激活 Smad 信号通路，可上调 Snail、ZEB1 及 ZEB2 等转录因子的表达，促进肿瘤细胞 EMT 的发生。

研究报道将自噬相关基因敲除后，应用实时定量 PCR 检测乳腺癌细胞系中 EMT 相关基因的表达改变情况，发现 vimentin 的基因表达在转录水平受到了抑制。应用 shRNA 抑制 ATG12 的表达，或应用自噬抑制剂氯喹都可以抑制 TGF-β1 所诱导的 vimentin 的表达上调，提示自噬对 EMT 的正向调控作用。应用 Hank's 平衡盐溶液饥饿培养肝癌细胞系 HepG2 和 BEL7402，发现肝癌细胞发生了 EMT，上皮标志物 E-cadherin 和 CK18 表达下调，而间质标志物 fibronectin 表达上调，同时侵袭相关蛋白 MMP-9 表达也上调；然而，若应用 siRNA 将 Atg3 或 Atg7 抑制后，就观察不到这种表达改变，说明饥饿条件诱导肝癌细胞发生 EMT 是由自噬介导的。进一步研究发现，自噬介导 EMT 的发生是通过促进 TGF-β 的表达进而激活 Smad3 通路而实现的。该研究揭示了自噬调控肿瘤 EMT 及侵袭转移的可能机制。间歇缺氧可促进 HIF-1α 的表达并激活自噬发生，同时增强胰腺癌细胞的侵袭能力，并使肿瘤细胞具有肿瘤干细胞的表型。通过检测 EMT 的分子标志物，发现间歇缺氧可诱导胰腺癌细胞发生 EMT，应用 siRNA 和自噬抑制剂可逆转间歇缺氧所诱导的 EMT 和侵袭能力的增强。这也为自噬在缺氧促进肿瘤 EMT 和侵袭转移中的作用提供了证据。

众所周知，上皮细胞标志物 E-cadherin 的下调是 EMT 发生的关键分子事件。在晚期肿瘤组织与正常组织交界的侵袭区，肿瘤细胞的 E-cadherin 表达缺失或下降；敲低 E-cadherin 表达可促进肿瘤细胞发生 EMT 并进而获得高侵袭性。有证据显示，E-cadherin 可在泛素化后通过溶酶体来降解。因此，自噬是否可能会通过降解 E-cadherin 而促进肿瘤细胞发生 EMT，并进而增强其侵袭和转移值得进一步深入研究。

（四）自噬可抑制转移中失巢引起的凋亡

失巢凋亡是细胞程序性死亡的形式之一。是正常上皮细胞与细胞外基质（ECM）脱离接触后而诱发的凋亡，在维持正常组织细胞的生长、发育和分化平衡中发挥重要作用。当细胞获得了迁移和增殖的特性，到了一个不适宜的新环境中，细胞就会失去正常的细胞-基质的连接，这时细胞周期停滞，caspase 介导的程序性死亡-凋亡就启动了，这里的凋亡即为失巢凋亡。失巢凋亡可清除异位存在的细胞，并防止异常生长。

与正常上皮细胞相比，肿瘤细胞对失巢凋亡并不敏感，不需要黏附到 ECM 也可以存活并增殖，这对于肿瘤细胞实现成功转移具有重要意义。因为失巢凋亡不仅局限于在细胞脱离 ECM 时发生，还会由于与异位组织的 ECM 结合而引起。因此，在转移级联进程的每一个步骤中，从局部的侵袭、在循环系统中的迁移直至在转移靶器官的种植，肿瘤细胞都需要抵抗失巢凋亡，并进行增殖。

研究证据表明，失巢时，细胞自噬会被激活，并参与调控肿瘤细胞对失巢凋亡的抵抗。当悬浮培养时，过表达 *Ras* 基因的人乳腺上皮细胞 MCF10A 和永生化的鼠胚胎成纤维细胞中 GFP-LC3 点状数量会增加，LC3-Ⅱ 表达上调，p62 降解增加，提示自噬被激活。在具有 K-Ras 激活突变的三种肿瘤细胞（MDA-MB-231 乳腺癌细胞、HCT 116 结肠癌细胞和 PANC-1 胰腺癌细胞）中，也同样发现不贴壁培养会激活自噬发生。进一步研究发现，悬浮培养下失巢时，自噬的负向调控分子 mTORC1 的表达下调，由此介导自噬的激活。EGFR 对于上皮细胞的生存和增殖至关重要，在失巢时其表达水平显著下降；培养体系中撤掉 EGFR 可诱导自噬发生，而过表达 EGFR 可有效抑制失巢所引起的自噬。

失巢情况下，激活自噬的信号包括以下几个方面。首先是生长因子和营养感应通路，细胞表面的生长因子受体的正常功能需要整合素介导的细胞黏附。例如，在许多上皮细胞整合素黏附丢失的时候，EGFR 表达下调。细胞表面的生长因子受体或营养感受器的表达下调会导致许多促生长的通路失活，其中比较突出的是 mTOR 通路。相应的，在失巢时，mTOR 表达也下调；由于 mTOR 是自噬的负向调控分子，因此在失巢时自噬即被激活。FAK 是介导黏附的信号通路中的关键分子，可以磷酸化 mTOR 的上游调控分子 TSC2（tuberous sclerosis complex 2），抑制其活性，进而维持 mTOR 的激活状态。抑制 FAK 可抑制 mTOR 的活性，这个通路可为整合素与自噬之间的关联提供直接的证据。其次是能量相关的信号通路，AMPK 可监测到能量的降低（ATP 水平降低）。在能量缺乏的时候，由于 AMP/ATP 比值增高，AMPK 由其上游激酶 LKB1 激活后可磷酸化并激活 TSC1/2 complex，并进而抑制下游分子 mTOR，mTOR 不仅抑制促生长信号，还诱导自噬的发生，提供 ATP。此外，自噬不仅可被代谢应激激活，还可以由氧化应激来激活；ROS 水平的上升可能是激活失巢的细胞内自噬发生的重要信号，这也就为失巢可以激活自噬提供了又一个清晰的证据。

细胞通过自噬来激活溶酶体进程以应对代谢应激。在失巢的状态下，会引起细胞饥饿，自噬作为一种暂时的方式，为肿瘤细胞提供能量，延缓凋亡发生，为细胞提供存活的机会，一旦肿瘤细胞获得机会重新黏附于 ECM，就会再次被激活。同时，有氧糖酵解是支持肿瘤细胞恶性转化和高增殖率的一个决定性特征。在过表达 Ras 的细胞中，失巢诱导的自噬促进了有氧糖酵解的发生，促进了细胞的存活和增殖。Debnath 的一系列实验显示自噬促进了细胞在失巢条件下的存活。研究者应用特殊的 3D 细胞培养模型来模拟失巢，多种细胞系的实验结果显示，失巢会快速地诱导自噬的发生，抑制自噬会减少细胞的存活，凋亡增多，说明自噬是失巢细胞中抵抗凋亡、促存活的保护机制。这些结果为肿瘤细胞抵抗失巢凋亡提供了一个可能的解释，并提供了令人兴奋的治疗靶点。然而，自噬通过抑制失巢凋亡进而促进肿瘤细胞转移的这一现象还需在体内模型中进行验证。

近来研究证实，自噬通过多种机制抑制失巢引起的凋亡。研究发现，自噬可吞噬损伤的线粒体维持细胞稳态，是细胞面对氧化应激时细胞启动的保护机制，促进自身对压力的适应，并最终促进失巢情况下的细胞存活。Avivar-Valderas 等证实在乳腺肿瘤模型中，自噬应对失巢凋亡或整合素阻滞的过程中激活了 ROS 依赖的蛋白激酶 R 样内质网激酶（PERK）。同时，抑制 PERK 或自噬本身可以促进细胞死亡，并降低克隆发生，该实验证实了 PERK 诱导的自噬在肿瘤细胞失巢凋亡中的作用。此外，他还发现乳腺上皮细胞的基质分离通过激活 EIF2AK3- ROS-ATF4 信号轴诱导自噬基因的表达，增强失巢凋亡抵抗。EIF2AK3 也可以激活 AMPK 并抑制 MTORC1-SERPINE1 信号，促进自噬介导的失巢凋亡。该研究证实自噬作为一种促生存机制可能促使 EIF2AK3-ATF4 介导的自噬基因表达上调，以及 EIF2AK3 介导的抑制 MTORC1 而促进基质分离。另有研究报道，抑制自噬可促进悬浮培养下肝癌细胞的失巢凋亡，小鼠腹腔注射肝癌细胞模型中，基因沉默 ATG 的肝癌细胞不能形成腹腔转移灶，提示抑制自噬可通过缓解失巢凋亡抵抗而抑制肝癌细胞的转移。进一步机制研究发现，抑制自噬后，促凋亡基因 BAX、BAK1 及 FADD 的蛋白水平上升，而抗凋亡基因 Bcl2L1 的蛋白表达下降，说明抑制自噬还可能通过调控凋亡信号通路来促进失巢凋亡的发生。

（五）自噬为肿瘤细胞侵袭转移提供所需的能量

慢性失控的细胞增殖是肿瘤最核心的特点之一，肿瘤细胞的能量代谢方式发生了改变，以支持持续的细胞生长和分裂，进而促进肿瘤的侵袭和转移。在有氧条件下，正常细胞会通过有氧氧化，将葡萄糖转化为丙酮酸，随后在线粒体中氧化后通过三羧酸循环形成二氧化碳，这一过程称为氧化磷酸化。在缺氧的情况下，细胞会启动无氧糖酵解。

而肿瘤会在有氧气存在的情况下，通过酵解将葡萄糖转化为乳酸，称为有氧糖酵解。这一现象，是由 Otto Warburg 在 20 年代早期提出的，被称为 Warburg 效应。

肿瘤相关成纤维细胞（CAF）是肿瘤微环境中重要的间质细胞。Lisanti 发现 Caveolin-1（Cav-1）在乳腺癌 CAF 中的表达在转录水平不变，但在蛋白水平表达显著下调。从 Cav-1 基因敲除小鼠中获得的乳腺间质成纤维细胞与人 CAF 具有相同的特征，包括高增殖性，胶原生成增加，TGF-b 信号激活，肌肉相关基因的高表达、收缩性等，且全基因组表达分析显示两者具有相似的转录表达特性。

研究发现，在 Cav-1 缺失的间质细胞中，一系列的糖酵解的标志分子如 PKM2、LDH、烯醇酶、酸醛缩酶 A 等都升高了，这提示 Warburg 效应可能是发生在肿瘤间质，而非上皮肿瘤细胞。相一致的发现为在 Cav-1 缺失的间质细胞中线粒体功能障碍的标志物 BNIP3L 及单羧酸转运器蛋白 4（monocarboxylate transporter 4，MCT4）-L 乳酸生成和分泌的标志物也阳性表达。在电镜下观察到在 CAF 中有大量的溶酶体和自噬体在降解线粒体样结构，而在乳腺癌细胞中却存在着大量正常线粒体。基于大量证据，Lisanti 在 2009 年提出了反向沃伯格效应（reverse warburg effect），即肿瘤相关成纤维细胞通过糖酵解将葡萄糖转化为 L- 乳酸，成为这种高能量的代谢物的工厂。乳酸转运至肿瘤细胞，通过三羧酸循环和有氧线粒体代谢过程生成大量的 ATP。肿瘤细胞利用邻近的间质细胞作为能量来源。

进一步发现肿瘤细胞利用能量的具体机制是肿瘤细胞通过生成 ROS，造成 CAF 中氧化应激，导致线粒体功能失调，Cav-1 表达下调。这一起始事件进一步促进 CAF 生成更多的 ROS，间质 ROS 的增多可导致肿瘤细胞中 DNA 损伤和多倍体。CAF 中的线粒体功能失调，上调 HIF-1α 和 NF-κB，进而引起自噬和线粒体自噬，激活反向 Warburg 效应，为肿瘤细胞提供营养丰富的微环境。与此同时，肿瘤细胞通过上调抗凋亡蛋白 TIGAR 和抗氧化酶 peroxiredoxin-1 而保护自身不受氧化损伤的侵害。并且，自噬还会通过自噬溶酶体降解 Cav-1，进一步影响这一进程。应用氯喹、溶酶体抑制剂，可抑制 Cav-1 的丢失，提示 Cav-1 的表达下调是由于自噬过程中溶酶体降解实现的。

Cav-1 缺失的间充质干细胞中自噬相关分子及溶酶体酶表达水平都显著升高，这在人肿瘤间质组织中也得到了证实，提示肿瘤细胞通过寄生的方式，其合成代谢可由肿瘤间质的分解代谢来满足，称为自噬性肿瘤间质模型。这些发现可提示抑制肿瘤间质的自噬发生可以抑制肿瘤的生长。同时，诱导肿瘤细胞发生自噬也能够使肿瘤生长得到抑制，这是由于激活自噬可以阻止肿瘤细胞利用间质提供的营养成分。基于以上，即可解释抑制和诱导自噬的发生，都会抑制肿瘤生长这一悖论。

进一步研究证实，自噬可能通过影响肿瘤微环境调控能量代谢。肿瘤相关成纤维细胞分泌的代谢物乳酸和酮，它们促进了肿瘤细胞的合成代谢和生存。近来发现，在人成纤维细胞中过表达自噬基因如 BNIP3 或 ATG16L1 中能增强自噬流，增加乳酸和酮体的生成。将过表达 ATG16L1 或 BNIP3 的成纤维细胞和乳腺癌细胞共注射裸鼠，与打入空载体的成纤维细胞相比，裸鼠肺转移瘤的定植增加，表明 CAF 中自噬活性能够促进肿瘤生长转移。相反，在乳腺癌细胞中过表达 ATG16L1 能够抑制裸鼠肿瘤生长，所以该研究认为自噬在肿瘤进展中发挥了重要作用。肿瘤微环境中氧化应激也能驱动自噬介导的代谢偶联。在 CAF 中通过低氧诱导因了 -1α（HIF1α）和 NF-κB 信号传导途径诱导自噬、糖酵解和乳酸盐受体 SLC16A4 的表达，促进异种移植瘤的生长。TGFβ1 及其下游靶基因 CTGF，也激活自噬和间质细胞分解代谢的活性，驱动代谢偶联和肿瘤异种移植瘤的生长。但在 MDA-MB-231 细胞，TGFβ1 和 HIF1α 诱导的自噬抑制异种移植瘤生长，进一步证实自噬可能在基质和肿瘤细胞的间隔中发挥不同的作用。

（六）自噬与肿瘤细胞休眠

转移肿瘤细胞（disseminated tumor cell，DTC）可以休眠的状态在远处靶器官存活多年，而并不形成转移灶。休眠的肿瘤细胞在诊断时常无法检测到，并且耐受针对原发灶增殖肿瘤细胞的传统放化疗。因此，探索调控休眠的机制对于制订针对 DTC 的治疗方法具有重要意义。

DTC 无法在远处转移靶器官这一新环境中与 ECM 形成稳固连接，由此可诱发其休眠。抑制 $β_1$ 整合素信号通路，不仅可诱导自噬的发生，在乳腺癌模型中还显示可诱导休眠。体外和小鼠实验都显示干扰 $β_1$ 整合素可特异的激活细胞休眠。抑制 $β_1$ 整合素的活性可抑制肿瘤细胞增殖，但不影响细胞活力，使细胞进入休眠状态。因此推测，当 DTC 处于新环境中时，自噬被激活来保护其存活和使之处于休眠状态。此外，处于休眠状态的细胞还需抵抗环境中的凋亡信号。在乳腺癌细胞转移至骨的过程中，DTC 可长时间在骨髓中处于休眠状态。TRAIL 在骨髓微环境中大量存在，可杀死休眠细胞，然而 Src 参与的机制可促进 DTC 对 TRAIL 诱导凋亡的抵抗，保护其存活。由于自噬可保护细胞抵抗 TRAIL 诱导的凋亡，以此可以推测保护性自噬会在 DTC 休眠状态下启动，并促进其在骨髓中的存活。

近期有关卵巢癌的报道提供了自噬与肿瘤细胞休眠的直接证据。抑癌基因 ARH Ⅰ（aplasia Ras homolog member Ⅰ）在体内肿瘤微环境中激活了自噬并促进了休眠细胞的存活。进一步的研究需在现有的休眠模型中探讨自噬的调控机制，以及基因干扰 ATG 的表达，对于休眠的影响及是否会启动休眠肿瘤细胞的死亡，这将为肿瘤治疗提供新的靶点。

此外，自噬还可通过促进肿瘤细胞在远处转移灶的种植生长而促进肿瘤细胞完成转移级联过程中的最后一个步骤，最终实现成功转移。樊佳等应用免疫组化法染色发现，LC3 的表达在肝癌转移灶比在原发灶中高，说明在肝转移灶中自噬水平高。进一步在小鼠肺转移模型中发现转移克隆的 LC3 水平较原发灶高，且早期转移克隆的水平最高；动态监测发现自噬在细胞的迁移、侵袭和失巢过程中的水平没有显著变化，提示自噬可能通过促进肝癌细胞在远处转移灶的种植发挥促进肝癌转移的作用。

第二节　可诱导自噬的微环境因素在肿瘤侵袭转移中的作用

一、缺氧微环境在肿瘤侵袭转移中的作用

血供不足导致的局部缺血缺氧是肿瘤微环境最显著的特点之一。肿瘤迅速增长时期，新生血管的形成速度远不能满足快速增殖的肿瘤组织的需求，从而导致肿瘤局部血供不

足，形成了缺血缺氧的微环境。肿瘤发生早期，以及肿瘤转移复发形成转移灶的过程中，也同样存在缺血缺氧的微环境。这种普遍存在的低血供微环境可引起肿瘤细胞发生相应的生物学变化，以增强对这种微环境的适应性，并且在这一过程中肿瘤细胞具备了更强的侵袭和转移能力，促进了肿瘤细胞离开原发灶，得以在靶器官获得新的生存土壤。早期，Hockel 等发现与氧供较好的肿瘤相比，肿瘤严重缺氧的患者生存期明显缩短。应用小鼠模型发现手术过程中造成的缺氧可促使残余的肿瘤细胞去分化成肿瘤干细胞（CSC），从而促进转移灶的形成。缺氧可以抑制肿瘤细胞中 E-cadherin 表达，诱导其发生 EMT，并促进肿瘤细胞的侵袭转移。

HIF-1α 是调节肿瘤缺氧反应的关键转录因子。在氧气浓度正常情况下，HIF-1α 可被蛋白酶迅速降解，半衰期不足 5 分钟，而在缺氧状态下，其半衰期显著延长，得以与 HIF-1β 结合，形成 HIF-1 转录因子，进而实现对靶基因在转录水平的调控。HIF-1α 作为 HIF 的功能亚基，是 HIF-1 的限速因子和唯一的氧调节亚单位。HIF-1 调控的靶基因均含有一个低氧反应元件（hypoxia response element，HRE），HIF-1 特异性识别并结合其核心序列 5'-RCGTG-3' 后，发挥转录活化作用，激活靶基因的转录，引起一系列细胞对缺氧的反应。许多研究证实，HIF-1 可上调 VEGF 等因子的表达，促进血管内皮细胞的生长，增强血管壁的通透性，从而为肿瘤细胞提供更多营养和氧气，与此同时，也为肿瘤细胞的转移提供了便利条件；HIF-1α 可激活 Snail 和 Twist 等转录因子的表达，进而诱导肿瘤细胞发生 EMT；此外，它还可促进组织蛋白酶 D 和 MMPs 的基因转录及表达，降解细胞外基质，进而促进肿瘤侵袭转移。

缺氧是明确可以诱导自噬发生的重要因素之一。研究证明，低氧诱导细胞发生自噬与 HIF-1 密切相关。在细胞受到低氧刺激的早期阶段，细胞通过上调 HIF-1，启动一系列下游基因的表达，保护自身免受低氧造成的损伤。HIF-1 是细胞调节生物体内氧平衡的核心转录因子，在低氧分子信号途径中起着中心调控作用。HIF-1 可以通过调控下游目的分子 BNIP3 和 BNIP3L 的表达来调控低氧诱导的细胞自噬，BNIP3 通过干扰 Beclin 1 和 Bcl-2、Bcl-xl 之间的相互作用而诱导自噬。实验证据显示，在缺氧培养条件下，多种肿瘤细胞的侵袭转移能力增强，同时发现肿瘤细胞内自噬被激活。应用 siRNA 或自噬抑制剂都可以显著抑制缺氧条件下肿瘤细胞的侵袭转移能力，这说明缺氧所诱导的肿瘤细胞侵袭转移依赖于自噬的激活。

二、炎症微环境在肿瘤侵袭转移中的作用

许多研究表明，慢性炎症与肿瘤发生发展之间有密切联系。流行病学调查显示，结肠癌、前列腺癌、肝癌、胰腺癌等肿瘤的发生通常与长期的慢性炎症相关，而长期应用非类固醇类抗炎药物也能够显著降低大肠癌、肺癌、胃癌、食管癌和乳腺癌的发生。大量的炎症因子浸润是除缺血缺氧外肿瘤微环境最显著的特点。白细胞的浸润，细胞因子和趋化因子等是造成肿瘤相关炎症的关键因素。众所周知，肿瘤相关巨噬细胞（TAM）及其分泌的因子如 IL-1，TNF-α 等可在几乎所有环节促进肿瘤的侵袭和转移。小鼠体内成像实验显示肿瘤细胞通过 EMT 发生迁移，且这一过程依赖于 TAM 和其他间质细胞如 CAF 提供的炎症微环境。近期报道 TNF-α 可提高 Snail 启动子的活性，进而促进乳腺癌

细胞发生 EMT，这一发现为炎症和 EMT 之间的关联提供了更为有力的证据。除了直接诱导 EMT 发生外，TNF-α 还可以上调 TGF-β 的表达，显著促进 TGF-β 诱导 EMT 的发生。而 Snail 反过来还可以促进促炎症因子 IL-1、IL-6 和 IL-8 等的表达，这说明炎症和 EMT 的相互作用在肿瘤进展中起着重要作用。另有研究显示，炎症与自噬之间也存在相关性。TNF-α 激活 NF-κβ 上调不仅会促进肿瘤发生，也会上调自噬基因 Beclin1 的表达。在对人肝癌细胞和乳腺癌细胞的研究中发现，炎症因子 TGF-β 能够促进自噬基因 *BECLIN1*、*Atg5* 和 *Atg7* 等的表达增加，从而激活自噬。自噬基因 *Atg16L1* 在炎症免疫反应的控制及小肠屏障的维护中发挥作用，这两个过程对于防止肠道炎症的发生都很重要。Atg16L1 缺少导致的自噬抑制，会增强内毒素诱导炎症免疫反应。这些都表明，炎症有可能对自噬有调控作用。我们前期研究发现，应用炎症因子 IFN-γ 和 TNF-α 预处理的间充质干细胞可分泌更多的 TGF-β，进而促进肝癌细胞发生 EMT，同时还可激活肝癌细胞发生自噬。该研究显示了炎症肿瘤微环境中间充质干细胞对肝癌侵袭转移的促进作用并提示自噬可能在其中发挥着一定的作用。此外，免疫系统调节肿瘤转移可通过死亡配体诱导的凋亡来实现，尤其是 TRAIL（TNF-related apoptosis inducing ligand）在 T 淋巴细胞和 NK 细胞抑制肿瘤转移中起着关键作用。TRAIL 受体突变使得肿瘤细胞抵抗 TRAIL 诱导的细胞凋亡，导致转移增加。但近期研究发现，自噬在耐受 TRAIL 的肿瘤细胞中被激活，起到了保护肿瘤细胞的作用，抑制自噬会促进细胞凋亡的发生。因此，除了 TRAIL 受体通路的基因突变外，肿瘤细胞还依赖于自噬的保护作用来抵抗细胞凋亡，进而促进转移发生。

第三节　自噬可抑制肿瘤的侵袭转移

前面所述的各项证据说明了自噬可促进肿瘤的侵袭和转移；然而，同时也有研究证据支持自噬对肿瘤侵袭和转移的抑制作用。在临床舌鳞状细胞癌组织中检测到 Beclin1 和 LC3 的表达下调，统计学分析显示，其与肿瘤临床分期和分化程度相关。应用雷帕霉素激活自噬可有效抑制舌鳞癌细胞的增殖、迁移和侵袭，而应用自噬抑制剂 3-MA 可促进其增殖、迁移和侵袭。同样的有研究报道，过表达 Beclin1 激活自噬可有效抑制宫颈癌细胞的侵袭和转移能力。

虽然自噬主要是在肿瘤细胞内调控其生物学行为，但也有证据支持自噬可间接抑制肿瘤原发灶的炎症情况，由于炎症是引起转移的必需因素，因而自噬起到抑制肿瘤转移的作用。当肿瘤细胞处于缺氧和代谢压力的情况下，自噬被激活来保护肿瘤细胞，抑制坏死的发生，进而减少巨噬细胞的浸润。起初，自噬的这一作用被证明对抑制肿瘤生长具有重要作用；此后，在乳腺癌动物模型中，有证据显示巨噬细胞在原发肿瘤部位的浸润对于肿瘤的侵袭和转移也是必需的。综上所述，自噬可通过抑制巨噬细胞浸润来抑制肿瘤的转移。此外，自噬也可通过调控肿瘤细胞释放免疫调节因子来直接介导肿瘤相关炎症反应，如 HMGB1。HMGB1 可通过与细胞表面的 TLR4 相结合激活树突细胞，进而诱导抗肿瘤免疫反应以杀死肿瘤细胞，并抑制转移的发生。

自噬还可通过自噬性降解来调控相关蛋白的表达，起到抑制肿瘤侵袭转移的作用。

DEDD（death-effector domain-containing DNA-binding protein）可抑制 EMT，是一个针对肿瘤生长和转移的内源性抑制因子。在临床乳腺癌和结肠癌标本中发现，DEDD 的表达越低预示着患者的预后越差。体内体外实验显示，过表达 DEDD，可显著抑制具有高转移特性的肿瘤细胞的侵袭性，而沉默 DEDD 可以增强低转移潜能细胞的侵袭性。进一步研究发现，DEDD 通过与 III 型 PI3K（PI3KC3）/Beclin1 的直接作用，激活自噬并促进 Snail 和 Twist 的自噬性降解，进而起到抑制 EMT 的作用。研究者发现，自噬缺失可促进肿瘤细胞的增殖和迁移，进一步研究发现在自噬激活时，p62 与 TWIST1 在自噬体中共定位；自噬缺失时，p62 与 TWIST1 结合，抑制其自噬性降解，并且同时还抑制 TWIST1 的蛋白酶体降解，由此促进 E-cadherin 的基因表达上调，抑制 EMT 的发生进而影响肿瘤的侵袭转移，说明自噬通过调控 p62 的蛋白水平而抑制 TWIST1 和 EMT。研究者进一步发现，在人肿瘤组织中包括皮肤鳞状细胞癌、恶性黑色素瘤及许多其他种类的肿瘤组织中发现了 p62 表达上调。自噬缺失导致 SQSTM1 累积，还可持续性激活转录因子 NFE2L2/NRF2，从而促进肝癌的进展。

自噬还可通过其他机制来调控肿瘤的侵袭转移。CDCP1（CUB domain-containing protein 1）可通过多种途径促进肿瘤转移，其中包括抑制失巢凋亡。应用 siRNA 抑制 CDCP1 可诱导悬浮培养的肺癌细胞发生 caspase- 非依赖性死亡，同时抑制 CDCP1 可诱导肺癌细胞中自噬的激活，而过表达或磷酸化激活内源性 CDCP1 可抑制自噬水平。进一步研究发现，使用自噬抑制剂可减少抑制 CDCP1 所导致的悬浮肺癌细胞的死亡。这一研究为自噬促进失巢凋亡进而抑制肺癌细胞的转移提供了证据。

敲除 GABARAPL1 可抑制 LAMP1 的表达，减少溶酶体的数量，从而抑制自噬水平，这会导致损伤线粒体的积聚，促进线粒体形成，使得线粒体数目增加。同时，可观察到线粒体蛋白数量、线粒体膜电位、线粒体呼吸和 ATP 水平都升高了，可为肿瘤细胞的增殖提供足够的能量。另外，线粒体 ROS 水平升高又可促进线粒体数量和细胞谷胱甘肽水平增加，这会进一步引起肿瘤细胞对 HNE- 蛋白诱导的死亡耐受，最终促进肿瘤细胞的侵袭和转移。这为自噬在抑制肿瘤发展中的可能作用提供了证据。

需要注意的是，近来研究也证实自噬具有抑制 EMT 的作用。在胶质母细胞瘤细胞中观察到，饥饿或雷帕霉素诱导自噬减弱了细胞的迁移和侵袭，主要机制是自噬下调 SNAI2 和 SNAI1 表达。沉默 BECN1、Atg7 基因却能够增强迁移和侵袭，表明胶质母细胞瘤中自噬可能通过抑制 EMT 介导的转移。在甲状腺乳头状癌细胞中，用 CDH6（cadherin 6）抑制自噬促进 EMT 和转移，主要机制是通过结合自噬蛋白 BNIP3、BNIP3L 和 GABARAP（GABAA 型受体相关蛋白）。在 Skov-3 卵巢癌细胞中，与具有高自噬水平的细胞相比，低基础自噬水平细胞转移和侵袭的倾向性增加了。此外，饥饿诱导的自噬降低侵袭转移，减少间质标志物 VIM、CDH2/N-cadherin 和 ZEB1 的表达，用 siRNA 敲除 Atg7 后结果相反。在卵巢癌细胞中，抑制自噬能够通过激活 ROS/HO-1 通路增强 EMT 表达。以上结果提示，自噬大多数情况下通过降低 TGFB1-SMAD 信号抑制 EMT 诱导的侵袭转移。最近也有研究发现，自噬通过下调 EMT 关键分子如 Snail 和 Slug，降低了胶质母细胞瘤的侵袭性。由此推断，自噬可通过间接抑制 EMT，从而起到减少肿瘤细胞迁移的作用。

ECM 为肿瘤细胞提供的细胞骨架，促进了其增殖和迁移。纤连蛋白（fibronectin，

FN）作为其中一种重要的细胞基质分子，参与了基质重塑、细胞黏附和迁移过程。目前越来越多的证据表明，自噬能够显著影响 ECM 组成，降低肿瘤细胞纤维化生成。Dower 发现在乳腺癌细胞中，缺氧诱导的自噬通过抑制肿瘤发生纤维化从而抑制其侵袭和转移。更多研究也发现，FN1 信号失调导致纤维化形成和肿瘤硬度增加，增加了肿瘤细胞侵袭和转移可能性。当组织发生 EMT 和纤维化时，容易发生侵袭和转移，它们的机制也发生了交集。TGF-β_1 通过 SMAD 信号，促进 SNAIL 和 TWIST 诱导 EMT 和纤维化发生。如前所述，自噬负向调控 EMT，通过 p62 介导对 SNAIL 的降解，或是通过降低 p62 介导的 TWIST 稳定性；进一步证实自噬抑制 FN 和纤维化发生，主要机制是通过抑制 ROS 的作用来抑制 IL-1β 和 NF-κB 诱导的纤维连接蛋白的形成。

自噬也能负性调控 Rho 蛋白。Rho 家族的 GTPases 是公认的调节细胞运动的因子，他们主要通过调节细胞骨架重建而发生黏附迁移。Rho 家族的高表达与肿瘤基因相关，其中 Rho、Rac、Cdc42 是 3 个具有代表性和研究较多的分子。活性 Rac1 调节层状足板的形成，有助于细胞扩散和局部黏附；Cdc42 的活化是形成丝足所必需的；主要涉及调节细胞骨架中肌动蛋白重排，启动细胞内外信号，调控蛋白激酶。Rho 蛋白诱导组装建立微丝等。

最早将自噬与 Rho 家族成员功能联系起来的研究是在果蝇实验中发现的，在伤口愈合的过程中自噬是血细胞迁移所必需的。随后也越多研究发现自噬有助于稳定 Rho 蛋白活性功能。细胞周期信号终止依赖于许多信号蛋白的降解，该机制可以调控细胞自我生长，促进或抑制增殖。Belaid 发现 RhoA 是自噬维持基因组稳定性的靶蛋白，即自噬作为一种保护机制能够维持活性 Rho 在适合水平。研究发现，在肾癌和肺癌细胞中，SQSTM1 有助于促进 Rho 发生自噬降解。而自噬基因 *Atg5* 的缺失会增加 Rho 水平，导致染色体不稳定，迁移性增强。研究还发现，Rho 高表达与肺癌自噬缺陷的发生呈正相关，认为自噬缺失可能会促进 Rho 失调导致肺癌进展。以上说明，自噬能够负性调控 Rho 家族影响侵袭转移。进一步探讨机制发现，自噬调控 Rho 的活性依赖于 GEF-H1（鸟嘌呤核苷酸交换因子），在野生 MEF 细胞中，GEF-H1 直接绑定 p62 被自噬降解，从而降低 Rho 水平。此外，在饥饿水平时活性 ROCK 能激活自噬，通过磷酸化 BECN1 来抑制 MECN1 和 Bcl2L1 相互结合。这证明了 Rho 和 ROCK1 能够负向调控 BECN1 介导的自噬激活。因为 Rho 和 ROCK1 的表达与侵袭转移相关。因此，Rho 和 ROCK1 诱导的自噬负向调控 Rho 和 *ARHGEF2*，阻止染色体突变和肿瘤进展、侵袭转移。这些结果说明，Rho 蛋白活性和自噬水平之间是紧密联系的，它们之间的相互调控形成了一个复杂的网络。今后需要更多研究来充分阐明 Rho 蛋白及其效应蛋白如何协同自噬调控细胞运动和迁移过程的。

小　结

自噬不仅对肿瘤自身的一些生物学现象具有调控作用，还对肿瘤微环境中的一些功能有影响，因此自噬在肿瘤中的作用远比起初认为的要更重要，并且更复杂。如前所述，自噬在肿瘤的发生发展包括侵袭和转移中具有重要作用。然而，在不同的肿瘤类型及研究模型中，自噬体现着不同的作用，它既可促进肿瘤细胞的存活和侵袭转移，同时还有证据支持着其截然不同的抑制肿瘤发展的作用。这就为自噬与肿瘤领域的研究提出了挑战，即自噬是直接还是间接地调控肿瘤进展呢，是通过何种具体机制实现其调控作用？在何种基因及细胞生理状态下自噬发挥促进或抑制肿瘤进展的作用？深入开展有关自噬的研究，揭示它在肿瘤中扮演的重要角色和具体机制，将有助于开发以自噬为靶点的肿瘤个性化治疗方案，提高肿瘤治疗效率，为患者带来福音。

上海交通大学附属新华医院　侯　静
海军军医大学长海医院药学院　赵娜萍
海军军医大学东方肝胆外科医院　韩志鹏　卫立辛

参 考 文 献

Aguilar E，Marin De Mas I，Zodda E，et al.，2016. Metabolic reprogramming and dependencies associated with epithelial cancer stem cells independent of the Epithelial-mesenchymal transition program. Stem Cells，34（5）：1163-1176.

Avivar-valderas A，Salas E，Bobrovnikova-marjon E，et al.，2011. PERK integrates autophagy and oxidative stress responses to promote survival during extracellular matrix detachment. Mol Cell Biol，31（17）：3616-3629.

Baranwal S，Alahari S K，2011. Rho GTPase effector functions in tumor cell invasion and metastasis. Curr Drug Targets，12（8）：1194-1201.

Belaid A，Cerezo M，Chargui A，et al.，2013. Autophagy plays a critical role in the degradation of active RHOA，the control of cell cytokinesis，and genomic stability. Cancer Res，73（14）：4311-4322.

Catalano M，D'alessandro G，Lepore F，et al.，2015. Autophagy induction impairs migration and invasion by reversing EMT in glioblastoma cells. Mol Oncol，9（8）：1612-1625.

Chen S，Wang C，Yeo S，et al.，2016. Distinct roles of autophagy-dependent and -independent functions of FIP200 revealed by generation and analysis of a mutant knock-in mouse model. Genes Dev，30（7）：856-869.

Chiavarina B，Whitaker-menezes D，Migneco G，et al.，2010. HIF1-alpha functions as a tumor promoter in cancer associated fibroblasts，and as a tumor suppressor in breast cancer cells: Autophagy drives compartment-specific oncogenesis. Cell Cycle，9（17）：3534-3551.

Cufi S，Vazquez-martin A，Oliveras-ferraros C，et al.，2011. Autophagy positively regulates the CD44（+）CD24（-/low）breast cancer stem-like phenotype. Cell Cycle，10（22）：3871-3885.

Dower C M，Bhat N，Wang E W，et al.，2017. Selective reversible inhibition of autophagy in hypoxic breast cancer cells promotes pulmonary metastasis. Cancer Res，77（3）：646-657.

Dower C M，Wills C A，Frisch S M，et al.，2018. Mechanisms and context underlying the role of autophagy in cancer metastasis. Autophagy，14（7）：1110-1128.

Ganguly K K，Pal S，Moulik S，et al.，2013. Integrins and metastasis. Cell Adh Migr，7（3）：251-261.

Hawk M A，Schafer Z T，2018. Mechanisms of redox metabolism and cancer cell survival during extracellular matrix detachment. J Biol Chem，293（20）：7531-7537.

Kang C，Xu Q，Martin T D，et al.，2015. The DNA damage response induces inflammation and senescence by inhibiting autophagy of GATA4. Science, 349（6255）: aaa5612.

Kenific C M, Stehbens S J, Goldsmith J, et al., 2016. NBR1 enables autophagy-dependent focal adhesion turnover. J Cell Biol, 212（5）: 577-590.

Marquardt S, Solanki M, Spitschak A, et al., 2018. Emerging functional markers for cancer stem cell-based therapies: Understanding signaling networks for targeting metastasis. Semin Cancer Biol, 53: 90-109.

May C D, Sphyris N, Evans K W, et al., 2011. Epithelial-mesenchymal transition and cancer stem cells: a dangerously dynamic duo in breast cancer progression. Breast Cancer Res, 13（1）: 202.

Mowers E E, Sharifi M N, Macleod K F, 2016. Novel insights into how autophagy regulates tumor cell motility. Autophagy, 12（9）: 1679-1680.

Mowers E E, Sharifi M N, Macleod K F, 2017. Autophagy in cancer metastasis. Oncogene, 36（12）: 1619-1630.

Munro M J, Wickremesekera S K, Peng L, et al., 2018. Cancer stem cells in colorectal cancer: a review. J Clin Pathol, 71（2）: 110-116.

Satyavarapu E M, Das R, Mandal C, et al., 2018. Autophagy-independent induction of LC3B through oxidative stress reveals its non-canonical role in anoikis of ovarian cancer cells. Cell Death Dis, 9（10）: 934.

Seguin L, Desgrosellier J S, Weis S M, et al., 2015. Integrins and cancer: regulators of cancer stemness, metastasis, and drug resistance. Trends Cell Biol, 25（2）: 234-240.

Sharifi M N, Mowers E E, Drake L E, et al.,2016. Autophagy promotes focal adhesion disassembly and cell motility of metastatic tumor cells through the direct interaction of paxillin with LC3. Cell Rep, 15（8）: 1660-1672.

Valastyan S, Weinberg R A, 2011. Tumor metastasis: molecular insights and evolving paradigms. Cell, 147（2）: 275-292.

第二十三章　自噬与肿瘤细胞死亡

程序性细胞死亡（programmed cell death，PCD）是指多细胞生物受到内、外环境因子刺激时，为维持内环境稳定而启动的细胞内自主有序性的死亡。目前，基于细胞死亡的形态学特征，可将程序性细胞死亡分为四类：细胞凋亡、细胞坏死、细胞焦亡及自噬性细胞死亡。细胞凋亡受凋亡相关基因半胱天冬酶（caspase）的调控，其形态学特征为染色质凝聚浓缩、核固缩、DNA 片段化，同时伴随着凋亡小体的释放（Kerr et al.，1972）。细胞坏死（necroptosis）是指坏死的细胞具有膜通透性增高的特征，致使细胞肿胀及细胞器变形或肿大，最终细胞破裂，细胞内含物释放，引起炎症反应（Chan et al.，2015）。细胞焦亡（pyroptosis）是近年来证实的一种新的程序性细胞死亡方式，主要由包括 caspase-1 在内的多种 caspase 家族蛋白的激活诱导 Gasdermin D 及 Gasdermin E 发生剪切，形成含有氮端活性域肽段，导致细胞膜穿孔，发生细胞破裂，进而引起细胞死亡（Kovacs et al.，2017）。细胞自噬 （autophagy）是真核生物中进化保守的，将细胞内物质转运至溶酶体中进行降解、周转的重要过程（Noda et al.，2015）。细胞自噬具有多种生物学功能，其中自噬在细胞死亡或存活中的复杂作用引起了人们的广泛关注。一方面，细胞面对饥饿、缺氧、线粒体损伤和病原体感染等多种应激条件时，自噬可作为一种重要的促细胞存活机制，通过促进受损细胞成分的降解，实现细胞中某些细胞器的更新，并且为细胞提供能量。另一方面，自噬也被称为 II 型程序性死亡，在促进细胞死亡中发挥重要作用。总而言之，自噬在细胞死亡和存活过程中发挥着双刃剑作用，在不同的环境因素及应激条件下，自噬既可作为促细胞存活机制，也可发挥促进细胞死亡的功能。通过干扰程序性细胞死亡方式之间的相互作用，我们既可以保护对机体有益的细胞，抑制疾病的发生（如神经退行性疾病），同时又能促进肿瘤细胞死亡，提高肿瘤治疗效果。自噬与细胞凋亡、坏死及焦亡之间的复杂关系将在本章节中逐一讨论。

第一节　自噬与细胞凋亡

生理条件下，细胞凋亡对机体的生长发育及维持组织稳态具有至关重要的作用（Du Toit，2013）。细胞凋亡由两种信号途径调控，即内在途径和外在途径。内在途径起始于如 DNA 损伤等细胞内刺激，主要由线粒体途径介导（Takahashi et al.，2005）。外源性凋亡途径是由细胞外刺激如生长因子缺乏、类固醇激素、死亡受体与其配体结合所触发（Fuchs et al.，2015，Hengartner，2000）。

作为两种重要的程序性细胞死亡方式，细胞自噬和凋亡之间存在复杂的调控关系，共同维持细胞内稳态，决定细胞命运。它们通常发生于同一个细胞中并相互协调。研究证实，细胞凋亡和自噬可以相互作用，甚至可以同时受同一应激反应调控（Liu et al.，2009）。

一、自噬与细胞凋亡的交互作用

自噬通常在细胞响应各种应激和损伤时发生，而凋亡起始于严重的细胞损伤性刺激从而去消灭受损的细胞。细胞自噬与凋亡之间的关系很复杂。在某些情况下，细胞凋亡和自噬可以发挥协同作用，然而有时只有在细胞凋亡受到抑制时自噬才会被激活。自噬对凋亡的促进或抑制作用受到细胞内、外环境，以及疾病的不同阶段或治疗干预手段的影响。

细胞在遭受各种内、外环境刺激时，自噬能够清除受损的细胞内组分、病原体或聚集物，循环细胞内的大分子，帮助细胞抵抗致死性的凋亡。自噬抑制凋亡的另一个机制是自噬可以选择性地降解细胞内多种促凋亡蛋白。

相反地，自噬也可以通过降解抗凋亡蛋白及促存活的细胞因子，促进细胞凋亡。例如，在大鼠海马星形胶质细胞模型中，自噬的激活可以降解 caveolin-1 蛋白，促进棕榈酸诱导的炎症和凋亡（Chen et al.，2018）。除此之外，作为 Ⅱ 型程序性死亡方式，自噬在特定的情况下也可以不依赖于细胞凋亡，直接促进细胞死亡。研究表明，在凋亡基因 bax$^{-/-}$、bak$^{-/-}$ 缺失的小鼠胚胎成纤维细胞中，化疗药物、营养匮乏、生长因子缺失及放疗处理可以诱导细胞发生自噬性细胞死亡（Arakawa et al.，2017）。此外，当用自噬抑制剂 3- 甲基腺嘌呤（3-MA）抑制自噬时，可阻断化疗药物依托泊苷（etoposide）诱导的细胞死亡，该结果表明在某些情况下，自噬能够促进细胞死亡。

二、自噬与细胞凋亡的交互作用在疾病中的意义

细胞自噬与凋亡彼此相互协调，相互制衡，由此保证细胞内稳态。而一旦这种微妙的平衡被打破，诸如癌症和神经退行性疾病等各种疾病便悄然产生。

（一）肿瘤

凋亡是一种正常的生理过程，可以清除体内衰老的，以及具有潜在危险的细胞，故凋亡信号通路被认为是恶性肿瘤治疗的潜在靶点。许多癌症疗法，如放疗、化疗和分子靶向疗法，主要通过诱导细胞凋亡发挥抗肿瘤作用。大量研究表明，自噬能够保护肿瘤细胞免受放疗、化疗导致的损伤，从而在肿瘤治疗中发挥着促存活作用。目前，自噬抑制剂或靶向抑制关键性自噬相关基因已被证实能够增强抗肿瘤疗法诱导的细胞凋亡，提高其抗癌效果。例如，抑制真核生物延伸因子 2 激酶（eukaryotic elongation factor 2 kinase，eEF2K）介导的细胞自噬可加剧内质网应激，使更多的肿瘤细胞进入凋亡途径，从而增强抗肿瘤活性物质姜黄素，以及抗肿瘤药物硼替佐米的治疗效果（Cheng et al.，2013）。

自噬还可以促进细胞凋亡，协同杀死癌细胞。采用自噬抑制剂 3-MA 或干扰自噬相关基因 *Atg5* 阻断细胞自噬可抑制结直肠癌细胞发生凋亡（Won et al.，2015）。在 DNA 发生损伤时，p53 可以诱导自噬，进而促进 p53 依赖性的细胞凋亡抑制肿瘤（Kenzelmann Broz et al.，2013）。Phycocyanin 可以通过激活自噬性细胞死亡及细胞凋亡抑制胰腺癌细胞的生长（Liao et al.，2016）。此外，在对放疗、化疗和生长因子拮抗剂等促凋亡疗法耐受的肿瘤细胞中，过度的自噬反应可以不依赖于 caspase 的激活，诱导细胞自噬性死亡，

发挥抗肿瘤作用。例如，在凋亡基因 Bax 和 PUMA 缺失的结肠癌细胞中，5-FU 处理不能诱导凋亡，而是通过诱导自噬性细胞死亡，杀死肿瘤细胞（Peng et al., 2010）。因此，在凋亡活性缺失的肿瘤中，诱导细胞自噬性死亡可能是一种可行的抗肿瘤治疗策略。

（二）神经退行性疾病

由于人口老龄化，神经退行性疾病变得越来越普遍。作为一种重要的细胞内长寿蛋白和一些细胞器的降解途径，自噬在监控细胞组分的质量及维持细胞稳态中发挥重要作用。自噬功能的缺陷在神经退行性疾病的病因和（或）进展中起着关键作用。越来越多研究发现，自噬与细胞凋亡可以相互协调，从而参与调控帕金森病（PD）、亨廷顿病（HD）和阿尔茨海默病（AD）等神经退行性疾病进程（Ghavami et al., 2014）。

自噬在正常神经元细胞中被广泛认为是一种重要的细胞保护机制，维持细胞稳态。自噬的这种保护作用不仅可以促进致病蛋白及受损细胞器的降解，而且似乎还与神经元的抗凋亡作用有关（Xue et al., 2016）。在促凋亡刺激下，激活细胞自噬可以减少线粒体的数量，抑制其释放细胞色素 c 等促凋亡分子（Ghavami et al., 2014）。PLG（piperlongumine）是从哌隆中提取的一种生物碱。研究发现，在藤酮诱导的 PD 细胞及小鼠模型中，PLG 通过促进 Bcl-2 Ser70 位点磷酸化，抑制细胞凋亡并诱导自噬，发挥细胞保护作用（Liu et al., 2018）。

然而，自噬与凋亡的交互联系在某些情况下发挥着相反的作用。据报道，在 PD 发病机制中，肾素-血管紧张素系统的主要成分血管紧张素 Ⅱ（Angiotensin Ⅱ，Ang Ⅱ）能够通过激活自噬触发细胞凋亡。因此，了解细胞凋亡和自噬在神经退行性疾病中的平衡作用，对于探索有效的治疗策略至关重要。

三、自噬与细胞凋亡之间的调控分子

细胞自噬和凋亡之间存在共同的上游信号通路，可以受同一刺激共同调控。在不同的环境因素下，这些信号蛋白对自噬和凋亡的调控是多方面且复杂的。Bcl-2、p53、caspase 等多种蛋白，以及 PI3K/AKT/mTOR、ERK 等信号通路参与调节细胞自噬与凋亡（图 23-1）。

1. Bcl-2 家族蛋白　通过调节线粒体外膜通透性（mitochondrial outer membrane permeablisation，MOMP），在内源性细胞凋亡途径中发挥重要作用。目前已有研究表明，Bcl-2 家族成员可以与一些自噬相关蛋白相互作用，参与调控细胞自噬（Gross et al., 2017）。抗凋亡蛋白 Bcl-2、Bcl-xl 能够与自噬相关基因 Beclin1 的 BH3 结构域结合抑制细胞自噬。Beclin1 与 Bcl-2/Bcl-xl 的相互作用受蛋白磷酸化调控（Kang et al., 2011）。当 Beclin1 的 Thr108 位点被蛋白激酶（mammalian Ste20-like kinase 1，Mst10）磷酸化后，其与 Bcl-2/Bcl-xl 的结合能力上调，进而抑制细胞自噬（Maejima et al., 2013）。然而，死亡相关蛋白激酶（death-associated protein kinase 1，DAPK1）可以通过磷酸化 Beclin1 Thr118 位点，促进 Bcl-xl 与 Beclin1 解离，诱导细胞自噬（Zalckvar et al., 2009）。Bcl-2 Thr69Ala、Ser70Ala 和 Ser84Ala 磷酸化位点突变阻止了 Bcl-2/Beclin1 复合物的解离，从而抑制自噬。在应激条件下，JNK1 也可以磷酸化 Bcl-2 促进其与 Beclin1 解离。Beclin1 与 Bcl-2/Bcl-xl 的相互作用还受到 Bcl-2 家族中只含有 BH3 结构域的蛋白及 BH3 类似物

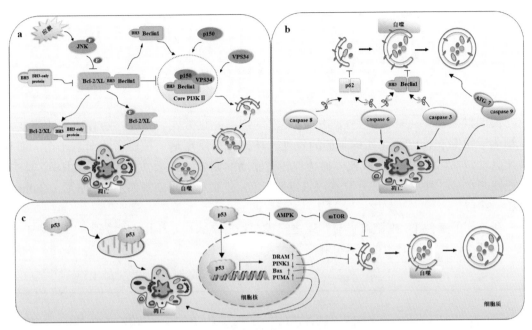

图 23-1 自噬和凋亡之间的调控分子

a. Bcl-2 在自噬和凋亡中的调控作用；b. caspase 对自噬和凋亡的调控作用；c. 肿瘤抑制因子 p53 对自噬和凋亡的调控

的调控，它们能够促进 Beclin1-Vps34-p150 复合物的形成并抑制 Bcl-2 与其家族抗凋亡蛋白的相互作用，进而激活自噬和凋亡（He et al., 2012）。此外，caspase-3 可以通过剪切 Beclin 1，抑制复合物的形成，促进自噬和凋亡之间的转换（He et al., 2012）。因此，BH3 类似物能够阻断 Bcl-2 或 Bcl-xl 与 Beclin1 之间的相互作用，诱导自噬与凋亡，在疾病治疗中具有重要前景（Malik et al., 2011）。

2. caspases 是细胞凋亡调控过程中的关键酶。研究发现，caspase 可以剪切灭活 p62、Beclin1、Vps34、Atg3、ATG4D 和 AMBRA1 等多种自噬相关蛋白，参与调控细胞自噬（Booth et al., 2014）。不同的 caspase 可以识别并与不同的自噬蛋白相互作用，发挥特定的作用。caspase-6 和 caspase-8 能够剪切 p62 和 Beclin1 抑制自噬。凋亡的起始者 caspase-9 可以通过剪切和灭活 Atg5 及 Beclin1，发挥自噬抑制作用（You et al., 2013）。然而，也有研究者发现，caspase-9 可以与 Atg7 相互作用，促进细胞自噬。caspase-3 对 Beclin-1 TDVD133 和 DQLD149 处的剪切，使其丧失促自噬活性（Wirawan et al., 2010）。因此，活化的 caspase 不仅可以介导细胞凋亡，而且通过剪切自噬相关蛋白影响细胞自噬。

3. p53 转录因子 *p53* 是一种重要的抑癌基因，DNA 损伤、缺血再灌注和营养缺乏等多种应激条件激活 *p53*，进而调控细胞周期阻滞、凋亡及细胞自噬。*p53* 激活后可促进 PUMA、Bax 的转录，激活线粒体介导的内源性细胞凋亡途径。*p53* 对自噬的调控作用是复杂的，与其亚细胞定位有关（Van Nostrand et al., 2015）。胞质中的 *p53* 通过 AMPK/mTOR 途径阻断自噬体的形成抑制自噬。然而，*p53* 的核易位促进了自噬调节蛋白的转录诱导自噬（Tang et al., 2015）。最近，有研究发现，核内的 *p53* 可以抑制 *PINK1* 基因转录来抑制线粒体自噬过程（Goiran et al.，2018）。因此，细胞核内 $p53$ 对自噬的调控作用及其机制有待进一步研究。

第二节　自噬与细胞坏死

长期以来，坏死被认为是极端的、突发的细胞死亡方式。然而，随着遗传的演变、生物化学研究和特定的坏死抑制剂的发现，坏死也被发现是一种程序性细胞死亡。细胞坏死通常包括坏死性凋亡、线粒体通透性转变驱动的调节性坏死、局部坏死、铁坏死。其中，坏死性凋亡是一种主要的坏死样程序性细胞死亡，也被称为Ⅲ型程序性细胞死亡（Galluzzi et al.，2017）。

在不同的条件下，细胞自噬与坏死之间存在着复杂的相互作用。自噬既可以促进坏死，也可以抑制坏死，同时也能互不影响（表 23-1）。

表 23-1　自噬与坏死的交互作用

交互作用	例子
自噬促进坏死	（1）在 OvCa 细胞中，抑制 BMI1 可以诱导自噬介导的坏死 （2）在心肌缺血再灌注损伤中，HSP70 通过抑制自噬进而阻止心肌细胞坏死 （3）查耳酮衍生物 Chalcone-24（Chal-24）可以通过自噬介导的坏死发挥抗肿瘤作用
自噬抑制坏死	（1）泛 caspase 抑制剂 zVAD，可以抑制凋亡诱导细胞坏死。同时，zVAD 也可以通过抑制溶酶体功能促进细胞坏死 （2）抑制自噬流促进 RIP1-RIP3 相互作用和心肌细胞坏死 （3）天然化合物萘醌色素紫草素诱导非小细胞肺癌细胞坏死及自噬，而抑制紫草素诱导的自噬可以进一步增强细胞坏死
自噬不影响坏死	TNF-α 可以诱导坏死和自噬，但自噬抑制剂 3-MA 并不影响 RIP1 的表达

自噬抑制细胞坏死也是其促进细胞存活的一种重要机制。例如，自噬相关蛋白 ATG16L1 可抑制肠上皮坏死。抑制自噬可以促进 zVAD 诱导的细胞坏死，表明自噬在 zVAD 诱导坏死过程中发挥细胞保护作用，促进细胞存活（Wu et al.，2008）。另外，抑制自噬流能够促进 RIP1-RIP3 相互作用及心肌细胞坏死（Ogasawara et al.，2017）。紫草素作为从紫草中提取的一种天然的萘醌色素，可以诱导非小细胞肺癌细胞坏死及自噬，而抑制紫草素诱导的自噬可以增强细胞坏死（Kim et al.，2017）。

然而，一些研究表明，自噬也可以促进坏死。在急性淋巴母细胞白血病（ALL）患儿中，雷帕霉素与糖皮质激素地塞米松联合应用可诱导自噬依赖性细胞死亡，并具有坏死的特征，表明在某些特定的情况下，自噬可能促进细胞坏死（Bonapace et al.，2010）。采用 siRNA 或小分子抑制剂抑制 BMI1 可诱导自噬介导的坏死，显著抑制 OvCa 细胞的克隆形成能力（Dey et al.，2016）。在索拉非尼处理前列腺癌细胞过程中，自噬可以通过 p62 依赖性方式激活细胞坏死，而抑制坏死可以降低前列腺癌细胞对索拉非尼的敏感性。查耳酮衍生物 Chalcone-24（Chal-24）是一种新型查尔酮衍生物，通过诱导自噬介导的坏死发挥抗肿瘤作用（He et al.，2014）。心脏保护分子 HSP70 在缺血再灌注中表达上调进而抑制心肌细胞凋亡（Peng et al.，2010）。研究发现，在心肌缺血再灌注过程中，HSP70 通过抑制自噬进而阻止心肌细胞坏死，揭示了一条新的 HSP70 保护机制。

TNF-α 可以诱导线粒体功能障碍和活性氧（ROS）产生，进而导致小鼠纤维肉瘤 L929 细胞发生坏死和自噬。坏死性凋亡抑制剂 Nec-1 可以抑制线粒体功能障碍和 ROS 产生；然而，自噬抑制剂 3-MA 并不影响线粒体功能障碍，以及 ROS 产生。这些结果表明，在某些特定情况下，自噬不影响细胞坏死过程。

第三节　自噬与细胞焦亡

细胞焦亡起初被认为是 caspase-1 依赖性的单核细胞死亡方式（Bergsbaken et al.，2009）。随后研究发现，caspase-11/caspase-4/caspase-5 也能像 caspase-1 一样剪切 gasdermin D（GSDMD），形成含有 gasdermin D 氮端活性域的肽段，诱导细胞膜穿孔，导致细胞肿胀和膜破裂（Liu et al.，2016）。因此，细胞焦亡被重新定义为由 gasdermin 介导的程序性细胞死亡。2017 年，研究者揭示了另一个 gasdermin 家族蛋白 DFNA5（gasdermin E）可以被激活的 caspase-3 切割，产生 DFNA5-N 端活性域诱导细胞焦亡（Wang et al.，2017）。

自噬可以在焦亡等导致细胞死亡的刺激下发挥细胞保护作用。目前，作为一种新的程序性细胞死亡方式，细胞焦亡与自噬的报道较少。

核苷酸结合寡聚化结构域 NOD 样受体（nucleotide-binding oligomerization domain-like receptor，NLR）是调控细胞焦亡的主要信号通路之一，能够激活 caspase-1 和促进炎症细胞因子 IL-18 和 IL-1β 的释放诱导细胞焦亡（Bergsbaken et al.，2009）。目前，关于自噬与焦亡关系的报道几乎都与这一途径有关。在脂多糖（lipopolysaccharides，LPS）处理巨噬细胞及败血症模型中，抑制自噬可激活 NLRP3 炎症小体和 caspase-1，促进 IL-1β 和 IL-18 的分泌（Saitoh et al.，2008）。相反，采用雷帕霉素诱导自噬降低了 LPS 作用下血清中 IL-1β 的浓度（Harris et al.，2011）。

研究报道，细胞内几种引起焦亡的细菌性病原体也可以诱导自噬。例如，在嗜肺杆菌感染的巨噬细胞中，采用 3-MA 或 ATG4 蛋白酶抑制剂阻止细胞自噬的激活后，caspase-1 依赖性细胞死亡发生的概率更高（Byrne et al.，2013）。抑制自噬可促进志贺氏菌感染的巨噬细胞发生焦亡（Suzuki et al.，2007）。这些研究表明，自噬激活可以保护被感染的巨噬细胞免于焦亡。此外，激活自噬也可以保护感染肺炎球菌的小胶质细胞抵抗焦亡。自噬在宿主防御铜绿假单胞菌引起的小鼠败血症模型中也发挥了重要作用。在铜绿假单胞菌引起的腹部感染中，ATG7 参与调控炎症小体的激活，ATG7 基因缺失上调 IL-1β 促进焦亡，同时增强炎症反应（Pu et al.，2017）。

总而言之，已有的研究结果表明，抑制自噬可激活焦亡。作为焦亡的一个负向调控机制，抑制自噬或直接靶向特定的 NLR 降低其活性，将可能是促进焦亡的有效途径。焦亡与自噬之间的相互作用复杂且容易受到各种因素影响，因此，通过细胞自噬调控焦亡依然存在一定难度和挑战。目前，自噬抑制焦亡的具体机制尚未明确。因此，自噬对焦亡的抑制作用及其分子机制仍有待于进一步研究。

小　结

　　细胞自噬与其他类型的程序性细胞死亡方式之间存在着复杂的联系，并与细胞所处的环境密切相关。自噬与这些程序性死亡方式之间相互协调，彼此平衡，共同应对细胞应激，掌控细胞生死。这种平衡一旦被打破，将导致各种疾病的发生。本章在此阐述了自噬与其他程序性死亡方式相互作用的最新进展，关键的信号分子及蛋白-蛋白相互作用关系。目前，自噬与细胞凋亡的关系报道较多，而其在细胞坏死、焦亡中的作用及分子机制尚未明确。明确各种类型的程序性细胞死亡方式之间的相互作用，对调控细胞死亡具有重要意义。因此，全面深入的探究细胞自噬与凋亡、坏死及焦亡之间的关系，将对肿瘤、心血管疾病和神经退行性疾病等多种疾病的治疗起着重要作用。通过干扰程序性细胞死亡方式之间的相互作用，我们既可以保护对机体有益的细胞，抑制疾病的发生（如神经退行性疾病），同时又能促进肿瘤细胞死亡，提高肿瘤治疗效果。

中南大学湘雅二医院　程　岩

中国医科大学基础医学院　曹　流

参 考 文 献

Arakawa S，Tsujioka M，Yoshida T，et al.，2017. Role of Atg5-dependent cell death in the embryonic development of Bax/Bak double-knockout mice. Cell Death Differ，24（9）：1598-1608.

Bergsbaken T，Fink S L，Cookson B T，2009. Pyroptosis: host cell death and inflammation. Nat Rev Microbiol，7（2）：99-109.

Bonapace L，Bornhauser B C，Schmitz M，et al.，2010. Induction of autophagy-dependent necroptosis is required for childhood acute lymphoblastic leukemia cells to overcome glucocorticoid resistance. J Clin Invest，120（4）：1310-1323.

Booth L A，Tavallai S，Hamed H A，et al.，2014. The role of cell signalling in the crosstalk between autophagy and apoptosis. Cell Signal，26（3）：549-555.

Byrne B G，Dubuisson J F，Joshi A D，et al.，2013. Inflammasome components coordinate autophagy and pyroptosis as macrophage responses to infection. MBio，4（1）：e00620-e00712.

Chan F K，Luz N F，Moriwaki K，2015. Programmed necrosis in the cross talk of cell death and inflammation. Annu Rev Immunol，33：79-106.

Chen Z，Nie S D，Qu M L，et al.，2018. The autophagic degradation of Cav-1 contributes to PA-induced apoptosis and inflammation of astrocytes. Cell Death Dis，9（7）：771.

Cheng Y，Ren X，Zhang Y，et al.，2013. Integrated regulation of autophagy and apoptosis by EEF2K controls cellular fate and modulates the efficacy of curcumin and velcade against tumor cells. Autophagy，9（2）：208-219.

Dey A，Mustafi S B，Saha S，et al.，2016. Inhibition of BMI1 induces autophagy-mediated necroptosis. Autophagy，12（4）：659-670.

Du Toit A，2013. Cell death: balance through a bivalent regulator. Nat Rev Mol Cell Biol，14（9）：546.

Fuchs Y，Steller H，2015. Live to die another way: modes of programmed cell death and the signals emanating from dying cells. Nat Rev Mol Cell Biol，16（6）：329-344.

Galluzzi L，Kepp O，Chan F K，et al.，2017. Necroptosis: Mechanisms and relevance to disease. Annu Rev Pathol，12：103-130.

Ghavami S，Shojaei S，Yeganeh B，et al.，2014. Autophagy and apoptosis dysfunction in neurodegenerative disorders. Prog Neurobiol，112：24-49.

Goiran T，Duplan E，Rouland L，et al.，2018. Nuclear p53-mediated repression of autophagy involves PINK1 transcriptional down-regulation. Cell Death Differ，25（5）：873-884.

Gross A，Katz S G，2017. Non-apoptotic functions of BCL-2 family proteins. Cell Death Differ，24（8）：1348-1358.

Harris J，Hartman M，Roche C，et al.，2011. Autophagy controls IL-1beta secretion by targeting pro-IL-1beta for degradation. J Biol Chem，286（11）：9587-9597.

He C，Bassik M C，Moresi V，et al.，2012. Exercise-induced BCL2-regulated autophagy is required for muscle glucose homeostasis. Nature，481（7382）：511-515.

He W，Wang Q，Srinivasan B，et al.，2014. A JNK-mediated autophagy pathway that triggers c-IAP degradation and necroptosis for anticancer chemotherapy. Oncogene，33（23）：3004-3013.

Hengartner，M O，2000. The biochemistry of apoptosis. Nature，407（6805）：770-776.

Kang R，Zeh H J，Lotze M T，et al.，2011. The Beclin 1 network regulates autophagy and apoptosis. Cell Death Differ，18（4）：571-580.

Kenzelmann Broz D，Spano Mello S，Bieging K T，et al.，2013. Global genomic profiling reveals an extensive p53-regulated autophagy program contributing to key p53 responses. Genes Dev，27（9）：1016-1031.

Kerr J F，Wyllie A H，Currie A R，et al.，1972. Apoptosis: a basic biological phenomenon with wide-ranging implications in tissue kinetics. Br J Cancer，26（4）：239-257.

Kim H J，Hwang K E，Park D S，et al.，2017. Shikonin-induced necroptosis is enhanced by the inhibition of autophagy in non-small cell lung cancer cells. J Transl Med，15（1）：123.

Kovacs S B，Miao E A，2017. Gasdermins: Effectors of pyroptosis. Trends Cell Biol，27（9）：673-684.

Liao G，Gao B，Gao Y，et al.，2016. Phycocyanin inhibits tumorigenic potential of pancreatic cancer cells: Role of apoptosis and autophagy. Sci Rep，6：34564.

Liu B，Cheng Y，Zhang B，et al.，2009. Polygonatum cyrtonema lectin induces apoptosis and autophagy in human melanoma A375 cells through a mitochondria-mediated ROS-p38-p53 pathway. Cancer Lett，275（1）：54-60.

Liu J，Liu W，Lu Y，et al.，2018. Piperlongumine restores the balance of autophagy and apoptosis by increasing BCL2 phosphorylation in rotenone-induced Parkinson disease models. Autophagy，14（5）：845-861.

Liu X，Zhang C，Zhang C，et al.，2016. Heat shock protein 70 inhibits cardiomyocyte necroptosis through repressing autophagy in myocardial ischemia/reperfusion injury. In Vitro Cell Dev Biol Anim，52（6）：690-698.

Maejima Y, Kyoi S, Zhai P, et al., 2013. Mst1 inhibits autophagy by promoting the interaction between Beclin1 and Bcl-2. Nat Med, 19（11）: 1478-1488.

Malik S A, Orhon I, Morselli E, et al., 2011. BH3 mimetics activate multiple pro-autophagic pathways. Oncogene, 30（37）: 3918-3929.

Noda N N, Inagaki F, 2015. Mechanisms of autophagy. Annu Rev Biophys, 44: 101-122.

Ogasawara M, Yano T, Tanno M, et al., 2017. Suppression of autophagic flux contributes to cardiomyocyte death by activation of necroptotic pathways. J Mol Cell Cardiol, 108: 203-213.

Peng W, Zhang Y, Zheng M, et al., 2010. Cardioprotection by CaMKII-deltaB is mediated by phosphorylation of heat shock factor 1 and subsequent expression of inducible heat shock protein 70. Circ Res, 106（1）: 102-110.

Pu Q, Gan C, Li R, et al., 2017. Atg7 deficiency intensifies inflammasome activation and pyroptosis in pseudomonas sepsis. J Immunol, 198（8）: 3205-3213.

Saitoh T, Fujita N, Jang M H, et al., 2008. Loss of the autophagy protein Atg16L1 enhances endotoxin-induced IL-1beta production. Nature, 456（7219）: 264-268.

Suzuki T, Franchi L, Toma C, et al., 2007. Differential regulation of caspase-1 activation, pyroptosis, and autophagy via Ipaf and ASC in Shigella-infected macrophages. PLoS Pathog, 3（8）: e111.

Takahashi Y, Karbowski M, Yamaguchi H, et al., 2005. Loss of Bif-1 suppresses Bax/Bak conformational change and mitochondrial apoptosis. Mol Cell Biol, 25（21）: 9369-9382.

Tang J, Di J, Cao H, et al., 2015. p53-mediated autophagic regulation: A prospective strategy for cancer therapy. Cancer Lett, 363（2）: 101-107.

Van Nostrand J L, Brisac A, Mello S S, et al., 2015. The p53 target gene SIVA enables non-small cell lung cancer development. Cancer Discov, 5（6）: 622-635.

Wang Y, Gao W, Shi X, et al., 2017. Chemotherapy drugs induce pyroptosis through caspase-3 cleavage of a gasdermin. Nature, 547（7661）: 99-103.

Wirawan E, Vande Walle L, Kersse K, et al., 2010. Caspase-mediated cleavage of Beclin-1 inactivates Beclin-1-induced autophagy and enhances apoptosis by promoting the release of proapoptotic factors from mitochondria. Cell Death Dis, 1: e18.

Won S J, Yen C H, Liu H S, et al., 2015. Justicidin A-induced autophagy flux enhances apoptosis of human colorectal cancer cells via class III PI3K and Atg5 pathway. J Cell Physiol, 230（4）: 930-946.

Wu Y T, Tan H L, Huang Q, et al., 2008. Autophagy plays a protective role during zVAD-induced necrotic cell death. Autophagy, 4（4）: 457-466.

Xue H, Ji Y, Wei S, et al., 2016. HGSD attenuates neuronal apoptosis through enhancing neuronal autophagy in the brain of diabetic mice: The role of AMP-activated protein kinase. Life Sci, 153: 23-34.

You M, Savaraj N, Kuo M T, et al., 2013. TRAIL induces autophagic protein cleavage through caspase activation in melanoma cell lines under arginine deprivation. Mol Cell Biochem, 374（1-2）: 181-190.

Zalckvar E, Berissi H, Mizrachy L, et al., 2009. DAP-kinase-mediated phosphorylation on the BH3 domain of beclin 1 promotes dissociation of beclin 1 from Bcl-XL and induction of autophagy. EMBO Rep, 10（3）: 285-292.

第二十四章 自噬与肿瘤化疗

化疗是治疗恶性肿瘤的一个重要手段。20 世纪 40 年代 Gilman 首次发现氮芥可以治疗淋巴瘤，拉开了肿瘤化疗的序幕；随后 Faber 用叶酸类似物甲氨蝶呤（methotrexate，MTX）治疗急性淋巴细胞白血病获得缓解；20 世纪 70 年代顺铂和阿霉素应用于临床，使部分患者获得了临床治愈；20 世纪 90 年代紫杉类和喜树碱类应用于临床，进一步提高了部分患者的 5 年生存率；进入 21 世纪后化疗药物种类不断增多，化疗方法日益改进，化疗药物在肿瘤的治疗中发挥了越来越重要的作用。

化疗药物的发展经历了从姑息性治疗向根治性治疗迈进的不同阶段，乃至现在新辅助化疗、化疗辅助用药、靶向治疗及细胞免疫治疗等方面均取得了一定突破。目前化疗在白血病、恶性淋巴瘤、头颈部肿瘤、消化系统及呼吸系统肿瘤等方面均取得了显著的进步，部分肿瘤可以通过化疗达到完全缓解，甚至治愈。临床常用的化疗药物依据其作用机制不同作用于细胞生长的不同环节。例如，MTX、氟尿嘧啶（5-FU）等药物主要通过干扰 DNA 或 RNA 的生物合成；氮芥、环磷酰胺、铂类等药物直接破坏 DNA 的结构和功能；放线菌素及吡柔比星等药物嵌入 DNA 干扰 RNA 转录；长春新碱、依托泊苷等药物干扰蛋白质合成；此外还包括肾上腺皮质激素、雌激素、他莫昔芬等激素类药物。

化疗药物的更新换代及广泛使用明显改善了肿瘤患者的生活质量，延长了患者的生存时间，但化疗药物耐受仍是制约其疗效的瓶颈。大多数患者使用化疗药物一段时间后均会出现不同程度的耐药，可能的机制包括：①细胞凋亡耐受；②药物外排能力增强；③ DNA 损伤修复功能提高；④其他如缺血、缺氧等微环境的影响。

化疗药物的主要作用是诱导细胞死亡。近年来细胞凋亡是研究最多的一种细胞死亡方式。凋亡信号途径主要通过线粒体依赖的内源性途径如 Fas/FasL 或 TNF/TNFR 途径和死亡受体依赖的外源性途径进行传导，依次激活 caspase-8 或 caspase-9 和下游的凋亡关键分子 caspase-3，从而诱导凋亡。从白血病患者外周血中提取的单核细胞在化疗药物（阿糖胞苷、米托蒽醌、依托泊苷等）的作用下其细胞凋亡率显著增加；在实体瘤中也有类似的研究结果。Yusu 等提出化疗药物诱导凋亡的机制主要分为三个时相：损伤产生相、信号传导相及凋亡诱导相。在凋亡诱导相细胞根据损伤信号的强弱，决定是进入阻滞过程进行损伤修复，还是进入凋亡途径。当细胞凋亡受阻，则受损细胞不能进入凋亡途径，从而表现出药物敏感性降低或耐药。事实上，许多肿瘤细胞的凋亡通路常严重受损，导致了化疗药物诱导凋亡失败。

随着近年来对自噬的深入研究，它在化疗抵抗中的作用也备受关注。与凋亡不同，自噬是一种细胞消化的过程，主要通过溶酶体降解受损伤的细胞器和蛋白质，它对于维持细胞稳态及适应不断变化环境的刺激是非常重要的。已有研究支持化疗药物作用于不同的肿瘤细胞可以诱导自噬的产生。化疗药物诱导肿瘤细胞自噬过程会出现两种不同的结果：一种是自噬作为肿瘤细胞在应激状态下的自我保护机制，通过清除受损的细胞器，抑制慢性炎症反应，从而逃避化疗损伤，产生对药物的耐受；另一种是化疗药物直接或间接地启动自噬诱导的非凋亡性死亡（也称自噬性死亡），从而发挥抑瘤的作用，促进肿瘤细胞化疗敏感性。因此，自噬在肿瘤化疗过程中可能起到了双重调节的作用，自噬可能依具体环境对肿瘤细胞产生不同的影响。另外，肿瘤干细胞、肿瘤微环境与肿瘤的复发转移密切相关，关注自噬在肿瘤干细胞和微环境中的作用对于研究化疗抵抗也具有重要意义。由于自噬与肿瘤化疗抵抗间存在密切的联系，研究这一新的领域，探索它们之间的具体机制及干预方法，将可能从一定程度上提高化疗敏感性，从而为临床治疗提供新的思路。

第一节　自噬与化疗敏感性

一、自噬激活可能促进化疗抵抗

化疗抵抗一直是影响化疗效果的主要瓶颈，依据化疗抵抗的来源可分为内源性抵抗和获得性抵抗。内源性抵抗在个体进行化疗前已经存在，如肝癌和黑色素瘤；获得性抵抗是指化疗后形成的耐药，可以是一种化疗药物，也可以是几种化疗药物共同交叉形成。许多肿瘤开始对化疗敏感，经过一段时间治疗后对同类或类似的药物变得不敏感。影响内源性化疗抵抗因素包括药物的吸收和代谢、DNA 损伤修复功能及细胞凋亡能力等。影响获得性化疗抵抗因素包括缺氧、缺营养、肿瘤细胞异质性、肿瘤微环境诱导基因或表观遗传学改变及自噬激活等。因此包括自噬在内的许多因素变化均能够影响肿瘤细胞对化疗药物的反应，从而产生不同程度的化疗抵抗。

自噬是一种真核细胞所特有的依赖于溶酶体自我消化和细胞内再循环的机制，是细胞清除损伤的细胞器或蛋白质，维持细胞内环境稳态及在营养缺乏时为细胞内关键机制的运转提供原料的重要方式。在自噬过程中，部分胞质和细胞器首先被双层膜隔离，继而转运到溶酶体进行大量降解。自噬依据细胞内物质运送到溶酶体方式的不同，可分为大自噬、小自噬和分子伴侣介导的自噬三类，我们通常所说的自噬是指大自噬。自噬作为细胞的一种类似管家基因，在细胞处于不利环境时具有重要的保护作用。研究证实，自噬具有促进肿瘤细胞存活的作用。特别是在肿瘤形成晚期，当肿瘤在缺血缺营养的状态下，自噬可以帮助其适应恶劣环境，促进肿瘤细胞存活。在肿瘤接受化疗时，自噬可以通过提高其活性以清除肿瘤细胞内有害物质，为修复受损 DNA 提供底物和能量，从而保护肿瘤细胞免于凋亡，维持肿瘤细胞的恶性增殖。研究证实，选择性自噬受体 p62 缺失会破坏白血病细胞的扩增和集落形成能力，能够延长小鼠白血病进展的潜伏期。高表达 p62 与急性髓性白血病（acute myeloid leukemia，AML）预后不良相关，结果表明选择性自噬在白血病进展中具有重要作用。

对临床化疗耐药的研究发现，自噬作为一种保护机制能够使肿瘤细胞适应化疗诱导的肿瘤微环境变化，是介导化疗抵抗的重要原因。针对自噬促进肿瘤细胞耐药的特征，自噬抑制剂可能成为提高化疗效果的突破口。化疗药物不仅直接杀死癌细胞，还驱动免疫应答进而靶向摧毁剩余的癌细胞。研究表明，在黑色素瘤和乳腺癌免疫活性小鼠模型中 T 淋巴细胞免疫应答不依赖于肿瘤细胞的自噬活性，自噬抑制不会对抗肿瘤适应性免疫产生不利影响，并能够增强特定类型化疗药物的肿瘤杀伤作用。氯喹（CQ）和羟氯喹（HCQ）是被 FDA 批准的两种自噬抑制剂，主要通过阻断自噬体的融合和降解来发挥作用。目前在临床试验数据库中（ClinicalTrials.gov）已经登记了许多临床试验，将 CQ 或 HCQ 用于治疗具有一系列肿瘤类型的患者。在这些临床试验中，CQ 或 HCQ 通常与其他抗癌药物联合使用。根据已经公布的临床试验数据，初步证实 CQ 和 HCQ 在肿瘤中的安全性和抗肿瘤活性，而 HCQ 较 CQ 具有更广的安全剂量范围。二茂铁氯喹（ferroquine，FQ）是下一代的抗疟疾药物，在体内能够有效地抑制自噬，扰乱溶酶体的功能。研究发现，FQ 可以抑制晚期实体瘤生长，尤其在缺营养和低氧条件下；还能够增强几种化疗药物的抗肿瘤活性，表明其作为现有抗肿瘤治疗辅助药物的潜在应用。

（一）自噬在常见肿瘤中对化疗抵抗的影响

1. 消化系统肿瘤　肝细胞癌对化疗不敏感，具有很强的内源性抵抗。据报道，索拉菲尼诱导的自噬是产生化疗抵抗的重要机制，自噬抑制剂联合化疗药物或分子靶向药物被认为是未来治疗肝癌的一种有效策略。与单用索拉菲尼相比，联合 CQ 抑制自噬能增强内质网应激诱导的细胞死亡；自噬抑制剂联合贝伐单抗能够显著抑制肝癌细胞生长。奥沙利铂可以显著提高肝癌细胞株的自噬水平，抑制自噬可以增强奥沙利铂诱导的肝癌细胞死亡。经肝动脉化疗栓塞（transarterial chemoembolization，TACE）可以发挥栓塞和化疗的双重作用。有研究证实，与单纯 TACE 相比，CQ 联合组抗肿瘤效果明显增强，这也提示自噬激活可能促进肝癌细胞的化疗抵抗；CQ 可能作为一种佐剂来提高 TACE 治疗肝癌的效果。

5-FU 联合铂类是临床结直肠癌化疗的一线药物。据报道，体内外使用自噬抑制剂 CQ 或 3-MA 能够显著增强 5-FU 的抑瘤效果；用 HCQ 结合贝伐单抗 /FOLFOX 的研究目前正在进行中。最近发现，丝裂原活化蛋白激酶 14（mitogen-activated protein kinase，MAPK14）/P38a 参与结肠癌细胞对 5-FU 和伊立替康等化疗药物的抵抗，其实通过促进自噬增强了其抵抗化疗药物毒性作用。此外，在 HCT116 结肠癌细胞中，芹菜素能够诱导细胞凋亡和自噬的发生，而自噬在芹菜素诱导的肿瘤细胞凋亡中起保护作用；自噬抑制剂 3-MA 联合芹菜素可能改善后者单药对结肠癌的抑瘤效果。

在一项 I /Ⅱ期临床试验中，35 例胰腺癌患者术前使用 HCQ（每日 1200mg）和吉西他滨联合治疗。结果显示，19 例患者在治疗后 CA19-9 减少，29 例患者行手术切除，R_0 切除率为 77%，中位总生存期为 34.8 个月。一项Ⅱ期临床试验中 20 例先前治疗过的转移性胰腺癌患者每天两次 400 或 600mg HCQ 单药治疗的安全性和有效性，但两个月的无进展生存率仅为 10%，两组之间无显著性差异。

2. 乳腺肿瘤　内分泌治疗是雌激素受体（estrogen receptor，ER）阳性乳腺癌患者的常用治疗方案。雌激素拮抗剂他莫昔芬广泛适用于 ER 阳性乳腺癌患者，但患者易产生抗药性。自噬 /自噬功能的变化是他莫昔芬抗药性的重要机制，抑制自噬能明显增强他莫昔芬对乳腺癌的内分泌治疗敏感性。研究发现，转移相关蛋白 1（metastasis-associated protein 1，MTA1）诱导 AMP 依赖的蛋白激酶（adenosine 5'-monophosphate-activated protein kinase，AMPK）激活和随后的自噬可能有助于他莫昔芬抗药性的形成。曲妥珠单抗是抗 HER2 单克隆抗体，能与 HER2 基因特异性结合，阻断 HER2 表达通路，适用于 HER2 阳性乳腺癌患者，但单一靶向药物治疗效果欠佳。用自噬抑制剂 3-MA 联合曲妥珠单抗能增加 HER2 阳性乳腺癌的抗肿瘤效应。拉帕替尼是一种新型 HER2/EGFR 酪氨酸激酶抑制剂，适用于 HER2 阳性乳腺癌患者，但易产生获得性耐药。抑制自噬可减少拉帕替尼耐药细胞的增殖、DNA 合成和集落形成能力。对三阴性乳腺癌，抑制自噬也呈现同样的抑瘤作用。使用纳米颗粒介导的自噬抑制能够促进化疗药物对乳腺癌细胞的杀伤效果。目前已有多项 Ⅰ、Ⅱ 期临床试验发现，自噬抑制剂（CQ、HCQ）单独 / 联合内分泌治疗、化疗和靶向治疗药物可以提高乳腺癌的治疗效果。未来自噬抑制剂与化疗药物的联合应用可能展现出良好的治疗前景。

3. 呼吸系统肿瘤 表皮生长因子受体酪氨酸激酶抑制剂（epidermal growth factor receptor tyrosine kinase inhibitor，EGFR-TKI）已广泛应用于伴活化 EGFR 突变的晚期肺腺癌患者。然而由于内源性或获得性耐药，这些药物的疗效有限。在肺癌细胞中吉非替尼 / 厄洛替尼治疗可以激活自噬，促进 EGFR-TKI 发生获得性耐药。培美曲塞是一种用于治疗恶性间皮瘤和非小细胞肺癌（non-small cell lung cancer，NSCLC）的多靶点抗叶酸剂，已被证明可刺激自噬。抑制自噬可增强培美曲塞和辛伐他汀诱导的恶性间皮瘤和 NSCLC 的细胞凋亡和细胞死亡。在晚期肺腺癌患者中，11 种自噬核心基因具有多种功能性遗传多态性，并与患者生存期、预后显著相关，与吉非替尼的内源性或获得性耐药有关。CQ 已被用于提高肺癌化疗的敏感性，不仅能够增强拓扑替康（topotecan，TPT）的细胞毒性，而且增强了 PI3K/mTOR 抑制剂 NVP-BEZ235 对凋亡的诱导，抑制了肿瘤细胞的集落形成和转移瘤的生长。通过 27 例晚期 NSCLC 患者的 Ⅰ 期临床试验表明，HCQ 与厄洛替尼的组合可安全地用到 HCQ 1000mg 和厄洛替尼 150mg 的日剂量。千金藤碱（cepharanthine，CEP）是从千金藤属植物中提取的一种生物碱，是一种新型自噬抑制剂。达克替尼（dacomitinib，DAC）是一种第二代 EGFR 抑制剂，在 NSCLC 治疗的 Ⅲ 期临床试验中，DAC 诱导的保护性自噬降低了其抗癌作用，而 CEP 与 DAC 联合应用增加了 DAC 在异种移植小鼠中的抗癌作用。

4. 泌尿系统肿瘤 自噬作为一种生存机制能够促进前列腺癌和肾癌的耐药。近来有研究表明，自噬的激活能保护内质网应激诱导的细胞死亡，而抑制自噬能够抑制体内前列腺癌细胞 PC-3 的生长。在前列腺癌细胞中，无论是用 HCQ 或 Beclin1/Atg5 的小干扰 RNA 抑制自噬都能增强 ABT-737 的细胞毒性和熊果酸诱导的细胞凋亡。对转移性肾癌患者给予高剂量白细胞介素 -2（interleukin-2，IL-2）进行治疗虽然有效，但也伴随着明显的副作用，可能产生全身性的自体吞噬综合征。在前列腺癌中，*Atg7* 能够通过促进 OCT4 转录，进而增强雄激素阻断治疗（androgen blockade therapy，ADT）抗性和维持癌症干细胞的干性特征。Liang 等发现，与 IL-2 单药治疗相比，IL-2 联合 CQ 能够显著增加其抗肿瘤活性，同时降低药物毒副作用，为肾癌治疗提供了一个新的思路。

5. 神经系统肿瘤 脑胶质瘤的治疗主要包括化疗和靶向治疗，而化疗抵抗是治疗失败的重要原因。替莫唑胺（temozolomide，TMZ）是目前广泛使用的治疗脑胶质瘤的化疗药物，它对抵抗促凋亡化疗的胶质母细胞瘤患者有确切的疗效。有研究表明，治疗剂量的 TMZ 能够诱导自噬，用自噬抑制剂巴弗洛霉素 A1（bafilomycin A1），能够增强 caspase-3 的激活继而诱导凋亡的发生，提示自噬是胶质瘤细胞逃避死亡的一种机制。贝伐单抗是人血管内皮生长因子（vascular endothelial growth factor，VEGF）抑制剂，单药用于脑胶质瘤治疗易产生耐药性；联合使用自噬抑制剂 CQ 能够提高贝伐单抗抑瘤效果。一项随机、双盲的试验研究了联合 CQ 对于脑胶质瘤常规治疗的影响。结果发现，CQ 处理组患者的中位总生存期为 24 个月，而安慰剂组的患者只有 11 个月。这一结果提示在胶质母细胞瘤中抑制自噬可能成为提高靶向治疗效果的重要方向之一。在脑垂体肿瘤治疗中，多巴胺受体激动剂卡麦角林（CAB）和 CQ 的联合应用可以提高治疗垂体肿瘤的临床有效性。一项 I/II 期临床试验研究了 HCQ 与放射治疗和替莫唑胺联用于脑胶质瘤的疗效和安全性，结果表明 HCQ 每天的最大耐受剂量是 600mg。

6. 血液系统肿瘤　酪氨酸激酶受体抑制剂（tyrosine kinase inhibitors，TKI）伊马替尼为慢性粒细胞白血病（chronic myeloid leukemia，CML）患者的重要治疗手段，CML 干细胞的化疗抵抗及 TKI 诱导自噬产生的抵抗是白血病复发和转移的关键。研究发现，抑制自噬能够重新恢复 CML 干细胞对 TKI 的敏感性，促进肿瘤细胞死亡，增强化疗药物的疗效。另外，近年来科学家们发现氯化钴（诱导低氧）能够提高急性早幼粒细胞及其他急性髓细胞性白血病细胞的分化，同时抑制自噬则能促进白血病细胞的分化或凋亡；Yan 等发现 CQ 联合氯化钴能够促进白血病细胞的分化；对于伊马替尼耐药的慢性髓细胞性白血病，抑制自噬联合组蛋白去乙酰化酶（histone deacetylase，HDAC）的方法成为提高治疗难治性慢性髓细胞性白血病疗效的新策略；类似的，抑制自噬能够增强柔红霉素诱导的白血病细胞 K562 的凋亡。一项 II 期临床试验研究 CQ 联合蛋白酶体抑制剂硼替佐米和环磷酰胺用于治疗复发和难治性多发性骨髓瘤患者。研究表明，氯喹加硼替佐米和环磷酰胺可有效克服大部分重度预处理患者的蛋白酶体抑制剂耐药性，并具有可接受的毒性特征。一项 I 期临床试验对 25 例复发或难治性骨髓瘤患者进行 HCQ 和硼替佐米联合治疗。每天两次 600mg HCQ 的剂量与标准剂量的硼替佐米组合是安全和可耐受的，能够改善骨髓瘤的治疗效果。

7. 肉瘤及其他实体瘤　在 10 名一线治疗失败的肉瘤患者中进行了雷帕霉素和 HCQ 双自噬抑制剂治疗研究。研究表明，非增殖性糖酵解主要发生在癌症相关的成纤维细胞（cancer-associated fibroblast，CAF）区域中，并且双自噬抑制剂处理明显降低了糖酵解活性。一项晚期实体瘤和黑色素瘤患者的 HCQ 和 tenceirolimus（mTOR 抑制剂）的 I 期临床试验表明，联合 MTOR 抑制剂和 HCQ 是安全和可耐受的，调节患者的自噬，并具有显著的抗肿瘤活性。伏立诺他（vorinostat）是一种 HDAC 抑制剂。一项 I 期临床试验研究了 HCQ 和伏立诺他联合治疗 27 例晚期实体瘤患者的安全性和初步疗效。结果表明，1 例肾细胞癌患者确认有持久的部分缓解，2 例结肠直肠癌患者能够延长疾病稳定。

综上所述，自噬作为一种化疗抵抗机制，能促进肿瘤细胞的存活成为诱导化疗抵抗的重要因素。抑制自噬可能是减轻化疗抵抗的有效途径，自噬抑制剂联合化疗药物可能成为提高抗肿瘤疗效的潜在策略。

（二）化疗过程中自噬对肿瘤细胞调控的分子机制

1. PI3K/Akt/mTOR 和 MEK/ERK　PI3K/Akt/mTOR 是调控肿瘤细胞生长及自噬的重要通路，并且被证实参与了肿瘤细胞的化疗抵抗。多柔比星（doxorubicin，DOX）是有效抗癌药物，但因其心脏毒性致临床应用受到限制。Li 等发现在乳腺癌模型中阻断 PI3Kγ

可预防多柔比星诱导的心脏毒性，同时通过释放抗癌免疫增强其抗肿瘤活性。PI3Kγ 抑制剂的有利效应主要是通过增强多柔比星破坏的线粒体自噬清除来实现的。Neri 等报道在前体 B 型淋巴细胞白血病中同时联合 Akt 抑制剂能促进细胞凋亡。Westhoff 等发现在神经母细胞瘤中用 PI3K/mTOR 抑制剂 NVP-BEZ235 能够显著增加多柔比星诱导的细胞凋亡。Li 等在肾细胞癌（renal cell carcinoma，RCC）中也证实 NVP 能够诱导细胞凋亡和自噬；NVP 联合自噬抑制剂能够增加肾癌细胞的凋亡。Lin 等发现在人前列腺癌细胞中，苄基异硫氰酸酯（benzyl isothiocyanate，BITC）可以抑制 mTOR 通路诱导自噬；而利用 3-MA 抑制自噬能够增加 BITC 诱导的细胞凋亡。

化疗药物对肿瘤细胞的细胞毒性可以使高迁移率族蛋白 1（high mobility group protein，HMGB1）从细胞内释放，通过影响 PI3KC3/MEK/ERK 通路激活自噬，从而介导化疗抵抗，用 RNA 干扰或 PI3KC3/MEK/ERK 抑制剂（3-MA 或 U0126）能够逆转白血病的化疗抵抗。威罗菲尼（vemurafenib）治疗黑色素瘤时极易发生耐药，Martin 等发现该药明显激活了 MAPK/MEK 通路，促进自噬的发生，MEK 抑制剂联合自噬抑制剂能够进一步激活肿瘤细胞死亡相关通路，从而增强化疗效果。综上所述，靶向性抑制自噬 PI3K/AKT 或 MEK/ERK 通路能够克服化疗抵抗，从而提高肿瘤细胞对化疗药物的敏感性。

2. TLR9 /NF-κB 信号通路　TLR9 是 Toll 样受体家族的成员，其表达水平在肝细胞癌、食管癌、肺癌、乳腺癌、胃癌和前列腺癌细胞比癌旁细胞更高，且高表达通常与预后较差相关。TLR9 介导的 NF-κB 信号通路的激活和相关的基质金属蛋白酶 -2（Matrix metalloproteinase，MMP-2）、MMP-7 和环氧化酶 2 mRNA 的增强表达，与肿瘤进展和迁移密切相关。自噬抑制剂 CQ 可能通过修饰负责 TLR 活化的核酸结构，以防止其与 TLR 结合来抑制该途径。CQ 在体外能够抑制三阴性乳腺癌细胞的侵袭和活力，但是在体内它并不能阻止具有 TLR9 高或低表达水平的三阴性乳腺癌细胞的生长。

3. AMPK 通路　AMPK 即 AMP 依赖的蛋白激酶，是生物能量代谢调节的关键分子。AMPK 最终汇聚到 mTOR 途径，由此影响细胞内的自噬水平。已知在前列腺癌中，神经内分泌分化程度（NED）与化疗抵抗相关。Chang 等发现，IL-6 能诱导雄激素依赖的前列腺癌 LNCaP 细胞发生自噬，对雄激素非依赖的细胞自噬作用更强。使用 CQ、沉默 Beclin1 或 Atg5 抑制自噬能够增强 IL-6 诱导的前列腺癌细胞的凋亡。进一步研究发现，IL-6 调控自噬主要通过激活 AMPK/mTOR 途径，提示自噬通过调控 AMPK/mTOR 途径在前列腺癌的化疗抵抗中发挥了重要作用。另有研究证实，在结肠癌细胞中，抑制真核延伸因子激酶 2 抗体（eukaryotic factor 2 kinase，EEF2K）作为一种负性调控分子，通过激活 AMPK/ULK1 通路，诱导自噬发生，促进了肿瘤细胞的化疗抵抗。乳腺癌多柔比星耐药与 TRPC5 诱导的自噬有关，而 TRPC5 介导的细胞保护性自噬依赖于 CaMKKβ/AMPKα/ mTOR 途径。

4. 表皮生长因子受体（EGFR）通路　EGFR 是影响肿瘤细胞增殖的重要分子，属于酪氨酸激酶型受体。其与配体结合后激活下游分子磷酸化，包括 MAPK、Akt 和 JNK 等 3 个对肿瘤发生发展密切相关的分子。因此，EGFR 通路成为靶向治疗的候选者。吉非替尼和厄洛替尼是 EGFR-TKI，它们应用于非小细胞肺癌患者时可出现耐药。Han 及 Su 等发现吉非替尼和厄洛替尼诱导自噬同时抑制了 PI3K/Akt/mTOR 信号通路；用药物抑制自噬或沉默自噬基因表达则能够增强 EGFR-TKI 的抗肿瘤效应。另外，一般认为酪氨酸激酶抑制剂单独使用对肿瘤杀伤效应有限，并且研究提示，调控细胞自噬溶酶体途径能有效促进凋亡。Kohli 等尝试为恶性周围神经鞘瘤患者的治疗提供更有效的药物组合。实验发现，TKI 抑制剂 PD168393 诱导细胞自噬的同时抑制了 Akt 和 mTOR 的激活；用 CQ 联合 TKI 抑制剂能增强其对肿瘤细胞的毒性作用，并且导致溶酶体功能障碍，促进细胞凋亡。这些结果表明，抑制自噬可能通过抑制 PI3K/Akt/mTOR 通路增强化疗药物的作用，减轻化疗抵抗。

5. JNK、p53 通路　Sui 等发现在 *p53* 缺失的结肠癌细胞 HCT116 和 HT29 中，JNK 激活的自噬发挥了对细胞的保护作用，同时增强了其对 5-FU 的化疗抗性，并诱导了 Bcl-2 的磷酸化；JNK 的抑制剂 SP600125 或 siRNA 通过抑制自噬促进了结肠癌细胞的凋亡。该研究针对 *p53* 基因突变的结肠癌患者，为提高 5-FU 为基础的化疗效果提供了新的治疗策略。*p53* 基因作为一个公认的抑癌基因，也参与了自噬的调控。Amaravadi 等研究发现，在 c-myc 激活的淋巴瘤小鼠模型中，用 CQ 或 Atg5 shRNA 抑制自噬能够活化 *p53*，诱导肿瘤细胞死亡。

6. MicroRNA（miRNA）　是一类小的非编码蛋白质的单链 RNA，能够调节基因在转录后的表达，对调控细胞生长有重要作用。近来一系列 miRNA 被报道参与了化疗抵抗。它们可以选择性地下调自噬相关基因，从而抑制自噬。Chang 等在人体外骨肉瘤细胞中，通过 miR-101 阻断自噬，能够增强骨肉瘤细胞 U-2OS 对化疗的敏感性。在甲状腺癌细胞 ATC 中，miR-30d 的下调通过激活自噬增强了顺铂的耐药。利用 miR-30d 可以作为潜在的干预化疗的的目标。在肝癌细胞 HepG2 中，miR-101 通过抑制自噬基因 *RAB5A*、*STMN1* 及 *ATG4D* 的表达，从而提高顺铂诱导的凋亡。该研究提示了 miR-101 和自噬在肝癌化疗抵抗中的作用。此外早前研究发现，伊马替尼治疗 CML 中，靶向 miR30A 抑制自噬，下调 BECN1 和 Atg5 的表达，增强肿瘤细胞的化疗抵抗。相反，用 miR30A 的拮抗剂可以增强自噬并且抑制细胞凋亡。miRNA 与自噬在抗肿瘤治疗中的效果尚待进一步阐明，但目前大多数学者认为 miRNA 仍然是化疗抵抗的重要领域，抑制自噬可能有助于改善部分药物的化疗效果。具核梭杆菌（*Fusobacterium nucleatum*）是人口腔中常见的革兰氏阴性菌，可以通过调节癌细胞的自噬作用促进结直肠癌对化疗的耐受。具核梭杆菌介导的结直肠癌化疗耐药，是通过作用于 TLR4 和 MYD88 先天免疫系统信号通路，导致 miR-4802 和 miR-18a* 选择性减少，继而激活自噬导致的。成人星形胶质细胞可通过调节 CXCL12-miR-345-KISS1 轴上调自噬信号通路而促进脑局部循环乳腺癌细胞的侵袭性。

7. CXCL12/CXCR4 信号通路　趋化因子 CXCL12 与配体 CXCR4 之间的相互作用与癌症进展相关，影响胰腺癌的侵袭性表型。研究发现，CQ 和 HCQ 能够在体外抑制胰腺癌细胞的增殖。CQ 通过细胞外信号调节激酶转导信号和降低信号转导及转录激活因子 3（signal transducer and activator of transcription 3，STAT3）的磷酸化进而部分抑制 CXCL12/CXCR4 信号通路。CQ 和 HCQ 可诱导癌干细胞中 CXCR4 内化，使这些细胞对 CXCL12 信号不敏感。利用胰腺癌患者的异种移植模型的研究表明，CQ 通过抑制其自我更新过程特异性地靶向高度侵袭性的癌症干细胞。因此，CQ 可用于阻断癌症干细胞转移，并可与靶向大部分肿瘤的其他抗癌药（如吉西他滨）组合。

8. MAPK14/p38α 通路 最近研究发现，MAPK/p38α 通路参与了肿瘤细胞的化疗抵抗。Paillas 等发现 MAPK14/p38α、自噬和伊立替康的耐药三者间存在密切关系，即 MAPK/p38α 通路被激活，其诱导的自噬发挥了保护肿瘤细胞对抗伊立替康的细胞毒作用。此外，p38MAPK 的激活被认为是细胞应答 5- 氟尿嘧啶的一个关键步骤，通过调控凋亡和自噬之间的平衡从而发挥其作用。

9. 其他机制 Wnt5A 是抑制经典 Wnt 信号通路关键分子 β-catenin 表达的一个内在因子，能够促进肿瘤侵袭。黑色素瘤细胞对靶向治疗的抵抗与 Wnt5A 表达有关，Wnt5A 高表达和 β-catenin 低表达黑色素瘤细胞的基础自噬水平较高，其对自噬抑制剂 Lys05 的敏感性相对弱，而诱导 β-catenin 活性能够逆转这种情况。因此，在预测和评估自噬抑制剂对黑色素瘤患者的作用效果时应该考虑 Wnt5A 的表达水平。上皮和内皮酪氨酸激酶（epithelial and endothelial tyrosine kinase，ETK）对调节小细胞肺癌（small cell lung cancer，SCLC）的化疗耐药至关重要。ETK 与 PFKFB4 相互作用，通过调节自噬来促进 SCLC 的化疗耐药。异常 ETK 和 PFKFB4 可作为化疗耐药的预测因子及治疗 SCLC 的潜在靶点。

二、自噬性细胞死亡可能增强化疗敏感性

诱导肿瘤细胞凋亡是化疗药物的主要作用机制。然而近年来对自噬的研究发现，化疗药物不仅能诱导肿瘤细胞凋亡，也能诱导细胞发生自噬性细胞死亡。自噬性细胞死亡（autophagic cell death）是细胞发生过度自噬的结果，其主要特征为细胞质中出现大量自噬溶酶体，细胞质中绝大部分物质被降解，但细胞核保持完整性，通常不依赖于 caspase 家族的活性。因为自噬与凋亡有共同的分子学通路，自噬和凋亡之间密切相关，而不受控制的自噬通常会在肿瘤细胞中诱导自噬性细胞死亡。当肿瘤细胞处于低氧、低营养、化疗、辐射等各种不利环境时，自噬的发生既可以抑制细胞凋亡，保护肿瘤细胞的存活，又可以与细胞凋亡共同参与诱导细胞死亡的过程。此外，对于细胞凋亡缺失和耐药的肿瘤细胞，自噬性细胞死亡也可以作为一种替代的机制。自噬性细胞死亡和细胞凋亡一样，都是机体为维持内环境稳定而发生的一种主动消亡的过程。

很多化疗药物的抗肿瘤活性都与自噬和自噬依赖的信号通路有关。对于无明显化疗抵抗的肿瘤，多种药物已被证实可以直接或间接激活自噬途径诱导肿瘤细胞自噬性细胞死亡，如环孢素 A、三氧化二砷、白藜芦醇、放线菌素 D 和他莫昔芬等。在体内外用小分子化合物 STF-62247 处理肾癌细胞能够诱导细胞自噬，促使肾癌细胞死亡；用小干扰 RNA 抑制自噬基因 *Atg7* 或 *Atg9*，能够降低肾癌细胞对 STF-2247 的敏感性。研究证明，小剂量的环孢素 A 可以增加三氧化二砷诱导的自噬性死亡。氯法拉滨对 AML 细胞有明显的增殖抑制作用，其作用机制可能是通过上调 Beclin1 的蛋白表达，从而诱导 U937 细胞自噬性细胞死亡。在胶质瘤细胞中，mTOR 抑制剂 RAD001 能够促进替莫唑胺诱导的自噬性细胞死亡。Fk-16 来源于抗肿瘤肽 ll-37，在结肠癌细胞中可以诱导不依赖 caspase 诱导的细胞凋亡和自噬性细胞死亡。Sc-59 是一种新型索拉非尼衍生物，Sc-59 和索拉非尼在肝癌细胞中诱导的自噬性细胞死亡呈现出剂量和时间依赖性。他莫昔芬（TAM）作用于人乳腺癌细胞时，癌细胞的 Beclin1 表达上调，既能诱导细胞凋亡，也能诱导自噬

性细胞死亡。用 3-MA 阻断自噬发现，TAM 诱导的细胞死亡会明显减少。白藜芦醇是一种天然多酚，其可通过下调 STIM1 和 mTOR 途径激活前列腺癌细胞中的自噬性细胞死亡。多数结肠癌患者会出现多药耐药（MDR），因此 MDR 的逆转对结肠癌化疗的成功有重要作用，目前最常见方法是抑制细胞凋亡中的癌细胞。研究表明，丹参酮可通过诱导自噬性细胞死亡和 p53 非依赖性细胞毒性来抑制抗凋亡的结肠癌细胞增殖。异新藤黄酸（isogambogenic acid）对人 NSCLC 具有抗癌作用，其主要通过在 NSCLC 细胞中诱导不依赖细胞凋亡的自噬性细胞死亡。Psammaplin A 是从海绵中分离的天然产物，能够诱导细胞周期停滞和细胞凋亡，具有抗癌活性。研究发现，Psammaplin A 可以通过 Sirtuin 1 介导的自噬性细胞死亡在多柔比星抗性的乳腺癌细胞中克服多药耐药性。Luminacin 是来自链霉菌属物种的海洋微生物提取物，可通过诱导自噬性细胞死亡抑制头颈部鳞状细胞癌的生长和进展。双氢青蒿素（dihydroartemisinin，DHA）通过诱导人胶质母细胞瘤细胞线粒体和内质网细胞凋亡和自噬性细胞死亡发挥抗肿瘤活性。YM155 是一种选择性存活蛋白抑制剂，其可以通过双重性诱导细胞凋亡和自噬性细胞死亡对头颈部鳞状细胞癌产生抗肿瘤活性。Flavokawain B（FKB）是胡椒科类植物卡瓦的天然提取物，在人胃癌细胞中 FKB 通过 ROS 介导的信号通路诱导自噬性细胞死亡并抑制裸鼠异种移植肿瘤生长。

对于凋亡缺失的肿瘤细胞，自噬性细胞死亡也是一种替代的死亡方式。研究发现，当凋亡受阻，用自噬抑制剂 3-MA 和渥曼青霉素或 RNAi 敲除 Atg7 或 Beclin1 基因，与 caspase 抑制剂 z-VAD 联合作用处理细胞后，降低了细胞的非凋亡性死亡，表明抑制 caspase 阻滞了凋亡的同时可以激活自噬性细胞死亡。在 Bax$^{-/-}$Bak$^{-/-}$ 的小鼠胚胎成纤维细胞中，将 Atg5 或 Beclin1 基因敲除后，用依托泊苷或星形孢菌素两种凋亡诱导剂处理细胞，发现细胞发生非凋亡性死亡，伴随有自噬空泡的减少。当凋亡被抑制，细胞凋亡受阻导致自噬性细胞死亡增多，结果提示在凋亡缺失的情况下，自噬可以促进细胞死亡的发生。在 PUMA$^-$ 或 Bax$^-$ 缺失的人结肠癌细胞中用 5-FU 进行处理，发现能降低肿瘤细胞的增殖率。凋亡缺失的肿瘤细胞中自噬信号通路被激活，而抑制自噬后肿瘤细胞死亡率被逆转，研究表明，凋亡缺失的结肠癌细胞通过自噬性死亡增强了对 5-FU 的化疗敏感性。

近期研究发现了一种 FOXO3a 转录因子，其能将细胞自噬与细胞凋亡联系起来，关闭自噬就能使得某些癌细胞对化疗或放疗敏感。FOXO3a 可以维持自噬稳态，是稳态反馈监测环的一部分。抑制自噬导致癌细胞 FOXO3a 活性增加，通过上调 BBC3 / PUMA 的表达促进癌细胞进行细胞凋亡过程。体内实验表明，自噬抑制剂能够使 MDM2 靶向药物具有诱导凋亡作用。研究揭示了抑制自噬使肿瘤细胞对化疗药物敏感的机制。mTOR 和溶酶体抑制剂的组合导致人肾癌细胞系中的 RIPK1 和氧化应激依赖性坏死性凋亡，表明自噬可通过 RIPK1 的降解和降低活性氧（reactive oxygen species，ROS）来抑制坏死性凋亡。研究表明，抑制休眠乳腺癌细胞的自噬可以显著抑制乳腺癌临床前休眠 3D 模型中癌细胞存活时间和转移灶的形成，而体内实验发现 Atg7 是激活自噬所必需的。抑制自噬通路导致损伤线粒体及活性氧的富集，从而诱导休眠乳腺癌细胞凋亡。

自噬对化疗抵抗的肿瘤细胞也具有类似的杀伤作用。SAHA 是一种 HDAC 抑制剂，能诱导他莫西芬抵抗的人乳腺癌 MCF-7 细胞发生自噬性死亡，电镜结果显示细胞中有大量自噬体形成，并且这种自噬性死亡在体内外均能抑制肿瘤生长。NVP-BEZ235 是一种 PI3K 抑制剂，能够通过诱导自噬并阻滞细胞周期，抑制顺铂耐药的尿路上皮肿瘤细胞增殖，并增强其对顺铂的敏感性。这些结果提示对某些化疗抵抗的肿瘤细胞，自噬也可以促进肿瘤细胞的死亡。ARHI（DIRAS3）是一种印迹肿瘤抑制基因，在 60% 的卵巢癌中被下调，其介导的自噬相关细胞死亡增强了卵巢癌细胞系和异种移植物对顺铂的化学敏感性。

自噬性细胞死亡的机制方面，多种信号通路被证实参与调控肿瘤细胞的这一过程，包括 JNK-cJun 通路、p38、Notch 通路及 AMPK/Akt1/mTOR 通路等。Li 等发现了 JNK-cJun 的转录水平与 Beclin1 之间的调节。神经酰胺能在 mRNA 和蛋白水平上调 Beclin1 的表达，当神经酰胺处理肿瘤细胞后，JNK 的激活使 c-Jun 的磷酸化增强，而后者能调控 Beclin1 的转录，诱导细胞自噬性死亡。Wang 等发现姜黄素和小檗碱通过诱导细胞凋亡和自噬细胞死亡对人乳腺癌细胞的协同化学预防作用，而 JNK/Bcl-2/Beclin1 通路在诱导乳腺癌细胞自噬性细胞死亡中起关键作用。Simone 等发现在结肠癌细胞系中，用药物如 p38 抑制剂 SB202190 或基因敲除 p38α，能够诱导细胞周期阻滞和自噬性死亡。Rhus coriaria 是漆树乙醇提取物，具有很强的抗乳腺癌活性，是通过激活 p38 和 ERK1/2 信号通路诱导乳腺癌细胞衰老和自噬性细胞死亡。Polyphyllin Ⅶ 是一种自中药分离的皂苷，能够通过激活 JNK 通路和抑制 PI3K/Akt/mTOR 通路诱导人肝癌细胞系 HepG2 细胞的自噬性细胞死亡。Cardamonin 是一种中药分离产物，通过激活 JNK 通路对人结直肠癌 HCT116 细胞诱导自噬和产生抗肿瘤作用。6-Shogaol 是一种自生姜中分离的姜烯酚，可通过调节 Notch 信号通路和诱导自噬性细胞死亡来抑制乳腺癌细胞和干细胞样球状体的增殖。脱氢表雄酮（dehydroepiandrosterone，DHEA）是一种内源性激素，具有抗肿瘤活性，主要是通过 JNK-Nrf2-p62 信号通路介导的 p62 表达诱发人肝癌细胞系 HepG2 中的自噬性细胞死亡。CYT-Rx20 是一种合成的 β 硝基苯乙烯衍生物，可通过 ROS 介导的 MEK/ERK 途径诱导乳腺癌细胞死亡和自噬。雷洛昔芬是一种选择性雌激素受体调节剂，可通过感知 ATP 的降低激活 AMPK 诱导自噬，并且过度激活的自噬促进细胞死亡，从而介导雷洛昔芬对乳腺癌细胞的抗癌作用。

AMPK/Akt1/mTOR 通路也是调节自噬性细胞死亡的重要通路。在白血病细胞 KBM-5 中，丹参酮 Ⅱ A 诱导的自噬性细胞死亡激活了 AMPK/ERK，同时抑制 mTOR 和 p70 S6K 的活性。黄芩素具有较好的抗癌活性，在人肿瘤细胞中可以激活 AMPK/ULK1 通路，从而抑制 mTOR/Raptor 复合物的表达，最终诱导自噬性细胞死亡。吉非替尼在人类肺癌细胞内可以通过上调 AMPK，激活细胞自噬性死亡；其受体拮抗剂或 siRNA 抑制 AMPK 后可以阻断吉非替尼诱导的自噬性细胞死亡。抗精神病药物氯丙嗪在人类 U-87MG 胶质瘤细胞中能够通过抑制 Akt/mTOR 通路诱导自噬性细胞死亡。他莫昔芬和氟维司群主要用于 ER+ 乳腺癌患者的内分泌治疗，但易产生内分泌药物抗性。沉默 microRNA-21 通过抑制乳腺癌细胞中 PI3K/Akt/mTOR 通路增加自噬性细胞死亡，从而增强了 ER+ 乳腺癌细胞对他莫昔芬和氟维司群的敏感性。和厚朴酚（honokiol）是从厚朴树皮中提取的活性成分，具有抗癌作用，可通过活性氧物质（ROS）介导的 p53/PI3K/Akt/mTOR 信号通路诱导恶性胶质瘤的自噬性细胞死亡。G9a 在膀胱移行细胞癌中高度表达，G9a 抑制显著减弱膀胱癌细胞增殖。G9a 抑制通过 AMPK / mTOR 信号通路在膀胱移行细胞癌中诱导自噬性细胞死亡。齐墩果酸（oleanolic acid）通过 PI3K/Akt/mTOR 和 ROS 依赖途径诱导肝细胞癌细胞自噬性细胞死亡而发挥抗癌作用。Hernandezine 是从中国草药分离的生物碱，作为一种新型 AMPK 激活剂，可通过直接激活 AMPK 诱导多种耐药性癌细胞系的自噬性细胞死亡。鼠尾草酸是一种从迷迭香分离的多酚，能够通过抑制人肝癌细胞 Akt/mTOR 途径诱导自噬性细胞死亡，具有通过诱导自噬治疗肝癌的潜力。穿心莲内酯类似物（andrographolide analogue）可通过抑制 PI3K/Akt/mTOR 通路诱导人白血病 U937 细胞凋亡和自噬性细胞死亡。SCD1 是细胞增殖、存活和发展为癌症的关键调节因子，可通过 AMPK 信号通路的失活调节人肝癌细胞的自噬性细胞死亡。CAB 是治疗催乳素瘤的一线药物，可通过抑制 mTOR 途径和诱导自噬依赖性细胞死亡介导催乳素瘤的缩小。

Becn1（*Beclin1*）是目前唯一被证实的哺乳动物自噬基因，不仅是自噬的直接执行者，而且是形成自噬体的必需分子。miR-506 表达的下调与人胰腺导管腺癌的疾病进展相关，其通过直接靶向 STAT3-Bcl2-BECN1 通路诱导胰腺癌细胞的自噬性细胞死亡。靶向抑制黑色素瘤自噬基因 *Becn1* 能够诱导大量功能性自然杀伤（NK）细胞浸润至肿瘤组织，进而抑制肿瘤生长。*Becn1* 缺陷黑色素瘤细胞能够活化 MAPK8/JNK-JUN/c-Jun 信号传导通路，促进肿瘤微环境中趋化因子 CCL5 过表达和释放。在表达高水平 CCL5 的黑色素瘤患者中发现存活率显著增加。Λ-WH0402 是一种新型钌复合物，通过触发 *Becn1* 依赖性自噬途径诱导人肝细胞癌 LM6 细胞的死亡。

自噬在肿瘤中发挥保护或杀伤的效应，通过促进或抑制肿瘤来影响其发生和发展。对于肿瘤在自噬作用下逃逸恶劣环境还是启动自噬性死亡，可能与肿瘤细胞的特性、自噬的具体过程等多种因素有关，这有待于进一步研究。

第二节　自噬在肿瘤干细胞介导的化疗抵抗中的作用

为解决肿瘤患者出现化疗抵抗和复发转移的问题，了解肿瘤的起源尤为重要。近期，克隆进化模型（clonal evolution model）和肿瘤干细胞模型（cancer stem cell model）在学术界被视为两个主流学说。后者解释了恶性肿瘤来自于一小部分肿瘤干细胞样细胞、癌症起始细胞（cancer initiation cell，CIC）或肿瘤干细胞（cell stem cell，CSC）。自从首次在人类亚急性髓性白血病中发现肿瘤干细胞的存在以来，CSC 逐渐被认为是抗癌治疗失败的主要原因。因为传统的抗癌治疗旨在杀死正常的癌细胞而不是 CSC，残存的 CSC 可以导致化疗耐药、肿瘤复发和转移等不良预后。例如，CD44$^+$/ CD24$^-$/上皮特异性抗原阳性细胞具有自我更新的能力，它们可以优先在化疗中存活，产生化疗耐药。这种现象在许多研究中得到了证实。Levina 等发现用阿霉素、顺铂和依托泊苷等不同的化疗药物处理残存的肿瘤细胞具有明显的干细胞特征。这些细胞表面表达干细胞标志物，如 CD133、CD117、CD117、SSEA-3、OCT-4 和 β-catenin，同时缺失了分化的标志物如细胞角蛋白 8/18 的表达。耐受化疗的肺癌细胞具有自我更新和分化的能力，接种到 SCID 小鼠中证实其具有较高致瘤性和转移性。这一研究支持化疗耐药的肿瘤细胞来源于肿瘤干细胞的推测。Dylla 等富集了肠癌化疗后具有 ESA$^+$ CD44$^+$ 表型的干细胞即肠肿瘤干细胞（colon cancer stem cell，CoCSC），具有这种表型的亚群细胞具有较强的致瘤性和成瘤能力，发现结肠肿瘤化疗后能富集较多的 CoCSC 具有与亲代相似的肿瘤表型。进一步通过检测

CoCSC的生物学特征发现乙醛脱氢酶1（acetaldehyde dehydrogenase 1，ALDH1）表达上调。它是介导对环磷酰胺产生化疗抵抗的重要分子。该研究结果提示，非致瘤性的肿瘤细胞对化疗药物较敏感，而具有干细胞表型的肿瘤细胞容易产生化疗耐受。此外，Vincent等也发现，来源于结肠癌细胞系 Colo205 的 CD133$^+$ 干细胞具有特异的蛋白组学特征，它们与顺铂耐药发生密切相关。Yu 等在人喉癌细胞 Hep-2 中检测发现，在化疗药物作用下 CD133$^+$ 的干细胞更耐受 5-FU 的化疗。对干细胞的自我更新有重要作用的 *bmi-1* 基因在 CD133$^+$ 的细胞中高表达。加深对肿瘤干细胞的认识，研究肿瘤干细胞如何逃脱化疗药物的攻击，并有效结合靶向干预肿瘤干细胞的策略和传统抗癌治疗是未来抗癌治疗的新趋势。

肿瘤干细胞参与的化疗抵抗是癌症治疗面临的主要难题，也是影响患者预后的重要因素。目前针对肿瘤干细胞的研究已经非常活跃，但尚未找到干预 CSC 的有效方法。Pindiprolu 等的综述中提到乳腺癌肿瘤干细胞（breast cancer stem cell，BCSC）的存在是乳腺癌中肿瘤复发、转移和化疗耐药的主要原因。如今，已经鉴定出部分有望成为药理学靶点的乳腺癌干细胞的分子靶标，包括表面标志物、自我更新途径、凋亡途径、自噬、代谢和微环境。Li 等的研究结果表明，通过增加活性氧物质和抑制 Wnt/β- 连环蛋白通路靶向谷氨酰胺酶 1 可以减弱肝细胞癌的干性。La Noce 等也首次发现，在骨肉瘤 HDAC 可以抑制 CSC 的扩增，是调节 CSC 表型和体内癌症生长的关键因子。因此，可将 HDAC2 鉴定为人骨肉瘤治疗中的潜在治疗靶点。Bishnu 等的研究也发现在卵巢癌细胞中二甲双胍的长期治疗通过牛磺酸生成调节癌症干细胞分化而阻碍化疗抵抗的发展。

研究肿瘤干细胞逃脱化疗药物的机制，提高化疗敏感性对有效治疗癌症非常关键，但是其耐药机制尚未研究清楚。多种癌症类型的大量研究和对癌症疗法的反应证实，自噬既是被治疗药物所诱导，同时也对治疗抵抗，凸显了探索肿瘤耐药机制对已经具有高自噬水平的肿瘤干细胞尤为关键。2017 年 Yu 等在国际著名学术期刊《细胞》上发表了一篇揭示化疗抵抗机制的文章。根据这篇文章所述，肠道微生物 *Fusobacterium nucleatum* 可以通过调控自噬导致化疗耐药。这一重大发现提示自噬可能是肿瘤干细胞逃脱化疗药物的重要机制。Peng 等的研究结果表明，自噬通过 FOXA2 的参与维持了卵巢癌干细胞的特征。因此，靶向调控自噬或者 FOXA2 可作为卵巢癌干细胞的治疗方法。自噬水平在顺铂耐药膀胱癌细胞中也有选择性地升高，抑制自噬可以特异性地降低了耐药性膀胱癌。升高的 MST4 活性诱导 ATG4B 蛋白酶的磷酸化和活化，导致胶质瘤干细胞样细胞（glioma stem-like cells，GSC）中的自噬通量增加，自我更新性质和球形成增加，此外还增加了体内致瘤性。用自噬抑制剂氯喹直接靶向 ATG4B 或自噬抑制促进了胶质母细胞瘤（glioblastoma，GBM）移植模型中辐射的治疗效果。这与 GSC 自我更新能力的丧失有关。MST4、磷酸 -ATG4B 和 LC3B 染色的水平与 GBM 的患者结果呈负相关。这些发现表明，确实存在促进肿瘤细胞中自噬诱导的特定分子机制，但这些机制中至少有一些是 CSC 特异性的，并且可能有助于解释 CSC 如何成为耐药性的关键介质。

总之，越来越多的研究显示，自噬具有细胞保护作用，这为将癌症治疗方法与抑制自噬的药物结合起来提供了强有力的理论依据。

第三节 肿瘤微环境诱导自噬与化疗抵抗

细胞和它们各自的微环境之间的相互作用在细胞生长和体内稳态平衡的维持中起着关键作用。以往对肿瘤的研究和治疗手段通常只关注肿瘤细胞本身，而忽略了体内微环境的影响。根据广泛接受的概念，土壤（微环境）和种子（癌细胞）假说，肿瘤细胞-微环境相互作用不仅在肿瘤的发生、发展、转移中发挥关键作用，而且还影响癌症细胞对抗癌治疗的反应。肿瘤微环境由肿瘤细胞、周围血管、其他非癌细胞和可溶性因子构成。

低氧是肿瘤的一个主要特征。肿瘤低氧微环境是由于肿瘤细胞的氧气需求和供应失衡引起的。由于肿瘤细胞增殖旺盛，宿主血管的氧供不足，因此刺激了新生血管的生成来满足氧气的需要。然而，肿瘤组织又不能建立有效的新生血管，不能真正为肿瘤细胞生长提供所需的能量和氧气。此外，疾病本身或治疗相关的贫血，都会导致肿瘤组织许多区域处于缺血缺氧的状态。缺血缺氧的微环境不仅与患者的预后密切相关，也导致了肿瘤细胞产生耐药。

低氧影响肿瘤细胞的化疗敏感性，并且处于严重低氧微环境的肿瘤患者生存期明显短于轻微低氧的肿瘤患者。为了更好地研究低氧对肿瘤细胞的影响，研究者体外模拟了肿瘤低氧微环境，当把肿瘤细胞体外处于低氧条件下培养时，肿瘤细胞表现出了化疗抵抗的现象。如今大量的研究表明，低氧能导致多种肿瘤细胞对临床常用的多种化疗药物产生抵抗，如顺铂、阿霉素、氟尿嘧啶、吉西他滨等。

低氧诱导因子-1（HIF-1）是肿瘤细胞适应缺氧微环境的重要应答因子。低氧通过HIF-1参与了许多肿瘤的化疗抵抗。并且，HIF-1管理多种肿瘤细胞靶基因和蛋白的表达。研究发现，HIF-1α对自噬相关基因的调控发挥着重要作用。Mazure 等发现，在缺氧条件下，HIF-1α 的下游靶基因 BNIP3 和 BNIP3L 竞争性地与 Beclin1-Bcl-2 和 Beclin1-Bcl-X（L）复合物结合，释放出 Beclin1 促进了自噬。在宫颈癌 Hela 细胞中的研究发现，HIF-1α 的抑制能降低细胞的自噬水平。Yang 等发现，低氧激活了 HIF 的表达，通过调控自噬促进了膀胱癌对吉西他滨的化疗抵抗。Huang 等研究发现，低氧诱导的自噬是通过HIF-1α/miR-224-3p/Atg5 信号通路影响了胶质细胞瘤和星形细胞瘤的化疗敏感性。Liu 等研究发现，低氧处理引起了人宫颈癌 HeLa 细胞对 4-羟苯基维胺脂（N-4-hydroxyphenyl retinode，4-HPR）化疗耐受。主要机制是自噬的上调，进一步用 3-MA 或 CQ 抑制自噬后，显著增加了细胞凋亡。这一研究结果提示，自噬介导了低氧诱导的宫颈癌细胞对 4-HPR的化疗抵抗。我们实验室的研究也证实了肝癌低氧微环境能够诱导自噬的发生，并且促进了肝癌细胞的化疗抵抗。同常氧水平相比，低氧环境中化疗药物诱导的肿瘤细胞凋亡明显减少。相反，用 3-MA 或 Beclin1 siRNA 抑制自噬后，细胞的凋亡被逆转，说明抑制自噬后增加了肝癌细胞的化疗敏感性。另外，肿瘤的缺氧微环境通常伴随着缺营养，我们实验室的研究发现，自噬不仅参与了缺氧微环境中对肝癌细胞的化疗耐药，自噬对营养缺乏诱导的凋亡也发挥了保护作用，该途径依赖激活自噬基因 *Beclin1* 的作用。

然而与上述结果相反的是，也有报道认为低氧诱导的自噬与 HIF-1 的激活和 HIF-1 目的基因 *BNIP3* 或 *BNIP3L* 的表达无关，而是通过 AMPK 途径被诱导。另有研究认为，糖酵解效应激活的 HIF-1 为介导的自噬促进了子宫颈癌对紫杉醇的化疗抵抗。另外，影响耐药的活化转录因子 4（activating transcriptional factor 4， ATF4）也和自噬调控了化疗耐药。ATF 4 在缺氧和内质网应激的肿瘤微环境作用下上调。它的表达升高也与许多化疗药物的抵抗相关，包括 DNA 损伤类药物非甾体抗炎药物和蛋白酶抑制剂。Rzymski 等发现，缺氧条件下 ATF4 诱导的自噬保护蛋白酶体抑制剂硼替佐米（PS-341）诱导的肿瘤细胞凋亡，减轻硼替佐米对细胞的超负荷，从而诱导化疗抵抗的产生。

间充质干细胞（mesenchymal stem cell，MSC）在肿瘤微环境中也发挥了重要的作用。Piya 等报道，MSC 与急性白血病细胞的共培养引起了白血病细胞自噬水平的上调，促进了白血病细胞对阿糖胞苷和伊达霉素的化疗抵抗；白血病细胞自噬水平的抑制促进了细胞的化疗敏感性；进一步，当同时抑制白血病细胞和 MSC 的自噬水平时，白血病细胞表现出更明显的化疗敏感性。因此 MSC 通过自噬介导了白血病细胞的化疗抵抗。Yang 等研究发现，MSC 参与了多发性骨髓瘤的化疗抵抗，进一步的机制探讨表明，MSC 促进骨髓瘤细胞自噬相关基因的表达激活了自噬，并且自噬的抑制缓解了 MSC 引起的化疗抵抗。

众所周知，慢性炎症与肿瘤进展有关。并且有证据表明，炎症可以激活自噬。IL-6 是一种炎性自分泌和旁分泌细胞因子，在肿瘤微环境中过表达。Xue 等表明，IL-6 是胶质母细胞瘤中自噬的有效引发剂，IL-6 的阻断抑制自噬，促进肿瘤细胞凋亡。Zhang 等已经表明，IL-6 介导的自噬参与了 Mantle 细胞淋巴瘤细胞的化疗耐药性。最引人注目的是，自噬也可以增加 IL-6 的分泌。因此，IL-6 自噬网络的中断可降低肿瘤抗药性。IL-17/IL-17R 复合物已被证明是炎症的重要调节因子。研究发现，IL-17 / IL-17R 可诱导自噬，其显示在 HCC 中诱导对奥沙利铂的抗性。

此外，Zhao 等研究发现，微环境中的肿瘤间质能够诱导自噬，这一新的模式被称为肿瘤间质性自噬。肿瘤间质是一个复杂的三维小室，它由肿瘤相关的成纤维细胞、细胞外基质、免疫细胞、内皮细胞等构成。它们围绕实质细胞影响肿瘤生长、增殖和侵袭。因肿瘤体积增大和缺乏营养供应，肿瘤间质长期也会处于一个低氧、高代谢应激和低 pH 的环境，这些应激条件够激活自噬的发生，肿瘤间质性自噬能够影响肿瘤的许多方面，包括肿瘤细胞存活，微环境重塑及抗凋亡和 DNA 损伤、遗传的不稳定性、肿瘤细胞的干性特征等。

目前对肿瘤间质性自噬影响化疗药物抵抗的相关研究较少，肿瘤间质性自噬的发现主要是基于对间质性标志物小窝蛋白（caveolin-1，Cav-1）的鉴定。已有研究发现，间质中 Cav-1 表达缺失是原发性乳腺癌和前列腺癌一个有力的预后指标。在 ER$^+$ 的乳腺癌中，Cav-1 的缺失和淋巴转移、早期复发及对他莫昔芬的抵抗密切相关。此外，相关研究提示，Cav-1 在间质中的缺失也是肿瘤微环境中发生慢性缺氧、氧化应激及自噬的生物标志物。乳腺癌细胞 MCF-7 主要通过溶酶体降解和细胞自噬途径破坏 Cav-1 的表达，刺激邻近成纤维细胞产生氧化应激反应，导致肿瘤相关性成纤维细胞表型的异常。基于此，研究者开发了一种联合用药模式（他莫昔芬＋达沙替尼），它能有效地杀死存在于 MCF-7 中的成纤维细胞，这种药物组合诱导 MCF-7 细胞发生了 Warburg 效应，导致肿瘤细胞凋亡。未来这种"合成性致死"方案可能是临床上克服化疗耐药的一种新的治疗方案。

小　结

　　综上所述，随着研究的不断深入，我们发现自噬与肿瘤的发生存在千丝万缕的联系，在化疗过程中扮演者"双刃剑"的角色。化疗药物诱导细胞生存还是死亡主要取决于肿瘤细胞的类型、分化程度及化疗药物的种类等诸多复杂因素。究竟自噬通过什么机制在肿瘤细胞的存活与死亡之间切换仍不清楚；自噬与肿瘤干细胞、肿瘤微环境的相关性及详细机制仍有待进一步阐明。研究肿瘤化疗与自噬的关系、自噬与凋亡的关系及自噬性死亡相关表达基因的调控对于抗肿瘤治疗具有重要的临床意义。此外，现有的研究在某些方面也展现出了良好的应用前景。在某些条件下，我们可以通过使用自噬调节药物改变肿瘤细胞的自噬水平，以增加其化疗敏感性，从而提高化疗效果。总之，虽然自噬调节药物离真正临床使用还有一定的距离，但我们期望随着研究的不断深入，机制的逐渐阐明，实验的不断开展，经验的逐渐累积，在将来的某一天，可以对部分肿瘤患者使用理想的自噬调节药物。

海军军医大学东方肝胆外科医院　　侯晓娟　姜京花　卫立辛

南京医科大学附属无锡人民医院　　田志强

参 考 文 献

Bishnu A，Sakpal A，Ghosh N，et al.，2019. Long term treatment of metformin impedes development of chemoresistance by regulating cancer stem cell differentiation through taurine generation in ovarian cancer cells. Int J Biochem Cell Biol，107：116-127.

Drake L E，Springer M Z，Poole L P，et al.，2017. Expanding perspectives on the significance of mitophagy in cancer. Semin Cancer Biol，47：110-124.

Fitzwalter B E，Towers，C G，Sullivan K D，et al.，2018. Autophagy inhibition mediates apoptosis sensitization in cancer therapy by relieving FOXO3a turnover. Dev Cell，44（5）：555-565.

Galluzzi L，Bravo-san pedro J M，Levine B，et al.，2017. Pharmacological modulation of autophagy: therapeutic potential and persisting obstacles. Nat Rev Drug Discov，16（7）：487-511.

Huang S，Qi P，Zhang T，et al.，2018. The HIF-1α/miR2243p/ATG5 axis affects cell mobility and chemosensitivity by regulating hypoxiainduced protective autophagy in glioblastoma and astrocytoma. Oncol Rep，41（3）：1759-1768.

Huang T，Kim C K，Alvarez A A，et al.，2017. MST4 phosphorylation of ATG4B regulates autophagic activity，tumorigenicity，and radioresistance in glioblastoma. Cancer Cell，32（6）：840-855.

Kaverina N，Borovjagin A V，Kadagidze Z，et al.，2017. Astrocytes promote progression of breast cancer metastases to the brain via a KISS1-mediated autophagy. Autophagy，13（11）：1905-1923.

La Noce M，Paino F，Mele L，et al.，2018. HDAC2 depletion promotes osteosarcoma's stemness both in vitro and in vivo: a study on a putative new target for CSCs directed therapy. J Exp Clin Cancer Res，37（1）：296.

Lee M H, Koh D, Na H, et al., 2018. MTA1 is a novel regulator of autophagy that induces tamoxifen resistance in breast cancer cells. Autophagy, 14 (5): 812-824.

Levy J M M, Towers C G, Thorburn A, 2017. Targeting autophagy in cancer. Nat Rev Cancer, 17 (9): 528-542.

Li B, Cao Y, Meng G, et al., 2019. Targeting glutaminase 1 attenuates stemness properties in hepatocellular carcinoma by increasing reactive oxygen species and suppressing Wnt/beta-catenin pathway. EBioMedicine, 39: 239-254.

Lin S J, Wu Z R, Cao L, et al., 2017. Pituitary tumor suppression by combination of cabergoline and chloroquine. J Clin Endocrinol Metab, 102 (10): 3692-3703.

Nguyen T D, Shaid S, Vakhrusheva O, et al., 2018. Loss of the selective autophagy receptor p62 impairs murine myeloid leukemia progression and mitophagy. Blood, 133 (2): 168-179.

Noman M Z, Berchem G, Janji B, 2018. Targeting autophagy blocks melanoma growth by bringing natural killer cells to the tumor battlefield. Autophagy, 14 (4): 730-732.

Peng Q, Qin J, Zhang Y, et al., 2017. Autophagy maintains the stemness of ovarian cancer stem cells by FOXA2. J Exp Clin Cancer Res, 36: 171.

Pindiprolu S K S S, Krishnamurthy P T, Chintamaneni P K, 2018. Pharmacological targets of breast cancer stem cells: a review. Naunyn Schmiedebergs Arch Pharmacol, 391 (5): 463-479.

Piya S, Andreeff M, Borthakur G, 2017. Targeting autophagy to overcome chemoresistance in acute myleogenous leukemia. Autophagy, 13 (1): 214-215.

Sun L, Hu L, Cogdell D, et al., 2017. MIR506 induces autophagy-related cell death in pancreatic cancer cells by targeting the STAT3 pathway. Autophagy, 13 (4): 703-714.

Tang Z H, Cao W X, Guo X, et al., 2018. Identification of a novel autophagic inhibitor cepharanthine to enhance the anti-cancer property of dacomitinib in non-small cell lung cancer. Cancer Lett, 412: 1-9.

Verbaanderd C, Maes H, Schaaf M B, et al., 2017. Repurposing drugs in oncology (ReDO)-chloroquine and hydroxychloroquine as anti-cancer agents. Ecancermedicalscience, 11: 781.

Wang Q, Zeng F, Sun Y, et al., 2018. Etk interaction with PFKFB4 modulates chemoresistance of small-cell lung cancer by regulating autophagy. Clin Cancer Res, 24 (4): 950-962.

Yang J, Li W, Luo L, et al., 2018. Hypoxic tumor therapy by hemoglobin-mediated drug delivery and reversal of hypoxia-induced chemoresistance. Biomaterials, 182: 145-156.

Yu T, Guo F, Yu Y, et al., 2017. Fusobacterium nucleatum promotes chemoresistance to colorectal cancer by modulating autophagy. Cell, 170 (3): 548-563.

Yuan J, Zhang N, Yin L, et al., 2017. Clinical implications of the autophagy core gene variations in advanced lung adenocarcinoma Treated with Gefitinib. Sci Rep, 7 (1): 17814.

Zhang H, McCarty N, 2017. Tampering with cancer chemoresistance by targeting the TGM2-IL6-autophagy regulatory network. Autophagy, 13 (3): 627-628.

第二十五章　自噬与肿瘤放疗

肿瘤放疗是一种利用放射线如放射同位素产生的 α、β、γ 射线和各类 X 线治疗机或加速器产生的 X 线、电子线、质子束及其他粒子束等治疗恶性肿瘤的方法，它是恶性肿瘤综合治疗的重要组成部分，与手术治疗、化疗组成了肿瘤的主要治疗手段。放疗被广泛用于治疗包括头颈部肿瘤、乳腺癌、肺癌、食管癌、直肠癌、宫颈癌、前列腺癌、黑色素瘤、软组织肉瘤、淋巴瘤等全身各处的恶性肿瘤。据统计，65% ～ 75% 的肿瘤患者在治疗的过程中接受过放疗，可见放疗的应用范围越来越广，在肿瘤治疗中的地位越发突显。

细胞自噬又称为 II 型程序性细胞死亡（type II programmed cell death），是以细胞质内出现双层膜结构包裹长寿命蛋白和细胞器的自噬体为特征的细胞自我消化过程。细胞自噬与肿瘤的关系密切，肿瘤发生、发展的不同阶段始终伴随有细胞自噬发生，有关肿瘤放疗与细胞自噬关系的研究也正在广泛开展，但对于自噬在不同肿瘤及其发生、发展的不同阶段的作用，特别是在肿瘤放疗中的具体作用，各研究机构结论不一。因此，本章将对在肿瘤放疗过程中发生自噬的形式、临床意义和细胞自噬对肿瘤放疗疗效的影响及可能的作用机制进行探讨。

第一节　放疗诱导肿瘤细胞发生的自噬形式及临床意义

近年来，随着三维适形、调强适形、图像引导放疗等精确放疗技术的蔚然兴起，放疗在不增加正常组织损伤的基础上，提高肿瘤靶区的照射剂量，从而提高放疗疗效。然而，限于常规外放疗的照射原理，正常组织的放疗耐受剂量仍然是放疗过程中所不可逾越的剂量限制性因素。因此，寻找高效低毒的放射增敏剂，大幅提高放疗疗效，却不增加正常组织损伤，将成为肿瘤放疗学工作的又一重点。

从某种意义上说，自噬作为一种肿瘤细胞对放化疗潜在的保护性反应成为研究热点，自噬抑制剂可能成为一种新的放疗增敏剂干预，为增强抗肿瘤药物和放疗的疗效开启了新时代。近来已有自噬抑制剂氯喹或羟氯喹联合传统治疗的各期临床试验开展。尽管这些试验取得了一些好的结果，被认为是肿瘤治疗的一个重要突破，但基于临床前期动物模型的证据不充分，我们对联合治疗的方法持有怀疑态度。肿瘤放疗中诱导的自噬究竟是对细胞起保护作用还是增加其细胞毒性，结论并不一致。放疗引起的肿瘤细胞应激可以诱导发生不同功能的自噬形式，本节将在下面讨论这些不同形式的自噬。

一、细胞保护性自噬

研究表明，放疗可以引起肿瘤细胞发生保护性自噬，能够维持内环境稳定，使肿瘤细胞能够适应恶劣的生存环境，继续存活。Bristol 等的研究发现，予以 MCF-7 乳腺癌细胞放疗，可以诱导乳腺癌细胞发生细胞保护性自噬，给予药物抑制放疗诱导的肿瘤细胞自噬会导致细胞死亡。Chakradeo 等认为 p53 基因在保护性自噬中发挥重要作用，敲除 p53 基因保护性自噬转变成非保护性自噬。因此认为放疗诱导的自噬为保护性或非保护性是基于 p53 基因的激活状态，通过抑制以增强化疗疗效是基于 p53 基因的功能。Lu 等的研究也认为，放疗诱导的自噬可以促进 Eca-109 食管癌细胞的存活，而在抑制自噬后可明显抑制食管癌细胞的存活。还有许多研究也表明，放疗可以促进肿瘤细胞发生保护性自噬。然而，保护性自噬的定义是根据自噬抑制药物（如氯喹、巴弗洛霉素、3- 甲基腺嘌呤或氯化铵）、基因沉默或自噬相关基因敲除（如 Beclin、Atg5、Atg7 或 Atg12）增加肿瘤细胞对诱导自噬的刺激敏感性增强，促进细胞凋亡而确定的。然而，这些方法需要警惕的是，虽然抑制自噬会经常促进细胞凋亡，但是对于认为自噬是细胞保护性的认识这本身证据不充分，除非可以证明当阻断自噬时，肿瘤细胞对辐射的敏感性实际上已经增强（通过克隆存活试验）。也就是说，它可能是治疗引起生长停滞或细胞死亡的反应，实际上是通过自噬介导的，而现在转变为通过细胞凋亡介导的应答，对治疗敏感性没有任何实际改变。基于干预或抑制自噬会增强治疗的反应这一前提，大量临床试验认识到保护性自噬的存在。但是，回到之前提到的选择性问题，如果系统地给予肿瘤细胞自噬抑制剂，那么在正常细胞中自噬也会被抑制。鉴于一些神经变性疾病的特征是自噬缺陷的，那么假设抑制自噬将损伤正常组织的功能则是合理的。即使单独抑制自噬被证实对患者是无害的，但放疗促进肿瘤细胞发生保护性自噬可能与正常细胞相同，因此可以预计抑制自噬将继发对敏感正常组织（如骨髓）药物毒性增加。

在一项研究中发现，电离辐射可以促进乳腺癌细胞发生自噬，抑制自噬并没有改变对辐射的敏感性，进一步研究表明，氯喹在免疫功能正常的动物模型中并没有改变小鼠乳腺肿瘤细胞 4T1 对放疗的敏感性。尽管在荷瘤动物体内无法确定辐射是否促进自噬或氯喹有效抑制了自噬，但它可能与缺乏敏感性相关，在某种程度上，Kroemer 实验室的研究结果表明，自噬抑制剂干扰了免疫系统识别肿瘤发生应激应答的能力。在一些其他报告中也发现对荷瘤动物抑制自噬的策略是无效的。因此我们认为除去其他问题，如果临床前期研究发现的细胞保护性自噬转化到临床上，研发用于肿瘤患者有效的自噬抑制剂，首要解决的问题是在常规治疗联合自噬抑制剂之前必须明确常规治疗方案是否促进细胞发生保护性自噬，即有必要在给肿瘤患者自噬抑制剂之前确定一个特异的治疗或联合治疗以促进细胞保护性自噬发生。

二、细胞毒性自噬

有研究发现，许多肿瘤细胞经电离辐射作用后，破坏了细胞的自我更新能力，细胞的有丝分裂被阻断，刺激细胞过度自噬而导致其发生自噬性细胞死亡。这种自噬持续状态受 IKK 和 NF-κB 的调节，可以抑制肿瘤的生长。齐亚莉等用相同剂量的 X 线对分别用自噬抑制剂和自噬诱导剂处理的人乳腺癌细胞进行照射，发现电离辐射联合自噬诱导剂能够促进癌细胞凋亡，而电离辐射联合自噬抑制剂能够抑制其细胞凋亡。说明电离辐射可诱导人乳腺癌细胞自噬并促进其细胞凋亡。

通过合并两种不同的药物引发自噬可以增加自噬性细胞死亡。Gewirtz 等近期的研究表明，维生素 D（或维生素 D 类似物，EB1089）联合放疗可以促进乳腺癌细胞发生细胞毒性自噬，细胞对放疗敏感性增加。其他一些实验室也报道了细胞毒性细胞自噬的发生，其杀死细胞其本身或作为一个前体细胞凋亡。在这种情况下，关键要注意的是不同形式的自噬目前主要是根据它们的功能特性区分的，而不是基于形态学、生物化学或分子标记。在功能上，细胞毒性细胞自噬与活细胞数量减少和（或）减少治疗后存活克隆相关。从根本上说，细胞毒性自噬和细胞保护性自噬之间的差别在于，当细胞保护性自噬被抑制，细胞对治疗敏感；相反，当细胞毒性自噬作用被抑制，细胞对治疗变得不那么敏感。这似乎是直观的，当自噬作用表现出细胞毒性作用时，这种自噬是广泛和长期的，然而目前还没有数据支持这一论点，推测自噬作用的差异可能与特定信号转导途径和（或）自噬转运底物相关。

三、细胞抑制性自噬

Gewirtz 实验室最近的研究旨在把在乳腺癌肿瘤细胞中维生素 D 增强辐射敏感性的发现扩展到对非小细胞肺癌细胞中发现的自噬，称之为另一种形式的细胞抑制性自噬。与其他自噬形式相比，这种形式自噬是完全靠功能和经验定义的。维生素 D（或维生素 D 类似物，EB1089）与放疗联合治疗比单纯放疗导致更明显的非小细胞肺癌细胞的生长抑制，单纯放疗会致抑制增殖恢复，并明显改变克隆存活曲线，表明辐射敏感性增加。与乳腺癌肿瘤细胞的细胞毒性自噬的影响相似，自噬的药物抑制剂、氯喹或 3-MA 保护维生素 D 联合放疗致敏的细胞。这种形式的自噬可能与衰老相关的长期生长停滞密切相关，有待于进一步深入研究。

营养缺乏条件下发生的自噬允许细胞存活在停滞状态，其代谢状态被保持，因此，关于细胞抑制性自噬的确定并不意外。虽然应考虑细胞保护性自噬也具有抑制细胞生长的可能性，但没有研究证实细胞放疗后发生的保护性自噬实际是生长停滞。然而，必须强调的是最近发现的细胞生长抑制性自噬与细胞保护性自噬大不相同。在 A549 和 H460 细胞中，Gewirtz 和 Kroemer 实验室证实单独辐射产生细胞保护性自噬，联合维生素 D 或 EB1089 可以将细胞保护性自噬转换为细胞抑制性自噬。细胞抑制性自噬的临床意义与细胞毒性自噬类似。也就是说，如果放疗引起肿瘤细胞持续的生长停滞，则抑制自噬可能会降低治疗的有效性。

我们将细胞毒性自噬和抑制性自噬统归于细胞非保护性自噬中。然而，需要考虑到一个事实，目前并没有一个统一的用于检测临床标本中细胞自噬的方法，更没有定义发生自噬的形式，目前临床试验的结果很难解释有关不同形式自噬的基本概念。自噬对于肿瘤细胞命运的走向与肿瘤类型及其发展阶段、放疗强度、肿瘤细胞自身的承受能力及肿瘤微环境都有相关性。我们认为，不同因素诱导的自噬水平决定了肿瘤细胞最终的命运，肿瘤微环境诱导的肿瘤细胞内部发生的自噬可能促进细胞存活，相反放疗诱导肿瘤细胞发生的过度激烈或长时间的自噬可能导致细胞"吃掉自己"而死亡。

第二节 自噬对肿瘤放疗疗效的影响

一、自噬增强放疗敏感性

PI3K/AKT/mTORC1 是自噬调节的重要信号通路，抑制 PI3K/AKT/mTORC1 可以诱导自噬发生。NVP-BEZ235 是新型的 PI3K/mTOR 双抑制剂。NVP-BEZ235 可以有效地抑制 PI3K/AKT/mTORC1 信号通路，增加胶质瘤细胞 SU-2、前列腺癌细胞 PC-3、DU145 和 LNCaP 细胞的放疗敏感性。在 NVP-BEZ235 处理的细胞系中可以观察到更多 LC3 的点状图案，并且膜结合的 LC3-II 的水平显著升高。Yu 等报道 NU7441（一种 DNA-PK 抑制剂）通过诱导自噬对前列腺癌细胞 C4-2 和肺癌细胞 A549 起到放射增敏作用，这种效应可能是由于 pS6 K 的内源性表达增加产生的。

陈列松等对胶质瘤细胞 SU-2 先进行西罗莫司处理后，再行 X 线照射，与直接行 X 线照射组相比，结果发现经自噬激动剂处理后照射组的细胞增殖率和克隆形成率较单纯照射组明显降低，细胞凋亡率显著增加，说明胶质瘤起始细胞经自噬激动剂西罗莫司处理后，对 X 线照射的辐射敏感性提高。Kuwahara 等对肝癌细胞 HepG2 的放疗抗性细胞株进行研究，结果表明自噬诱导剂雷帕霉素增强了放疗抗性细胞的辐射敏感性，抑制了肿瘤细胞的增殖；而自噬抑制剂 3-MA 则增强了细胞的放射抗性，同时降低了细胞 *Beclinl* 基因的表达。Kim 等研究表明，对 bak/bak$^{-/-}$ 的乳腺癌、肺癌细胞进行照射，发现自噬性死亡前体蛋白复合物表达水平升高，辐射诱导了 Beclinl 基因的表达，而使用自噬抑制剂则降低了细胞放射敏感性。由此，对放疗过程中的放射抗性肿瘤细胞可以通过提高自噬来增强放疗敏感性，诱导存活力强的细胞自噬性死亡，因为在持续而稳定的应激条件下，自噬能够破坏细胞的结构，这种破坏达到一定程度后最终会导致肿瘤细胞凋亡。Li 等研究证明，雷帕霉素诱导的自噬增强肺癌细胞 A549 的放疗敏感性，与延长磷酸化 γ-H2AX 的形成和延迟了辐射诱导的 DSB 的修复有关。

有研究表明，放疗诱导的自噬在免疫原性细胞死亡（ICD）中起着至关重要的作用。肿瘤细胞经放疗后，自噬有助于释放细胞死亡相关危险信号，如钙网蛋白、HMGB1 和从死亡细胞中释放出来的 ATP，而这些正是趋化免疫细胞到肿瘤组织引发抗肿瘤宿主免疫反应所必需的。氯喹可以减少 ATP 释放，通过促进免疫原性形式的细胞死亡和更好的抗原交叉提呈以增加内在放射敏感性从而提高乳腺癌的放疗疗效。放疗诱导的自噬通过免疫系统对肿瘤发挥清除的作用需要进一步研究。

二、自噬诱导肿瘤细胞产生放疗抵抗

自噬与肿瘤细胞放疗抵抗密切相关。大量研究表明，肿瘤对放射治疗的抵抗通常与多种肿瘤细胞系中自噬的上调有关，如结肠癌细胞、前列腺癌细胞、恶性胶质瘤细胞、鼻咽癌细胞和乳腺癌细胞。Stephanie 等的一项研究表明，予以 CD133$^+$ 神经胶质瘤细胞 γ 射线照射后诱导细胞发生自噬，3-MA 抑制自噬后则细胞存活率下降，这种放疗诱导的自噬是保护性的，增强了 CD133$^+$ 神经胶质瘤细胞对放疗的抵抗性。Kimet 等研究表明，放疗诱导非小细胞肺癌 HCC827 细胞发生自噬并提高了细胞存活率，但出乎意料的是虽然放疗诱导的自噬是保护性的，但是 Beclin1 沉默的细胞系表现为自噬通过细胞存活率提高和 LC-3Ⅱ下调产生而导致放疗敏感性增加。研究报道，对肺腺癌 A549 细胞分别进行常氧和乏氧培养检测细胞放射敏感性，结果提示乏氧 A549 细胞的放射敏感性降低。常氧下 A549 细胞自噬相关基因 HIF-1 和 Beclin1 蛋白为低表达，而乏氧 A549 细胞 HIF-1 和 Beclin1 蛋白表达明显增加，诱导细胞自噬，说明乏氧诱导的自噬参与了肺腺癌的放射抵抗。Chen 等发现在肺癌细胞 A549 中，使用放疗联合 shRNA-Nrf2 或 HO-1 抑制剂 ZnPP，抑制了辐射诱导的自噬和放疗抵抗性。

　　放疗后引起的细胞应激状态能够影响肿瘤细胞内蛋白质的加工过程，使蛋白质前体不能被正确折叠成有功能的蛋白，从而导致错误折叠的蛋白质大量积聚在内质网腔内，肿瘤细胞为了缓解这种内质网应激状态而存活下来必须通过自噬及时将积聚在内质网腔内的错误折叠蛋白清除，这是肿瘤产生放射抵抗的重要机制。另外，放射线作用于肿瘤细胞后能引起 DNA 损伤，而 DNA 损伤后能诱导自噬。这种情况下的自噬对肿瘤细胞有保护作用，因为它能减轻由 DNA 损伤诱导的细胞凋亡。此外，线粒体中的 DNA 损伤和功能破坏能产生大量的 ROS 对细胞造成损害，而自噬能通过及时清除功能破坏的线粒体而减轻细胞的氧化应激状态，从而介导肿瘤细胞对放射线的抵抗。因此在放疗的过程中，抑制肿瘤细胞内的自噬，则可以启动凋亡相关信号通路，促进肿瘤细胞的凋亡而提高疗效。

第三节　自噬参与放疗引起的 DNA 损伤及损伤后修复

　　DNA 是放射治疗中电离辐射主要的靶点，电离辐射的直接损伤和间接损伤会引起 DNA 双链断裂（DSB）、DNA 单链断裂（SSB）及碱基损伤等 DNA 损伤。而针对所有这些形式多样，程度和频率不同的损伤，无论是正常细胞还是肿瘤细胞都具有一套复杂的机制来应对，以保护自身基因的稳定性和完整性，这些损伤修复机制可被统称为 DNA 损伤反应（DDR，DNA damage response）。自噬和 DNA 损伤及损伤修复过程涉及很多共同基因及信号通路，两者之间的关系密切。给予肿瘤细胞放疗后，会引发 DNA 损伤，细胞周期阻滞，同时也会诱导自噬发生，而自噬在 DNA 损伤及损伤修复过程中具有复杂的双重作用。

　　自噬对 DNA 的稳定性有很大的作用，它可以通过控制线粒体的质量，调节 ROS 水平来减轻 DNA 损伤，自噬也能通过回收修复过程中所需要的关键蛋白来影响 DNA 损伤修复过程。此外，自噬能提供 ATP 产生的代谢前体，这是 DNA 修复过程中多个步骤所需，同时也调节修复过程中 DNA 合成所需的 dNTPs。

　　在对营养缺乏的实体瘤中的肿瘤细胞进行放疗后，引起 DNA 损伤，在 DNA 损伤修复过程中，多个步骤需要提供 ATP，包括核苷酸切除修复过程中解旋酶解旋 DNA，DSB 修复中 ATP 依赖的染色体重建复合物，以及 PARP 激活。而自噬会靶向糖原、脂质体及蛋白，降解这些大分子，产生能量及代谢前体，细胞会通过自噬促发 ATP 及其他代谢前体的合成，用于 DNA 损伤修复过程中，这在 DNA 修复过程中具有非常重要的作用。例如，神经胶质瘤细胞在用 TMZ 处理后，自噬抑制剂抑制 ATP 的合成，增加有丝分裂突变。如果添加丙酮酸恢复 ATP 水平，会阻止有丝分裂突变，说明自噬维持 ATP 产生是促基因稳定性的机制之一。

自噬也能调节 dNTP 储量水平，dNTP 是 DNA 复制和修复的重要元素。dNTP 水平的不平衡会增加突变，自噬也靠维持 dNTP 水平的平衡来抵抗突变的发生，这也是避免应激基因复制和扩增的基础，而自噬缺失细胞中通常能观察到应激基因复制和扩增。例如，甲基甲烷磺酸处理酵母细胞产生自噬，促进核糖核苷酸还原酶 1（Rnr1）的降解，Rnr1 会联合其他 Rnr 蛋白将核糖核苷酸还原为脱氧核糖核苷酸。还原 Rnr1 会优化 RNR 活性和 dNTP 水平，在 DNA 修复过程中（如 MMR）被加以利用。

除了 dNTP 的回收和 ATP 的产生，自噬也参与了 DNA 损伤调控过程中的关键蛋白的转换，最近研究发现，关于组蛋白脱乙酰酶（HDAC）（参与 DNA 修复和凋亡的蛋白）、DSB 过程及自噬三者有关联。HDAC 抑制剂丙戊酸处理细胞，能破坏双链 DNA 修复过程中 Rad53 蛋白的活性。丙戊酸处理的细胞中，最早募集到 DSB 损伤位点的 Mre11 复合物，随着损伤修复过程的发展，却依然结合在 DSB 位点上，而且还伴随着负责在损伤修复进程中从损伤位点移除 Mre11 的 Sae2 水平的减低。用丝氨酸蛋白酶抑制剂 PMSF 抑制自噬，或敲除 atg1 基因，会增加乙酰化 Sae2 水平，反之，用雷帕霉素激活自噬，则会减低乙酰化 Sae2 水平。说明，丙戊酸诱导的自噬会通过乙酰化 Sae2 的降解损伤 DSB 修复进程。这些结果显示，一方面，自噬起到了失稳作用，如 Sae2 的乙酰化，损害 DSB 修复，另一方面，自噬对 Sae2 的清除也能控制 DSB 修复途径中 DSB 过分切除带来的细胞损害作用。近期 Xu 等的一项研究表明，自噬通过促进 DNA 损伤修复来保护造血细胞免受辐射损害，机制为自噬通过诱导 KAP1 降解促进造血细胞中的 DSB 修复，并激活 STAT3，最终上调 BRCA1 的表达，BRCA1 在 DSB 修复中具有多种至关重要的作用。

自噬既能在 DNA 损伤反应中能表现出保护细胞免于死亡的作用，但也能在一些情况下发挥相反作用，促进细胞死亡。例如，自噬对于细胞死亡的双重作用通过 MAPK 通路对自噬的调节也可以证明。短暂适度激活 MEK/ERK，会抑制 mTOR，Beclin1 的轻微增加，出现保护性自噬；而 MEK/ERK 的持续激活，导致 mTORC1 和 mTORC2 的抑制，Beclin1 活性的激增，此时表现出细胞毒性自噬。因此，高水平的 DNA 损伤引起 mTORC1 的强抑制，伴随着 Beclin1 的较强激活，这时发生的自噬是促进细胞死亡的。Beclin1 的过表达，本身是能在正常和肿瘤组织细胞中提高自噬水平，包括本底自噬和被诱导的自噬水平。

对于自噬和 DNA 损伤的关系，可以有这样的推测，即依据 DNA 损伤的严重程度或损伤类型，自噬发挥不同的作用，可能是促生存，也有可能是促死亡。在这个过程中，p53、p73 和 E2F1 这些基因就起到了重要的作用，在不同程度的 DNA 损伤情况下，他们不但能促进 DNA 修复，细胞周期阻滞或凋亡，而且能调控自噬。可以假设，轻微 DNA 损伤发生后，这些转录因子会激活自噬，导致线粒体膜渗透化，产生 dNTP 和（或）ATP 供给 DNA 修复活动所需，降解促凋亡蛋白，激活 caspase-8 和消除 P62，从而防止 p38 过度活化。如 p53 基因介导 parkin 蛋白的转录，使 p53 在 DNA 损伤应答过程中可以调节线粒体自噬基因的转录，制衡凋亡信号，发挥促进细胞自噬和细胞存活的作用。

相反，自噬也能促进抗凋亡蛋白的降解，从而促进细胞死亡。有研究表明，在黑腹果蝇卵子生长后期，自噬能介导凋亡抑制因子 dBruce 的降解，并且在凋亡缺陷细胞中降解过氧化氢酶，造成 ROS 堆积，产生氧化损伤，这些都是自噬促细胞死亡的调节方式。

如前所述，在丙戊酸盐处理的酵母细胞中，自噬能促进乙酰化 Sae 2 的降解，能从比较复杂的方式影响 DSB 的损伤修复，通过调节某些 DNA 损伤修复相关酶，自噬发挥促进DNA 损伤持续、增强凋亡信号的作用。

因此，自噬被激活的强度及自噬针对的靶点是决定自噬在 DNA 损伤诱导细胞死亡的过程中起促存活还是促死亡的作用。因此，DDR 和自噬之间的关系具有非常重要的意义，可以帮助我们了解 DDR 诱导的自噬在细胞死亡过程中起到了正向还是负向的作用。

小　结

在对放疗反应中肿瘤细胞会发生不同形式的自噬，即细胞保护性自噬和细胞非保护性自噬（包括细胞毒性自噬和细胞抑制性自噬）。这些形式的自噬目前没有明确的形态学、生物化学或标志物分子区别，并且还存在一个问题，临床资料并不能明确证实在肿瘤患者中发生的任何形式自噬是可以基于活检或循环生物标志物来评价的。假设在实验用肿瘤细胞系中观察到的不同形式的自噬与临床相关，自噬抑制剂增强放疗敏感性的观点也只能在放疗诱导的自噬是细胞保护性自噬的前提下成立。需要注意的另一个问题是在使用氯喹或羟氯喹的自噬抑制剂的临床试验中，是否这些药物药代动力学的可耐受剂量足以促使肿瘤细胞发生自噬。此外，如有已被证明有效抑制肿瘤细胞自噬的物质，伴随正常细胞的自噬干扰，使其不能维持细胞稳态，其中药物毒性也是一个严重的问题。也就是说，抗疟药氯喹和羟氯喹临床用最小毒性剂量，正是因为这些药物实际上并不能够在这个剂量抑制细胞自噬，而被认为是可耐受的。最后，对放疗是否促进正常细胞发生自噬（很可能是细胞保护形式）并没有任何研究。

总之，因为目前的临床试验是建立在临床常规治疗诱导的自噬形式证据不充足的基础上，即使发生自噬是细胞保护性的，但在某些情况下，羟氯喹可能并不能够实现足够的瘤内水平来抑制自噬，提高放疗敏感性。最后，如果在动物模型中的研究表明激活免疫应答需要自噬信号，抑制自噬可能被证明是适得其反。如果因为临床试验的设计不足而失败，结果可能是，确定抑制自噬是否能够真正被证明是一个可行的治疗策略的严谨细致的研究可能因试验失败而误解。相反，如果一些试验被证明是成功的，实际上对抑制保护性自噬的结论可能有不同的解释。氯喹或羟氯喹联合放疗可能比单纯放疗更有效抑制肿瘤生长，但我们并不能推测发生这样的结果是否是通过抑制自噬而实现。因此，目前与直接抑制保护性自噬相关试验结果，无论成功或失败，必须分析和辨别自噬是否是放疗诱导，联用氯喹或羟氯喹是否自噬已被抑制，以及是否增强治疗敏感性。

探索自噬作为一种新的抗癌疗法是很有前景的研究方向。自噬在肿瘤抑制方面扮演着重要角色；同时作为一种应激适应反应，可以促进肿瘤细胞存活和增殖。在许多肿瘤细胞中，自噬能够阻止由代谢应激，缺氧微环境造成的细胞死亡。自噬调节可能成为一种新的与传统细胞毒性药物或靶向药物相关的抗肿瘤疗法。自噬激活机制与凋亡的相互联系及自噬与放疗疗效的关系还有待进一步研究。然而，相信未来将会有更多选择性针对自噬反应的药物被使用，这将为人类最终攻克肿瘤提供帮助。

有学者提出自噬开关的概念，与增强或抑制自噬的想法不同，自噬开关是指将细胞保护性自噬转变为细胞毒性或细胞抑制性自噬。自噬开关还可以增强肿瘤细胞对放疗的敏感性。维生素 D 和维生素 D 类似物（EB1089）可以通过细胞毒性自噬提高乳腺肿瘤细胞（ZR-75-1）和 NSCLC 细胞对电离辐射的敏感性。Wilson 等（Wilson et al.，2011）发现当用药物抑制放疗联合由维生素 D 或维生素 D 类似物诱导的自噬时，乳腺癌细胞（ZR-75-1）仍对放疗敏感。这一结果间接表明当有维生素 D 和维生素 D 类似物时，细胞保护性自噬转变为细胞毒性自噬，此外，即使是低水平的自噬也可以维持肿瘤细胞的放射敏感性。然而，自噬转换的机制尚不清楚，这需要进一步的研究。

海军军医大学东方肝胆外科医院　高　璐　郑慧菲　蔡权宇　卫立辛

参 考 文 献

Abedin M J，Wang D，McDonnell M A，et al.，2007. Autophagy delays apoptotic death in breast cancer cells following DNA damage. Cell death differ，14（3）：500-510.

Bristol M L，Di X，Beckman M J，et al.，2012. Dual functions of autophagy in the response of breast tumor cells to radiation: cytoprotective autophagy with radiation alone and cytotoxic autophagy in radiosensitization by vitamin D 3. Autophagy，8（5）：739-753.

Bristol M L，Emery S M，Maycotte P，et al.，2013. Autophagy inhibition for chemosensitization and radiosensitization in cancer: do the preclinical data support this therapeutic strategy? J pharmacol exp ther，344（3）：544-552.

Chakradeo S，Sharma K，Alhaddad A，et al.，2015. Yet another function of p53--the switch that determines whether radiation-induced autophagy will be cytoprotective or nonprotective: implications for autophagy inhibition as a therapeutic strategy. Mol Pharmacol，87（5）：803-814.

Chang L，Graham P H，Hao J，et al.，2014. PI3K/Akt/mTOR pathway inhibitors enhance radiosensitivity in radioresistant prostate cancer cells through inducing apoptosis，reducing autophagy，suppressing NHEJ and HR repair pathways. Cell death dis，5：e1437.

Chen H Y，White E，2011. Role of autophagy in cancer prevention. Cancer prev res（Phila.），4（7）：973-983.

Chen N，Wu L，Yuan H，et al.，2015. ROS/autophagy/Nrf2 pathway mediated low-dose radiation induced radio-resistance in human lung adenocarcinoma A549 cell. Int j biol sci，11（7）：833-844.

Golden E B，Pellicciotta I，Demaria S，et al.，2012. The convergence of radiation and immunogenic cell death signaling pathways. Front oncol，2：88.

Kim E J，Jeong J H，Bae S，et al.，2013. mTOR inhibitors radiosensitize PTEN-deficient non-small-cell lung cancer cells harboring an EGFR activating mutation by inducing autophagy. J cell biochem，114（6）：1248-1256.

Kim K W，Mutter R W，Cao C，et al.，2006. Autophagy for cancer therapy through inhibition of pro-apoptotic proteins and mammalian target of rapamycin signaling. J Biol Chem，281（48）：36883-36890.

Ko A，Kanehisa A，Martins I，et al.，2014. Autophagy inhibition radiosensitizes in vitro，yet reduces radioresponses in vivo due to deficient immunogenic signalling. Cell death differ，21（1）：92-99.

Kuwahara Y，Oikawa T，Ochiai Y，et al.，2011. Enhancement of autophagy is a potential modality for tumors refractory to radiotherapy. Cell death dis, 2: e177.

Levine B, 2007. Cell biology: autophagy and cancer. Nature, 446 (7137): 745-747.

Li Y, Liu F, Wang Y, et al., 2016. Rapamycin-induced autophagy sensitizes A549 cells to radiation associated with DNA damage repair inhibition. Thoracic cancer, 7 (4): 379-386.

Lomonaco S L, Finniss S, Xiang C, et al., 2009. The induction of autophagy by gamma-radiation contributes to the radioresistance of glioma stem cells. Int j cancer, 125 (3): 717-722.

Lu C, Xie C, 2016. Radiation-induced autophagy promotes esophageal squamous cell carcinoma cell survival via the LKB1 pathway. Oncol Rep, 35 (6): 3559-3565.

Mizushima N, Levine B, Cuervo A M, et al., 2008. Autophagy fights disease through cellular self-digestion. Nature, 451 (7182): 1069-1075.

Mo N, Lu Y K, Xie W M, et al., 2014. Inhibition of autophagy enhances the radiosensitivity of nasopharyngeal carcinoma by reducing Rad51 expression. Oncol rep, 32 (5): 1905-1912.

Murrow L, Debnath J, 2013. Autophagy as a stress-response and quality-control mechanism: implications for cell injury and human disease. Annu rev pathol, 8: 105-137.

Polager S, Ofir M, Ginsberg D, 2008. E2F1 regulates autophagy and the transcription of autophagy genes. Oncogene, 27 (35): 4860-4864.

Ratikan J A, Sayre J W, Schaue D, 2013. Chloroquine engages the immune system to eradicate irradiated breast tumors in mice. Int J Radia Toncol, Biol, Phys, 87 (4): 761-768.

Sui X, Chen R, Wang Z, et al., 2013. Autophagy and chemotherapy resistance: a promising therapeutic target for cancer treatment. Cell Death Dis, 4: e838.

Sun Q, Liu T, Yuan Y, et al., 2015. MiR-200c inhibits autophagy and enhances radiosensitivity in breast cancer cells by targeting UBQLN1. Int J Cancer, 136 (5): 1003-1012.

Wang W J, Long L M, Yang N, et al., 2013. NVP-BEZ235, a novel dual PI3K/mTOR inhibitor, enhances the radiosensitivity of human glioma stem cells in vitro. Acta Pharmacol Sin, 34 (5): 681-690.

Wilson E N, Bristol M L, Di X, et al., 2011. A switch between cytoprotective and cytotoxic autophagy in the radiosensitization of breast tumor cells by chloroquine and vitamin D. Horm Cancer, 2 (5): 272-285.

Xu F, Li X, Yan L, et al., 2017. Autophagy promotes the repair of radiation-induced DNA damage in bone marrow hematopoietic cells via enhanced STAT3 signaling. Radiat Res, 187 (3): 382-396.

Yang Z J, Cheng C E, Huang S, et al., 2011. Autophagy modulation for cancer therapy. Cancer Biology & Therapy, 11 (2), 169-176.

Yu H, Su J, Xu Y, et al., 2011. p62/SQSTM1 involved in cisplatin resistance in human ovarian cancer cells by clearing ubiquitinated proteins. Eur J Cancer, 47 (10): 1585-1594.

Yu L, Shang Z, Hsu F M, et al., 2015. NSCLC cells demonstrate differential mode of cell death in response to the combined treatment of radiation and a DNA-PKcs inhibitor. Oncotarget, 6 (6): 3848-3860.

Yu L, Tumati V, Tseng S F, et al., 2012. DAB2IP regulates autophagy in prostate cancer in response to combined treatment of radiation and a DNA-PKcs inhibitor. Neoplasia, 14 (12): 1203-1212.

第四篇
自噬与免疫性疾病

自噬是细胞保护性的应激反应，通过降解陈旧蛋白、细胞器，回收利用氨基酸、核酸等小分子以实现自身代谢需要和某些细胞器更新，进而维持自身稳态。自噬是真核细胞基本的生物学过程，极为保守，存在于从植物、苍蝇、小鼠到人类的各种生物体。单细胞真核生物通常生活在恶劣的条件下，可能通过自噬调节能量平衡才得以生存。在生物进化的过程中，高等生物需要适应更为多样化的压力，自噬参与了更为复杂的生理功能，而自噬的失调亦与许多疾病密切相关，尤其是免疫性疾病。

免疫性疾病由机体免疫应答异常或炎症反应失衡所导致，而近年来研究发现，自噬机制和大多数的细胞应激反应存在交叉调控，包括对免疫应答和炎症的调控。遗传学、生物化学、细胞生物学、系统生物学等领域的最新研究也表明自噬相关蛋白和免疫信号分子之间存在直接的相互作用。自噬相关蛋白在不同的条件下可诱导或抑制免疫应答和炎症反应，而免疫信号分子也可诱导或抑制自噬的发生，二者之间形成复杂的调控反馈网络。自噬可能是真核生物的固有免疫抵抗入侵微生物的原始形式。近年来，我们对自噬的免疫功能有了更深入的了解。可以说，在哺乳动物的进化过程中，自噬已经从简单的原始功能进化成为复杂的调控系统，并和固有免疫及适应性免疫融为一体。

毫无疑问，在多细胞生物体中，自噬对免疫应答的调控有着极为重要的作用。自噬可参与入侵微生物的降解，如模式识别受体（pattern recognition receptor，PRR）的活化可通过自噬的连接蛋白诱导自噬，以消除胞内微生物。自噬通过调控固有免疫信号转导途径的相互作用、清除内源性炎性小体激动剂及分泌免疫介质来控制炎症反应，通过调控抗原提呈和淋巴细胞的稳态来调控适应性免疫应答及免疫介质的分泌调节。因此，自噬的异常（活性过高或过低）与许多免疫相关疾病的发生存在着密切关系，而随着其在免疫及相关疾病中作用机制的不断探索，自噬也逐渐成为防治免疫相关疾病潜在的有效干预靶点。

第二十六章 自噬与炎症性疾病

自噬是影响机体免疫功能的基本生物学途径，参与固有免疫和适应性免疫的调控，在对微生物的识别和清除、抗原提呈及淋巴细胞的发育等免疫反应中发挥着重要的作用，与众多炎症性疾病的病理过程密切相关。炎症是机体受到外界感染或组织遭受损伤时的自我保护机制之一，该过程会导致血管通透性改变，引起水肿，趋化因子的分布也会随之发生改变。中性粒细胞迁移到组织损伤部位，在急性炎症环境中巨噬细胞吞噬凋亡的中性粒细胞、细胞碎片和入侵的病原体，并释放抗炎因子 TGF-β，炎性环境会伴随着巨噬细胞从淋巴管流出而消失。然而，当炎症反应异常（反应过度或过低）时，机体会发生许多急性、慢性及系统性的炎性疾病，如心血管疾病、哮喘、炎症性肠炎、风湿性关节炎和囊泡性纤维化。近年来，越来越多的证据显示自噬可能参与多种炎症过程，并影响上述炎性疾病的进程。

在很多情况下，调控炎症的信号通路同样也可以调节自噬的发生。在巨噬细胞和部分其他类型的免疫细胞内，TLR 可以通过活化下游信号调节自噬发生，如 TLR9 的配体 CpG 岛可以引起啮齿类动物和人肿瘤细胞系发生自噬；TLR7 配体 ssRNA 和咪喹莫特均可以诱导 LC3 聚集并诱导自噬的产生；在巨噬细胞中加入 TLR4 配体细菌 LPS 也可以诱导自噬产生。近年来多项研究表明，自噬对炎症反应具有双向调节作用，在不同的条件下可促进或抑制炎症因子的分泌。自噬抑制型大鼠心肌缺血再灌注（ischemia/reperfusion，I/R）损伤后，心脏中 IL-1 表达减少，说明自噬加重心脏 I/R 损伤后的炎症反应。然而，*Atg16II* 敲除的小鼠对结肠炎的敏感性增加，IL-18 抗体可减缓 Beclin1 和 LC3B 缺陷的小鼠巨噬细胞和单核细胞中 IL-1β 和 IL-18 等促炎因子的增多，由此说明在该过程中自噬对炎症具有抑制作用。

LPS 和 ATP 应答中野生型巨噬细胞的细胞因子活化，以及 Beclin1 和 LC3B 缺陷的巨噬细胞的细胞因子表达水平增高，都涉及 NLRP3 炎症小体信号通路。自噬缺陷可以增强 NLRP3 炎症小体的活化，该过程可被线粒体稳态的失调（包括线粒体 ROS 增多和线粒体膜通透性增加）所调控，巨噬细胞中 caspase-1 依赖的 IL-18 分泌可以被靶向于线粒体的抗氧化剂阻断，由此表明自噬可通过稳定线粒体而抑制炎症小体的活化通路。

一、自噬与病原体感染

巨噬细胞/单核细胞是固有免疫细胞的重要组成部分，在清除外来病原微生物中起着重要作用。Toll 样受体（Toll like receptor，TLR）和 NOD（nucleotide-binding oligomerization domain）蛋白是哺乳动物两类典型的模式识别受体，当暴露于病原微生物时，TLR 或 NOD 蛋白可被激活。研究发现，活化的 TLR 不仅会诱导细胞产生 IL-1β 和干扰素等炎症因子，还会诱导自噬的发生。在巨噬细胞中，真菌的细胞壁成分（Zymosan

颗粒）可通过 TLR2 信号途径促进 LC3 阳性的吞噬泡与溶酶体的融合，而自噬相关基因 *Atg5* 和 *Atg7* 参与了该过程。除此之外，TLR4 和 TLR7 信号通路在受到细菌或细菌成分刺激时也能诱导巨噬细胞 / 单核细胞发生自噬。

NOD2 是识别细菌胞壁酰二肽（muramyl dipeptide，MDP）的细胞内传感器，在 MDP 的刺激下也能诱导自噬小体的形成，进而促进树突状细胞的抗原提呈功能（Cooney et al.，2010）。Atg5、Atg7 和 Atg16L1 参与了 NOD2 介导的自噬诱导过程，此外，NOD2 信号通路的下游调节器 RIPK2（Receptor-interacting protein kinase 2）也参与了 MDP 诱导的自噬小体形成。然而，在饥饿或雷帕霉素诱导的自噬小体形成过程中，NOD2 并没有发挥作用，说明 NOD2 只参与了细菌自噬小体的形成过程。

Atg16L1 是自噬的重要分子，Atg16L1 缺失将会抑制自噬的发生。在 *Atg16L1* 敲除的小鼠体内，促炎因子 IL-1β 和 IL-18 的水平显著升高，且更易发生克罗恩病，这些表明自噬具有一定的抗炎作用（Saitoh et al.，2008）。炎症小体是一种蛋白复合体，在 PAMP 和损伤相关分子模式（damage associated molecular pattern，DAMP）的刺激下可诱导 IL-1β 和 IL-18 的成熟与分泌。研究显示，自噬可抑制炎症小体的活化。在生理条件下，细胞内会维持一定的自噬水平，以清除细胞碎片、分子聚合物、错误折叠的蛋白质及失效细胞器等。这些自噬底物本身可作为内源激动剂激活炎症小体，因此维持基础水平的自噬提高了炎症小体激活的阈值。同时，自噬还可通过降解过多的炎症小体组分或 IL-1β 前体下调炎症小体的活化水平（Harris et al.，2011；Shi et al.，2012）。然而，当自噬被阻断时，细胞内去极化的线粒体堆积，导致线粒体 DNA 和 ROS 等内源性激动剂产生，激活炎症小体（Nakahira et al.，2011）。因此，基础的自噬水平可保护细胞，防止炎症的过度活化，而自噬缺失则会导致炎症小体的过度激活，从而产生大量促炎因子，加重炎症反应。自噬与固有免疫的相互调控作用如图 26-1 所示。

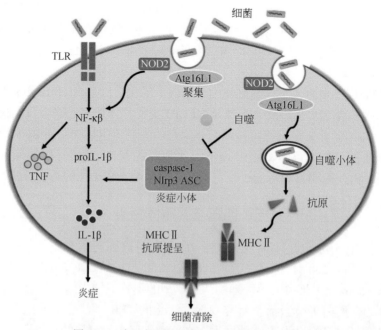

图 26-1　自噬与固有免疫反应的相互调控作用

如上所述，入侵机体的病原微生物可以通过固有免疫受体如 TLR 和 NOD 诱导自噬，而它们在被 TLR 和 NOD 等 PRR 识别后，可被细胞吞噬形成自噬小体。即使病原微生物成功逃脱由 PRR 介导的自噬屏障，机体仍可通过 SLR 或者 NOD2-Atg16L1 相互作用等其他机制（Lee et al., 2007），在胞质内被捕获形成自噬小体，该过程被称为异体吞噬作用。SLR 氨基酸序列中包括可识别入侵病原体微生物上的泛素或半乳糖凝集素的底物识别区域（CDR），以及 LC3 相互作用区域（LIR），LIR 可引导 SLR- 病原体复合物被 LC3 阳性的膜包裹形成自噬小体。NOD2 则是通过将 Atg16L1 招募到细菌入侵的细胞膜处，直接起始自噬小体包装过程。自噬小体最终与溶酶体融合形成自噬溶酶体，将病原微生物进行降解和清除。在融合过程中，LC3 相关吞噬作用（LAP）可协同自噬小体促进自噬溶酶体成熟。综上所述，在吞噬作用介导的病原微生物清除过程中，自噬参与了多个阶段，发挥了极为重要的作用（图 26-2）。

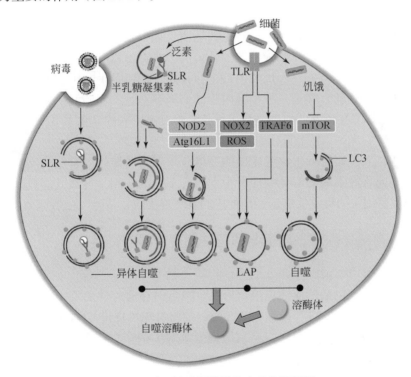

图 26-2　自噬在病原体清除中的作用机制

二、自噬与病毒感染

病毒感染过程中，在浆细胞样树突状细胞内，自噬被诱导激活形成含有病毒 PAMP 的自噬小体。在自噬小体腔内，病毒 PAMP 与对应的 PRR 接触，如双链（ds）RNA 的受体为 TLR3，单链（ss）RNA 的受体为 TLR7 和 TLR8，带有未甲基化 CpG 位点的 DNA 受体为 TLR9。然后，激活的 TLR 招募不同的接头蛋白：若激活受体为 TLR7/8/9，则该受体招募的接头蛋白为髓样分化初级反应蛋白 MyD88，而受体 TLR3/4 招募的接头蛋白则为 TRIF1（TIR domain-containing adaptor molecule 1）。接头蛋白进一步激活 NF-κB 信号从而促使 I 型干扰素的产生，即病毒杀伤最主要的炎症因子，因而自噬协同固有免疫反应可促进病毒的杀伤与清除（Lee and Kim，2007）。

对于 DNA 病毒而言，病毒的基因组（或者线粒体及细菌的 DNA）可以通过促进环状 GMP-AMP（cGAMP）的合成来诱导 STING（Stimulator of IFN genes protein）的激活，从而增强 I 型干扰素反应（Sun et al.，2013）。而自噬可降解 STING 的激动剂，从而负向调控该进程。同时，一些自噬相关蛋白如 ATG9 也可通过影响 STING 的胞质转位抑制其激活，从而抑制病毒 DNA 介导的 I 型干扰素反应进程（Saitoh et al.，2009）。

除此之外，自噬可以降解病毒组分、病毒颗粒，甚至是病毒复制所需的宿主因子，即所谓的病毒性自噬，从而直接限制病毒的复制。例如，在 Sindbis 病毒感染期间，病毒衣壳蛋白与 P62 结合，P62 通过其 LC3 相互作用区域与 LC3 相互作用，并在 E3 泛素蛋白连接酶 SMURF1 和 FANCC（fanconi anaemia group C protein）的协助下形成自噬小体，最终通过病毒吞噬作用被降解。

虽然自噬可与免疫反应协同作用发挥抗病毒功能，然而经过长时间的进化，一些病毒却将自噬小体转化为适合自己复制增殖的场所，如口蹄疫病毒。自噬小体为病毒提供了一个膜形成的密闭空间，在此受保护的环境内，病毒可以利用自噬产生的代谢产物和能量来复制增殖（O' Donnell et al.，2011）。同时，病毒也可以劫持脂自噬过程来为自己复制增殖提供便利。脂自噬是一种细胞内脂滴的降解途径，而脂滴是病毒颗粒组装的理想平台，病毒可以直接激活脂自噬过程以维持病毒复制所需的高水平 ATP（Samsa et al.，2009）。

综上所述，入侵病原微生物或受损的自体分子积累诱导的固有免疫反应可以激活自噬。自噬在不同条件下的固有免疫应答中发挥着不同的作用，自噬既能抑制炎症小体的活化，从而抑制相关的免疫反应，又能促进固有免疫反应，清除入侵病原微生物。

三、自噬与适应性免疫介导的炎症

细胞自噬不仅可以清除不必要的胞内物质（如受损的细胞器、多余的蛋白质），还可以激活免疫系统，包括适应性免疫反应。自噬蛋白在适应性免疫中的功能主要包括在抗原提呈及在免疫系统发育和稳态中的作用。细胞自噬可促进 CD4⁺T 细胞、CD8⁺T 细胞等适应性免疫细胞活化，也可以提高抗原提呈细胞（APC）提呈抗原给适应性免疫细胞的能力，从而启动适应性免疫应答。

T 淋巴细胞介导的免疫应答首先依赖 T 淋巴细胞对抗原的识别，通过激活 TCR 促进 T 淋巴细胞的活化与增殖，并增强其效应功能的发挥。据研究报道，自噬在 APC 提呈抗原的过程中具有重要调控作用（Munz，2016）。在 T 淋巴细胞识别抗原过程中，APC 负责将抗原进行加工和处理，形成抗原多肽 - MHC 复合物后提呈给 T 细胞，进而促进 T 细胞活化。按照抗原来源进行划分，抗原提呈途径可分为内源性抗原通过 MHC I 类分子途径提呈给 CD8⁺T 细胞；外源性抗原通过 MHC Ⅱ 类分子途径提呈给 CD4⁺T 细胞和交叉提呈途径。

APC 中自噬的发生可提高 MHC I 类和 MHC Ⅱ 类分子途径对抗原的提呈能力。研究指出，抑制巨噬细胞自噬会削弱其对外源补体蛋白 C5 的提呈，而利用抑制剂特异性地抑制树突状细胞（dendritic cell，DC）的自噬会降低 DC 利用 MHC I 类分子途径提呈内源性合成的黏蛋白 1（MUC1）的能力。机体感染后自噬蛋白也为交叉提呈所必需的。交叉提呈是一种非经典的抗原提呈途径，是指 APC 可通过 MHC Ⅰ类分子途径提呈溶酶体降解的胞外抗原；类似的，APC 也可通过 MHC Ⅱ类分子途径提呈内源性抗原。自噬相关蛋白 Atg12 或 Beclin1 的缺失几乎完全废除 APC 对肿瘤抗原的交叉提呈，而雷帕霉素或饥饿诱导 APC 自噬可增强其交叉提呈抗原的能力（Nakatogawa et al., 2007）。对于 APC 而言，以 MHC Ⅱ类分子途径提呈抗原为例，无论是胞内来源的细胞自身抗原，还是胞外抗原或病毒、细菌抗原，APC 中自噬的发生均可增强其抗原提呈能力，促进 T 细胞活化（图 26-3）。

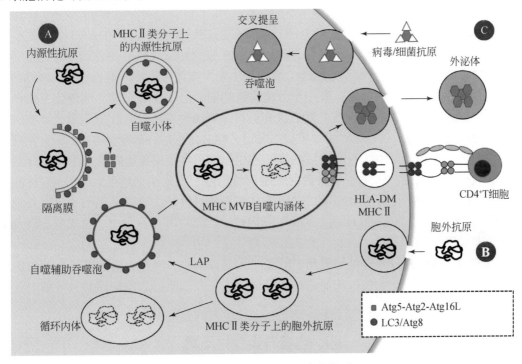

图 26-3　自噬在抗原提呈中的作用

　　自噬可通过调控 T 细胞发育、分化成熟和稳态平衡来调控适应性免疫应答。首先，自噬对线粒体的清除有利于正常造血干细胞维持自我更新能力，而这对于淋系和髓系祖细胞的产生极为重要（Mortensen et al., 2011）。其次，自噬在 T 细胞胸腺发育中对自身反应性 T 细胞的消除是其调控免疫系统发展和稳态的关键。在 T 细胞从胸腺淋巴样干细胞发育成为成熟 T 细胞的过程中，线粒体的数量受到严格调控，如果由于细胞自噬缺陷导致线粒体不能被有效清除将会出现 T 细胞的发育缺陷。离开胸腺后，幼稚 T 细胞的发育和成熟依然有赖于细胞自噬。

　　成熟 T 细胞中发生自噬也会影响自身功能。研究发现，CD4⁺T 细胞一旦发生活化，胞内自噬相关蛋白，如 Atg5、Atg7、Beclin1 和 LC3 表达上调，说明 CD4⁺T 细胞活化能够诱导细胞自噬（Jacquin et al., 2018）。如果 Atg7 缺失，T 细胞的内质网在胞内积累导致钙离子在内质网的积聚，这会限制在 TCR 应答中钙离子的正常流动，影响 T 细胞的活化。在初始 T 细胞，细胞中的 cFLIP 抑制自噬的启动，而 TCR 信号和 CD28 共刺激诱导可启动活化 T 细胞的自噬。进一步探究 CD4⁺T 细胞活化诱导自噬的机制，发现该过程是非 mTOR 信号依赖的，主要是活化的 CD4$^+$T 细胞自分泌及旁分泌的 IL-2 和 IL-4 与其配体相结合，激活 JAK/STAT 信号后诱导 CD4$^+$T 细胞自噬。TCR 激活后自噬可促进 CD4$^+$T 细胞增殖及细胞因子的产生，同时也可调控 CD4$^+$T 细胞亚群的分化。例如，CD4$^+$T 细胞中 Atg5 的缺失虽然降低了其存活能力，但却显著增强了 IL-9 的产生，促进 CD4$^+$T 细胞向 Th9 细胞分化，发挥抗肿瘤效能。自噬也可影响 CD8$^+$T 细胞的存活、增殖、分化。*Atg5* 敲除后，CD8$^+$T 细胞的存活和增殖受损，且所形成的记忆性 T 细胞比例降低。另有研究指出，自噬通过提高 MHC Ⅰ类分子抗原提呈能力促进 CD8$^+$T 细胞 CTL 功能的发挥（Perot et al.，2013）。

自噬还可通过影响 B 细胞的发育和功能调控适应性免疫应答。在 Atg5 缺失的小鼠中，祖 B 细胞的自噬缺失影响了其在骨髓中向前 B 细胞和未成熟 B 细胞的分化，使得 B 细胞的发育受阻（Miller et al.，2008）。B 细胞主要发挥体液免疫的调控作用，成熟的 B 细胞在受到抗原刺激后被活化，进一步分化为浆细胞和记忆性 B 细胞。浆细胞主要产生抗体清除抗原；记忆性 B 细胞在受到二次相同抗原刺激时，再次活化分化为浆细胞，加快体液免疫应答进程。而自噬对浆细胞稳态及记忆性 B 细胞的存活至关重要。研究发现，在自噬缺失小鼠的骨髓中，长期存活的浆细胞比例较正常小鼠显著降低；同时在 B 细胞上敲除自噬相关基因，将进一步激活内质网应激信号，导致浆细胞死亡（Pengo et al.，2013）。此外，用流行性感冒病毒二次感染 B 细胞特异性缺失自噬基因的小鼠，发现可抑制体内抗体的产生（Chen et al.，2014）。因此，自噬在 B 细胞发育、浆细胞存活及抗体产生中发挥着重要作用。

总之，自噬可通过调控抗原提呈、幼稚 T 细胞库的选择、T 细胞稳态和 B 细胞的发育及功能来参与适应性免疫，从而通过影响适应性免疫细胞的功能调控其介导的炎症反应及相关炎症性疾病的发生发展。

四、自噬与炎症性肠病

炎症性肠病（inflammatory bowel disease，IBD）又称为肠炎，是一组病因、发病机制尚未完全明确的慢性非特异性肠道炎症性疾病的统称，以胃肠道慢性炎症为特征。炎症性肠病主要包括溃疡性结肠炎（ulcerative colitis，UC）和克罗恩病（Crohn disease，CD）两种类型，此外还有一些结肠病变称为未定型结肠炎，一般较为少见。克罗恩病与溃疡性结肠炎的主要区别在于炎症发生的位置和炎症本身的不同。克罗恩病可影响到消化系统的任何部分，从口腔至肛门都有可能发生跳跃性病变，多发于回肠末端，并且是透壁性损伤。而溃疡性结肠炎发病仅限于结肠和直肠部位的黏膜部分。炎症性肠病是在多种因素相互影响共同作用下，使机体发生肠道菌群失调、氧化应激效应、免疫异常，从而导致肠黏膜损伤和溃疡的形成，最终引起炎症性肠病的发生发展。炎症性肠病与黏膜屏障功能改变密切相关。

全基因组关联研究已经将自噬基因 *Atg16L1* 的多态性与 IBD 易感性联系起来。以下主要以克罗恩病为例，讲述自噬在其发病机制中的作用。克罗恩病的特点是小肠上皮中出现炎症、溃疡及粒细胞进入，其发病机制可能与肠道菌群的失调、过度的炎症反应、免疫应答的变化和自噬异常相关。*NOD2* 是最早发现的与克罗恩病相关的基因。*NOD2* 是 NLR 家族成员，其蛋白羧基端的亮氨酸重复序列（LRR）可识别细菌细胞壁的肽聚糖胞壁酰二肽（MDP），可通过一系列的信号分子（包括 RIPK2 和 CARD9）介导 NF-κB 的活化并上调若干促炎细胞因子的表达（包括 IL-6、TNF-α 和 IL-1β）以进行免疫防御。有研究发现，*NOD2* 敲除小鼠的肠道优势菌显著减少，即 *NOD2* 基因可能通过对优势菌数量的维持来降低克罗恩病的风险性。在 MDP 激活 *NOD2* 后可诱导细胞自噬，促进树突状细胞将抗原肽与 MHCII 分子结合，最终清除胞内细菌。与 *NOD2* 缺陷类似，NPC1 的突变可导致自噬功能受损，但不会损害 NOD2 受体相互作用激酶 2（RIPK2）-XIAP 依赖性细胞因子的产生。通过药物处理激活自噬可以增加自噬通量，绕过 NPC1 缺陷，恢复巨噬细胞的细菌清除能力。

除肠道微生物生态失调引起肠黏膜屏障功能受损外，肠上皮细胞的内质网应激也会导致肠黏膜屏障功能受损，引发炎症性肠病。多种刺激因素（如营养底物缺乏、病原微生物、炎性因子等）可造成未折叠或错误折叠蛋白在内质网的蓄积，引发内质网应激（endoplasmic reticulum stress），内质网应激的持续发生将造成内质网功能紊乱，激活未折叠蛋白质应答（unfolded protein response，UPR），通过减少新生蛋白质的合成、增加伴侣分子的合成及增加错误折叠或未折叠蛋白质的降解来维持内质网的稳态平衡。近年的研究发现，内质网应激是自噬的诱导因素，内质网应激启动的 UPR 会激活自噬反应，清除错误折叠或未折叠的蛋白，平衡内质网膨胀，以免细胞发生凋亡，促进细胞的生存。研究发现，当自噬蛋白 Atg16L1 缺乏时，自噬介导的细胞器循环障碍，潘氏细胞内可见大量变性的线粒体，小囊泡取代了正常的内质网，使得内质网的稳态被破坏，导致潘氏细胞清除微生物能力下降。内质网应激引起自噬反应的具体机制尚不清楚。

在 IBD 患者的肠道黏膜固有层中发现大量淋巴细胞、巨噬细胞等炎性细胞的浸润。在正常状态下，Th1 与 Th2 的动态平衡决定着促炎细胞因子与抗炎细胞因子之间的平衡，但当机体受到抗原攻击时，这种平衡被打破，导致炎症的发生。许多自噬相关蛋白（如 Beclin1、Atg3、Atg5 及 Atg7 等）对于 T 细胞的发育、成熟、存活是必需的，当细胞自噬发生异常时，Th1/Th2 细胞比例发生失调，使促炎/抗炎的细胞因子之间的平衡被打破，致使肠道发生严重的炎症反应，引发炎症性肠病。

五、小　结

自噬被认为是细胞内环境自稳的一种自我保护机制，其与炎症反应密切相关，参与多种炎症性疾病的进程。细胞自噬的功能异常是诱发炎症反应和炎症性疾病的重要因素。病原体感染及适应性免疫介导的炎症状态诱导自噬的发生，而自噬的发生也同时对炎症反应和炎症性疾病具有调控作用。入侵病原微生物或受损的自体分子积累诱导的固有免疫反应可以激活自噬。在吞噬作用介导的病原微生物清除过程中，自噬在不同条件下的固有免疫应答中发挥着不同的作用：自噬既能抑制炎症小体的活化，从而抑制相关的免疫反应，又能促进固有免疫反应，清除入侵病原微生物。同时，自噬可通过调控抗原提呈，T 细胞和 B 细胞的发育、稳态及功能来参与适应性免疫，影响适应性免疫细胞的功能，调控其介导的炎症反应及相关炎症性疾病的发生发展。

上海交通大学医学院　张雁云　金　敏

参 考 文 献

Cooney R, Baker J, Brain O, et al., 2010. NOD2 stimulation induces autophagy in dendritic cells influencing bacterial handling and antigen presentation. Nat Med, 16 (1): 90-97.

Chen M, Hong M J, Sun H, et al., 2014. Essential role for autophagy in the maintenance of immuhological memory against infhiehza irfection Nat. Med, 20 (5): 503-510.

Harris J, Hartman M, Roche C, et al., 2011. Autophagy controls IL-1beta secretion by targeting pro-IL-1beta for degradation. J Biol Chem, 286 (11): 9587-9597.

Jacquin E, Apetoh L, 2018. Cell-intrinsic roles for autophagy in modulating CD4 T cell functions. Front Immunol, 9: 1023.

Lee M S, Kim Y J, 2007. Signaling pathways downstream of pattern-recognition receptors and their cross talk. Annu Rev Biochem, 76: 447-480.

Lee H K, Lund J M, Ramanathan B, et al., 2007. Autophagy-dependent viral recognition by plasmacytoid dendritic cells. Science, 315 (5817): 1398-1401.

Miller B C, Zhao Z, Stephenson L M, et al., 2008. The autophagy gene ATG5 plays an essential role in B lymphocyte development. Autophagy, 4 (3): 309-314.

Mortensen M, Soilleux E J, Djordjevic G, et al., 2011. The autophagy protein Atg7 is essential for hematopoietic stem cell maintenance. J Exp Med, 208 (3): 455-467.

Munz C, 2016. Autophagy proteins in antigen processing for presentation on MHC molecules. Immunol Rev, 272 (1): 17-27.

Nakahira K, Haspel J A, et al., 2011. Autophagy proteins regulate innate immune responses by inhibiting the release of mitochondrial DNA mediated by the NALP3 inflammasome. Nat Immunol, 12 (3): 222-230.

Nakatogawa H, Ichimura Y, Ohsumi Y, 2007. Atg8, a ubiquitin-like protein required for autophagosome formation, mediates membrane tethering and hemifusion. Cell, 130 (1): 165-178.

O'Donnell V, Pacheco J M, Larocco M, et al., 2011. Foot-and-mouth disease virus utilizes an autophagic pathway during viral replication. Virology, 410 (1): 142-150.

Pengo N, Scolari M, Oliva L, et al., 2013. Plasma cells require autophagy for sustainable immunoglobulin production. Nat Immunol, 14 (3): 298-305.

Perot B P, Ingersoll M A, Albert M L, 2013. The impact of macroautophagy on CD8 (+) T-cell-mediated antiviral immunity. Immunol Rev, 255 (1): 40-56.

Saitoh T, Fujita N, Jang M H, et al. 2008. Loss of the autophagy protein Atg16L1 enhances encbofoxin-induced IL-1 beta production. Nature, 456 (7219): 264-268.

Saitoh T, Fujita N, Hayashi T, et al. 2009. Atg9a controls ds-DNA-driven dynamic translocation of STING and the innate immune response. Prol. Natl. Acad Sci U S A. 106 (49): 20842-20846.

Samsa M M, Mondotte J A, Iglesias N G, et al., 2009. Dengue virus capsid protein usurps lipid droplets for viral particle formation. Plos Pathog, 5 (10): e1000632.

Shi C S, Shenderov K, Huang NN, et al. 2012. Activation of autophagy by inflammatory signals limits IL-1 β production by targeting ubiguifinated inflammasomes for destruction. Nat Immand.13 (3): 255-263.

Sun L, Wu J, Dn F, et al., 2013. Cyclic GMP-AMP synthase is a cytosolic DNA sensor that activates the type I interferon pathway. Science, 339 (6121): 786-791.

第二十七章 自噬与免疫相关疾病

自噬是维持细胞稳态的重要机制，在细胞生存、分化、凋亡等生命过程中必不可少。越来越多的证据表明，自噬已成为全身各系统多个疾病的重要治疗靶点，如炎症性疾病、心血管疾病、自身免疫性疾病、神经系统疾病和癌症等。

一、自噬与动脉粥样硬化

动脉粥样硬化是以脂质和纤维成分在动脉壁沉积为特征的一种进行性发生的病理过程。在疾病发生过程中，血液循环中单个核细胞和内皮黏附并迁移至皮下，而沉积于内膜下的脂蛋白颗粒易被氧化修饰，从而促发局部炎症反应，并促进单核细胞分化为巨噬细胞，并进一步转变为泡沫细胞。泡沫细胞聚集形成脂质条纹，同时平滑肌细胞向内膜迁移并聚集，产生胞外基质，形成纤维帽包裹脂质核心的粥样斑块。动脉粥样硬化是导致急性心肌梗死、梗死性脑卒中和冠心病的最常见原因，目前我国每年有 300 万人死于心血管疾病。

长期研究表明，动脉粥样硬化的发生过程是多种因素共同作用的结果，其中伴随多种炎症细胞浸润，因此炎症反应是疾病发生的关键因素。小鼠动脉粥样硬化模型证实，mTOR 抑制剂（可诱导自噬）可降低主动脉弓处胆醇的含量以延缓动脉粥样硬化的发展，提示自噬的激活在缓解该疾病中的作用。巨噬细胞表达 TLR7，使用 TLR7 配体咪喹莫特可诱导巨噬细胞发生自噬并引起促炎趋化因子释放，刺激 VCAM-1 和 T 淋巴细胞渗透及巨噬细胞的蓄积和斑块的扩大。NLRP3 炎症小体可促进 IL-1β 释放促进动脉粥样硬化的进程，因此负向干预 NLPR3 炎症小体是动脉粥样硬化的潜在治疗手段。有研究表明，自噬可通过清除受损的线粒体而抑制线粒体反应性氧化物 ROS 对 NLRP3 炎症小体的激活（Zhou et al.，2011），自噬也能够通过捕获并降解 NLRP3 炎症小体而抑制其活性。从而提示，自噬在动脉粥样硬化的治疗中具有积极的作用，这为动脉粥样硬化病变的防治提供了理论基础和研究思路。

二、自噬与移植物抗宿主病

移植物抗宿主病（graft-versus-host disease，GVHD）是骨髓 / 造血干细胞移植中由供受者之间组织相容性抗原不同而诱发的移植后免疫排斥反应，常导致移植失败和移植相关死亡。雷帕霉素是临床上常用的免疫抑制剂，在骨髓 / 造血干细胞后常用于抑制免疫排斥反应，同时也是主要的自噬诱导剂之一。动物实验与临床试验发现，雷帕霉素可有效预防 GVHD 的发生，减轻其症状，而近年来对自噬与 GVHD 的研究结果提示，自噬可能是其发挥作用的重要机制之一。新近研究发现，增强自噬活性可有效预防 GVHD 的发生，而自噬基因 *Atg16L1T* 的缺失或 *Atg16L1T*^{T300A} 多态性会增加异体造血干细胞移植后的死亡率。自噬抑制（*Atg16L1T* 缺失）的树突状细胞中细胞活化的抑制性分子 A20 表达减少，溶酶体活性降低，而 NF-κB 和 MAPK 信号通路上调，促进 DC 表面共刺激分子的表达。因此，自噬降低通过上调 DC 的活性促进其对受者 T 细胞的诱导与活化，促进异体反应性 T 细胞的增殖与活化，加重受者组织器官的免疫排斥反应（Hubbard-Lucey et al.，2014），合理提高细胞自噬水平可能是防治 GVHD 的有效手段。

三、自噬与肝脏炎症性疾病

在肝脏炎症性疾病中，自噬水平的降低会加重炎症的发生，从而导致肝纤维化甚至肝癌的发生。当肝脏中库普弗细胞的自噬被抑制时，损伤的线粒体无法得到及时的清除，过度积累的 ROS 进一步激活 NLRP3 炎症小体，引起过强的炎症反应。研究发现，诱导自噬可通过抑制 NLRP3 炎症小体有效缓解小鼠急性肝损伤（Han et al.，2016）。然而，在病毒性肝炎中自噬的作用却有所不同。在乙型肝炎病毒（HBV）或丙型肝炎病毒（HCV）的感染过程中，病毒的复制依赖于自噬。以 HCV 为例，当肝脏细胞感染 HCV 基因组时，自噬小体的形成增加，而自噬性降解却因无法形成成熟的溶酶体而减少。一方面，自噬相关基因 *Atg5*、*Atg7*、*Atg12* 和 *Beclin1* 等可启动 HCV 的复制；另一方面，自噬小体上聚集的 RNA 聚合酶（NS5A、NS5B）和 HCV RNA 亦为病毒复制和包装提供了充分的原料（Tanida et al.，2009）。临床数据显示，与健康人来源的肝细胞相比，慢性丙型肝炎患者的肝细胞中自噬小体的数量显著升高，进一步说明自噬在病毒性肝炎的发生发展中起着十分关键的作用，也提示其在治疗此类疾病中的潜在效应（Rautou et al.，2011）。

四、小　结

自噬可通过捕获和降解入侵胞内的微生物来实现病原体清除；通过 PRR 模式与识别调控自噬，同时参与自噬的调节过程；也可通过调控抗原提呈及 T 细胞稳态等在炎症性疾病、心血管疾病、神经系统疾病和癌症免疫相关性疾病中发挥重要作用，有望成为重要的治疗靶点。

上海交通大学医学院　张雁云　金　敏

参 考 文 献

Han J，Bae J，Choi C Y，et al.，2016. Autophagy induced by AXL receptor tyrosine kinase alleviates acute liver injury via inhibition of NLRP3 inflammasome activation in mice. Autophagy，12（12）：2326-2343.

Hubbard-lucey V M，Shono Y，Maurer K，et al.，2014. Autophagy gene Atg16L1 prevents lethal T cell alloreactivity mediated by dendritic cells. Immunity，41（4）：579-591.

Rautou P E，Cazals-hatem D，Feldmann G，et al.，2011. Changes in autophagic response in patients with chronic hepatitis C virus infection. Am J Pathol，178（6）：2708-2715.

Tanida I，Fukasawa M，Ueno T，et al.，2009. Knockdown of autophagy-related gene decreases the production of infectious hepatitis C virus particles. Autophagy，5（7）：937-945.

Zhou R，Yazdi A S，Menu P，et al.，2011. A role for mitochondria in NLRP3 inflammasome activation. Nature，469（7329）：221-225.

第二十八章　自噬与自身免疫性疾病

免疫耐受是正常免疫系统对自身抗原的无应答，是免疫稳态的重要组成部分。如果免疫系统对自身组织的耐受丧失，将会导致自身免疫性疾病、过敏反应及移植排斥反应等各种与免疫相关的疾病。自身免疫性疾病（autoimmune disease，AID）是机体自身反应性 T、B 细胞过度活化，自身抗体大量产生，自我耐受性崩溃，免疫系统无法区分自我和非我，因此自身免疫系统会对自身的细胞和组织产生免疫反应，从而导致组织损伤和器官功能障碍的原发性免疫性疾病。自噬能够在中枢和外周耐受诱导过程中参与自身抗原清除，避免活化自身反应性 B 细胞，还可以促进凋亡小体的清除，及时清除凋亡细胞。自噬的改变与多种自身免疫性疾病的进展密切相关，包括系统性红斑狼疮（SLE）、炎症性肠病（IBD）、类风湿关节炎（RA）和系统性硬化（SSc）等。SLE 患者自噬缺陷使得机体被吞噬的细胞碎片清除不良，进而使其炎症因子过度分泌；IBD 患者的自噬失调与炎症因子调控和肠道病原体的清除密切相关；RA 患者滑膜成纤维细胞自噬的增加会促进 RA 相关性滑膜炎；SSc 患者的成纤维细胞的自噬功能失调，引起过度激活的伤口愈合。

一、自噬与系统性红斑狼疮

系统性红斑狼疮（systemic lupus erythematosus，SLE）是一种异质性自身免疫性疾病，其特征是 B 细胞失去自我耐受，导致抗核抗体（ANA）的产生和慢性炎症。细胞凋亡在淋巴细胞的发育和免疫调节中发挥重要作用，凋亡细胞可被视为一个巨大的自身抗原储存库，而凋亡小体的积累使自身抗原储存库增多，从而可促使自身抗体的产生。近年来，越来越多的研究发现 SLE 患者的细胞凋亡增加，但其对凋亡细胞的清除发生障碍，表明 SLE 发病与细胞凋亡紊乱密切相关。细胞凋亡增加可参与 SLE 的发生，研究表明 SLE 患者中淋巴细胞、中性粒细胞和单核 / 巨噬细胞等凋亡增加，其中巨噬细胞的凋亡增加可导致细胞内抗原物质的外漏和降低对其他凋亡小体的清除。此外，巨噬细胞和其他细胞死亡后释放的因子可加速诱导树突状细胞的成熟，从而将这些凋亡细胞中的抗原交叉提呈给自身的细胞毒性 T 淋巴细胞，同时激活淋巴结中的自身反应性 T 细胞释放 TNF-α 等细胞因子以形成炎性微环境，引发过度的自身免疫反应。由此说明，SLE 的发病机制与凋亡小体清除功能失调相关，凋亡中产生的核小体是 SLE 的主要自身抗原，它对 SLE 具有高度特异性。

细胞的自噬和凋亡之间有着密切的联系，自噬可抑制凋亡维持细胞的稳态，也可促进细胞的凋亡。自噬诱导的细胞凋亡，即 II 型程序性细胞死亡，以自噬体的出现为特征，不依赖于 caspase 的参与，自噬小体可通过和溶酶体的融合来消化其包裹的内容物。有研究证明，细胞自噬相关蛋白亦可降解促凋亡蛋白，如 caspase 等来抑制细胞的凋亡。机体迅速清除凋亡细胞是预防组织炎症的关键，在自噬缺陷胚胎（$Atg5^{-/-}$）中存在严重的炎症反应，并可在组织中观察到凋亡细胞清除障碍。同时，LC3 相关吞噬作用（LAP）的非典型自噬缺陷也会导致被吞噬细胞碎片清除不良，进而使其炎症因子过度分泌，并在小鼠中引发类似 SLE 的疾病（Allison，2016）。此外，SLE 患者中 T 淋巴细胞的跨膜电位升高，引起线粒体持续超极化，导致 ROS 增多，促进 SLE 患者 T 淋巴细胞的凋亡和坏死。由此可见，T 细胞线粒体的异常也是 SLE 患者细胞凋亡增加的机制之一。对 SLE 患者 T 细胞进行形态学分析显示其存在巨大线粒体，这可能是由线粒体特异性自噬的缺陷导致的。

除前述细胞自噬缺陷会引起 SLE 的发生外，GWAS 和荟萃分析发现 *Atg5*、*DRAM1* 和 *IRGM* 基因多态性与该病的发生亦有一定的相关性。*Atg5*、*DRAM1* 和 *IRGM* 均是自噬相关基因，其中 *DRAM1* 是 2006 年被提出的 *p53* 下游调节自噬的重要基因，其编码调控自噬和凋亡的溶酶体膜蛋白。此外，mTOR 的活化也可能参与 T 细胞的功能障碍和 SLE 的发病。

二、自噬与类风湿关节炎

类风湿关节炎（rheumatoid arthritis，RA）是一种以关节滑膜的慢性炎症为特征，伴有细胞凋亡和关节破坏的自身免疫性疾病。RA 患者关节滑膜的成纤维细胞因凋亡减少而发生增生。在 RA 患者的关节滑膜成纤维细胞中，多种机制赋予细胞抵抗程序性死亡的能力，包括抗凋亡因子水平增加、促凋亡因子下调和自噬增加。

在 RA 患者的关节滑膜成纤维细胞和滑膜液中瓜氨酸表达上调。APC 在激活自身反应性 T 细胞上起着十分重要的作用，而自噬可通过 APC 调控抗原的瓜氨酸化和表达，同时促进 B 细胞（在 B 细胞受体参与的情况下）表达瓜氨酸抗原，促进 T 细胞活化，进而参与 RA 的发生和进展（Weindel et al.，2015）。在 RA 患者的破骨细胞中发现自噬基因 Atg7 和 Beclin1 的表达升高，破骨细胞的自噬增强，并诱导机体单核细胞分化为成熟破骨细胞并增加骨细胞骨吸收的能力。综上所述，滑膜成纤维细胞的自噬增加，T 细胞通过自噬调节表达瓜氨酸自身抗原而活化，破骨细胞和成骨细胞的自噬功能失调均是导致 RA 中细胞命运与功能改变的关键。由此表明，自噬在关节破坏中起着关键作用，抑制自噬也许可作为防止骨吸收以治疗 RA 的方法。

三、自噬与系统性硬化症

系统性硬化症（systemic sclerosis，SSc）是一种自身免疫性疾病，其特征是胶原沉积和组织纤维化增加，肌成纤维细胞持续存在引起过度的伤口愈合反应。病理反应可以局限于面部和四肢皮肤，也可以影响内脏器官。自噬的功能失调被认为在 SSc 中起关键作用（Rockel et al.，2016）。在正常肾脏成纤维细胞中，TGF-β 通过作用于 Beclin1 激活自噬，并且促进了 I 型胶原的降解以此调节胶原沉积，质膜微囊蛋白 1 是细胞内循环 TGF-β 的受体，其减少可以激活 TGF-β 信号。在 SSc 患者体内质膜微囊蛋白 1 减少，TGF-β 信号激活使得自噬失调，造成胶原沉积，并抑制肌成纤维细胞的分化。研究发现，在 SSc 患者皮肤活检标本中大部分（>87%）存在自噬小体，即 LC3 染色增加，而自噬通量降低，表明自噬介导的细胞内组分降解受到整体阻滞，由此提示上调自噬也许可以作为 SSc 的潜在治疗手段。

四、小　结

近年来，自噬的异常激活和不足与自身免疫性疾病的发生直接相关的观点已被广为认可，机体良好的免疫状态依赖于细胞自噬途径提呈抗原、清除死亡细胞、调控免疫平衡格局。通过对自噬与免疫应答的深入研究，有望以自噬为靶点对自身免疫性疾病进行干预治疗。

上海交通大学医学院　张雁云　金　敏

参 考 文 献

Allison S J，2016. Systemic lupus erythematosus: Defective noncanonical autophagy in SLE-like disease. Nat Rev Rheumatol，12（6）：311.

Rockel J S，Kapoor M，2016. Autophagy: controlling cell fate in rheumatic diseases. Nat Rev Rheumatol，12（9）：517-531.

Weindel C G，Richey L J，Bolland S，et al.，2015. B cell autophagy mediates TLR7-dependent autoimmunity and inflammation. Autophagy，11（7）：1010-1024.

第五篇
自噬与感染

30 年前，人们就已经观察到了感染引起自噬的现象。自噬在多种病原体的感染中均发挥重要的作用，包括细菌、病毒、真菌、寄生虫等。自噬可以通过直接清除细胞内微生物（细菌、病毒、寄生虫等）和毒素（金黄色葡萄球菌 α- 毒素等）发挥抗感染的作用；也可以通过间接调节宿主免疫应答，清除损伤相关分子模式（damage associated molecular pattern，DAMP）或降解炎症小体以抑制炎症小体反应，清除相应信号通路上的分子，抑制Ⅰ型干扰素应答而发挥作用。微生物在长期的进化过程中也通过多种途径来抵抗和利用自噬作用，从而更有利于自身的生存。

通过自噬直接清除病原微生物（异源自噬）是病原体感染中最重要的自噬途径。无论是非感染相关还是感染相关的自噬，在保护宿主过程中都发挥着同样重要的抗炎作用。非感染相关的自噬可将入侵细胞的微生物，如细菌或病毒，作为自噬的底物。主要包括感染巨噬细胞或动物的结核分枝杆菌及侵袭宿主细胞的 A 组链球菌。许多其他细菌（如李斯特菌、沙门菌和志贺菌）在细胞实验中显示出对自噬部分敏感。同样，病毒和原生动物也可直接或经修饰后成为自噬的底物。

宿主细胞识别细胞质病原体，随后通过自噬过程将病原体递送至溶酶体。自噬能将即将降解的细胞质隔离在新生成的膜结合区（即自噬小体）。自噬小体由新月形膜结构（吞噬细胞）生长并最终包围细胞溶质而形成。在感染时，真核细胞可利用选择性自噬来保护细胞质，抵抗细菌入侵者，攻击含有微生物的空泡，清除病原体来源的包涵体。选择性自噬依赖于自噬受体，如吞噬细胞膜上表达的 Atg8 家族泛素样蛋白可与底物的"自我清除"信号交联。异源自噬具有许多相同的"自我清除"信号，这使得自噬可以吞噬宿主蛋白聚合物和受损细胞器。同时，自噬蛋白还可以直接作用于微生物分子，如 Atg5 能够直接结合志贺菌的表面蛋白 VirG。而在弓形虫感染的巨噬细胞中，Atg5 可以募集免疫相关的 GTPase 介导寄生虫小泡的破坏，导致寄生虫死亡。

在强大的进化选择性压力下，宿主对微生物进行自噬的能力可以通过细菌或病毒产生适应性来消除，且大多成功逃避自噬的病原体都有其独特的抗自噬策略：抑制自噬启动，自噬小体的成熟，逃避自噬的识别，甚至利用自噬的成分以促进自身的复制和生存。多种病原体均可产生适应性，包括志贺菌、军团菌、结核分枝杆菌、单纯疱疹病毒（herpes simplex virus，HSV）和人类免疫缺陷病毒（human immunodeficiency virus，HIV）。与其他宿主 - 病原体之间发生的相互作用一样，微生物和宿主之间的平衡会导致慢性疾病、亚临床疾病或潜伏感染的发生，如结核病潜伏期或持续性病毒感染。有些细菌可以主动逃避自噬，如志贺菌和李斯特菌可在内化后从液泡逃逸到胞质溶胶中，主动避免自噬降解。有些细菌则利用宿主自噬体进行复制，如金黄色葡萄球菌、嗜吞噬细胞无形体、假结核耶尔森菌和鼠疫耶尔森菌等。在这种情况下，抑制自噬不利于细菌复制，而诱导自噬则会促进细菌感染。病毒中也存在拮抗自噬的机制，如疱疹病毒和 HIV 编码的蛋白质可通过抑制核心自噬蛋白 Beclin1 而直接抑制自噬体成熟。

第二十九章　自噬与细菌感染

细菌是地球上最早出现的生物，几乎无所不在。细菌感染是临床常见的疾病，可累及多种器官和组织。例如，大肠杆菌、伤寒杆菌、沙门菌和志贺菌等均可引起细菌性肠炎。结核分枝杆菌可通过呼吸道、消化道或皮肤损伤侵入易感机体，引起多种组织器官的结核病，其中以通过呼吸道引起肺结核为主。李斯特菌感染后主要表现为败血症、脑膜炎和单核细胞增多。幽门螺杆菌不仅可引起慢性胃炎、消化性溃疡、胃癌，还可引起其他器官和组织疾病，如心血管疾病、贫血及特发性血小板减少性紫癜等。多细胞生物就生活在细菌的海洋中，通过固有免疫和适应性免疫对细菌做出应答。虽然自噬本质是细胞对自身物质的降解，但它在固有免疫和适应性免疫中与病原体存在广泛的相互作用，自噬的这种作用是一把"双刃剑"：一方面，病原体的入侵可以诱导自噬形成，从而降解病原体而保护细胞，使机体免受损害。另一方面，细菌在进化中形成了独特的机制，可阻碍自噬介导的病原体向溶酶体转运，以防止最终被溶酶体降解，从而有利于自身的复制和存活。

一、自噬对细菌感染的调控

自噬有效地限制了栖息于细胞囊泡中的细菌亚群，通过破坏其限制性液泡膜使其暴露于胞质中，如结核分枝杆菌和鼠伤寒沙门菌。而像李斯特菌这类专职胞质病原体则可以避免这种攻击。细菌的吞噬泡募集取决于三种自噬受体，即核点蛋白 52（nuclear dot protein 52，NDP52）、p62 和视神经蛋白（optineurin，OPTN）。它们与细菌相关的自我清除信号来自：①易感细菌周围宿主细胞活化的泛素蛋白沉积，如 E3 连接酶 LRSAM1；②细菌损伤液泡膜使多糖暴露于胞质中，通过半乳糖凝集素 -8 结合并募集 NDP52；③通过Ⅶ型分泌系统 ESX-1 在吞噬小体膜透化后释放分枝杆菌 DNA，通过干扰素基因激活蛋白（stimulator of interferon genes，STING）识别并导致泛素沉积。

除了与细胞溶质病原体螯合，自噬受体还会选择胞质蛋白进行自噬，胞质蛋白消化后产生的抗菌肽有助于自噬体的杀菌特性。IFN 诱导的 65kDa 鸟苷酸结合蛋白（guanine nucleotide-binding regulatory protein，GBP）有助于将 p62 结合的胞质蛋白转运至自噬泡，从而产生溶菌肽。GBP 还可以直接靶向作用于受损空泡或逃逸到胞质中的细菌，但其识别病原的机制尚不清楚。免疫相关 GTP 酶家族（immunity-related GTPase family，IRG）可识别病原体液泡结构上的自身成分。宿主Ⅰ型磷脂酰肌醇 3- 激酶（phosphoinositide 3-kinase，PI3K）在分枝杆菌吞噬体上产生 3，4，5- 三磷酸磷脂酰肌醇，与 Irgm1 结合组装成可溶性 NSF 附着蛋白受体（soluble NSF attachment protein receptor，SNARE）和自噬相关蛋白，以便与溶酶体融合。由此看来，来自自身和非自身信号都需要自噬受体和 IFN 诱导的 GTP 酶消除细胞内病原体以作为细胞自主防御程序的一部分。

改变细胞成分可影响微生物的生长。其一是提高细胞中不利于病原体生长的物质浓度。例如，在含有病毒的细胞中，胞质中的三磷酸脱氧核苷酸（deoxynucleotide triphosphate，NTP）浓度显著高于不含病毒的细胞。为了清除过量的 dNTP，人类树突状细胞和巨噬细胞表达干扰素诱导 SAMHD1，其水解 dNTP 可阻断 HIV-1 的逆转录和 cDNA 合成。限制微生物生长的另一种方法是消耗氨基酸，如 IFN 诱导吲哚胺 -2，3- 双加氧酶（indoleamine 2，3- dioxygenase，IDO）降解 L- 色氨酸，可以有效抑制病原微生物。在细胞中，吞噬溶酶体和自噬溶酶体是最易控制内含物的区域，酸化的细胞器可杀死和降解内化病原体。相应的灭菌能力来自几个因素的协同作用。哺乳动物细胞表达质子依赖性外排泵，如自然抗性相关巨噬细胞蛋白 -1（natural resistance-associated macrophage protein 1，NRAMP1），其从液泡中输出 Mn^{2+} 和 Fe^{2+} 以防止被捕获的微生物获得这些必需金属。抗微生物肽破坏病原体的外包膜，通过高尔基体晚期内体通路运输的腔蛋白酶，脂肪酶和糖苷酶进一步降解该物质。活性氧和氮分别氧化与亚硝化病原体脂质、DNA 及蛋白质。它们共同创造了一个对大多数病原体不利的环境。通过质子泵运送的 ATP 酶在这些小室内产生低 pH（4.5～5.0）环境，并由逆转运蛋白维持，如钠氢交换蛋白 -1（sodium–hydrogen antiporter 1，NHE1），这种低 pH 环境对于维持溶酶体水解酶活性和超氧化物（O^{2-}）转化为 H_2O_2 是最佳的；含氮终产物为有毒自由基一氧化氮（NO）。通过 P 型 ATP 酶 Cu^{2+} 泵（ATP7A）运输铜离子促进了有毒羟基自由基（·OH）的形成。因此，在专职细胞器中集中各种抗菌活性可促进微生物杀灭（Randow et al.，2013）。

自噬还可通过固有免疫和适应性免疫在微生物感染中发挥作用。自噬是固有免疫应答的重要组成部分，细胞的固有免疫抵御入侵细菌的早期是通过对细菌的吞噬及随后的自噬来进行的。例如，细菌成分脂多糖（lipopolysaccharide，LPS）可通过 Toll 样受体（TLR）4 诱导自噬，RNA 干扰抑制 TLR4 的表达或抑制 TLR 相关的干扰素应答因子（interferon response factor，IRF）和 p38 等的表达均可阻断 LPS 诱导的细胞自噬。自噬同样可参与细菌中的适应性免疫应答调控。在适应性免疫应答中，细胞因子分泌不同，自噬与细菌的相互作用也会发生变化。例如，$CD4^+$ Th1 细胞分泌的细胞因子 IFN-γ 可活化巨噬细胞，诱导巨噬细胞的自噬水平。Schmid 等观察到在专职的抗原呈递细胞中，如 DC 和 B 淋巴细胞，MHC Ⅱ类分子在结构上与自噬蛋白 Atg8/LC3 极其相似（达 50%～80%）。RNA 干扰降低与自噬小体形成有关的自噬蛋白的表达可导致 MHC Ⅱ类分子的抗原呈递能力降低，适应性免疫受损，这表明自噬在将微生物抗原呈递给 MHC Ⅱ类分子的过程中起到重要作用。下面将就近年来在与人类疾病关系密切的一些病原菌感染中自噬的作用及机制进行介绍。

二、自噬与细菌性肠炎

沙门菌属是引起急性肠炎的主要病原菌，其中以鼠伤寒沙门菌、肠炎沙门菌、猪霍乱沙门菌、鸡沙门菌、鸭沙门菌较为常见。沙门菌感染上皮细胞后即寄居于可促进细菌存活和复制的沙门菌液泡（*Salmonella*-containing vacuole，SCV）中。但是，由于Ⅲ型分泌系统（type Ⅲ secretion system，T3SS）效应器对液泡的损伤，大部分（15%～20%）胞质细菌或含有细菌的受损空泡迅速被泛素蛋白包裹，并与自噬受体或 LC3 阳性新生自噬小体结合。至少三种自噬受体 p62、NDP52 和 OPTN，可以识别泛素化沙门菌并将它们靶向自噬小体。三种受体在泛素化的沙门菌募集过程中相互独立、互不依赖，任何一种自噬受体耗竭都可以导致沙门菌的过度增殖。自噬受体可能对不同的多泛素链呈现不同的亲和力，不同的受体可以募集不同的效应蛋白。胞质沙门菌至少有两种不同类型的多泛素链修饰：线性和 K63，泛素结合域附近的翻译后修饰也会影响自噬受体的选择。p62会优先选择 K63 而不是 K48，并且还结合线性泛素链；OPTN 与 K63 和线性泛素链均结合（van Wijk et al.，2012）。NDP52 募集后可与 LC3 和 TANK 结合激酶 1（TANK-binding kinase 1，TBK1）结合，尤其是 LC3C。TBK1 不仅通过磷酸化 OPTN 和 p62 促进抗菌自噬，还可以调节自噬小体成熟。同时，NDP52 是三种受体中唯一能识别半乳糖凝集素 -8 并与多聚糖结合的受体。胞质中破损的 SCV 比游离沙门菌更易诱导自噬发生，半乳糖凝集素 -8可与受损 SCV 上暴露的宿主聚糖相互作用，检测内体和溶酶体的完整性并感知细菌感染。这种直接结合可以通过非泛素依赖途径募集 NDP52，不过这种作用是短暂的，随后依然需要通过泛素依赖途径募集 NDP52（Thurston et al.，2012）。总之，半乳糖凝集素 -8 是宿主细胞用于检测细胞内细菌的早期危险信号。

另一种在自噬清除细菌中起作用的泛素非依赖性途径需要第二信使，即二酰基甘油（diacylglycerol，DAG），SCV 膜上 DAG 是沙门菌的有效自噬所必需的。虽然尚不清楚这一过程是如何启动的，但 SCV 膜损伤会产生 DAG，从而反过来募集蛋白激酶 C（protein kinase C，PKC）δ，通过 c-Jun 氨基端激酶（c-Jun N-terminal kinase，JNK）和还原型烟酰胺腺嘌呤二核苷酸磷酸（nicotinamide adenine dinucleotide phosphate，NADPH）氧化酶通路引起自噬（Shahnazari et al.，2010）。DAG 和泛素蛋白依赖性途径可能在将细菌靶向自噬时独自发挥作用，因为含有细菌的自噬小体与 DAG 或泛素蛋白都可以共定位。

沙门菌在感染过程中并不只是消极地逃避宿主自噬，而是已经进化出多种机制来抑制自噬。如在沙门菌感染小鼠的巨噬细胞中，可能通过激活 AC6 来抑制 TLR4 的信号转导，从而下调 TLR4 介导的自噬诱导，有利于细菌的存活。沙门菌还可通过引起自噬小体样结构的形成促进巨噬细胞的凋亡，这个过程依赖于 T3SS。沙门菌的 T3SS 可分泌 SipB 蛋白，SipB 是一种具有膜融合作用的蛋白质，它通过 T3SS 进入到宿主细胞中后，可诱导宿主细胞形成一种独特的多层"洋葱膜"结构，该膜结构包含了线粒体和内质网并可募集自噬蛋白，导致细胞缺乏能量供应而发生非凋亡性死亡，表明沙门菌可通过自身的分泌蛋白诱导并利用自噬，加重细胞损伤。另外，沙门菌感染巨噬细胞时可在肿胀的线粒体中发现 SipB，同时沙门菌感染的巨噬细胞出现自噬小泡的聚集，提示沙门菌也会通过 SipB分裂线粒体而引发自噬，从而造成细胞的死亡。

此外，含有沙门菌质粒毒力基因（salmonella plasmid virulence，spv）的鼠伤寒沙门菌可抑制自噬，降低自噬对细菌的清除能力，有利于细菌在宿主细胞内的存活，从而对细胞产生严重损伤。spv 的自噬抑制作用主要依赖其序列上的毒力片段 spvB。含有 spvB的沙门菌可通过多种途径抑制细胞自噬，如促进细胞磷脂酶 D1（phospholipase D1，PLD1）表达及增强 PLD1 的活性，降低 Th1 型细胞因子 IFN-γ 表达，促进 Th2 型细胞因子 IL-4 及 IL-13 的分泌。spvB 的这种抑制作用可被雷帕霉素逆转，因雷帕霉素参与PLD1 活性及 Th1/Th2 的偏移，因此 spvB 可能主要通过 Akt 依赖的方式激活 mTOR 信号通路，影响 PLD1 活性及 Th1/Th2 偏移而抑制自噬。Th1 型细胞因子 INF-γ 通过促进自噬清除胞内菌，同时与 TLR4/MyD88 途径共同作用抵抗胞内病原体感染，这提示 TLR4 / MyD88 信号通路与 Th1 型应答在机体抗病原体感染中有协同作用。

志贺杆菌属是另一种可引起肠道感染的常见病菌。志贺杆菌（*Shigella flexneri*）逃逸到胞质中，细菌在胞质中复制并通过肌动蛋白聚合传播到其他细胞。一部分细菌被赋予各种机制以在胞质溶胶中存活并避免自噬降解。进入非吞噬细胞后，志贺菌迅速逃逸到细胞质中并复制。因此，为了成功侵入宿主细胞，志贺菌进化以产生逃避自噬的机制。最初，自噬核心蛋白 ATG16L1 被 NOD1 和 NOD2 迅速募集到细菌进入质膜的位点。一旦进入胞质，志贺菌利用毒力蛋白 IcsA 促进肌动蛋白的运动。自噬核心蛋白 Atg5 结合 IcsA，能够将志贺菌隔离并通过自噬降解。然而，志贺菌的 T3SS 也分泌 IcsB（志贺杆菌质粒编码的蛋白，定位在细菌表面），其与 Atg5 竞争结合 IcsA。一旦与 IcsA 结合，IcsB 保护志贺菌免于被降解，阻止 Atg5 识别 IcsA，从而阻断自噬体包裹志贺杆菌，保护细菌逃避自噬，引起志贺杆菌的细胞内感染。同时，隔蛋白也有限制志贺菌发挥功能的作用，膈蛋白包裹的志贺菌与 p62、NDP52 和 LC3 共定位（Mostowy et al., 2010）。虽然大部分志贺菌成功逃避自噬，但是液泡膜残余物可以被半乳糖凝集素 -8 识别，多聚泛素化并通过与受体蛋白 p62 的相互作用进入自噬小体。膜残余物的降解似乎与控制下游炎症反应有关，否则这些反应会对宿主细胞不利。另外，志贺杆菌产生的志贺毒素（Shiga toxin, Stx）可在毒素敏感细胞如 THP-1、HK-2 细胞与耐受细胞如人单核细胞起源的巨噬细胞中引发不同的自噬免疫反应。Stx 感染细胞后均可在电镜下观察到典型自噬小体，但仅在毒素敏感细胞中有游离 Beclin1 及 Atg5 蛋白存在，毒素耐受细胞则没有，表明志贺杆菌感染诱发的自噬反应与宿主细胞类型密切相关（Gomes et al., 2014）。

三、自噬与肺结核

结核分枝杆菌（*mycobacterium tuberculosis*, *M. tuberculosis*）是引起结核病的病原菌，是兼性胞内寄生菌，感染机体后主要寄生于巨噬细胞。结核分枝杆菌可以通过阻止巨噬细胞与内体及溶酶体融合而在体内存活，直至 IFN-γ 激活巨噬细胞以将结核分枝杆菌运输至溶酶体。2004 年，Gutierrez 等首次报道在饥饿状态下利用雷帕霉素、IFN-γ 上调宿主细胞的自噬水平时，结核分枝杆菌会被转运至感染细胞的溶酶体中降解，这是由于雷帕霉素可促使含有结核分枝杆菌的吞噬体与自噬相关基因产物 Beclin1 相连接，有利于吞噬小体的生成和聚集及吞噬体的成熟。透射电镜的结果进一步证实杀菌效应主要是通过促进含结核分枝杆菌的吞噬体与溶酶体的融合产生的。

结核分枝杆菌对自噬的转录上调是一种复杂的现象，涉及自噬的多个基因和多个环节，包括吞噬泡、自噬小体和自噬溶酶体形成及底物的靶向降解。多种导致自噬的外源性刺激可靶向作用于结核分枝杆菌，促进吞噬体成熟，从而抑制细胞内细菌复制。到目前为止，IFN-γ、IL-1β、TLR 配体和维生素 D_3 等刺激因素已被证明可以靶向作用于结核分枝杆菌并促进吞噬小体酸化以激活自噬。有证据表明，维生素 D 代谢在人巨噬细胞宿主对分枝杆菌感染的反应中起重要作用。体外实验证实，补充维生素 D 可改善低维生素 D 水平的糖尿病患者通过巨噬细胞控制结核分枝杆菌感染的能力。维生素 D 可能是通过抑制过氧化物酶体增殖物激活受体（peroxisome proliferators-activated receptorsγ, PPAR） γ阻止结核分枝杆菌诱导的脂滴积聚，从而影响结核分枝杆菌感染（Salamon et al.，2014）。转录因子 EB（TFEB）是参与自噬激活、装配和靶向降解的重要调节因子。最近，Kim 等发现核受体 PPARα 可以通过上调 TFEB 在结核分枝杆菌感染中发挥作用。PPARα 的缺乏增加了细菌负荷并增强了对分枝杆菌感染的炎症反应，这种免疫调节剂的作用是通过上调 Lamp2、Rab7 和 Tfeb 来实现的，而这些基因参与了自噬和溶酶体生物合成（Kim et al.，2017）。这表明需要进一步的研究来探索在抗结核治疗中使用 PPARα 激动剂的可能性。

除依赖自噬溶酶体途径直接清除胞内感染的结核分枝杆菌外，泛素介导的结核分枝杆菌自噬被激活也促进了对结核分枝杆菌感染的固有免疫应答。尽管结核分枝杆菌泛素化过程仍不清楚，但 p62、NDP52、NBR1 和 OPTN 已被证实参与泛素依赖性的自噬清除，其可被募集到泛素相关细菌中并附着到 LC3 上，将细胞内细菌靶向到自噬小体并降解。Parkin 作为一种 E3 泛素连接酶，可将结核分枝杆菌及其相关结构靶向到自噬小体并促进自噬介导的宿主对结核分枝杆菌的抵抗（Manzanillo et al.，2013）。Ubiquilin-1（UBQLN1）可将泛素、p62 和 LC3 募集到含有结核分枝杆菌的液泡中，阻碍细菌生长和复制。Smurf1 也是一种 E3 泛素连接酶，其催化底物泛素化以便于随后在蛋白酶体中降解。Franco 等发现缺乏 Smurf1 的巨噬细胞不能将自噬和溶酶体形成所需蛋白募集到结核分枝杆菌相关结构中，缺乏 *Smurf1* 基因的小鼠结核分枝杆菌负荷更高，肺部炎症更严重，存活率也更低（Franco et al.，2017）。

结核分枝杆菌也可以调节或利用宿主的自噬反应。某些分枝杆菌，如鸟分枝杆菌复合体（MAC），已经进化出了逃避细胞凋亡和自噬的机制，使细菌在传播过程中可自由感染邻近的巨噬细胞。此外，已知结核分枝杆菌有毒株（H37Rv）感染机体后则倾向于诱导机体形成以 Th2 型免疫应答为主的免疫反应，同时抑制 Th1 型免疫应答。H37Rv 可策略性地上调 IL-6 的产生以抵抗固有免疫，IL-6 通过减弱 ATG12-ATG5 复合物以选择性地抑制 IFN-γ 诱导的自噬发生。随着结核分枝杆菌感染时间的增加，IL-6 的产生也随之增加，采用抗体中和 IL-6 可显著增强 IFN-γ 介导的细胞内细菌杀伤（Dutta et al.，2012）。此外，结核分枝杆菌 H37Rv 具有一种称为"enhanced intracellular survival"（*Eis*）的独特基因。*Eis* 可调节巨噬细胞自噬、炎症和死亡，结核分枝杆菌 *Eis* 缺失突变的 H37Rv 感染巨噬细胞后会显著增加自噬泡和自噬小体形成。*Eis* 可上调 IL-10 表达，增加 Akt/mTOR/p70S6K 途径活性来抑制巨噬细胞中的自噬（Duan et al.，2016）。结核分枝杆菌还抑制 Ras 相关蛋白 Rab7a，阻碍自噬小体成熟为自噬溶酶体。结核分枝杆菌正是通过调节细胞的这种免疫应答类型以利于自身的存活。

同时，巨噬细胞中的结核分枝杆菌可以通过调节 miRNA 逃避免疫攻击。miRNA 是一类非编码的小单链 RNA 分子（长度约为 22 个核苷酸），在巨噬细胞功能中起着重要作用。miRNA 通过 TLR 信号调节免疫应答，在自噬中发挥关键作用，并在结核分枝杆菌感染期间调节宿主免疫。近期，Gu 等提出结核分枝杆菌感染巨噬细胞后，miR-23a-5p 表达可随感染时间和剂量的变化而上调，并通过 TLR2 介导的信号传导抑制自噬激活，增加结核分枝杆菌的存活率（Gu et al.，2017）。另一项研究表明，卡介苗（bacille Calmette-Guérin，BCG）感染巨噬细胞增加 miR-20a 的表达，miR-20a 通过靶向 ATG7 和 ATG16L1 mRNA 抑制自噬过程。miR-20a 还降低巨噬细胞中 LC3-Ⅱ 的水平并促进 BCG 存活（Guo et al., 2016）。同时，研究发现结核分枝杆菌中诱导 miR-33 可抑制自噬，溶酶体功能和脂肪酸氧化的整合通路使细菌得以存活和复制（Ouimet et al., 2016）。

多种方式可刺激自噬，减少细胞内分枝杆菌的存活。miRNA-155 可以与大脑中富集的 RAS 同源物（Rheb）（一种自噬的负调节因子）结合，促进吞噬小体成熟。选择性血清素再摄取抑制剂氟西汀和表皮生长因子受体（epidermal growth factor receptor，EGFR）活性抑制剂吉非替尼，也可通过促进自噬降低结核分枝杆菌在巨噬细胞内的存活率。吉非替尼的主要作用是阻断 EGFR 介导的自噬抑制通路 p38-MAPK 的活化（Stanley et al., 2014）。关于 ATG 在结核分枝杆菌感染的体内研究较少，ATG5 可能在早期调节结核病理和结核分枝杆菌复制的固有免疫中发挥一定的作用。

四、其他胞内菌的感染

金黄色葡萄球菌感染时，自噬转录调节因子 HLH-30（哺乳动物中的 TFEB）可发挥保护作用而不影响细菌负荷，但其作用机制尚不清楚。有研究表明，自噬可以保护易受病原体特异性毒力机制损害的细胞，而不是直接控制细胞因子的表达。体外和体内实验均表明，α- 毒素在内皮细胞或上皮细胞 Atg16L1 缺陷的 Atg16L1HM 小鼠中更容易促进细胞死亡。因此，尽管在金黄色葡萄球菌感染期间，其他细胞类型中的自噬也同样重要，但是在产生 α- 毒素的菌株存在下，维持屏障功能的细胞似乎对 Atg16L1 缺乏尤其敏感（Maurer et al., 2015）。

牙龈卟啉单胞菌是重要的牙周病病原体，在人冠状动脉内皮细胞和人主动脉内皮细胞中被细胞摄取后，可从早期自噬小体转运到晚期自噬小体，并通过延长自噬体 - 溶酶体融合或改变正常的自噬转运而阻止自噬溶酶体形成，以此在自噬体内定植。来自牙龈卟啉单胞菌的 LPS 通过抑制 PI3K / Akt / mTOR 信号传导途径对人牙龈成纤维细胞的自噬具有显著影响（Liu et al., 2018）。

此外，自噬在其他多种细菌感染中也发挥重要的作用，自噬在保护哺乳动物细胞免受多种细菌侵袭中的作用已被证实，但自噬对细菌毒素的反应尚不完全清楚。霍乱弧菌可分泌具有细胞毒性的蛋白，如溶细胞蛋白（V. cholerae cytolysin，VCC）可引起空泡形成，致细胞溶解及坏死。研究发现，VCC 诱导的空泡和 LC3 有共定位。在敲除自噬基因 Atg5 的小鼠胚胎成纤维细胞中，VCC 未能诱导空泡形成，同时细胞对抗这些毒素而存活的能力也大为降低，说明上皮细胞可以通过自噬的诱导来抵抗这种毒素所致的细胞死亡。另外，自噬还可和细胞骨架蛋白细胞协同抑制病原菌感染，如自噬辅助隔蛋白将病原菌局限于"隔蛋白样区室"内以限制感染的扩散，但其具体过程有待深入研究。

五、小　　结

自噬作为固有免疫应答和适应性免疫应答的重要组成部分，其作用已从维护内环境的稳态拓展到防御胞内微生物的感染。因此，深入研究细菌中自噬发生的机制及其与细胞间相互作用，探索有效而特异的自噬调节分子仍是目前相关研究的重点。发现更多病原菌破坏或利用自噬的毒力蛋白或相关分子对利用好自噬这把"双刃剑"的正向作用，以及通过调控自噬途径预防和治疗病原菌感染方面具有重要临床指导意义。深入探讨自噬在胞内病原菌感染中的作用对发现细菌新的致病机制、探索通过调控自噬途径预防和控制感染性疾病的新策略及新药开发、疫苗改进等均有重要指导意义。

上海交通大学医学院附属瑞金医院　蔡　伟
中国科学院上海营养与健康研究所　肖意传

参 考 文 献

Duan L，Yi M，Chen J，et al.，2016. Mycobacterium tuberculosis EIS gene inhibits macrophage autophagy through up-regulation of IL-10 by increasing the acetylation of histone H3. Biochem Biophys Res Commun，473（4）：1229-1234.

Dutta R K，Kathania M，Raje M，et al.，2012. IL-6 inhibits IFN-γ induced autophagy in Mycobacterium tuberculosis H37Rv infected macrophages. Int J Biochem Cell Biol，44（6）：942-954.

Franco L H，Nair V R，Scharn C R，et al.，2017. The Ubiquitin Ligase Smurf1 Functions in Selective Autophagy of Mycobacterium tuberculosis and Anti-tuberculous Host Defense. Cell Host Microbe，21（1）：59-72.

Gomes L C，Dikic I，2014. Autophagy in antimicrobial immunity. Mol Cell，54（2）：224-233.

Gu X，Gao Y，Mu D G，et al.，2017. MiR-23a-5p modulates mycobacterial survival and autophagy during mycobacterium tuberculosis infection through TLR2/MyD88/NF-κB pathway by targeting TLR2. Exp Cell Res，354（2）：71-77.

Guo L，Zhao J，Qu Y，et al.，2016. microRNA-20a inhibits autophagic process by targeting ATG7 and ATG16L1 and favors mycobacterial survival in macrophage cells. Front Cell Infect Microbiol，6：134.

Kim Y S，Lee H M，Kim J K，et al.，2017. PPAR-α activation mediates innate host defense through induction of TFEB and lipid catabolism. J Immunol，198（8）：3283-3295.

Liu J，Wang X，Zheng M，et al.，2018. Lipopolysaccharide from porphyromonas gingivalis promotes autophagy of human gingival fibroblasts through the PI3K/Akt/mTOR signaling pathway. Life Sci，211：133-139.

Manzanillo P S，Ayres J S，Watson R O，et al.，2013. The ubiquitin ligase parkin mediates resistance to intracellular pathogens. Nature，501（7468）：512-516.

Maurer K，Reyes-Robles T，Alonzo F 3rd，et al.，2015. Autophagy mediates tolerance to Staphylococcus aureus alpha-toxin. Cell Host Microbe，17（4）：429-440.

Mostowy S，Bonazzi M，Hamon M A，et al.，2010. Entrapment of intracytosolic bacteria by septin cage-like structures. Cell Host Microbe，8（5）：433-444.

Ouimet M，Koster S，Sakowski E，et al.，2016. Mycobacterium tuberculosis induces the miR-33 locus to reprogram autophagy and host lipid metabolism. Nat Immunol，17（6）：677-686.

Randow F，MacMicking J D，James L C，2013. Cellular self-defense：how cell-autonomous immunity protects against pathogens. Science，340（6133）：701-706.

Salamon H，Bruiners N，Lakehal K，et al.，2014. Cutting edge：Vitamin D regulates lipid metabolism in Mycobacterium tuberculosis infection. J Immunol，193（1）：30-34.

Shahnazari S，Yen W L，Birmingham C L，et al.，2010. A diacylglycerol-dependent signaling pathway contributes to regulation of antibacterial autophagy. Cell Host Microbe，8（2）：137-146.

Stanley S A，Barczak A K，Silvis M R，et al.，2014. Identification of host-targeted small molecules that restrict intracellular Mycobacterium tuberculosis growth. PLoS Pathog，10（2）：e1003946.

Thurston T L，Wandel M P，von Muhlinen N，et al.，2012. Galectin 8 targets damaged vesicles for autophagy to defend cells against bacterial invasion. Nature，482（7385）：414-418.

van Wijk S J，Fiskin E，Putyrski M，et al.，2012. Fluorescence-based sensors to monitor localization and functions of linear and K63-linked ubiquitin chains in cells. Mol Cell，47（5）：797-809.

第三十章 自噬与病毒感染

自噬在病毒的识别、感染、入胞、遗传物质的复制、出胞等几乎所有的环节中发挥作用，同时还会参与和机体的相互作用、免疫逃逸等过程。自噬可以将病毒蛋白、核酸及完整的病毒颗粒运输到内体或者溶酶体小泡中，进一步激活固有免疫和适应性免疫。现有的证据表明自噬可以在不同类别的病毒感染中发挥保护机体的作用。自噬在抗病毒感染中的多重功能及其抗病毒入侵和破坏的机制中都成为不可或缺的角色。和细菌类似，病毒同样在漫长的进化过程中形成了多种逃避、拮抗甚至利用自噬的自保手段。因此，自噬在多种病毒感染性疾病，如艾滋病、流行性感冒、病毒性肝炎等中发挥着重要作用。

一、人类免疫缺陷病毒感染

HIV 是逆转录病毒，主要感染 CD4$^+$T 细胞、DC 和巨噬细胞，感染后可分为急性期、无症状期、发作期和艾滋病期。HIV 主要作用于 CD4$^+$T 细胞，病毒主动复制以逃避固有免疫反应并使 CD4$^+$T 细胞严重耗竭，包括感染、流产感染引起的细胞死亡和旁观者淋巴细胞凋亡。这导致宿主免疫防御严重受损，并最终由机会性感染和癌症而导致死亡。

自噬在 HIV 感染的不同阶段都发挥着复杂的作用。HIV 感染早期需要自噬小体为病毒复制提供膜支持。RNA 敲除和药理学方法均证实了自噬在 T 细胞和巨噬细胞中对前病毒形成的作用。感染早期 HIV GAG 前体与自噬蛋白 LC3 的相互作用促进了 GAG 的正确加工，表明自噬小体可能为病毒复制提供膜支持（Kyei et al., 2009）。在某些感染时 IRGM 会被激活，其是刺激自噬和 HIV 复制所必需的。HIV 感染期间，IRGM 通过与辅助蛋白 NEF 相互作用活化，活化 IRGM 可促进 ULK1/Beclin1/ATG16 复合物的组装而激活自噬（Chauhan et al., 2015b）。TLR8 也可以与 HIV 相互作用诱导自噬，其是否通过 TRAF6 激活 IRGM 发生聚集仍有待研究。此外，HIV 负链编码的反义蛋白（ASP）可与 LC3 结合并共定位，通过刺激自噬促进 HIV 感染。

尽管在 HIV 感染期间自噬水平上调，但 HIV 仍可直接或间接地影响自噬的抗病毒和免疫特性。HIV 抑制自噬的目的在于防止自噬小体中 HIV 蛋白的螯合及溶酶体的降解。NEF 可与 Beclin1 相互作用，通过 mTOR 依赖性方式阻止转录因子 TFEB 的核转位而在转录水平上抑制自噬成熟（Shoji-Kawata et al., 2013）。VIF 亦是抑制自噬所必需的，其 C 端可与 LC3B 直接作用，从而抑制自噬（Borel et al., 2015）。HIV 限制因子 TRIM5α 调节自噬是通过促进活化 ULK1 和 Beclin1 组装复合物作为选择性受体，识别病毒颗粒并识别 HIV 衣壳蛋白 p24 作为自噬底物（Mandell et al., 2014）。此外，细胞内组蛋白脱乙酰基酶（histone deacetylase，HDAC）-6 可直接作用于 VIF 促进其自噬降解（Valera et al., 2015）。自噬受体 p62 还可选择性地降解 HIV 反式激活因子 TAT 限制 HIV 感染（Sagnier et al., 2015）。

因此，刺激自噬对 HIV 感染有正面和负面双重影响，这与诱导自噬产生程度有关。中等程度的自噬对细胞中感染的病毒是有效的，一旦自噬作用超过某一阈值即可抑制 HIV 复制。刺激 TLR8 可通过导管素微生物肽和维生素 D 受体导致自噬依赖性 HIV 感染抑制。HIV 感染后长期病情稳定的患者，其外周血单核细胞自噬蛋白水平要高于疾病进展患者。

HIV 感染期间 CD4$^+$T 细胞和巨噬细胞的自噬会发生改变。HIV 有多种机制通过旁观者 CD4$^+$T 细胞诱导细胞死亡。体外已证实感染的 T 细胞质膜上 HIV 包膜糖蛋白（HIV envelope glycoproteins，Env）可以和 CD4 受体结合，通过 p53、Bax 的途径和 caspase-3 激活来刺激旁观者 T 细胞的自噬，从而诱导细胞凋亡。自噬抑制基因如 Beclin1 和 ATG7 的表达，则会使 caspase-3 活化效率低而抑制细胞凋亡。同时，自噬还有助于诱导 HIV 感染的细胞死亡，p53 可上调自噬相关基因 DRAM1 而引起溶酶体膜透化，最终释放蛋白水解酶组织蛋白酶 D 而有利于细胞死亡（Laforge et al.，2013）。自噬在流产感染细胞中发挥的作用仍然是未知的。

与 T 细胞相反，巨噬细胞在 HIV 感染期间不会被耗竭，因此巨噬细胞被认为是病毒的储存库。HIV 感染既能诱导自噬，也能阻止自噬降解以避免病毒颗粒清除，因此 HIV 无法在这些细胞中诱导细胞死亡。自噬既可调节 HIV 复制，也可影响巨噬细胞对适应性免疫的调节。DC 有可能促进 HIV 感染，其胞内病毒通过 HIV 产生的细胞 - 细胞突触转移至 T 细胞，5%～10% 的初始状态病毒可潜伏在 DC 中。DC 中的 HIV 包膜蛋白可激活 mTOR 和 S6K 抑制自噬，从而促进 HIV 病毒颗粒在 DC 中积聚。此外，LC3 或 ATG5 沉默导致的对自噬的抑制可使 DC 中 HIV 向 CD4$^+$T 细胞转移增加（Blanchet et al.，2010）。为阻止抗原提呈，HIV 还可降低组织蛋白酶的表达来抑制溶酶体酸化，使病毒颗粒无法被消除，从而阻止抗原加工和提呈给 T 细胞（Harman et al.，2009）。无论是感染性或非感染性 HIV，浆细胞样 DC 均可产生 I 型干扰素，并导致自噬的产生（Zhou et al.，2012）。

HIV 感染期间自噬的影响是多重的，并且可在不同细胞类型之间产生差异，总之，已有的研究证据表明刺激自噬介导溶酶体降解有利于增强对 HIV 的免疫应答。雷帕霉素是一种诱导自噬的 mTOR 选择性抑制剂，可能在控制 HIV 感染方面具有积极作用。然而，由于雷帕霉素也具有免疫抑制作用，其在 HIV 患者中的治疗潜力需要进一步验证。目前认为，维生素 D 有望成为替代药物，已证实其可诱导自噬抑制原代人巨噬细胞中的 HIV 复制，但过量的维生素 D 可能会损伤免疫系统。体外研究中还发现 HDAC 抑制剂和微管靶向剂有望成为作用于自噬的药物。HDAC 抑制剂可促进自噬介导的 HIV 颗粒降解，并在 HIV 潜伏期逆转 CD4$^+$T 细胞的感染。氟苯达唑是通过激活 JNK1 并通过自噬抑制剂 Bcl-2 从 Beclin1 复合物释放而增加微管乙酰化并诱导自噬。而诱导的自噬又可阻止 HIV 从 DC 转移到 T 细胞（Chauhan et al.，2015）。虽然体外研究证实上述几种自噬增强剂可抑制 HIV 感染，但对其在体内持续诱导自噬而产生的副作用还未曾评估。调节选择性自噬的分子机制，如 HIV 结合蛋白 TRIM5α，在特异性增强抗 HIV 应答的新药物的开发方面有一定价值。

二、乙型肝炎病毒感染

乙型肝炎病毒（hepatitis B virus，HBV）是一种嗜肝 DNA 病毒，由前 -S/S 区、前 -C/C 区、

P 区和 X 区四个开放读码框构成，翻译产生小 / 中 / 大 HBV 包膜蛋白（small/medium/large hepatitis B surface antigen，S/M/L HBsAg）、HBV X 蛋白（HBx）、HBV e 抗原和 HBV 核心抗原等。

体内外实验均证实 HBV 可以诱导自噬，早期的自噬可以增强病毒复制。HBV 诱导自噬有多种途径，有研究报道称 HBsAg 可以通过诱导内质网应激和 UPR 在细胞内诱导自噬（Li et al.，2011）。HBx 可增强 PI3K 活性，刺激 MAPK、ROS/JNK 和 SIRT1 通路增强自噬，还可与 VATPase 相互作用使溶酶体酸化，阻碍自噬溶酶体的形成（Xie et al.，2018）。SHB 与 LC3 相互作用也可以诱导自噬（Ueno et al.，2017）。总之，HBV 主要在早期利用自噬增强 DNA 的复制。同时，HBV 还可抑制自噬的成熟，使得病毒不被自噬降解（Zhou et al.，2016）。也有报道称 HBV 诱导产生的自噬可以降解 HBV 壳蛋白，通过增强自噬的降解作用而限制病毒复制。关于 HBV 与自噬之间的关系，需要进行更多的探究。

三、丙型肝炎病毒感染

丙型肝炎病毒（hepatitis C virus，HCV）是一种肝炎病毒属黄病毒科的单链 RNA 病毒。HCV 基因组可编码产生 10 种成熟的病毒蛋白质，包括核心蛋白、包膜蛋白 E1 和 E2，P7 离子通道蛋白和非结构蛋白 NS2、NS3、NS4A、NS4B、NS5A 与 NS5B。

肝细胞是 HCV 主要的靶细胞，HCV 感染和进入肝细胞依赖于包膜糖蛋白 E1 和 E2，以及和宿主细胞膜蛋白受体之间的相互作用。这些受体包括四跨膜蛋白 CD81、清道夫受体 B（scavenger receptor B，SCARB）、紧密连接蛋白 1（claudin 1，CLDN1）等。此外，低密度脂蛋白受体、硫酸化肝素等还参与病毒颗粒和细胞膜之间的相互作用。CD81 参与网格蛋白介导的病毒内吞进入细胞，SCARB 与 CLDN1 也参与这个过程，可能通过形成复合体有利于内吞。病毒进入细胞后脱壳，释放病毒基因组进入细胞质，启动病毒蛋白的翻译和病毒 RNA 的复制。EGFR、ephrin 受体 A2 和转铁蛋白受体也参与丙型肝炎病毒进入肝细胞。

在细胞培养或是慢性 HCV 感染患者的肝细胞中都可以观察到 HCV 感染引起自噬的现象。HCV 可以通过内质网应激和氧化应激间接诱导自噬。HCV 病毒蛋白在内质网中累积并激活 PERK，从而激活转录因子 6（ATF6）和 IRE1，再通过下游效应分子未折叠蛋白应答（unfolded protein response，UPR）来激活自噬（Hetz，2012）。同时，HCV 引起的内质网应激，NADPH 过氧化酶 1 和 4 的表达及对线粒体功能的影响可以诱导氧化应激的发生（Ivanov et al.，2013）。有研究表明，使用抗氧化剂减轻 HCV 感染细胞中的氧化应激反应可以减少 HCV 诱导的自噬发生。HCV 也可以通过募集自噬蛋白直接诱导自噬的产生。P7 离子通道蛋白可以与 Beclin1 结合通过 PI3KC3 复合物诱导自噬发生（Aweya et al.，2013）；HCV NS3/4A 结合至线粒体及 IRGM 上，并与多种自噬相关蛋白如 ATG5 和 ATG10 相互作用调节自噬（Gregoire et al.，2011）；在酵母双杂交中筛选出 NS5B 可以与 ATG5 和 ATG12 相互作用（Guevin et al.，2010）；NS4B 可诱导 LC3 脂化并与 Rab5、Vps34 和 Beclin1 组成复合物（Su et al.，2011）。综上所述，HCV 可以通过直接或间接机制共同诱导自噬发生。此外，有研究表明 HCV 可短暂地调控自噬流以优化病毒复制。

自噬可以促进 HCV 的复制，但关于自噬如何影响 HCV 复制仍然存在争议。HCV 循环可分为五个主要步骤，包括病毒进入、蛋白质翻译、RNA 复制、病毒组装和释放。自噬在 HCV 感染后蛋白翻译过程中是必需的，HCV 抑制自噬小体和溶酶体过早融合，以便更好地利用自噬小体的膜组装 HCV RNA 复制复合物。自噬在 HCV 释放中也发挥着作用，抑制 ATG7 和 Beclin1 表达或使用化学物质抑制自噬均可减少 HCV 从细胞中的释放。因此，自噬可能影响 HCV 循环的多个时期。

不仅如此，HCV 诱导的自噬还可通过干扰机体的免疫应答来降低机体对病毒生长的抑制作用。病毒的入侵通常可导致机体 IFN 的产生来发挥抗病毒作用，从而抑制病毒的复制和存活。如抑制丙型肝炎病毒诱导的自噬可显著上调 IFN 介导的应答反应。与此类似，特异性的 Beclin1 或 ATG7 的基因沉默可抑制丙型肝炎病毒的生长，并激活干扰素和 ISG 基因的表达。HCV 诱导的自噬还可使 TRAF6 耗竭，从而限制宿主感染因子的产生。TRAF6 耗竭发生在自噬晚期阶段，与自噬小体成熟延迟相关。P62 可将 TRAF6 螯合到自噬小体上使自噬小体降解，最大限度地减少宿主固有免疫应答的发生（Chan et al., 2016）。可见，细胞自噬可抑制过度的干扰素抗病毒反应，促进病毒 RNA 的复制，从而保护 HCV 感染细胞，有利于病毒的存活。

尽管 HCV 可以诱导自噬以抑制 IFN 固有免疫应答，然而 IFN 也可以通过自噬抑制 HCV 复制。通过肝特异性表达 HCV NS3/4A 蛋白酶的转基因小鼠，Desai 等研究发现，当用 VSV 或合成的 HCV 基因组攻击这些小鼠时，会产生强烈的 IFN 介导的反应，与对照小鼠相类似（Desai et al., 2011）。随着转基因小鼠感染后 HCV NS3 的丧失，IFN-β 而非 IFN-α 可刺激 HCV NS3/4A 的自噬降解。Kim 等还报道了 IFN-β 可以诱导 SCOTIN 与 HCV NS5A 结合并促进其运输至自噬体降解，以抑制 HCV 复制（Kim et al., 2016）。同时发现，IFN-λ1-a Ⅲ型与 IFN-λ 受体 1 结合可抑制 ATG5 和 γ- 氨基丁酸受体相关蛋白的表达，并抑制自噬及 HCV 复制。

四、自噬和其他病毒感染

EB 病毒是一种人类疱疹病毒，与遗传易感和免疫抑制人群中的很多恶性肿瘤发生相关。自噬在 EB 病毒感染早期作用增强，随着 EB 病毒裂解蛋白水平的增加而作用减低，在感染后期病毒抑制自噬。巴弗洛霉素 A1 抑制自噬或干扰 Beclin1，可以增加 EB 病毒复制（de Leo et al., 2015）。EB 病毒还可利用宿主自噬来调节细胞内癌蛋白 LMP1 的水平，从而影响宿主细胞的增殖（Hurwitz et al., 2018）。

巨细胞病毒（cytomegalovirus，CMV）感染早期诱导自噬，后期则抑制自噬。人脐静脉内皮细胞中 CMV 通过 mTOR 信号传导途径诱导自噬，可以增强其细胞侵袭性和 ICAM-1 和 VCAM-1 的表达（Zhao et al., 2018）。近期有研究显示海藻糖可增加 Rab7 水平而增强自噬，通过促进酸性空泡化降解病毒（Clark et al., 2018）。

麻疹病毒（MeV）属于副黏病毒科麻疹病毒属，麻疹是一种常见的儿童传染病，以高热、呼吸道感染和典型的斑丘疹性皮疹为特征。减毒 MeV 通过 CD46-GOPC（Golgi associated PDZ and coiled-coil motif containing）轴加速触发自噬，通过 BECN1-VPS34 复合物促进自噬体形成。感染早期，MeV-C 与 IRGM 自噬因子相互作用激活自噬，并促使病毒有效复制。

同时，自噬也有抵抗 MeV 复制的作用，强烈的自噬还可通过固有免疫受体感知病毒并激活 IFN-I 途径。自噬可以促进 MHC Ⅱ类分子提呈 MeV 表位，诱导 CD4$^+$T 细胞应答。与减毒株相反，毒性 MeV 不与 CD46 受体结合，早期不引起自噬，检测不出明显的自噬状态变化。自噬和 MeV 感染之间关系仍需探究（Rozieres et al.，2017）。

HSV-1 是双链 DNA 病毒，属于 α 疱疹病毒家族中的成员。细胞自噬在 HSV 先天感染中发挥着重要作用。HSV 的毒性主要由感染细胞的 *ICP34.5* 基因决定，*ICP34.5* 有与细胞自噬调节因子 Beclin1 结合的结构域，可通过与 Beclin1 相互作用来阻断细胞自噬过程。缺少与 Beclin1 相互作用结构（*34.5Δ68-87*）的 HSV 无法抑制被感染的细胞产生自噬。*34.5Δ68-87* 突变的 HSV 小鼠还可以增强 DC 提呈 MHC Ⅰ类抗原的能力（Budida et al.，2017）。

五、小　结

自噬途径和自噬相关蛋白在病毒感染中具有至关重要的作用。自噬调控对受感染机体内病毒的影响不是单向的，与病毒感染所处阶段密切相关，既有可能促进病毒复制，也可以促成病毒清除。对自噬的调控有多种途径，调节自噬通路，影响自噬成熟，改变自噬小体内环境或是改变机体免疫应答类型均可以达到促进或抑制自噬的作用。同时，病毒在对抗自噬的过程中也发展出抵抗和利用自噬的新机制，这使得自噬在病毒感染中发挥的作用更为复杂。阐明自噬在病毒感染中的分子机制将为病毒感染的预防和治疗提供新的手段与方法。

上海交通大学医学院附属瑞金医院　蔡　伟
中国科学院上海营养与健康研究所　肖意传

参考文献

Aweya J J，Mak T M，Lim S G，et al.，2013. The p7 protein of the hepatitis C virus induces cell death differently from the influenza A virus viroporin M2. Virus Res，172（1-2）：24-34.

Blanchet F P，Moris A，Nikolic D S，et al.，2010. Human immunodeficiency virus-1 inhibition of immunoamphisomes in dendritic cells impairs early innate and adaptive immune responses. Immunity，32（5）：654-669.

Borel S，Robert-Hebmann V，Alfaisal J，et al.，2015. HIV-1 viral infectivity factor interacts with microtubule-associated protein light chain 3 and inhibits autophagy. AIDS，29（3）：275-286.

Budida R，Stankov M V，Döhner K，et al.，2017. Herpes simplex virus 1 interferes with autophagy of murine dendritic cells and impairs their ability to stimulate CD8（+）T lymphocytes. Eur J Immunol，47（10）：1819-1834.

Chan S T，Lee J，Narula M，et al.，2016. Suppression of host innate immune response by hepatitis C virus via induction of autophagic degradation of TRAF6. J Virol，90（23）：10928-10935.

Chauhan S，Ahmed Z，Bradfute S B，et al.，2015. Pharmaceutical screen identifies novel target processes for activation of autophagy with a broad translational potential. Nat Commun，6：8620.

Chauhan S, Mandell M A, Deretic V, 2015. IRGM governs the core autophagy machinery to conduct antimicrobial defense. Mol Cell, 58（3）: 507-521.

Clark A E, Sabalza M, Gordts P L S M, et al., 2018. Human cytomegalovirus replication is inhibited by the autophagy-inducing compounds trehalose and SMER28 through distinctively different mechanisms. J Virol, 92（6）. pii: e02015-e02017.

de Leo A, Colavita F, Ciccosanti F, et al., 2015. Inhibition of autophagy in EBV-positive Burkitt's lymphoma cells enhances EBV lytic genes expression and replication. Cell Death Dis, 6: e1876.

Desai M M, Gong B, Chan T, et al., 2011. Differential, type I interferon-mediated autophagic trafficking of hepatitis C virus proteins in mouse liver. Gastroenterology, 141（2）: 674-685.

Gregoire I P, Richetta C, Meyniel-Schicklin L, et al., 2011. IRGM is a common target of RNA viruses that subvert the autophagy network. PLoS Pathog, 7（12）: e1002422.

Guevin C, Manna D, Bélanger C, et al., 2010. Autophagy protein ATG5 interacts transiently with the hepatitis C virus RNA polymerase（NS5B）early during infection. Virology, 405（1）: 1-7.

Harman A N, Kraus M, Bye C R, et al., 2009. HIV-1-infected dendritic cells show 2 phases of gene expression changes, with lysosomal enzyme activity decreased during the second phase. Blood, 114（1）: 85-94.

Hetz C, 2012. The unfolded protein response: controlling cell fate decisions under ER stress and beyond. Nat Rev Mol Cell Biol, 13（2）: 89-102.

Hurwitz S N, Cheerathodi M R, Nkosi D, et al., 2018. Tetraspanin CD63 bridges autophagic and endosomal processes to regulate exosomal secretion and intracellular signaling of Epstein-Barr virus LMP1. J Virol, 92（5）. pii: e01969-e02017.

Ivanov A V, Bartosch B, Smirnova O A, et al., 2013. HCV and oxidative stress in the liver. Viruses, 5（2）: 439-469.

Kim N, Kim M J, Sung P S, et al., 2016. Interferon-inducible protein SCOTIN interferes with HCV replication through the autolysosomal degradation of NS5A. Nat Commun, 7: 10631.

Kyei G B, Dinkins C, Davis A S, et al., 2009. Autophagy pathway intersects with HIV-1 biosynthesis and regulates viral yields in macrophages. J Cell Biol, 186（2）: 255-268.

Laforge M, Limou S, Harper F, et al., 2013. DRAM triggers lysosomal membrane permeabilization and cell death in CD4（+）T cells infected with HIV. PLoS Pathog, 9（5）: e1003328.

Li J, Liu Y, Wang Z, et al., 2011. Subversion of cellular autophagy machinery by hepatitis B virus for viral envelopment. J Virol, 85（13）: 6319-6333.

Mandell M A, Jain A, Arko-Mensah J, et al., 2014. TRIM proteins regulate autophagy and can target autophagic substrates by direct recognition. Dev Cell, 30（4）: 394-409.

Rozieres A, Viret C, Faure M, 2017. Autophagy in measles virus infection. Viruses, 9（12）. pii: E359.

Sagnier S, Daussy C F, Borel S, et al., 2015. Autophagy restricts HIV-1 infection by selectively degrading Tat in CD4+ T lymphocytes. J Virol, 89（1）: 615-625.

Shoji-Kawata S, Sumpter R, Leveno M, et al., 2013. Identification of a candidate therapeutic autophagy-inducing peptide. Nature, 494（7436）: 201-206.

Su W C, Chao T C, Huang Y L, et al., 2011. Rab5 and class III phosphoinositide 3-kinase Vps34 are involved in hepatitis C virus NS4B-induced autophagy. J Virol, 85 (20): 10561-10571.

Ueno T, Komatsu M, 2017. Autophagy in the liver: functions in health and disease. Nat Rev Gastroenterol Hepatol, 14 (3): 170-184.

Valera M S, de Armas-Rillo L, Barroso-González J, et al., 2015. The HDAC6/APOBEC3G complex regulates HIV-1 infectiveness by inducing Vif autophagic degradation. Retrovirology, 12: 53.

Xie M, Yang Z, Liu Y, et al., 2018. The role of HBV-induced autophagy in HBV replication and HBV related-HCC. Life Sci, 205: 107-112.

Zhao J, Zhong F, Yu H, et al., 2018. Human cytomegalovirus infection-induced autophagy was associated with the biological behavioral changes of human umbilical vein endothelial cell (HUVEC). Biomed Pharmacother, 102: 938-946.

Zhou D, Kang K H, Spector S A, 2012. Production of interferon alpha by human immunodeficiency virus type 1 in human plasmacytoid dendritic cells is dependent on induction of autophagy. J Infect Dis, 205 (8): 1258-1267.

Zhou T, Jin M, Ding Y, et al., 2016. Hepatitis B virus dampens autophagy maturation via negative regulation of Rab7 expression. Biosci Trends, 10 (4): 244-250.

第六篇
自噬与内分泌疾病

内分泌系统是机体生理调节的重要组成部分，和神经系统、免疫系统一起通过神经递质、激素和细胞因子及其受体的相互作用实现自身及其交叉方面的调节，形成多重双向交流的复杂的神经内分泌免疫网络系统，共同维持着机体的稳态。经典的内分泌系统由垂体、甲状腺、甲状旁腺、肾上腺、性腺、胰岛组成，所分泌的激素有10余种。目前对内分泌的认识已大为深入，其外延也大大扩展，包括神经系统、心血管系统及肺、肝、肾、脾、胃肠道、皮肤、脂肪组织和免疫细胞等。近年来，自噬与甲状腺功能减退、甲状腺肿瘤、肥胖、糖尿病及肥胖相关性生殖功能异常关系密切。因此，越来越多的人开始重视对自噬的研究及寻找更合理的基于自噬调节的内分泌疾病的治疗手段。当前，自噬被认为是一把"双刃剑"，在一定的应激条件下，自噬上调可能导致细胞死亡。随着细胞成分的选择性降解，自噬也提供了细胞生存的途径，维持营养的循环和所有真核生物的能量生成。

第三十一章　自噬与甲状腺疾病

人的甲状腺重 20～30g，是人体内最大的内分泌腺。它位于气管上端两侧，甲状软骨的下方，其分为左右两叶，中间由较窄的峡部相连，呈"H"形。甲状腺分泌甲状腺激素，主要调节体内的各种代谢并影响机体的生长和发育。甲状腺激素几乎作用于机体的所有器官和组织，对生长、发育、代谢、生殖和组织分化等各种功能均有影响。另外，在滤泡上皮旁或滤泡间的间质组织中，散在有滤泡旁细胞（C细胞），分泌降钙素，主要调节骨代谢。

每种甲状腺疾病均与碘有着直接或者间接的联系。碘缺乏可引起非毒性甲状腺肿、甲状腺结节及甲状腺肿瘤；碘过多可导致甲状腺炎、碘甲亢及碘甲减，并与甲状腺毒性结节、非毒性多发性甲状腺结节等有一定关系。现今，各国都在推行碘化食盐防治碘缺乏病的流行，使碘缺乏性甲状腺肿的发病率大幅降低，而甲状腺肿瘤在甲状腺疾病中的比例逐年升高，甲状腺癌更是占所有内分泌癌的 90%。

一、自噬与自身免疫性甲状腺疾病

研究证实，细胞自噬可以介导炎性反应和免疫，与自身免疫性疾病的发病机制密切相关。自身免疫性甲状腺疾病（AITD）是一组以 T 细胞介导为主的器官特异性自身免疫性疾病，包括 Graves 病、桥本甲状腺炎和 Graves 眼病等。AITD 的主要病理改变是细胞因子参与的免疫机制紊乱。有研究表明，自噬相关蛋白参与甲状腺的自身免疫损伤。在 AITD 发病过程中，研究发现 AITD 患者甲状腺组织中自噬激活确实存在异常，自噬抑制能够促进促炎性细胞因子的加工和分泌，可能加重 AITD。最近一项研究表明，自噬相关基因的多态性会影响 AITD 的易感性。此外，作为甲状腺多蛋白复合物的组成部分，caveolin-1 的缺失也被发现可以抑制暴露于 Th1 细胞因子下的甲状腺滤泡细胞的自噬活性，这可能是 AITD 的发病机制。

桥本甲状腺炎（HT）是以自身甲状腺组织中不同程度的 T、B 淋巴细胞浸润及滤泡破坏为特征的慢性炎性反应性自身免疫性疾病。多种机制参与 HT 发病，当抗甲状腺球蛋白（Tg）免疫启动后，特异性 T 淋巴细胞诱导甲状腺滤泡细胞表达主要组织相容性复合体（MHC）类抗原异常表达，进一步放大炎性反应，活化的淋巴细胞、浆细胞和巨噬细胞致甲状腺免疫损伤，介导机体免疫失衡产生甲状腺特异性抗体，引起 HT 的发生。细胞因子在 HT 的免疫机制中发挥重要的调节和介导作用。研究表明，自噬参与细胞因子的生物合成和分泌，调控炎性反应信号，参与炎性反应。自噬通过上调 MHC Ⅱ 表达，激活抗原提呈细胞和相关细胞因子，进而影响 T 细胞的分化。近年来逐渐发现 Th17、调节性 T 细胞（Treg）是一类具有独立效应的 CD4⁺T 细胞亚群，在 HT 中起到促进甲状腺滤泡上皮细胞释放炎性因子的作用，从而引起甲状腺自身免疫性抗体的产生。有研究表明，自噬影响 Th17 细胞的免疫应答。一项实验性自身免疫性心肌炎研究表明，自噬可以通过调节 Beclin1、P62 蛋白表达促进 IL-17 分泌，从而引起心肌浆细胞分化。然后激活 Treg 诱导自噬调节机制，清除体内不必要的蛋白分子，从而抑制不良的免疫反应。对自噬基因 *Atg97* 或 *Atg9* 敲除模型小鼠的研究显示，Treg 功能障碍引起机体自身免疫性炎性反应的发生。以上研究显示，自噬广泛参与机体自身免疫调节，在 Th17/Treg 细胞免疫失衡中发挥重要作用。由此推测，细胞自噬异常可能广泛参与甲状腺的自身免疫损伤。

另外，碘是维持甲状腺功能正常的重要因素，但碘摄入异常可对甲状腺造成损失，与自身免疫性甲状腺疾病的发生密切相关。研究表明，过量碘会诱发和加重小鼠自身免疫性甲状腺炎的发生。研究发现，过量碘可通过上调 mTOR 而抑制自噬相关蛋白 LC3-Ⅱ，与 HT 发生有关。甲状腺细胞碘吸收是由钠 / 碘协同转运体（NIS）介导，而研究已证实，NIS 是经过自噬溶酶体途径降解的，过量碘可引起异常的甲状腺滤泡上皮细胞自噬。

此外，炎症因子和活性氧（ROS）作为一种重要的致病机制参与了 HT 的炎症过程。ROS 是由生物体的所有细胞产生，能够对不同的细胞功能进行氧化还原依赖调节，包括对应激源的反应、血管生成和细胞增殖。过量的 ROS 会导致甲状腺滤泡细胞（TFC）的病理损伤和自身免疫性甲状腺疾病（如 HT 和 GD）的发生。同时有研究表明，自噬激活不仅在 IL-23 刺激的 TFC 中存在缺陷，在 HT 患者甲状腺组织中也存在缺陷。HT 患者的 TFC 表达的 IL-23 水平升高，从而导致自噬抑制和 ROS 积累。研究证明 Akt/PKA/mTOR NF-κB 信号通路激活导致甲状腺组织中过量的 IL-23 诱导抑制自噬活性和过量 ROS 的积累。同时，过量的 ROS 也促进炎症反应和促炎细胞因子的产生，包括 IL-23。其结果就是形成一个正反馈循环，加重病情严重程度。

以上研究提示，自噬参与 HT 发病的潜在机制比较复杂，尚未充分阐明。

二、自噬与甲状腺功能减退

临床甲状腺功能减退是继发性高脂血症的重要病因之一，亚临床甲状腺功能减退亦与血脂异常密切相关。甲状腺激素作用于肝脏、脂肪等组织器官，通过多个通路参与胆固醇及三酰甘油的合成、分解和转运。因此，甲状腺功能异常常伴随脂代谢异常，其中尤以甲状腺功能减退对脂代谢产生的不良影响及由此造成的动脉粥样硬化性心血管疾病被关注。最近有研究表明，非酒精性脂肪肝的发病率在甲状腺功能减退患者中翻了一番，约 15% 的患者受到影响。此外，T_3 和 TH 类似物可以改善高脂肪饮食（HFD）的啮齿动物的非酒精性脂肪肝（NAFLD）。在基因组水平上，许多与 NAFLD 相关的基因受 TH 调控，进一步支持 TH 信号通路缺陷可能促进骨质疏松和肝损伤的观点。最近的两项研究也表明，在青年和老年 NAFLD 患者中，甲状腺功能减退发生的频率更高。T_3 通过增加肝脏脂肪酶 mRNA 表达和活性，刺激三酰甘油转化为游离脂肪酸，将其输送到线粒体，表明甲状腺激素可以通过自噬调节脂肪稳态。之前已经证明 T_3 通过噬脂刺激肝脏脂肪酸氧化，以及 T_3 和 TH 类似物可以减少细胞培养及啮齿动物模型中的骨质疏松。随着氧化磷酸化的增加，线粒体 ROS 的产生增加，可导致线粒体损伤和细胞死亡。

三、自噬与甲状腺肿瘤

甲状腺癌是最常见的内分泌恶性肿瘤，到 2018 年，新增甲状腺癌病例将超过 5 万例，病例数量呈明显增加趋势。绝大多数（＞95%）甲状腺癌来自滤泡上皮细胞，其余来自滤泡旁细胞。滤泡细胞型甲状腺癌主要分为三大类：分化良好的甲状腺癌（WDTC）、分化不良的甲状腺癌（PDTC）和未分化或间变性的甲状腺癌（ATC）。WDTC 包括甲状腺滤泡癌（FTC）和甲状腺乳头状癌（PTC）。在主要的甲状腺癌类型中，ATC 是最罕见和最具侵略性的。由于其高增殖指数和侵袭性行为，ATC 6 个月时的疾病特异性死亡率为 69.4%，12 个月时为 80.7%。研究表明，由于 PDTC 和 ATC 的肿瘤细胞缺乏钠碘协同转运体的明显表达，无法摄取碘。此外，ATC 细胞可能不会分泌甲状腺球蛋白，而且由于血浆细胞膜上的促甲状腺素受体缺乏，可能对甲状腺刺激激素（TSH）难以抵抗。这些特征的结合明显限制了 ATC 常规放射性碘治疗的疗效，可见 ATC 的不良预后部分是由于其固有的对放射性碘和常规化疗的耐药性。

然而，大部分甲状腺癌属于高度分化的组织学亚型，在总体上表现出手术和放射性碘消融后预后良好。PTC 大多数在手术及放疗后预后良好，5% 的患者表现为放疗及化疗抵抗。PI3K/Akt/mTOR 通路的激活已被证明与包括 ATC 在内的多种肿瘤类型患者的肿瘤进展和生存降低相关。因此，分子治疗中 mTOR 抑制是目前许多抗癌研究和临床试验的热点。mTOR 是一种高度保守的蛋白激酶，RAS/MAPK/ERK 和 PI3K/Akt/mTOR 信号通路都与之融合。它的激活已被发现可以促进细胞周期进程和抑制各种人类癌症的凋亡。mTOR 可以在两种结构和功能上截然不同的多蛋白复合体，即 mTOR 复合体 1（mTORC1）和 mTOR 复合体 2（mTORC2）中找到。雷帕霉素属于第一代 mTOR 抑制剂。它是一种变构抑制剂，阻止 mTOR 依赖性下游信号传导。mTORC1 对雷帕霉素敏感，而 mTORC2 对雷帕霉素相对不敏感。mTOR 激酶抑制剂 CZ415 抑制人乳头状甲状腺癌细胞生长，CZ415 对 mTORC1/2 的双重抑制作用更明显。

基于雷帕霉素的治疗在临床环境中的局限性导致了第二代 mTOR 抑制剂的开发，称为 ATP 竞争性 mTOR 激酶抑制剂。这些抑制剂作用于 mTOR 激酶域的 ATP 结合区，从而抑制其催化活性。这些药物的机制优势在于它们能够抑制 mTORC1 和 mTORC2 复合物的激酶活性，并阻断 PI3K/AKT 信号的反馈激活。这类抑制剂的代表之一是 AZD2014，目前正在对几种实体肿瘤进行临床试验。虽然我们最近发现 AZD2014 具有克服 ATC 化学耐药的潜力，但通过 mTOR 抑制 ATC 的研究仍处于初级阶段。

另外，自噬是维持细胞内环境稳定的重要机制，是细胞在营养缺乏时通过自我消化蛋白质和细胞器循环利用能量以维持稳态平衡的过程。自噬相关基因功能缺失突变可导致自发性肿瘤，因此自噬失调被认为是癌症发展的重要机制之一。

（一）自噬在甲状腺癌进程中的作用

自噬可以在营养剥夺期间及暴露于炎症或促凋亡刺激下促进细胞存活。

当机体处在病理条件下，如钙超载、缺血、缺氧等，细胞可启动自噬以清除受损的线粒体，保证正常细胞的存活，并分解细胞器获得补充能量。然而，大量自噬仍可导致过多的细胞自我消化，造成不可逆的细胞损害与细胞死亡。之前有报道连接甲状腺癌与自噬调节的主要信号转导通路是 RAS/RAF/ERK 和 PI3K/Akt/mTOR 通路。所以，抑制 RAS/MAPK/ERK 或 PI3K/Akt/mTOR 通路成分可能是 ATC 有价值的治疗方法。RAS/RAF/ERK 通路是通过感知氨基酸缺失控制 mTOR 依赖的通路。通过 RAS/RAF/MEK/

ERK 级联的异常信号被认为参与甲状腺癌的发生和发展。例如，RET/PTC 重排，激活了 Ras-Raf-MAPK 级联（图 31-1）。然而，在甲状腺癌这一信号通路中最常见的现象是甲状腺癌与癌基因 *BRAF* 的激活相关，*BRAF V600E* 突变，导致 BRAF 激酶活化。研究也发现 *BRAF V600E* 突变的肿瘤细胞中 NIS、TPO、TSHR 基因表达降低。另外，PTC 经常存在 *BRAF* 突变（30%～69%）和 RET 癌基因重排（40%～70%），在 ATC 和 PDTC 中也可见。*Ras* 突变的激活与甲状腺癌的侵袭及预后差相关，而 PTC 很少发生 *RAS* 基因突变（10%～20%）。而 FTC 经常存在 *RAS* 突变（18%～52%）和（或）PPARγ/PAX8 重组（25%～56%）。*RAS* 突变可构成激活 MAPK 和 PI3K/Akt 信号通路。PTEN 的突变也可能存在于 FTC 中，而 PTC 和 ATC 中发现的 PTEN 沉默可能是由于 PI3K-Akt 抗凋亡通路的本构化激活。另外，在 ATC 中可能存在 PI3K/Akt 信号通路的基因改变。同时，可能与甲状腺癌自噬有关的抑癌基因 *p53* 也会发生突变。同样，经常在 FTC 与 ATC 中可发现 *NRAS* 和 *HRAS* 基因的突变，激活 ERK1/2-MEK1/2 和 PI3K-Akt 通路，通过上调自噬的基线水平影响癌细胞代谢。此外，TGF-β1/Smad 信号已被证实在甲状腺癌中具有重要意义，尤其是在 ATC 中，TGF 与 Smad、Akt 等的相互作用也较常见。

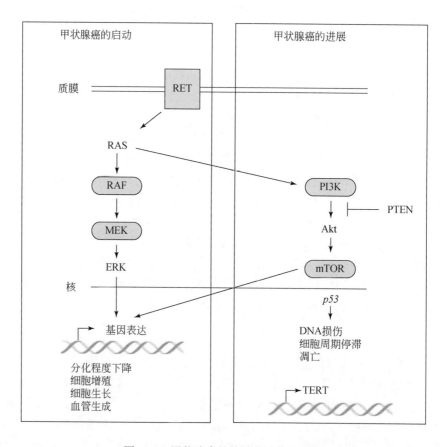

图 31-1　甲状腺癌的关键分子信号通路

　　图 31-1 左边的方框显示的是丝裂原激活蛋白激酶通路，它由大多数甲状腺癌的基因突变激活。这些事件被认为是甲状腺癌的启动发展并导致基因表达改变，促进细胞增殖、细胞生长、血管生成和分化的损失。图 31-1 右边的方框显示的是晚期甲状腺癌中通路的改变，这种改变会促进肿瘤的进展。这包括 PI3K mTOR 通路、p53 肿瘤抑制因子及 TERT 启动子的改变。

　　此外，最近在 PTC 中发现的一种肿瘤抑制基因 *GAS8-AS1* 可以通过调控 ATG5 的表达影响 PTC 的肿瘤细胞增殖。虽其功能机制尚未完全阐明，但研究表明 GAS8-AS1 可能作为 PTC 治疗的潜在治疗靶点。还有表观遗传中的 DNA 甲基化的作用、组蛋白去乙酰及 miRNA 也参与了甲状腺癌的自噬过程。例如，miR221/222 和 miR21 作用于 PTEN 并维持 Akt 过度活化，间接负调控 mTOR 依赖的自噬。miR21 在 PTC 和 ATCS 中上调，miR221/222 在 PTC 中上调及 MiR-144 可通过下调 TGF-α 抑制 ATC 细胞自噬，增强 ATC 细胞对顺铂的敏感性。

（二）自噬在治疗甲状腺癌中的潜在应用价值

　　自噬靶向治疗目前被认为是一个针对放化疗耐药肿瘤的有价值的重要策略。大量实验数据表明，这种疗法的疗效严格依赖于肿瘤细胞中自噬的实际水平，这除受肿瘤微环境的动态影响外还取决于基因突变和表观遗传现象。关于甲状腺癌的治疗，除了放疗，新的分子治疗出现，如蛋白酶抑制剂、小分子酪氨酸激酶抑制剂、血管生成抑制剂和血管化阻断剂及其他调节因子，这些药物也已被证实影响自噬的过程。

　　例如，阿帕替尼（apatinib）是一种血管内皮生长因子受体 -2 的抑制剂，已被证明能够促进针对胃癌、肺癌和乳腺癌等多种恶性肿瘤的抗癌作用。前期的研究表明，阿帕替尼增加了间变性甲状腺癌（ATC）的凋亡，同时证实阿帕替尼通过 Akt/mTOR 通路下调 p-Akt 和 p-mTOR 信号，诱导人 ATC 细胞自噬和凋亡。此外，通过阿帕替尼和自噬抑制剂氯喹在体内与体外的结合，可以显著抑制肿瘤的生长。这些结果表明，自噬和 Akt/mTOR 信号均参与阿帕替尼引起的 ATC 细胞死亡。ATC 患者可能会受益于新的抗癌药物，而分子靶向治疗结合自噬抑制剂显示出改善治疗的希望。

　　自噬被广泛认为在癌细胞的增殖和死亡中起调节作用。在癌症发生和进展中自噬的双重作用在治疗上具有重要的临床意义。另外，自噬是一种促进免疫调节的细胞通路，涉及病原体的控制和自身免疫。其调控是多因素的，包括许多表观遗传途径，这些途径包括修饰 DNA 结合组蛋白以诱导自噬相关 miRNA 合成或 miRNA 和去剪接相关 miRNA 降解，从而导致自噬抑制。对参与自噬和自身免疫的表观遗传途径的认识，可能会促进一组新兴的表观遗传药物在这些重要疾病上的应用。事实上，促进自噬及抑制自噬的治疗药物已经在体外和体内肿瘤模型及临床试验中显示出疗效。这些矛盾的结果可以通过自噬在肿瘤细胞中不同的实际水平来解释，这可能因为实验模型、遗传和表观遗传背景不同，也可能受基质因素包括血管生成，细胞因子的存在与否，成纤维细胞与巨噬细胞的相互作用等影响。

　　总而言之，自噬与甲状腺癌关系的机制需要更深入的研究，以阐明自噬相关蛋白在诊断及治疗中的作用，从而寻找更佳的治疗手段。

四、小　结

　　自噬是广泛存在于真核细胞中的生命现象，生命体借此维持蛋白代谢平衡及细胞环境稳定。自噬是一个动态进程，受多种因素调控，自噬在不同的甲状腺疾病或相同甲状腺疾病的不同阶段可能发挥不同作用。因此，尚需深入研究自噬在 AITD 中的活性，阐述自噬与甲状腺自身免疫性疾病之间的关系。甲状腺癌进程中的自噬通路受癌基因及抑癌基因调节，所以影响自噬途径的药物极有可能成为治疗甲状腺癌的靶向药物。此外，表观遗传及 miRNA 也参与了甲状腺癌的自噬过程。随着自噬与甲状腺癌关系的研究越来越多，自噬与甲状腺癌之间的关系呈现出复杂化的趋势。从目前的研究来看，抑制或激活自噬是否可以成为有价值的甲状腺癌靶向治疗依然值得深思，仍然需要进一步的研究和努力。

上海交通大学附属第一人民医院　徐浣白

上海交通大学医学院附属仁济医院　陶　弢

参 考 文 献

Cabanillas M E，Mcfadden D G，Durante C，2016. Thyroid cancer. Lancet，388（10061）：2783-2795.

Feng H，Cheng X，Kuang J，et al.，2018. Apatinib-induced protective autophagy and apoptosis through the AKT-mTOR pathway in anaplastic thyroid cancer. Cell Death Dis，9（10）：1030.

Knauf J A，Kuroda H，Basu S，et al.，2003. RET/PTC-induced dedifferentiation of thyroid cells is mediated through Y1062 signaling through SHC-RAS-MAP kinase. Oncogene，22（28）：4406-4412.

Lesmana R，Sinha R A，Singh B K，et al.，2016. Thyroid hormone stimulation of autophagy is essential for mitochondrial biogenesis and activity in skeletal muscle. Endocrinology，157（1）：23-38.

Li X，Li Z，Song Y，et al.，2018. The mTOR kinase inhibitor CZ415 inhibits human papillary thyroid carcinoma cell growth. Cell Physiol Biochem，46（2）：579-590.

Lin C I，Whang E E，Abramson M A，et al.，2009. Autophagy：a new target for advanced papillary thyroid cancer therapy. Surgery，146（6）：1208-1214.

Liu J，Feng L，Zhang H，et al.，2018. Effects of miR-144 on the sensitivity of human anaplastic thyroid carcinoma cells to cisplatin by autophagy regulation. Cancer Biol Ther.，19（6）：484-496.

Lu Q，Luo X，Mao C，et al.，2018. Caveolin-1 regulates autophagy activity in thyroid follicular cells and is involved in Hashimoto's thyroiditis disease. Endocr J，65（9）：893-901.

Milosevic Z，Bankovic J，Dinic J，et al.，2018. Potential of the dual mTOR kinase inhibitor AZD2014 to overcome paclitaxel resistance in anaplastic thyroid carcinoma. Cell Oncol（Dordr），41（4）：409-426.

Qin Y，Sun W，Zhang H，et al.，2018. LncRNA GAS8-AS1 inhibits cell proliferation through ATG5-mediated autophagy in papillary thyroid cancer. Endocrine，59（3）：555-564.

Sinha R A，Singh B K，Yen P M，2018. Direct effects of thyroid hormones on hepatic lipid metabolism. Nat Rev Endocrinol，14（5）：259-269.

Sinha R A，You S H，Zhou J，et al.，2012. Thyroid hormone stimulates hepatic lipid catabolism via activation of autophagy. J Clin Invest，122（7）：2428-2438.

Wei J, Long L, Yang K, et al., 2016. Autophagy enforces functional integrity of regulatory T cells by coupling environmental cues and metabolic homeostasis. Nat Immunol, 17（3）: 277-285.

Yao Q M, Zhu Y F, Wang W, et al., 2018. Polymorphisms in autophagy-related gene IRGM are associated with susceptibility to autoimmune thyroid diseases. Biomed Res Int, 2018: 7959707.

Zheng T, Xu C, Mao C, et al., 2018. Increased interleukin-23 in Hashimoto's thyroiditis disease induces autophagy suppression and reactive oxygen species accumulation. Front Immunol, 9: 96.

第三十二章　自噬与肥胖症和糖尿病

第一节　自噬与肥胖症

一、肥胖症的病因和流行病学

随着全世界范围内饮食结构改变、交通方式变化和久坐的工作形式越来越普遍导致体力活动减少，最终导致能量失衡。当摄入的能量超过身体内的消耗时就会发生肥胖。肥胖与许多健康问题的发生关系密切，包括高血压、2 型糖尿病、脂肪肝、动脉粥样硬化及退行性疾病（如痴呆）、呼吸道疾病、多种癌症等。根据 WHO 的最近统计数据，全球肥胖患病率从 1975 年至今增长近 3 倍，逾 19 亿成人超重，其中超过 6.5 亿人肥胖。据估计有 4100 万 5 岁以下儿童超重或肥胖，超过 3.4 亿 5 ～ 19 岁儿童和青少年超重或肥胖（Gonzalez-Muniesa et al.，2017）。在中国已经有 4600 万成人肥胖，而且肥胖日趋低龄化，青少年肥胖率持续增长，所以在我国亟须对肥胖病情加以控制。目前 WHO 已经将肥胖定性为全球最大的慢性疾病，成为 21 世纪头号医学问题之一。因此，预防和治疗肥胖症必将对中国甚至全人类健康的改善和经济发展产生巨大影响，更好地理解肥胖必将有助于解决这个问题。

二、肥胖与自噬水平的关系

肥胖是遗传和环境因素在内的多种因素相互作用导致的慢性疾病，影响多器官的代谢和生理。自噬是一个重要的生理过程，在营养缺乏的状态下提供营养物质以维持重要的细胞功能，同时在营养过剩的状态下清除多余的或损坏的细胞器和异常折叠的蛋白质与脂质。肥胖与营养过剩有关，肥胖者体内的自噬水平很可能受到抑制，这将导致细胞内有害物质的堆积，引起线粒体源性氧化应激和内质网应激，产生胰岛素抵抗（Ost et al.，2010）。然而肥胖的整个发展过程中自噬水平的改变是否是一个动态过程尚没有得到确切的证实。但可以肯定的是限制能量摄入，肥胖者自噬活性增加，自噬水平的增高与胰岛素敏感性和存活力相关。令人感兴趣的是，也有研究表明，肥胖患者脂肪组织，特别是大网膜脂肪组织的自噬水平上调时，肥胖患者脂肪细胞 LC3 水平升高，电镜显示自噬体数量增加，线粒体含量和脂褐素颗粒数目减少。而且肥胖者大网膜脂肪细胞自噬激活的程度与肥胖程度、内脏脂肪分布情况、脂肪细胞肥大程度有关。个体的体重指数越高、大网膜内脏脂肪分布越多、脂肪细胞直径越大，则自噬基因 ATG5 mRNA 的表达水平越高（Kovsan et al.，2011）。所以，未来亟须对肥胖发展过程中自噬水平动态变化加以研究，以获取和确定在肥胖发展过程中真实的自噬变化情况。

三、自噬对脂肪组织产生的作用与肥胖的关系

脂肪组织是肥胖症和代谢性疾病的核心，三酰甘油主要在脂肪组织中储存并在肝脏中进行代谢，脂质代谢的异常在肥胖发生中起至关重要的作用。自噬参与脂质代谢的调节，研究表明，胰岛素信号转导和细胞自噬活性之间似乎存在相互调节机制，提示细胞自噬在胰岛素抵抗中发挥了作用；上调自噬可能促使白色脂肪向棕色脂肪的转换，从而调节能量消耗与肥胖；上调肝细胞自噬可能增加脂质存储影响三酰甘油分解平衡和脂肪肝发病。目前的证据表明，自噬通过调节脂质在脂肪和肝脏组织内的脂质贮积来维持脂质代谢平衡（图 32-1）。

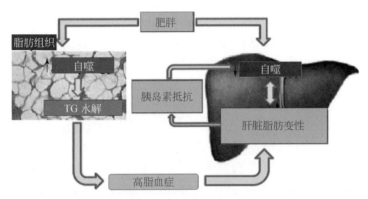

图 32-1　自噬在肝脏和脂肪组织中的作用模式图

肥胖患者体内自噬水平的改变通过脂肪组织和肝脏两大储脂器官的作用来调控肥胖者的脂质平衡，这不仅影响三酰甘油的存储和代谢，还与肝脏脂肪变性及胰岛素抵抗的发展有关

自噬对脂肪组织的作用主要包括两个方面：第一，自噬是脂肪形成过程中细胞质重组和线粒体清除所必需的；第二，自噬可能参与成熟脂肪细胞的线粒体代谢调控。因此，自噬是脂肪细胞分化同时脂滴的积累所必需的。在营养状态改变时，自噬能够根据机体需要增加或减少对脂滴的降解，从而起到调节脂肪细胞内脂代谢及维持脂肪细胞功能的重要作用。研究表明，敲除 *Atg7* 基因抑制脂肪特异性自噬，脂肪组织中总的脂肪堆积量减少（Frudd et al., 2018）。由此推测，脂肪组织中自噬的缺乏会抑制脂滴的形成，从而抑制脂肪堆积。但是，三酰甘油在脂肪组织中的积累一般又发生在营养供应充足的情况下，此时自噬却正好处于较低的基础水平，即低基础水平的自噬可能是脂肪组织中脂肪的积累所必需的。肥胖的产生与白色脂肪组织中过度的脂质累积有关，棕色脂肪组织内的脂类氧化分解产生散发的大量热能。过去认为棕色脂肪在成人体内极少，最近发现成年人体内也存在相当数量的棕色脂肪组织。调控脂肪分化来促进棕色脂肪产生是肥胖治疗的新思路。如果白色脂肪组织中的自噬被抑制，其正常分化会被阻碍，这导致白色脂肪发生棕色脂肪样的变化，也被称为米色脂肪组织。在动物实验中，白色脂肪棕色化可以使小鼠在减轻体重的同时提高胰岛素敏感性。自噬如何调节脂肪分化是问题的关键，有不同的体内和体外研究证明了自噬有利于白色脂肪的分化，自噬促进大量包括线粒体在内的细胞质降解或许是这一过程中的关键。对分化的前脂肪细胞进行电镜分析，表明包括线粒体在内的细胞质组分被固定在自噬体内（Sarparanta et al., 2017），意味着自噬参与

脂肪形成过程中观察到的细胞质重组，缺乏自噬功能的小鼠的脂肪生成明显减少。

　　研究表明，敲除某些重要的自噬相关基因（*ATG13*、*ULK2*、*RB1CC1*、*ATG5*、*ATG7*、*BECN1*）会抑制脂肪细胞分化（Frudd et al.，2018）。其中，ULK1-ATG13-FIP200 复合物介导的 mTOR 信号通路诱导自噬启动；*BECN1* 在自噬影响 3T3-L1 脂肪细胞分化的过程中是必需的（Deng et al.，2014）。*ATG7* 基因敲除抑制 3T3-L1 前脂肪细胞的自噬，导致脂肪合成过程发生阻滞，脂肪细胞分化标志表达减少，脂质储存减弱；利用白色脂肪组织特异性 *ATG7* 基因敲除小鼠也得到了与细胞实验相似的结果（Zou et al.，2017）。与野生型小鼠脂肪细胞相比，白色脂肪组织中特异性 *ATG7* 基因敲除小鼠的脂肪细胞含有较小的多室脂滴，胞质体积增加，线粒体数目增加，游离脂肪酸的 β 氧化速率和解偶联蛋白 1（UCP1）的表达也增加，表明 *ATG7* 的敲除增加了白色脂肪细胞线粒体的数量和功能（Xu et al.，2018）。即 *ATG7* 的敲除使白色脂肪组织具备了类似棕色脂肪组织的特征，即细胞体积较小，多房，包含较多的线粒体等。这些动物实验的结果表明，自噬在脂肪发生过程中对细胞质重组和线粒体转换起重要作用。然而，在 PGC1α（一种促进线粒体生物合成的转录共激活因子）水平升高的情况下，ATG7 KO 小鼠线粒体含量的增加也可能由线粒体生物合成的增加所致（Handschin et al.，2008）。ULK1 与 mTORC1、ATG13 等一起组成复合物诱发自噬起始，但 ULK1 在脂肪细胞分化中的具体作用尚不明确（Papinski et al.，2016），已发现 ULK1 对脂肪酸的氧化有积极作用，并对脂肪酸的摄取有负向调节作用，但 ULK1 本身对于 3T3-L1 细胞的脂肪形成不是不可缺少的，3T3-L1 细胞在 ULK1 缺乏的情况下也仍能够分化为脂肪细胞（Sarparanta et al.，2017）。另一个决定三酰甘油积累的因素是脂滴通过脂解作用的降解过程。40 多年，脂肪水解酶一直被认为是脂肪分解所需唯一的酶。然而最近发现，其他蛋白如 MGL、ATGL、perilipin 和 CGI-58（ABHD5）等也参与脂肪分解。perilipin 磷酸化促进 HSL 的作用和脂解的发生，胰岛素通过刺激脂肪细胞胰岛素受体和磷酸二酯酶 -3B 来促进 cAMP 降解和抗脂解作用。脂肪分解的过程比我们原先认为的更加复杂。Singh 等报道自噬是脂肪分解进程所必需的，自噬选择性参与脂滴转移到溶酶体并降解的过程。他们发现，空腹时自噬标志蛋白包括 LC3 及其他一些蛋白等进入脂滴形成双膜小泡或所谓的自噬体，然后含有脂质的自噬体与溶酶体融合形成自噬溶酶体，所含脂肪随即被降解（Cuervo et al.，2009）。既然脂肪组织在整个身体的能量平衡控制中起核心作用，而脂肪细胞线粒体功能在脂质存储和激素的分泌中也必不可少，那么调控脂肪组织的自噬必定会对机体的代谢产生有益的效果。

四、自噬在肝脏中的作用

　　一般情况下自噬是非选择性的，但近期研究发现自噬也可以专一地选择降解特定的大分子或细胞器，并根据自噬底物的不同分为噬脂、线粒体自噬和过氧化物酶体自噬，即选择性自噬（Arakawa et al.，2017）。自噬在肝细胞中的关键作用即为噬脂，它是通过自噬体形成，将一部分脂滴降解掉，然后与溶酶体融合，从而选择性降解细胞质脂滴的过程。噬脂在肝细胞中的生理作用是提供游离脂肪酸，这些脂肪酸随后通过 β 氧化分解产生能量和酮体（Ward et al.，2016）。过去几年进行的研究表明，噬脂发生于不同类型的细胞，包括神经元、胶质细胞、淋巴细胞和巨噬细胞。噬脂的作用似乎并不局限于能量产生，如禁食可以促使在下丘脑发生噬脂，增加细胞内游离脂肪酸的水平，这些增加的游离脂肪酸被用来产生 Agouti 相关蛋白（AgRP），这种蛋白可增强食欲，但减少代谢和能量消耗（Schulze et al.，2017）。脂滴选择性自噬的分子机制仍有待阐明。Shibata 等发现，饥饿时肝细胞中脂滴的形成增加，敲除肝细胞 *Atg7* 基因抑制自噬水平，脂滴的形成也减少。同时，自噬标志物 LC3-Ⅱ能够定位在自噬体的隔离膜和脂滴的表面。这项研究表明，自噬在脂滴的形成中可能发挥重要作用。不过，这项研究只是关于在饥饿状态时的脂滴形成，提示脂滴的形成对于脂质的降解可能是必要的，至少在肝细胞中是必要的。通过胰岛素和氨基酸 -mTOR 信号途径抑制自噬，可进行短期和长期脂质代谢调控（Angelini et al.，2016）。短期的抑制作用主要通过 mTOR 复合体产生，而长期的调节作用主要通过胰岛素诱导的 Akt/PKB 和 mTOR 抑制转录因子 FOXO 与 TFEB 调控自噬基因的转录。当小鼠高脂饮食喂养后，其肝脏中这种由自噬介导的脂肪分解受到损伤，并造成恶性循环。脂肪堆积越多，通过自噬介导的脂肪分解而移除的脂肪越少。他们还发现，随着年龄的增长，自噬作用减弱，这也可以解释为什么脂肪堆积随着年龄的增长而变得更加容易。更重要的是，他们发现，在培养的肝细胞或小鼠肝脏敲除 *Atg7* 抑制自噬，会导致肝细胞和肝脏脂肪堆积的增加。因此，自噬对于储存的脂肪分解或肝细胞的脂解作用是一个必要过程。在肥胖状态下，肝细胞的自噬水平明显降低，可能与以下原因有关。

1. 肥胖诱导的钙依赖性蛋白酶钙蛋白酶Ⅱ增加能降解 ATG7 导致自噬缺陷，快速抑制钙蛋白酶Ⅱ能恢复 ATG7 的表达。

2. 在肝脂肪变性的肥胖小鼠中检测到，自噬抑制剂 mTOR 在肝脏中呈过度激活的状态可能与营养过剩导致的氨基酸浓度增加有关。既往的研究提示输注混合性氨基酸可以过度激活 mTOR 下游的 S6 激酶，抑制 IRS-1 的磷酸化，最终导致肝脏和骨骼肌的胰岛素抵抗的发生。

3. 胰岛素信号通路的关键分子 Akt/PKB 降低肥胖小鼠肝脏的自噬水平，但在用链脲佐菌素破坏 B 细胞分泌胰岛素的肥胖小鼠中并未发现上调肝细胞自噬，而在非肥胖小鼠中却正好相反。导致这些差异的原因目前虽然还不清楚，但表明了高胰岛素血症可能有助于肥胖小鼠自噬下调。

4. 有报道称肥胖 ob/ob 小鼠中出现溶酶体酸化的缺陷和组织蛋白酶 L 减少导致自噬体底物降解受损，伴随着自噬体数目的增加及自噬体与溶酶体的正常融合的增加。临床研究发现，NAFLD 患者肝脏组织蛋白酶 B、D 和 L 的表达是明显降低的。

5. 在高脂喂养诱导肥胖小鼠的肝脏中自噬体 – 溶酶体的融合存在缺陷，这种缺陷是由高脂喂养引起的细胞膜脂结构发生改变导致的。

肝细胞自噬缺陷与溶酶体降解率的下降相关，导致内质网应激的进一步加重。在炎症环境下营养过剩也能诱导内质网应激的增加。肝细胞自噬的下降和内质网应激的增加进一步加重胰岛素抵抗。但在疾病过程中，自噬的降解是一个动态过程，自噬通量改变的研究仍是该领域一个极大的挑战。由于噬脂参与了细胞质脂滴的选择性降解，可以推测肝细胞内的自噬是防止 NAFLD 的一种防御机制。另外，有研究认为 NAFLD 中过多的三酰甘油和游离脂肪酸所引起的脂质毒性效应如胰岛素抵抗和氧化应激，可抑制自噬活动（Zhang et al.，2018）。雷帕霉素、卡马西平和其他药物增强自噬作用可减轻肝脏脂肪沉积，并促进 Mallory-Denk 小体的降解。在 NAFLD 发病过程中，原本静止的星状细胞被激活，转化为肌成纤维细胞，大量产生炎性细胞因子和胶原，促进肝脏纤维化进程。在具有自噬缺陷星状细胞的小鼠肝脏中，CCl 4 诱导的纤维化受到明显抑制（Schulze et al.，2017）。因此，与肝细胞自噬相比，星状细胞自噬缺陷可以阻断 NAFLD 的进展。总之，在 NAFLD 中由于抑制了肝细胞自噬，肝细胞细胞质的更新过程受到严重损害，导致不活跃线粒体的积累，增加氧化应激，进而引起 SQSTM1-Keap1-NRF 2 通路的过度激活。NRF2 靶蛋白包括 NAD（P）H 脱氢酶醌 1（NQO1）和谷胱甘肽 S- 转移酶（GST），抵消了线粒体损伤产生的 ROS，保护肝细胞免受氧化应激。但是，如果 ROS 的含量超过 NRF2 靶蛋白的抗氧化能力，则会导致 DNA 损伤、脂质过氧化和蛋白质氧化等多种有害效应，导致肝脏损伤（Ueno et al.，2017）。

总之，自噬在肥胖患者中的确以某种方式发生改变，这种改变很有可能在肥胖发展中发挥重要作用。在肥胖相关性代谢疾病发生之前，自噬的激活可能已经参与了胰岛素抵抗的发展。自噬通过脂肪组织和肝脏两大储脂器官的作用来调控肥胖者的脂质平衡，不仅通过影响三酰甘油的存储和代谢，自噬也通过对脂蛋白组装影响脂质代谢。较多的证据提示，自噬在降解载脂蛋白 B（极低密度脂蛋白的主要结构蛋白）中发挥重要的作用。因此，自噬在脂质平衡中扮演一个非常复杂的角色，影响不同的组织脂质存储及促进脂蛋白代谢通路，还需要深入研究。另外，关于下调自噬改变脂肪组织分化正常进程的更深层次的机制及是否会对机体产生不良作用，仍需进一步探究。

第二节　自噬与糖尿病

糖尿病是以慢性高血糖和（或）胰岛素相对不足为特点的内分泌代谢性疾病，是最常见的慢性病之一。临床上主要有胰岛素依赖型（IDDM，1 型糖尿病，T1D）和非胰岛素依赖型（NIDDM，2 型糖尿病，T2D）两种类型。糖尿病可能还体现在妊娠期间和在其他情况下包括药物或化学毒性、遗传疾病、内分泌失调、胰岛素受体紊乱和胰腺外分泌疾病。此外，T1D 的发病率在西方国家逐年升高。T2D 发病率的增加，特别是在发展中国家，随着城市化和生活方式的改变，环境因素成为糖尿病的重要诱因。

国际糖尿病联盟（IDF）公布的全球最新糖尿病流行情况表明，2011 年全球糖尿病患者人数已达 3.7 亿，其中 80% 的在发展中国家，估计到 2030 年全球将有近 5.5 亿糖尿病患者，而中国糖尿病患患者数已跃居世界第一，根据最新的流行病学调查，我国糖尿病发病率为 11.6%，糖尿病作为一种慢性多发疾病逐渐成为全球关注的重点公共卫生问题，T2D 占 90% 左右。

T2D 的潜伏期一般会持续 10 ～ 15 年。在此期间，由于暴饮暴食和（或）缺乏运动，大多数人的脂肪组织中脂肪堆积和体重已经逐渐增加。当脂肪组织中脂肪的积累达到一定水平时，脂肪便会堆积到肝脏和骨骼肌等非脂肪组织上，为异位脂肪堆积。当发生异位脂肪堆积时，胰岛素敏感性可能会降低。换句话说，异位脂肪的积累会导致胰岛素抵抗的最终形成。胰岛素抵抗是正常剂量的胰岛素产生低于正常生物学效应的一种状态，即组织对胰岛素的敏感性下降，代偿性引起胰岛 B 细胞分泌胰岛素增加，从而产生高胰岛素血症。其实质为胰岛素介导的细胞糖代谢能力减低。在胰岛素抵抗初期，机体可以通过代偿性胰岛素分泌增多以维持血糖在正常水平，但是随着胰岛 B 细胞功能减退，当不能再产生足够的胰岛素时，葡萄糖稳态遭到破坏，就会出现葡萄糖耐量减低，以致 T2D 的发生。胰岛素抵抗是 T2D 的标志之一，与低度全身炎症有关，其特征是细胞因子产生上调和炎症信号通路激活。涉及 T1D 和 T2D，IL-1β 是一个重要的炎性细胞因子。IL-1β 介导 B 细胞破坏导致 T1D。

一、1 型糖尿病与自噬

T1D 是一种代谢性疾病，源于自身免疫性破坏 B 细胞，表现为胰岛细胞的淋巴细胞浸润。近年来，研究表明认知缺陷，如学习、记忆、解决问题和思维灵活性受损，在 T1D 受试者中比在一般人群中更为常见。此外，研究表明 T1D 通过增加 DRP1 磷酸化增加线粒体碎片。T1D 增加线粒体生物生成。T1D 增加 tau 蛋白磷酸化。INS 和胰岛素样生长因子 IGF 已被证明保护神经元免受细胞毒性。胰岛素可通过抑制糖原合酶介导激酶 -3β（GSK-3β）和磷酸肌醇 3 激酶（PI3K）/Akt 信号通路降低自噬和 tau 蛋白磷酸化（Hakonarson et al.，2007；Santos et al.，2014）。

二、2 型糖尿病的自噬

众所周知，B 细胞功能减退和胰岛素抵抗共同决定 T2D 的进展。胰岛素能抑制自噬。最近发现，高脂饮食诱导的胰岛素抵抗 / 高胰岛素血症的小鼠肝脏中自噬是受到抑制的，其体内基础的 Akt 依赖的胰岛素信号通路激活伴随着肝脏的自噬水平降低。胰岛素抵抗 / 高胰岛素血症的小鼠肝脏内的 LC3-Ⅱ /LC3-Ⅰ 的比率下降，但是一些长寿命大分子如 P62 和泛素样蛋白等是增加的。这些小鼠肝脏的几种自噬基因如 ULK2、Vsp34、Agt12 和 gabarapl1 的转录水平同样也是降低的。与此相反，胰岛素分泌缺失的小鼠可以提高肝脏的自噬水平。在体外培养的具有胰岛素抵抗的肝细胞中，自噬也被胰岛素和 Akt 依赖的方式抑制。此外，研究人员还发现，肝细胞中胰岛素抑制自噬是依赖 FOXO1 的。值得注意的是，这个阶段包含两个亚阶段：血糖水平正常阶段［空腹血糖 3.9 ～ 6.1mmol/L（70 ～ 110mg/dl）和糖尿病前期阶段（空腹血糖 6.1 ～ 6.9mmol/L（110 ～ 125mg/dl）］。前期糖尿病患者的空腹血糖水平已经超过正常范围，但还没有高到可确诊糖尿病的诊断标准。血糖水平的增加本身说明在糖尿病前期胰岛素分泌量已经开始相对不足，这意味着糖尿病前期患者胰岛素介导的自噬抑制可能已经开始。

另外，在特定的条件下氧化应激可以激活自噬，而氧化应激在异位脂肪堆积介导胰岛素抵抗中扮演了必要的角色。因此，理论上讲在胰岛素抵抗的患者中导致胰岛素抵抗的氧化应激可以激活自噬。两种相对的力量可能共存，轮流调节自噬：在营养物质和胰岛素过剩的情况下会抑制自噬，在氧化应激的存在下会激活自噬。自噬活性的最终水平取决于这两种力量的平衡，并在不同的时间点或阶段随着这两种力量的波动而发生变化。此外，改变的自噬活性对胰岛素抵抗发展的作用还需要深入研究，这是 T2D 和许多代谢疾病的重要研究内容。

T2D 自噬方面的研究处于一个非常初步的阶段，鲜有这方面的报道，其作用亦未有定论。从理论上说，与糖尿病早期相比，由于胰岛素缺乏，T2D 中自噬活动应该逐渐增加，而且糖尿病中的自噬活性增加确已被一些研究所证实。但是因为 T2D 患者，特别是在 T2D 早期阶段还伴有高胰岛素血症，即使胰岛素水平不足以克服胰岛素抵抗去控制血糖水平，此时自噬活性降低也是可能的。一些报道也支持这种可能性。

高血糖症、胰岛素抵抗和胰岛素相对缺乏则是糖尿病的特征。诱导胰腺 B 细胞分泌胰岛素的主要物质是葡萄糖。在摄入过量营养的情况下，为保持血糖水平在正常范围内，体内的胰岛素分泌会增加。在此过程中，胰岛素抵抗会逐渐出现。当胰岛素分泌变得不足以克服胰岛素抵抗时，血糖水平就会高于正常水平。换句话说，胰岛素信号的功能阈值很高，无论胰岛素抵抗多么严重，只要有足够的胰岛素分泌就可保持血糖在正常水平。现已明确，Akt 依赖的经典胰岛素信号通路与维持正常的血糖水平有关。mTORC1 还通过促进葡萄糖代谢从氧化磷酸化向糖酵解的转变以促进生长，mTORC1 增加了翻译的转录因子 HIF-1α，驱动 PFK（磷酸果糖激酶）等糖酵解酶的表达。此外，SREBP 的 mTORC1 依赖性激活导致氧化戊糖磷酸途径（PPP）通量增加，该途径利用葡萄糖中的碳生成 NADPH 和其他增殖与生长所需的中间代谢物。自噬的一个重要早期步骤是激活 unc-51 样激酶 1（ULK1），这是一种由 ATG13、FIP200 和 ATG101 形成的复合物，是驱动自噬体形成的激酶。在营养充足的条件下，mTORC1 磷酸化 ULK1，从而阻止其被关键激活因子 AMPK 激活，即自噬抑制。在饥饿情况下 mTORC1 与 ULK1 解离，AMPK 与 ULK1 结合并磷酸化 ULK1，从而激活自噬（Egan et al., 2011）。因此，mTORC1 和 AMPK 在不同细胞环境下的相对活性在很大程度上决定了自噬诱导的程度。mTORC1 还通过磷酸化和抑制转录因子 TFEB 的核易位部分调控自噬，TFEB 驱动溶酶体生物发生基因的表达和自噬机制。胰岛素通过激活 PI3K/Akt 通路，磷酸化 PRAS40，引起 mTORC1 活化，从而促进自噬抑制。AMPK 可以增加自噬相关因子 LC3 和 BNIP3 的基因表达。缺氧激活 REDD1 蛋白导致 mTORC1 失活并诱导自噬。缺氧也诱发自噬通过调节转录 NIX/BNIP3L 和 BNIP3 的低氧诱导因子 -1α（HIF-1α）或 FOXO3（Bellot et al., 2009）。线粒体活性氧和 AMP 活化的蛋白激酶与 ULK1 自噬信号级联。炎症小体在造血细胞中的激活会损害数个靶组织的胰岛素信号通路，从而降低糖耐量和胰岛素敏感性。

胰岛素促进了新陈代谢和细胞生长相关的很多活动。例如，胰岛素能刺激主要营养成分（糖原、蛋白质和三酰甘油）合成代谢。炎症能够增加胰岛素抵抗。参与炎症和胰岛素抵抗的主要细胞是脂肪细胞。胰岛素调节脂肪细胞对葡萄糖的摄取和三酰甘油的储存。不同的脂肪细胞因子，尤其是瘦素、脂联素和内脂素，都会导致胰腺细胞功能障碍。脂肪组织还分泌二肽基肽酶 -4（DDP-4），它能促进胰高血糖素样肽 -1（GLP-1）的降解，并对细胞（胰岛素分泌细胞）具有促胰岛素作用（Rohrborn et al., 2016）。细胞因子包括 TNF-α、IL-1β 和 IFN-γ 破坏 B 细胞的胞内钙调节，因此胰岛素释放。TNF-α 作用于 B 细胞导致它们加速死亡。

因为蓄积的脂肪直接与胰岛素抵抗进展有关，所以脂肪的合成过程特别值得关注。由高脂饮食引起的脂肪酸升高可以通过 AMPK-autophagy-ROS 信号通路激活巨噬细胞中的 NLRP3 炎性小体，释放的 IL-1β 引起脂肪酸在多个胰岛素靶组织中阻止正常胰岛素信号传导，最终导致胰岛素抵抗（Wen et al., 2011）。AMPK 通过抑制烟酰胺腺嘌呤二核苷酸磷酸（NADPH）氧化酶的表达和功能来抑制 ROS 的产生。此外，胰岛素是一种生长因子，主要通过 ERK1/2 MAKP 的活化发挥它的促生长功能。胰岛素除了有糖异生的抑制作用外，还抑制许多其他物质的分解，如脂解、氨基酸和脂肪的氧化。而且，众所周知胰岛素能减少胰岛素受体本身的水平。最近发现，胰岛素长时间作用能抑制线粒体产生。

P53 涉及糖酵解的多个步骤，包括葡萄糖转运入细胞内。例如，通过直接抑制葡萄糖转运基因 GLUT1 和 GLUT4 的转录，抑制葡萄糖的转运。或通过抑制 NF-κB 间接下调 GLUT3 的表达。通过直接诱导转录抑制 GLUT1 在质膜上易位的 RAS 相关糖酵解抑制剂和钙通道调节剂（RRAD），抑制葡萄糖的转运。RRAD 过表达抑制肌肉和脂肪细胞对葡萄糖的吸收。p53 还可以通过间接抑制 GLUT4 来抑制糖酵解。胰岛素诱导的胰岛素受体的激活触发 GLUT 从细胞内的囊泡到质膜的易位；反过来，也触发葡萄糖摄取的快速增加。p53 抑制胰岛素受体的启动子（INSR），从而通过下调胰岛素受体间接抑制葡萄糖的摄取（Itahana et al.，2018）。

据报道，p62 参与了自噬调节脑源性神经营养因子（BDNF）和肾表皮生长因子受体（EGFR），前者可引起糖尿病神经病变，后者已被证明可引起糖尿病肾病。

ROS 可通过抑制 mTOR、增加 Beclin1 表达、LC3-Ⅰ 向 LC3-Ⅱ 转化等途径诱导自噬。此外，ROS 可作为激活 JNK-1 的信号分子。ROS 的过量产生导致线粒体通透性转化孔的打开，线粒体膜电位随之破坏，导致 PINK1/parkin 介导的自噬。PINK1 是一种线粒体丝氨酸/苏氨酸蛋白激酶，在正常细胞的线粒体内膜中检测到非常低的水平。线粒体膜电位的丢失导致 PINK1 水平升高，并在线粒体外膜中稳定下来。这导致 parkin、PARK2 基因的产物参与蛋白的降解、线粒体膜的募集和有丝分裂的诱导。ROS 升高通过分别激活转录因子 HIF-1α、p53、FOXO3 和 Nrf2 促进转录 BNIP3 NIX、TIGAR、LC3 BNIP3 和 p62（Itahana et al.，2018）。HIF-1α 增加 BNIP3 的表达和 NIX/BNIP3L 导致离解 Beclin1/Bcl-2 复杂，从而引发自噬诱导。因此，HIF-1α 可以通过诱导减少 ROS 以消除受损的线粒体自噬（Bellot et al.，2009）。

PERK 通路通过 ATF4 诱导自噬，刺激 ATG5、ATG7、ATG10 的转录。PERK 通路也可能在 LC3-Ⅰ 向 LC3-Ⅱ 的转化中发挥作用。IRE1α 参与激活自噬的诱导物 Beclin1 转录的激活和增强 XBP-1，即 IRE1α 途径的另一个参与者。ATF6 通过诱导 XBP-1 转录间接参与自噬。Ca^{2+} 过度泄漏到细胞质中通过三种不同的机制导致自噬诱导：① CamKK/AMPK 依赖性通路的刺激导致 mTOR 抑制；② DAPK 的激活导致 Bcl-2/Beclin1 通过参与 Beclin1 磷酸化而解离；③ PKC 通路的激活。氧化应激通过抑制 mTOR 诱导自噬，增加 Beclin1 表达，LC3-Ⅰ 向 LC3-Ⅱ 转化，激活 JNK（He et al.，2012）（图 32-2）。

三、自噬与糖尿病并发症

糖尿病的并发症分为急性和慢性，此处详述慢性并发症。

（一）自噬与糖尿病心肌病

有研究报道在许多 1 型糖尿病小鼠心脏中观察到自噬水平下降。2 型糖尿病的心脏自噬已被报道减少、增加或不变。研究表明，心脏自噬在高脂肪饮食诱导的肥胖和代谢综合征中被抑制，但在果糖和脂肪饮食诱导的胰岛素抵抗与高血糖中被激活。这些不一致的结果表明，自噬调节在糖尿病心肌病进展中的复杂性。研究已证明心肌细胞在内的肌肉细胞的自噬是由 FOXO3 激活的，而胰岛素能抑制 FOXO3 介导的自噬。最近发现，在

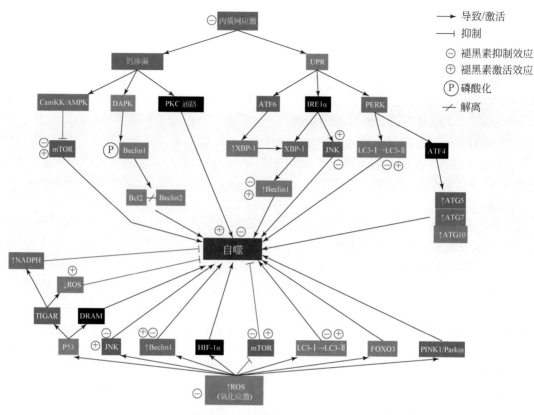

图 32-2　自噬诱导途径示意图

胰岛素抵抗 / 高胰岛素血症小鼠的骨骼肌中经典的 Akt 依赖的胰岛素信号通路的基础水平是增加的。因此，有胰岛素抵抗的人在高胰岛素血症的压力下，胰岛素能够抑制心肌细胞的自噬，与 Atg5 缺失引起的自噬抑制一样，导致心肌肥厚。这就可以解释为什么胰岛素抵抗 / 高胰岛素血症患者通常都有心肌肥厚。

　　Tax1 结合蛋白 1（TAX1BP1）对自噬影响提示其可能参与糖尿病心肌病的进展。TAX1BP1 在 stz 诱导的糖尿病小鼠心脏中的表达明显降低。TAX1BP1 在心脏过表达可减轻 stz 诱导的糖尿病小鼠心脏重构。TAX1BP1 增加自噬通过激活非典型的 NF-κB RelB 信号。此外，使用自噬抑制剂 3-MA 在体内消除了 TAX1BP1 的保护作用，在压力过载小鼠模型中自噬基因 Beclin1 为杂合子，能保护而不是损伤心脏收缩功能（Xiao et al., 2018）。另外，Beclin1 杂合子可以降低缺血 / 再灌注诱导的心肌梗死面积。有争议的是，其他研究表明，Beclin1 过表达可以减少细胞损伤，而在缺血 / 再灌注模型中过表达 Atg5 杂合子却会增加细胞死亡。重要的是，加重缺血或心力衰竭的干预措施（如 β- 肾上腺素受体激动剂）能抑制患者心脏中的自噬活性，而减轻的措施（如 β- 肾上腺素受体拮抗剂）则能增强自噬活性。另有研究发现减弱糖尿病鼠心脏的自噬活性伴随线粒体自噬活性的升高（Russo et al., 2012）。

　　（二）自噬与糖尿病肾病

　　糖尿病肾病（DN）是一种慢性炎症性疾病。巨噬细胞参与 DN 的炎症和纤维化，其主要表现为 M1 表型。M1/M2 巨噬细胞表型激活失衡是糖尿病肾病（DN）的关键（Zhao et al., 2017）。高糖刺激的肾小管上皮细胞中 LC3 的表达及 LC3 与线粒体荧光探针的共定位降低，肾小管凋亡增加（Zhan et al., 2015）。另外，足细胞是肾小球滤过屏障的关键结构，足细胞的损害和损失严重损害肾小球滤过屏障的完整性，促进肾小球硬化，因此足细胞表型和功能的变化加速糖尿病肾病的进展。在糖尿病大鼠的模型中发现，mTOR 活化调节 LC3-Ⅱ、核糖体 S6 激酶 1（S6K1）等蛋白的表达，抑制自噬体的形成，导致足细胞损伤（Huang et al., 2017; Tremblay et al., 2005）。研究已证实肾小管上皮细胞是新型的胰岛素敏感细胞，肾小管胰岛素抵抗在 DN 的发病机制中起关键作用。自噬抑制胰岛素抵抗，对 DN 起保护作用。在基本条件下，近端小管细胞自噬活性维持在非常低的水平。过度自噬会导致肾小管的损伤。

（三）自噬与糖尿病视网膜病变

糖尿病视网膜病变（diabetes retinopathy，DR）是糖尿病（DM）的微血管并发症，是世界范围内导致视力下降的主要原因之一。DR 分为两种类型：①非增生性糖尿病视网膜病变（NPDR），其特征为微动脉瘤和可能的视网膜腔内出血、硬渗出物和棉花斑；②增生性糖尿病视网膜病变（PDR），除玻璃体积血外眼底和虹膜的新生血管化是本病的标志。在高血糖状态下，白细胞黏附视网膜毛细血管导致内皮损伤，血管通透性增加导致黄斑水肿和毛细血管闭塞。由于毛细血管阻塞，视网膜缺血刺激血管内皮生长因子（VEGF）的产生，促进血管新生和 PDR 的生成。最近的研究强调自噬参与糖尿病视网膜病变的发病机制。自噬已被证明与 DR 的加重和减轻有关（Dehdashtian et al., 2018; Falavarjanik et al., 2015）。

（四）自噬与糖尿病神经系统疾病

大多数糖尿病患者发生神经系统病变，中枢神经系统的神经退行性变越来越普遍。已经证明自噬功能障碍与许多神经退行性疾病的发病机制有关。T2D 患者患血管性痴呆和阿尔茨海默病、脑萎缩和认知障碍的风险更大（Jayaraman et al., 2014）。R.Noriega-Cisneros 等报道了链霉素（STZ）诱导的糖尿病大鼠脑线粒体一氧化氮（NO）水平升高（Zhao et al., 2013）。神经元细胞对高糖产生过量的 NO，从而导致 ATG4B 的 s 亚硝化。在 GK 高血糖大鼠等糖尿病模型的中枢神经系统中可观察到 ATG4B s 的亚硝化作用。研究表明 s 亚硝化通过影响自噬体的形成产生神经毒性（Li et al., 2017）。

另外，糖尿病患者脊髓损伤后自噬升高，细胞凋亡增加，运动能力恢复延迟。研究结果表明自噬的刺激可通过抑制糖尿病 SCI 大鼠的凋亡减少神经损伤，促进运动能力的恢复（Zhou et al., 2015）。

四、小　结

自噬在葡萄糖稳态和脂质平衡中扮演一个非常复杂且重要的角色，影响不同组织的糖代谢，胰岛素抵抗，氧化应激及脂质存储，脂蛋白代谢通路等。自噬在糖代谢方面的研究仍处于一个非常初步的阶段，自噬活性的改变对胰岛素抵抗发展的作用是糖尿病和许多代谢疾病的重要研究内容。另外，自噬通过脂肪组织和肝脏两大储脂器官的作用来调控肥胖者的脂质平衡，不仅影响三酰甘油的存储和代谢，还通过脂蛋白组装影响脂质代谢。因此，关于胰岛素抵抗的氧化应激诱导自噬，下调自噬改变脂肪组织分化正常进程的更深层次的机制及是否会对机体产生相应的并发症，仍值得我们进一步探究。

上海交通大学附属第一人民医院　徐浣白
上海交通大学医学院附属仁济医院　陶　弢

参 考 文 献

Angelini C，Nascimbeni A C，Cenacchi G，et al.，2016. Lipolysis and lipophagy in lipid storage myopathies. Biochim Biophys Acta，1862（7）：1367-1373.

Arakawa S，Honda S，Yamaguchi H，et al.，2017. Molecular mechanisms and physiological roles of Atg5/Atg7-independent alternative autophagy. Proc Jpn Acad Ser B Phys Biol Sci，93（6）：378-385.

Bellot G，Garcia-Medina R，Gounon P，et al.，2009. Hypoxia-induced autophagy is mediated through hypoxia-inducible factor induction of BNIP3 and BNIP3L via their BH3 domains. Mol Cell Biol，29（10）：2570-2581.

Cuervo A M，Singh R，Baikati K，2009. Autophagy regulates adipose mass and differentiation in mice. J Clin Invest，119（11）：3329-3339.

Dehdashtian E，Mehrzadi S，Yousefi B，et al.，2018. Diabetic retinopathy pathogenesis and the ameliorating effects of melatonin；involvement of autophagy，inflammation and oxidative stress. Life Sci，193：20-33.

Deng Y，Xu J，Zhang X，et al.，2014. Berberine attenuates autophagy in adipocytes by targeting BECN1. Autophagy，10（10）：1776-1786.

Egan D F，Shackelford D B，Mihaylova M M，et al.，2011. Phosphorylation of ULK1（hATG1）by AMP-activated protein kinase connects energy sensing to mitophagy. Science，331（6016）：456-461.

Falavarjani K G，Aghamirsalim M，Modarres M，et al.，2015. Endophthalmitis after resident-performed intravitreal bevacizumab injection. Can J Ophthalmol，50（1）：33-36.

Frudd K，Burgoyne T，Burgoyne J R，2018. Oxidation of Atg3 and Atg7 mediates inhibition of autophagy. Nat Commun，9（1）：95.

Gonzalez-Muniesa P，Martinez-Gonzalez M A，Hu F B，et al.，2017. Obesity. Nat Rev Dis Primers，3：17034.

Hakonarson H，Grant S F，Bradfield J P，et al.，2007. A genome-wide association study identifies KIAA0350 as a type 1 diabetes gene. Nature，448（7153）：591-594.

Handschin C，Spiegelman B M，2008. The role of exercise and PGC1alpha in inflammation and chronic disease. Nature，454（7203）：463-469.

He C，Bassik M C，Moresi V，et al.，2012. Exercise-induced Bcl2-regulated autophagy is required for muscle glucose homeostasis. Nature，481（7382）：511-515.

Huang S S，Ding D F，Chen S，et al.，2017. Resveratrol protects podocytes against apoptosis via stimulation of autophagy in a mouse model of diabetic nephropathy. Sci Rep，7：45692.

Itahana Y，Itahana K，2018. Emerging roles of p53 family members in glucose metabolism. Int J Mol Sci，19（3）：E776.

Jayaraman A，Pike C J，2014. Alzheimer's disease and type 2 diabetes：multiple mechanisms contribute to interactions. Curr Diab Rep，14（4）：476.

Kovsan J，Bluher M，Tarnovscki T，et al.，2011. Altered autophagy in human adipose tissues in obesity. J Clin Endocrinol Metab，96（2）：E268-E277.

Li Y，Zhang Y，Wang L，et al.，2017. Autophagy impairment mediated by S-nitrosation of ATG4B leads to neurotoxicity in response to hyperglycemia. Autophagy，13（7）：1145-1160.

Ost A，Svensson K，Ruishalme I，et al.，2010. Attenuated mTOR signaling and enhanced autophagy in adipocytes from obese patients with type 2 diabetes. Mol Med，16（7-8）：235-246.

Papinski D，Kraft C，2016. Regulation of autophagy by signaling through the Atg1/ULK1 complex. J Mol Biol，428（9PtA）：1725-1741.

Rohrborn D，Bruckner J，Sell H，et al.，2016. Reduced DPP4 activity improves insulin signaling in primary human adipocytes. Biochem Biophys Res Commun，471（3）：348-354.

Russo S B，Baicu C F，van Laer A，et al.，2012. Ceramide synthase 5 mediates lipid-induced autophagy and hypertrophy in cardiomyocytes. J Clin Invest，122（11）：3919-3930.

Santos R X，Correia S C，Alves M G，et al.，2014. Insulin therapy modulates mitochondrial dynamics and biogenesis，autophagy and tau protein phosphorylation in the brain of type 1 diabetic rats. Biochim Biophys Acta，1842（7）：1154-1166.

Sarparanta J，Garcia-Macia M，Singh R，2017. Autophagy and mitochondria in obesity and type 2 diabetes. Curr Diabetes Rev，13（4）：352-369.

Schulze R J，Drižytė K，Casey C A，et al.，2017. Hepatic lipophagy：New insights into autophagic catabolism of lipid droplets in the liver. Hepatol Commun，1（5）：359-369.

Schulze R J，Sathyanarayan A，Mashek D G，2017. Breaking fat：The regulation and mechanisms of lipophagy. Biochim Biophys Acta Mol Cell Biol Lipids，1862（10 Pt B）：1178-1187.

Tremblay F，Krebs M，Dombrowski L，et al.，2005. Overactivation of S6 kinase 1 as a cause of human insulin resistance during increased amino acid availability. Diabetes，54（9）：2674-2684.

Ueno T，Komatsu M，2017. Autophagy in the liver：functions in health and disease. Nat Rev Gastroenterol Hepatol，14（3）：170-184.

Ward C，Martinez-Lopez N，Otten E G，et al.，2016. Autophagy，lipophagy and lysosomal lipid storage disorders. Biochim Biophys Acta，1861（4）：269-284.

Wen H，Gris D，Lei Y，et al.，2011. Fatty acid-induced NLRP3-ASC inflammasome activation interferes with insulin signaling. Nat Immunol，12（5）：408-415.

Xiao Y，Wu Q Q，Duan M X，et al.，2018. TAX1BP1 overexpression attenuates cardiac dysfunction and remodeling in STZ-induced diabetic cardiomyopathy in mice by regulating autophagy. Biochim Biophys Acta Mol Basis Dis，1864（5 Pt A）：1728-1743.

Xu Q，Mariman E C M，Roumans N J T，et al.，2018. Adipose tissue autophagy related gene expression is associated with glucometabolic status in human obesity. Adipocyte，7（1）：12-19.

Zhan M，Usman I M，Sun L，et al.，2015. Disruption of renal tubular mitochondrial quality control by myo-inositol oxygenase in diabetic kidney disease. J Am Soc Nephrol，26（6）：1304-1321.

Zhang Z，Yao Z，Chen Y，et al.，2018. Lipophagy and liver disease：New perspectives to better understanding and therapy. Biomed Pharmacother，97：339-348.

Zhao Y，Guo Y，Jiang Y，et al.，2017. Mitophagy regulates macrophage phenotype in diabetic nephropathy rats. Biochem Biophys Res Commun，494（1-2）：42-50.

Zhao Y，Zhang L，Qiao Y，et al.，2013. Heme oxygenase-1 prevents cardiac dysfunction in streptozotocin-diabetic mice by reducing inflammation，oxidative stress，apoptosis and enhancing autophagy. PLoS One，8（9）：e75927.

Zhou K L，Zhou Y F，Wu K，et al.，2015. Stimulation of autophagy promotes functional recovery in diabetic rats with spinal cord injury. Sci Rep，5：17130.

Zou T，Chen D，Yang Q，et al.，2017. Resveratrol supplementation of high-fat diet-fed pregnant mice promotes brown and beige adipocyte development and prevents obesity in male offspring. J Physiol，595（5）：1547-1562.

第三十三章　自噬与肥胖相关性生殖功能异常

一、多囊卵巢综合征的特点

随着经济的快速发展，肥胖发病率明显增加，作为肥胖相关性生殖疾病最佳模型的多囊卵巢综合征（polycystic ovary syndrome，PCOS）的发病也明显增加。PCOS 是生育期妇女常见的内分泌及生殖功能障碍性疾病，占生育妇女的 5%～10%，迄今病因和发病机制尚不甚明确。近年来研究表明，除了传统认为的高雄激素血症外，高胰岛素血症也对下丘脑－垂体－卵巢（HPO）轴，肾上腺，胰腺，脂肪等组织、器官产生了极其重要的生殖与代谢异常的影响。PCOS 的生殖功能异常在下丘脑－垂体－卵巢轴关系中以卵巢的形态和功能的变化为主要特征，是患者生殖功能障碍的根本所在和治疗目标。卵巢功能的变化是卵泡不同结构部分的功能异常在内分泌和形态学的体现；窦前卵泡数量增多及以后的窦卵泡发育停滞的根本原因在于促性腺激素非依赖阶段卵巢自身组织（卵泡膜细胞、颗粒细胞、stroma 细胞）反应性的升高；代偿性的高胰岛素血症可以加剧卵巢功能障碍，PCOS 卵巢局部存在的糖代谢异常和胰岛素抵抗所导致的组织反应亢进是卵巢功能障碍的关键。自噬不仅在卵巢细胞中存在，它还受胰岛素及糖代谢等影响，因此自噬研究的深入和理解对进一步合理地调控卵巢功能提供了可能。

二、自噬与卵巢功能的维持

自噬是维持人体卵巢生理功能的重要机制。有研究提示生殖细胞中的 *ATG7* 敲除会导致原发性卵巢功能障碍（Song et al.，2015）。在很多动物包括果蝇、鱼、鹌鹑、灵长类动物、老鼠和其他小动物中都发现了卵巢细胞自噬的存在（Kankuan et al.，2017），提示不同动物的卵巢细胞自噬过程具有高度保守性，如卵泡闭锁和黄体退化。在发育过程中，原始卵泡池形成之前自噬是胚芽细胞生存所必需的。在每个月经周期，卵泡若不排卵就会发生卵泡闭锁。起初认为卵泡闭锁是由发生凋亡导致的。但近期的研究发现，卵巢颗粒细胞死亡与通过氧化低密度脂蛋白（oxLDL）依赖性凝集素型 oxLDL 受体（LOX-1）激活的自噬有关，提示自噬形式的程序细胞死亡也参与其中。oxLDL 通过 LOX1 刺激机体的 ROS 水平增加，导致氧化应激和细胞凋亡。研究发现肥胖妇女体内氧化低密度脂蛋白水平明显增加（Roche et al.，2016），卵巢颗粒细胞自噬性死亡的发生率较高，这可能与肥胖妇女具有较高的不孕不育率相关。而对于正常体重的年轻女性，低水平的 ROS 诱发自噬修复细胞是为了避免细胞凋亡和增加细胞存活率。老年妇女卵巢颗粒细胞中 ROS 水平的增加及自噬标志物（LC3-II）下降，提示随着年龄的增长，自噬修复细胞水平的相应下降导致了颗粒细胞凋亡。这也解释了老年女性生育率下降的原因。研究发现营养缺乏及抽烟均会诱导动物卵巢颗粒细胞自噬性细胞死亡，提示女性吸烟与不孕症密切相关。

三、自噬与 PCOS 发病的关系

在排卵后，卵巢颗粒细胞黄体化，体内黄体形成，若没有妊娠，在月经结束后黄体退化，电镜研究发现，在黄体退化过程中，自噬参与了其中的过程，很多细胞产生了自噬体。分子水平研究发现，人类卵巢黄体退化时有一个特定的内分泌电压激活钠通道从下游信号诱导细胞自噬出现，但相关的信号通路研究提示，黄体退化过程中 ERK1/2 激活是黄体细胞自噬启动的关键，而这条信号通路的激活独立于 mTOR 信号。相反，妊娠或是在病理条件下黄体持续存在，黄体细胞 Beclin1 表达增加，提示自噬影响颗粒细胞的存活。最新研究用透射电镜观察到 PCOS 患者和 DHEA 诱导的 PCOS 大鼠在卵泡期卵巢组织中的自噬增强：实验中 PCOS 大鼠卵巢颗粒细胞的自噬标记蛋白轻链 3B（LC3B）增加，而自噬底物 SQSTM1（Sequestosome1）/p62 的水平呈下降趋势；PCOS 患者卵巢组织 LC3-Ⅱ/LC3-Ⅰ 比值明显高于正常卵巢组织；回归分析提示 *EGFR*、*ERBB2*、*FOXO1*、*MAPK1*、*NF-κB1*、*IGF1*、*TP53* 和 *MAPK9* 等基因可能与 PCOS 卵巢组织的自噬激活有关（Li et al.，2018）。EGFR 的激活能通过下游信号通路相关因子的表达，抑制卵母细胞及颗粒细胞的减数分裂，使卵泡的成熟发生障碍。PCOS 患者颗粒细胞中磷酸化 ERK 1/2 降低，ERK 1/2 的表达增加可以促进颗粒细胞增殖而影响卵泡发育，而 *FOXO1* 在 PCOS 患者卵丘细胞中表达显著增加。NF-κB1 参与炎症反应等病理生理过程的基因转录调控，PCOS 患者循环里 NF-κB1 水平高于正常女性。最新研究用斑马鱼体外实验发现，IGF1 可能在初级卵泡的分化和发育中发挥作用，与对照组相比，IGF1 水平升高使初级卵泡数量增多（Katti et al.，2017）。IGF1 可能是卵泡发育和 PCOS 发病的重要因素。在痤疮发病中，PI3K/AKT/FOXO1/mTOR 信号通路参与雄激素、胰岛素、IGF1 和高糖饮食之间的相互作用（Ju et al.，2017）。最近研究检测自噬相关基因（*ATG3/5/13/14*、*BECN1*、*GABARAP*、*RA1CC1*、*SH3GLB1*、*SQSTM1*）转录产生的 mRNA 水平发现，自噬相关基因在子宫内膜中的表达下调，提示 PCOS 患者雄激素水平的升高与子宫内膜自噬基因的转录下调有关，但这一过程可被二甲双胍部分逆转（Sumarac-Dumanovic et al.，2017）。然而，自噬在正常女性的子宫内膜周期与 PCOS 患者的发病过程中所起的作用仍需要进一步确认。

四、小   结

自噬发生对于卵巢功能的维持具有重要作用，自噬是一把"双刃剑"，在黄体的动态演变过程中发挥了完全相反的作用。目前关于自噬与多囊卵巢综合征患者发病的相关研究仍然缺乏。在高雄和高胰岛素血症共同存在的复杂的生殖内分泌异常疾病中，自噬对 PCOS 的发生和发展究竟起什么作用仍需深入研究。

上海交通大学附属第一人民医院　徐浣白
上海交通大学医学院附属仁济医院　陶　弢

参 考 文 献

Ju Q，Tao T，Hu T，et al.，2017. Sex hormones and acne. Clin Dermatol，35（2）：130-137.

Kankuan W，Wanichanon C，Titone R，et al.，2017. Starvation promotes autophagy-associated maturation of the ovary in the giant freshwater prawn，macrobrachium rosenbergii. Front Physiol，8：300.

Katti P A，Narvekar S S，Goundadkar B B，et al.，2017. IGF1 stimulates differentiation of primary follicles and their growth in ovarian explants of zebrafish（Danio rerio）cultured in vitro. J Biosci，42（4）：647-656.

Li D，You Y，Bi F F，et al.，2018. Autophagy is activated in the ovarian tissue of polycystic ovary syndrome. Reproduction，155（1）：85-92.

Roche J，Ramé C，Reverchon M，et al.，2016. Apelin（APLN）and apelin receptor（APLNR）in human ovary：Expression，signaling，and regulation of steroidogenesis in primary human luteinized granulosa cells. Biol Reprod，95（5）：104.

Song Z H，Yu H Y，Wang P，et al.，2015. Germ cell-specific Atg7 knockout results in primary ovarian insufficiency in female mice. Cell Death Dis，6（1）：e1589.

Sumarac-Dumanovic M，Apostolovic M，Janjetovic K，et al.，2017. Downregulation of autophagy gene expression in endometria from women with polycystic ovary syndrome. Mol Cell Endocrinol，440：116-124.

第七篇
自噬与肾脏疾病

第三十四章　自噬与急性肾损伤

一、肾脏肾小管上皮的基础自噬

在广泛类型的动物的近端肾小管细胞中观察到高水平的组成性基础自噬，并且在近端小管特异性 *Atg5* 敲除小鼠中，当这种自噬被抑制时，动物随后老化，发展为间质纤维化和肾衰竭，证明自噬在这部分肾脏中是必不可少的（Kimura et al.，2011）。另外，远端小管和集合管中缺乏自噬不会导致小鼠明显的病理或组织学变化而增加损伤（Kume et al.，2010）。

肾病学家从这些患者的肾组织活检中发现，老年患者临床相关慢性肾病的发病率越来越高，伴有肾小球硬化、血管改变、间质纤维化和肾小管萎缩。虽然自噬的改变不是观察到的唯一变化，在衰老肾脏中各种类型细胞，几乎都可观察到氧化蛋白质负荷和受损线粒体的增加，有毒蛋白质聚集的积累。这一证据表明自噬在衰老肾脏中具有普遍作用。受损线粒体中活性氧的释放是广泛细胞损伤的催化剂。通过上调自噬来停止或减缓这一过程可能会改善这些患者的肾功能。针对小鼠的研究证明，SIRT1 的表达增加通过恢复自噬来减轻肾损伤。

二、肾毒性肾损伤中的自噬和细胞死亡

许多常见的肾脏损伤如肾毒性药物（顺铂、环孢素），重金属（砷、镉）和缺血性损伤主要针对肾小管上皮细胞，尤其是高代谢活性的近端管状节段。使用顺铂、环孢素、重金属或马兜铃酸模拟急性肾损伤，人们通过检测 LC3-II 积累和自噬体发现最初数小时内自噬被激活（Zeng et al.，2014）。

（一）肾毒性药物对急性肾损伤自噬活性的影响

在众多肾毒素中，顺铂是研究最广泛的。毒性损伤如何诱导自噬的具体机制仍不明确，但有几种候选途径。例如，由毒素引起的氧化应激可能是肾损伤主要的诱导物。顺铂诱导血红素加氧酶 1 和自噬。血红素加氧酶 1 的过度表达减少氧化应激诱导的细胞死亡并阻碍自噬诱导，而缺乏该蛋白则增加 ROS 水平和管状细胞凋亡，表明血红素加氧酶 1 调节自噬（Bolisetty et al.；2010；Kenzelmann Broz et al.，2013）。顺铂的主要毒性作用是 DNA 损伤。DNA 损伤之后是 p53 核转位，诱导下游调节细胞周期进程和细胞凋亡的靶基因。有趣的是，p53 的化学抑制剂阻碍了肾小管细胞的自噬反应，这表明 p53 不仅可以调节细胞死亡，还可以调节细胞自噬（Kenzelmann Broz et al.，2013）。在顺铂诱导的急性肾损伤的小鼠模型中，肾近端小管特异性 *Atg7* 敲除小鼠具有更多的肾损伤，包括肾功能障碍、组织损伤和凋亡导致的细胞死亡，表明自噬对毒素诱导的损伤有保护作用。与此相一致的，

雷帕霉素可上调自噬，从而减轻了顺铂和庆大霉素诱导的近端小管毒性。毒素引起的肾损伤与缺血性肾损伤模型类似，自噬似乎先于细胞凋亡。在最初的损伤阶段，自噬可能会尝试清除受损的蛋白质和细胞器，从而减少氧化应激，但随着待清除物质的累积超过自噬清除能力后，细胞凋亡就不可避免了。

据报道，二甲双胍是 2 型糖尿病患者最常用的药物之一，可以保护肾脏免受庆大霉素引起的肾毒性。研究发现，单次腹膜内注射顺铂用于诱导 CD1 小鼠中的急性肾损伤。在顺铂注射后第 2 天，小鼠表现出严重的肾功能障碍和组织学损伤。二甲双胍预处理可明显减轻顺铂诱导的急性肾损伤、肾小管细胞凋亡和肾脏炎症细胞的积聚。此外，二甲双胍的预处理可以增强顺铂注射后肾脏中的 AMPKα 磷酸化和自噬诱导。在培养的 NRK-52E 细胞、大鼠肾小管细胞中，二甲双胍可刺激 AMPKα 磷酸化，诱导自噬并抑制顺铂诱导的细胞凋亡。阻断 AMPKα 活化或自噬诱导可以在很大程度上促进二甲双胍在消除顺铂诱导的细胞死亡中的保护作用。总之，这项研究表明二甲双胍可能通过刺激肾小管细胞中 AMPKα 激活和自噬诱导对抗顺铂诱导的肾小管细胞凋亡（Li et al.，2016）。

（二）在急性肾损伤中自噬对炎性小体的调控作用

NOD 样受体家族含有 pyrin 结构域蛋白 -3（NLRP3）炎性体参与肾脏炎症和纤维化。一项研究评估了炎性体非依赖性 NLRP3 在肾小管细胞中的作用，并评估了 NLRP3 作为急性肾损伤治疗靶点的价值。该研究采用 NLRP3 敲除 KO 小鼠的各种肾小管细胞系和原代培养的肾小管细胞用于体外研究。在单侧输尿管梗阻模型（UUO）中，人们测试了管状 NLRP3 在急性肾损伤中的作用。缺氧引起 NLRP3 的显著增加，不依赖于 ASC、caspase-1 和 IL-1β。肾小管细胞的 NLRP3 在缺氧期间从细胞质重新定位到线粒体并且与线粒体抗病毒信号蛋白（MAVS）结合。肾小管细胞中 NLRP3 或 MAVS 的缺失减弱了线粒体 ROS 的产生和缺氧条件下线粒体膜电位的去极化。在 UUO 模型中，NLRP3 KO 小鼠显示出比野生型（WT）小鼠更少的纤维化、细胞凋亡和 ROS 损伤。与 WT 小鼠肾相比，NLRP3 KO 小鼠肾中的线粒体自噬相对于基线上调，并且它对急性肾损伤具有保护作用。研究结果表明，肾小管细胞中炎性体非依赖性 NLRP3 在缺氧损伤后通过与 MAVS 结合而在线粒体 ROS 产生和损伤中起重要作用。在没有 NLRP3 的情况下，这种线粒体调节增加了自噬并减弱了 UUO 后的细胞凋亡。因此，不依赖炎症的 NLRP3 可以作为急性肾损伤的治疗靶点以预防慢性肾病的进展（Kim et al.，2018）。

另一项研究探讨 NLRP3 炎性体和自噬在黄芪甲苷（AS IV）介导的对大鼠顺铂诱导的肝和肾损伤中的保护作用。以 15mg/kg 的剂量经腹膜内给予大鼠顺铂，并且通过 AS IV 口服施用 7 天。通过组织病理学和生化分析来评估肝和肾功能。通过 Western 印迹和免疫组织化学确定 NLRP3 和自噬相关蛋白的水平与定位。腹腔注射顺铂可诱导急性肝、肾损伤，并激活 NLRP3 炎性体。口服 AS IV 7 天可以防止顺铂诱导的肝肾损伤，并抑制 NLRP3 的表达，以及促炎细胞因子的产生。此外，顺铂调节 LC3-Ⅱ 的转化和 p62 的表达，从而抑制自噬和 NLRP3 的活化。AS IV 通过诱导自噬和限制 NLRP3 的表达有效地保护免受顺铂诱导的损伤。自噬介导的 NLRP3 抑制可能在 AS IV 介导的针对顺铂诱导的毒性的保护中起关键作用。这些结果提供了可用于减轻铂类化学疗法的毒性作用的新型治疗剂的证据。

（三）自噬对免疫抑制剂引起的急性肾损伤的治疗作用

环孢素是一种常用的免疫抑制剂，对自噬的作用和顺铂相似，包括引起内质网应激、氧化应激和肾小管细胞死亡（Yadav et al.，2015）。环孢素诱导的细胞应激激活自噬，自噬减轻急性和慢性环孢素造成的肾损伤。此外，环孢素诱导肾脏的血流动力学变化，可能导致缺血，并且还增加肾小管中的 ROS 产生、细胞凋亡和 ER 应激。最后，环孢素通过对自噬缺陷细胞中更严重的线粒体呼吸的影响诱导慢性代谢应激。在环孢素毒性损伤模型中，TMBIM6（含有 6 的跨膜 Bax 抑制剂基序）在体外和体内均可调节自噬与溶酶体的功能。在缺血性和毒性肾损伤模型中，自噬和细胞凋亡具有非常相似的作用，因此对一种疾病具有治疗作用的药物也可能在另一种疾病中发挥治疗作用。

（四）蛋白多糖对急性肾损伤自噬的影响

biglycan 是一种富含亮氨酸的蛋白多糖，通常被认为通过 Toll 样受体（TLR）2 和 4 促进巨噬细胞募集。最近研究发现，通过 TLR 2/4 和 CD14 共同受体的双糖链蛋白信号传导可调节炎症，这表明 TLR 共受体可能决定 biglycan-TLR 信号是否具有促炎作用或抗炎作用。该研究表明在稳定过表达可溶性双糖链蛋白聚糖的小鼠中自噬巨噬细胞数量显著增加。在体外，用 biglycan 刺激小鼠巨噬细胞触发自噬体形成并增强自噬标志物的通量。可溶性双糖链蛋白聚糖也促进人外周血巨噬细胞的自噬。缺乏 TLR2 和（或）TLR4、CD14 或 CD44 的小鼠巨噬细胞研究结果证明了自噬信号需要 TLR4 与 CD44 的相互作用，CD44 是参与黏附、迁移、淋巴细胞活化和血管生成的受体。在体内，肾缺血/再灌注损伤（IRI）开始时循环中 biglycan 的瞬时过表达增强了 M1 巨噬细胞募集到 $Cd44^{+/+}$ 和 $Cd44^{-/-}$ 小鼠的肾脏而不是 $Cd14^{-/-}$ 小鼠的。IRI 后，biglycan-CD44 相互作用增加了 M1 自噬和肾 M2 巨噬细胞的数量并减轻肾小管损伤。因此，CD44 是双糖链蛋白聚糖的新型信号传导共受体，是巨噬细胞中 TLR4-CD44 依赖性促自噬活性所需的。干预 biglycan 和特异性 TLR 共受体之间的相互作用可能是一种有希望的治疗干预措施，可以减少肾脏炎症和损伤（Poluzzi et al.，2019）。

（五）砷及其化合物对急性肾损伤自噬的影响

砷及其化合物是有毒的环境污染物和已知的致癌物质。人们用亚砷酸钠处理人胚肾细胞（HEK293），并以剂量和时间依赖性方式降低细胞活力（Wu et al.，2019）。细胞活力的下降是由于凋亡，因为亚砷酸盐处理降低了 Akt 活性和 Bcl-2 水平，但增加了 caspase-3 活性和细胞色素 c 水平。通过添加凋亡抑制剂可以恢复这些作用。PTEN 是 Akt 活性的上游负调节因子，也被亚砷酸盐处理减少。值得注意的是，PTEN 在细胞的不溶性部分显著增加，表明细胞在去除受损蛋白质方面失败。亚砷酸盐治疗激活各种信号因子。其中，ERK 和 JNK 通过调节 LC3 和 p62 的水平与自噬相关。随着亚砷酸盐的使用，LC3 和 p62 水平增加。然而，溶酶体活性降低并导致自噬活性下降。添加雷帕霉素（mTOR 抑制剂）激活了自噬途径，加速了受损蛋白质的去除。自噬的恢复增加了亚砷酸盐处理细胞的活力。与雷帕霉素处理类似，mTOR 表达的敲低也增强了亚砷酸盐处理细胞的活力。雷帕霉素处理和 mTOR 敲低都进一步增强了 ERK 活性，但降低了亚砷酸盐处理细胞中的 JNK 活性和 p62 水平。溶酶体活性随着 mTOR 的消耗而增加，表明自噬活性增加。这些结果揭示了 mTOR 在调节亚砷酸盐暴露的肾细胞的细胞命运中的关键作用。

三、自噬与急性缺血性肾损伤

（一）急性缺血性肾损伤

在临床实践中，由于血容量不足、低血压或心力衰竭引起的短暂性缺血通常引起急性肾损伤，占需要急性肾脏替代疗法患者的近 1/3（Havasi and Dong，2016）。近端肾小管上皮细胞对急性缺血高度敏感。大量证据表明，这些细胞的脱离、功能障碍和死亡是缺血性急性肾损伤的病理生理学和临床方面的主要原因，但炎症也很突出，可能部分地介导其持续时间和长期预后。在生理条件下，近端小管细胞呈柱状，具有高度极化的基底 - 侧面和顶端表面膜结构域，驱动溶质重吸收或排泄。缺血导致一些细胞因各种死亡机制最终死亡，而其他细胞则受到亚致死伤害。管状细胞的损失导致水、离子和大分子不受控制地向细胞旁扩散，从而导致后漏增加，降低了肾小球滤过率（GFR）。致死性和亚致死性细胞均与顶端膜成分和其他细胞碎片一起进入管腔，并且可聚集形成管型，导致管状阻塞。管状阻塞通过将管内压力增加至与过滤不一致的水平而进一步损害器官功能。同时，细胞表面积和管状阻塞的丧失降低了 GFR。近端小管离子和水重吸收的减少导致 Na^+、K^+、Cl^- 的高远端递送和高远端流速。反过来，球管反馈产生传入小动脉收缩并降低 GFR。PTC 因细胞损伤释放细胞因子和趋化因子，并且这些因子对内皮功能具有直接作用。还观察到管周毛细血管充血，白细胞浸润损害局部肾血流，加重管状缺血。

（二）自噬在急性缺血性肾损伤发生中的作用

许多研究者认为功能失调，如过度活跃或自噬不足也会导致缺血性肾功能不全。每种特定机制对急性肾损伤的器官功能丧失的相对贡献是不确定的，可能取决于损伤的类型和严重程度及宿主对应激的固有易感性。已经在许多包括各种动物模型实验及人类试验中显示，缺血再灌注诱导 PTC 中的自噬。例如，缺血导致小鼠和大鼠中 LC3 及其他自噬相关蛋白的表达增加，并且还增加了细胞系中 LC3-GFP 阳性自噬体的数量，尤其是在用溶酶体抑制剂治疗后，其阻止了 LC3 降解。在人肾近端小管细胞系（HK-2）和缺血后，LC3 和 LAMP2（一种溶酶体蛋白）的共定位增加，表明自噬通量增加并且更多的自噬体与溶酶体融合以降解。子宫内发育期间的缺氧也诱导肾脏中的自噬和凋亡，伴有 Beclin1、低氧诱导因子 1α（HIF-1α）、AKT 和 mTOR 信号传导发生改变。缺血上调自噬的机制正在被深入研究（Molitoris，2014）。

缺血再灌注（I/R）是急性肾损伤的常见原因，成纤维细胞生长因子 10（FGF10）是一种多功能 FGF 家族成员，可对脑缺血损伤和心肌损伤发挥保护作用。研究报道了 FGF10 治疗在肾 I/R 损伤的大鼠模型中改善了肾功能和组织学完整性。FGF10 有效地降低了 I/R 诱导的血尿素氮、血清肌酐的升高及 RTC 的凋亡诱导。基于免疫组织化学染色和 LC3、Beclin1 和 SQSTM1/p62 的免疫印迹分析，通过 FGF10 处理抑制了 I/R 后的自噬激活。此外，FGF10 与雷帕霉素的联合治疗部分逆转了 FGF10 的肾脏保护作用，表明 mTOR 途径参与该过程。有趣的是，FGF10 还抑制 HMGB1 从细胞核向细胞外的释放，并调节炎性细胞因子如 TNF-α、IL-1β 和 IL-6 的表达。总之，这些结果表明 FGF10 可以通过抑制过度自噬和抑制炎症反应来减轻肾脏 I/R 损伤，因此有可能用于预防和治疗 I/R 相关急性肾损伤（Tan et al.，2018）。

端粒酶在转录酶核糖核蛋白复合物中含有 2 个主要成分 RNA 指导的 DNA 聚合酶，即 TerT 和 RNA 模板，TerC 通过向染色体端添加端粒 DNA 重复来共同防止端粒缩短。TerC 或 TerT 基因突变总是与明显的端粒缩短相关，导致人体先天性角化不良和遗传性骨髓衰竭综合征，是一系列其他人体端粒综合征的危险因素，包括再生障碍性贫血、特发性肺纤维化和急性髓性白血病。端粒酶也参与染色体修复，端粒重复的从头合成可能发生于双链断裂（Harris and Cheng，2016）。

与野生型小鼠相比，在 TerT 或 TerC 缺乏的 G4 小鼠中，肾缺血性损伤恢复显著延迟。电子显微镜显示野生型小鼠肾小管上皮细胞中自噬体形成增加，TerC 和 TerT KO 小鼠自噬体发育显著延迟，具体表现为 LC3-Ⅱ 的表达增加延迟，自噬标志物 P62 的累积延长。因此，缺血性肾损伤可能会削弱端粒酶缺乏的小鼠自噬，这可能由诱导 DNA 损伤的内源性和外源性刺激（如氧化应激）引起。自噬控制细胞成分的质量以防止细胞衰老。同时，衰老细胞增加了针对富含脂褐素溶酶体的酶，但是这些酶失去了有效的自噬降解，使脂褐素不可降解，这进一步降低了衰老后有丝分裂细胞中的自噬。

除了自噬减少的证据外，端粒酶缺陷型小鼠也伴有 p16 上调，缺血性肾损伤后 mTOR 通路激活。这些结果证实了先前的报道，缺血性损伤或功能失调的端粒诱导 p16。p16 蛋白是 INK4 家族的成员（p16 INK4a），是一种细胞周期蛋白依赖性激酶抑制剂，通过阻断从 G1 期到 S 期的进展来抑制细胞周期。它是一种典型的哺乳动物肾脏衰老的生物标志物。p16 缺失可改善肾脏再生，减少 I/R 后的毛细血管稀疏。mTORC1 抑制剂雷帕霉素可部分恢复缺血性损伤后肾脏自噬反应，对 p16 上调或肾小管上皮细胞增殖无明显影响。

因此，迄今为止的研究表明，由于肾小管细胞衰老的增加和自噬受损，维持小鼠正常端粒长度的能力缺失会损害急性肾损伤后肾小管的恢复。自噬受损可能部分由 mTOR 信号传导增加介导。

自噬抑制似乎对少数疾病是有益的，如由败血症引起的急性肾损伤。脂多糖（LPS）诱导的急性肾损伤的小鼠模型则在主要由肾小管组成的肾皮质中诱导自噬，抑制自噬抵抗 LPS 诱导的急性肾损伤和炎症。然而，Mei S 等的最新研究表明，使用药物或基因修饰方法抑制自噬可加剧 LPS 诱导的小鼠急性肾损伤。

四、败血症与自噬

（一）败血症的发生机制概述

在盲肠结扎和穿刺（CLP）脓毒症模型中，大鼠近端小管的自噬在 3 小时瞬时诱导，但在 9～18 小时下降。在内毒素血症的小鼠模型中，替西罗莫司或 AMP 激酶诱导剂，5- 氨基咪唑 -4- 甲酰胺核糖核苷酸（AICAR），增强自噬能力保护的近端小管和改善肾功能。在这些研究中，内毒素血症与 mTORC1 激活相关。因此，mTORC1 抑制可能增强自噬通量。老年小鼠无法从急性肾损伤中恢复，这归因于年龄依赖性自噬的丧失。在 CLP 模型中，通过 AICAR 诱导的 AMPK 的激活诱导自噬，减少了循环细胞因子，激活了内皮，并改善了肾功能的下降。最近的一项研究报道称，与公认的范例相反，对于体外和体内 LPS 诱导的肾小管细胞和巨噬细胞自噬，CaMKIV 依赖性 mTORC1 的保存是必不可少的。然而，另外研究旨在探索在脓毒症诱导的急性肾损伤中，mTORC1 介导的诱导自噬的作用。最近，过氧化物酶体自噬（pexophagy）是一种选择性自噬形式，显示在 LPS 诱导的急性肾损伤中过氧化物酶体自噬被诱导，溶酶体缺陷积累的功能障碍过氧化物酶体促进氧化损伤。

（二）自噬在败血症发生中的作用

以败血症为代表的急性全身性炎症诱发细胞因子风暴并严重影响多种组织，包括肾脏。自噬抑制脓毒症诱导的肾损伤，通过调节炎症，针对炎性体和 I 型干扰素反应。因此，自噬抑制了关键的固有免疫，预防肾病。相反，自噬也可以激活 I 型 IFN 反应并促进 IL-1β 分泌。自噬的促炎和抗炎作用均可防止过度的炎症反应，自噬的适当改变可抑制全身炎症引起的肾脏疾病（Havasi and Dong，2016）。

肾小管萎缩和间质纤维化是慢性肾病的标志。在单侧输尿管梗阻（UUO）肾纤维化动物模型中，肾脏的自噬、细胞凋亡和坏死水平均增加。同样，自噬似乎先于损伤过程中的细胞凋亡和间质纤维化。在 UUO 模型中，采用药物抑制自噬可增强细胞死亡并恶化肾脏转归。然而，近端小管中的自噬缺陷抑制了肾小管细胞死亡和炎症，减弱了 UUO 中肾纤维化。自噬可能通过转化生长因子 β1（TGF-β1）来调节，TGF-β1 是一种细胞因子，被认为是肾纤维化的中枢介质（Molitoris，2014）。

UUO 模型是一种良好的进展性肾纤维化体内模型，可引起肾损伤，自噬被诱导。在损伤肾脏中，自噬蛋白 LC3 的缺乏导致胶原沉积和成熟 TGF-β 水平增加。这项研究表明自噬调节 TGF-β 表达和抑制肾脏纤维化。GFP-LC3 转基因小鼠的研究表明，与足细胞相比，RTEC 中的自噬活性不高，但在 UUO 损伤肾脏后能有效诱导自噬。在阻塞的肾脏中，他们的研究表明，管状上皮细胞中 GFP-LC3 斑点形成的丰度增加，Beclin1、LC3-I 和 LC3-II 蛋白表达增加，与之前的报道相似，Beclin1 和 LC3 上调并在使用透射电子显微镜观察阻塞的肾小管自噬泡增加。因此，这些发现表明 UUO 后的肾损伤在 RTEC 中有效诱导自噬。

最近报道了自噬在通过促进 TGF-β1 诱导的细胞内 Col-I 降解来负调节肾小球系膜细胞中基质产生的关键作用。此外，选择性化学抑制剂 3- 甲基腺嘌呤抑制自噬增强大鼠 UUO 后受损肾脏的间质纤维化。使用遗传方法来抑制自噬，并显示小鼠中 LC3 基因的缺失导致 UUO 诱导的损伤后肾脏的肾小管间质中胶原蛋白表达和沉积增加，表明 LC3 可能有抑制肾纤维化的作用。

在 UUO 模型中，诱导自噬和凋亡是以时间依赖性方式发生的。事实上，由于细胞凋亡导致细胞死亡引起肾小管上皮丢失是 UUO 的一个突出特征，研究结果表明，通过 *Beclin1* 基因杂合缺失抑制 Beclin1 作用，增强阻塞肾脏的 RTEC 凋亡。这些数据表明 UUO 损伤后，Beclin1 保护 RTEC 免受细胞凋亡。

CKD 的标志是肾小管间质纤维化，伴有肌成纤维细胞产生过多的基质沉积，管状上皮细胞在 EMT 过程中发挥重要作用，直接促成了肌成纤维细胞池。来自 GFP-LC3 转基因小鼠的数据显示 RTEC 表现出自噬活动，而不是间质细胞，通过 UUO 诱导的肾损伤后 GFP-LC3 斑点的丰度增加。而且，人们还发现了外源性 TGF-β1 诱导原代培养的小鼠

RTEC 和 HK-2 细胞中的自噬。众所周知 TGF-β1 的作用是诱导 ECM 产生和纤维发生，它们在包括 UUO 在内的肾损伤中被诱导。在 UUO 模型中，LC3 的缺失导致损伤肾脏中成熟的 TGF-β 蛋白增加。类似的，通过使用从 *LC3* 小鼠分离的 LC3 缺陷型 RTEC 或通过用巴弗洛霉素 A1 处理抑制自溶酶体蛋白质降解来阻断 RTEC 中的自噬，TGF-β1 刺激导致成熟 TGF-β1 蛋白水平增加，但是没有改变 TGF-β mRNA 水平。这些数据表明 LC3 通过自噬降解 RTEC 中成熟的 TGF-β 水平，从而减少 TGF-β 分泌并抑制 UUO 诱导的间质纤维化的发展（Ding et al.，2014；Xu et al.，2013）。

五、炎症与急性肾损伤

（一）炎症在急性肾损伤中的作用

通过自噬相关基因的遗传修饰，越来越多的研究揭示了自噬在肾脏疾病和衰老的左右。肾脏特异性自噬缺陷小鼠的相对清晰的表型为肾脏病研究者探索自噬调节对无法治愈的肾脏疾病提供了重要帮助。线粒体自噬作为炎症的关键调节因子，自噬的多种免疫功能被认为在肾脏疾病中起关键作用。

炎症是肾脏疾病的关键病理学。许多急性或慢性损伤，如缺血、药物、毒素、新陈代谢及炎症本身，都会损伤肾小管。反过来，小管的损伤会引起炎症反应并导致肾纤维化。衰老肾也表现出管状病变的慢性炎症。肾小管的损伤程度和随后由炎症引起的纤维化与肾脏中的 GFR 降低密切相关。此外，慢性炎症在 CKD 患者中普遍存在，可能是由于慢性感染或原因不明。慢性炎症使肾性贫血和肾功能恶化，并引起营养不良。肾小球炎症称为肾小球肾炎，由于肾单位丢失导致蛋白尿和 GFR 恶化。肾小球肾炎通常伴随免疫复合物的沉积和肾小球毛细血管的损伤。自噬在肾小管中的作用是肾脏的关键决定因素，主要表现在近端小管，因为肾小管损伤主要发生在近端部位。近端小管消耗大量的氧和能量用于电解质重吸收。肾小管也含有丰富的溶酶体并积极地进行内吞作用。由于这些原因，近端小管富含细胞内细胞器，如线粒体和溶酶体。对于急性病理刺激的反应，如缺血 / 再灌注，顺铂和环孢素等药物的损伤与毒副作用，以及尿路梗阻，通过 GFP-LC3 转基因小鼠的 MAP1LC3B/LC3B 斑点数评估，自噬在肾小管中迅速上调。从功能上讲，自噬在很大程度上起着保护作用；自噬保护肾脏免受肾小管损伤及其随后的纤维化（Kimura et al.，2017）。

（二）自噬通过清除损伤的线粒体抑制肾小管炎症

自噬，无论是一般的还是选择性的（线粒体自噬），均针对受损与去极化的线粒体和调节线粒体质量控制。肾小管富含线粒体，线粒体中产生的活性氧（ROS）引发炎症反应，导致肾脏疾病的发病。急性损伤如缺血 / 再灌注损伤和毒性药物诱导自噬以防止细胞死亡。这些刺激可导致自噬缺陷的肾细胞积聚异常的线粒体。这在顺铂诱导的肾损伤体外模型中得到充分验证。顺铂是一种常用的化疗药物，诱导线粒体损伤并促进 ROS 产生。自噬通过去除产生 ROS 的线粒体，保护肾小管免于顺铂伤害。自噬可清除产生 ROS 的受损线粒体，也控制线粒体的质量。衰老自噬缺陷小鼠缺乏对线粒体的质量控制会使线粒体功能恶化，这也是衰老过程的特征。从代谢的角度来看，线粒体氧化磷酸化是主要细胞内能量来源。自噬缺陷型肾脏中线粒体功能的恶化影响细胞内代谢。在自噬缺陷的肾脏中可以看到线粒体呼吸链活动减少是受去极化影响的，导致肾脏对代谢性酸中毒的适应性受到影响，这在肾病患者中是一种很常见的病理情况。未能应对代谢性酸中毒作为慢性肾脏疾病和营养不良中全身炎症的发病机制。如今，细胞内代谢和免疫系统之间连接已被强调。通过自噬调节线粒体代谢可能在肾脏疾病中发挥免疫代谢作用。

具有 pH 敏感荧光的线粒体信号的转基因小鼠可在体内监测线粒体自噬（McWilliams et al., 2016）。这种称为 mito-QC 的小鼠的分析显示，肾脏是线粒体自噬最活跃的组织之一。在肾脏中，线粒体自噬主要发生在近端小管中。这一事实强烈表明线粒体自噬在近端小管中的关键作用，从而证实了自噬在这些区域中的保护作用。

溶酶体破裂强烈激活炎症。晶体如尿酸单钠损伤溶酶体膜。反过来，溶酶体破裂会激活炎性体，诱导分泌促炎细胞因子，如 IL-1β，导致炎症进一步增强。溶酶体酶泄漏到胞质中会引起细胞凋亡、细胞坏死或溶酶体分解代谢能力降低。

在肾脏，急性和慢性高尿酸血症导致溶酶体破裂。化疗后，濒死的造血系统恶性细胞释放出大量的尿酸，这些尿酸是通过增加嘌呤分解代谢产生的。结果表明，尿酸在尿液中急剧过饱和，导致肾脏中尿酸盐晶体的形成。虽然受影响的病变仍有待阐明，但近端小管中的晶体沉积物应该引起高尿酸血症引起的肾损伤，原因如下：①近端小管具有大量的尿酸盐转运蛋白；②尿酸盐晶体可沉淀在肾上皮细胞的细胞表面。痛风引起的慢性高尿酸血症通过尿酸盐晶体的沉淀诱发肾脏炎症和疾病（痛风肾病）。这些尿结晶被内吞，然后送到溶酶体，在那里发生破裂，诱发炎症（Isaka et al., 2016）。

肾脏中的自噬也可以防止溶酶体破裂引起的炎症损伤。Atg5 的基因缺失加剧小鼠模型中急性高尿酸血症肾损伤。从机制上讲，自噬吞噬了受损的溶酶体，并将它们从胞质溶胶中隔离，以防止细胞损伤。通过这个过程，自噬也恢复溶酶体功能（溶酶体 pH 和降解能力）和生物发生。

DAMP 包括一系列细胞成分，如细胞核（如组蛋白、DNA/RNA 和 HMGB1）和细胞溶质（线粒体 DNA、ATP 和糖蛋白）。DAMP 激活固有免疫反应包括炎性体和 I 型干扰素反应，反过来，引发巨噬细胞和白细胞渗入肾脏间质（血管间的管间隙），促进炎症。

自噬也抑制 DAMP 的释放（Deretic et al., 2015）。内源性 DAMP 是自噬降解的众所周知的靶标。线粒体 DNA 释放强烈诱导炎症小体激活，被自噬抑制。因此，自噬通过细胞保护和降解 DAMP，抑制 DAMP 释放，最终抑制炎症。虽然在肾脏中的研究并未深入，但细胞内蛋白质质量的自噬控制应减少或防止从该器官释放 DAMP。

另外，自噬对 DAMP 具有分泌作用。自噬分泌的最有特征的 DAMP 之一是 IL-1β。而基础自噬通过清除 DAMP 抑制 IL-1β 分泌，如受损的线粒体产生 ROS，一旦炎症小体被激活，自噬促进 IL-1β 分泌。虽然在肾脏中尚未证实其重要性，但自噬分泌可能在肾脏疾病形成中发挥促炎作用。

六、小　结

自噬通过去除受损和发生故障的线粒体，在很大程度上抑制了肾小管的炎症。在肾小管中，线粒体自噬有活性，可抑制炎症和加剧肾功能恶化。在肾脏中，线粒体的质量控制也可能通过代谢具有免疫调节作用。去除受损的溶酶体也具有免疫调节作用，并可抑制 DAMP 的释放。

管状上皮细胞高度依赖于自噬以维持体内平衡并对应激物做出反应。自噬和各种细胞死亡途径，特别是细胞凋亡，是相互关联的，它们的复杂性为有效的干预提供了新的目标。通过靶向自噬和细胞凋亡来影响衰老，生命或死亡的能力具有巨大的治疗潜力。尽管目前没有人体试验结果，但针对凋亡和（或）自噬途径的几种治疗干预已在动物模型中显示出有益效果。抗凋亡疗法尚未成功地应用于人类急性肾损伤，但选择性靶向是最易受细胞凋亡影响的相关肾细胞，并进一步了解潜在凋亡"双刃剑"可能产生的有益和不良后果，这将使我们找到更接近的解决方案。同时，自噬的靶向干预治疗已经遇到意想不到的挑战。因为自噬与细胞凋亡相似，其具体的保护性或破坏性的作用取决于疾病过程、细胞类型及疾病的阶段。临床医生面临的挑战是根据临床情况选择性地开启或关闭自噬途径。

最常用的自噬激活剂是 mTOR 抑制剂，但也可通过各种其他方式实现自噬的诱导，如通过激活自噬激活剂 AMPK 或 Sirtuin-1，或通过乙酰辅酶 A 耗尽模拟生化饥饿环境。自噬诱导的另一种策略是部署各种亚致死应力。自噬抑制是各种自噬可增强癌症生长的目标。在多项临床试验中，氯喹或 3-羟氯喹以溶酶体为靶点进行自噬抑制，但这些药物有许多脱靶效应。

人们仍远未开发针对治疗急性肾损伤的自噬途径药物的首选产品，但我们已经获得了临床实践中至少部分针对自噬药物的关键知识。例如，抑制 mTOR（雷帕霉素或西罗莫司）的药物已经在临床实践中使用多年。问题是它们不仅可以上调自噬，还可以改变其他几种 mTOR 底物的功能。令人失望的是，PKD 中西罗莫司的临床研究并未导致突破。mTOR 抑制剂可能会延长动物的寿命，但其副作用不利。例如，西罗莫司延迟了手术后的伤口愈合，并且还延迟了缺血性损伤后的肾脏恢复。

此外，西罗莫司与蛋白尿恶化、肾小球硬化、糖尿病和血脂异常有关。脱靶效应和不良反应适用于大多数目前使用的自噬调节化学品，因此净生物效应可能是不利的。显然，需要一种更具体的方法来精确操纵自噬而不会产生不良影响。靶向针对肾小管细胞特定位点可能会解决一些问题。在啮齿类动物中，通过已成功使用的基因治疗方法可以减轻药物的非特异性自噬调节。另一个障碍是，此时我们不确定什么自噬诱导或抑制水平将是最有益的。因为似乎有自噬通量水平在应激期间随时间变化，并且在不同的疾病过程中不同，还需要考虑治疗时间和持续时间。

在某个时间点可能需要上调自噬，而在另一时间点抑制自噬更有益。鉴于自噬在各种器官和疾病过程中发挥的复杂作用，研发细胞类型或器官特异性自噬的调节剂是至关重要的。尽管存在所有这些困难，但我们仍然希望这种新颖，越来越多的特异性自噬抑制剂或诱导剂将可用于临床试验。我们相信，操纵自噬途径中的已知关键步骤必然将改善人类肾脏疾病的结果。

中国人民解放军总医院 陈香美 白雪源 崔 敬

参 考 文 献

Bolisetty S，Traylor A M，Kim J，et al.，2010. Heme oxygenase-1 inhibits renal tubular macroautophagy in acute kidney injury. J Am Soc Nephrol，21（10）：1702-1712.

Deretic V, Kimura T, Timmins G, et al., 2015. Immunologic manifestations of autophagy. J Clin Invest, 125 (1): 75-84.

Ding Y, Kim S, Lee S Y, et al., 2014. Autophagy regulates TGF-beta expression and suppresses kidney fibrosis induced by unilateral ureteral obstruction. J Am Soc Nephrol, 25 (12): 2835-2846.

Harris R C, Cheng H, 2016. Telomerase, autophagy and acute kidney injury. Nephron, 134 (3): 145-148.

Havasi A, Dong Z, 2016. Autophagy and tubular cell death in the kidney. Semin Nephrol, 36 (3): 174-188.

Isaka Y, Takabatake Y, Takahashi A, et al., 2016. Hyperuricemia-induced inflammasome and kidney diseases. Nephrol Dial Transplant, 31 (6): 890-896.

Kenzelmann B D, Spano M S, Bieging K T, et al., 2013. Global genomic profiling reveals an extensive p53-regulated autophagy program contributing to key p53 responses. Genes Dev, 27 (9): 1016-1031.

Kim S M, Kim Y G, Kim D J, et al., 2018. Inflammasome-independent role of NLRP3 mediates mitochondrial regulation in renal injury. Front Immunol, 9: 2563.

Kimura T, Takabatake Y, Takahashi A, et al., 2011. Autophagy protects the proximal tubule from degeneration and acute ischemic injury. J Am Soc Nephrol, 22 (5): 902-913.

Kume S, Uzu T, Horiike K, et al., 2010. Calorie restriction enhances cell adaptation to hypoxia through Sirt1-dependent mitochondrial autophagy in mouse aged kidney. J Clin Invest, 120 (4): 1043-1055.

Mcwilliams T G, Prescott A R, Allen G F, et al., 2016. mito-QC illuminates mitophagy and mitochondrial architecture in vivo. J Cell Biol, 214 (3): 333-345.

Molitoris B A, 2014. Therapeutic translation in acute kidney injury: the epithelial/endothelial axis. J Clin Invest, 124 (6): 2355-2363.

Poluzzi C, Nastase M V, Zeng-Brouwers J, et al., 2019. Biglycan evokes autophagy in macrophages via a novel CD44/Toll-like receptor 4 signaling axis in ischemia/reperfusion injury. Kidney Int, 95 (3): 540-562.

Tan X, Zhu H, Tao Q, et al., 2018. FGF10 protects against renal ischemia/reperfusion injury by regulating autophagy and inflammatory signaling. Front Genet, 9: 556.

Wu C W, Lin P J, Tsai J S, et al., 2019. Arsenite-induced apoptosis can be attenuated via depletion of mTOR activity to restore autophagy. Toxicol Res (Camb), 8 (1): 101-111.

Xu Y, Ruan S, Wu X, et al., 2013. Autophagy and apoptosis in tubular cells following unilateral ureteral obstruction are associated with mitochondrial oxidative stress. Int J Mol Med, 31 (3): 628-636.

Yadav R K, Lee G H, Lee H Y, et al., 2015. TMBIM6 (transmembrane BAX inhibitor motif containing 6) enhances autophagy and reduces renal dysfunction in a cyclosporine A-induced nephrotoxicity model. Autophagy, 11 (10): 1760-1774.

Zeng Y, Li S, Wu J, et al., 2014. Autophagy inhibitors promoted aristolochic acid I induced renal tubular epithelial cell apoptosis via mitochondrial pathway but alleviated nonapoptotic cell death in mouse acute aritolochic acid nephropathy model. Apoptosis, 19 (8): 1215-1224.

第三十五章　自噬与肾小球疾病

一、自噬与足细胞

足细胞是终末分化的有丝分裂后细胞，它们严重依赖自噬去除有毒、受损的细胞器和蛋白质。实验一致表明，基础自噬是肾小球健康的保护机制。自噬缺陷的足细胞对肾小球发育没有主要影响，但随着衰老，它们导致白蛋白尿，足细胞丢失，晚发性肾小球硬化和蛋白质聚集物的积累。在压力条件下，抑制自噬导致几种肾小球疾病动物模型中的肾衰竭恶化。足细胞功能障碍导致 90% 肾小球疾病发展至终末期肾病。进化上保守的 Notch 信号传导对足细胞发育和功能起着至关重要的作用。众所周知，Notch 信号传导途径参与细胞分化和器官发育。哺乳动物中存在四种 Notch 受体（Notch1/2/3/4），它们与 Delta（Dll1、Dll3 和 Dll4）和 Jagged（Jag1、Jag2）家族的跨膜配体相互作用。在发育期间，每个都对特定细胞和组织类型起作用。Notch1 位于肾脏上皮细胞中，包括小鼠后肾的足细胞。敲除 Notch2 基因或用 c- 分泌酶抑制剂（DAPT）治疗，在发育中的肾脏阻断 Notch 信号通路导致肾小球的后肾没有肾小球，包括足细胞前体和近端小管。再者，在发育肾脏中 Notch1 对肾小球有高度活性，但是在成熟肾脏中其活性很低（Zhang et al.，2017）。

Notch 信号传导是一种进化上保守的细胞－细胞通信信号通路，其调节分化、增殖和凋亡等过程。因此，它在肾脏发育中起着至关重要的作用，包括足细胞分化。在足细胞的早期分化中，Cheng 证明了 Notch 信号传导的重要作用。用 γ-secretase 抑制剂、DAPT（所有 Notch 途径的阻断剂）培养小鼠后导致肾小球严重缺乏，因为肾上皮细胞不能产生足细胞。在具有遗传缺失的 γ-secretase 复合物的小鼠中没有形成成熟的肾小球。有趣的是，当肾脏和足细胞变得成熟时，Notch 信号传导的分子逐渐减少，并且 Notch 途径似乎在分化晚期的足细胞中是不必要的。总之，Notch 途径在足细胞分化中是必不可少的。研究发现 Notch 信号通路的下调降低了足细胞成熟过程中的自噬水平。已经证明 Notch 途径可以调节足细胞分化中的自噬。

自噬在人们的重要作用中得到越来越多的认可，自噬在胚胎发生和产后发育过程中增殖和分化，包括足细胞成熟中的特定细胞质重排发挥重要作用。当自噬活性缺乏时，细胞稳态受损，细胞完整性无法维持，甚至成熟也可能延迟，因此通过 Notch 抑制而自噬水平降低时，足细胞分化受损，这通过足细胞分化标志物 nephrin 的减少得到证实。为了更好地理解 Notch 信号传导与足细胞分化中的自噬之间的关系，加入雷帕霉素以增强自噬水平，结果 nephrin 被恢复并且 DAPT 诱导的损伤得到改善。该结果揭示了足细胞分化缺陷直接由自噬减少引起，并且当 Notch 信号传导受损时，增加自噬状态可以挽救分化（Zhang et al.，2017）。

二、自噬与局灶节段性肾小球硬化

自噬与局灶节段性肾小球硬化（FSGS）是一种异质性肾病，由于肾功能的逐渐丧失，其预后通常较差。尽管 FSGS 通常与其他全身性疾病相关，包括病态肥胖，但大多数病例是孤立的。原发 FSGS 的病因仍未明确。在过去的 15 年中，已经确定了由足细胞表达编码肾脏过滤屏障的蛋白质（称为狭缝隔膜）的基因突变导致新生儿期严重威胁生命的肾脏疾病。许多细胞（包括足细胞）表达的几种细胞骨架蛋白的突变也与晚发疾病有关。最近，与编码 HDL 脂质转移蛋白的基因 APOL1 接近的非编码区的多态性也与非洲血统患者 FSGS 的发展有关。然而，大多数患有原发性 FSGS 的患者没有这些突变或多态性。虽然 FSGS 的特征是肾小球病变，特别是足细胞，虽然局限于足细胞的突变导致 FSGS，但在一些 FSGS 患者中发现近端小管细胞的早期功能缺陷从孤立性糖尿到多种溶质消耗，称为 Fanconi 综合征。这一发现表明病理异常可能存在于肾小管和肾小球细胞中（Kawakami et al., 2015）。

人们通过敲除在肾脏发育过程中关键的自噬基因 ATG5 或 ATG7 来干预小鼠肾单位的正常自噬途径。基因突变小鼠在 2 个月内出现轻度足细胞和肾小管功能障碍，4 月龄小鼠在严重的肾小球和肾小管改变方面与人类疾病相似，小鼠 6 个月龄出现器官衰竭。超微结构显示，足细胞和肾小管细胞显示空泡化，线粒体异常和内质网应激，这些特征在出现组织学或临床疾病之前。在人特发性 FSGS 肾活检标本中观察到类似的变化。2 个月龄的突变小鼠的足细胞和小管的生化分析显示活性氧的产生增加，内质网应激途径的激活，p38 的磷酸化和线粒体功能障碍。此外，从突变小鼠中分离培养的近端小管细胞研究显示显著的线粒体功能障碍和线粒体活性氧物质生成的升高，其被线粒体超氧化物清除剂抑制。足细胞和肾小管上皮细胞中自噬细胞器转换受损导致的线粒体功能障碍和内质网应激足以引起小鼠 FSGS 的许多表现。

三、自噬与常染色体显性遗传性多囊肾病

自噬与常染色体显性遗传性多囊肾病（ADPKD）是 CKD 最常见的遗传形式，并且导致约 5% 的终末期肾病。在多囊肾病中，健康的肾组织被生长的囊肿慢慢取代，导致肾衰竭（Havasi and Dong，2016）。在肾小管中，主要缺陷是纤毛介导的信号传导活性。人们普遍认为，肾小管上皮细胞的凋亡在囊肿形成中具有重要作用，现在越来越多的研究表明，自噬也可能通过改变细胞凋亡在 PKD 中发挥作用。然而，在这一点上，尚不清楚细胞凋亡和自噬之间的交叉如何影响 PKD 中的肾小管细胞命运。然而，有几种信号通路影响 PKD 中失调的自噬和细胞凋亡。例如，转录因子、信号转导、转录激活因子 1（STAT1）和 MAPK8（JUNK1）是存在于囊肿中并且可能通过细胞凋亡或坏死及自噬介导细胞死亡。最近的一项研究进一步证明了纤毛和自噬之间的相互调节。基本上，具有较短纤毛的细胞具有较低的自噬水平；相反，抑制自噬减少了纤毛的生长。值得注意的是，较短的纤毛存在 Atg7 敲除小鼠的近端小管细胞。mTOR 和蛋白酶体途径可能介导这种相互调节。有趣的是，纤毛可能会影响肾小管对细胞凋亡的敏感性。

通过药理学试剂或遗传操作抑制细胞凋亡可减缓或阻止囊肿的形成和生长。凋亡或抗凋亡的 *Bcl-2* 家族成员，如 BIM 或 BAD，似乎调节自噬并且可能在 PKD 中发挥作用。令人惊讶的是，在大鼠 PKD 模型中，细胞凋亡在 PKD 早期更常见，而在疾病过程后期，自噬作用似乎更为突出。在缺血性和毒性肾损伤模型中自噬似乎在细胞凋亡之前。囊肿内的管状细胞似乎具有较低的水平自噬，与健康小管中的细胞相比。用溶酶体酸化抑制剂巴弗洛霉素 A1 短期治疗导致野生型 LC3-II 水平升高，而 PKD 肾脏则不然，表明 PKD 细胞中基础自噬通量较低。PKD 中较低水平的自噬可能是 mTOR 激活的结果。事实上，mTOR 信号在 PKD 的小鼠模型和肾病患者的肾脏中被上调。

此外，在动物模型中，MTORC1 抑制剂雷帕霉素或西罗莫司阻止 PKD 进展。这些研究表明 mTOR 信号通路可能调节疾病进展，但令人失望的是，2 年的西罗莫司治疗对常染色体显性遗传性 PKD 患者没有明显的有益作用。此外，由于相对频繁的副作用，治疗组的治疗中断率很高。在这些研究中，肾脏体积增加率略有下降，但并未转化为功能性益处。西罗莫司起始于肾脏已有大囊肿的临床 CKD 阶段。因此，如果在较早阶段开始 mTOR 抑制将阻止囊肿形成和 CKD，这是有待证明的问题。对该研究的批评指出，在囊肿中达到的药物水平也可能过低。其他学者认为肾脏特异性给药系统可能对囊肿生长有更大的影响。与西罗莫司相似，常用的抗糖尿病药二甲双胍对自噬也有影响，可能对 PKD 有益。二甲双胍是一种 5′-AMP 激活的蛋白激酶（AMPK）激活剂，可增加自噬并减缓体外和体内囊肿的形成。不幸的是，人们尚未找到治愈 PKD 的方法，但毫无疑问，将会有更多针对 PKD 自噬的临床试验，希望新疗法能够为这些患者带来更好的临床效果。

四、自噬与肾小球肾炎

炎症在肾小球肾炎的发病机制中起关键作用，但自噬对炎症的调节作用在肾小球疾病中仍不清楚。在肾小球中，自噬在足细胞和内皮细胞的作用被证实。足细胞是终末分化的细胞，并且被认为是不可再生的。因此，预期自噬在足细胞维持中的重要作用。表达 GFP-LC3 的转基因小鼠在足细胞中显示出大量的 LC3 点。虽然 GFP-LC3 点可能表明高基础自噬活性，但足细胞特异性 Atg5 缺陷小鼠显示出轻微的肾小球损伤表型：轻微蛋白尿（8 ～ 12 个月）的晚期发作和轻度肾小球硬化（24 个月）。GFP-LC3 小鼠的高自噬活性与敲除小鼠中表型的缓慢出现之间的差异仍有待解决。使用 mito-QC 的研究表明，线粒体自噬在胚胎肾小球中有活性，但在成年小鼠中则不然。这一事实可能阐明了线粒体自噬在肾小球发育中的关键作用，但不是维持成年肾小球。有趣的是，足细胞特异性缺乏 PIK3c3/Vps34（用于引发自噬的 III 型磷脂酰肌醇 3- 激酶）导致严重的蛋白尿并且早期肾小球硬化和死亡的发作（在第 9 周）。这种表型不同于在自噬缺陷小鼠或肝脏和心脏特异性 PIK3c3/Vsp34 缺陷小鼠中观察到的表现，后者（器官功能障碍的较轻和后期发作）被认为是由于自噬抑制。相反，这种肾表型归因于内体途径的破坏。由于组织特异性 PIK3c3/Vps34 缺陷小鼠的不同表型，自噬与非自噬小鼠的不同表型的原因有待阐明（Kimura et al.，2017）。

总之，自噬对肾小球具有保护作用，但足细胞的独特特征（即终末分化和活性内吞作用）可能使我们对自噬相关基因缺失小鼠表型的理解更加复杂。此外，还需要证明自噬在肾小球炎症中的活性状态和意义。成体肾小球中的非活性线粒体自噬可能表明线粒体在肾小球炎症中的贡献较少。

自噬也有可能抑制慢性炎症保护肾脏免受损伤。CKD 患者的常见现象——慢性炎症影响肾脏。低等级炎性细胞因子，如 IL-1β，通过某些机制如炎症细胞侵袭、血流动力学改变和内皮功能障碍介导肾损伤。由 SAA（血清淀粉样蛋白 A）的细胞外沉积引起继发性淀粉样变性。SAA 是慢性炎症产生的急性期蛋白质，影响包括肾脏在内的大多数组织。此外，慢性炎症通过慢性炎症相关的疾病（如糖尿病和心血管疾病）间接影响肾脏。自噬抑制 NLRP3 炎性体激活。家族性地中热（FMF）的风险基因位点有 MEFV/TRIM20/Pyrin。FMF 是一种常染色体隐性遗传疾病伴发腹膜炎、胸膜炎、关节炎和系统性淀粉样变性，导致终末期肾病。在 FMF 中观察到的这些发作是由于 NLRP3 炎性体的过度活化及其随后产生的 IL-1β 和 SAA。

MEFV 通过激活自噬抑制炎性体的方式如下：MEFV 是一种识别 NLRP3 的自噬受体。一旦 MEFV 识别出来 NLRP3，自噬因子如 ULK1 和 BECN1/Beclin1，以及哺乳动物的 Atg8 同系物，被招募到 MEFV 蛋白复合物并激活自噬。激活自噬介导 NLRP3 的特异性降解。具有 FMF 相关突变的 MEFV 变体降低了自噬降解 NLRP3 1000T 的能力，表明自噬抵抗肾脏炎症和淀粉样变。Kimura 等通过研究发现自噬对肾脏炎症和淀粉样变性可能具有保护作用。这种 MEFV 依赖性高度特异性类型的选择性自噬称为精确自噬，抑制 NLRP3 炎性体活性及其随后的淀粉样蛋白沉积。

五、自噬与狼疮性肾炎自噬

与狼疮性肾炎相关的自身免疫性疾病，如系统性红斑狼疮，会影响肾脏（称为狼疮性肾炎）。在狼疮性肾炎中特征性地观察到免疫复合物的肾小球沉积。最近的一项研究表明，缺乏 LC3 相关的吞噬作用会引起系统性红斑狼疮样现象，其特征是肾小球中存在自身抗体，小鼠肾脏全身性炎症：Lyz2/LysM 驱动或缺乏 LC3 相关的吞噬作用相关基因（Atg5，Atg7，Beclin1，Cybb/Nox2 和 Rubcn/Rubicon）缺失引起血液中的抗核抗体产生和肾脏中免疫复合物的沉积。因此，自噬可调节自身免疫反应。在最近的研究中，人们观察到自噬在狼疮性肾炎中被激活，特别是在足细胞中。基于体外试验，许多最重要的疾病介质，如患者血清，患者的 IgG 和 IFN-α 可以通过活性氧产生或通过 MTORC1 抑制诱导小鼠和人足细胞的自噬，自噬激活与足细胞损伤呈负相关。关于干预，自噬激活剂可以防止足细胞损伤，而自噬抑制剂可以加重损伤。研究结果表明，足细胞自噬参与狼疮肾脏的保护，可能是一个治疗靶点。这些数据揭示了雷帕霉素和自噬诱导剂在 SLE 治疗中的作用（Martinez et al.，2016）。

总之，自噬通过调节细胞因子和自身抗体的产生，或自身抗体，直接限制病原体影响全身炎症。由于全身性炎症对肾脏有直接毒性作用，自噬的系统性规则有可能使肾脏受益。

六、小　结

综上所述，自噬参与多种肾小球疾病的发生，包括常染色体显性遗传性多囊肾病、局灶节段性肾小球硬化和狼疮性肾炎。炎症也参与自噬的调节。目前研究发现，自噬对肾小球具有保护作用，但足细胞的独特特征（即终末分化和活性内吞作用）可能使我们对自噬相关基因缺失小鼠表型的理解更加复杂。此外，还需要证明自噬在肾小球炎症中的活性状态和意义。成体肾小球中的非活性线粒体自噬可能表明线粒体在肾小球炎症中的贡献较少。此外，自噬通过调节细胞因子和自身抗体的产生，或自身抗体，直接限制病原体影响全身炎症。由于全身性炎症对肾脏有直接毒性作用，自噬的系统性规则有可能使肾脏受益。

中国人民解放军总医院 陈香美 白雪源 崔 敬

参 考 文 献

Havasi A，Dong Z，2016. Autophagy and tubular cell death in the kidney. Semin Nephrol，36（3）：174-188.

Kawakami T，Gomez I G，Ren S，et al.，2015. Deficient autophagy results in mitochondrial dysfunction and FSGS. J Am Soc Nephrol，26（5）：1040-1052.

Kimura T，Isaka Y，Yoshimori T，2017. Autophagy and kidney inflammation. Autophagy，13（6）：997-1003.

Martinez J，Cunha L D，Park S，et al.，2016. Noncanonical autophagy inhibits the autoinflammatory，lupuslike response to dying cells. Nature，533（7601）：115-119.

Zhang C，Li W，Wen J，et al.，2017. Autophagy is involved in mouse kidney development and podocyte differentiation regulated by Notch signalling. J Cell Mol Med，21（7）：1315-1328.

第三十六章 自噬与糖尿病肾病

一、糖尿病肾病发病机制概述

糖尿病肾病（DKD）是糖尿病的严重并发症，也是终末期肾病（ESRD）的最重要因素之一。35%～40%的1型或2型糖尿病患者最终发展为DKD，其占这些患者的死亡率显著增加，并对糖尿病患者的临床预后构成严重威胁。根据国际糖尿病联邦的预测数据，全球糖尿病患者人数将从2013年的3.82亿增加到2035年的5.92亿。糖尿病及其并发症的迅速增加将进一步加剧已经很高的治疗费用并给患者和社会带来巨大的经济负担。基于临床观察，指示DKD的初始证据通常直到糖尿病发作后10～20年才出现。糖尿病患者中DKD的发展是代谢和血流动力学途径之间的多因素相互作用的结果，其通常在糖尿病的环境中受到干扰。高血糖，高血压，遗传因素与血脂升高，吸烟，超重或肥胖，缺乏身体活动和膳食蛋白量是主要风险因素（Yang et al.，2018）。

DKD的发病机制非常复杂。它涉及高血糖介导的细胞内代谢改变，包括晚期糖基化终产物（AGE）的积累，蛋白激酶C（PKC）的激活，以及通过多元醇和己糖胺途径增加的葡萄糖通量。细胞内应激包括缺氧，氧化应激和内质网（ER）应激也被认为是DKD的病理因素。此外，与过度活跃的肾素-血管紧张素系统（RAS）相关的血流动力学变化如全身和肾小球高血压与DKD的进展有关。此外，与细胞内应激相互作用的代谢和血流动力学异常也可以激活多种细胞因子、趋化因子和生长因子的产生，导致与DKD相关的炎症和肾纤维化。最近，越来越多的证据进一步表明线粒体功能障碍对DKD期间肾损伤的贡献。几乎所有四种肾脏成分，包括肾小球、肾小管、间质和血管，都受到糖尿病的影响；然而，DKD传统上被定义为进行性微血管并发症，作为第一步影响肾小球。DKD的临床标志病理学是持续性白蛋白尿或蛋白尿，随后肾小球滤过率（GFR）降低，随后肾小管细胞损伤及肾小管间质病变最终导致肾衰竭。结果表明，DKD的检测通常取决于测量的尿白蛋白。DKD的其他组织病理学特征包括细胞外基质成分的积累，肾小球基膜和管状基膜增厚，系膜扩张，肾小球硬化，足细胞消失，肾小管萎缩及传入和传出小动脉透明变性。

DKD的预防和管理已经成为多目标倡导健康的生活方式，并针对涉及该疾病发病机制的细胞和分子因素。血糖控制、血压控制和RAS抑制等强化干预措施已被证明可延迟或降低白蛋白尿发病和进展的风险，但这些治疗无法预防GFR的丧失或进展为ESRD，因为一些患者会发展治疗抗白蛋白尿。

因此，迫切需要发现有效的治疗选择以改善糖尿病的预后并预防其并发症，包括DKD。最近的研究表明自噬受损及其与衰老和糖尿病相关疾病的发展有关。越来越多的证据表明糖尿病肾脏中的自噬有缺陷。鉴于这些发现，假设糖尿病肾脏中的自噬缺乏可能增加肾细胞对糖尿病相关损伤的易感性，反过来导致白蛋白尿和肾功能的治疗进行性降低。因此，自噬活动的恢复可能成为保护肾脏免受 DKD 侵害的新的治疗选择。

炎症是糖尿病肾病进展的恶化因素（Najafian et al.，2011）。糖尿病与细胞内 ROS 增加有关，细胞内 ROS 是炎性体的激活剂。晚期糖基化终产物（AGE）是在高血糖状态下产生的不可逆糖基化蛋白，被肾脏近端小管内吞，溶酶体降解以抑制 AGE 诱导的炎症。AGE 的过量产生或 AGE 降解的损害激活炎症并因此促进糖尿病肾病的发生。随着 IL-1β 的提出，炎症小体激活的产物使葡萄糖耐量恶化，炎性体激活被认为是糖尿病肾病的关键病理生理学因素。

大量研究表明 AGE 引起包括肾脏等多种器官的结构和功能改变（Ahmed，2005）。AGE 的形成可通过诱导细胞外基质如胶原的交联引起细胞功能紊乱。除了在高血糖状态下生成增多，肾脏清除减少也是糖尿病肾病患者 AGE 蓄积的原因。经肾小球滤过或经循环转运的 AGE 被内吞，连同细胞内蛋白质糖基化产生的内源性 AGE 在近端小管上皮细胞的溶酶体中被降解。

二、自噬在糖尿病肾病中的作用

在糖尿病肾病中，足细胞中自噬在维持溶酶体稳态中具有保护作用。此外，AGE 超负荷破坏自噬途径，因为溶酶体膜通透性增强。但是，在近端小管中自噬是否通过维持包含大量 AGE 的溶酶体稳态对糖尿病肾病发挥保护作用尚不明确。Takahashi 等研究了内源性及外源性 AGE 超载是否会影响体内和体外的自噬活性与溶酶体生物合成。在该研究中，人们发现了在糖尿病状态下，针对 AGE 超负荷的肾脏近端小管的溶酶体生物合成和功能上调，内源性和外源性 AGE 逐渐破坏自噬流，以及在 PTEC（近端肾小管上皮细胞）中自噬在 AGE 经溶酶体降解中发挥必要作用（图 36-1）。自噬可促进糖尿病状态下体内溶酶体生物合成的上调，抑制糖尿病肾脏中的巨噬细胞浸润和炎性体激活，进而保护肾脏免于糖尿病损伤和纤维化。该研究的另一个突出发现是，在糖尿病近端小管特异性自噬缺陷的肾脏中，管状损伤、炎症和间质纤维化加剧。考虑到血糖水平是相同的，由自噬缺乏引起的 AGE 积累可能导致这种变化。事实上，许多报道表明 AGE 诱导细胞外基质扩张和上皮间质转化与炎症。该研究中，在自噬缺陷型 PTEC 中暴露 AGE-BSA 后产生的 MCP-1 多于自噬功能正常 PTEC 中的 MCP-1。此外，尤其在糖尿病近端小管特异性方面，自噬缺陷的肾脏中 NLRP3、ASC 和 caspase-1 的 mRNA 水平及 IL-1β 的蛋白水平增加。这些结果表明通过上调 AGE 的溶酶体降解，自噬抑制肾脏炎症和纤维化（Takahashi et al.，2017）。

以前的报道表明，AGE 直接经内吞作用进入溶酶体被降解。尽管 AGE 可在一定程度上使自噬流减慢，但与自噬缺陷的肾脏相比，溶酶体功能仍得以保留，不影响 AGE 降解。虽然我们不能轻易评估体内自噬流，但 SQSTM1/p62 的免疫染色显示，STZ 和载体处理的对照小鼠相比，SQSTM1/p62 阳性点的数量相当。而在 STZ 治疗的 Atg5$^{F/F}$：KAP 小鼠与对照组的 Atg5$^{F/F}$：KAP 小鼠相比，SQSTM1/p62 阳性点显著升高。表明在糖尿病对照组小鼠中自噬通量未被完全抑制。除高血糖外，STZ 给药还诱导各种生理变化，如脂质代谢，这可能影响自噬活性。然而，包括总胆固醇和三酰甘油的大多数生理变化在 STZ 处理的对照和 Atg5$^{F/F}$：KAP 小鼠之间是相当的。因此，自噬缺乏本身可能导致溶酶体功能障碍和 AGE 的积累。一些证据表明，自噬缺陷会加重啮齿动物模型中的糖尿病肾病。例如，内皮特异性自噬缺陷使链脲佐菌素诱导的糖尿病模型（1 型糖尿病模型）的表型恶化。在链脲佐菌素诱导的自噬缺陷小鼠中可见严重的微量白蛋白尿、内皮病变和足细胞病变（Takahashi et al., 2017）。高脂肪饮食诱导蛋白尿和高血糖，破坏足细胞特异性自噬缺陷小鼠的足细胞。自噬也有助于 AGE 的降解，从而抑制肾脏的炎症。

虽然这些表型很有趣，但在糖尿病患者中，自噬是激活还是灭活仍有争议。高血糖引起的高胰岛素血症可能通过 mTOR 激活抑制自噬活性。这种胰岛素抑制功能似乎具有组织特异性，即胰岛素抑制肌肉中的自噬，而氨基酸抑制肝脏中的自噬。相反，在高血糖状态下，自噬被诱导，由于 ROS 的产生或高血糖的直接细胞毒性。过度营养状态和高胰岛素血症是否可以抑制肾脏自噬，这还有待证明。

在糖尿病肾脏模型中，mTOR 在近端和远端小管被激活，AMP 活化蛋白激酶途径下调，导致自噬抑制。此外，长时间暴露于高葡萄糖水平诱导体外管状上皮细胞的凋亡和自噬。这并不意外，因为在糖尿病肾脏中存在升高的 ROS 和内质网应激都可上调自噬。通过调节脂肪酸 β 氧化，肾小管细胞中的脂毒性也诱导自噬。

糖尿病副产物的存在和由此产生的并发症进一步改变糖尿病患者的自噬活动。AGE 抑制自噬/溶酶体降解活性。在高脂血症（高脂肪饮食挑战）下报道了类似的现象，这是糖尿病中常见的代谢并发症。从机制上讲，AGE 被认为会损害溶酶体膜的通透性和功能。反过来，自噬通过 TFEB（转录因子 EB）的核转位上调溶酶体生物的发生和功能，TFEB

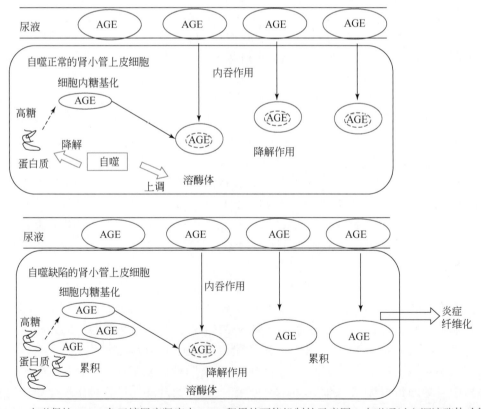

图 36-1　自噬保护 PTEC 免于糖尿病肾病中 AGE 积累的可能机制的示意图。自噬通过上调溶酶体功能来降解细胞内蛋白质和外源性 AGE，从而抑制内源性 AGE 的积累，减轻糖尿病肾病中的炎症和纤维化变化

是溶酶体生物发生的关键调节因子。自噬缺陷的肾小管细胞在 AGE 刺激下没有 TFEB 的核转位和溶酶体生物发生，表明针对 AGE 自噬 -TFEB 轴的关键作用。糖尿病的这些副产物和并发症可能与糖尿病中肾脏炎症的自噬调节有关。

三、通过调控自噬活性干预治疗糖尿病肾病

阿魏酸是一种植物化学物质，可以防止各种疾病。然而，阿魏酸在避免 STZ 介导的肾毒性中的改善作用和机制在很大程度上仍然是未知的。对于体内研究，在实验大鼠中施用单次腹膜内注射链脲佐菌素（50mg/kg）以诱导糖尿病。糖尿病大鼠表现出血糖水平升高及肾脏与体重比率升高，血清胰岛素水平降低，严重肾组织损伤和功能障碍。细胞内 ROS 水平升高，线粒体膜电位改变和细胞氧化还原平衡损伤表明氧化应激参与高血糖引发的肾损伤。用阿魏酸（50mg/kg，口服，持续 8 周）治疗糖尿病后可以显著改善肾脏损伤、肾细胞凋亡、炎症和肾脏自噬缺陷。这种保护的潜在机制涉及 AGE、MAPK（p38、JNK 和 ERK 1/2）和 NF-κB 介导的炎症途径，以及线粒体依赖性和非依赖性细胞凋亡及自噬诱导的调节。在培养的 NRK-52E 细胞中，阿魏酸（最佳剂量为 75μmol/L）可以抵抗过量的 ROS 产生，诱导自噬并抑制高葡萄糖环境下细胞的凋亡。阻断自噬可以显著消除阿魏酸对高糖介导的细胞死亡的保护作用。总之，该研究证实，阿魏酸具有降血糖、抗氧化、抗炎、抗细胞凋亡的活性和自噬作用，可以避免氧化应激介导的肾细胞损伤（Chowdhury et al.，2019）。

人们研究了螺内酯在足细胞丢失和自噬中的作用。使用高脂饮食和低剂量链脲佐菌素在雄性 Sprague-Dawley 大鼠中建立 DN 模型。研究发现，螺内酯可降低尿白蛋白排泄，调节脂质和空腹血糖水平，减轻肾脏损害。此外，螺内酯增加足细胞特异性标志物 WT1 和 NPHS2 及自噬标志物 Beclin1 和 LC3B 的表达（$P < 0.05$）。此外，螺内酯通过调节 ACE1、ACE2 和醛固酮水平而部分阻断肾素 - 血管紧张素 - 醛固酮系统（RAAS）。总之，螺内酯可促进足细胞自噬，并通过部分阻断 RAAS 进一步减轻 DN（Dong et al.，2019）。

足细胞丢失和凋亡在 DKD 的进展中起关键作用。雷公藤多苷（TG）是一种广泛使用的中草药，对预防 DKD 进展具有全面的保护作用。本研究旨在通过激活自噬和下调 β-arrestin-1 的潜在作用来评估雷公藤多苷对 DKD 的足细胞保护作用。在雷公藤多苷刺激 DKD 小鼠血清处理的足细胞后，人们观察到足细胞凋亡改善，nephrin 和 podocin 的水平增加及 β-arrestin-1 的表达受到抑制。沉默 β-arrestin-1 上调自噬活性并改善足细胞凋亡。β-arrestin-1 沉默与雷公藤多苷组合增强了 LC3-Ⅱ 的水平和 LC3-Ⅱ /LC3-Ⅰ 比率，并降低了 p62 的表达。最后，他们观察到 DKD 血清 +siRNA-β-arrestin-1+TG 组与 DKD 血清 +siRNA-β-arrestin-1 组相比，足细胞凋亡率显著降低，并且与治疗相比，nephrin 和 podocin 的蛋白水平上调仅含有 siRNA-β-arrestin-1。雷公藤多苷为高糖血清诱导的足细胞损伤提供了保护，并且这种作用是由自噬的同时激活和 β-arrestin-1 的下调所介导的（Zhan et al.，2019）。

在糖尿病条件下自噬活性受到抑制，因此新的治疗策略一直专注于自噬的恢复。饮食或能量限制是糖尿病患者的重要血糖控制疗法，并且在几种代谢或与年龄相关的肾脏

疾病中起到肾脏保护作用。自噬的激活对于能量限制介导的抗衰老作用是必需的。因此，可以激活自噬的能量限制方案应该是预防 DKD 的有效治疗策略。实际上，能量限制恢复了 PTEC 中的自噬活性并减轻了 2 型糖尿病 Wistar 肥胖大鼠模型的肾损伤。尽管如此，最近的人体临床研究表明，饮食质量会影响胰岛素抵抗的发展和糖尿病的新发作。此外，在糖尿病条件下，高能量 / 营养摄入及低蛋白质饮食可能导致饮食限制不足。再者，人们确定不同碳水化合物、氨基酸和脂肪酸成分的饮食方案可导致更好的预后。除了能量限制外，还发现了可以激活自噬的药物。改变 mTORC1、AMPK 和 SIRT1 活性的药剂具有治疗 DKD 的效力。雷帕霉素是一种 mTORC1 抑制剂，似乎能激活自噬并改善糖尿病肾脏的肾小球和肾小管损伤。然而，长期或完全 mTORC1 抑制的副作用已得到公认。

雷帕霉素或其他 mTOR 抑制剂对 mTOR 的抑制对于治疗糖尿病患者是否安全有效，这仍然存在争议。目前正在研究靶向 AMPK 和 SIRT1 的白藜芦醇、二甲双胍和 AICAR 等活化剂。已显示这些药物在不同的糖尿病动物模型中激活自噬并保护肾脏免受糖尿病损伤，使其成为 DKD 的有吸引力的治疗选择。此外，使用抗氧化剂来拮抗氧化应激或化学伴侣以减少内质网应激和恢复自噬活性也可以是治疗 DKD 的治疗方法。

四、小　结

自噬肯定是肾脏疾病的关键治疗选择。如今，人们热衷于寻找激活或抑制自噬的方法。这些方法也可以通过调节自噬来使肾病患者受益。然而，自噬的一般调节可能导致对肾脏的不良副作用。例如，癌症治疗中自噬的调节可以引起肾功能的恶化。因此，缺乏精确调节的自噬可能在肾脏中引起副作用。另一个关键问题是自噬的目标是什么，以及自噬如何识别肾脏疾病中的这些特定目标。自噬识别肾脏疾病中受损的细胞器和蛋白质聚集体；然而，在肾脏疾病中，我们并不知道触发自噬的确切因素。对于自噬降解肾脏疾病中的哪些蛋白质，我们几乎一无所知。线粒体显然是肾脏中自噬的靶标，但是自噬如何选择性地识别受损或去极化的线粒体而不是健康的线粒体，尚需明确。迄今尚未发现肾脏疾病中的线粒体自噬的特异性受体。通过精确自噬、精确降解自噬靶标将使患者受益。

由于自噬在肾脏疾病中具有双重作用（激活和抑制），对这些调节过程的精确机制研究也将使肾病患者受益。一种潜在的调节机制可能是代谢，因为自噬是一种代谢过程。自噬的调节可以增强肾脏疾病中的免疫代谢调节。

总之，自噬调节在大多数肾脏疾病中起着关键的保护作用。自噬在肾脏疾病中的确切作用尚需等待未来治疗的澄清。

中国人民解放军总医院　陈香美　白雪源　崔　敬

参 考 文 献

Ahmed N，2005. Advanced glycation endproducts—role in pathology of diabetic complications. Diabetes Res Clin Pract，67（1）：3-21.

Chowdhury S，Ghosh S，Das A K，et al.，2019. Ferulic acid protects hyperglycemia-induced kidney damage by regulating oxidative insult，inflammation and autophagy. Front Pharmacol，10：27.

Dong D，Fan T T，Ji Y S，et al.，2019. Spironolactone alleviates diabetic nephropathy through promoting autophagy in podocytes. Int Urol Nephrol. 51（4）：755-764.

Najafian B，Alpers C E，Fogo A B，2011. Pathology of human diabetic nephropathy. Contrib Nephrol，170：36-47.

Takahashi A，Takabatake Y，Kimura T，et al.，2017. Autophagy inhibits the accumulation of advanced glycation end products by promoting lysosomal biogenesis and function in the kidney proximal tubules. Diabetes，66（5）：1359-1372.

Yang D，Livingston M J，Liu Z，et al.，2018. Autophagy in diabetic kidney disease：regulation，pathological role and therapeutic potential. Cell Mol Life Sci，75（4）：669-688.

Zhan H，Jin J，Liang S，et al.，2019. Tripterygium glycoside protects diabetic kidney disease mouse seruminduced podocyte injury by upregulating autophagy and downregulating beta-arrestin-1. Histol Histopathol，34（8）：943-952.

第八篇
自噬与肝脏疾病

自噬是一种进化保守的溶酶体依赖的自身降解途径，是胞质大分子物质和细胞器在膜包囊泡中降解的生物学过程，是细胞维持内环境稳定及生长、分化等的重要机制。近年来的大量研究表明，自噬在肝脏的生理和病理中起重要作用（Ying-Hong Shi，2011；Ueno and Komatsu，2017；Di Fazio and Matrood，2018）。细胞自噬在 α_1- 抗胰蛋白酶缺乏症、肝肿瘤、慢性肝炎病毒感染、酒精性肝病、非酒精性脂肪肝等肝脏疾病的发生发展中的重要作用已使其成为治疗肝脏疾病的一个新靶点。研究自噬如何影响肝脏生理功能和疾病发生及如何通过调控自噬治疗肝脏疾病是目前的焦点。

第三十七章　自噬在肝细胞中的生理作用

一、自噬与蛋白代谢

人体蛋白代谢包括蛋白合成和蛋白降解。蛋白降解或分解的调节与蛋白合成同样重要。自噬溶酶体系统和泛素 - 蛋白酶体系统是细胞内蛋白质降解的两大主要途径。在生理状态下，大多数内脏组织如肝脏组织，自噬是其蛋白大分子分解的主要途径，而对于外周组织（主要是骨骼肌），蛋白分解的主要途径则是蛋白酶系统（Kadowaki and Kanazawa，2003）。

肝脏在限制摄食及饥饿状态下的自噬已被广泛地研究。在这种状态下，自噬被激活，通过降解细胞内物质为细胞提供必要的营养。对于动物，饥饿引起的蛋白丢失在肝脏中表现最明显。在最初 48 小时，小鼠和大鼠的肝脏蛋白可丢失 25% ～ 40%。丢失的最主要亚细胞成分源自细胞质，而不是细胞核和 DNA，导致饥饿后的最初 24 小时细胞体积缩小 25%（Mortimore and Poso，1987）。以自噬诱导刺激因素如胰高血糖素摄入，去氨基酸、胰岛素或血清灌注肝脏或作用于培养细胞可明确观察到自噬和溶酶体参与蛋白丢失。去氨基酸处理因此成为哺乳动物细胞蛋白自噬降解的标准刺激。近年来应用基因敲除小鼠进行的研究则提供了直接可靠的证据。通过特异性敲除肝脏的自噬基因 ATG 而产生肝特异性自噬缺陷小鼠的研究表明，肝特异性 ATG7 缺失小鼠的肝组织没有相似的蛋白丢失，正常小鼠在禁食 24 小时后肝组织和血中氨基酸水平有一个短暂的增高，而 ATG7 敲除自噬缺陷小鼠则没有，证实自噬在肝脏的蛋白降解中确实起着至关重要的作用（Ezaki et al.，2011）。

肝细胞自噬最主要由血浆调节氨基酸调节。亮氨酸、苯丙氨酸、酪氨酸、脯氨酸、谷氨酰胺、组氨酸、蛋氨酸、色氨酸是八个所谓的调节氨基酸（Kadowaki and Kanazawa，2003）。这些氨基酸在以 0.5 倍和 4 倍正常血浆浓度灌注大鼠肝脏时可抑制自噬，其中亮氨酸的作用最强（Mortimore and Poso，1987）。亮氨酸也是唯一一个能抑制肌细胞和脂肪细胞蛋白质降解的氨基酸。丙氨酸具有协同调节作用，在 1 倍正常血浆浓度时其能够与调节氨基酸协同工作达到最大抑制作用，但是其本身对蛋白质水解没有调节作用。胰岛素的作用与丙氨酸的这一协同调节作用相仿。自噬调节蛋白水解，氨基酸作为一种反馈机制抑制自噬似乎是合理的。然而，氨基酸调控自噬的分子机制仍不清楚。Mortimore 等（Mortimore et al.，1994）的研究表明，肝细胞内存在一种亮氨酸质膜结合蛋白，负责亮氨酸自噬抑制。细胞内的信号转导通路也参与氨基酸调控。另据报道，在肝细胞中，氨基酸可通过 mTOR 信号通路调节蛋白水解，尽管其还需要进一步研究（Blommaart et al.，1995）。Gohla 等（Gohla et al.，2007）研究表明，肝内的氨基酸和胰岛素的抗自噬作用由异三聚体 G 蛋白具体传送。但胰岛素和氨基酸如何作用于异三聚体 G 蛋白及异三聚体 G 蛋白如何反过来影响自噬仍有待阐明。

二、糖自噬和葡萄糖稳态

自噬在维持葡萄糖平衡中起重要作用，是胰高血糖素介导的糖原分解以外的重要的葡萄糖代谢机制。自噬体能够选择性地包裹糖原颗粒并将其分解成葡萄糖，参与葡萄糖稳态调节（Ueno and Komatsu，2017）。这一重要的选择性自噬称为糖自噬（glycophagy）。

应用肝特异性自噬缺陷小鼠的研究表明，正常小鼠饥饿 24 小时后血液中的葡萄糖水平保持稳定，而 ATG7 基因敲除小鼠则发生低血糖，表明自噬在维持葡萄糖稳态中起重要作用（Ezaki et al.，2011）。新生儿肝糖原的自噬降解是新生儿产后低血糖期间维持生命所必需的，是新生儿适应产后环境的一种重要的生存机制（Kotoulas et al.，2004）。新生大鼠出生时心脏和肝脏的糖原水解酸性葡萄糖苷酶的活性低，但是出生 6 小时后达到峰值，这与自噬体内大量含有糖原一致（Kotoulas and Phillips，1971）。糖原自噬在自噬和糖原代谢之间建立联系是一种选择性的、激素控制的、高度调节的过程，代表了一种葡萄糖稳态机制（Kotoulas et al.，2006）。自噬主动参与细胞糖原的总降解并能选择性降解多糖。目前已明确，自噬体糖原降解主要是由环磷酸腺苷（cAMP）/ 蛋白激酶 A（诱导）和磷脂酰肌醇 /mTOR 通路（抑制）调节。cAMP 及升高 cAMP 物质（如胰高血糖素或肾上腺素）诱导新生大鼠肝脏糖原自噬（Kotoulas et al.，2006）。胰高血糖素可能是已知的第一个诱导刺激自噬发生的激素：1962 年 Ashford 和 Porter 报道胰高血糖素灌注大鼠肝脏后观察到"自噬样"结构（Ashford and Porter，1962）。降低 cAMP 的药物（如普萘洛尔）抑制糖原自噬。cAMP 和 mTOR 通路可汇聚于共同的靶标，如蛋白磷酸酶 2A（PP2A）。如营养丰富，胰岛素可通过 PKB 通路激活 mTOR，抑制 PP2A，从而抑制细胞自噬和糖原周转（Hay and Sonenberg，2004）。自噬体选择性地包裹分解糖原的具体机制仍未完全阐明，已有的研究显示可能主要通过 STBD1 蛋白完成。STBD1 在肝脏中高水平表达，能够通过 C 端 CBM20 聚糖结合结构域结合糖原，同时通过 LC3 相互作用区域与 GABARAPL1（一种 LC3 同源物）结合。STBD1 在肝脏中起到糖原适配体的作用，作为一种衔接子，在自噬过程中将糖原传递给溶酶体（Jiang et al.，2010；Jiang et al.，2011；Sun et al.，2016）。

三、自噬与脂质代谢

肝脏在脂质代谢中起着关键的作用。细胞内存储和利用脂质是维持细胞能量平衡的关键（Zechner and Madeo，2009）。在营养缺乏时，脂肪细胞中以三酰甘油为主要成分的脂滴（LD）被分解为脂肪酸而提供能量。相反，在脂肪生成时，脂肪酸转化为三酰甘油（通常在肝、脂肪组织和肠黏膜）。肝细胞中的 LD 异常积累可导致肝细胞脂肪变性。

自噬在调节细胞内脂水平中起着至关重要的作用，相关的自噬称为脂自噬（lipophagy）。在饥饿条件下，肝脏中的游离脂肪酸可被酯化形成三酰甘油脂滴，通过 β 氧化由自噬选择性地降解供应能量（Singh et al.，2009；Kaushik et al.，2011）。在肝特异性 ATG7 敲除自噬缺陷小鼠中可以观察到三酰甘油和胆固醇脂滴积聚（Kaushik et al.，2011）。体外培养肝细胞和小鼠中抑制自噬同样可以观察到 LD 增加（Weidberg et al.，2009；Singh et al.，2009），充分证实 LD 在溶酶体内自噬降解并通过回收利用脂肪酸提供必需的能量，但是现在还不清楚 LD 是如何被自噬体捕获及如何被运送到溶酶体内的。可能的机制是在营养缺乏时 LD 和自噬成分发生关联。有研究表明，自噬必需的 LC3 脂化系统可能参与 LD 的形成。在无法产生自噬的肝细胞中，伴随三酰甘油积累的 LD 形成可相当程度被抑制。LC3 定位在 LD 表面，在饥饿的肝脏，LC3-Ⅱ分解为脂滴包被蛋白（LD 标记）阳性脂质组分，提示 LC3 共轭系统通过 LD 形成在脂质代谢中起着至关重要的作用（Shibata et al.，2009）。新近的研究显示其机制可能还与分子伴侣自噬（CMA）降解脂滴包被蛋白有关（Kaushik and Cuervo，2015；Martinez-Lopez et al.，2016）。机体在老化过程中，自噬水平会有所下降，自噬减少导致老化时脂质蓄积，而老化过程中脂肪生成和脂质积累对老化及慢性发病的影响很大。在一份研究中，对比 5 个月和 25 月龄大鼠（分别代表年轻的和年老的大鼠）肝脏的自噬活性，年老大鼠的肝的自噬活性水平低，受到抑制，与老化细胞的脂质蓄积密切相关（Zhao et al.，2014）。

肝脏的自噬与脂质代谢的调节较为复杂，尚不完全清楚。肝脏是甲状腺激素的靶器官，碘甲状腺原氨酸对肝脂质代谢的总效应来自其直接和间接作用的平衡，导致脂质合成刺激、氧化和自噬（Vergani，2014）。Sinha 等（Sinha et al.，2012）研究显示甲状腺激素 T_3 可诱导培养的肝细胞脂质代谢和小鼠肝的肝自噬。T_3 刺激脂滴自噬有赖功能性 TR 的存在，并且在肝脂酶或氧化酶刺激前就发生。而且在自噬缺陷动物中，TH 对脂肪酸氧化的作用消失。因此，T_3 被推测可能通过诱导自噬增加脂肪酸传送入线粒体 β 氧化。最新的研究显示，T_3 通过 19 号染色体开放阅读框 80（c19orf80）激活自噬过程调节脂质代谢。T_3 上调 c19orf80 调节细胞自噬和脂质代谢。T_3 刺激导致 c19orf80 的 mRNA 和蛋白水平上调，c19orf80 上调特异性激活自噬反应和脂质代谢。c19orf80 敲减抑制可阻止 T_3 激活自噬和脂肪分解。此外，自噬溶酶体成熟抑制剂（氯喹和氯化铵）处理不仅抑制 T_3 激活自噬过程，也抑制脂质代谢（Tseng et al.，2014）。T_3 对自噬和脂肪代谢的调节作用提示 T_3 和其类似物可能在治疗 NAFLD 及其并发症方面有用。除了甲状腺激素外，$β_2$ 肾上腺素受体也是一个调节点。研究显示，激动剂克伦特罗可刺激原代小鼠肝细胞和小鼠肝自噬，肾上腺素作用也有类似效果。而 β 肾上腺素抑制剂（普萘洛尔）在体外培养细胞和体内可独立阻断晚期自噬（Farah et al.，2014）。因此，$β_2$ 肾上腺素受体是肝细胞的另一个关键的细胞自噬调节点，肝可能借此调节脂质代谢。

一些食物或药物可以通过自噬降解脂质，促进脂质代谢。例如，咖啡因可通过诱导脂质自噬和线粒体 β 氧化燃烧肝脂肪（Ding，2014a）。表没食子儿茶素没食子酸酯（EGCG）是绿茶中主要的多酚，EGCG 可诱导自噬，促进脂质代谢，增加脂滴及脂质清除。在饲喂高脂的小鼠中，EGCG 处理可降低脂肪肝发生（Zhou et al.，2014）。

四、自噬与错误折叠蛋白质等异常蛋白质的清除

自噬的一个重要功能是清除细胞内蛋白聚集及与泛素蛋白酶体系统协同工作以维持细胞内蛋白质稳态（Marfany et al.，2008；Knaevelsrud and Simonsen，2010）。应用肝特异性自噬缺陷小鼠的研究表明，小鼠肝 ATG7 敲除自噬缺陷会导致肝细胞内明显的多泛素化蛋白和变形线粒体的积聚，以及过氧化物酶体数量增加（Komatsu et al.，2005）。

除 *ATG7* 外，敲除另一个自噬体形成的必要基因 *Vps34*，小鼠的肝细胞也有类似的表现（Jaber et al.，2012）。表明自噬在维持肝脏的蛋白质正常稳定中的重要作用（Komatsu，2012）。α_1- 抗胰蛋白酶的 Z 纯合子突变可导致蛋白质错误折叠，聚合的 α_1- 抗胰蛋白酶 Z 突变体在肝细胞内质网积累，从而引起蛋白毒性效应，引起慢性肝炎和肝癌（Perlmutter，2006；Wang and Perlmutter，2014；Teckman and Mangalat，2014），自噬可降解清除突变体 ATZ，并在其降解中发挥根本性作用（Kamimoto et al.，2006；Wang and Perlmutter，2014；Teckman and Mangalat，2014）。此外，来自低纤维蛋白原血症（另一个肝内质网贮积病）的证据也表明，自噬是内质网中降解过量的可溶性异常蛋白和不溶性蛋白聚集体所必需的（Kruse et al.，2006b）。自噬如何识别和清除错误折叠的蛋白质的详细机制目前仍不清楚，有研究显示可能与未折叠蛋白反应（UPR）途径等有关（Ding and Yin，2008）。

五、自噬在选择性细胞器降解中的作用

自噬在肝细胞的细胞器隔离和周转代谢中起重要作用（Pfeifer，1978）。应用肝特异性自噬缺陷小鼠的研究表明，小鼠肝 *ATG7* 敲除自噬缺陷会导致肝细胞中异常细胞器聚集和肝大，充分表明自噬对肝细胞中的异常细胞器的代谢处理的重要性（Komatsu et al.，2005）。自噬能够选择性地吞噬细胞质内不同物质，将其导入特定空间进行降解。在自噬降解中，线粒体、内质网膜、核糖体、高尔基体的降解率各不相同（Rautou et al.，2010），表明自噬在处理各种细胞成分时有特异性和选择性。根据其降解的细胞器的不同有不同的自噬过程，包括线粒体自噬（mitophagy）、过氧化物酶体自噬（pexophagy）等，分别用于对应指示自噬选择性清除线粒体和过氧化物酶体等过程（Kim et al.，2007）。线粒体自噬是一种防御机制，包括选择性吸收及随后功能失调线粒体的降解（Yang and Klionsky，2010）。这对于正常线粒体的周转代谢及功能是非常重要的（Kim et al.，2007）。自噬紊乱造成的线粒体积累会导致线粒体功能障碍，将进一步增加活性氧自由基（ROS）的产生和 DNA 损伤（Zhang et al.，2007）。通过自噬破坏线粒体在瑞氏综合征患者及其小鼠模型的肝脏中均可观察到（Partin et al.，1971；Woodfin and Davis，1986）。线粒体的去极化和线粒体通透性转换水平的增加可能有助于自噬的这一选择性作用过程（Yin et al.，2008）。肝细胞线粒体自噬的确切的分子机制仍有待进一步阐明。内质网自噬的第一个实例是基于早年的一个观察性研究：多余的光滑内质网膜可以被自噬泡选择性降解（Bolender and Weibel，1973）。随后的研究表明，过氧化物酶体 / 内质网自噬可以降解两个重要的内质网膜蛋白 NADPH 细胞色素 P450 还原酶和苯巴比妥诱导性大鼠肝细胞色素 P450，表明自噬在维持内质网的结构和功能方面起到重要作用（Masaki et al.，1987）。

六、分子伴侣介导自噬与肝脏代谢

自噬主要有三种形式：巨自噬（macroautophagy）、微自噬（microautophagy）和分子伴侣介导的自噬（chaperone-mediated autophagy，CMA）。通常所谓的自噬是巨自噬（如无特别说明，本文中提到的自噬均为巨自噬）。因巨自噬为自噬的主要形式，既往的研

究主要集中于巨自噬的研究。近年来的研究开始涉及其他形式的自噬。最新的研究表明，除了巨自噬外，分子伴侣介导自噬同样在肝代谢中起到重要作用。分子伴侣介导自噬的缺陷同样导致肝代谢紊乱（Schneider et al.，2014）。通过选择性敲除肝 CMA 产生肝特异性 CMA 缺陷小鼠，研究发现 CMA 缺陷导致肝糖原耗竭和脂肪肝，此外还伴随着外周脂肪减少、能量消耗增加和葡萄糖平衡改变。碳水化合物和脂质代谢关键酶通常由 CMA 降解，溶酶体比较蛋白质组学研究表明，CMA 缺陷导致其受损而形成代谢紊乱。表明分子伴侣介导的自噬通过影响碳水化合物和脂质代谢关键酶的降解等在肝脏糖和脂肪代谢中起重要作用。

七、小　　结

　　自噬在肝细胞物质代谢中起着重要的生理作用，自噬溶酶体系统是细胞内蛋白质降解的主要途径之一，其功能异常可导致错误折叠的蛋白质清除障碍，从而引起相关疾病等。自噬体能够选择性地包裹并降解糖原颗粒，参与葡萄糖稳态调节，是胰高血糖素介导的糖原分解以外的重要的葡萄糖代谢机制。自噬在调节细胞内脂水平中起着至关重要的作用，在饥饿等条件下，通过 β 氧化选择性地降解脂质以供应能量。

复旦大学附属中山医院　樊　嘉　史颖弘　彭远飞

参 考 文 献

Ashford T P，Porter K R，1962. Cytoplasmic components in hepatic cell lysosomes. J Cell Biol，12：198-202.

Blommaart E F，Luiken J J，Blommaart et al.，1995. Phosphorylation of ribosomal protein S6 is inhibitory for autophagy in isolated rat hepatocytes. J Biol Chem，270（5）：2320-2326.

Bolender R P，Weibel E R，1973. A morphometric study of the removal of phenobarbital-induced membranes from hepatocytes after cessation of threatment. J Cell Biol，56（3）：746-761.

Ezaki J，Matsumoto N，Takeda-Ezaki M，et al.，2011. Liver autophagy contributes to the maintenance of blood glucose and amino acid levels. Autophagy，7（7）：727-736.

Farah B L，Sinha R A，Wu Y，et al.，2014. β -Adrenergic agonist and antagonist regulation of autophagy in HepG2 cells，primary mouse hepatocytes，and mouse liver. PLoS One，9（6）：e98155.

Gohla A，Klement K，Piekorz R P，et al.，2007. An obligatory requirement for the heterotrimeric G protein Gi3 in the antiautophagic action of insulin in the liver. Proc Natl Acad Sci U S A，104（8）：3003-3008.

Hay N，Sonenberg N，2004. Upstream and downstream of mTOR. Genes Dev，18（16）：1926-1945.

Jaber N，Dou Z，Chen J S，et al.，2012. Class III PI3K Vps34 plays an essential role in autophagy and in heart and liver function. Proc Natl Acad Sci U S A，109（6）：2003-2008.

Jiang S，Heller B，Tagliabracci V S，et al.，2010. Starch binding domain-containing protein 1/genethonin 1 is a novel participant in glycogen metabolism. J Biol Chem，285（45）：34960-34971.

Jiang S，Wells C D，Roach P J，2011. Starch-binding domain-containing protein 1（Stbd1）and glycogen metabolism：Identification of the Atg8 family interacting motif（AIM）in Stbd1 required for interaction with GABARAPL1. Biochem Biophys Res Commun，413（3）：420-425.

Kadowaki M, Kanazawa T, 2003. Amino acids as regulators of proteolysis. J Nutr, 133（6suppl1）: 2052S-2056S.

Kamimoto T, Shoji S, Hidvegi T, et al., 2006. Intracellular inclusions containing mutant alpha1-antitrypsin Z are propagated in the absence of autophagic activity. J Biol Chem, 281（7）: 4467-4476.

Kaushik S, Cuervo A M, 2015. Degradation of lipid droplet-associated proteins by chaperone-mediated autophagy facilitates lipolysis. Nat Cell Biol, 17（6）: 759-770.

Kaushik S, Rodriguez-Navarro J A, Arias E, et al., 2011. Autophagy in hypothalamic AgRP neurons regulates food intake and energy balance. Cell Metab, 14（2）: 173-183.

Kim I, Rodriguez-Enriquez S, Lemasters J J, 2007. Selective degradation of mitochondria by mitophagy. Arch Biochem Biophys, 462（2）: 245-253.

Knaevelsrud H, Simonsen A, 2010. Fighting disease by selective autophagy of aggregate-prone proteins. FEBS Lett, 584（12）: 2635-2645.

Komatsu M, 2012. Liver autophagy: physiology and pathology. J Biochem, 152（1）: 5-15.

Komatsu M, Waguri S, Koike M, et al., 2007. Homeostatic levels of p62 control cytoplasmic inclusion body formation in autophagy-deficient mice. Cell, 131（6）: 1149-1163.

Komatsu M, Waguri S, Ueno T, et al., 2005. Impairment of starvation-induced and constitutive autophagy in Atg7-deficient mice. J Cell Biol, 169（3）: 425-434.

Kotoulas O B, Kalamidas S A, Kondomerkos D J, 2004. Glycogen autophagy. Microsc Res Tech, 64（1）: 10-20.

Kotoulas O B, Kalamidas S A, Kondomerkos D J, 2006. Glycogen autophagy in glucose homeostasis. Pathol Res Pract, 202（9）: 631-638.

Kotoulas O B, Phillips M J, 1971. Fine structural aspects of the mobilization of hepatic glycogen. I. Acceleration of glycogen breakdown. Am J Pathol, 63（1）: 1-22.

Li J, Yang B, Zhou Q, et al., 2013. Autophagy promotes hepatocellular carcinoma cell invasion through activation of epithelial-mesenchymal transition. Carcinogenesis, 34（6）: 1343-1351.

Marfany G, Farras R, Salido E, et al., 2008. Much to know about proteolysis: intricate proteolytic machineries compromise essential cellular functions. Biochem Soc Trans, 36（pt5）: 781-785.

Masaki R, Yamamoto A, Tashiro Y, 1987. Cytochrome P-450 and NADPH-cytochrome P-450 reductase are degraded in the autolysosomes in rat liver. J Cell Biol, 104（5）: 1207-1215.

Mortimore G E, Poso A R, 1987. Intracellular protein catabolism and its control during nutrient deprivation and supply. Annu Rev Nutr, 7: 539-564.

Mortimore G E, Wert J J Jr, Miotto G, et al., 1994. Leucine-specific binding of photoreactive Leu7-MAP to a high molecular weight protein on the plasma membrane of the isolated rat hepatocyte. Biochem Biophys Res Commun, 203（1）: 200-208.

Partin J C, Schubert W K, Partin J S, 1971. Mitochondrial ultrastructure in Reye's syndrome（encephalopathy and fatty degeneration of the viscera）. N Engl J Med, 285（24）: 1339-1343.

Pfeifer U, 1978. Inhibition by insulin of the formation of autophagic vacuoles in rat liver. A morphometric approach to the kinetics of intracellular degradation by autophagy. J Cell Biol, 78（1）: 152-167.

Shibata M, Yoshimura K, Furuya N, et al., 2009. The MAP1-LC3 conjugation system is involved in lipid droplet formation. Biochem Biophys Res Commun，382（2）：419-423.

Sinha R A，You S H，Zhou J，et al.，2012. Thyroid hormone stimulates hepatic lipid catabolism via activation of autophagy. J Clin Invest，122（7）：2428-2438.

Sun T，Yi H，Yang C，et al.，2016. Starch binding domain-containing protein 1 plays a dominant role in glycogen transport to lysosomes in liver. J Biol Chem，291（32）：16479-16484.

Tseng Y H，Ke P Y，Liao C J，et al.，2014. Chromosome 19 open reading frame 80 is upregulated by thyroid hormone and modulates autophagy and lipid metabolism. Autophagy，10（1）：20-31.

Vergani L，2014. Lipid lowering effects of iodothyronines：In vivo and in vitro studies on rat liver. World J Hepatol，6（4）：169-177.

Weidberg H，Shvets E，Elazar Z，2009. Lipophagy：selective catabolism designed for lipids. Dev Cell，16（5）：628-830.

Woodfin B M，Davis L E，1986. Liver autophagy in the influenza B virus model of Reye's syndrome in mice. J Cell Biochem，31（4）：271-275.

Yang Z，Klionsky D J，2010. Mammalian autophagy：core molecular machinery and signaling regulation. Curr Opin Cell Biol，22（2）：124-131.

Yin X M，Ding W X，Gao W，2008. Autophagy in the liver. Hepatology，47（5）：1773-1785.

Zechner R，Madeo F，2009. Cell biology：Another way to get rid of fat. Nature，458（7242）：1118-1119.

Zhang Y，Qi H，Taylor R，et al.，2007. The role of autophagy in mitochondria maintenance：characterization of mitochondrial functions in autophagy-deficient S. cerevisiae strains. Autophagy，3（4）：337-346.

Zhao L，Zou X，Feng Z，et al.，2014. Evidence for association of mitochondrial metabolism alteration with lipid accumulation in aging rats. Exp Gerontol，56：3-12.

第三十八章　自噬在肝脏疾病中的病理作用

自噬参与诸多肝脏疾病的发生发展（Ueno et al., 2017; Di Fazio et al., 2018）。近年来越来越多的证据表明，自噬在 α_1- 抗胰蛋白酶缺乏症、慢性肝炎病毒感染、酒精性肝病、非酒精性脂肪性肝病、肝癌等肝脏疾病的发生发展中起到重要作用。细胞自噬也因此成为治疗肝脏疾病的一个新靶点，如何通过调控自噬治疗肝脏疾病一直是研究的热点。

第一节　自噬与 α_1- 抗胰蛋白酶缺乏症

α_1- 抗胰蛋白酶（α_1-AT）是一种肝脏合成的血清糖蛋白。α_1- 抗胰蛋白酶缺乏症（ATD）是血中抗蛋白酶成分 α_1-AT 缺乏引起的一种先天性代谢病。ATD 为常染色体显性疾病，是 AT 基因的 Z 点突变，大多数 α_1-AT 缺陷患者为纯合子突变（称为 ZZ 或 PiZZ）。突变蛋白称为 α_1- 抗胰蛋白酶 Z 突变体（ATZ），容易错误折叠，具有聚集倾向，聚合的 ATZ 在肝细胞内质网中聚集积累，内质网 ATZ 异常累积引起内质网应激和细胞死亡（Perlmutter, 2006）。肝细胞死亡引起代偿性肝细胞增殖。周期性的肝细胞损伤、死亡和代偿性增生导致肝脏疾病，从轻微症状的酶升高到肝纤维化、肝硬化和肝细胞癌（Teckman et al., 2014）。血清中的 AT 减少导致肺组织的破坏，肺结缔组织基质的蛋白水解损伤导致肺气肿（Janssen et al., 2019; Perlmutter, 2016）。经典形式的 ATD 主要表现为两类临床疾病，即肝内疾病（肝纤维化、肝硬化和肝细胞癌）和肝外疾病 [慢性阻塞性肺疾病（COPD）]。典型的 ATD 是一种严重的儿童期肝病。临床常导致新生儿肝炎，婴幼儿和成人的肝硬化、肝癌、肺气肿等。临床上，只有 8%～10% 的 ATD 形成临床表现显著的肝疾病（Sveger et al., 1995），肝疾病表型的这一差异提示存在遗传修饰或保护性反应，负责内质网内突变 ATZ 的处理。早期的研究使用酵母和哺乳动物细胞系表明，蛋白酶体途径参与了突变 ATZ 的胞内降解。但是，蛋白酶体通路不能完全处理 ATZ。在人类 ATD 细胞模型（基因工程过表达 ATZ 等）建立后的研究表明自噬是 ATZ 分子降解的主要途径（Chu et al., 2014）。聚合的 ATZ 分子在细胞内的积累诱导自噬反应，ATZ 被导入自噬泡降解。在自噬缺陷系统中，ATZ 分子多聚体积累增加。在 PiZ 小鼠中，ATZ 多聚体负荷增加后肝损伤增加，药物诱导增加自噬降解则减少肝损伤（Hidvegi et al., 2010; Kaushal et al., 2010）。在肝脏组成性表达 ATZ 的转基因 ATD 小鼠模型中，自噬体的基础水平占肝细胞胞质的 2.5%，而对照 C57/BL6 小鼠中只占 0.5%，表明自噬在 ATZ 小鼠肝脏中增强（Teckman et al., 2002）。AT 缺陷小鼠和 AT 缺陷患者的肝细胞中含有 ATZ 自噬体在肝细胞中广泛存在。使用自噬抑制剂 3- 甲基腺嘌呤（3-MA）、渥曼青霉素和 LY-294002 可致 ATZ 降解减少。此外，在 ATZ 降解酵母模型中也发现，聚集的 ATZ 是通过自噬途径降解（Kruse et al., 2006）。进一步地通过 ATG5 敲除同时过表达 ATZ 的人细胞 ATD 模型证实该作用。自噬抑制后 ATZ 降解削弱，ATZ 大量积聚。同时，通过 GFP-LC3 转基因小鼠动物模型，肝特异性诱导表达 ATZ，发现肝细胞内 ATZ 积聚足够激活自噬，通过 ATD 细胞动物模型的一系列研究充分证实了自噬在 ATD 中的重要作用。对于 ATZ 的分子机制尚不清楚，通过使用哺乳动物细胞和小鼠 ATD 模型的全基因组分析显示，ATZ 细胞内积聚与 NF-κB 和 TGF-β 信号通路有关（Chu et al., 2014）。胰岛素代谢通路也参与其中，应用转基因技术和秀丽隐杆线虫模型，形成野生型或突变型 AT 模型对比分析显示，胰岛素通路缺陷者 ATZ 积聚显著下降（Hidvegi et al., 2015）。

　　ATD 的治疗方法有限。通常肝移植是 ATD 唯一彻底有效的治疗方法。纯化的 AT 替代治疗并不理想，在 ATD 相关 COPD 患者的治疗中，临床疗效并不显著，其结果令人费解（Dickens et al., 2011）。近年来自噬在 ATZ 处理中的相关研究为 ATD 的治疗提供了新的希望，利用自噬增强剂诱导细胞自噬处理不溶性 ATZ 聚合物，减少其细胞负荷而成为新的治疗策略和方法（Chu et al., 2014）。目前已有不少药物被研究用于 ATD 的治疗（Chu et al., 2014）。研究较多的是雷帕霉素和卡马西平（CBZ），小鼠动物模型研究显示两药物可显著减少肝内 ATZ，减少肝纤维化和其他肝损伤指标（Wang et al., 2014；Teckman et al., 2014）。其中 CBZ 最有前景，细胞 ATD 模型和 PiZ 小鼠 ATD 动物模型研究均证实 CBZ 能介导 ATZ 显著降解，减少肝 ATZ 负荷，减轻肝纤维化（Hidvegi et al., 2010；Teckman et al., 2014）。目前卡马西平在终末期肝病中的临床试验已在开展，其结果将在不久的将来揭晓。此外，有学者使用 ATD 线虫模型进行高通量筛选药物，筛查了 1280 种药物，确认了 5 种能够剂量依赖性减少 ATZ 负荷的药物，有趣的是其中四种具有增强自噬的作用。其中两种化合物（氟奋乃静、匹莫齐特）属于吩噻嗪家庭，结构上与三环类抗抑郁药相关，与卡马西平是一个家庭成员。进一步在哺乳动物细胞和小鼠 ATD 模型的验证证实了氟奋乃静的效果（Sinha et al., 2014）。氟奋乃静增强自噬，能逆转 ATZ 积累在线虫所致的表型效果，降低哺乳动物细胞系细胞模型 ATZ 负荷。在小鼠 PiZ 模型中，氟奋乃静能降低肝脏 ATZ 的积累和减少肝纤维化。这些结果表明氟奋乃静可以在体内降低 ATZ 蛋白质聚集的毒性，因为它已经在人类中安全使用，因此可以快速转化到 ATD 肝疾病的临床试验。其他几种药物尚未经过验证，但是它们在降解聚集倾向蛋白方面已在亨廷顿病中得到验证。其他一些自噬诱导剂如葡糖胺和 N-乙酰葡糖胺可在哺乳动物细胞通过非 mTOR 依赖途径增强自噬。另一个降血脂药依泽替米贝（ezetimibe）也有自噬激活作用，能够激活肝细胞和小肠上皮细胞自噬。依泽替米贝可以在基因工程表达 ATZ 的原代培养肝细胞模型中减少 ATZ 积聚（Yamamura et al., 2014；Garcia-Calvo et al., 2005）。依泽替米贝可通过抑制 NPC1L1 激活人类肝细胞自噬，降低突变的 ATZ 沉积，显著减少 ATZ 负荷，改善 ATD 所致肝变性（Yamamura et al., 2014）。Tat-beclin 1 多肽是自噬的强力诱导剂，能增强突变亨廷顿病的降解，也是潜在的候选药物。亦有研究表明，熊去氧胆酸衍生物（norUDCA）可以通过 AMPK/ULK1 通路诱导自噬促进 ATZ 降解，缓解疾病（Tang et al., 2018）。新近研究还表明，通过基因治疗转入转录因子 TFEB 可减轻 ATZ 的蛋白降解毒性。TFEB 是调节自噬和溶酶体基因表达的一个主要基因。TFEB 在 ATD 哺乳动物细胞模型中诱导自噬依赖性 ATZ 清除，在 PiZ 小鼠模型中使用腺病毒介导 TFEB 转导可显著促进 ATZ 自噬降解，减少肝纤维化，表明基因治疗可能是治疗 ATD

肝病的方法之一（Pastore et al.，2013）。后继的研究显示，除了肝内效应，转入转录因子 TFEB 上调激活自噬，还可以缓解 ATZ 的肝外作用，减轻肺纤维化肺气肿（Hidvegi et al.，2015）。

第二节 自噬与肝肿瘤

自噬在肝肿瘤发生发展中起重要作用，其相关研究近年来一直是研究的热点（Yazdani et al.，2019）。自噬在肝肿瘤中的作用已被大量的研究证实，但是令人颇为困惑的是，自噬在肝肿瘤中的作用常表现为两面性（Yazdani et al.，2019）。在肿瘤的发生和发展中到底是保护作用还是推动作用，一直有较大争议。目前的研究一般认为，在肿瘤发生发展的早期阶段，自噬有抑癌作用，而在已经成型的肿瘤中，自噬则促进肿瘤发展。

自噬抑制肝肿瘤的发生：自噬抑制肝肿瘤发生的最直接的证据来自 ATG 基因敲除自噬缺陷动物能够形成肝肿瘤，一些自噬关键基因被证实为肿瘤抑制基因。目前已确认的基因包括 BECN1（Beclin1）、ATG5 和 ATG7 等。在小鼠模型中，长期系统性 ATG5 敲除的小鼠会形成肝腺瘤，此清楚地表明自噬对肿瘤的抑制作用（Takamura et al.，2011）。有趣的是，ATG 敲除引起多种良性肿瘤，但只出现在肝脏中，而不在其他组织中，在基因敲除小鼠的肝肿瘤细胞中还可观察到线粒体肿胀、氧化应激和基因组损伤反应（Takamura et al.，2011）。类似的表型在肝脏特异性 ATG7 基因敲除小鼠中同样能观察到，ATG7 基因敲除后小鼠形成肝肿瘤（Takamura et al.，2011）。自噬基因 Beclin1 也是一种肿瘤抑制基因，不过 Beclin1 是一个单倍剂量不足的肿瘤抑制基因（Liang et al.，1999）。纯合子 Beclin1 基因敲除小鼠导致胚胎致死，而 Beclin1 单等位基因缺失（Beclin1$^{+/-}$ 突变）导致包括肝癌在内的自发性肿瘤高发（Yue et al.，2003；Qu et al.，2003）。Beclin1$^{+/-}$ 突变除增加自发性肿瘤发生频率外，还加速乙型肝炎病毒引起的癌前损伤的进展及体内细胞增殖增加（Qu et al.，2003）。新近的研究还表明 Beclin1 与 Bax 作用抑制 HCC 增生、浸润、转移和血管生成（Qiu et al.，2014）。动物模型的这些数据提供了明确的证据，自噬是一种重要的肿瘤抑制机制，能够阻止肿瘤的形成。p62 是一种选择性的自噬底物。自噬缺陷引起 p62 持续表达、累积，促进肿瘤进展（Mathew et al.，2009）。p62 聚集在人类癌症包括肝癌中常被检测到（Inami et al.，2011），人肝癌与 MDB 内 p62 积累有关，Beclin1 基因杂合突变伴随肝肿瘤 p62 聚集（Yue et al.，2003；Qu et al.，2003；Komatsu et al.，2007；Mathew et al.，2009）。在小鼠中，肝特异性 ATG7 敲除形成肝细胞腺瘤，伴有 p62 积聚及其后 Nrf2 激活，而 p62 导致的 Nrf2 持续激活使人肝癌形成（Inami et al.，2011）。对于肝特异性 ATG7 敲除及 p62 基因敲除的小鼠，肿瘤大小显著减小（Takamura et al.，2011）。此外，肿瘤抑制基因 p53 对自噬有正性和负性双重调节作用。在细胞核内，p53 可以作为自噬诱导转录因子。在细胞质内，p53 起到自噬的抑制作用，其降解是诱导细胞自噬所需的（Levine et al.，2008）。自噬对 HCC 的抑制作用的另一个证据是研究表明 HCC 组织细胞存在自噬缺陷。通过检测 HCC 组织和癌旁组织的 p62 及 HCC 细胞株验证，证明 HCC 存在自噬缺陷，自噬在 HCC 癌组织细胞中的活性较癌旁组织要低（Bao et al.，2014）。自噬对肝肿瘤的抑制还表现在另一方面，自噬水平与 HCC 恶性程度呈负相关。自噬基因的基础表达和在饥饿条件下的相应自噬活性在具有不同恶性表型的肝癌细胞株中不同。似乎自噬缺陷与 HCC 恶性表型更高有良好相关（Ding et al.，2008）。自噬对肝肿瘤的抑制与自噬对炎症的抑制作用相关。炎症是肝癌发生发展的重要因素，HCC 的发生发展与持续性炎症刺激高度相关，抑制自噬可以导致炎症水平的持续升高（Bujak et al.，2015；Zhong et al.，2016）。*LC3B* 敲除小鼠更容易受内毒素 LPS 诱导死亡（Nakahira et al.，2011）。研究表明自噬能通过抑制炎症来预防癌症进展（Zhang et al.，2014；Shibutani et al.，2015；Saitoh et al.，2008）。在肝癌前期，*Atg5* 基因的沉默会引起自噬的缺失，进而促进库普弗细胞产生炎性因子和纤维因子，NF-κB 信号通路强化及 IL-1α/β 表达增加，促进线粒体 ROS 介导的炎症和纤维化，最终促进肿瘤发生、发展，而阻断线粒体 ROS 或 IL-1 受体均会阻止由 *Atg5* 基因敲除引起的纤维化、炎症和肿瘤形成（Sun et al.，2017）。一些抑制肿瘤的分子常与自噬诱导有关，而这些蛋白分子在肝肿瘤中通常表达异常，导致自噬抑制作用减弱。例如 DDX5，一种肝脏中的肿瘤抑制蛋白，可与 p62 结合并干扰 P62/TRAF6 相互作用，诱导自噬，抑制肿瘤，而它在人肝癌组织中显著低表达（Zhang et al.，2019）。趋化因子 CXCL17 在人 HCC 组织中高表达，沉默 CXCL17 可诱导自噬，导致肿瘤增殖减少（Wang et al.，2019）。miR-7 和 miR-85 是公认的肿瘤抑制性 miRNA。HCC 细胞中 miR-7 可通过靶向 mTOR 通路增加自噬活性，导致癌细胞增殖减少，而 miR-7 在 HCC 中的水平显著下调（Wang et al.，2017）。miR-85 转染人 HCC 细胞 HepG2 可上调自噬活性，导致细胞周期停滞，而 miR-375 在 HCC 细胞系和组织中下调（Zhou et al.，2017）。miR-375 可下调 ATG7 抑制 LC3-Ⅰ 向 LC3-Ⅱ 的转化而抑制自噬，体内研究显示 miR-375 过表达可显著抑制肿瘤生长（Chang et al.，2012）。这些结果表明，自噬在肝肿瘤的发生中起抑制作用，自噬缺陷可能促进肿瘤的发生发展（Shi et al.，2009）。自噬抑制肝肿瘤发生的治疗价值在于可以利用自噬诱导预防肝癌发生。癌前病变细胞可以征用自噬抑制炎症、组织损伤和基因组不稳定性等促进癌症发生的因素，诱导自噬可能有利于预防肝癌。例如，在可导致肝癌发生的 α₁- 抗胰蛋白酶缺乏症患者中，诱导增强肝细胞自噬水平可抑制肝脏炎症和致癌作用（Perlmutter，2009）。卡马西平已被证实在小鼠 ATD 模型中可诱导增加自噬，降低 α₁- 抗胰蛋白酶负荷，减轻相关的肝纤维化及癌症风险（Hidvegi et al.，2010），表明增强自噬可能是预防肝癌的有效途径。

自噬促进肝癌进展：目前有越来越多的证据表明，自噬是肿瘤细胞包括肝癌细胞在多种不利环境下存活所需的，如饥饿、生长因子缺乏、缺氧、损伤刺激和药物治疗等。缺氧诱导的氧化应激是所有实体瘤中最突出的特征之一。在肿瘤的缺氧区域，自噬体很常见，表明自噬水平增加，Beclin1 敲除抑制自噬会导致肿瘤细胞死亡（Degenhardt et al.，2006）。在缺氧条件下，细胞通过调节其代谢和能量需求来克服缺氧应激，自噬是重要机制之一。HCC 细胞缺氧诱导的自噬依赖于低氧诱导因子（HIF-1）。HIF-1α 上调与 Bcl-2 蛋白结合的 BNIP3 和 BNIP3L 蛋白，抑制 Bcl-2 和 Beclin1 之间的破坏性相互作用，诱导细胞自噬。除了 HIF-1，缺氧还可上调早期生长反应基因 -1（Egr-1）表达，转录调节 HCC 细胞系中的自噬促进迁移（Peng et al.，2016）。自噬可以控制缺氧应激下的过量 ROS 产生，机制是从细胞中除去受损的细胞器。受损和非功能性线粒体是细胞 ROS 产生的主要来源，并且诱导线粒体自噬有助于清除这些受损的线粒体以维持细胞功能和生物

能量（Liu et al., 2017）。通常，基底细胞自噬增加是肿瘤细胞持续生长所需的。在这种
情况下，自噬能够提供肿瘤细胞生长所需代谢的关键中间体。RAS 驱动的肿瘤形成导致
细胞的基底自噬水平升高。体内研究中，*ATG5* 或 *ATG7* 敲除可以抑制 RAS 驱动的肿瘤
形成（Guo et al., 2011）。自噬还可以通过释放和降解损伤相关分子来调节炎症免疫应
答，包括 HMGB1、组蛋白、ATP、线粒体 DNA 和线粒体转录因子 A，促进细胞存活
和生长（Chen et al., 2015; Huang et al., 2014; Liu et al., 2015）。肿瘤干细胞具有很
高的致瘤性、转移能力和耐药性，在肝癌的发生、发展中扮演了重要的角色（Li et al.,
2019）。自噬在调控肝癌干细胞适应低氧低营养的肿瘤微环境中有一定的作用（Song et
al., 2013; Li et al., 2016）。Song 等（Song et al., 2013）研究表明，自噬有助于 CD133
阳性肝癌干细胞在低氧和低营养的肿瘤微环境中存活。在低氧和低营养情况下，CD133
阳性肝癌细胞比例增加，肝癌干细胞的干性更强，加入自噬抑制剂氯喹后，自噬水平
下降，CD133 阳性肝癌干细胞的凋亡数量明显增多，自我更新能力减弱。新近的研究
还表明自噬在肝癌转移中起重要作用。有越来越多的证据表明在肿瘤转移过程中自噬
上调（Debnath, 2008; Peng et al., 2013c）。自噬在细胞耐受失巢凋亡、帮助细胞
在远处转移部位定植等方面发挥重要作用。小鼠肝癌肺转移模型研究表明，抑制自噬
可减少肝癌肺转移，其机制与促进肝癌转移细胞抵抗失巢凋亡和促进定植有关（Peng
et al., 2013a; Peng et al., 2013c）。上皮间质转化（EMT）细胞获得侵袭和迁移能力，
产生间质特性的过程。自噬可通过 TGF-β/Smad3 途径促进 EMT 来促进转移（Li et
al., 2013）。不过这点仍有争议，有研究显示自噬可以对 EMT 起到抑制作用。自噬
对细胞迁移和侵袭能力的影响似乎甚微（Peng et al., 2013a; Peng et al., 2013c），
虽然有个别研究显示在饥饿细胞中诱导自噬可上调细胞基质金属蛋白酶 -9（MMP9）
表达（Li et al., 2013）。

　　自噬还可通过影响肝癌的致病因素而影响肿瘤的发生发展，但是其作用根据致病因
素不同而作用不同。丙型肝炎病毒感染是最重要的肝癌致病因素。丙型肝炎病毒可以调
节自噬，利用自噬途径进行病毒复制，增强自身复制，致肝细胞坏死、炎症、再生，最终
导致肝癌发生（Sir et al., 2010）。在肝癌细胞和小鼠中，自噬在丙型肝炎病毒感染过程
中激活，增强的自噬促进丙型肝炎病毒复制（Li et al., 2011; Tian et al., 2011）。丙型肝
炎病毒与肝癌发生密切相关。丙型肝炎病毒亦能利用细胞自噬进行复制以促进肝癌发生。
丙型肝炎病毒 RNA 复制可以诱导 UPR 和 CHOP 表达，从而通过促进自噬体形成而激活
自噬（Sir et al., 2008; Ait-Goughoulte et al., 2008）。一些 ATG，如 Beclin1、ATG4b、
ATG5 和 ATG12 参与病毒 mRNA 的翻译，从而启动复制（Dreux et al., 2009）。RNA 的
复制可以阻断自噬体和自噬溶酶体成熟，通过利用自噬体内容物促进其复制（Sir et al.,
2008）。此外，丙型肝炎病毒可以通过自噬机制防止自己被识别，避免被降解（Alavian
et al., 2011; Rautou et al., 2010）。慢性饮酒已被公认能促进肝硬化并进而促进肝癌发生。
可能的机制是酒精导致肝功能损害，通过诱导氧化应激促进肝癌。自噬调节肝细胞脂肪
变性和氧化应激细胞死亡的能力，表明自噬在乙醇诱导的肝疾病包括肝癌中的重要作用
（Czaja, 2011; Wang et al., 2010）。不过，细胞自噬在酒精相关性肝癌中的确切作用仍
有待进一步研究。非酒精性脂肪性肝病是一种常见的慢性肝病，其增加纤维化和肝癌风
险。自噬促进脂滴降解，称为脂肪吞噬（Singh et al., 2009）。在肝星状细胞中，抑制自

噬能促进脂滴积累，减少纤维化，最终可能进展为肝硬化和肝癌（Hernandez-Gea et al.，2012），表明自噬可能防止 NAFLD 相关肝脏肿瘤的形成。

近年来随着转化研究增加，自噬被发现与肝癌细胞治疗耐受相关。抑制细胞自噬成为肝癌治疗的一个潜在方向。例如，缺氧可通过诱导自噬增强肝癌细胞的化疗耐药，抑制自噬可恢复肝癌细胞对化疗的敏感性，表明自噬在对化疗药物诱导细胞死亡中起到促进细胞生存的作用（Song et al.，2009）。许多目前的癌症治疗方法（如抑制血管生成和生长因子受体）及常规治疗（放疗和化疗）造成代谢性应激，诱导自噬，自噬抑制剂可用于组合治疗消除自噬的保护作用而提高疗效（Wu et al.，2012）。目前，抗疟疾药物氯喹和羟基氯喹（可通过抑制自噬溶酶体功能抑制自噬）目前正在临床前研究和临床试验中被积极评价，同时小分子的特异性细胞自噬抑制剂等还在开发中。

需要指出的是，目前大多数的研究是基于肝细胞肝癌，有研究表明，自噬在其他两种类型的肝癌（胆管癌和肝母细胞瘤）中同样起作用。例如，自噬在异种移植的胆管癌细胞和肝母细胞瘤组织饥饿条件下或化疗后被激活。以自噬抑制剂和小干扰 RNA 抑制自噬可显著增加胆管癌细胞凋亡和致敏化疗药物诱导的细胞死亡（Hou et al.，2011）。此外，通过调节自噬基因抑制自噬可抑制肝母细胞瘤形成（Hou et al.，2011；Chang et al.，2011）。然而，自噬在胆管癌和肝母细胞瘤中的作用及确切机制仍有待进一步研究。

自噬在肝癌中的重要作用已使其成为新的治疗靶标，应用自噬调节成为一种新的肝癌治疗策略。自噬药物在肿瘤治疗中的应用目前尚无共识。理论上是使用自噬抑制剂消除或减弱化疗等治疗中自噬诱导的保护作用，增加肿瘤细胞的杀伤，增强疗效。使用自噬诱导剂在化疗等治疗的同时诱导细胞自噬性死亡，增进肿瘤细胞杀伤。其中，自噬抑制剂通常被认为在杀死癌细胞的过程中与化疗或放疗具有协同效应，是目前关注较多的地方。例如，索拉非尼（sorafenib）和硼替佐米离（bortezomib）在肝癌治疗的同时可通过 PI3K-Akt 通路和 Akt 通路诱导自噬，而联合应用自噬抑制剂 3-MA 或 CQ 可提高细胞毒作用（Shimizu et al.，2012；Hui et al.，2012；Yu et al.，2013a）。顺铂或奥沙利铂有相似的结果（Xu et al.，2012；Ding et al.，2011）。但是令人困惑的是，研究显示某些药物并不如此。抗癌药物尼洛替尼（nilotinib）（Yu et al.，2013）、大麻四氢大麻酚（cannabinoids tetrahydrocannabinol）和 JWH-015（Vara et al.，2011）或组蛋白去乙酰化酶抑制剂 SAHA（Liu et al.，2010）可通过 AMPK 信号通路诱导自噬上调，合用自噬抑制剂却降低肝癌的疗效。自噬似乎保护肝癌细胞，但是似乎当它通过 AMPK 通路激活介导自噬诱导时有细胞毒作用。这些结果显示了自噬应用于治疗的复杂性。由于自噬在肝癌作用中的多面性，应用时需根据具体情况选择应用（Amaravadi et al.，2007；Amaravadi et al.，2011）。自噬作用也被认为是一种细胞死亡的机制，可以通过促进自噬依赖性细胞死亡获得更好的治疗效果（Eisenberg-Lerner et al.，2009；Shen et al.，2011；Edinger et al.，2004）。例如，在细胞凋亡机制有缺陷的肿瘤细胞中，诱导自噬活性和增加自噬性细胞死亡是促进细胞死亡的一种有效方法（Maycotte et al.，2011）。表 38-1 总结了已在体外和体内系统中开发及临床试验中应用的自噬诱导剂和抑制剂。

表 38-1　体外和体内系统中开发及临床试验中应用的自噬诱导剂和抑制剂

分类	药物	测试体系
自噬诱导剂	Sirolimus（Rapamycin）	C57BL/6 小鼠，HepG2 细胞
	Everolimus（RAD001）	荷瘤小鼠模型，Hep3B，HepG2，Huh7 细胞
	Everolimus+BEZ235	肝脏细胞株，小鼠，Ⅰ期临床试验
	Temsirolimus（CCI-779）	HepG2，Huh7 细胞
	Bortezomib	Huh7 细胞 /FVB，转基因小鼠
	SAHA/OSU-HDAC42	Hep3B，HepG2，Huh7 细胞
	Panobinostat	Hep3B，HepG2，Huh7 细胞，荷瘤小鼠模型
	SC-59	PLC5，Sk-Hep1，HepG2 和 Hep3B 细胞
	MK-2206	SNU449，SNU378，SNU475 细胞
	BEZ235	Hep3B，PLC/PRF/5 细胞
	Sorafenib	Hep3B，HepG2，Huh7 细胞
	Regorafenib	HepG2 和 Hep3B 细胞
	Nilotinib	肝脏细胞株，小鼠
	ABT-737	Huh7，HepG2 细胞
	NPC-16	HepG2，Bel-7402 细胞
	Berberine	MHCC97-L，HepG2 细胞
	MLN4924	Huh7，HepG2 细胞，荷瘤小鼠模型
	OSU-03012	Huh7，Hep3B 和 HepG2 细胞
	Δ9-THC/JWH-015	HepG2，Huh7 细胞，荷瘤小鼠模型
	THC	肝脏细胞株，小鼠
	Fangchinoline	HepG2，PLC/PRF/5 细胞
	SB203580	HepG2，Hep3B，PLC/PRF/5，Huh7 细胞
	Melatonin	H22，H22 小鼠模型
	Cisplatin	肝脏细胞株，小鼠
	Oxaliplatin	肝脏细胞株，小鼠
	miR-100	肝脏细胞株，小鼠
自噬抑制剂	3-MA	H22，HepG2 细胞；荷瘤小鼠模型，PLC/PRF/5；SMMC7721 细胞
	Wortmannin	HCCC9810 细胞
	Bafilomycin A1	BEL7402，HepG2，Huh7，SMMC-7721 细胞
	Chloroquine（CQ）/HCQ	HepG2，Huh7，HA22T/VGH，Mahlavu 细胞
	siRNA（siATG5、siBeclin1、siATG7、shBeclin1、shATG5）	HepG2，H22；PLC/PRF/5；HA22T/VGH；Huh7，HCCLM3，MHCC97H，SMMC7721 细胞
	MicroRNA（mir-375、miR-101、miR-199a-5p）	Huh7 和 Hep3B 细胞，荷瘤小鼠

一、自噬诱导剂（基于诱导肝癌细胞自噬通过增强细胞死亡促进治疗效果的观念）

（一）雷帕霉素及其类似物

肝癌细胞自噬的关键信号级联是 PI3K/Akt/mTOR 通路，其调节细胞生长、增殖、血管生成和细胞凋亡（Sabatini，2006）。这一途径是在 15% ～ 41% HCC 中激活的，mTOR 抑制剂具有抗 HCC 活性（Sieghart et al.，2007）。雷帕霉素（西罗莫司）作为 mTOR 激酶抑制剂已被广泛使用，为一种自噬诱导剂，已被广泛应用于抗增殖和抗血管生成。雷帕霉素及其衍生物如依维莫司（RAD001）在肝癌的临床前研究中显示有抗肿瘤活性（Huynh et al.，2009）。

（二）酪氨酸激酶抑制剂

酪氨酸激酶在肿瘤进展中起着重大的作用，酪氨酸激酶抑制剂已被开发用于癌症治疗。索拉非尼与 HDAC 抑制剂 SAHA 联合能通过诱导自噬增强肝癌的死亡（Martin et al.，2009；Park et al.，2008）。然而，多柔比星诱导的自噬性细胞死亡可被索拉非尼抑制，这会促进细胞周期进展、提高生存率、降低肝癌细胞自噬（Manov et al.，2011）。因此，索拉非尼与多柔比星联合治疗时的可能的拮抗作用需要进一步考虑。

（三）其他

NPC-16 是一种新的萘酰亚胺类多胺缀合物，可以诱导肝癌细胞的自噬和凋亡，mTOR 信号通路被证实参与 NPC-16 介导的自噬（Xie et al.，2011）。黄连素也能诱导肝癌细胞自噬性细胞死亡，通过抑制 Akt 活性上调 AMPK 信号转导通路，从而抑制 mTOR 通路，诱导肝癌细胞自噬性死亡（Wang et al.，2010；Yu et al.，2014）。大麻素（Δ9-THC）及其受体激动剂（JWH-015）通过 Akt-mTORC1 轴和 AMPK 刺激而抑制自噬诱导，降低肝癌皮下移植瘤的生长。研究表明，在人肝癌细胞和裸鼠中，Δ9-THC 和激动剂 JWH-015 通过自噬刺激促进 HCC 肝癌死亡（Vara et al.，2011）。作为一种新型的抗肿瘤剂，防己诺林碱（fangchinoline）在人类肝癌细胞可以通过 p53/sestrin2/AMPK 信号通路诱导自噬性细胞死亡（Wang et al.，2011）。此外，MLN4924［强效和选择性的小分子 NEDD8 活化酶（NAE）抑制剂］可以通过诱导细胞自噬而在体外和体内抑制肝癌细胞生长，其自噬诱导是通过 Deptor（mTOR 的结合蛋白）抑制 mTOR 活性而诱导肝癌细胞自噬（Luo et al.，2012）。

二、自噬抑制剂

自噬抑制剂将通过去除自噬的保护效应增强疗效和增加治疗剂的细胞毒性，通过限制肝癌治疗抵抗而增强治疗效果。

（一）氯喹 / 羟氯喹和 3-MA

氯喹（CQ）和羟氯喹（HCQ）已被广泛用作自噬抑制剂。有很多报道显示了 CQ 和 HCQ 等各种癌症的治疗药物在体内和体外中诱导的细胞凋亡的增敏作用。例如，CQ

自噬抑制进一步增加奥沙利铂诱导的细胞凋亡，提高肝癌细胞化疗敏感性（Du et al.，2012）。同样，Ding 等（Ding et al.，2011）研究表明，使用 CQ 抑制细胞自噬可增强奥沙利铂诱导肝癌细胞死亡，奥沙利铂与 CQ 联合在体内能显著抑制肝癌移植瘤的生长（Ding et al.，2011）。长期索拉非尼治疗还显示可引发 HCC 细胞的化疗耐药，与自噬相关（Nishida et al.，2015）。在肝癌细胞株和裸鼠模型中，索拉非尼结合 CQ 有更显著的肿瘤抑制（Shi et al.，2011）。类似的结果也已被其他组发现，通过 CQ 抑制自噬增加肝癌细胞凋亡和降低细胞活力，提高肝癌细胞对索拉非尼的敏感性（Shimizu et al.，2012）。在肝癌裸鼠移植瘤中，与索拉非尼单药治疗相比，索拉非尼和 CQ 共服能显著抑制肿瘤的生长。目前，有 25 个正在进行的临床试验单独使用 CQ/HCQ 或联合其他药物通过靶向细胞自噬治疗肿瘤。然而，到目前为止还没有针对肝癌细胞的临床试验；在肝脏异种移植肿瘤模型中，与单独使用索拉非尼相比，用 CQ 和索拉非尼组合治疗的裸鼠实现了更高水平的肿瘤消退。此外，当与顺铂、多柔比星和索拉非尼联合使用时，3-甲基腺嘌呤（3-MA）可以增强抗 HCC 治疗（Sheng et al.，2018）。

（二）siRNA 和 shRNA

通过 siRNA 或 shRNA 沉默自噬关键基因具有高特异性和选择性，可以很大程度地避免药物抑制自噬产生的副作用。通过敲除特定 ATG 基因的 siRNA 抑制自噬作用及在癌症治疗中已有较多报道，但是尚无针对肝癌细胞的临床试验，Chen 等研究表明通过敲减 Beclin1 可以抑制自噬，导致肝癌细胞株细胞死亡增强（Chen et al.，2011）。应用 siRNA 沉默 ATG5 和 Beclin1 部分抑制自噬可以增强 HepG2 细胞对 MLN4924 治疗的反应，增加细胞死亡（Luo et al.，2012）。Beclin1 siRNA 沉默自噬抑制也增强褪黑激素诱导 H22 细胞死亡，提高褪黑激素的抗肿瘤作用（Liu et al.，2012）。总之，通过 siRNA 沉默特定 ATG 基因抑制自噬能增强化疗药物诱导细胞死亡，但仍有待明确是否自噬抑制使用 siRNA 的方法真正影响肝癌治疗的疗效。应用病毒载体携带针对自噬关键基因的 shRNA 或 miRNA 构建干扰载体，体内应用抑制自噬是未来的一个发展方向。Peng 等设计了基于慢病毒载体的肝癌特异性自噬基因 shRNA 靶向治疗载体，体外和体内（小鼠肝癌肺转移模型）应用显示该系统可以有效地抑制细胞自噬，并抑制肝癌肺转移（Peng et al.，2013a；Peng et al.，2013c）。

（三）miRNA

miRNA 可通过针对多个基因和通路调节细胞自噬（Kim et al.，2014）。在肝癌细胞中，miRNA 作用于 ATG 基因调节自噬。许多 miRNA（如 miR-101、miR-30a、miR-34a、miR-204 及 miR-375）为自噬抑制剂。例如，在肝癌细胞中 miR-375 可通过直接作用 ATG7 有效地抑制低氧诱导的自噬（Chang et al.，2012）。miR-375 转染可减弱细胞自噬的保护作用，削弱肝癌细胞活力（Pastore et al.，2013）。miR-101 可作用于 STMN、RAB5A 和 Atg4D 下调自噬，抑制肝癌细胞自噬，与多柔比星和氟尿嘧啶协同作用可诱导肿瘤细胞凋亡，能够增敏肝癌细胞的化疗敏感性（Xu et al.，2014；Li et al.，2014）。顺铂治疗的肝癌患者，miR-199a-5p 显著下降，miR-199a-5p 作用于 ATG7 下调自噬介导耐药（Yamamura et al.，2014）。以 miRNA 抑制自噬正在成为一个新兴的焦点。不过需要注意的是，有些 miRNA 的作用是诱导自噬。miR-100 可过抑制 mTOR 和 IGF-1R 表达以促进 HCC 自噬，过表达 miR-100 可以导致细胞死亡，该效应可被 ATG7 沉默和 CQ 抑制，为 HCC 治疗提供了一个潜在靶点（Ge et al.，2014）。

（四）其他

20（S）- 人参皂苷 Rg3 是一种新型的自噬抑制剂，可增强多柔比星治疗肝癌（Kim et al.，2014）。多柔比星诱导的自噬在肝癌细胞中具有保护作用，人参皂苷 Rg3 抑制晚期自噬作用，Rg3 可协同多柔比星杀死肝癌细胞株，其耐受性良好，在小鼠中可协同多柔比星在体内显著抑制肝癌移植瘤。

值得注意的是，应用自噬作为治疗时需要重视：细胞自噬在肿瘤和治疗反应中的作用无疑是复杂的。自噬的"双刃剑"功能可能以相反的方式影响抗癌治疗功效。当利用自噬提高抗癌效益时，必须仔细考虑到这些。

第三节　自噬与酒精性肝病

研究表明自噬对于保护乙醇诱导的肝损伤和肝细胞脂肪变性是重要的。自噬在清除受损线粒体和脂滴积聚中居于中心地位，从而清除乙醇诱导肝损伤所需的活性氧自由基（ROS）来源（受损的线粒体）和 ROS 的放大器（脂类）。

早年研究认为在酒精性肝病中自噬可能受到抑制。在乙醇灌注的大鼠肝脏中，蛋白降解明显抑制，对溶酶体成分的电子显微镜观察表明，肝细胞中自噬体的总体积明显小于正常细胞（Poso et al.，1987）。乙醇抑制自噬的可能机制是肝溶酶体蛋白水解酶活性受损，溶酶体酶转运减弱，微管结构受损和肝氨基酸的改变导致自噬抑制（Donohue，2009；Donohue et al.，1994）。酒精引起的溶酶体损伤可由溶酶体脆性增强得到证明，无论脂质代谢改变与氧化应激均可导致溶酶体脆性增加（Donohue et al.，1994）。在乙醇喂养的雌性大鼠中，很低的血清乙醇浓度也可以造成溶酶体系统的功能损害。乙醇抑制自噬的另一个可能的机制是肝脏中的蛋白质转运中断。在乙醇摄入时外源蛋白通过内吞转运进入肝细胞及蛋白酶胞内传递至溶酶体均可被抑制。乙醛（乙醇氧化的初级产品）可抑制微管蛋白聚合形成微管，而这是自噬体形成必不可少的（Smith et al.，1989）。乙醇诱导自噬抑制也可能由肝氨基酸水平改变引起。在慢性摄入乙醇的大鼠中，肝内亮氨酸的水平增加超过对照组动物 1.4 ～ 1.8 倍（Bernal et al.，1993）。由于亮氨酸是最强的自噬调节氨基酸，高水平的肝内亮氨酸可能部分解释乙醇喂养的自噬抑制。

但是新近的研究表明，急性或慢性酒精摄入激活自噬而不是抑制自噬。自噬能调节细胞内脂质代谢等，急性和慢性乙醇摄入可导致自噬激活，自噬激活清除肝内受损线粒体和脂滴积聚（Eid et al.，2013；Ding et al.，2010）。慢性酒精性脂肪肝的研究证实，慢性酒精摄入可导致自噬增强（Zeng et al.，2014）。慢性酒精性肝病的组织学特征是 Mallory-Denk 体在肝细胞中的形成，Mallory-Denk 体含有细胞角蛋白 8、细胞角蛋白 18、泛素阳性蛋白聚集体和 p62/SQSTM1。自噬是清理这些蛋白质聚集体的一个关键机制。急性乙醇摄入，尤其是过度摄入，亦显著激活自噬（Ding et al.，2010）。

一些药物可调节自噬作用于酒精性肝病。应用自噬诱导增强可保护酒精所致的肝损伤。例如，大麻可通过增加自噬抑制氧化应激，保护酒精诱导的脂肪变性（Yang et al.，2014）。球状脂联素（gAcrp）可调节 ATG5 表达，促进自噬，减少细胞凋亡，抑制乙醇诱导的肝细胞死亡。在大鼠原代肝细胞和 HepG2 细胞中，酒精抑制了 ATG5 表达，通过 gAcrp 预处理可逆转（Nepal et al.，2014）。自噬抑制剂则会加重酒精性肝病。在小鼠酒精性肝病模型中，自噬抑制剂渥曼青霉素在较高剂量时可加重乙醇诱导的脂肪肝（Zeng et al.，2012）。

第四节　自噬与非酒精性脂肪性肝病

非酒精性脂肪性肝病（nonalcoholic fatty liver disease，NAFLD）是除过量饮酒及其他原因以外的一类常见的肝脏代谢性疾病，包括单纯性脂肪肝、非酒精性脂肪性肝炎（NASH）及其相关的肝纤维化、肝硬化和肝癌。NAFLD 的治疗目前正引发越来越多的关注。肝脏是除脂肪外第二大储脂仓库，作为脂肪酶以外的内源性脂肪代谢的重要调节机制，自噬与 NAFLD 的发病密切相关。已有的研究显示，在 NAFLD 的早期阶段，自噬能减少脂滴蓄积，减轻炎症反应，缓解病情发展；而在后期阶段中，自噬则助力肝星状细胞（HSC）的激活，引起肝纤维化。

脂滴堆积是 NAFLD 的关键因素，自噬可以降解包括脂滴在内的亚细胞器，自噬功能异常是 NAFLD 发生的重要原因之一（Lin et al.，2013；Li et al.，2017；Valenti et al.，2009；Zhang et al.，2016）。研究显示，自噬在 NAFLD 患者和 NAFLD 小鼠模型及脂质过负荷者的肝细胞中都受损，恢复自噬可减轻或预防 NAFLD 进展（Gonzalez-Rodriguez et al.，2014）。正常人肝脏中自噬相关蛋白 LC3 表达较强，泛素结合蛋白 P62 较弱，而在脂肪变性的患者肝脏中，LC3 表达随病情加重逐渐下降，P62 增强（Kwanten et al.，2014）。在 NAFLD 的早期阶段中，自噬可通过降解细胞内脂滴降低肝内脂滴含量，缓解脂肪变性。自噬被抑制后噬脂作用被减弱，从脂滴蓄积到脂肪变性的过程无法被阻止，进而将加重病情形成肝纤维化。ATG 基因敲除小鼠在高脂饮食饲养 18 周后，肝内脂滴蓄积、脂肪含量上升，应用雷帕霉素诱导自噬后，肝内脂肪含量明显降低，且胰岛素敏感性改善（Lin et al.，2013）。支链氨基酸（BCAA）能够通过激活 mTOR 抑制肝脏自噬，BCAA 和高脂饲养（HFD）小鼠模型研究显示，BCAA 饲养能显著降低 HFD 小鼠的体重，减少肝内三酰甘油含量，加剧肝损伤和 NAFLD 发展（Zhang et al.，2016）。这些研究表明，自噬减弱导致的肝内脂滴降解能力下降会引起脂滴持续增加进而发展成脂肪变性。Li 等（Li et al.，2017）研究发现，1，25（OH）$_2$D$_3$ 可阻止 HFD 或游离脂肪酸引起的肝脂肪变性，其作用机制是 1，25（OH）$_2$D$_3$ 上调 ATG16L1 表达上调，ATG16L1 介导自噬激活，降低肝内脂质蓄积，进而减弱脂肪变性，降低肝脏炎症反应（Saitoh et al.，2008）。NAFLD 发展过程中肝细胞自噬受损的原因与内质网应激增高有关（Gonzalez-Rodriguez et al.，2014）。不过具体机制仍不甚明了。在 NAFLD 后期，自噬则起着相反的作用：自噬激活，激活肝星状细胞（HSC），为其提供能量，引起肝纤维化。HSC 富含类脂滴，激活后产生大量细胞外基质，合成胶原蛋白并生成肌动球蛋白，诱导肝纤维化，而 HSC 激活需要大量 ATP（Blaner et al.，2009）。四氯化碳（CCl$_4$）诱导肝纤维化小鼠模型研究显示，纤维化的肝脏自噬相关蛋白 LC3 表达量明显上升，自噬水平增高，使用自噬抑制剂巴弗洛霉素 A1（bafilomycin A1）后，细胞内脂滴增多，这与自噬在 NALFD 早期中的噬脂性作用相对应（Thoen et al.，2011；Hernandez-Gea et al.，2012）。*ATG7* 敲除小鼠通过 CCl₄、硫代乙酰胺（TAA）诱导肝损伤模型显示，自噬受到抑制后 HSC 活化受抑，纤维化程度较正常减弱（Thoen et al.，2011；Hernandez-Gea et al.，2012）。这些表明 HSC 活化所需能量来自肝细胞内脂滴自噬，抑制自噬能有效降低 HSC 的活化，进而减少肝纤维化。非酒精性脂肪性肝炎的一个特点是血浆游离脂肪酸（FFA）水平升高。游离脂肪酸诱导的脂毒性在非酒精性脂肪性肝病的进展中起着至关重要的作用。游离脂肪酸会诱导细胞自噬，自噬在该过程中起到保护性作用。研究表明，人非酒精性脂肪性肝炎和高脂饮食喂养小鼠的自噬显著增高，棕榈酸处理可使 SMMC-7721 细胞或 HepG2 细胞自噬显著增加。棕榈酸可能通过 JNK2 和 PKCα 激活诱导肝细胞自噬，3-MA、氯喹或通过 ATG5 沉默抑制自噬使 PA 处理后的细胞凋亡增加，而雷帕霉素预处理诱导自噬则可使 PA 诱导的细胞凋亡明显下降，表明自噬在 PA 诱导的肝细胞凋亡中具有保护作用（Cai et al.，2014；Tu et al.，2014）。

　　肝脂代谢紊乱还与自噬的另一种形式——CMA 缺陷有关（Schneider et al.，2014）。研究显示 CMA 缺陷也会导致脂肪肝。碳水化合物和脂质代谢关键酶通常由 CMA 降解，CMA 缺陷导致其受损，形成代谢紊乱。通过肝选择性敲除 CMA 产生肝 CMA 缺陷小鼠，可观察到 CMA 的阻断导致脂肪肝。非酒精性脂肪性肝病相关状态如高胰岛素血症和高能量供应本身抑制自噬，继而增加肝脂肪，减少胰岛素敏感性，使得细胞易于死亡。上调自噬可能通过减少胰岛素抵抗降低三酰甘油水平保护细胞免于氧化损伤和细胞死亡打断该负反馈恶性循环。通过自噬溶酶体途径刺激肝脏脂质代谢。近期研究表明，在高脂饮食喂养的小鼠中，自噬增强剂雷帕霉素或卡马西平可减少肝和血三酰甘油水平及肝损伤（Lin et al.，2013）。咖啡因是自噬强刺激剂，可通过诱导脂质自噬和线粒体 β 氧化燃烧肝脂肪。在高脂肪饮食喂食非酒精性脂肪性肝病小鼠模型中，咖啡因显著减少脂肪肝（Sinha et al.，2014；Ding，2014）。咖啡因可能通过激活 Ulk1 复合体抑制 PI3K-Akt，然后抑制 mTOR 激活自噬。自噬选择性地删除多余的 LD 产生游离脂肪酸。而 mTOR 减少诱导 TFEB 的核易位。TFEB 上调自噬和溶酶体相关基因及 PGC-1α 和 PPARα 的表达，增加线粒体 β 氧化燃烧游离脂肪酸。因此，咖啡因通过协同诱导脂肪自噬和线粒体 β 氧化防止脂肪肝（Ding，2014）。在肝细胞和小鼠中，自噬诱导剂卡马西平减少脂肪肝，改善胰岛素敏感性（Lin et al.，2013）。在肝细胞和小鼠中，雷帕霉素诱导自噬，减少肝毒性和脂肪肝（三酰甘油水平），改善胰岛素敏感性（Lin et al.，2013；Sinha et al.，2014）。不过需要注意的是，过强的自噬诱导会诱导自噬性细胞死亡（Yamaguchi et al.，2007；Amir et al.，2011）。白藜芦醇也可通过调节自噬改善非酒精性脂肪性肝病引起的肝损伤。野生型和杂合基因敲除自噬介质 ULK1 的小鼠，予以高脂饮食建立非酒精性脂肪性肝病小鼠模型，研究证实，白藜芦醇通过调节自噬和 NF-κB 通路改善非酒精性脂肪性肝病引起的肝损伤（Li et al.，2014b）。tBHQ 能诱导自噬防止饱和脂肪酸导致的脂肪毒性（Li et al.，2014a）。饱和脂肪酸可诱导大鼠肝细胞死亡，其与氧化应激机制有关。Nrf2 是细胞抗氧化防御酶的主要的转录调节因子。Nrf2 的激活被视为对抗氧化应激触发细胞损伤的有效策略。叔丁基对苯二酚是一种广泛使用的 Nrf2 的激活剂，叔丁基对苯二酚能诱导自噬激活，应用自噬抑制剂可消除该保护作用。表没食子儿茶素没食子酸酯（EGCG）是绿茶中主要的多酚，具有抗脂肪肝等作用。新近的研究显示，EGCG 通过 AMPK 通路诱导自噬，增加脂滴及脂质清除，促进脂质代谢。在饲喂高脂 / 西式饮食的小鼠中，EGCG 处理降低脂肪肝（Zhou et al.，2014）。在肥胖糖尿病大鼠中，Roux-en-Y 胃旁路手术通过上调肝细胞自噬以降低肝脏脂质积累过多（Ejaz et al.，2014）。应用 mTOR 抑制剂 rapamycin，采用适量 rapamycin 喂食可提高肝脏组织的自噬活性，减少脂肪变性，脂肪变性在 rapamycin 应用后从 0.16（7/45）降低至 0.12（5/43），肝的淋巴细胞浸润在 rapamycin 应用后从 0.24（11/45）降低至 0.07（3/43）（Zhang et al.，2014）。酸性鞘磷脂酶（ASMase）抑制剂阿米替林体内使用能保护高脂饮食诱导的肝细胞脂肪变性、纤维化和肝损伤（Fucho et al.，2014）。

自噬在非酒精性脂肪性肝病中作用的具体分子机制尚未明了。Inokuchi-Shimizu 等报道 TAK1 可通过 AMPK/mTORC1 轴影响自噬和 PPARα 活性而调节肝脏脂质代谢。TAK1 蛋白介导细胞自噬和脂肪酸氧化，防止脂肪肝发生（Inokuchi-Shimizu et al.，2014）。禁食小鼠肝细胞特异性敲除 TAK1 表现出严重的脂肪肝，mTORC1 抑制剂能抑制肝细胞特异性删除 TAK1 动物的自发性肝纤维化和肝癌发生。酸性鞘磷脂酶（ASMase）调节自噬和溶酶体膜通透性。应用 ASMase 基因敲除小鼠证实，ASMase-/- 小鼠的原代小鼠肝细胞自噬活性低，自噬缺陷。使用饮食诱导非酒精性脂肪性肝炎模型研究表明，体内使用 ASMase 抑制剂阿米替林能保护高脂饮食诱导的肝细胞脂肪变性、纤维化和肝损伤（Fucho et al.，2014）。

因在非酒精性脂肪性肝病发生发展中的重要作用，自噬作为一种新的治疗靶向正逐渐受到重视。在非酒精性脂肪性肝病的早期阶段，诱导增强自噬有助于肝内脂质降解，缓解病情进展；而在后期阶段，抑制自噬可遏制病情发展。但目前自噬在非酒精性脂肪性肝病领域的研究还处于起步阶段，仍有诸多问题亟须解决，需要进一步研究。

第五节　自噬与肝纤维化、肝硬化

肝纤维化是指肝组织内细胞外基质（ECM）成分过度增生与异常沉积，导致肝脏结构和功能异常的病理变化。肝纤维化可以由多种原因导致，如乙型 / 丙型肝炎、酒精性肝炎、非酒精性脂肪性肝病等，如果不积极治疗，肝纤维化可进一步发展形成肝硬化。

自噬参与肝纤维化和肝硬化的发生发展（Song et al.，2014；Su et al.，2014）。自噬与肝纤维化和肝硬化相关的一个直接的证据是小鼠肝细胞特异性 ATG5 基因敲除自噬缺陷可导致肝脏凋亡增加、炎症和纤维化（Ni et al.，2014）。自噬参与肝纤维化和肝硬化的机制尚不完全明了，其在肝纤维化过程中的作用也较为复杂，既可促进肝纤维化的形成（如激活诱导肝星状细胞、巨噬细胞、肝窦内皮细胞等），又可抑制肝纤维化进展（如自噬降解 ATZ 等异常蛋白质等），需结合不同疾病背景等区别认知。肝星状细胞（HSC）是肝脏合成 ECM 的主要细胞群，其活化是肝纤维化发生、发展的核心环节。HSC 是合成和分泌 ECM 并可以产生胶原酶的一种肝间质细胞。HSC 的活化需要消耗能量。自噬通过降解脂质为 HSC 的活化提供能量，进而介导 HSC 的活化，并在肝纤维化发生、发展过程中发挥重要作用（Thoen et al., 2011；Lee et al., 2011；Song et al., 2014）。研究表明，肝纤维化者自噬活性明显增强。四氯化碳（CCl₄）诱导小鼠肝纤维化模型中，自噬相关基因 LC3B 表达明显增加，表明自噬活性在肝纤维化中明显增强，从乙型肝炎患者纤维化肝组织中分离出的 HSC 的自噬活性亦明显增强（Chen et al., 2010；Hernandez-Gea et al., 2012）。在慢性肝损伤模型中，小鼠 HSC 特异性 *ATG7* 敲除可减轻肝纤维化，抑制自噬可降低小鼠原代 HSC 的增殖和激活（Krenkel et al., 2017）。静息状态下 HSC 的细胞质中充满脂滴，在 HSC 活化后，脂滴体积缩小（Testerink et al., 2012），当富含脂滴的 HSC 活化转变为成肌纤维细胞时，自噬流量增加。用自噬抑制剂 3-MA 处理或敲除自噬相关基因 Atg5 抑制自噬后，脂滴中三酰甘油含量增加，肝星状细胞活化被抑制，纤维生成下降；同时，抑制自噬后，脂肪酸 β 氧化水平有所降低，脂肪酸合成减弱（Thoen et al., 2011；Blommaart et al., 1997；Heaton et al., 2010；Hernandez-Gea et al., 2012）。应用 CCl₄ 或硫代乙酰胺（TAA）建立肝纤维化小鼠动物模型，研究发现肝纤维化小鼠的 HSC 的自噬活性显著增高，3-MA 或 CQ 抑制自噬可减少纤维化发生。此外，*ATG7* 敲除自噬缺陷小鼠在以 CCl₄ 或 TAA 诱导肝纤维化时，肝纤维化显著减少。另有一份研究表明，自噬介导的 HSC 激活时的脂质降解为能量的关键来源（Gracia-Sancho et al., 2014）。这些都提示自噬为 HSC 活化供能。自噬激活 HSC 的具体机制尚不完全清楚。已知磷脂酶 D1（phospholipase D1）通过诱导自噬减少肝星状细胞 I 型胶原水平（Seo et al., 2014）。磷脂酶 D1（PLD1）催化水解磷脂酰胆碱产生磷脂酸（PA）和胆碱。腺病毒介导的 PLD1 过表达激活 HSC 的细胞自噬，减少 I 型胶原水平。巴弗洛霉素或 ATG7 干扰抑制自噬可抑制腺病毒介导的 PLD1 过表达诱导的 HSC 的 I 型胶原蛋白积累。Nrf2 也被发现参与其中（Ni et al., 2014）。小鼠肝细胞特异性 *ATG5* 基因敲除抑制自噬导致肝细胞凋亡增加、炎症和纤维化。而敲除 Nrf2 可以显著消除这些病理改变，表明 Nrf2 起着重要作用。转化生长因子 β1（TGF-β1）通过激活自噬减少 HSC 凋亡。TGFβ1 处理可诱导大鼠 HSC 自噬，巴弗洛霉素 A1 和 LC3 敲减抑制自噬后细胞凋亡、增生抑制（Fu et al., 2014）。Shen 等报道虾青素（astaxanthin）通过下调 TGFβ1 表达，下调自噬保护肝纤维化（Shen et al., 2014）。Thomes 等（Thomes et al., 2012）通过体外培养原代 HSC，发现 HSC 的自噬行为一方面可以通过低氧诱导因子调节 HSC 活化，从而促进 HSC 细胞增殖；另一方面则经 TGFβ1/Smad 信号介导转录通路促进 I 型胶原蛋白生成。理论上，应用细胞自噬的抑制剂，通过抑制 HSC 的活化，可能能够用于治疗肝纤维化。随着对自噬机制研究的深入，通过开发特异性抑制 HSC 自噬的药物，从而抑制 HSC 活化，继而延缓或逆转肝纤维化。除 HSC 参与肝纤维化过程外，其他细胞也参与肝纤维化的过程。肝窦内皮细胞和巨噬细胞的自噬活性增强有利于减轻肝纤维化，特别是在疾病早期。缺乏自噬的肝巨噬细胞可通过增强线粒体 ROS-NF-κB-IL-1α/β 途径促进肝脏炎症和肝纤维化的发生（Sun et al., 2017）。肝窦内皮细胞也在肝纤维化的发生、发展中具有重要作用。内皮细胞可维持血管张力，使 HSC 保持在静息状态。有研究证实，自噬对维持内皮细胞的稳态极其重要。在肝纤维化动物模型中，内皮细胞的自噬缺失可加重纤维化（Ruart et al., 2019）。除了肝星状细胞、巨噬细胞、内皮细胞外，自噬还可通过肝细胞影响肝纤维化，这点能部分解释自噬在不同类型肝病中的作用不同。乙型肝炎和丙型肝炎是肝纤维化的重要病因。HBV 和 HCV 在肝细胞中激活自噬，自噬参与促进 HBV 和 HCV 的复制等，含有 HCV 或复制 HCV 的肝细胞产生纤维生成刺激因素，可刺激 HSC 形成肝纤维化（Song et al.，2014）。由异常蛋白聚集导致的肝脏疾病，如自噬在导致肝纤维化肝硬化的疾病如 α_1- 抗胰蛋白酶缺乏症或纤维蛋白原贮积病中起作用，自噬可通过降解内质网中聚集的 AT 等减少肝细胞凋亡和肝损伤，起到保护作用，减少肝纤维化肝硬化，应用自噬诱导剂卡马西平诱导自噬可减少蛋白积聚，减轻肝纤维化（Pastore et al.，2013；Puls et al.，2013；Hidvegi et al.，2010）。

自噬在肝纤维化中作用的两面性使自噬作为肝纤维化的一种治疗方法极具挑战性。需要结合不同的肝病类型及肝纤维化的不同程度应用不同的治疗。通常可应用一些自噬调节药物减少肝纤维化和肝硬化，如使用虾青素下调自噬等保护肝纤维化（Shen et al.，2014），在体内实验中，二甲基 α 酮戊二酸能通过抑制 HSC 的自噬活性来减少四氯化碳诱导的肝纤维化（Zhao et al.，2016）。自噬抑制剂巴普洛霉素或抑制自噬 ATG7 的表达，亦可抑制 HSC 中 I 型胶原蛋白的积累（Seo et al.，2014）。使用 3- 甲基腺嘌呤或 siRNA 降低 ATG5 表达，可明显促进 HSC 凋亡（Hao et al.，2016）。目前，已有多种潜在的自噬相关药物用于肝纤维化的治疗，但由于肝纤维化期间自噬的复杂性和细胞特异性，目前尚无任何一种药物可在临床应用（Tacke et al.，2018）。

第六节 自噬与肝损伤

肝缺血再灌注损伤（IRI）是包括肝移植术和普通肝脏手术切除在内的外科手术过程中引起肝脏损伤的重要原因，也是导致移植术后肝衰竭的主要潜在因素。近年来的研究表明，自噬在缺血再灌注损伤等导致的肝损伤及肝损伤后肝脏再生过程中起作用。对于肝脏特异性细胞自噬相关基因 *ATG5* 敲除自噬缺陷小鼠，在肝部分切除后，肝再生严重受损，术后有丝分裂减少，肝细胞体积增大。分析显示肝切除引起细胞内 ATP 和 β 氧化减少，细胞线粒体损伤。肝切除增强肝内 p62 和泛素蛋白累积，细胞内蛋白和细胞器重组在肝再生过程中受损（Toshima et al.，2014）。

肝 IRI 的发生机制复杂而多样，涉及众多环节。目前其发生机制虽尚未完全阐明，但普遍认为是 ROS 生成过多、钙超载、内质网应激、线粒体损伤、脂质过氧化、细胞凋亡 / 坏死和炎症反应等共同作用的结果。其中线粒体损伤和脂质过氧化是 IRI 发生发展的中心环节。理论上，自噬可选择性清除受损线粒体和脂质，减少 ROS 的产生，对肝脏起到保护作用（Go et al.，2015）。研究表明，自噬能够对抗缺血再灌注损伤。肝缺血再灌注中钙超负荷和钙蛋白酶激活损伤自噬可导致肝损伤，如果采用氯喹（chloroquine）和渥曼青霉素（wortmannin）抑制自噬可进一步加重肝损伤，而血红素加氧酶 -1（HO-1）通过增强自噬保护缺血再灌注所致损伤（Yun et al.，2014）。肝缺血再灌注后，肝细胞内有大量自噬体，HO-1 失活后自噬被抑制，导致体内肝缺血再灌注所致肝损伤加重。在体外，Hemin 诱导自噬也保护大鼠肝细胞免于缺血再灌注损伤，HO-1 siRNA 抑制自噬可消除这一效应（Wang et al.，2014）。在肝缺血再灌注期间褪黑素抑制 mTOR 依赖性自噬（Kang et al.，2014）。褪黑素（MLT）是一个强大的内源性抗氧化剂，在肝缺血再灌注损伤时起有利影响。小鼠肝缺血再灌注增加自噬，褪黑激素可减少之。缺血再灌注降低哺乳动物 mTOR 及 mTOR 信号通路的下游分子 4E-BP1 和 70s6k 的磷酸化，MLT 增加 mTOR、4E-BP1 和 70s6k 磷酸化。雷帕霉素预处理逆转 MLT 对自噬通量及 mTOR 通路的影响。褪黑激素通过 mTOR 信号通路下调自噬，这可能有助于褪黑激素在肝脏缺血再灌注损伤的保护作用。另一个较多见的研究模型是脓毒症肝损伤。C57BL/6 mice 采用盲肠结扎和穿孔术诱导脓毒症，小鼠分别予以自噬增强剂卡马西平和自噬抑制剂（3-MA 和 CQ）。卡马西平减少细胞死亡，减轻炎症反应和肝损伤，改善小鼠生存，而自噬抑制剂则加重（Lin et al.，2014）。一氧化碳（CO）也能通过自噬保护肝脓毒损伤（Lee et al.，2014）。C57BL/6 小鼠采用盲肠结扎和穿孔术诱导脓毒症，CO 通过系统增强自噬和噬菌作用，增加小鼠生存。以脂多糖（LPS）刺激形成肝损伤模型，分析显示在肝细胞，LPS 诱导 p62 介导（不是 Beclin1 介导）的自噬清除途径，清除聚集倾向或错误折叠的蛋白质，保护应激下的能量平衡（Chen et al.，2014）。自噬可在 TNF 诱导肝损伤中保护肝细胞。肝细胞特异性 *ATG7* 敲除小鼠建立肝自噬缺陷模型，以 D- 氨基半乳糖（GalN）和脂多糖（LPS）处理后的小鼠血清丙氨酸氨基转移酶水平增高，组织损伤，细胞凋亡，细胞死亡，肝细胞自噬缺陷使得肝细胞对 GalN/TNF 致伤更敏感。Beclin1 过表达增加自噬可防止 GalN/LPS 损伤。自噬在体内通过阻断 caspase-8 及线粒体死亡途径的激活而介导 TNF 毒性抵抗，表明自噬是 TNF 依赖性肝损伤的一个治疗靶标（Ding，2014）。五味子甲素（schisandrin A）通过激活细胞自噬保护半乳糖胺诱导的急性肝损伤的保护机制。研究表明，五味子甲素可以激活自噬，抑制细胞凋亡，保护肝细胞（Lu et al.，2014b）。松萝酸与急性肝衰竭相关，自噬诱导在松萝酸诱导的肝细胞毒性损伤中起到保护作用，以 3-MA、CQ 或 ATG7 沉默抑制自噬后，松萝酸诱导肝细胞凋亡加重，细胞存活下降（Chen et al.，2014）。醋氨酚（APAP）可诱导小鼠肝损伤，金樱子果总皂苷能通过诱导自噬抑制炎症和凋亡，对抗醋氨酚诱导的肝损伤（Dong et al.，2014）。

因自噬在肝损伤中的防御作用，应用自噬诱导增强可以减轻肝损伤。顺铂、锂、褪黑素 +TMZ、雷帕霉素等自噬诱导剂均可诱导自噬，减轻肝损伤（Gracia-Sancho et al.，2014）。但是其应用却需谨慎。因自噬在 IRI 中的活性程度颇令人费解。在肝缺血再灌注损伤模型中，自噬的改变报道不一。有些研究显示细胞内自噬水平上调（Przyklenk et al.，2012；Zhou et al.，2016；Hong et al.，2016；Li et al.，2016），但是也有研究显示自噬水平下降（Kim et al.，2008；Zhou et al.，2016；Zhao et al.，2016），改变自噬水平也得到不同的结果，有些研究显示在诱导自噬水平升高后，缺血再灌注损伤得到缓解，自噬调节细胞内紊乱的物质代谢能力，提高细胞的存活能力，对缺血再灌注状态下器官起到保护作用（Kim et al.，2008；Zhou et al.，2016；Zhao et al.，2016）；但也有相反的研究结果，在诱导自噬水平降低后，缺血再灌注损伤才得到缓解，自噬对缺血再灌注状态下器官起到了损伤作用（Li et al.，2016；Hong et al.，2016；Ma et al.，2011）。这些结果令人费解，有学者提出 IRI 的不同阶段、不同程度的差异可能是导致这一矛盾作用的机制。短时间缺血如 30 分钟时，细胞自噬水平普遍上调，而长时间缺血如 90 分钟以上则导致细胞自噬水平下调。同时，人为处理调节自噬水平变化程度不同也影响自噬最终所发挥的作用。在肝 IRI 时，适度上调自噬水平可以通过自噬途径清除细胞内结构异常脂质，损伤线粒体，减少线粒体促凋亡因子的释放，减少 ROS 产生，维持细胞内脂质稳态、正常的能量代谢和细胞膜稳定性，促进细胞存活；但是超过细胞承受范围的刺激，导致自噬水平过高，过度清除细胞内脂质及正常细胞器，引发自噬性细胞损伤，甚至导致细胞死亡，此时使用自噬抑制剂降低肝细胞的自噬水平可促进细胞的存活。

自噬调节肝损伤的分子机制尚不清楚，近期有研究提示可能与 NRBF2 介导Ⅲ型 PI3K 调节自噬及防止内质网应激介导细胞毒和肝损伤有关（Lu et al., 2014a）。

除在保护肝损伤中有作用之外，自噬在肝脏再生、细胞质量保障中亦起到关键作用，可以防止再生肝细胞变得衰老和肥大。肝再生过程中自噬抑制可损害小鼠肝细胞能量获得，导致肝细胞衰老。在肝脏特异性细胞自噬相关基因 *ATG5* 敲除自噬缺陷小鼠中，肝切除后，肝再生严重受损，术后有丝分裂减少，肝体积增大。肝切除引起细胞内 ATP 和 β 氧化减少，细胞线粒体损伤，肝切除增强肝内 p62 和泛素蛋白的累积，细胞内蛋白和细胞器重组在肝再生过程中亦受损（Toshima et al., 2014）。

第七节 自噬与病毒性肝炎

自噬参与病毒性肝炎的致病过程。两者常互相作用影响，病毒可诱导自噬，如乙型肝炎和丙型肝炎病毒均可上调 Beclin1 表达而诱导自噬（Abdoli et al., 2018），而自噬又可以反过来促进乙型肝炎和丙型肝炎的复制（Song et al., 2014）。

HBV 感染可能是迄今为止最重要的肝癌致病因素。HBV 相关肝癌的发生有两种主要机制。第一，增强的 T 细胞的免疫反应导致肝细胞坏死、炎症、再生，最终导致肝癌发生。第二，HBV 感染的情况下，增强的内质网应激和氧化应激可刺激生长与存活的信号转导途径，进一步通过自由基的生成和激活星状细胞诱导多重突变。作为双链 DNA 病毒，乙型肝炎病毒可以调节和招募自噬，增强自身复制，提示靶向自噬途径可能治疗乙型肝炎（Sir et al., 2010）。HBV 可以诱导肝细胞发生细胞自噬，且细胞自噬反过来又可以增强 HBV 的复制，这种现象广泛存在于人类 HBV 感染者中（Pant et al., 2016）。产生这种现象的具体机制目前尚存在争议（Pant et al., 2016）。据最新报道，在肝癌细胞和小鼠中，自噬在 HBV 感染过程中激活，增强的自噬促进 HBV 复制（Li et al., 2011; Tian et al., 2011）。在 Atg5 缺失的转基因小鼠中，其细胞自噬受限且 HBV DNA 载量及血清 HBeAg、HBsAg 浓度均明显下降（Li et al., 2011; Tian et al., 2011）。此外，HBV 转染肝癌细胞可以诱导自噬，通过 HBx 蛋白与 PI3KC3 结合进一步增强病毒复制（Sir et al., 2010）。Tang 等研究表明，HBV 转染可激活自噬基因 Beclin1 蛋白的表达，从而增强自噬（Tang et al., 2009）。此外，自噬也可以由小包被蛋白（SHB）通过 UPR 诱导（Eisenberg-Lerner et al., 2009）。这些研究结果表明，HBV 病毒利用自噬途径进行病毒复制，自噬途径可作为 HBV 感染治疗的新靶点。

HCV 与细胞自噬之间的相互作用也已被报道。一方面，HCV RNA 复制可以诱导 UPR 和 C/EBP 同源蛋白（CHOP）表达，从而通过促进自噬体形成激活自噬（Sir et al., 2008; Ait-Goughoulte et al., 2008）。一些 ATG，如 Beclin1、ATG4b、ATG5 和 ATG12 参与病毒 mRNA 的翻译，从而启动复制（Dreux et al., 2009）。另一方面，RNA 的复制可以阻断自噬体和自噬溶酶体成熟，通过利用自噬体内容物促进其复制（Sir et al., 2008）。此外，HCV 可以通过自噬机制防止自己被识别以避免被降解（Alavian et al.,

2011）。Rautou 等研究显示 HCV 蛋白与自噬泡没有共定位，提示 HCV 能逃避宿主细胞的防御系统（Rautou et al., 2010）。自噬抑制剂氯喹（CQ）能够抑制肝细胞中 HCV 的复制（Mizushima et al., 2011）。抑制自噬性蛋白分解可作为治疗这种类型的病毒性肝炎的一种新型的治疗策略（Mizui et al., 2010）。自噬作用对各种各样的 HCV 感染的细胞信号转导通路有不同的影响，表明自噬过程是 HCV 宿主细胞相互作用平衡所需的，参与 HCV 相关肝脏疾病的发病。然而，HCV 如何激活自噬作用于病毒生长增殖的详细分子机制仍然是个谜（Ke et al., 2014）。

自噬调节药物可能在病毒性肝炎的治疗中起到一定的作用。例如，3-MA 可抑制 HBV 复制，减少 HCV RNA 核转录和抑制 DNA 复制（Shinohara et al., 2013；Mizui et al., 2010；Su et al., 2011；Tang et al., 2009；Li et al., 2011），CQ 和 HCQ 可抑制 HBV 复制，增强 IFN-α 抗病毒作用（Mizui et al., 2010；Chandra et al., 2014），二茂铁氯喹（ferroquine）可抑制 HBV 复制和减少入胞（Vausselin et al., 2013），巴弗洛霉素 A1 可减少 HCV RNA 核转录（Sir et al., 2010）。

第八节　自噬与低纤维蛋白原血症

纤维蛋白原是一种在肝细胞中合成的大血浆蛋白，在凝血中起着关键作用。成熟的循环血纤维蛋白原是一个对称的二聚体分子，其中每半部分由三个多肽链组成：Aα、Bβ 和 γ。所有六条链组装成纤维蛋白原分子在肝细胞内质网内。3～5 单个未组装的纤维蛋白原链保留在内质网（ER）中，并最终以蛋白酶体依赖性方式降解。组成链中任何一条的突变均可导致该链错误折叠，通过 ER 的蛋白质的质量控制识别异常多肽并随后降解。最常见的是纤维蛋白原 γ 链突变（纤维蛋白原 γ 375 arg-> trp 突变）形成突变纤维蛋白原，导致遗传性低纤维蛋白原血症、肝内质网贮积病和肝硬化。纤维蛋白原 g 链突变引起分子错误折叠，异常纤维蛋白原分子被 ER 异常识别并被 ER 相关蛋白（ERAD）降解，一方面导致低纤维蛋白原血症，另一方面突变纤维蛋白原在肝细胞内质网中积累和聚集，引发肝内质网贮积病和肝硬化，最终导致纤维蛋白原贮积病（FSD），其特征是低纤维蛋白原血症和肝包涵体（Casini et al., 2015）。这种功能丧失性低纤维蛋白原性血症和功能获得性肝病的病理生理机制类似于另一种内质网贮积性疾病 α1- 抗胰蛋白酶缺乏症。肝 ER 的纤维蛋白原变异体的积累会导致肝硬化。虽然该突变体的可溶性形式可以通过 ERAD 由蛋白酶体降解，但是需要细胞自噬降解 ER 内过多的可溶性异常蛋白质和最重要的不溶性聚集体（Kruse et al., 2006b）。对于本病，自噬被认为与 ER 蛋白质量控制相关。在其他情况蛋白酶体及 ERAD 被抑制，自噬被显著激活，通过未折叠蛋白反应（UPR）途径应对内质网应激（Ding et al., 2007, Ding et al., 2008）。在这些情况下，自噬已被发现在通过清除由于 ERAD 阻断导致的错误折叠的蛋白质积累，从而在减缓 ER 应激中起重要作用。通过这种方式，自噬保护细胞免于由内质网应激诱导的细胞死亡。不过，目前对于 FSD 突变产生肝细胞内包涵体的机制仍不清楚，仍有待进一步的研究阐明。

小 结

自噬参与肝细胞生理代谢，并因而在许多肝脏疾病发生发展中起着重要的作用。探究自噬在肝脏疾病治疗中的潜在价值无疑是未来的一个发展方向。随着研究的深入广泛，自噬在肝脏病理生理中的作用及作用机制将进一步明晰，其转化应用于临床实践将改善肝脏疾病的防治，为肝脏疾病的治疗提供新的思路和策略，造福肝脏疾病患者。

复旦大学附属中山医院　樊　嘉　史颖弘　彭远飞

参 考 文 献

Abdoli A，Alirezaei M，Mehrbod P，et al.，2018. Autophagy：the multi-purpose bridge in viral infections and host cells. Rev Med Virol，28（4）：e1973.

Ait-Goughoulte M，Kanda T，Meyer K，et al.，2008. Hepatitis C virus genotype 1a growth and induction of autophagy. J Virol，82（5）：2241-2249.

Alavian S M，Ande S R，Coombs K M，et al.，2011. Virus-triggered autophagy in viral hepatitis-possible novel strategies for drug development. J Viral Hepat，18（12）：821-830.

Amaravadi R K，Lippincott-Schwartz J，Yin X M，et al.，2011. Principles and current strategies for targeting autophagy for cancer treatment. Clin Cancer Res，17（4）：654-666.

Amaravadi R K，Yu D，Lum J J，et al.，2007. Autophagy inhibition enhances therapy-induced apoptosis in a Myc-induced model of lymphoma. J Clin Invest，117（2）：326-336.

Amir M，Czaja M J，2011. Autophagy in nonalcoholic steatohepatitis. Expert Rev Gastroenterol Hepatol，5（2）：159-166.

Bao L，Chandra P K，Moroz K，et al.，2014. Impaired autophagy response in human hepatocellular carcinoma. Exp Mol Pathol，96（2）：149-154.

Bernal C A，Vazquez J A，Adibi S A，1993. Leucine metabolism during chronic ethanol consumption. Metabolism，42（9）：1084-1086.

Blaner W S，O'Byrne S M，Wongsiriroj N，et al.，2009. Hepatic stellate cell lipid droplets：a specialized lipid droplet for retinoid storage. Biochim Biophys Acta，1791（6）：467-473.

Blommaart E F，Krause U，Schellens J P，et al.，1997. The phosphatidylinositol 3-kinase inhibitors wortmannin and LY294002 inhibit autophagy in isolated rat hepatocytes. Eur J Biochem，243（1-2）：240-246.

Bujak A L，Crane J D，Lally J S，et al.，2015. AMPK activation of muscle autophagy prevents fasting-induced hypoglycemia and myopathy during aging. Cell Metab，21（6）：883-890.

Cai N，Zhao X，Jing Y，et al.，2014. Autophagy protects against palmitate-induced apoptosis in hepatocytes. Cell Biosci，4：28.

Casini A，Sokollik C，Lukowski S W，et al，2015. Hypofibrinogenemia and liver disease: a new case of Aguadilla fibrinogen and review of the literature. Haemophilia，21（6）：820-827.

Chandra P K，Bao L，Song K，et al.，2014. HCV infection selectively impairs type I but not type Ⅲ IFN signaling. Am J Pathol，184（1）：214-229.

Chang Y，Chen L，Liu Y，et al.，2011. Inhibition of autophagy may suppress the development of hepatoblastoma. FEBS J，278（24）：4811-4823.

Chang Y，Yan W，He X，et al.，2012. miR-375 inhibits autophagy and reduces viability of hepatocellular carcinoma cells under hypoxic conditions. Gastroenterology，143（1）：177-187. e8.

Chen C，Deng M，Sun Q，et al.，2014. Lipopolysaccharide stimulates p62-dependent autophagy-like aggregate clearance in hepatocytes. Biomed Res Int，2014：267350.

Chen L H，Loong C C，Su T L，et al.，2011. Autophagy inhibition enhances apoptosis triggered by BO-1051，an N-mustard derivative，and involves the ATM signaling pathway. Biochem Pharmacol，81（5）：594-605.

Chen M，Liu Y，Varley P，et al.，2015. High-mobility group box 1 promotes hepatocellular carcinoma progression through miR-21-mediated matrix metalloproteinase activity. Cancer Res，75（8）：1645-1656.

Chen S，Dobrovolsky V N，Liu F，et al.，2014. The role of autophagy in usnic acid-induced toxicity in hepatic cells. Toxicol Sci. 142（1）：33-44.

Chen Y，Azad M B，Gibson S B，2010. Methods for detecting autophagy and determining autophagy-induced cell death. Can J Physiol Pharmacol，88（3）：285-295.

Chu A S，Perlmutter D H，Wang Y，2014. Capitalizing on the autophagic response for treatment of liver disease caused by alpha-1-antitrypsin deficiency and other genetic diseases. Biomed Res Int，2014：459823.

Czaja M J，2011. Functions of autophagy in hepatic and pancreatic physiology and disease. Gastroenterology，140（7）：1895-1908.

Debnath J，2008. Detachment-induced autophagy during anoikis and lumen formation in epithelial acini. Autophagy，4（3）：351-353.

Degenhardt K，Mathew R，Beaudoin B，et al.，2006. Autophagy promotes tumor cell survival and restricts necrosis，inflammation，and tumorigenesis. Cancer Cell，10（1）：51-64.

Di Fazio P，Matrood S，2018. Targeting autophagy in liver cancer. Transl gastroenterol hepatol，3：39.

Dickens J A，Lomas D A，2011. Why has it been so difficult to prove the efficacy of alpha-1-antitrypsin replacement therapy？Insights from the study of disease pathogenesis. Drug Des Devel Ther，5：391-405.

Ding W X，2014. Drinking coffee burns hepatic fat by inducing lipophagy coupled with mitochondrial β-oxidation. Hepatology，59（4）：1235-1238.

Ding W X，2014. Induction of autophagy，a promising approach for treating liver injury. Hepatology，59（1）：340-343.

Ding W X，Li M，Chen X，et al.，2010. Autophagy reduces acute ethanol-induced hepatotoxicity and steatosis in mice. Gastroenterology，139（5）：1740-1752.

Ding W X，Ni H M，Gao W，et al.，2007. Linking of autophagy to ubiquitin-proteasome system is important for the regulation of endoplasmic reticulum stress and cell viability. Am J Pathol，171（2）：513-524.

Ding W X，Yin X M，2008. Sorting，recognition and activation of the misfolded protein degradation pathways through macroautophagy and the proteasome. Autophagy，4（2）：141-150.

Ding Z B，Hui B，Shi Y H，et al.，2011. Autophagy activation in hepatocellular carcinoma contributes to the tolerance of oxaliplatin via reactive oxygen species modulation. Clin Cancer Res，17（19）：6229-6238.

Ding Z B，Shi Y H，Zhou J，et al.，2008. Association of autophagy defect with a malignant phenotype and poor prognosis of hepatocellular carcinoma. Cancer Res, 68（22）：9167-9175.

Dong D, Xu L, Han X, et al., 2014. Effects of the total saponins from Rosa laevigata Michx fruit against acetaminophen-induced liver damage in mice via induction of autophagy and suppression of inflammation and apoptosis. Molecules, 19（6）：7189-7206.

Donohue T M Jr, 2009. Autophagy and ethanol-induced liver injury. World J Gastroenterol, 15（10）：1178-1185.

Donohue T M Jr, Mcvicker D L, Kharbanda K K, et al., 1994. Ethanol administration alters the proteolytic activity of hepatic lysosomes. Alcohol Clin Exp Res, 18（3）：536-541.

Dreux M, Gastaminza P, Wieland S F, et al., 2009. The autophagy machinery is required to initiate hepatitis C virus replication. Proc Natl Acad Sci USA, 106（33）：14046-14051.

Du H, Yang W, Chen L, et al., 2012. Role of autophagy in resistance to oxaliplatin in hepatocellular carcinoma cells. Oncol Rep, 27（1）：143-150.

Edinger A L, Thompson C B, 2004. Death by design：apoptosis, necrosis and autophagy. Curr Opin Cell Biol, 16（6）：663-669.

Eid N, Ito Y, Maemura K, et al., 2013. Elevated autophagic sequestration of mitochondria and lipid droplets in steatotic hepatocytes of chronic ethanol-treated rats：an immunohistochemical and electron microscopic study. J Mol Histol, 44（3）：311-326.

Eisenberg-Lerner A, Bialik S, Simon H U, et al., 2009. Life and death partners：apoptosis, autophagy and the cross-talk between them. Cell Death Differ, 16（7）：966-975.

Ejaz A, Spolverato G, Kim Y, et al., 2014. Defining incidence and risk factors of venous thromboemolism after hepatectomy. J Gastrointest Surg, 18（6）：1116-1124.

Fu M Y, He Y J, Lv X, et al., 2014. Transforming growth factor β reduces apoptosis via autophagy activation in hepatic stellate cells. Mol Med Rep, 10（3）：1282-1288.

Fucho R, Martinez L, Baulies A, et al., 2014. Asmase regulates autophagy and lysosomal membrane permeabilization and its inhibition prevents early stage nonalcoholic steatohepatitis. J Hepatol, 61（5）：1126-1134.

Garcia-Calvo M, Lisnock J, Bull H G, et al., 2005. The target of ezetimibe is Niemann-Pick C1-like 1(NPC1L1). Proc Natl Acad Sci USA, 102（23）：8132-8137.

Ge Y Y, Shi Q, Zheng Z Y, et al., 2014. MicroRNA-100 promotes the autophagy of hepatocellular carcinoma cells by inhibiting the expression of mTOR and IGF-1R. Oncotarget. 5（15）：6218-6228

Go K L, Lee S, Zendejas I, et al., 2015. Mitochondrial dysfunction and autophagy in hepatic ischemia/ reperfusion injury. Biomed Res Int, 2015：183469.

Gonzalez-Rodriguez A, Mayoral R, Agra N, et al., 2014. Impaired autophagic flux is associated with increased endoplasmic reticulum stress during the development of NAFLD. Cell Death Dis, 5：e1179.

Gracia-Sancho J, Guixe-Muntet S, Hide D, et al., 2014. Modulation of autophagy for the treatment of liver diseases. Expert Opin Investig Drugs, 23（7）：965-977.

Guo J Y, Chen H Y, Mathew R, et al., 2011. Activated Ras requires autophagy to maintain oxidative metabolism and tumorigenesis. Genes Dev, 25（5）：460-470.

Hao H, Zhang D, Shi J, et al., 2016. Sorafenib induces autophagic cell death and apoptosis in hepatic stellate cell through the JNK and Akt signaling pathways. Anticancer Drugs, 27（3）：192-203.

Heaton N S，Perera R，Berger K L，et al.，2010. Dengue virus nonstructural protein 3 redistributes fatty acid synthase to sites of viral replication and increases cellular fatty acid synthesis. Proc Natl Acad Sci USA，107（40）：17345-17350.

Hernandez-Gea V，Ghiassi-Nejad Z，Rozenfeld R，et al.，2012. Autophagy releases lipid that promotes fibrogenesis by activated hepatic stellate cells in mice and in human tissues. Gastroenterology，142（4）：938-946.

Hidvegi T，Ewing M，Hale P，et al.，2010. An autophagy-enhancing drug promotes degradation of mutant alpha1-antitrypsin Z and reduces hepatic fibrosis. Science，329（5988）：229-232.

Hidvegi T，Stolz D B，Alcorn J F，et al.，2015. Enhancing autophagy with drugs or lung-directed gene therapy reverses the pathological effects of respiratory epithelial cell proteinopathy. J Biol Chem，290（50）：29742-29757.

Hong J M，Kim SJ，Lee S M，2016. Role of necroptosis in autophagy signaling during hepatic ischemia and reperfusion. Toxicol Appl Pharmacol，308：1-10.

Hou Y J，Dong L W，Tan Y X，et al.，2011. Inhibition of active autophagy induces apoptosis and increases chemosensitivity in cholangiocarcinoma. Lab Invest，91（8）：1146-1157.

Huang H，Nace G W，McDonald K A，et al.，2014. Hepatocyte-specific high-mobility group box 1 deletion worsens the injury in liver ischemia/reperfusion：a role for intracellular high-mobility group box 1 in cellular protection. Hepatology，59（5）：1984-1997.

Hui B，Shi Y H，Ding Z B，et al.，2012. Proteasome inhibitor interacts synergistically with autophagy inhibitor to suppress proliferation and induce apoptosis in hepatocellular carcinoma. Cancer，118（22）：5560-5571.

Huynh H，Chow K H，Soo K C，et al.，2009. RAD001（everolimus）inhibits tumour growth in xenograft models of human hepatocellular carcinoma. J Cell Mol Med，13（7）：1371-1380.

Inami Y，Waguri S，Sakamoto A，et al.，2011. Persistent activation of Nrf2 through p62 in hepatocellular carcinoma cells. J Cell Biol，193（2）：275-284.

Inokuchi-Shimizu S，Park E J，Roh YS，et al.，2014. TAK1-mediated autophagy and fatty acid oxidation prevent hepatosteatosis and tumorigenesis. J Clin Invest，124（8）：3566-3578.

Janssen R，Piscaer I，Franssen F M E，et al.，2019. Emphysema：looking beyond alpha-1 antitrypsin deficiency. Expert Rev Respir Med，13（4）：381-397.

Kang J W，Cho H I，Lee S M，2014. Melatonin inhibits mTOR-dependent autophagy during liver Ischemia/Reperfusion. Cell Physiol Biochem，33（1）：23-36.

Kaushal S，Annamali M，Blomenkamp K，et al.，2010. Rapamycin reduces intrahepatic alpha-1-antitrypsin mutant Z protein polymers and liver injury in a mouse model. Exp Biol Med（Maywood），235（6）：700-709.

Ke P Y，Chen S S，2014. Autophagy in hepatitis C virus-host interactions：potential roles and therapeutic targets for liver-associated diseases. World J Gastroenterol，20（19）：5773-5793.

Kim D G，Jung K H，Lee D G，et al.，2014. 20（S）-Ginsenoside Rg3 is a novel inhibitor of autophagy and sensitizes hepatocellular carcinoma to doxorubicin. Oncotarget，5（12）：4438-4451.

Kim J S，Nitta T，Mohuczy D，et al.，2008. Impaired autophagy：A mechanism of mitochondrial dysfunction in anoxic rat hepatocytes. Hepatology，47（5）：1725-1736.

Kim K M, Kim S G, 2014. Autophagy and microRNA dysregulation in liver diseases. Arch Pharm Res. 37(9): 1097-1116.

Krenkel O, Tacke F, 2017. Liver macrophages in tissue homeostasis and disease. Nat Rev Immunol, 17 (5): 306-321.

Kruse K B, Brodsky J L, McCracken A A, 2006. Characterization of an ERAD gene as VPS30/ATG6 reveals two alternative and functionally distinct protein quality control pathways: one for soluble Z variant of human alpha-1 proteinase inhibitor（A1PiZ）and another for aggregates of A1PiZ. Mol Biol Cell, 17 (1): 203-212.

Kruse K B, Dear A, Kaltenbrun E R, et al., 2006. Mutant fibrinogen cleared from the endoplasmic reticulum via endoplasmic reticulum-associated protein degradation and autophagy: an explanation for liver disease. Am J Pathol, 168（4）: 1299-1308.

Kwanten W J, Martinet W, Michielsen P P, et al., 2014. Role of autophagy in the pathophysiology of nonalcoholic fatty liver disease: a controversial issue. World J Gastroenterol, 20（23）: 7325-7338.

Lee S, Lee S J, Coronata A A, et al., 2014. Carbon monoxide confers protection in sepsis by enhancing beclin 1-dependent autophagy and phagocytosis. Antioxid Redox Signal, 20（3）: 432-442.

Lee U E, Friedman S L, 2011. Mechanisms of hepatic fibrogenesis. Best Pract Res Clin Gastroenterol, 25(2): 195-206.

Levine B, Abrams J, 2008. p53: The Janus of autophagy? Nat Cell Biol, 10（6）: 637-639.

Li J, Chen J N, Zeng T T, et al., 2016. CD133+ liver cancer stem cells resist interferon-gamma-induced autophagy. BMC Cancer, 16: 15.

Li J, Liu Y, Wang Z, et al., 2011. Subversion of cellular autophagy machinery by hepatitis B virus for viral envelopment. J Virol, 85（13）: 6319-6333.

Li J, Pak SC, O'reilly LP, et al., 2014a. Fluphenazine reduces proteotoxicity in C. elegans and mammalian models of alpha-1-antitrypsin deficiency. PLoS One, 9（1）: e87260.

Li L, Hai J, Li Z, et al., 2014b. Resveratrol modulates autophagy and NF-kappaB activity in a murine model for treating non-alcoholic fatty liver disease. Food Chem Toxicol, 63: 166-173.

Li N, Zhu Y, 2019. Targeting liver cancer stem cells for the treatment of hepatocellular carcinoma. Therap Adv Gastroenterol, 12: 1756284818821560.

Li R, Guo E, Yang J, et al., 2017. 1, 25（OH）$_2$ D$_3$ attenuates hepatic steatosis by inducing autophagy in mice. Obesity（Silver Spring）, 25（3）: 561-571.

Li S, Li J, Shen C, et al., 2014. tert-Butylhydroquinone（tBHQ）protects hepatocytes against lipotoxicity via inducing autophagy independently of Nrf2 activation. Biochim Biophys Acta, 1841（1）: 22-33.

Li S, Zhang J, Wang Z, et al., 2016. MicroRNA-17 regulates autophagy to promote hepatic ischemia/ reperfusion injury via suppression of signal transductions and activation of transcription-3 expression. Liver Transpl, 22（12）: 1697-1709.

Liang X H, Jackson S, Seaman M, et al., 1999. Induction of autophagy and inhibition of tumorigenesis by beclin 1. Nature, 402（6762）: 672-676.

Lin C W, Lo S, Perng D S, et al., 2014. Complete activation of autophagic process attenuates liver injury and improves survival in septic mice. Shock, 41（3）: 241-249.

Lin C W, Zhang H, Li M, et al., 2013. Pharmacological promotion of autophagy alleviates steatosis and injury in alcoholic and non-alcoholic fatty liver conditions in mice. J Hepatol，58（5）：993-999.

Liu C，Jia Z，Zhang X，et al.，2012. Involvement of melatonin in autophagy-mediated mouse hepatoma H22 cell survival. Int Immunopharmacol，12（2）：394-401.

Liu K，Lee J，Kim J Y，et al.，2017. Mitophagy controls the activities of tumor suppressor p53 to regulate hepatic cancer stem cells. Mol Cell，68（2）：281-292.

Liu Y，Yan W，Tohme S，et al.，2015. Hypoxia induced HMGB1 and mitochondrial DNA interactions mediate tumor growth in hepatocellular carcinoma through Toll-like receptor 9. J Hepatol，63（1）：114-121.

Liu Y L，Yang P M，Shun C T，et al.，2010. Autophagy potentiates the anti-cancer effects of the histone deacetylase inhibitors in hepatocellular carcinoma. Autophagy，6（8）：1057-1065.

Lu J，He L，Behrends C，et al.，2014. NRBF2 regulates autophagy and prevents liver injury by modulating Atg14L-linked phosphatidylinositol-3 kinase III activity. Nat Commun，5：3920.

Lu Y，Wang W J，Song Y Z，et al.，2014. The protective mechanism of schisandrin A in d-galactosamine-induced acute liver injury through activation of autophagy. Pharm Biol，52（10）：1302-1307.

Luo Z，Yu G，Lee H W，et al.，2012. The Nedd8-activating enzyme inhibitor MLN4924 induces autophagy and apoptosis to suppress liver cancer cell growth. Cancer Res，72（13）：3360-3371.

Ma H，Guo R，Yu L，et al.，2011. Aldehyde dehydrogenase 2（ALDH2）rescues myocardial ischaemia/reperfusion injury：role of autophagy paradox and toxic aldehyde. Eur heart j，32（8）：1025-1038.

Manov I，Pollak Y，Broneshter R，et al.，2011. Inhibition of doxorubicin-induced autophagy in hepatocellular carcinoma Hep3B cells by sorafenib—the role of extracellular signal-regulated kinase counteraction. FEBS J，278（18）：3494-3507.

Martin A P，Park M A，Mitchell C，et al.，2009. BCL-2 family inhibitors enhance histone deacetylase inhibitor and sorafenib lethality via autophagy and overcome blockade of the extrinsic pathway to facilitate killing. Mol Pharmacol，76（2）：327-341.

Martinez-lopez N，Garcia-macia M，Sahu S，et al.，2016. Autophagy in the CNS and periphery coordinate lipophagy and lipolysis in the brown adipose tissue and liver. Cell Metab，23（1）：113-127.

Mathew R，Karp C M，Beaudoin B，et al.，2009. Autophagy suppresses tumorigenesis through elimination of p62. Cell，137（6）：1062-1075.

Maycotte P，Thorburn A，2011. Autophagy and cancer therapy. Cancer Biol Ther，11（2）：127-137.

Mizui T，Yamashina S，Tanida I，et al.，2010. Inhibition of hepatitis C virus replication by chloroquine targeting virus-associated autophagy. J Gastroenterol，45（2）：195-203.

Mizushima N，Yoshimori T，Ohsumi Y，2011. The role of Atg proteins in autophagosome formation. Annu Rev Cell Dev Biol，27：107-132.

Nakahira K，Haspel J A，Rathinam V A，et al.，2011. Autophagy proteins regulate innate immune responses by inhibiting the release of mitochondrial DNA mediated by the NALP3 inflammasome. Nat Immunol，12（3）：222-230.

Nepal S，Kim M J，Lee E S，et al.，2014. Modulation of Atg5 expression by globular adiponectin contributes to autophagy flux and suppression of ethanol-induced cell death in liver cells. Food Chem Toxicol，68：11-22.

Ni H M，Woolbright B L，Williams J，et al.，2014. Nrf2 promotes the development of fibrosis and tumorigenesis in mice with defective hepatic autophagy. J Hepatol，61（3）：617-625.

Nishida N, Kitano M, Sakurai T, et al., 2015. Molecular mechanism and prediction of sorafenib chemoresistance in human hepatocellular carcinoma. Dig Dis, 33（6）：771-779.

Pant K, Yadav A K, Gupta P, et al., 2016. Humic acid inhibits HBV-induced autophagosome formation and induces apoptosis in HBV-transfected Hep G2 cells. Sci rep, 6：34496.

Park M A, Zhang G, Martin A P, et al., 2008. Vorinostat and sorafenib increase ER stress, autophagy and apoptosis via ceramide-dependent CD95 and PERK activation. Cancer Biol Ther, 7（10）：1648-1662.

Pastore N, Blomenkamp K, Annunziata F, et al., 2013. Gene transfer of master autophagy regulator TFEB results in clearance of toxic protein and correction of hepatic disease in alpha-1-anti-trypsin deficiency. EMBO Mol Med, 5（3）：397-412.

Peng W X, Xiong E M, Ge L, et al., 2016. Egr-1 promotes hypoxia-induced autophagy to enhance chemo-resistance of hepatocellular carcinoma cells. Exp Cell Res, 340（1）：62-70.

Peng Y F, Shi Y H, Ding Z B, et al., 2013a. Autophagy inhibition suppresses pulmonary metastasis of HCC in mice via impairing anoikis resistance and colonization of HCC cells. Autophagy, 9（12）：2056-2068.

Peng Y F, Shi Y H, Ding Z B, et al., 2013b. a-Fetoprotein promoter-driven Cre/LoxP-switched RNA interference for hepatocellular carcinoma tissue-specific target therapy. PLoS One, 8（2）：e53072.

Peng Y F, Shi Y H, Shen Y H, et al., 2013. Promoting colonization in metastatic HCC cells by modulation of autophagy. PLoS One, 8（9）：e74407.

Perlmutter D H, 2006. The role of autophagy in alpha-1-antitrypsin deficiency：a specific cellular response in genetic diseases associated with aggregation-prone proteins. Autophagy, 2（4）：258-263.

Perlmutter D H, 2009. Autophagic disposal of the aggregation-prone protein that causes liver inflammation and carcinogenesis in alpha-1-antitrypsin deficiency. Cell Death Differ, 16（1）：39-45.

Perlmutter D H, 2016. a1-antitrypsin deficiency：A misfolded secretory protein variant with unique effects on the endoplasmic reticulum. Endoplasmic Reticulum Stress Dis, 3（1）：63-72.

Poso A R, Surmacz C A, Mortimore G E, 1987. Inhibition of intracellular protein degradation by ethanol in perfused rat liver. Biochem J, 242（2）：459-464.

Przyklenk K, Dong Y, Undyala V V, et al., 2012. Autophagy as a therapeutic target for ischaemia/reperfusion injury? Concepts, controversies, and challenges. Cardiovasc Res, 94（2）：197-205.

Puls F, Goldschmidt I, Bantel H, et al., 2013. Autophagy-enhancing drug carbamazepine diminishes hepatocellular death in fibrinogen storage disease. J Hepatol, 59（3）：626-630.

Qiu D M, Wang G L, Chen L, et al., 2014. The expression of beclin-1, an autophagic gene, in hepatocellular carcinoma associated with clinical pathological and prognostic significance. BMC Cancer, 14：327.

Qu X, Yu J, Bhagat G, et al., 2003. Promotion of tumorigenesis by heterozygous disruption of the beclin 1 autophagy gene. J Clin Invest, 112（12）：1809-1820.

Rautou P E, Mansouri A, Lebrec D, et al., 2010. Autophagy in liver diseases. J Hepatol, 53（6）：1123-1134.

Ruart M, Chavarria L, Camprecios G, et al., 2019. Impaired endothelial autophagy promotes liver fibrosis by aggravating the oxidative stress response during acute liver injury. J Hepatol, 70（3）：458-469.

Sabatini D M, 2006. mTOR and cancer：insights into a complex relationship. Nat Rev Cancer, 6（9）：729-734.

Saitoh T, Fujita N, Jang M H, et al., 2008. Loss of the autophagy protein Atg16L1 enhances endotoxin-induced IL-1beta production. Nature，456（7219）：264-268.

Schneider J L，Suh Y，Cuervo A M，2014. Deficient chaperone-mediated autophagy in liver leads to metabolic dysregulation. Cell Metab，20（3）：417-432.

Seo H Y，Jang B K，Jung Y A，et al.，2014. Phospholipase D1 decreases type Ⅰ collagen levels in hepatic stellate cells via induction of autophagy. Biochem Biophys Res Commun，449（1）：38-43.

Shen H M，Codogno P，2011. Autophagic cell death：Loch Ness monster or endangered species? Autophagy，7（5）：457-465.

Shen M，Chen K，Lu J，et al.，2014. Protective effect of astaxanthin on liver fibrosis through modulation of TGF-beta1 expression and autophagy. Mediators Inflamm，2014：954502.

Sheng J，Qin H，Zhang K，et al.，2018. Targeting autophagy in chemotherapy-resistant of hepatocellular carcinoma. Am J Cancer Res，8（3）：354-365.

Shi Y H，Ding Z B，Zhou J，et al.，2011. Targeting autophagy enhances sorafenib lethality for hepatocellular carcinoma via ER stress-related apoptosis. Autophagy，7（10）：1159-1172.

Shi Y H，Ding Z B，Zhou J，et al.，2009. Prognostic significance of Beclin 1-dependent apoptotic activity in hepatocellular carcinoma. Autophagy，5（3）：380-382.

Shi Y H，Lin C W，Ding W X，et al.，2011. Macroautophagy Chapter 25，S. P. S. Monga（ed. ），Molecular Pathology of Liver Diseases，Molecular Pathology Library 5.

Shibutani S T，Saitoh T，Nowag H，et al.，2015. Autophagy and autophagy-related proteins in the immune system. Nat Immunol，16（10）：1014-1024.

Shimizu S，Takehara T，Hikita H，et al.，2012. Inhibition of autophagy potentiates the antitumor effect of the multikinase inhibitor sorafenib in hepatocellular carcinoma. Int J Cancer，131（3）：548-557.

Shinohara Y，Imajo K，Yoneda M，et al.，2013. Unfolded protein response pathways regulate hepatitis C virus replication via modulation of autophagy. Biochem Biophys Res Commun，432（2）：326-332.

Sieghart W，Fuereder T，Schmid K，et al.，2007. Mammalian target of rapamycin pathway activity in hepatocellular carcinomas of patients undergoing liver transplantation. Transplantation，83（4）：425-432.

Singh R，Kaushik S，Wang Y，et al.，2009. Autophagy regulates lipid metabolism. Nature，458（7242）：1131-1135.

Sinha R A，Farah B L，Singh B K，et al.，2014. Caffeine stimulates hepatic lipid metabolism by the autophagy-lysosomal pathway in mice. Hepatology，59：1366-1380.

Sir D，Chen W L，Choi J，et al.，2008. Induction of incomplete autophagic response by hepatitis C virus via the unfolded protein response. Hepatology，48（4）：1054-1061.

Sir D，Tian Y，Chen W L，et al.，2010. The early autophagic pathway is activated by hepatitis B virus and required for viral DNA replication. Proc Natl Acad Sci U S A，107（9）：4383-4388.

Smith S L，Jennett R B，Sorrell M F，et al.，1989. Acetaldehyde substoichiometrically inhibits bovine neurotubulin polymerization. J Clin Invest，84（1）：337-341.

Song J，Qu Z，Guo X，et al.，2009. Hypoxia-induced autophagy contributes to the chemoresistance of hepatocellular carcinoma cells. Autophagy，5（8）：1131-1144.

Song Y，Zhao Y，Wang F，et al.，2014. Autophagy in hepatic fibrosis. Biomed Res Int，2014：436242.

Song Y J，Zhang S S，Guo X L，et al.，2013. Autophagy contributes to the survival of CD133+ liver cancer stem cells in the hypoxic and nutrient-deprived tumor microenvironment. Cancer Lett, 339 (1): 70-81.

Su T H, Kao J H, Liu C J, 2014. Molecular mechanism and treatment of viral hepatitis-related liver fibrosis. Int J Mol Sci, 15 (6): 10578-10604.

Su W C, Chao T C, Huang Y L, et al., 2011. Rab5 and class Ⅲ phosphoinositide 3-kinase Vps34 are involved in hepatitis C virus NS4B-induced autophagy. J Virol, 85 (20): 10561-10571.

Sun K, Xu L, Jing Y, et al., 2017. Autophagy-deficient Kupffer cells promote tumorigenesis by enhancing mtROS-NF-kappaB-IL1alpha/beta-dependent inflammation and fibrosis during the preneoplastic stage of hepatocarcinogenesis. Cancer Lett, 388: 198-207.

Sveger T, Eriksson S, 1995. The liver in adolescents with alpha 1-antitrypsin deficiency. Hepatology, 22 (2): 514-517.

Tacke F, Weiskirchen R, 2018. An update on the recent advances in antifibrotic therapy. Expert Rev Gastroenterol Hepatol, 12 (11): 1143-1152.

Takamura A, Komatsu M, Hara T, et al., 2011. Autophagy-deficient mice develop multiple liver tumors. Genes Dev, 25 (8): 795-800.

Tang H, Da L, Mao Y, et al., 2009. Hepatitis B virus X protein sensitizes cells to starvation-induced autophagy via up-regulation of beclin 1 expression. Hepatology, 49 (1): 60-71.

Tang Y, Blomenkamp K S, Fickert P, et al., 2018. NorUDCA promotes degradation of alpha1-antitrypsin mutant Z protein by inducing autophagy through AMPK/ULK1 pathway. PLoS One, 13 (8): e0200897.

Teckman J H, An J K, Loethen S, et al., 2002. Fasting in alpha1-antitrypsin deficient liver: constitutive activation of autophagy. Am J Physiol Gastrointest Liver Physiol, 283 (5): G1156-G1165.

Teckman J H, Mangalat N, 2014. Alpha-1 antitrypsin and liver disease: mechanisms of injury and novel interventions. Expert Rev Gastroenterol Hepatol, 9 (2): 261-268.

Testerink N, Ajat M, Houweling M, et al., 2012. Replacement of retinyl esters by polyunsaturated triacylglycerol species in lipid droplets of hepatic stellate cells during activation. PLoS One, 7 (4): c34945.

Thoen L F, Guimaraes E L, Dolle L, et al., 2011. A role for autophagy during hepatic stellate cell activation. J Hepatol, 55 (6): 1353-1360.

Thomes P G, Trambly C S, Thiele G M, et al., 2012. Proteasome activity and autophagosome content in liver are reciprocally regulated by ethanol treatment. Biochem Biophys Res Commun, 417 (1): 262-267.

Tian Y, Sir D, Kuo C F, et al., 2011. Autophagy required for hepatitis B virus replication in transgenic mice. J Virol, 85 (24): 13453-13456.

Toshima T, Shirabe K, Fukuhara T, et al., 2014. Suppression of autophagy during liver regeneration impairs energy charge and hepatocyte senescence in mice. Hepatology, 60 (1): 290-300.

Tu Q Q, Zheng R Y, Li J, et al., 2014. Palmitic acid induces autophagy in hepatocytes via JNK2 activation. Acta Pharmacol Sin, 35 (4): 504-512.

Ueno T, Komatsu M, 2017. Autophagy in the liver: functions in health and disease. Nat Rev Gastroenterol Hepatol, 14 (3): 170-184.

Valenti L, Fracanzani A L, Fargion S, 2009. The immunopathogenesis of alcoholic and nonalcoholic steatohepatitis: two triggers for one disease? Semin Immunopathol, 31 (3): 359-369.

Vara D, Salazar M, Olea-herrero N, et al., 2011. Anti-tumoral action of cannabinoids on hepatocellular carcinoma: role of AMPK-dependent activation of autophagy. Cell Death Differ, 18（7）: 1099-1111.

Vausselin T, Calland N, Belouzard S, et al., 2013. The antimalarial ferroquine is an inhibitor of hepatitis C virus. Hepatology, 58（1）: 86-97.

Wang L, Li H, Zhen Z, et al., 2019. CXCL17 promotes cell metastasis and inhibits autophagy via the LKB1-AMPK pathway in hepatocellular carcinoma. Gene, 690: 129-136.

Wang N, Feng Y, Zhu M, et al., 2010. Berberine induces autophagic cell death and mitochondrial apoptosis in liver cancer cells: the cellular mechanism. J Cell Biochem, 111（6）: 1426-1436.

Wang N, Pan W, Zhu M, et al., 2011. Fangchinoline induces autophagic cell death via p53/sestrin2/AMPK signalling in human hepatocellular carcinoma cells. Br J Pharmacol, 164（2b）: 731-742.

Wang Y, Perlmutter D H, 2014. Targeting intracellular degradation pathways for treatment of liver disease caused by alpha1-antitrypsin deficiency. Pediatr Res, 75（1-2）: 133-139.

Wang Y, Shen J, Xiong X, et al., 2014. Remote ischemic preconditioning protects against liver ischemia-reperfusion injury via heme oxygenase-1-induced autophagy. PLoS One, 9（6）: e98834.

Wang Y, Singh R, Xiang Y, et al., 2010. Macroautophagy and chaperone-mediated autophagy are required for hepatocyte resistance to oxidant stress. Hepatology, 52（1）: 266-277.

Wang Y, Wang Q, Song J, 2017. Inhibition of autophagy potentiates the proliferation inhibition activity of microRNA-7 in human hepatocellular carcinoma cells. Oncol lett, 14（3）: 3566-3572.

Wu W K, Coffelt S B, Cho C H, et al., 2012. The autophagic paradox in cancer therapy. Oncogene, 31（8）: 939-953.

Xie S Q, Li Q, Zhang Y H, et al., 2011. NPC-16, a novel naphthalimide-polyamine conjugate, induced apoptosis and autophagy in human hepatoma HepG2 cells and Bel-7402 cells. Apoptosis, 16（1）: 27-34.

Xu L, Beckebaum S, Iacob S, et al., 2014. MicroRNA-101 inhibits human hepatocellular carcinoma progression through EZH2 downregulation and increased cytostatic drug sensitivity. J Hepatol, 60（3）: 590-598.

Xu N, Zhang J, Shen C, et al., 2012. Cisplatin-induced downregulation of miR-199a-5p increases drug resistance by activating autophagy in HCC cell. Biochem Biophys Res Commun, 423（4）: 826-831.

Yamaguchi K, Yang L, Mccall S, et al., 2007. Inhibiting triglyceride synthesis improves hepatic steatosis but exacerbates liver damage and fibrosis in obese mice with nonalcoholic steatohepatitis. Hepatology, 45（6）: 1366-1374.

Yamamura T, Ohsaki Y, Suzuki M, et al., 2014. Inhibition of Niemann-Pick-type C1-like1 by ezetimibe activates autophagy in human hepatocytes and reduces mutant alpha1-antitrypsin Z deposition. Hepatology, 59（4）: 1591-1599.

Yang L, Rozenfeld R, Wu D, et al., 2014. Cannabidiol protects liver from binge alcohol-induced steatosis by mechanisms including inhibition of oxidative stress and increase in autophagy. Free Radic Biol Med, 68: 260-267.

Yazdani H O, Huang H, Tsung A, 2019. Autophagy: Dual response in the development of hepatocellular carcinoma. Cells, 8（2）. pii: E91.

Yu H C, Hou D R, Liu C Y, et al., 2013. Cancerous inhibitor of protein phosphatase 2A mediates bortezomib-induced autophagy in hepatocellular carcinoma independent of proteasome. PLoS One, 8（2）: e55705.

Yu H C, Lin C S, Tai W T, et al., 2013. Nilotinib induces autophagy in hepatocellular carcinoma through AMPK activation. J Biol Chem, 288（255）: 18249-18259.

Yu R, Zhang Z Q, Wang B, et al., 2014. Berberine-induced apoptotic and autophagic death of HepG2 cells requires AMPK activation. Cancer Cell Int, 14: 49.

Yue Z, Jin S, Yang C, et al., 2003. Beclin 1, an autophagy gene essential for early embryonic development, is a haploinsufficient tumor suppressor. Proc Natl Acad Sci USA, 100（25）: 15077-15082.

Yun N, Cho H I, Lee S M, 2014. Impaired autophagy contributes to hepatocellular damage during ischemia/reperfusion: heme oxygenase-1 as a possible regulator. Free Radic Biol Med, 68: 168-177.

Zeng T, Zhang C L, Song F Y, et al., 2014. CMZ reversed chronic ethanol-induced disturbance of PPAR-alpha possibly by suppressing oxidative stress and PGC-1alpha acetylation, and activating the MAPK and GSK3beta pathway. PLoS One, 9（6）: e98658.

Zeng T, Zhang C L, Song F Y, et al., 2012. PI3K/Akt pathway activation was involved in acute ethanol-induced fatty liver in mice. Toxicology, 296（1-3）: 56-66.

Zhang F, Zhao S, Yan W, et al., 2016. Branched chain amino acids cause liver injury in obese/diabetic mice by promoting adipocyte lipolysis and inhibiting hepatic autophagy. EBioMedicine, 13: 157-167.

Zhang H, Zhang Y, Zhu X, et al., 2019. DEAD box protein 5 inhibits liver tumorigenesis by stimulating autophagy via interaction with p62/SQSTM1. Hepatology, 69（3）: 1046-1063.

Zhang L, Sung J J, Yu J, et al., 2014. Xenophagy in Helicobacter pylori-and Epstein-Barr virus-induced gastric cancer. J pathol, 233（2）: 103-112.

Zhang Y, Bokov A, Gelfond J, et al., 2014. Rapamycin extends life and health in C57BL/6 mice. J Gerontol A Biol Sci Med Sci, 69（2）: 119-130.

Zhao J, Peng L, Cui R, et al., 2016. Dimethyl a-ketoglutarate reduces CCl4-induced liver fibrosis through inhibition of autophagy in hepatic stellate cells. Biochem Biophys Res Commun, 481（1-2）: 90-96.

Zhao Q, Guo Z, Deng W, et al., 2016. Calpain 2-mediated autophagy defect increases susceptibility of fatty livers to ischemia-reperfusion injury. Cell Death Dis, 7: e2186.

Zhong Z, Sanchez-lopez E, Karin M, 2016. Autophagy, inflammation, and immunity: A troika governing cancer and its treatment. Cell, 166（2）: 288-298.

Zhou H, Zhu J, Yue S, et al., 2016. The dichotomy of endoplasmic reticulum stress response in liver ischemia-reperfusion injury. Transplantation, 100（2）: 365-372.

Zhou J, Farah B L, Sinha R A, et al., 2014. Epigallocatechin-3-gallate（EGCG）, a green tea polyphenol, stimulates hepatic autophagy and lipid clearance. PLoS One, 9（1）: e87161.

Zhou L, Liu S, Han M, et al., 2017. MicroRNA-185 induces potent autophagy via AKT signaling in hepatocellular carcinoma. Tumour Biol, 39（2）: 1010428317694313.

第九篇
自噬与胃肠道疾病

胃肠道系统由胃、小肠、结直肠组成，是消化吸收营养物质和排出机体代谢产物的重要场所。胃是储存和消化食物的重要器官，胃液中的胃蛋白酶能酶解食物中的部分蛋白质，而胃酸正好能提供胃蛋白酶发挥功能所必需的酸性环境。食物由胃进入小肠，在胰腺来源的胰酶和肝脏来源的胆汁辅助下被进一步分解，小肠中有大量的绒毛能增加营养物质吸收面积。结肠的主要功能是进一步吸收水和电解质，形成及储存粪便。由于胃肠道直接与外界相通，在胃肠道中寄宿着大量肠道微生物，被称为人体第9大器官。

　　胃肠道功能稳态保证机体的正常生命活动，胃肠道功能紊乱则易诱发胃肠道疾病，如慢性胃炎和炎癌转化（胃黏膜萎缩、肠化和癌变）、胃肠运动障碍、炎性肠病（克罗恩病、溃疡性结肠炎）、肠道感染（如病毒、真菌、霍乱弧菌、肠道寄生虫、肠道结核杆菌等）及结直肠癌等。在上述各疾病状态下，肠道微生物的组成成分和功能活性紊乱，参与疾病发生发展，因此肠道微生态治疗（粪菌移植）成为治疗胃肠道疾病的重要手段。近年来研究表明，自噬参与调控胃肠道正常生理功能，也在胃肠道疾病的发生发展中发挥着重要作用。有研究表明，自噬在肠上皮细胞的发育中起重要作用，一旦自噬功能降低，将破坏肠上皮黏膜完整性。例如，自噬在幽门螺杆菌感染和胃肠道肿瘤发生发展中均发挥重要作用。鉴于此，本章将详细探讨自噬在胃肠道疾病中的作用及机制，对于胃肠道疾病的治疗将提供新的理论依据和潜在的干预靶点。

　　　　陆军特色医学中心（大坪医院）　　刘科伟　王　斌　陈东风

第三十九章　自噬与胃肠道非感染性炎症

第一节　自噬与慢性萎缩性胃炎

一、慢性萎缩性胃炎发生过程中自噬的变化

慢性萎缩性胃炎（chronic atrophic gastritis，CAG）是一类以胃黏膜固有腺体减少为特点的慢性胃炎。临床主要表现为上腹痛、腹胀、腹部不适、食欲缺乏等，偶见贫血、消瘦或腹泻。慢性萎缩性胃炎属于一种病理学概念，主要包括化生性萎缩和非化生性萎缩，前者指胃固有腺体被肠化生或假幽门腺化生的腺体替代，后者指胃固有腺体被纤维或纤维肌性组织替代，或炎性细胞浸润引起固有腺体数量减少。CAG 是正常胃黏膜转变成癌的中间阶段，属于良性病变，若不加以控制，可能增加转变为胃癌的概率，1978 年世界卫生组织将 CAG 列为胃癌的癌前病变，被称为胃癌的背景疾病，其癌变率为 1% ～ 3%。

慢性萎缩性胃炎病因主要包括一切能引起胃黏膜损伤并导致腺体数量减少及肠上皮化生的病理过程。幽门螺杆菌（helicobacter pylori，HP）感染及自身免疫性损伤是导致慢性萎缩性胃炎发生的最主要病因。而自噬在二者导致慢性萎缩性胃炎发生过程中皆扮演着重要角色。

HP 是最常见的人类胃肠道病原体之一，主要定植于胃黏膜上皮细胞，世界上有50% ～ 60% 的人口感染了该菌，HP 感染已被认为是一种感染性疾病，同时也被认定为Ⅰ类致癌因子，HP 感染是慢性萎缩性胃炎发生及继续向肠化、癌变发展的主要因素。有研究指出，自噬的变化贯穿于 HP 所致的慢性萎缩性胃炎、肠上皮化生及异型增生等癌前病变过程中。HP 对自噬具有双向调节作用。HP 感染后，空泡毒素（vacuolating cytotoxin A，VacA）、HP 分泌相关抗原（HP0175）及 HP 鞭毛等皆可激活胃上皮细胞自噬，而自噬作用又可降解 VacA，进而减少 HP 对细胞的毒性作用，提示自噬为 HP 感染后的一个保护机制。有研究指出，HP 感染后自噬激活相关基因 *ATG16* 等表达显著下调，且多种 miRNA 也参与下调自噬作用，该作用为 HP 感染创造合适环境，进而导致炎症及癌前病变的发生（详见本章第三节）。

自身免疫性胃炎（autoimmune gastritis）是指发生在 CD4+T 细胞介导的自身免疫性疾病背景下的胃体部弥漫性萎缩，特异性自身抗体（如抗内因子抗体、抗胃壁细胞抗体、抗胃泌素分泌细胞抗体等）异常表达是导致胃腺体萎缩的主要原因，我国发病率较低。近期研究发现自身免疫性胃炎发生过程中也伴随着自噬的变化。研究发现，IFN-γ 作为自身免疫性胃炎发病的关键分子能够激活 Beclin1 的转录，并上调 LC3-Ⅱ 的表达水平，从而激活自噬，诱导 T 细胞凋亡（详见本章第二节"二、自噬与自身免疫相关的慢性胃炎"）。

综上所述，在慢性萎缩性胃炎发生发展的过程中伴随着自噬的变化，但是具体机制有待进一步研究。

二、自噬在慢性萎缩性胃炎进展中的作用

1988年，Correa提出经典的肠型胃癌自然进展模型，即"正常黏膜－慢性非萎缩性胃炎－慢性萎缩性胃炎－肠上皮化生－异型增生－胃癌"。慢性萎缩性胃炎是胃炎由良性变为恶性的关键阶段。慢性萎缩性胃炎逐渐进展则会发生肠上皮化生、异型增生和胃癌，因此慢性萎缩性胃炎被公认为是胃癌的癌前病变，有研究发现慢性萎缩性胃炎随访8年后约4.41%的进展为胃癌。有研究发现，自噬在慢性萎缩性胃炎进展过程中发挥着重要作用。

（一）自噬与胃的癌前病变

肠上皮化生及细胞异型增生是胃炎向胃癌进展的重要阶段，标志着细胞形态及结构等改变，逐渐体现"恶性"生物特点，而近期研究发现自噬在该状态的演进过程中扮演着重要作用。研究利用MNNG试剂诱导小鼠发生胃癌前病变（肠上皮化生及异性增生），研究者发现造模过程中自噬相关因子ATG5、ATG12、Ambra1、Beclin1、LC3以及p62等皆显著上调；同时，研究者发现中药黄芪甲苷对小鼠胃癌前病变具有显著的治疗作用，并观察到随着胃癌前病变的改善，小鼠自噬相关基因的表达也逐渐下调。该研究结果明确提示，自噬作用在慢性萎缩性胃炎进展为肠上皮化生或者异性增生过程中具有重要作用，但是具体作用机制有待进一步研究。

（二）自噬与胃癌

1. 有众多文献证实胃癌组织中自噬相关基因表达明显上调　有研究利用免疫组化检测188例胃癌患者LC3A在肿瘤与癌旁组织中的表达情况，结果提示LC3A在胃癌组织中表达显著升高，且LC3A高表达与胃癌根治性切除术后复发风险提高相关联，同时也与胃癌生存率降低相关联。上述研究提示胃癌发生过程中伴随自噬激活。

2. 自噬可促进胃癌的进展（生长及转移）　自噬可以通过行使正常的自噬过程保护肿瘤细胞避免损伤；自噬对细胞内的线粒体等细胞器进行分隔，可以有效地防止促凋亡因子在细胞内的扩散，从而帮助肿瘤细胞逃脱凋亡的威胁。有研究证实，在胃癌中使用抗癌药MHY218可通过抑制自噬来抑制胃癌进展。另一项研究表明，在人胃癌细胞系中自噬通过激活AKT磷酸化水平及抑制PI3K-AKT信号通路抑制凋亡，促进胃癌进展。同时有研究发现上调ATG5伴随耐药的产生，残存的肿瘤干细胞耐药性形成，常导致对某些药物治疗敏感性降低，并引起肿瘤复发甚至转移。

3. 自噬可抑制胃癌早期肿瘤的形成　一般来说，自噬是通过限制炎性反应、组织破坏、基因组的不稳定性而起到抑制癌症的发生发展的作用。自噬被激活后会抑制胃癌细胞的生长并诱导其凋亡。有研究表明，NF-κB特异性抑制剂可以通过上调*LC3*、*Beclin1*等基因表达可有效地促进胃癌细胞的死亡，因此深入研究NF-κB抑制剂、自噬活化与细胞凋亡三者之间抗肿瘤的关系，有可能成为胃癌诊疗的新方向。

三、小　结

因为慢性萎缩性胃炎与胃癌关系密切，所以萎缩性胃炎发展过程中自噬的持续出现和激活可能介导了胃癌的发生及发展。自噬抑制剂的应用有望阻断"正常黏膜－慢性非

萎缩性胃炎 - 慢性萎缩性胃炎 - 肠上皮化生 - 异型增生 - 胃癌"的过程，与 HP 根除治疗联用或能产生"重叠效应"，进而改善慢性萎缩性胃炎患者的疾病进程。

陆军特色医学中心（大坪医院）　文良志　陈东风

第二节　自噬与慢性非萎缩性胃炎及特殊类型胃炎

一、自噬与慢性非萎缩性胃炎

中国慢性胃炎共识意见（2017 年，上海）提出，慢性非萎缩性胃炎（chronic non-atrophic gastritis，CNAG）是我国目前由上消化道内镜检查诊断的最常见的慢性胃炎类型，约占各型慢性胃炎的 49.4%。慢性非萎缩性胃炎的病理学特点是胃黏膜发生的慢性非萎缩性炎症性病变，为胃黏膜以淋巴细胞和浆细胞浸润为主并可能伴有糜烂、胆汁反流的慢性炎症。

幽门螺杆菌（HP）感染是慢性非萎缩性胃炎最主要的病因，二者的关系符合 Koch 法则。因此，慢性非萎缩性胃炎在一定程度上可被视为一种感染性疾病。目前认为，自噬在 HP 感染及胃黏膜上皮损伤、修复过程中均起到重要作用（详见本章第三节）。

非甾体抗炎药（non-steroidal anti-inflammatory drug，NSAID）所导致的胃黏膜损伤也是慢性非萎缩性胃炎发生的常见因素。经典理论认为，NSAID 通过减少体内环氧化酶（cycloxygenase，Cox）的活性而减少局部组织前列腺素（prostaglandin，PG）的生物合成，从而造成胃黏膜上皮损伤。然而，近来研究表明，自噬相关的胃肠道上皮细胞死亡可能是 NSAID 造成黏膜损伤的重要方式。Lee 等发现，在吲哚美辛处理 6 小时后，胃黏膜上皮中的 ATG5 水平便可受到显著上调；在 24 小时内，LC3B-Ⅱ 及 Beclin1 等一系列自噬标志物的表达也明显升高，最终导致胃黏膜上皮细胞发生自噬并死亡。其中，Smad-7 在吲哚美辛诱发的胃黏膜上皮自噬反应中发挥保护作用，过表达 Smad-7 后可通过活化 p38-MAPK 信号通路，从而抑制 LC3B-Ⅱ 的表达及自噬过程。Lee 等还发现，使用自噬抑制剂（氯喹）处理细胞后，吲哚美辛所致的胃黏膜上皮细胞损伤得到了显著缓解。另有研究为自噬与 NSAID 造成的胃上皮损伤之间的关系提供了更为直接的体内证据，给予胃肠道黏膜上皮细胞 Atg5 基因特异性敲除鼠以同等剂量的吲哚美辛，胃黏膜上皮损伤及溃疡情况要明显轻于野生型小鼠，且 ERK/Nrf2/HO-1 通路活性显著增强。这些证据表明，自噬在吲哚美辛等 NSAID 造成的慢性非萎缩性胃炎胃上皮细胞损伤中发挥了关键作用；Smad-7 及 ERK/Nrf2/HO-1 通路活性减低可能是参与该过程的重要机制。

二、自噬与自身免疫相关的慢性胃炎

自身免疫性胃炎（autoimmune gastritis）是由自身免疫机制所致的慢性胃炎。因患者体内存在针对胃组织不同组分的自身抗体，如抗内因子抗体、抗胃壁细胞抗体、抗胃泌素分泌细胞抗体等，造成相应组织破坏或功能障碍，可导致维生素 B_{12} 吸收障碍、胃泌素分泌障碍、胃酸分泌减少等。

自身免疫性胃炎是一种较为少见的慢性胃炎，在我国发病率较低，目前病因尚未完全阐明。近期研究发现，IFN-γ可直接攻击胃上皮细胞，在自身免疫性胃炎的发病及破坏中扮演重要角色。在3D培养的胃体细胞类器官（gastroids）中，加入自身免疫性胃炎模型免疫细胞的培养上清液，其中的IFN-γ即可通过细胞毒性使gastroids发生死亡。由此可见，自身免疫性胃炎中胃上皮细胞的损害与IFN-γ密切相关。近期有学者进一步发现，IFN-γ能够反式激活Beclin1的转录，并上调LC3-II的表达水平；通过增加自噬小体的形成，从而启动胃上皮细胞的自噬过程。而且，使用细胞自噬抑制剂氯喹对胃上皮细胞特异表达IFN-γ的小鼠进行治疗，可阻断细胞发生溶酶体转换（lysosomal turnover）。上述结果共同提示，IFN-γ介导的自噬可能是自身免疫性胃炎的重要发病机制，但仍缺乏直接证据。自身免疫性胃炎与自噬的关系仍有待进一步探索。

三、自噬与特殊类型胃炎

在《京都胃炎分类》中，特殊类型胃炎主要包括Ménétrier病（胃黏膜巨肥症）、变应性胃炎、淋巴细胞性胃炎、嗜酸性粒细胞性胃炎等。这些类型的慢性胃炎所造成的黏膜病变常与免疫细胞激活及炎症因子攻击有关。目前虽无直接研究自噬参与上述特殊类型胃炎发生及发展的文献，但作为介导及调控炎症反应的重要机制，自噬仍可能通过某些特异或非特异性的方式参与胃黏膜及黏膜下层的损伤过程。

例如，淋巴细胞性胃炎与HP感染密切相关，其病理特点是淋巴细胞在胃黏膜上皮和小凹细胞间堆积，与该部位高浓度的CXCL或CCL家族的趋化因子有关；而自噬依赖的分泌机制可能是上述免疫细胞趋化因子富集的重要方式。上述自噬参与免疫细胞趋化的方式同样可能存在于发生免疫细胞聚集现象的变应性胃炎、嗜酸性粒细胞性胃炎中。又如，Ménétrier病的发病与巨细胞病毒感染或TGF-α关系密切。有研究显示，TGF-α可能通过增加LC3-II/LC3-I比值，进而促进自噬、调控细胞凋亡。然而，上述假设仍需要在具体动物模型或患者组织中通过深入研究加以验证。

四、小 结

尽管自噬参与慢性非萎缩性胃炎及特殊类型胃炎的机制研究较为匮乏，但这些胃炎的发生与Hp感染、巨细胞病毒感染等外源因素密切相关，也与免疫细胞聚集与活化等内源因素密不可分，因此在该领域的自噬相关机制研究中显得十分重要。而特殊类型胃炎的发病机制的阐明也有助于改变目前以激素为主的临床治疗方式，从而真正使患者获益。

陆军特色医学中心（大坪医院） 王 涛 陈东风

第三节 细胞自噬与炎症性肠病的研究进展

一、自噬与炎症性肠病的概述

炎症性肠病（inflammatory bowel disease，IBD）是一组病因尚未完全清楚的肠道慢性非特异性炎症性疾病，包括溃疡性结肠（ulcerative colitis，UC）、克罗恩病（Crohn disease，CD）和未定型结肠炎（intermediate colitis，IC）。近年来，研究显示其发病机制主要与环境、遗传、免疫及微生物感染等多种因素密切相关，致使机体发生免疫异常、肠道菌群失调、氧化应激效应等，最终引起 IBD 的发生发展。目前研究认为，IBD的发病机制除了与过度的炎症反应、免疫应答的变化及肠道菌群的失调关系密切之外，还可能与自噬异常有关。随着全基因组关联研究技术（genome wide association study，GWAS）的发展及应用，发现 160 余个与 IBD 发病相关的基因位点。多种自噬相关基因的单核苷酸多态性（single-nucleotide polymorphisms，SNP）被发现与 IBD 的感性有关，使人们开始关注自噬与 IBD 的关系。

二、自噬相关基因多态性与炎症性肠病

研究发现 IBD 的发病机制与基因多态性有着密切的关系，如克罗恩病易感基因 NOD2（CARD15）、ATG16L1、IRGM 和 IL-23R 等。其中 ATG16L1 和 IRGM 是自噬相关蛋白，与 IBD 的发生、发展密切相关。

（一）ATG16L1

ATG16L1 是自噬体形成过程中的一种关键蛋白质，位于人染色体 2q37.1，在胞内病原体引发的机体免疫应答中起重要作用，主要表达于小肠、结肠的肠上皮细胞和淋巴细胞中。ATG16L1 可与 ATG12 和 ATG5 相互作用形成 ATG12-ATG5-ATG16L1 共轭复合体，招募微管相关蛋白 1 轻链 3，后者可与磷脂酰乙醇胺连接，有助于自噬膜延伸，形成自噬体。ATG16L1 基因的 SNP 位点与克罗思病高度相关，是克罗思病发病的重要危险因素。ATG16L1 缺陷小鼠对葡聚糖硫酸钠（DSS）诱导的结肠炎更易感，IL-1β 和 IL-18 较对照组明显升高。

ATG16L1 遗传多态性对克罗思病的影响主要体现在 Paneth 细胞形态和分泌功能异常、肠上皮细胞（IEC）对胞内病原体清除缺陷及促进炎症发生等方面。Paneth 细胞是小肠的特征性细胞，分泌防御素、抗菌肽等抗菌物质，在黏膜固有免疫过程和炎症反应中发挥了重要作用。研究发现，小鼠 ATG16L1 基因的表达被抑制后，肠道 Paneth 细胞内的颗粒数减少且形态异常，ATG16L1 基因突变的克罗思病患者 Paneth 细胞也存在类似改变，上述研究都说明 ATG16L1 对 Paneth 细胞的功能有直接的影响。

Saitoh 等对 ATG16L1 调控炎症的机制进行了研究发现，ATG16L1 可通过自噬过程调控内毒素介导的炎性复合物激活，进而调控促炎细胞因子 IL-1β 和 IL-18 产生。Nguyen等对 ATG16L1 的调控机制进行了研究。生理状态下 miR-30C、miR-130A、miR-106b 和 miR-93 等表达上调可降低 ATG16L1 水平并抑制自噬，继而阻断自噬依赖的胞内细菌清除。Lassen 等的研究发现，克罗思病炎症环境能诱导细胞应激和凋亡蛋白酶激活，继而增加 caspase-3 介导的 ATG16L1 裂解，使 ATG16L1 水平降低，导致自噬异常。ATG16L1 不仅在自噬过程中发挥作用，在其他相关通路中亦具有重要作用，有望成为未来治疗克罗思病的新靶点，但仍需进一步探索其参与肠道免疫的相关通路及其调控机制。

（二）NOD2/CARD15

NOD2 是首个发现的克罗思病相关的易感基因，属于 NOD 样受体家族，后被命名

为 CARD15，是一类重要的模式识别受体，可识别病原相关分子模式，从而在固有免疫中发挥作用。NOD2 能识别细菌的胞壁酰二肽，诱导炎症小体 NLRP 3 形成，激活下游 MAPK、NF-κB 通路，然后通过自身的 caspase 活化募集结构域（caspase-activating and recruitment domain，CARD）招募和激活 caspase-1，释放炎症因子如 IL-1β 和 IL-18，进一步引起免疫反应。NOD2 在细菌的自噬性清除中发挥重要作用，但该过程需 ATG16L1 参与，表现在 NOD2 通过 CARD 结构域与 ATG16L1 的 WD40 结构域相互作用，从而诱导细胞对入侵病原体的自噬过程。NOD2 识别胞内细菌后可将 ATG16L1 募集至质膜的细菌进入处，突变 NOD2 则不能完成上述过程，导致细菌自噬性清除受损。Sorbara 等的研究发现，敲除 *ATG16L1* 可通过自噬非依赖途径促进 NOD2 诱导促炎细胞因子产生，提示 ATG16L1 与 NOD2 关系密切。

在欧美人群中，目前 *NOD2/CARD15* 基因常见 SNP 位点主要包括 rs2066844（R702W）、rs2066845（G908R）、rs41450053（L1007fsC）等。Seidere 研究发现 *NOD2* 突变纯合子罹患克罗恩病的危险度是正常人的 20～40 倍，且发病年龄更小，临床表现更严重，表现在发生回肠狭窄和需要手术干预的概率明显增加。然而，上述 SNP 位点在亚洲和非洲南部国家中均未发现与 IBD 有明显关联，且这些国家的 IBD 发病率远低于北欧和北美国家，这或许也证实了 *NOD2/CARD15* 基因异常对 IBD 发病的促进作用。

（三）IRGM

IRGM 基因位于人染色体 5q33.1 上，其编码的蛋白属于免疫相关 GTP 酶家族，在人体多种细胞中表达，与异体自噬、促炎因子产生及细胞凋亡等过程有关，在机体免疫中起重要作用。McCarroll 通过 GWAS 分析显示，*IRGM* 基因多态性与克罗恩病密切相关，如 rs10065172 和 rs13361189 等。Liu 等研究发现，*IRGM* 基因敲除小鼠的肠道 Paneth 细胞发生了定位异常和分泌颗粒的形态改变，且这种小鼠对 DSS 诱导的结肠炎更易感。上述研究提示，*IRGM* 变异可能影响自噬体的形成及 Paneth 细胞的功能和形态，进而促进肠道炎症发生。研究发现，在 *IRGM* 上游缺失的位点可发现与克罗恩病相关的 SNP，它的缺失与否与克罗恩病发生的风险呈相关性，随后的研究证实了克罗恩病患者炎性肠上皮细胞中高表达的 miR-196 通过下调 *IRGM* 基因的表达而保护机体。此外，*NOD2* 和 *IRGM* 之间又相互作用，*NOD2* 可促进 *IRGM* 的齐聚反应，并且促进 *IRGM* 与自噬调节分子 ULK1、BECN1 的相互作用。

三、自噬与炎症性肠病发病机制的关系

（一）自噬与固有免疫

自噬为固有免疫的重要组成部分，能够分解损坏的细胞器、蛋白，分解病原体将其消灭，还能激活固有免疫细胞，调节固有免疫功能。针对小肠 Paneth 细胞的研究发现，Paneth 细胞能分泌抗菌物质以抵抗肠道细菌的感染，当小鼠 *ATG16L1* 基因表达受限后，Paneth 细胞内的颗粒数目减少且形态异常，表明 *ATG16L1* 基因对 Paneth 细胞颗粒外分泌过程有重要作用。多项研究表明，自噬过程的缺陷能导致 IL-1β、IL-6、IL-18 分泌过多，其机制为自噬缺陷的细胞产生高水平的活性氧（reactive oxygen species，ROS），激活

TIR 结构域衔接蛋白（Toll/IL-1 receptor domain-containing adaptor inducing IFN-β，TRIF）依赖的 caspase-1，从而导致 IL-1β、IL-18 的升高。另外，*ATG16L1* 基因敲除小鼠更易被葡聚硫酸钠（dextran sulphate sodium，DSS）诱导产生急性结肠炎，表现为溃疡及淋巴细胞浸润加重，血清前炎性细胞因子 IL-1β、IL-6、IL-18 升高。通过注射抗 IL-1β、IL-18 抗体可以缓解。细胞内大量的 IL-1β、IL-6 和 IL-18 能通过一系列反应诱导细胞凋亡和炎性反应的发生。

（二）自噬与适应性免疫

自噬在适应性免疫调节中发挥重要作用。固有免疫和适应性免疫之间的一个重要桥梁为抗原提呈细胞（APC）。在组织相容性复合体 -II（MHC-II）依赖的 APC 中，自噬在抗原处理和提呈过程中发挥了重要的作用，对外源性抗原的处理和提呈能发动机体对病原体的适应性免疫反应，增强对病原体的清除作用。*ATG16L* 和 *IRGM* 突变可通过以下几种机制参与克罗恩病的发生。第一，细胞内可溶性抗原可以通过自噬被降解成抗原肽，被 MHC-II 类分子识别并提呈给 T 细胞，最终激活适应性免疫。自噬缺陷可影响细菌抗原肽提呈。第二，正常情况下机体通过调节 T 细胞的数量以维持免疫反应的稳态。抗原刺激时，T 细胞数量增加，抗原清除后，T 细胞数量应下降。而克罗恩病发生时，Th1、Th2、Th17 等的持续激活可能与自噬紊乱造成机体控制 T 细胞存活时间而调节适应性免疫反应的持续时间及强度的能力下降有关。免疫突触过稳定可能是造成 T 淋巴细胞过度激活的机制之一。敲除树突状细胞（dendritic cell，DC）中 *ATG16L1* 和 *IRGM*，会导致 DC 与 T 细胞相互作用过于紧密，形成免疫突触过稳定，并最终导致 T 细胞尤其是 Th17 细胞激活增加。从 *ATG16L1* 突变的克罗恩病患者体内分离的 DC 也可观察到免疫突触过稳定现象。适应性免疫过强可能是 *ATG16L1* 突变者易患克罗恩病的重要原因之一。第三，自噬缺陷可能会对机体造成对肠道共生菌和自身抗原的免疫耐受降低，使得肠道适应性免疫增强。自噬过程不仅能处理外源性抗原，还能清除凋亡坏死的自体细胞，从而防止自身免疫的发生。此外，通过清除过多的线粒体，自噬还能促进记忆 T 细胞的增殖并延长其存活时间。在 ATG5 缺乏的小鼠模型中，记忆 T 细胞数量大大下降，小鼠出现了肠炎的表现，表明自噬过程在免疫稳态的过程中发挥了重要的作用。

（三）自噬与内质网应激

内质网是与细胞内蛋白折叠修饰转运和分功能有关的一种重要细胞。在多种应激因素刺激下，内质网的正常功能可受到影响，导致蛋白未折叠或错误折叠，此过程称为内质网应激。肠道内质网应激可导致 Paneth 细胞和杯状细胞分功能（如抗菌肽和黏蛋白等）异常，使正常肠道抗菌和黏蛋白屏障受损，进而引起持续的炎症刺激，促进 IBD 的发生。自噬有助于降解内质网产生的异常折叠蛋白，维持内环境稳态。自噬缺陷小鼠的内质网应激反应加重，NF-κB 和 TNF-α 信号通路增强，可引起类似于克罗恩病表现的自发性回肠炎。上述研究结果提示自噬和内质网应激可能与 IBD 的发生与发展有密切的关系。

（四）自噬与胞内菌感染

自噬是机体消灭入侵细菌的免疫防御机制之一，自噬缺陷会影响细胞清除入侵的病原体。自噬除了可通过 MHC-II 呈递途径促进适应性免疫清除感染外，还可直接吞噬清除。肠道菌群失衡和细菌持续感染可能是 IBD 的病因。累及回肠的克罗思病患者肠上皮细胞内伴有黏附侵袭性大肠杆菌（adherent-invasive Escherichia coli，AIEC）感染。Lapaquette 等发现，生理水平的自噬可有效抑制 AIEC 的增殖，而 *IRGM* 和 *ATG16L1* 基因缺陷的细胞内则有大量的 AIEC 增殖。Murthy 等对 *ATG16L1* 突变导致细菌清除障碍的机制进行了深入研究发现，caspase-3 在其中起重要作用，ATG16L1 T300A 突变使得其被 caspase-3 降解。在不激活 caspase-3 的情况下诱导 ATG16L1 T300A 突变体自噬，其自噬水平不受影响，在大肠耶尔森菌感染等引起的应激状态或 TNF-α 与细胞膜上死亡受体结合后，可激活 caspase-3，导致 ATG16L1 T300A 被分解，从而引起细胞自噬水平降低。大肠耶尔森菌感染时还会造成 TNF-α 和 IL-1β 分泌增加，这可以解释为什么抗 TNF-α 治疗对克罗恩病患者有较好疗效。原因可能是 TNF-α 可激活 caspase-3 降解 ATG16L1，反而导致更多 TNF-α 分泌。有研究显示，AIEC 可通过 NF-κB 通路上调肠上皮细胞 miRNA-30C 和 miRNA-130A 水平，从而降低 ATG16L1 和 ATG5 的表达，抑制自噬过程，有助于 AIEC 的存活和进一步入侵。上述研究均说明了自噬缺陷和 AIEC 感染与克罗思病发病的关系。自噬缺陷导致胞内菌清除能力下降，使胞内感染持续存在，招募更多的炎性细胞浸润，引起细胞因子过度分泌形成慢性肉芽肿，这些效应可能均与克罗思病发病相关。

（五）自噬与 Paneth 细胞功能异常

Paneth 细胞是一类位于肠腺基底部的细胞。作为肠道抗菌生物屏障的重要组成部分，Paneth 细胞能通过分泌溶菌酶和防御素等杀菌物质，溶解肠道细菌的细胞壁。有学者研究发现，ATG16L1 和 ATG5 缺陷小鼠中 Paneth 细胞分泌杀菌物质的能力显著下降。在 ATG16L1 缺陷的 CD 患者中，Paneth 细胞的分泌功能异常可能削弱肠道抗菌生物屏障，改变正常的肠道菌群，从而引发肠道损伤和慢性炎症的发生。

（六）自噬与肠黏膜屏障功能

肠黏膜屏障由机械屏障、生物屏障、化学屏障和免疫屏障四部分组成，具有防止肠腔内细菌及内毒素移位和致病性物质进入体循环的功能。任何一部分缺陷或受损都可能导致肠道稳态失衡，引起肠道菌群移位、肠源性感染等疾病。肠黏膜屏障功能异常是 IBD 发病的重要基础。研究发现，自噬能够通过调节肠上皮细胞间紧密连接、调控炎症信号表达、调节内质网应激、参与病原微生物清除等多种途径介导 IBD 患者肠黏膜屏障损伤。Nighot 等的研究发现，自噬可以诱导穿孔蛋白 Claudin-2 的降解，从而增强肠黏膜屏障功能。Xavier 等研究表明，细菌感染时分泌的 IFN-γ 及其他辅助性 T 细胞 1（Th1）型细胞因子可诱导自噬发生，而 Th2 型细胞因子则抑制自噬。炎症细胞因子在 IBD 发病中的作用明确，自噬可以双向调节促炎因子和抑炎因子的分泌，从而参与肠黏膜炎症的调控。Wang 等的研究表明，内质网应激可以通过各种途径在 Paneth 细胞中启动自噬。自噬缺陷可导致 DDS 诱导的结肠炎动物模型和 IBD 患者出现内质网应激过度激活，从而加重 IBD 的严重程度。

四、小 结

炎症性肠病的发病机制复杂，病因至今尚未完全阐明。研究表明自噬异常可能参与IBD 的发病。自噬在 IBD 中的调节作用也是相互影响的，在正常状态下自噬相关蛋白与肠黏膜免疫和黏膜屏障之间互相作用、互相影响，共同维持细胞内稳态。当细胞受到外界刺激时，细胞内平衡状态被打破，激发一系列信号因子对细胞自噬或内源性保护物质进行调控，发挥内源性调节作用，促进新陈代谢，共同维持细胞的存活。当外界刺激过强、细胞的动态平衡被打破时将导致疾病的发生。怎样合理有效地诱导或抑制自噬来维护或修复肠黏膜屏障功能，保护肠黏膜屏障完整性，维持肠道稳态，从而预防和控制 IBD，尚需进一步深入的研究。

陆军特色医学中心（大坪医院） 杨 洋 陈东风

参 考 文 献

Baumgart D C，Sandborn W J，2012. Crohn's disease. Lancet，380（9853）：1590-1605.

Cai T，Zhang C，Zhao Z，et al.，2018. The gastric mucosal protective effects of astragaloside IV in mnnginduced GPL rats. Biomed Pharmacother，104：291-299.

Harada S，Nakagawa T，Yokoe S，et al.，2015. Autophagy deficiency diminishes indomethacin-induced intestinal epithelial cell damage through activation of the ERK/Nrf2/HO-1 pathway. J Pharmacol Exp Ther，355（3）：353-361.

Kaser A，Blumberg R S，2014. Cell biology：Stressful genetics in Crohn's disease. Nature，506（7489）：441-442.

Lapaquette P，Glasser A L，Huett A,2010.Crohn's disease-associated adherent-invasive E. coli are selectively favoured by impaired autophagy to replicate intracellularly. Cell Microbiol,12(1)：99-113.

Lassen K G，Xavier R J，2014. An alteration in ATG16L1 stability in Crohn disease. Autophagy，10(10)：1858-1860.

Lee H J，Park J M，Hahm K B，2017. Mitigated NSAID-induced apoptotic and autophagic cell death with Smad7 overexpression. J Clin Biochem Nutr，60（1）：55-62.

Li Y，Xia R，Zhang B，et al.，2018. Chronic atrophic gastritis：A Review. J Environ Pathol Toxicol Oncol，37（3）：241-259.

Liu B，Gulati A S，Cantillana V,et al，2013. Irgm1-deficient mice exhibit Paneth cell abnormalities and increased susceptibility to acute intestinal inflammation. Am J Physiol Gastrointest Liver Physiol，305(8)：573-584.

New J，Thomas S M，2019. Autophagy-dependent secretion：mechanism，factors secreted，and disease implications. Autophagy，15（10）：1682-1693.

Nguyen H T，Dalmasso G，Müller S，et al，2014. Crohn's disease-associated adherent invasive Escherichia coli modulate levels of microRNAs in intestinal epithelial cells to reduce autophagy. Gastroenterology，146(2)：508-519.

Osaki L H，Bockerstett K A，Wong C F,et al，2019. Interferon-γ directly induces gastric epithelial cell death and is required for progression to metaplasia. J Pathol，247(4)：513-523.

Saitoh T, Fujita N, Jang M H, et al，2008. Loss of the autophagy protein Atg16L1 enhances endotoxin-induced IL-1beta production. Nature，456(7219)：264-268.

Sorbara M T, Ellison L K, Ramjeet M,et al，2013.The protein ATG16L1 suppresses inflammatory cytokines induced by the intracellular sensors Nod1 and Nod2 in an autophagy-independent manner. Immunity，39(5)：858-873.

Tu S P，Quante M，Bhagat G，et al.，2011. IFN-Y inhibits gastric carcinogenesis by inducing epithelial cell autophagy and T-cell apoptosis. Cancer Res，71（12）：4247-4259.

第四十章 自噬与胃肠道感染性炎症

第一节 自噬与胃肠道细菌感染性疾病

一、自噬与幽门螺杆菌慢性感染

幽门螺杆菌（HP）是一种定植于人胃及十二指肠的革兰氏阴性、微需氧细菌，可通过分泌多种毒力因子如脲酶、脂多糖、黏附素、细胞毒素相关基因 A 蛋白（CagA）、空泡毒素（VacA）等，与人消化性溃疡、慢性胃炎、胃部恶性肿瘤等疾病密切相关。至少75% 的胃癌归因于 HP 感染，因此 HP 被定义为 I 类致癌物质。有研究发现，使用庆大霉素完全清除细胞外的细菌后，HP 还能重新进入细胞外环境，这提示 HP 并非仅仅为一种细胞外病原体，而是一种兼性胞内细菌。它不仅能在上皮细胞内存活，还可在免疫细胞内存活。HP 寄居在宿主细胞内，这不仅可使其增加对抗生素的抵抗力，而且还能使其逃避体液免疫的攻击，也可能与 HP 在人体内的持续感染密切相关。

（一）HP 可诱导自噬发生

VacA 就是其中一个诱导自噬发生的重要物质。研究发现，将纯化的 VacA 毒素与人胃癌细胞系 AGS 细胞共培养可诱导自噬发生。另外，自噬又可降解 VacA 减少 HP 的毒力作用。HP0175 是幽门螺杆菌的一种肽基脯氨酰异构酶，Halder 等的研究发现用剔除HP0175 的突变株感染 AGS 与野生株处理的细胞相比，自噬减弱，提示 HP0175 能够上调自噬相关基因表达。这可能在未折叠蛋白反应介导的自噬中发挥重要作用。

（二）HP 又可抑制自噬的发生

Tanaka 等通过对 266 例 HP 感染的胃黏膜的自噬相关基因（ATG）进行微阵列分析发现，其中有 16 个基因水平上调和 9 个基因水平下调。其中，自噬核心成分 ATG16L1 mRNA 水平显著下调，且与幽门螺杆菌定植密度及胃黏膜萎缩程度呈负相关。提示 HP 感染可通过抑制自噬发生而为 HP 的定植提供良好的生存环境，且促进 HP 的细胞毒性发生。微管相关蛋白 1 轻链 3（MAP1LC3A）是自噬体形成的主要调控因子。Muhammad 等发现 MAP1LC3A 变异株 1（MAP1LC3Av1）在 HP 感染的胃癌组织和邻近的非癌组织中被甲基化沉默，但在 HP 阴性的胃组织中并没有。此外，在体外研究中，MAP1LC3Av1 敲低的细胞表现出更强的增殖和侵袭性。上述证据均提示，MAP1LC3Av1 失活破坏了自噬途径，可能导致胃上皮细胞发生癌变。

二、肠结核中的自噬

肠结核（intestinal tuberculosis，ITB）是由结核分枝杆菌（*Mycobacterium tuberculosis*，

MTB）引起的肠道慢性特异性感染，其部位最常见于回肠和结肠，特别是回肠末端。一旦发生，常导致腹痛、腹泻、便血等非特异性消化道临床表现。巨噬细胞是 ITB 发生发展过程中 MTB 的主要靶细胞，也是机体的主要防御细胞。自噬作为一种重要的免疫调节机制，可从多个方面参与 MTB 的肠道感染及防御过程，同时也受到 MTB 的反向调控。

（一）自噬促进 MTB 清除的机制

自噬的发生可直接促进 MTB 的清除。有研究发现，使用维生素 D 及脂多糖可诱导巨噬细胞自噬的发生，同时会加强巨噬细胞对 MTB 的直接清除作用。一方面，激活自噬可以促进巨噬细胞内 MTB 吞噬体的成熟，利于 MTB 的清除；另一方面，自噬可通过促进溶酶体中的抗菌肽分泌而发挥杀菌作用。

（二）肠结核进展中固有免疫系统激活参与自噬的发生

肠结核发生过程中，固有免疫系统激活可诱导巨噬细胞自噬的发生。当 MTB 入侵肠道后，巨噬细胞向感染区募集并活化，通过其表面的模式识别受体（pattern recognition receptor，PRR）识别 MTB 的病原体相关分子模式（pathogen-associated molecular patterns，PAMP），激活自噬并启动免疫防御。其中巨噬细胞 PRR 家族中的 Toll 样受体（Toll-like receptor，TLR）、C 型凝集素受体、清道夫受体、NOD1 和 NOD2 受体等均参与巨噬细胞对 MTB 的识别，进而启动自噬，抵御 MTB 的感染。研究发现，巨噬细胞表面的 TLR4 可识别 MTB 的细胞壁脂质、糖蛋白及分泌蛋白等，激活下游信号通路并促进 Beclin1 与 PI3KC3 和 PI3P 形成起始复合物，从而形成自噬起始反应。而 PI3KC3 复合物在自噬体的形成和成熟方面起重要作用，可促进 MTB 的清除。同时，TLR4 相关信号通路的激活可通过 TRAF6 调控自噬相关信号分子 Beclin1 和 ULK1 的稳定性，进而调节自噬。另有研究发现，在感染 MTB 的巨噬细胞中，巨噬细胞表面的 NOD2 受体可通过识别细菌的胞壁酰二肽（MDP）激活下游信号通路，并产生大量 IL-1β 及 TNF-α 等炎性因子，诱导自噬标志物 LC3 等的表达，进而促进自噬的发生。

（三）MTB 还可反向调控自噬的发生

MTB 感染可通过诱导 mTOR 信号通路活化进而抑制细胞自噬。此外，MTB 可表达抑制自噬因子如 MTB Eis 蛋白，可特异性调节 JNK 的活性并抑制 Beclin1 的活化，从而抑制自噬的发生。此外，在 MTB 感染早期，还可分泌抗原靶蛋白，阻断吞噬体的成熟及其与自噬溶酶体的融合。

三、小　结

幽门螺杆菌与结核杆菌是胃肠道慢性感染性疾病的常见细菌。在慢性感染过程中，宿主通过自噬途径与细菌相互作用，而自噬同时也可作为上述病原体导致机体损伤的重要原因。因此，自噬与胃肠道慢性细菌感染性疾病之间的关系仍有待进一步研究，成果有望减轻胃肠道幽门螺杆菌与结核杆菌感染患者的症状，减少并发症的发生，此具有重要意义。

陆军特色医学中心（大坪医院）　尹昕茹　陈东凤

第二节　自噬与肠道病毒感染性疾病

细胞自噬在病毒感染过程中起到了重要的作用。自噬可以通过降解病毒、提呈病毒抗原、激活机体免疫应答达到清除病毒的目的；同时，病毒也可逃避自噬的清除作用，保持自身的存活和复制。特别是 RNA 病毒，能够快速改变基因组并发生进化，从而能通过抑制宿主细胞的自噬作用以利于病毒自身的复制。

人肠道病毒属于小核糖核酸病毒科肠道病毒属，包括脊髓灰质炎病毒、柯萨奇病毒、埃可病毒和新型肠道病毒等，共有 100 多个病毒种类或亚种。脊髓灰质炎病毒、埃可病毒 7 型、柯萨奇病毒 A16 型、柯萨奇病毒 B3 型、柯萨奇病毒 B4 型和肠道病毒 71 型感染已证实可促进自噬体形成，并利用自噬促进病毒自身复制和蛋白表达。

一、细胞自噬与病毒感染

（一）病毒诱导细胞自噬的机制

病毒是一种胞内感染性微生物，自噬是一种有效维持细胞自稳态的过程。病毒复制过程中多个事件，如受体相互作用和内质网应激都能触发下游自噬。有研究发现，GTP 酶家族 M 蛋白（IRGM）是 5 种 RNA 病毒如逆转录病毒科、黄病毒科、副黏病毒科、正黏病毒科、披膜病毒科的病毒与自噬相关蛋白作用的共同靶蛋白。当 IRGM 表达受到抑制时，麻疹病毒、人类免疫缺陷病毒 1 型、丙型肝炎病毒等病毒颗粒诱导形成的自噬体均显著减少。

1. 内质网应激　细胞内质网的应激参与了自噬途径的激活。内质网应激可通过未折叠蛋白反应（UPR）处理内质网上错误折叠的蛋白质，从而阻止蛋白质进入内质网。UPR 是内质网应激的主要保护和代偿机制。UPR 有 3 条信号通路，即蛋白激酶样内质网激酶（PERK）、内质网跨膜蛋白肌醇酶 1（IRE1）和转录激活因子 6（ATF6）。当病毒感染后，细胞内合成大量病毒蛋白，增加内质网的负担，进而增加了未折叠蛋白和错误折叠蛋白的积聚，引起未折叠蛋白反应，从而激活宿主细胞的内质网应激，诱导自噬产生。

2. 受体相互作用　病毒与细胞表面受体结合可以直接诱导自噬，启动细胞抗感染机制。CD46 受体普遍存在于细胞表面，可与多种病毒结合诱导自噬。CD46 根据羧基端不同分为 Cyt-1 和 Cyt-2 两个结构域，CD46-Cyt-1 借助与骨架蛋白 GOPC 相互作用，与自噬起始复合物 Vps-34/Beclin 偶联，诱导自噬发生。有文献报道称，麻疹病毒与细胞膜 CD46 分子结合，即可通过 CD46-Cyt-1/GOPC 途径诱导自噬。人类免疫缺陷病毒 1 型包膜糖蛋白 gp120 和心肌细胞 N- 甲基 -D- 天冬氨酸受体（NMDA）作用诱导自噬，此过程涉及 c-JUN 氨基端激酶（JNK）和 PI3K。

（二）病毒与细胞自噬的相互作用

1. 细胞自噬的抗病毒作用　自噬是细胞内维持稳态的过程，病毒感染会导致细胞内环境的紊乱。当病毒感染时，机体会启动自噬机制以抵抗病毒感染。自噬可以将病毒核酸转运至胞内感受器上激活固有免疫，同时还可以将病毒抗原提呈给 MHC-I 类分子和

MHC-Ⅱ类分子, 活化适应性免疫反应。同时, 自噬体可以将胞质中的病毒转运到溶酶体中, 与溶酶体融合, 吞噬和降解病毒。

2. 细胞自噬促进病毒感染 自噬是存在于真核细胞中的固有代谢过程, 但在病毒感染与进化过程中, 病毒可能会通过某些机制适应细胞自噬, 有利于自身的复制。病毒可能通过以下几个方式来适应细胞自噬: ①自噬体可以成为病毒的复制场所。病毒复制点的形成常会导致细胞膜重排及细胞骨架重建, 相似的重排也出现在细胞内形成聚集体和自噬体以促进蛋白质降解的过程中。自噬体为正链 RNA 病毒复制复合物提供了组装平台。②自噬有利于病毒基因的复制和表达。轮状病毒的非结构蛋白 4 (NSP4) 将内质网内钙离子释放到细胞质中, 激活钙离子 / 钙调蛋白激酶 -β 和 5′ 腺苷一磷酸活化蛋白激酶 (AMPK) 信号通路, 从而启动自噬, 利用自噬的膜运输过程, 将病毒蛋白从内质网转运至病毒复制点, 引起轮状病毒感染。

二、细胞自噬与人肠道病毒

（一）柯萨奇病毒与细胞自噬

柯萨奇病毒 B3 型 (CVB3) 感染 Hela 和 HEK293T 细胞时, GFP-LC3 表达增高, 同时 LC3-Ⅱ /LC3-Ⅰ 比例增加, 表明 CVB3 感染诱导自噬体形成。但自噬介导的蛋白质降解标志物 p62 在 CVB3 感染后并没有明显变化, 表明 CVB3 感染并不促进溶酶体内蛋白质降解。CVB3 感染时, 自噬可促进病毒复制。雷帕霉素和饥饿作用可增强 CVB3 复制, 而 3-MA 或 RNA 干扰 Beclin1、Vps34 和 Atg7 表达时, CVB3 复制产物则减少。新型自噬调控因子 -BPIFP3 被报道可通过抑制自噬过程中的关键环节来抑制 CVB3 复制, BPIFP3 因子表达缺失后, CVB3 复制大幅增强。受体相互作用蛋白激酶 -3 (RIP3) 是坏死调节因子, 在 CVB3 感染期间促进自噬体形成, 在 CVB3 感染后期, RIP3 被 CVB3 编码的半胱氨酸蛋白酶 3c 切割, 消除 RIP3 介导的坏死信号并诱导非坏死性细胞死亡, 抑制细胞坏死, 使 CVB3 在自噬调节中受益, 从而促进病毒复制。

柯萨奇病毒 B4 型 (CVB4) 感染原代大鼠神经元可诱导自噬和 LC3-Ⅱ 的积累; 3-MA 通过抑制钙蛋白酶的活化从而抑制自噬途径, 使 CVB4 复制减少。柯萨奇病毒 A16 型 (CA16) 感染已被证实促进自噬体形成, 并利用自噬来增强自身复制。CA16 非结构病毒蛋白 2C 的表达可增强 IRGM 基因启动子激活, 诱导细胞自噬。此外, CA16 感染可抑制负调控细胞自噬体形成的 AKT/mTOR 信号通路, 从而激活细胞外调节蛋白激酶 (ERK) 信号通路, 诱导自噬。

（二）脊髓灰质炎病毒与细胞自噬

脊髓灰质炎病毒 (PV) 在感染早期引起细胞内囊泡结构形成, 在感染后期诱导细胞内形成双层膜囊泡结构。这些双层膜囊泡和自噬体显示了许多相同特点, 包括划分包围细胞质内腔的双层膜、获得胞内标记溶酶体相关膜蛋白 1 (LAMP-1) 及聚集宿主蛋白 LC3 等。GFP-LC3 构建体被用于研究 PV 诱导产生的囊泡, 研究表明 GFP-LC3 信号与 PV3A 蛋白及 PV 双链 RNA 复制中间体具有共同定位。在 PV 复制早期, 将 PV2BC 和 3A 蛋白在人胚胎肾 (HEK) 293T 细胞共表达时, 自噬体标志物 GFP-LC3 与 LAMP-1 形成共定位，表明 PV 感染诱导自噬体成熟。细胞自噬体中的物质输送到溶酶体时，囊泡发生酸化，在成熟酸性囊泡中 PV 繁殖旺盛，且囊泡酸化能促进感染性 PV 颗粒成熟。

（三）埃可病毒 7 型与细胞自噬

埃可病毒 7 型（E7）通过内吞作用进入 Caco-2 极化肠上皮细胞时，需要自噬相关蛋白参与。例如，沉默 Atg12、Atg14、Atg16、Beclin1 和 LC3 等自噬相关基因，对病毒在细胞表面的吸附并没有影响，但可影响 E7 脱壳的上游机制，表明自噬在病毒穿入阶段发挥着重要作用。

（四）肠道病毒 71 型与细胞自噬

肠道病毒 71 型（EV71）感染促进自噬的发生，随着感染时间的延长和感染剂量的增加，自噬水平逐渐增强。自噬诱导剂雷帕霉素可增强 EV71 复制，而自噬抑制剂 3-MA 则抑制其复制。EV71 非结构蛋白 2BC 可触发自噬溶酶体形成，利于病毒复制，用自噬抑制剂氯喹阻断自噬溶酶体产生后，EV71 的病毒滴度、病毒拷贝和病毒蛋白均降低。有研究报道称，利于自噬体形成的 Beclin1、Vps34、NGLY1 和 VCP 均促进 EV71 复制，EV71 可诱导多个自噬步骤以完成自身复制。

（五）人巨细胞病毒与自噬

人巨细胞病毒（human cytomegalovirus，HCMV）属疱疹病毒，人群中感染率高。约90% 的人群呈 HCMV 阳性反应。尽管 HCMV 在健康个体中的感染通常是无症状性感染，但对于存在免疫缺陷的个体，HCMV 是导致其患病和死亡的主要原因。同时 HCMV 具有疱疹类病毒潜伏 - 激活的特性，可以在宿主细胞内长期存在。HCMV 可以通过表达多种特异性的抗自噬蛋白以逃避自噬的抗病毒机制。然而，为了自身的复制、增殖及潜伏感染的建立，HCMV 也可以利用自噬，而不是仅仅对抗它，自噬可以全部或部分被 HCMV 利用，可以优化病毒的传播或持久性。

三、小　结

细胞自噬是普遍存在于真核细胞中的细胞程序性死亡机制，而病毒作为一种专性细胞内寄生物，在其感染过程中必定会与自噬发生相互作用。在病毒感染宿主细胞的过程中，细胞自噬和病毒相互作用的结果可能是自噬成功地阻止了病毒的复制，也可能是病毒利用或抑制宿主细胞的自噬作用来为自身的复制服务。目前抗病毒药物主要作用于病毒蛋白，由于肠道病毒易变异重组，尚无有效的治疗药物，了解自噬在肠道病毒感染中的作用可以开发新的治疗肠道病毒的领域。

陆军特色医学中心（大坪医院）　刘凯军　陈东风

参 考 文 献

Halder P，Datta C，Kumar R，et al.，2015. The secreted antigen，HP0175，of Helicobacter pylori links the unfolded protein response（UPR）to autophagy in gastric epithelial cells. Cell Microbiol，17（5）：714-729.

Shaw M H，Kamada N，Warner N，et al.，2011. The ever-expanding function of NOD2：autophagy，viral recognition，and T cell activation. Trends Immunol，32（2）：73-79.

Song J，Hu Y，Li J，et al.，2018. Suppression of the toll-like receptor 7-dependent type I interferon production pathway by autophagy resulting from enterovirus 71 and coxsackievirus A16 infections facilitates their replication. Arch Virol，163（1）：135-144.

Tanaka S，Nagashima H，Uotani T，et al.，2017. Autophagy-related genes in Helicobacter pylori infection. Helicobacter，22（3）：e12376.

第四十一章　自噬与肠道微生态

一、自噬对肠道菌群稳态的维持作用

自噬是一种"自己吃自己"的过程，是细胞维持物质周转的重要机制。当细胞内出现衰老的蛋白质、损坏的细胞器等废弃物时，自噬囊泡会将它们包裹并送至溶酶体中进行降解并得以循环利用，从而确保细胞自身的代谢需要和某些细胞器的更新。肠道自噬在调节肠道菌群的多样性和组成方面起着至关重要的作用。

自噬过程依赖于自噬相关基因（*Atg*）编码的蛋白质，迄今为止共发现了40余种自噬相关基因。自噬相关基因对于自噬体的形成、促进细胞存活至关重要。多种ATG在肠道黏膜屏障功能和肠道菌群稳态中扮演着重要角色。ATG16L1、ATG5和ATG7等在维护潘氏细胞形态和分泌调节肠道微环境的抗微生物肽等方面发挥着重要作用。当ATG16L1、ATG5和ATG7缺陷则导致小鼠潘氏细胞结构破坏，分泌功能紊乱，使其颗粒胞吐通路异常，导致过氧化物酶体增殖激活受体基因功能变化，直接损伤肠黏膜屏障功能，使肠道菌群易位。研究报道称，肠上皮*Atg5*缺失导致小鼠肠道菌群显著改变、多样性降低，表现为嗜黏蛋白-阿克曼菌、瘤胃球菌科、毛螺菌科的数量减少，而促炎性细菌和潜在病原菌（巴斯德氏菌科）数量增加。自噬基因ATG16L1调控着磷脂酰乙醇胺（PE）与类泛素分子LC3的连接，是影响自噬体形成与功能的关键一步，通过构建含有ATG16L1亚等位基因（ATG16L1HM）的小鼠，使ATG16L1表达量下降且自噬减少，发现小鼠肠道中革兰氏阴性菌鼠柠檬酸杆菌（肠道致病菌）数量减少，从而保护肠道受损。

二、微生物介导的自噬途径

自噬途径最原始的功能是通过再利用能量和小分子来适应营养剥夺。然而，近年来的研究发现，自噬在真核生物肠道先天抗菌免疫防御中发挥着重要作用。在病原体入侵时，自噬可以通过靶向吞噬的微生物降解溶酶体直接清除细胞内的微生物。肠道菌群也可通过产生多胺及维生素 B_6 促进体内的自噬反应。

（一）微生物引起自噬起始信号的激活

当胞内细菌破坏细胞膜引起急性氨基酸缺乏时，一些细胞膜受体或细胞质受体被激活。更重要的是这些受体的下游信号通路可以激活自噬的多个阶段，如吞噬泡成核、货物装载及吞噬泡延伸等。有研究表明，A族链球菌和麻疹病毒等可通过CD46/GOPC/Beclin1信号通路激活自噬。另外，肠道巨噬细胞表明的Toll样受体（TLR）可识别肠道菌群表面的特定微生物相关的分子模式（MAMP）[包括脂多糖（LPS）、磷壁酸（LTA）、肽聚糖（PGN）、甘露糖、细菌DNA、葡聚糖等]，其下游的MyD88和TRIF可通过与自噬基因 Beclin1 相互竞争性结合而减少 Bcl-2 与 Beclin1 的结合，从而激活自噬。

（二）微生物引起自噬吞噬泡延伸的激活

胞质 Nod 样受体（cytosolic Nod-like receptor，NLR）是一类能够识别肠道细菌肽聚糖的蛋白质家族，Nod1 和 Nod2 属于 NLR 家族。有报道称 Nod1 和 Nod2 可通过与自噬吞噬泡延伸过程中 ATG-5-ATG12-ATG16L1 复合体结合而激活自噬防御系统。

（三）微生物对自噬体与溶酶体融合过程的激活

DNA 损伤调节自噬调节蛋白 1（DNA damage-regulated autophagy modulator protein 1，DRAM1）是一种与自噬体共定位的溶酶体蛋白。肠道分枝杆菌的数量可以调节 DRAM1 蛋白数量。在 TLR-MyD88-NF-κB 信号通路的下游，DRAM1 介导 p62 依赖的选择性抗菌自噬。DRAM1 是自噬体形成过程中所必需的，同时也是分枝杆菌调节的自噬体与溶酶体融合过程中所必需的。因此，DRAM1 在对细胞内病原体入侵反应的自噬体成熟过程中起着重要的作用。

细菌感染能否激活线粒体自噬通路，研究人员在实验过程中尝试了多种细菌，包括李斯特菌、沙门菌、大肠杆菌和柠檬酸杆菌，系统性地分析了线粒体自噬的发生情况。研究发现，李斯特菌和沙门菌具有诱导线粒体自噬的功能。在对李斯特菌进行深入研究时还发现，李斯特菌可以产生名为溶血素 O 的蛋白，这个蛋白可以造成细胞线粒体损伤，进而诱导线粒体自噬。

肠道微生物数量巨大、种类繁多。自噬与肠道微生态的关系事实上是其与肠道内众多微生物相互作用的集合。尽管目前已有少量的研究发现部分肠道微生物可通过激活自噬起始信号、促进吞噬泡延伸、加快溶酶体融合过程等方式激活肠道细胞的自噬过程。我们需要深入了解肠道菌群对自噬效应中的共性及特性，以便更好地开发精准干预手段，从而实现对微生物－宿主相互作用的精密调控。

陆军特色医学中心（大坪医院）　陈玉琴　魏艳玲　陈东风

参 考 文 献

Akira S，Takeda K，2004. Toll-like receptor signalling. Nat Rev Immunol，4(7)：499-511.

Girardin S E，Travassos L H，Hervé M，et al.，2003. Peptidoglycan molecular requirements allowing detection by Nod1 and Nod2. J Biol Chem，278(43)：41702-41708.

Oh J E，Lee H K，2014. Pattern recognition receptors and autophagy. Front Immunol，5：300.

Xu Y，Jagannath C，Liu X D，et al.，2007. Toll-like receptor 4 is a sensor for autophagy associated with innate immunity. Immunity，27（1）：135-144.

第四十二章　自噬与胃肠动力障碍性疾病

第一节　Cajal 间质细胞与胃肠动力的关系

Cajal 间质细胞是 1893 年西班牙神经解剖学家 Cajal 在消化道中发现的一种特殊间质细胞，主要分布在消化道自主神经末梢与平滑肌细胞之间，与周围神经细胞及平滑肌细胞形成紧密连接，称为 Cajal 间质细胞（interstitial cells of Cajal，ICC）。百余年来对 ICC 有了更深入的了解，大量研究证实 ICC 是胃肠道的起搏细胞，具有产生自发电信号、产生慢波并传导慢波电位、调节胃肠平滑肌收缩、调节神经递质等功能。ICC 损伤或缺失均有可能导致胃肠动力障碍，引发多种胃肠动力性疾病。近年来越来越多的研究发现，ICC 形态、分布及数量的异常会导致多种胃肠动力障碍性疾病。一些以 ICC 为靶向治疗胃肠动力性疾病药物的研究也取得一定进展。相信随着对 ICC 研究的深入，并将研究成果应用于临床，胃肠动力性疾病的诊疗效果将得到提高。

在肠道组织中，不同层次的 ICC 具有不同的区域特异性、不同超微结构特征和功能。目前可根据细胞形态、分布位置及细胞功能将 ICC 分别进行分类。

（1）根据细胞形态及分布位置分类：肌间 ICC（myenteric ICC，ICC-MY），位于消化道肌层，即环行肌与纵行肌之间的间隙中；黏膜下 ICC（submucosal ICC，ICC-SM），沿着消化道肌层表面的黏膜下层分布；深肌层 ICC（deep muscular ICC，ICC-DMP），位于环肌内薄层与外厚层之间；肌内 ICC（intramuscular ICC，ICC-IM），位于肌层内。

（2）根据 ICC 功能分型：参与慢波形成及调节慢波传播，该亚型包括分布于胃和小肠的 ICC-MY 及分布于结肠的 ICC-SMP，参与调节肠道平滑肌神经信号，该亚型还包括分布于胃肠道的 ICC-IM。目前普遍认为 ICC 在胃肠活动中主要有 3 个方面的作用：一是产生慢波电位，是胃肠道活动的起搏细胞；二是参与电活动的传播，ICC 彼此之间紧密连接，参与慢波的传播；三是介导神经信号的传导，ICC 参与神经元与平滑肌细胞之间的信号传递。

研究已经证实 ICC 结构和（或）数量的异常可导致多种胃肠动力性疾病，如贲门失弛缓症、糖尿病胃轻瘫、慢性特发性假性肠梗阻、慢传输型便秘、先天性肛门直肠畸形等。贲门失弛缓症是食管动力障碍性疾病，既往研究证实，贲门失弛缓症患者 LES 及食管末端 ICC 较对照组减少，且 ICC 与神经末梢之间的联系减少；婴儿肥厚性幽门狭窄患者 ICC 在幽门环形肌中缺失；糖尿病性胃肠病是糖尿病常见的慢性并发症之一，糖尿病患者结肠肌层 ICC 减少，ICC 的减少可能是糖尿病并发症发生的潜在病因；慢性特发性假性肠梗阻的患者存在 ICC 数量减少和 ICC 细胞器的丢失；先天性巨结肠患者有神经节及无神经节肠管均存在 ICC 减少；近年研究发现先天性肛门直肠畸形患者存在 ICC 的异常，如 ICC 缺失或 ICC 密度降低。慢传输型便秘（STC）患者 ICC 减少及分布异常，全结肠

ICC 体积明显减小，同时伴有结肠环形肌层神经元的减少，且其 c-kit mRNA 基因及其表达的 c-kit 受体数量也明显减少。这表明 ICC 在平滑肌电慢波的产生中的重要作用决定了肌肉的收缩活动。因此，ICC 在维持正常胃肠动力方面发挥着重要作用，是调节胃肠动力的重要环节。

第二节　细胞自噬与 ICC 细胞结构及数量异常的关系

细胞自噬又被称为细胞 II 型程序性死亡，广泛存在于真核细胞中，参与细胞生长、发育及病理生理过程。细胞自噬既是一种广泛存在的正常生理过程，又是细胞对不良环境的防御机制之一，也是细胞的一种自我保护机制。自噬本质是来源于内质网、高尔基体或内体脂质双层区的杯状分割膜，分割膜结构逐渐延长，吞噬包裹受损的细胞器及部分细胞质并形成自噬体。细胞自噬对于细胞的作用具有双面性，在正常细胞中，基础水平的自噬维持在一个较低的水平以保持细胞的自稳态，作用类似于清道夫，并保证细胞正常的生理功能。当自稳态发生改变时，如发育分化、衰老，或机体受外界的不良刺激影响时，自噬即刻被诱导，超过特定强度的或过度的自噬将破坏性地降解大量有用的蛋白质和细胞器，导致细胞无法执行正常的功能而崩溃及出现细胞程序性死亡。目前检测细胞内自噬水平的金标准是使用透射电子显微镜直接观察细胞内自噬泡的数量。

ICC 起搏电位的产生和慢波传播受离子环境、神经递质、激素等生物活性物质影响，其中以与 Ca^{2+} 的关系最为密切。细胞内 Ca^{2+} 超载是细胞自噬的启动因素之一，是导致细胞损伤和死亡的最终共同通路。由于胞内 Ca^{2+} 浓度变化与胃肠平滑肌的收缩活动密切相关，高浓度 Ca^{2+} 可引起平滑肌收缩，低浓度 Ca^{2+} 可引起平滑肌的舒张。细胞内 Ca^{2+} 超载是 ICC 自噬的启动因素之一，胞内 Ca^{2+} 浓度升高可直接激活一些蛋白水解酶，或作为第三信使影响细胞基因表达，诱导细胞自噬。因此，ICC 过度自噬可能是胃肠动力障碍的关键因素之一。

一、Beclin1、LC3B 介导 ICC 过度自噬参与胃肠动力障碍的机制

Beclin1 基因，也称为 *BECN1* 基因，是参与调控细胞自噬的一个关键因子，是自噬体形成重要条件，在自噬被诱导后其首先与 III 型 PI3K 结合形成复合体，该复合体调控其他的 ATG 蛋白在自噬前体结构中定位，调控自噬体膜的合成，是细胞自噬开始的关键基因。其调节自噬活性，并且其数量代表了自噬的活性，是评价自噬活性的重要指标。LC3 是哺乳动物细胞中酵母 ATG8 基因的同源物。LC3A 常规表达并游离存在于细胞质中。自噬过程中，LC3A 经泛素样体系加工和修饰，产生 LC3B，LC3B 与自噬膜表面的磷脂酰乙醇胺（PE）共价连接成为脂溶性的 LC3B-PE，参与自噬体膜的延伸，直到自噬溶酶体的形成。LC3B 蛋白结合并始终定位于自噬泡膜上，是目前发现的唯一一个定位于自噬泡膜上传导信号的调节蛋白，其含量与自噬水平呈正相关，是检测自噬水平的标志。

细胞内自噬水平升高时将会出现过度自噬，可以表现为细胞内自噬泡数量增多，Beclin1、LC3B 蛋白增多，细胞内结构改变及因细胞程序性死亡而出现数量上的变化。目前已有研究证实肠动力障碍中 ICC 结构及数量的异常可能与 ICC 发生过度自噬有关。采

用盐酸小檗碱构建慢传输型便秘大鼠模型，检测大鼠的结肠传输时间，通过 IF 技术检测大鼠肠道 ICC 形态变化与 c-kit 蛋白表达情况，使用免疫印记法分别检测 ICC 特异性蛋白 c-kit 及 Beclin1、LC3B，结果发现慢传输型便秘大鼠的结肠传输时间明显延长，运动能力明显减弱，表明肠道肌电活动出现异常；此外，肠道内 ICC 细胞数量较正常组明显减少，ICC 交互网络结构明显稀薄，且肠道组织中 Beclin1、LC3B 表达水平较正常组明显升高，表明 ICC 内发生了自噬，因此慢传输型便秘大鼠模型肠道内 ICC 发生了细胞自噬现象，这可能是引发 ICC 数量减少从而导致慢传输型便秘的原因之一。基于 ICC 自噬研究用葡萄糖硫酸钠溶液诱导的结肠炎小鼠肠道动力异常的原因，测定离体平滑肌条张力，在透射电镜高倍镜下观察 ICC 细胞超微结构，检测肠组织中 c-kit、Beclin1、LC3B 蛋白及 mRNA 表达水平，在结肠炎小鼠中，结肠平滑肌条收缩振幅降低，收缩频率增加，与结肠炎患者肠道的动力学异常类似，ICC 内结构较正常组异常，结肠组织中 Beclin1、LC3B 蛋白表达增加出现了过度自噬，从而导致了细胞程序性死亡，表现为 c-kit 蛋白表达减少，即 ICC 数量减少。

二、ICC 自噬与胃肠动力障碍性疾病 / 功能性胃肠病的关系

（一）自噬与嗜酸性粒细胞性食管炎

研究发现，EoE 相关炎症促进小鼠 EoE 和食管细胞器模型中的自噬和基底细胞增殖。氯喹增强基底细胞增殖并抑制食管角质形成细胞的自噬，以刺激 EoE 相关的细胞因子，包括肿瘤坏死因子和 IL-13α，其特征在于活性氧物种依赖性自噬通量激活。EoE 小鼠，食管细胞和人食管癌细胞中的氧化应激可以通过氯喹处理或 Beclin1 或 ATG7 消耗的自噬抑制来增强。与健康受试者和 EoE 缓解患者相比，儿童食管上皮 EoE 患者的活动性感染和自噬泡数量增加。

（二）ICC 自噬与功能性消化不良

通过 ICC 特异性膜蛋白 c-kit 定量 ICC，结果发现 FD 大鼠胃 ICC 数量较正常大鼠明显降低，细胞内有大量双层膜结构的自噬泡，这与细胞发生过度自噬时表现一致，提示 FD 大鼠胃 ICC 内发生了过度自噬，ICC 过度自噬可能是 FD 胃动力下降的机制之一。在 FD 大鼠模型中可以观察到，ICC 细胞的过度自噬及 ICC-MY 结构紊乱及数量的减少。同时表明功能性消化不良的发病机制可能与 Beclin1 蛋白和 LC3B 的 mRNA 表达增高导致 ICC 的自噬活性增加、自噬泡的表达增高有关。

（三）ICC 自噬与慢传输型便秘

研究发现，ICC 自噬可能与慢传输型便秘（STC）的发病有关。位于纵行肌和环形肌之间的 Cajal 间质细胞可产生慢波，引起胃肠道平滑肌自动节律性运动。ICC 慢波与细胞内 Ca^{2+} 的变化密切相关，细胞内 Ca^{2+} 升高的主要原因是细胞外 Ca^{2+} 内流和钙库释放。当钙库内 Ca^{2+} 耗竭时，控制钙库的钙通道被激活，大量细胞外 Ca^{2+} 内流，导致细胞内 Ca^{2+} 超载，诱发自噬性凋亡。细胞内 Ca^{2+} 超载可诱发自噬，是细胞自噬的启动因素之一。因此，ICC 过度自噬可能是 STC 发生的关键因素之一。

（四）ICC自噬与糖尿病胃轻瘫

目前自噬在糖尿病的多种并发症中的研究较多，在糖尿病胰岛素抵抗的研究中发现抑制JNK通路可下调自噬，进而改善糖尿病胰岛素抵抗。已有研究发现，在糖尿病大鼠胃组织中可检测到高表达的自噬蛋白。同时发现，高糖培养的离体胃平滑肌细胞收缩力下降，提示高糖可能通过激活JNK信号通路诱导胃平滑肌细胞的自噬。因此，自噬的功能异常可能在糖尿病胃轻瘫的发生、发展方面起着重要的作用。

ICC已成为胃肠动力障碍性疾病的治疗靶点，而自噬调节是多种疾病潜在的治疗措施，可通过多层次、多路径干扰得以实现。深入研究胃肠动力障碍与ICC自噬间的联系，探索通过调控上游信号通路等方式加强或提早了解此种有益的自噬反应，可能有利于胃肠动力障碍疾病的防治。

陆军特色医学中心（大坪医院）　何雨芩　杨　敏　陈东风

参 考 文 献

Al-Shboul O A, 2013. The importance of interstitial cells of cajal in the gastrointestinal tract. Saudi J Gastroenterol, 19(1): 3-15.

Dai Y C, Zheng L, Zhang Y L, et al, 2017. Jianpi Qingchang decoction regulates intestinal motility of dextran sulfate sodium-induced colitis through reducing autophagy of interstitial cells of Cajal. World J Gastroenterol, 23(26): 4724-4734.

Drumm B T, Rembetski B E, Baker S A, et al, 2019. Tonic inhibition of murine proximal colon is due to nitrergic suppression of Ca^{2+} signaling in interstitial cells of Cajal. Sci Rep, 9(1): 4402.

Klein S, Seidler B, Kettenberger A, et al., 2013. Interstitial cells of Cajal integrate excitatory and inhibitory neurotransmission with intestinal slow-wave activity. Nat Commun, 4: 1630.

Lee HJ, Park KS, 2016. Current status of translational research on constipation. Korean J Gastroenterol, 68(3): 143-147.

Li H, Yu X, 2013. Emerging role of JNK in insulin resistance. Curr Diabetes Rev, 9(5): 422-428.

Meyer G, Czompa A, Reboul C, et al, 2013. The cellular autophagy markers Beclin-1 and LC3B-Ⅱ are increased during reperfusion in fibrillated mouse hearts. Curr Pharm Des, 19(39): 6912-6918.

Mizushima N, Yoshimori T, Levine B, 2010. Methods in mammalian autophagy research. Cell, 140（3）: 313-326.

Pasternak A, Szura M, Gil K, et al, 2016. Interstitial cells of Cajal - systematic review. Folia Morphol (Warsz), 75(3): 281-286.

Whelan K A, Merves J F, Giroux V, et al., 2017. Autophagy mediates epithelial cytoprotection in eosinophilic oesophagitis. Gut, 66（7）: 1197-1207.

Zhang L M, Zeng L J, Deng J, et al, 2018. Investigation of autophagy and differentiation of myenteric interstitial cells of Cajal in the pathogenesis of gastric motility disorders in rats with functional dyspepsia. Biotechnol Appl Biochem, 65(4): 533-539.

第十篇
自噬与呼吸系统疾病

呼吸系统由鼻腔、咽、喉、气管、支气管和肺组成。纵观内科学的发展，呼吸系统疾病一直是影响公众生活质量、导致疾病死亡的主要病种。许多呼吸系统疾病，包括呼吸系统感染如肺结核、急性肺损伤、哮喘、慢性阻塞性肺疾病、肺血管病和肺纤维化等仍然是困扰人们的常见病或慢性病。呼吸系统众多疾病有着相类似的病理改变和症状，如微生物感染，未转归的慢性炎症，肺气道和肺实质组织发生组织重构，组织缺氧或氧化应激损伤等。虽然自噬在呼吸系统发病过程的作用和机制才刚刚被认识，但越来越多的研究证明自噬障碍或失调是多种呼吸系统疾病的关键机制。例如，自噬通过分别或共同参与调节细胞生长、死亡、炎症反应和病原微生物清除等影响呼吸系统疾病的病程，因此活化或抑制自噬或选择性自噬的关键成分可能改变这些疾病的进程。值得注意的是，自噬在不同的呼吸系统疾病或同一疾病的不同发病阶段产生不尽相同的作用，自噬及不同的选择性自噬，特别是自噬流的活化与通畅情况，通常决定了呼吸系统疾病的发展和转归。深入研究并了解自噬在呼吸系统疾病中的作用及机制将对呼吸系统疾病的药物研发提供有力帮助，并为这些疾病的防治提供新的策略和途径。

第四十三章　自噬与慢性阻塞性肺疾病

慢性阻塞性肺疾病（chronic obstructive pulmonary disease，COPD）是一类具有复杂病理改变的肺部疾病，这些病理改变背后往往伴随着肺组织自噬活性的紊乱。自噬异常活化和自噬流阻断均参与了 COPD 的发生，过度活化的自噬反应能够导致肺上皮细胞死亡，而自噬流阻断则会引发慢性炎症的产生。只有真正了解自噬与肺部病理改变的直接联系才能更好地认识 COPD 的发病机制。

COPD 是一种以持续的呼吸气流受限为主要特征，以小气道纤维化、支气管内膜杯状细胞增生肥厚和肺气肿为主要病理改变的综合征。COPD 发病率逐年增加，预计到 2020 年 COPD 将成为全球第三大致死疾病。COPD 发病的早期以慢性支气管炎为主要表现，此时病理生理改变局限于细小气道，仅闭合容积增大，反映肺组织弹性阻力及小气道阻力的动态肺顺应性降低。随病变发展而逐渐累及大气道，导致肺通气功能障碍，最大通气量降低。此时肺组织特别是肺上皮细胞出现死亡、肺气肿加重等现象，导致大量肺泡周围的毛细血管受膨胀肺泡的挤压而退化，致使肺毛细血管大量减少，肺泡间的血流量减少，此时肺泡虽有通气，但肺泡壁无血液灌流，导致生理无效腔气量增大；也有部分肺区虽有血液灌流，但肺泡通气不良，不能参与气体交换。通气和换气功能障碍可引起缺氧和二氧化碳潴留，发生不同程度的低氧血症和高碳酸血症，最终出现呼吸功能衰竭。对 COPD 发病机制的探讨证明，吸烟是 COPD 的首要发病因素，特别是长期吸烟的老年男性，常患此病。此外，α_1- 抗胰蛋白酶的缺失也是 COPD 发病的重要原因。目前没有任何公认的药物能够逆转 COPD 的肺功能逐年下降的趋势，但通过药物和其他综合治疗手段，可显著改善患者的生活质量。自从有研究表明 COPD 患者肺组织自噬标志物表达增加，提示自噬在 COPD 发病中的作用后，目前的研究主要关注自噬与 COPD 的发病机制的关系，特别是研究吸烟与自噬、α_1- 抗胰蛋白酶与自噬、COPD 肌肉萎缩与自噬（Racanelli et al.，2018）。

一、吸烟与自噬

通过研究发现，COPD 患者肺组织自噬小体数量增加，而 LC3B-II 及 Atg4、Atg5-Atg12 复合物、Atg7 表达也增加。慢性吸烟模型是临床前最常用的 COPD 模型，C57BL/6 小鼠在烟熏暴露 12 周后肺部自噬各项指标均增加，小鼠肺部组织切片显示自噬小体数量增加，分析蛋白表达结果表明多种自噬相关蛋白表达增加。*LC3B$^{-/-}$* 或 *Beclin1$^{-/-}$* 基因敲除对于烟熏所致小鼠 COPD 有抑制作用，而自噬信号缺失能够抑制烟熏提取物（cigarette smoke extract，CSE）所造成的细胞死亡。这些证据提示在吸烟的过程中机体自噬信号被活化，自噬小体数量增加。不过，对吸烟所导致自噬活性改变目前仍有不同看法，使用巴弗洛霉素 A1 和 CSE 刺激不同细胞系后观察 LC3B-I 和 LC3B-II 的转化发现，CSE 在不同细胞中既可能活化自噬流，也可能抑制自噬流活性（Chen，2010）。这可能与 CSE 刺激时间及细胞品系不同有着直接联系。

早期的研究普遍认为氧化应激及活性氧分子（ROS）是吸烟诱导自噬活化的主要原因。ROS 作为诱导自噬的信号分子可活化多种自噬通路。正常情况下细胞内自噬和 ROS 均处于基线水平，香烟烟雾（cigarette smoke，CS）可以促进上皮细胞的促氧化状态，进而继发氧化应激，从而诱导细胞自噬。使用抗氧化剂 N- 乙酰半胱氨酸或 NADPH 氧化酶抑制剂可抑制 CS 引发的自噬反应。饥饿是最为常规的诱导自噬活化方法，饥饿时细胞内 ROS 水平增加，而这一改变可被抗氧化剂抑制。由此可见氧化应激并不是 CS 诱导自噬的特异性激动剂，而是一种普遍性的自噬诱导生物学机制。此外 ROS 所诱导的细胞死亡也可以通过敲低自噬相关基因（Beclin1、Atg4、Atg5 或 Atg7）所抑制，这显示 ROS 可能通过过度活化细胞自噬反应介导了细胞死亡（Bi，2019）。

反应蛋白 Egr-1（early growth response-1）是调控 LC3B 转录的重要调控因子。在应激状态下细胞 Egr-1 的表达迅速上调，高表达的 Egr-1 参与了细胞的凋亡和炎症级联反应。CSE 刺激上皮细胞时 Egr-1 快速结合于 LC3B 启动子上并诱导 LC3B 转录。而敲低 Egr-1 可以抑制 CS 暴露所诱导的自噬反应。有趣的是，$Egr\text{-}1^{-/-}$ 小鼠对于 CS 暴露所致的自噬活化和凋亡有抵抗作用，同时对 CS 暴露所致肺气肿不敏感。而且与野生型小鼠相比，敲除 Egr-1 可以造成小鼠肺泡腔生理性增大。但这些现象可能是 Egr-1 所调节的其他生物学效应所致，包括调节炎性细胞浸润、调节细胞凋亡信号途径等，而并非自噬依赖性反应（Morse，2014）。

CS 在 COPD 发病过程中的自噬调节作用可能与泛素蛋白酶体系统活性失调有关。CS 能够抑制蛋白酶体活性，在 COPD 患者中肺部 CS 介导了大量泛素化蛋白在细胞内以聚集体形式堆积。正常情况下细胞内泛素化蛋白聚集体常是通过自噬途径清除，但在 COPD 发病时细胞内泛素化蛋白聚集体数量增加，由此可见自噬活性受损可能参与了 COPD 病理改变。CS 能够促使细胞内 p62 堆积，因此在某些情况下 CS 会造成细胞内自噬流受阻，同时 p62 的堆积也可在 COPD 患者组织样本中检出。使用自噬诱导药物卡马西平不仅可以减少 CS 所致细胞内聚集体数量，还可以抑制 CS 诱导的炎症反应及凋亡。

综上所述，自噬参与了 CSE 所致 COPD 发病的全过程，但是在发病的不同阶段或是不同细胞其介导的生物学作用则有所不同（Haspel，2011）。使用不同模型研究自噬与 COPD 的发病机制，可能会产生不同结论。纵观目前的研究，自噬信号的过度活化和自噬流的抑制均是 COPD 发病中的重要环节。上皮细胞内 ROS 导致的自噬过度活化会造成细胞出现凋亡，而阻断自噬流可能会导致细胞内大量错误折叠蛋白或泛素化蛋白聚集体无法得到清除。在同一 COPD 样本的不同部位既可能出现自噬活化，又可能存在自噬抑制的现象，因此只有正常的自噬功能才不会造成病理改变（图 43-1）。CS 中约含有 4700 种组分，其中包括一氧化碳、重金属、乙醛、芳香烃、氧自由基等，这些物质共同调节着 COPD 的发病，这为研究 CS 所致 COPD 造成了很大困扰。目前的实验手段很难明确到底是 CS 的哪些组分调节了自噬活性。此外，流行病学数据显示，未吸烟人群也可发生与 CS 引起的肺气肿或 COPD 同样的症状和病理改变，可见 CS 不是诱导 COPD 发病的绝对因素。

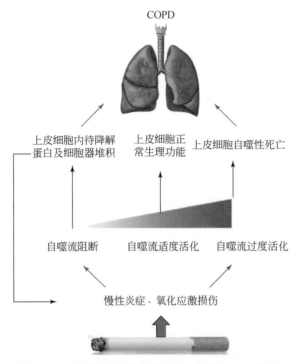

图 43-1　吸烟调节机体自噬反应，促进 COPD 发生

长期吸烟能够导致机体肺组织出现慢性炎症及氧化应激损伤。当氧化应激及其他因素造成肺上皮细胞自噬流过度活化后会引发细胞自噬性死亡，导致肺气肿产生。而慢性炎症等原因造成肺上皮细胞自噬流阻断后，则造成上皮细胞内待降解蛋白及细胞器堆积，进而加剧慢性炎症发展。两个方面相互交错，共同促进了 COPD 的发生和发展

二、自噬参与慢性阻塞性肺疾病中的气道重塑和细胞凋亡

气道重塑是 COPD 的特征之一，但其发生的生物学机制尚未完全确定。气道重塑的病理表现为支气管黏膜假复层纤毛柱状上皮鳞状改变，纤毛减少、缺失及发生运动功能障碍。与此同时，气道内杯状细胞增多，平滑肌和纤维结缔组织增生且伴大量炎性细胞浸润，最终可能出现细小支气管纤维化，终末支气管远端异常出现肺气肿。支气管上皮细胞属于纤毛柱状细胞，其纤毛摆动可配合杯状细胞分泌的黏液将细菌、灰尘等异源物质排出呼吸道。吸烟是导致 COPD 的最主要因素，其可以产生大量活性氧导致上皮细胞内 I 型 LCB 向 II 型的转换及自噬小体的形成。活性氧通过增加 JNK 的磷酸化进而活化 LC3B，抑制活性氧可以抑制吸烟诱导的气道上皮细胞自噬。而 COPD 中另一趋势因素是，中性粒细胞弹性蛋白酶会损伤支气管上皮以促进 COPD 进展。中性粒细胞弹性蛋白酶通过 Egr-1 增加 PGF 的水平，进而增加受损细胞内的自噬小体水平，因此 COPD 患者血清中的 PGF 可作为治疗 COPD 的新药靶用于靶向自噬的药物研发。除吸烟外，环境污染同样是 COPD 发病的重要原因。PM2.5 是可以随气流进入呼吸道，再经呼吸道进入循环系统的颗粒。支气管上皮细胞暴露在 PM2.5 中可使细胞内 LC3B 和 Beclin1 及 VEGFA 的表达升高，还可使 LC3B-II /LC3B-I 的比例及自噬小体的数量提高（Zhu，2018）。3-MA可以抑制 PM2.5 造成的 VEGFA 水平增加，证明自噬在 PM2.5 造成的 VEGFA 水平增加中扮演着重要角色，同时也参与了 VEGFA 导致的气道慢性炎症和血管重塑。IL-13 是一种

重要的 Th2 型细胞因子参与 COPD 发病中的气道重构。IL-13 刺激的支气管上皮细胞分泌 MUC5AC 的水平增加，同时细胞中 LC3B 的水平升高，敲低 *Atg5* 可以减少 IL-13 导致的上皮细胞 MUC5AC 分泌增加，这说明 IL-13 可以通过诱导自噬调节气道上皮细胞的分泌功能。

上皮细胞凋亡是 COPD 发病的重要机制，且在 COPD 发病过程中血管内皮细胞、间质细胞、炎性细胞均会出现凋亡。COPD 患者肺组织内凋亡相关蛋白 caspase-3、Bax、Bad 表达增加，而抗凋亡蛋白 Bcl-2 表达不变，并且这些凋亡相关蛋白在吸烟非 COPD 人群的肺部表达并不增加。有证据表明即使吸烟 COPD 患者戒烟后，其肺部细胞仍会出现凋亡，因此吸烟造成的氧化应激并不一定是 COPD 患者肺部细胞凋亡的全部原因。目前其他在 COPD 中被证明可以诱导细胞凋亡的原因包括蛋白酶 / 抗蛋白酶平衡失调、过度炎症反应等。

证据显示，caspase-3 的活化只存在于重度 COPD 患者肺部（Global initiative for chronic Obstructive Lung Disease，GOLD）（GOLD4）而非轻度患者组织内（GOLD 0 ~ 2）。但是所有 COPD 分级（GOLD 0 ~ 4）的患者肺组织自噬标志物水平均升高，包括 LC3B-II 的表达及自噬体数量。这说明在 CS 慢性暴露过程中自噬活性改变是早于凋亡发生的（Li，2017）。LC3B 作为自噬最为经典的标志蛋白参与了 CSE 所诱导的上皮细胞凋亡。*LC3B*$^{-/-}$ 小鼠在 CS 暴露后肺部凋亡细胞数量明显低于野生型小鼠。CSE 可以通过诱导 Fas 依赖的死亡诱导信号复合物（death inducing signaling complex，DISC）并激活 caspase-8 介导细胞凋亡，LC3B 可以在上皮细胞内与 Fas 等死亡受体形成复合物，若敲低 LC3B 则能够抑制 CSE 诱导的 DISC 形成。LC3B-Fas 复合物在形成过程中必须有小窝蛋白 -1 的参与，在正常细胞中小窝蛋白 -1 连接了 LC3B 与 Fas 形成三聚体，进而抑制 Fas 形成 DISC。同时 LC3B 可以促进小窝蛋白 -1 与 Fas 的解离，敲低 LC3B 可以使小窝蛋白 -1 与 Fas 的相互作用增强，进一步抑制 DISC 的形成，维持细胞存活。当 CS 刺激时 LC3B- 小窝蛋白 -1-Fas 三聚体解离，游离的 Fas 形成 DISC 促使细胞凋亡。

三、自噬调节巨噬细胞功能参与慢性阻塞性肺疾病发病

COPD 患者肺部分离出的巨噬细胞通常已经失去其吞噬病原体的功能，但仍然具有释放大量促炎性细胞因子的能力。这些现象最终导致了 COPD 患者对于外源细菌的易感性及支气管炎症。对超过 10 年吸烟史的 COPD 患者的肺泡巨噬细胞进行自噬流分析，结果显示吸烟后巨噬细胞内自噬流阻断。而对健康人群的巨噬细胞进行烟熏刺激可以得到同样的结果。具体分析结果显示，巨噬细胞内自噬流的阻断由自噬小体形成后降解变缓而致。巨噬细胞自噬流阻断后其能量代谢也发生相应的变化，表现为去极化非功能线粒体数量增加，ATP 水平降低，且巨噬细胞内线粒体受损可能是其免疫功能丧失的重要原因。

COPD 患者巨噬细胞大自噬阻断也是其大量释放促炎性细胞因子的原因之一。COPD 患者肺泡巨噬细胞能释放大量 IL-1β，从而引发终末支气管炎症。这一生物学现象是以下两方面因素构成的。巨噬细胞大自噬缺失导致 Toll 受体接头蛋白 TRIF 依赖的 caspase-1 活化，从而促进 IL-1β 的产生。活化的 caspase-1 能够通过其切割效应调节 IL-1β 的释放。

与野生型小鼠巨噬细胞相比，Atg16L1 缺失小鼠的巨噬细胞能产生大量的 IL-1β 和 IL-18。而 *Atg16L1/TRIF* 双敲除小鼠巨噬细胞则由于无法产生 caspase-1 而丧失 IL-1β 产生的能力。IL-1β 基因在转录翻译后首先形成 proIL-1β，随后 proIL-1β 通过特定丝氨酸蛋白酶水解其端一段短肽进而形成有活性的细胞因子 IL-1β。在很多情况下，外源性的刺激会促使巨噬细胞合成 proIL-1β，但并不刺激炎性小体活化和成熟细胞因子释放。当巨噬细胞接受第二信号刺激时才会活化 proIL-1β 并释放。proIL-1β 活化前巨噬细胞将其储存在溶酶体中，当细胞自噬活化时 proIL-1β 在溶酶体中被降解，进而负向调节了 IL-1β 的释放，而使用 3-MA 或 wortmannin 抑制巨噬细胞自噬活性后则可以促进炎性小体的活化和 proIL-1β 的释放。

四、α₁- 抗胰蛋白酶与自噬

α₁- 抗胰蛋白酶（AAT）水平失调是非吸烟人群 COPD 患病的重要原因。自噬可以介导细胞内聚集的 AAT 清除。"PiZ 突变"是 AAT 基因最常见的突变类型，此突变可以引起 AAT 翻译时的错误折叠，同时导致其堆积于内质网中。PiZ 突变的 AAT 无法从肝细胞中运出至血液中，从而造成肺部局部组织内蛋白酶 / 抗蛋白酶平衡失调，最终诱发肺气肿的生成。AAT 突变的患者肺组织内 LC3B-Ⅱ /LC3B-Ⅰ 的比例升高，说明患者肺部自噬水平发生变化，且肝细胞内 PiZ-AAT 突变蛋白堆积与 LC3B 存在共定位，而体外实验证明使用自噬抑制剂可以抑制外源性 AAT 蛋白的降解。使用自噬激动剂可以逆转 PiZ-AAT 突变转基因小鼠自发的肝脏病理改变，这说明 AAT 突变的肝脏局部自噬活性受损。此外，在肺泡灌洗液及 COPD 患者组织样本中也能检测到 PIZ-AAT 突变蛋白聚集体。而肺泡巨噬细胞中 PiZ-AAT 突变蛋白的堆积则提示 COPD 发病时巨噬细胞自噬功能障碍。

五、慢性阻塞性肺疾病肌肉萎缩与自噬

COPD 患者除肺部疾病外，通常还有体重下降、营养不良、运动能力受限、骨骼肌萎缩等症状。其中骨骼肌萎缩及肌肉功能障碍是影响 COPD 患者生存质量的重要因素，整体表现为肌肉张力及耐力下降。患者肌肉重量下降主要是由蛋白质合成与蛋白质降解不平衡所致。早期大量研究显示 COPD 患者肌肉的萎缩主要是由泛素蛋白酶体途径异常活化所致，直到近期自噬溶酶体通路在 COPD 骨骼肌萎缩中的作用才逐渐被人们揭示（Guo，2013）。自噬是一种真核细胞的进化十分保守的能量调节机制。有证据显示基础的自噬活性对于骨骼肌细胞的稳定性十分关键，其可以负责清除细胞内堆积的蛋白和损伤线粒体，并可以在去神经后诱导下肢肌肉产生。

在应激反应时骨骼肌对于自噬的反应与其他组织有所不同。经过 24 小时饥饿后，大多数组织细胞自噬反应均被活化，在饥饿 48 小时后自噬活性便逐渐降低。而骨骼肌细胞在饥饿 48 小时后仍可持续产生大量自噬小体。敲除骨骼肌细胞内的 *Atg7* 可以完全抑制自噬小体的产生，导致异常线粒体和聚泛素化蛋白堆积，从而引发氧化应激、肌小结紊乱，这些生物学反应最终可以引起肌纤维变性。同样，*Atg7* 敲除小鼠可以表现出重症肌无力和明显的肌肉萎缩症状。抑制骨骼肌细胞自噬反应可加速空腹和去神经所致的肌肉萎缩。

与 *Atg7* 敲除小鼠相似，*Atg5* 缺失小鼠同样可以表现出明显的肌肉萎缩。有研究报道显示，Bcl-2 相关自噬蛋白营养剥夺自噬因子 -1（neutrient-deprivation autophagy factor -1，Naf-1）是维持骨骼肌细胞稳态的重要调节因素。缺失 Naf-1 的小鼠同样表现出肌肉无力、肌张力下降的现象。Naf-1 缺失小鼠 2～3 月龄时出现发育逐步退化的现象，12 月龄出现濒死状态。骨骼肌细胞组蛋白去乙酰化酶（histone deacetylase，HDAC）同样也参与了饥饿所调节的自噬反应。骨骼肌特异性缺失 HDAC1 和 HDAC2 可导致部分动物出现围生期死亡。*HDAC1/2* 敲除小鼠出生后会引发自噬功能障碍，从而出现肌肉病变及肌肉产生 /降解紊乱。

现如今骨骼肌物理运动和自噬的相关性已逐渐阐明，有证据显示适当的物理运动能够诱导骨骼肌自噬反应。而且物理运动能够抑制 Bcl-2 与 Beclin1 相互作用，从而活化自噬信号。Bcl-2 突变体（BCL2 AAA）小鼠则无法通过运动诱导其骨骼肌自噬反应，BCL2 AAA 小鼠对于运动的耐受力明显下降，运动后体内糖代谢紊乱，且失去对高脂饮食诱导的葡萄糖耐受不良的保护作用。由此可见自噬在调节运动所诱导代谢反应上起到了重要作用。

绝大多数 COPD 患者会出现骨骼肌质量下降的症状，最初人们猜测这可能是患者整体自噬功能受损所致。然而 COPD 患者其肺部组织与骨骼肌自噬活性并不一定同时增加或降低。值得注意的是，通过检测，人们发现与健康人群相比，COPD 患者骨骼肌样本中LC3B-Ⅱ、Beclin1、p62 蛋白水平明显增加。然而这些现象并不能表示自噬真正的活化，也有可能是自噬信号活化而自噬流阻断的结果。目前绝大多数理论认为吸烟是诱导 COPD患者自噬水平增加的重要因素，然而吸烟所诱导自噬活性改变是全身性还是肺部组织特异性目前尚不清楚，且 CS 中何种成分调节了骨骼肌自噬活性仍不明确。值得注意的是，COPD 患者肺组织出现的病理改变主要由 CS 造成，但患者骨骼肌自噬活性变化则大多由营养不良造成，这可能是独立于自噬的另一种理论。自噬是一种复杂的生物学反应过程，并与多种生物学效应存在交集，其中包括凋亡、增殖、炎症等，且自噬在同一个体不同组织中所调节的生物学效应也不尽相同，因此目前很难正确定义自噬在 COPD 患者骨骼肌肌肉萎缩中的作用。

COPD 是一种复杂的呼吸系统疾病，从病理生理学角度看 COPD 患者可能合并肺气肿、肺纤维化、慢性支气管炎等，这些病理改变均与自噬有着密切联系。吸烟可以通过诱导肺泡上皮细胞自噬性凋亡诱发肺气肿；α_1- 抗胰蛋白酶突变诱发自噬障碍；烟雾及颗粒物还可通过作用于气道上皮诱发自噬调控炎症及纤维化性病理改变；肺部微环境中巨噬细胞自噬流阻断使其分泌大量促炎因子；COPD 患者骨骼肌萎缩同样与自噬损伤相关。因此，COPD 并非单纯的自噬障碍或自噬诱导型疾病，在不同的发病阶段及不同的组织结构中，自噬均通过不同方式调节疾病进程。

中国医学科学院药物研究所　　吕晓希　胡卓伟
中国医学科学院医药生物技术研究所　　李　珂

参 考 文 献

Bi R, Dai Y, Ma Z, et al., 2019. Endothelial cell autophagy in chronic intermittent hypoxia is impaired by miRNA-30a-mediated translational control of Beclin-1. J Cell Biochem，120（3）：4214-4224.

Chen Z H，Lam H C，Jin Y，et al.，2010. Autophagy protein microtubule-associated protein 1 light chain-3B（LC3B）activates extrinsic apoptosis during cigarette smoke-induced emphysema. Proc Natl Acad Sci USA，107（44）：18880-18885.

Guo Y，Gosker H R，Schols A M，et al.，2013. Autophagy in locomotor muscles of patients with chronic obstructive pulmonary disease. Am J Respir Crit Care Med，188（11）：1313-1320.

Haspel J A，Choi A M，2011. Autophagy：a core cellular process with emerging links to pulmonary disease. Am J Respir Crit Care Med，184（11）：1237-1246.

Li Z Y，Wu Y F，Xu X C，et al.，2017. Autophagy as a double-edged sword in pulmonary epithelial injury：a review and perspective. Am J Physiol Lung Cell Mol Physiol，313（2）：L207-L217.

Morse D，Rosas I O，2014. Tobacco smoke-induced lung fibrosis and emphysema. Ann Rev Physiol，76：493-513.

Racanelli A C，Kikkers S A，Choi A M K，et al.，2018. Autophagy and inflammation in chronic respiratory disease. Autophagy，14（2）：221-232.

Zhu X M，Wang Q，Xing W W，et al.，2018. PM2. 5 induces autophagy-mediated cell death via NOS2 signaling in human bronchial epithelium cells. Int J Biol Sci，14（5）：557-564.

第四十四章　自噬与肺纤维化

肺纤维化被称为没有肿瘤的"肺癌"，这不仅表明该病与肺肿瘤一样同属于组织异常增生性疾病，而且表明肺纤维化有着与肺癌相似甚至更高的病死率。在肺纤维化发病过程中，自噬扮演了重要角色，特别是自噬流的阻断与否直接关系着肺纤维化的发展方向。明确自噬活性如何调节肺纤维化发病的各个层面将极大地促进肺纤维化治疗学的进展。

一、肺纤维化是一种慢性炎性疾病

特发性肺纤维化（idiopathic pulmonary fibrosis，IPF）是常见于中老年人群的一类慢性肺病，其最主要的病理改变为肺实质组织的斑痕形成（纤维化）。当正常肺组织被纤维组织替换后，其通气功能明显下降，因此肺顺应性也降低。目前我国肺纤维化的发病人数逐年增加，其确诊后 5 年生存率约为 30%，且临床并无有效的治疗方案。肺纤维化的发病诱因包括吸烟、环境污染、环境粉尘、病毒感染、细菌感染、胃酸反流、药物不良反应等。以上这些刺激因素均能造成肺泡上皮细胞损伤，进而引发慢性炎症。组织重建本是创伤修复的重要部分，但过度的重建或是细胞外基质的生成和降解平衡紊乱则会导致组织纤维化。在急性、慢性肺损伤发生后，肺上皮细胞出现上皮间充质转化（EMT），损伤本身也会造成组织受到氧化应激损伤。损伤原位的成纤维细胞大量活化，同时炎性细胞浸润到损伤局部并释放大量炎性因子。多种因素交叉或平行作用导致过多的细胞外基质沉积，出现肺组织纤维化。2011 年，我们首先报道了免疫因子 IL-17A 通过抑制肺上皮细胞自噬活性而促进肺纤维化的发生和发展，阻断 IL-17A 信号活化自噬、加速肺组织炎症反应清除、促进细胞外基质降解而抑制肺纤维化（Mi et al.，2011）。有趣的是，我们最近发现模式识别受体 TLR2 或 TLR4 通过差别性调节机体免疫活性差别性地调节自噬活性，分别产生促进或抑制肺纤维化发生、发展的作用（Yang et al.，2012）（图 44-1）。这些研究不仅提示细胞自噬活性介导免疫 - 炎症反应调节的肺纤维化发生和发展，而且提示调节肺组织免疫平衡可以纠正失调的细胞自噬，进而达到防治肺纤维化的目的。随着对自噬生物学机制的不断探索，人们逐渐认识到自噬可以在多个层面调节肺纤维化的发病，绝大多数促肺纤维化因素，如氧化应激、内质网应激、缺氧都可以诱导细胞自噬反应，但某些病毒感染既可以抑制自噬，又可以诱导肺纤维化。更重要的是，研究证明调节自噬活性也可能成为治疗肺纤维化的新靶点（Haspel et al.，2011）。

二、肺纤维化与自噬流

与 COPD 患者肺部出现自噬活性双向调节不同，IPF 患者肺部组织内出现明显自噬流阻断、自噬功能降低的现象。其具体表现为肺纤维化组织内自噬体数量减少，以及自噬

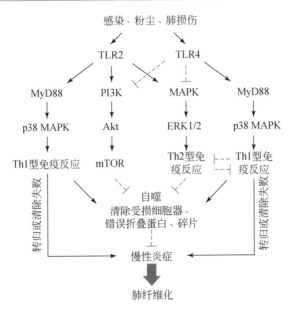

图 44-1　TLR、自噬与肺纤维化

多种急性或慢性损伤均可以活化模式识别受体 TLR2 和 TLR4。TLR2 和 TLR4 通过 MyD88 依赖及 MyD88 非依赖通路诱导生物学效应。TLR2/TLR4 活化 MyD88 依赖通路直接刺激 Th1 型免疫反应，引起肺损伤。此外 TLR2 可激活 PI3K/Akt 信号通路及诱导 Th2 免疫反应抑制细胞自噬活性，导致细胞内受损细胞器、错误折叠蛋白及碎片无法清除。若不能及时抑制 TLR2 所介导的炎症反应，则持续的慢性炎症及无效自噬将促使肺纤维化持续发展，无法转归。与 TLR2 不同，TLR4 在诱导 Th1 型免疫反应的同时还抑制 PI3K/Akt 信号通路和 MAPK/ERK1/2 介导的 Th2 型免疫反应。
　　TLR4 的这些特性可以在多个层面活化细胞自噬，清除慢性炎症，促进肺纤维化转归

体无法与溶酶体融合，且细胞内 p62 和泛素化蛋白出现堆积。以上这些现象是机体在长期慢性炎症的趋势下逐渐形成的一种病理改变。当机体肺组织刚刚出现炎症反应而非纤维化病变时，细胞自噬处于活化状态，大量自噬体及自噬溶酶体形成以便清除细胞内致病物质。而当肺组织出现纤维病变时细胞自噬流受阻，自噬功能受到抑制，细胞内出现已形成的自噬体和自噬溶酶体无法清除。自噬受到抑制后机体的主要表现为致病蛋白及细胞外基质无法得到清除，组织纤维化无法转归。这一现象也间接说明了自噬活性在机体对抗急性炎症反应中起到保护作用，但当慢性炎症出现时自噬流由于各种原因受到抑制，自噬功能受损后反而加重机体炎症反应，促进组织重构（Kota et al.，2018）（图 44-2）。

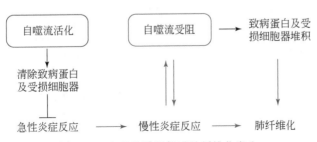

图 44-2　自噬流受阻促进肺纤维化发生

肺上皮细胞自噬活性是维持上皮细胞免疫稳定性的关键因素。正常的自噬反应能够促进细胞清除致病蛋白及受损细胞器，并抑制急性炎症反应。但当肺纤维化发作时，由于有大量促炎性细胞因子及炎性细胞的参与，急性炎症逐渐转变为慢性炎症。这种持续的炎症反应导致上皮细胞自噬流受阻，最终通过诱导大量致病蛋白的堆积而促进肺纤维化发展

自噬除可以调节细胞代谢平衡外还被证明可以预防细胞老化反应。肺泡上皮细胞自噬功能下降促进了 p21 介导的细胞老化反应，老化的肺上皮细胞可以释放大量促纤维化细胞因子，并反向抑制自噬功能，进而促进肺纤维化发生和发展。与此同时大量泛素化蛋白堆积在上皮细胞内部无法得到清除，这些堆积的蛋白能够诱导 ROS 及内质网应激的产生，加剧肺部的炎症反应。作者最近发现，使用抗过敏药物卢帕他定能够抑制 PAF 所诱导的肺上皮细胞老化反应，同时活化肺组织细胞自噬流，降低促纤维化的细胞因子释放，从而产生抗肺纤维化的治疗作用（Lv et al., 2013）。与上皮细胞不同，肺成纤维细胞自噬功能受损后并不诱导明显的老化反应，自噬流阻断的成纤维细胞更倾向于自身的活化，这一点可能与细胞特异性有关。

雷帕霉素是 mTOR 抑制剂，使用雷帕霉素能够抑制博来霉素所致小鼠肺纤维化。mTOR 除调节自噬外还参与调节了机体蛋白和脂肪合成代谢、细胞生长等环节。通过雷帕霉素抑制以上这些生物学反应同样能够影响成纤维细胞的分化及细胞外基质的产生，因此并不排除雷帕霉素治疗肺纤维化时存在的自噬非依赖途径。到目前为止雷帕霉素治疗肺纤维化已经进入 Ⅰ 期临床试验阶段，并且有更多靶向自噬活性的抗肺纤维化药物正处于研发阶段。

三、氧化应激调节自噬反应参与肺纤维化发病

内质网是介导细胞新合成蛋白折叠、转运的重要细胞器。内质网应激诱导的自噬反应具有明显的细胞特异性。在结肠癌和前列腺癌细胞内通过内质网应激活化自噬后能够减少细胞的死亡，但在正常人结肠细胞和胚胎成纤维细胞中则可以促进细胞死亡。在肺成纤维细胞上通过内质网应激诱导自噬后可以诱发非折叠蛋白反应（unfolded protein response，UPR），从而补偿内质网应激造成的生物学功能障碍，细胞通过自噬溶酶体途径降解错误折叠的蛋白质，这说明自噬对于肺成纤维细胞是一种重要的保护机制。家族遗传性肺纤维化患者表面活性蛋白（surfactant protcin-C，SFTRC）出现突变，这一突变可以导致错误折叠蛋白堆积、内质网应激、Ⅱ 型肺泡上皮细胞（AEC Ⅱ）凋亡。而非遗传的 IPF 患者即使 SFTRC 未出现突变，其肺组织内也可观察到明显的内质网应激，但 IPF 患者肺部的内质网应激并没有活化自噬，肺上皮细胞及肺成纤维细胞内自噬体大量堆积，肺部细胞自噬流受阻，自噬无法弥补内质网应激造成的错误折叠蛋白堆积，最后造成 AEC Ⅱ 死亡。

和内质网应激类似，氧化应激也可以调节自噬活性（Mizumura，2012）。有证据显示适度氧化应激诱导的自噬活化可以促进受损细胞器的清除并维持细胞存活。而急性、持续的氧化应激所诱导的自噬反应失调常能够造成细胞内 ROS 增加、溶酶体膜损伤和细胞凋亡。IPF 患者肺部组织内 ROS 和氧化应激标志物含量增加，且 ROS 的水平与患者肺功能呈负相关。ROS 的过度产生可以在导致肺损伤的同时为纤维化病理改变提供有利的组织微环境。N- 乙酰半胱氨酸（NAC）是临床治疗肺纤维化的一线药物，其可以促进谷胱甘肽的合成而起到抗氧化作用，其也被证实可以反向调控 ROS 所诱导的自噬反应。

另一种在 IPF 发病过程中表达增加的低氧诱导因子 -1α（hypoxia inducible factor-1α，HIF-1α）也同样可以调节自噬活性。HIF1-α 靶基因 BNIP3 参与了缺氧所诱导的自噬反应，

当 IPF 患者机体长期处于缺氧状态时肺组织内 BNIP3 表达增加。BNIP3 可以打破 Bcl-2/Beclin1 相互作用，促进自噬核心复合物形成，最终通过诱导自噬活化导致细胞死亡。根据观察，缺氧诱导的肺泡上皮细胞凋亡只发生在肺纤维化的早期阶段，或是肺纤维化患者肺部正常及病灶边缘位置，而非已经形成的纤维组织中。这说明缺氧所诱导自噬可能参与并调节了纤维化发病的起始阶段，当组织纤维化形成后，细胞自噬活性被抑制，则细胞不再出现凋亡。

四、病毒感染通过抑制自噬参与肺纤维发病

病毒感染是导致肺纤维化的另一诱因，如疱疹病毒、腺病毒、丙肝病毒、EB 病毒等都可以在造成机体慢性感染的同时，逐渐诱导肺组织纤维化。自噬是介导机体对抗病毒感染和逃逸的重要机制，病毒感染后的细胞可以通过介导 eIF2a 磷酸化而上调细胞自噬水平，从而起到保护作用。自噬溶酶体与吞噬小体共同构成宿主细胞清除病毒的防御系统，然而绝大多数病毒可以通过抑制自噬核心复合物的形成来抑制细胞自噬反应，最终造成免疫逃逸。例如，EB 病毒可以在 II 型肺泡上皮细胞内合成大量 Bcl-2 类似物。与机体野生型 Bcl-2 蛋白不同，这些 Bcl-2 类似物由于其蛋白二级结构的特异性，自身无法被 JNK 磷酸化。失去磷酸化能力的 Bcl-2 类似物可以与自噬核心复合物关键蛋白 Beclin1 形成稳定复合物，进而产生持续的自噬抑制效应。由此可见，自噬活性的抑制不仅仅是慢性炎症的结果，在另一方面也是致病病毒免疫逃逸的原因。因此，自噬活性的抑制在多个层面上通过不同机制促进了肺纤维化的形成。

五、自噬与胶原

肺纤维化最主要的病理改变是细胞外基质的大量堆积，活化的肌成纤维细胞在支气管周围、肺泡壁及肺间质分泌大量的 I 型和 III 型胶原蛋白。这两种胶原蛋白本是构成机体器官结缔组织的重要成分，但在慢性炎症时细胞外基质的生成和降解平衡失调，导致组织纤维化出现。肺纤维化发病过程中 I 型和 III 型胶原蛋白沉积量与发病程度有关。发病轻者以 III 型胶原蛋白沉积为主，而重度肺纤维化患者则以 I 型胶原蛋白堆积为主。

若要使肺纤维化疾病出现转归，则必须清除过度沉积在肺部的胶原蛋白。这个过程中首先由细胞外的基质金属蛋白酶（MMP）等蛋白酶降解系统将多聚化的胶原分解为胶原单体或小片段，随后巨噬细胞及成纤维细胞可以吞噬这些胶原分子或片段并将它们在细胞内进行降解。大自噬本是细胞非选择性降解长寿蛋白、细胞器，并调节细胞营养、能量的重要生物学过程。然而在肺纤维化这种慢性炎性疾病的转归过程中，自噬起到了重要的降解致病蛋白、错误折叠蛋白和细胞外基质的作用（Nakahira et al.，2016）。若机体自噬保持持续活化，则患病部位可以向正确方向转归。但当机体受损部位自噬活性抑制时，则有可能导致持续的炎症及更加严重的病理改变。

使用自噬抑制剂及蛋白酶体抑制剂后，人们发现细胞内胶原可以通过自噬溶酶体通路降解。使用肾上腺素活化成纤维细胞后可以同时观察到细胞内胶原的降解和自噬的活化。另一项研究发现，IPF 患者原代成纤维细胞与多聚化胶原共培养后其自噬受到抑制，而健康人原代成纤维细胞与多聚化胶原共培养后其自噬活化。肺纤维化患者成纤维细胞

在接触胶原后 Akt/mTOR 活化，导致细胞自噬抑制，使其在吞噬胶原片段或单体后无法进行细胞内清除，并且大量证据显示自噬抑制后的成纤维细胞能够释放更多的胶原纤维以加速肺纤维化发展（图 44-3）。*LC3*$^{-/-}$ 小鼠自噬功能受损，在博来霉素损伤后肺部胶原显著增加，并且出现生存率降低及炎症加剧的现象。而小鼠在博来霉素损伤后活化自噬则可以降低肺部胶原堆积，增加生存率。Beclin1 是自噬核心复合物的重要组成部分，缺失 Beclin1 的小鼠表现出多器官纤维增生特性，且出现细胞外基质沉积（Ricci et al.，2013）。与此类似的是，在成纤维细胞中敲低 Beclin1 同样能导致Ⅰ型胶原蛋白水平增加（Patel et al.，2013）。

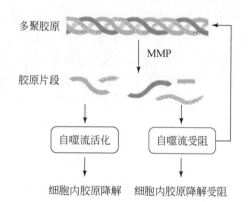

图 44-3　上皮细胞自噬流受阻抑制胶原降解

通常情况下，细胞外基质特别是多聚胶原首先在基质金属蛋白酶的作用下被降解成为胶原片段。随后这些胶原片段被巨噬细胞和成纤维细胞吞噬进入细胞内，再由蛋白酶体和自噬溶酶体系统降解。当肺纤维化形成后，成纤维细胞和巨噬细胞自噬流受阻，细胞无法清除吞噬后的胶原片段。同时自噬流阻断后的成纤维细胞能够释放更多的胶原分子到局部损伤组织，加重病情的发作

巴弗洛霉素 A1 可以抑制自噬体与溶酶体融合，从而阻断自噬流。使用巴弗洛霉素 A1 抑制自噬溶酶体通路后可以观察到成纤维细胞内Ⅰ型胶原含量增加且与溶酶体标志物 LAMP-1 及 LC3B 共定位，但并不改变Ⅰ型胶原的 mRNA 水平。使用三氟拉嗪活化自噬则能够减轻 TGF 诱导的成纤维细胞胶原蛋白含量增加，但同样不影响胶原的转录水平。以上这些证据均提示自噬是降解细胞内胶原的重要途径，自噬功能抑制或自噬流受阻都会导致细胞内胶原清除障碍。除组织纤维化领域，一些其他的细胞生物学研究也为自噬降解胶原这一过程提供了理论支持。Hsp47 是胶原特异性分子伴侣，Hsp47 缺失可以导致细胞合成的Ⅰ型前胶原无法正确折叠或是出现错误折叠而形成聚集体，这些聚集体最终也被证实是通过自噬溶酶体途径进行降解。TGF-β 作为经典的促组织纤维化因子，不仅仅可以诱导纤连蛋白及胶原蛋白的产生，还可以抑制 MMP 对细胞外基质的降解。而 TGF-β 受体活化后细胞自噬被激活，有学者认为 TGF-β 在促进成纤维细胞合成胶原的同时也通过活化自噬促进胶原分子细胞内降解，但也有学者认为 TGF-β 所活化自噬只是自噬信号通路激活，并非真正的自噬流活化。

六、自噬与成纤维细胞

基础的自噬活性是维持成纤维细胞存活的重要生物学机制，并且机体内大多数组织

的成纤维细胞自噬活性可维持在较高水平，如肺成纤维细胞、肝星形细胞、心脏成纤维细胞、皮肤成纤维细胞及肾小球系膜细胞等。成纤维细胞的浸润及肌成纤维细胞活化是肺纤维化发病过程中的重要步骤。肺纤维化发病过程中除随着循环系统募集到局部损伤组织的成纤维细胞外，还有组织原位的成纤维细胞共同活化释放大量胶原分子造成纤维化病理改变。敲低 LC3B 或 Beclin1 可以增强 TGF-β 所诱导肌成纤维细胞活化程度，增加肌成纤维细胞内纤连蛋白和 α-SMA 的表达。通过基因手段敲低成纤维细胞 ATG5 造成自噬流阻断可促进其分化为肌成纤维细胞并表达和释放大量细胞外基质。此外，应用博来霉素所诱导小鼠肺纤维化模型实验发现，应用自噬激动剂能减轻小鼠肺部纤维化病变水平。将成纤维细胞进行长时间饥饿处理后细胞 LC3B-II 表达增加，p62 含量降低，同时细胞出现明显的肌成纤维细胞活化特性。与此同时细胞内 α-SMA 表达增加，且 I 型胶原蛋白和 III 型胶原蛋白含量均显著提高，胞质内出现大量应力纤维。使用自噬抑制剂或敲低 ATG7 能够抑制饥饿诱导的肌成纤维细胞活化。饥饿诱导后自噬活化的成纤维细胞能够释放大量的 CTGF 以促进胶原生成，而敲低 CTGF 可以抑制肌成纤维细胞活化。此外，当成纤维细胞处于饥饿起始阶段时 Akt 磷酸化水平降低，自噬活化，而当成纤维细胞饥饿超过 2 天时，Akt 出现自发磷酸化，此时细胞既处于自噬活化水平，其 mTOR/Akt 通路又处于激活状态。若使用雷帕霉素则可以抑制肌成纤维细胞活化，这说明自噬和 mTOR/Akt 通路在饥饿诱导的肌成纤维细胞活化中起到相对独立的作用。

七、自噬与上皮间充质转化

EMT 是重要的肺纤维化发病机制之一，肺泡上皮细胞在应激刺激下失去上皮细胞特征，E-cardherin 表达下降而 vimentin 表达增加使细胞骨架及形态上具有间充质细胞的特征。发生 EMT 的肺泡上皮细胞失去了细胞极性，失去与基底膜的连接，转变为成纤维细胞以修复由创伤和炎症反应造成的组织损伤。但当炎症反应持续存在时，EMT 过程持续存在，并最终促进肺纤维化发生、发展。肿瘤细胞在经过饥饿处理后既可以诱导自噬反应，同时也可以活化 TGF-β/Smad3 信号通路诱导细胞出现 EMT 反应。使用自噬抑制剂氯喹或是敲低 ATG3 或 ATG7 均能抑制饥饿所诱导的 EMT 反应（Singh，2015）。内质网应激诱导物衣霉素能够诱导 EMT 反应，同时增加 LC3B-II 和 Beclin1 的表达。使用 3-MA 或巴弗洛霉素 A1 抑制自噬后能够抑制衣霉素所诱导的 EMT 反应。随着研究的不断深入，众多学者发现不单单是自噬活化能够诱导 EMT 反应，另外当上皮细胞在某些情况下出现自噬流受阻、自噬功能发生障碍时同样也可以诱导 EMT 产生。上皮细胞自噬流受阻后一些能够诱导 EMT 的核因子，如 Twist 无法通过自噬途径进行清除，从而导致细胞内 Twist 堆积而引起 EMT 反应。此外，自噬流受阻的上皮细胞由于大量错误折叠蛋白无法清除会造成慢性炎症，这同样是诱导上皮细胞 EMT 的原因之一。

内皮细胞在人体肺组织内是重要的生理屏障，除有保护血管的作用外还起到营养物质交换的功能。内皮细胞间充质转化（endothelial-to-mesenchymal transition，EndMT）同样是肺纤维化发病过程中重要的生物学机制，同时也是损伤组织局部肌成纤维细胞的重要来源。发生 EndMT 的内皮细胞 α-SMA、N-cadherin 及胶原表达显著增加，而内皮标志物 CD31 和 VE-cadherin 表达则降低。事实证明自噬活性受阻参与了内皮间充质转化过程，

敲低 ATG7 可以活化 TGF-β 信号通路并上调促纤维化基因表达。内皮细胞特异性 *ATG7*⁻/⁻
小鼠的内皮细胞特征明显下降，并且对于博来霉素所诱导肺纤维化及胶原沉积更加敏感。
正常的自噬流活性能够防止 EndMT 的发生和组织纤维化的发展。

八、硅沉着病与自噬

硅沉着病（硅肺病）是一种慢性纤维性肺病，其病理改变主要由吸入游离二氧化硅
引起。目前临床治疗矽肺的方法十分有限，除了洗肺和肺移植外并无有效治疗策略。矽
肺的发病机制与肺纤维化相似，以肺泡上皮细胞损伤为特征，成纤维细胞向肌成纤维细
胞分化并聚集，上皮细胞间充质转化，肺内细胞外基质蛋白过度沉积。硅肺病结节样病
变的形成导致肺部逐渐形成瘢痕组织，破坏了基本肺功能，最终导致呼吸衰竭。矽肺在
接触灰尘的工人中发病率最高，最新数据显示硅肺病患病率为 0.89%。因此，确定防治硅
肺病的新靶点对于更好地了解硅肺病的病理生物学和制订新的治疗策略至关重要。由于
自噬是一个高度保守的细胞过程，通过溶酶体依赖的途径调节细胞质蛋白的周转，从而
可以将自噬与降解硅肺病中过度沉积的基质联系起来，包括纤维连接蛋白和胞内未分泌
的胶原。二氧化硅诱导的肺纤维化小鼠模型中自噬活性下降，miR-449a 水平下调，其作
为二氧化硅刺激小鼠肺成纤维细胞分化和肺纤维化发展的一种新的抑制因子（Han et al.,
2016）。miR-449a 可增强体内外的自噬活性，而 Bcl-2 是自噬的关键蛋白，是 miR-449a
在自噬过程中的靶点。miR-449a 通过调节 Bcl-2 的表达及自噬活性而抑制肺纤维化，因
此调节 miR-449a 水平可能是治疗二氧化硅所致纤维化疾病的有效方法。

二氧化硅纳米粒子（SiO_2NP）在体外对包括心肌细胞、肺上皮细胞在内的不同类型
的细胞具有细胞毒性。有研究显示肺上皮细胞对二氧化硅纳米粒的摄取及颗粒的细胞毒
性作用与自噬密切相关。电镜图像显示，内化的纳米颗粒被包裹于双膜包被的自噬小泡内。
对自噬相关基因的 PCR 分析也显示，在 20nm 二氧化硅纳米粒子的存在下，自噬活性增强。
虽然肺上皮细胞具有较高的自噬小体水平，但 caspase-3 的活性并不增加，线粒体细胞色
素也并不释放。因此，纳米二氧化硅颗粒诱导应激相关基因的表达，从而触发细胞自噬，
使细胞免于程序性的细胞死亡。由此可见，自噬对于二氧化硅颗粒刺激本身是一种保护
机制，但当自噬由损伤组织局部免疫微环境产生的慢些炎症所抑制时，同样会导致纤维
化样疾病发生。

九、小　结

肺纤维是肺部多种疾病的共同病理改变，在肺纤维化初始阶段，肺部受到内外致病原
的刺激损伤，此时自噬通过促进病原物质清除而起到保护作用，但同时过度的自噬活化也
会对肺损伤造成影响。在肺纤维化的慢性炎症阶段，通常肺部伴随着自噬的抑制，主要是
自噬流的阻断。慢性炎症导致细胞外基质的堆积，而自噬受损导致细胞内、外促炎物质及
胶原的清除失败。因此，肺纤维化疾病的发病过程中有明显的自噬先活化后抑制的现象。

中国医学科学院药物研究所　吕晓希　胡卓伟

中国医学科学院医药生物技术研究所　李　珂

参 考 文 献

Han R，Ji X，Rong R，et al.，2016. MiR-449a regulates autophagy to inhibit silica-induced pulmonary fibrosis through targeting Bcl-2. J Mol Med，94（11）：1267-1279.

Haspel J A，Choi A M，2011. Autophagy：a core cellular process with emerging links to pulmonary disease. Am J Respir Crit Care Med，184（11）：1237-1246.

Junkins R D，McCormick C，Lin T J，2014. The emerging potential of autophagy-based therapies in the treatment of cystic fibrosis lung infections. Autophagy，10（3）：538-547.

Kota A，Deshpande D A，Haghi M，et al.，2018. Autophagy and airway fibrosis：is there a link? version 2. F1000Res，6：409-424.

Lv X X，Wang X X，Li K，et al.，2013. Rupatadine protects against pulmonary fibrosis by attenuating PAFmediated senescence in rodents. PLoS One，8（7）：e68631.

Mi S，Li Z，Yang H Z，et al.，2011. Blocking IL-17A promotes the resolution of pulmonary inflammation and fibrosisvia TGF-beta1-dependent and-independent mechanisms. J Immunol，187（6）：3003-3014.

Mizumura K，Cloonan S M，Haspel J A，et al.，2012. The emerging importance of autophagy in pulmonary diseases. Chest，142（5）：1289-1299.

Nakchira K，Pabon Porras M A，Choi A M，2016. Autophagy in pulmonary diseases. Am J Respir Cirt Care Med，194（10）：1196-1207.

Patel A S，Morse D，Choi A M，2013. Regulation and functional significance of autophagy in respiratory cell biology and disease. Am J Respir Cell Mol Biol，48（1）：1-9.

Ricci A，Cherubini E，Scozzi D，et al.，2013. Decreased expression of autophagic beclin 1 protein in idiopathic pulmonary fibrosis fibroblasts. J Cell Physiol，228（7）：1516-1524.

Singh K K，Lovren F，Pan Y，et al.，2015. The essential autophagy gene ATG7 modulates organ fibrosis via regulation of endothelial-to-mesenchymal transition. J Biol Chem，290（5）：2547-2559.

Yang H Z，Wang J P，Mi S，et al.，2012. TLR4 activity is required in the resolution of pulmonary inflammation and fibrosis after acute and chronic lung injury. Am J Pathol，180（1）：275-292.

第四十五章　自噬与哮喘及阻塞性睡眠呼吸暂停

哮喘是呼吸系统最常见疾病之一，其有着典型的发病机制和病理改变。目前的研究结果显示，自噬主要通过调节机体固有免疫及适应性免疫反应参与哮喘的发病。与此同时，大量的流行病学调查显示多个自噬基因在基因多态性层面影响着哮喘的发病风险。本章将从以上两个方面探讨自噬与哮喘的关系。

一、固有免疫反应和适应性免疫反应调节哮喘发作

气道的炎症反应是哮喘最明显的病理改变，目前适应性免疫反应是针对哮喘所致气道炎症研究的最为广泛的理论。适应性免疫反应是以抗原依赖的 T 辅助细胞（CD4+）所介导的一系列生物学效应，其中 Th1 细胞能够分泌 IFN-γ、IFN-β 等细胞因子，Th2 细胞主要分泌 IL-4、IL-5、IL-10 和 IL-13 等细胞因子，两者共同调节机体的免疫平衡，当 Th1/Th2 免疫平衡打破时，机体便会出现相应的炎症反应。Th2 细胞所介导的免疫反应是哮喘发病的重要起始因素。在动物模型中及临床患者样本中都能够检测到较高水平的 Th2 型免疫反应，Th1/Th2 免疫平衡失调最终能够导致气道炎症并加剧哮喘发作。

固有免疫反应是一种保守的免疫反应，是机体对抗病原体的第一道屏障，其能够特异性识别病原微生物表面的病原相关分子模式（pathogen-associated molecular patterns，PAMP）并引发免疫反应。与适应性免疫反应不同，固有免疫反应发起更为迅速，且有大量的免疫细胞及非免疫细胞参与。TLR 是连接固有免疫和适应性免疫的模式识别受体，TLR2 和 TLR4 都被证明参与了哮喘的发生。

到目前为止，自噬在固有免疫和适应性免疫反应中的作用越加清晰（Jyothula et al.，2013）。自噬可以通过溶酶体催化将抗原传递给 MHC-II 分子，自噬的这一特性目前已在动物模型上用来增强 BCG 的免疫效果。自噬对于淋巴细胞的发育和存活极其重要。自噬缺失的 B 细胞与 T 细胞分化和免疫调节能力均受到影响。条件性缺失 ATG5 的小鼠体内外周 T 细胞数量显著降低，且经过抗原刺激后 T 细胞增殖能力明显下降。Th2 细胞内的自噬活性较强，且能够耐受更为强烈的营养缺乏。机体对于自身抗原的耐受也需要自噬的参与，胸腺敲除 ATG5 的小鼠自身免疫活性增强，其自身抗原由于失去自噬的监控而引发较强的免疫反应。Th1 型和 Th2 型细胞因子对于自噬的调节作用截然相反，IFN-γ 促进自噬活性，而 IL-4 和 IL-13 则可以抑制自噬活性。电镜证据显示，哮喘患者支气管组织成纤维细胞和上皮细胞内自噬体数量增加。与此同时，研究人员也在逐步探索这种自噬体的增加与自噬流之间的关系（Haspel et al.，2011）。到目前为止，自噬调节哮喘发病的研究主要集中在自噬调节吸入性病毒感染和自噬遗传因素两个方面。

二、自噬与吸入性病毒感染

自噬是连接吸入性感染和哮喘的重要纽带。青少年人群吸入性病毒感染是导致哮喘发作的重要危险因素，流行病学证据显示婴幼儿下呼吸道病毒感染与哮喘发病概率密切相关。吸入性病毒感染与大多数哮喘人群（85% 青少年患者、80% 成年患者）的急性发作存在直接联系。在哮喘急性加剧患者气道内经常能检测到鼻病毒（HRV）、合胞病毒（RSV）、流感病毒、冠状病毒和腺病毒等，这些病毒感染能够增加机体肺部的炎症反应，增加 Th2 型细胞因子的释放，并加重患者的气道高反应性。HRV2 能够刺激细胞自噬活化，并且当自噬活化时病毒的复制增加，而使用自噬抑制剂阻断自噬活性后病毒复制也被抑制。RSV 感染小鼠树突细胞后在诱导自噬活化的同时还促使细胞释放 IFN-β、TNF-α 和 IL-6，并且这种细胞因子的释放是依赖于细胞自噬活性的。自噬在病毒感染的过程中还促进了抗原提呈细胞与 T 细胞的相互作用，进而促进树突细胞活化、成熟。哮喘患者也更加易于感染流感病毒，通过电镜可以观察到 H5N1 病毒感染过的哮喘患者肺组织内自噬体数量增加。同时，体外实验也证明 H5N1 病毒感染后的肺上皮细胞自噬活化并出现自噬性死亡现象。抑制自噬可以减轻 H5N1 诱导的急性肺损伤。冠状病毒活化细胞自噬后细胞中冠状病毒非结构蛋白（ns6）表达增加，ns6 可以通过欧米茄体介导的内质网效应产生大量的自噬体。腺病毒蛋白 E1B19K 可与 Beclin1/PI3KC3 复合物相互作用导致PI3KC3 活性增加，从而诱导自噬。当宿主细胞自噬被诱导活化后，病原体可以通过自噬体将其包裹，促进自身在细胞内的繁殖。然而，自噬反应也同样是机体抵抗病毒的重要途径，在病原体感染过程中，宿主细胞可以通过自噬清除细胞内的病原体。这种矛盾的生物学效应可能与所感染病毒的特异性有关，同时也和机体自身所处的免疫微环境相关。多种能够诱导哮喘发作的吸入性病毒感染均能诱导 Th2 型免疫反应，随之产生的 Th2 型细胞因子可以介导自噬活性的抑制。事实上这种自噬的抑制在某种程度上属于自噬流的阻断，同时这也是病毒在细胞内逃逸自噬清除的原因之一。综上所述，自噬在哮喘发病过程中主要调节了吸入性病毒在宿主细胞内复制、增殖。而病毒所诱导的免疫抑制避免了其自身被细胞自噬反应所清除（Mabalirajan，2017）。

三、自噬基因多态性与哮喘

大量鉴定易感基因增加哮喘发病风险的研究，即通过基因组测序和基于基因组学的研究证明，许多基因参与并调节了哮喘的发病，其中包括部分自噬相关基因。一项包含 1338 名哮喘患者的研究探讨了 ULK1、p62、LC3B、Beclin1、ATG5 等自噬相关基因在哮喘发作中的遗传学作用。研究显示哮喘急性发作患者鼻腔上皮细胞 ATG5 的 mRNA 表达显著增加。经过基因多态性研究后，人们发现 ATG5 的 rs12212740 基因位点参与了哮喘的发病，此位点位于 ATG5 基因的内含子 3 上。经检测，rs12212740 的等位基因 G 是哮喘发病的危险因素，而此等位基因也与 FEV1 的下降呈正相关。另一项近 600 例临床样本的研究同样证明了 ATG5 基因多态性与儿童哮喘发作密切相关。结果表明 ATG5 的 rs12201458 等位基因 A 能够降低哮喘风险，而 ATG5 的 rs510432 等位基因 G 则可以增加哮喘风险。与 ATG5 rs12212740 不同，ATG5 rs510432 位于启动子第一个外显子上游。通过荧光素酶实验人们发现 STAT1 和 C-Fos 是活化 rs510432 G 等位基因的重要转录因子，两种转录因子都在哮喘的发病过程中表达增加，并被证实促进了哮喘发作，这提示自噬很有可能是哮喘发作过程中的效应元素。然而，细胞自噬反应最终如何调节哮喘的发病还有待于进一步的研究。

四、自噬与阻塞性睡眠呼吸暂停

阻塞性睡眠呼吸暂停（OSA）是一种呼吸障碍，是在睡眠中反复出现的上气道阻塞导致呼吸暂停、低通气和（或）呼吸觉醒。这些呼吸紊乱的现象通常导致睡眠间断、低氧血症、高碳酸血症和交感神经活动增加，同时增加患高血压、充血性心力衰竭、2 型糖尿病、脑卒中和早逝的风险。这是一个日益引起关注的公众健康领域，最新数据表明，中度至重度 OSA 在男性中的患病率为 10% ～ 17%，在女性中为 3% ～ 9%。与过去 20 年相比，患病率增加了 25% 以上。目前导致 OSA 患者全身功能障碍的基本病理机制复杂且尚不完全明晰，但研究者普遍认为该影响与患者间歇性缺氧的规律性事件有关。体内实验将间歇性缺氧与糖代谢异常和肥胖联系起来。然而，越来越多的证据表明间歇性缺氧在引起局部和全身性炎症中有着重要作用，而后者会引起 OSA 相关的心脏代谢疾病。间歇性缺氧是 NF-κB1/2 通路已知的活化剂，其作为一种强有力的炎症激活因子，导致 TNF-α、IL-6、IL-8 和 CCL 2/MCP-1 的释放。有患者数据表明，OSA 患者中循环的 ROS 增加，但研究数据有限。虽然这一问题有待于进一步研究，但系统性炎症在与 OSA 相关的疾病发病过程中确实有着重要作用。

近年来，自噬在 OSA 发病机制中的作用一直受到质疑。动物水平的研究已将自噬调节与慢性间歇性缺氧联系起来。研究人员使用慢性间歇低氧大鼠模型，通过注射褪黑色素诱导自噬水平增加可以使机体免受心脏损伤，而这一损伤在 OSA 疾病中较为常见。有趣的是，另一项研究测试了在慢性间歇性缺氧情况下引起胰岛素抵抗中自噬的作用，科学家发现这些过程并没有因果关系。这些数据表明，自噬可能在 OSA 患者经历的慢性间歇性缺氧所驱动的系统过程中发挥作用，但还需要更多的研究来确定是哪些进程依赖于自噬的调节。作为进展中的重要研究领域，自噬激活剂 / 抑制剂将提供先进的方法来调节 OSA 疾病的系统性并发症。

五、小　结

哮喘是典型的 Th2 型免疫反应诱导的肺部疾病。病毒或致敏源会诱发气道中的幼稚型的调节性 T 细胞向 Th2 细胞分化，而 Th2 型免疫反应可以诱导自噬的损伤和自噬流的阻断。气道的自噬损伤可以促使气道黏液增加和纤维化病理改变。此外，自噬相关基因突变也是诱发哮喘的重要危险因素。OSA 的发病与气道炎症和肥胖密切相关，因此从发病机制上及体液病理生理学角度来看，气道上皮细胞的自噬及机体代谢系统的自噬活性改变均与 OSA 的发病直接相关，而自噬与炎症的相互作用将间接促进 OSA 的进展。

中国医学科学院药物研究所　吕晓希　胡卓伟

中国医学科学院医药生物技术研究所　李　珂

参 考 文 献

Haspel J A, Choi A M, 2011. Autophagy: a core cellular process with emerging links to pulmonary disease. Am J Respir Crit Care Med, 184 (11): 1237-1246.

Jyothula S S, Eissa N T, 2013. Autophagy and role in asthma. Curr Opin Pulm Med, 19 (1): 30-35.

Mabalirajan U, 2017. A possible differential role of autophagy in asthma? J Allergy Clin Immunol, 139 (2): 712.

第四十六章 自噬与肺囊性纤维化

肺囊性纤维化是一种先天性肺部疾病，与特发性肺纤维化不同，肺囊性纤维化具有独特的发病机制。自噬是清除细胞内错误折叠蛋白和受损细胞器的重要生物学机制，自噬活性异常被证明参与了肺囊性纤维化的发病。特别是自噬流阻断后，机体无法清除肺囊性纤维化发病过程中产生的大量待降解物质，进一步促进了疾病的发展。

囊性纤维化（cystic pulmonary fibrosis，CF）也称为黏稠物阻塞病，是一种具有家族常染色体隐性遗传性的先天性疾病，此疾病多见于肺部，但也可发生于胰腺、肝脏、肾脏和肠道，其肺部主要症状为呼吸困难及咳痰。CF 在北美发病率较高，亚洲人、非洲人发病较少。根据病理改变，CF 属于外分泌腺疾病，其主要发病原因是 CFTR 基因突变所致。CFTR 主要调节机体产生汗液、消化液和黏液，当 CFTR 功能紊乱时气道表面液体减少，黏液腺分泌物中酸性糖蛋白含量增加，且分泌物变黏稠。黏稠分泌物堵塞支气管后容易继发感染，是患者肺部主要病理基础。肺不张和继发性感染反复发作最终导致肺部广泛纤维化和阻塞性肺气肿。

一、谷氨酰胺转氨酶 2 调节肺囊性纤维化自噬反应

CFTR 最常见的突变位体是 508 位苯丙氨酸缺失体，这种 CFTR 突变体具有聚集体倾向性，因此常在内质网中无法完成蛋白加工即被过早降解。自噬是细胞清除错误折叠蛋白、损伤细胞器的重要途径，其也被证明是肺囊性纤维化发病的重要生物学机制之一。谷氨酰胺转氨酶 2（TG2）是细胞内催化酰基转移反应的直接交联酶，通过诱导一系列生化反应催化蛋白质分子内或分子间发生交联。CFTR 缺陷的气道上皮细胞内 TG2 发生 SUMO 化修饰。SUMO 化修饰是蛋白重要的转录后修饰机制之一，可以调节蛋白的转录活性、核转位及生物学功能。TG2 具有三个 SUMO 化赖氨酸位点，此三个位点 SUMO 化后能够抑制 TG2 被泛素化，进而抑制 TG2 的降解。CF 上皮细胞内 ROS 含量增加导致介导 TG2 SUMO 化的 E3 连接酶 PIASy 表达增加，最终导致细胞内 TG2 蛋白水平升高。有证据显示，CFTR 突变体可以在肺上皮细胞内诱导产生大量 ROS 并引发内质网应激，因此细胞自噬通路通常处于激活状态。且在 CF 上皮细胞内 Beclin1 与 Bcl-2 相互作用减弱，这说明 CF 细胞内的微环境有利于自噬活化。但是高表达并持续活化的 TG2 能够促使 Beclin1 发生交联反应，进而导致与 PI3KC3 形成的自噬核心复合物稳定性下降，自噬活性受到抑制。细胞自噬受到抑制后，受损线粒体和 p62 出现堆积，与此同时 CFTR 突变体也无法通过自噬途径清除，使得细胞出现更多的 ROS 造成恶性循环（图 46-1）。在 CF 的上皮细胞内过表达 Beclin1 能够恢复细胞的自噬活性，与此相似在 CFTR 突变小鼠气管内滴注 Beclin1 慢病毒能够增加细胞内 LC3 的点状聚集，并减少上皮细胞内 p62 的聚集。由此可见诱导 CF 发病的自噬活性紊乱现象依赖于 Beclin1 为中心的自噬核心复合物形成。

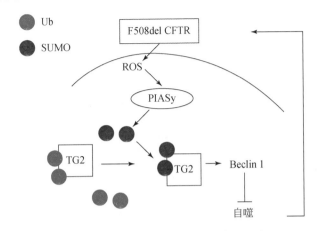

图 46-1　CFTR 突变体抑制细胞自噬反应

CFTR 突变的细胞内 ROS 产生增加，同时 ROS 又可以诱导 E3 泛素连接酶 PIASy 表达升高。PIASy 通过引起 TG2 的 SUMO 化抑制其通过泛素蛋白酶体途径降解。细胞内大量存在的 TG2 与 Beclin1 产生交联，最终影响自噬核心复合物形成，抑制自噬活性。细胞自噬抑制后 CFTR 突变体无法通过自噬途径降解，形成恶性循环

目前 CF 上皮细胞自噬受损已经成为 CF 治疗学研究的新靶点（Junkins，2014）。胱氨酸刺激 CF 上皮细胞后可以增加 CFTR 突变体的成熟性，促使其进入高尔基体以发挥原有的生物学活性，并增加 CFTR 在细胞膜表面的稳定性。在使用胱氨酸后，CF 上皮细胞内自噬活性增加，这有可能是继发于 CFTR 功能恢复的一种现象。在胱氨酸恢复 CFTR 功能后，细胞内 ROS 及 TG2 的 SUMO 化水平降低，Beclin1 交联水平下降，自噬核心复合物稳定性增加，因此导致自噬活性恢复。在正常支气管上皮内抑制 CFTR 功能后细胞膜上成熟的糖基化 CFTR 降低 2/3，同样可以导致细胞内 ROS 含量增加，诱发 TG2 介导的自噬核心复合物稳定性降低，使用胱氨酸后这一现象消失（Luciani et al.，2010）。事实证明胱氨酸并非直接活化细胞自噬反应，只要胱氨酸诱导的细胞表面 CFTR 稳定性持续存在，则 CF 上皮细胞内 ROS/TG2 通路就无法抑制自噬。同时胱氨酸处理后的 CF 上皮细胞还可以通过活化自噬溶酶体通路清除 CFTR 等待降解蛋白聚集体，进一步降低细胞内 ROS 水平。

二、p62 与肺囊性纤维化

CF 本是一种细胞内聚集体倾向性疾病，CF 上皮细胞内有大量错误折叠或修饰蛋白聚集，如 CFTR、PPARγ、Beclin1 等。p62 是自噬经典受体，其蛋白结构特性决定了其易于形成聚集体。当细胞自噬活性受损时 p62 出现堆积，这种堆积现象在一定程度上促进了 CF 的发病。p62 出现堆积后细胞自噬活性受到抑制，进而导致蛋白酶体通路过负荷运转，细胞内大量待降解蛋白出现堆积，无法清除。由此可见，在 CF 上皮细胞自噬活性受到抑制后，p62 的堆积也在一定程度上影响了 CFTR 突变体的降解。事实证明，在正常支气管上皮细胞内抑制 CFTR 功能后可导致其自身泛素化，聚泛素化的 CFTR 能够与泛素化结合蛋白 p62 相互作用并在细胞内形成聚集体（Luciani et al.，2010）。而在细胞亚结构上，研究者发现内化的 CFTR 和 p62 在内体囊泡中存在共定位。敲低自噬活性受损的 CF 上皮细胞内的 p62 不仅减少蛋白聚集体的堆积，也促进 CFTR 蛋白成熟和转运。这说明恢复

细胞自噬功能可以促使细胞膜表面保留足够的功能性 CFTR。使用 CFTR 抑制剂处理正常支气管上皮细胞后敲低 p62，也可观察到类似自噬活化后细胞膜 CFTR 稳定性增加的现象（Luciani et al.，2011）。

三、小　结

肺囊性纤维化是典型的先天性遗传性疾病，CFTR 的突变通过诱导 ROS 引发自噬抑制，进而反馈性地增加了 CFTR 突变体在细胞内的堆积，而 p62 的堆积同样对肺囊性纤维化发病提供了帮助。因此，自噬抑制在肺囊性纤维化的发病过程中扮演了重要的角色。

中国医学科学院药物研究所　吕晓希　胡卓伟
中国医学科学院医药生物技术研究所　李　珂

参 考 文 献

Luciani A，Villella V R，Esposito S，et al.，2010. Defective CFTR induces aggresome formation and lung inflammation in cystic fibrosis through ROS-mediated autophagy inhibition. Nat Cell Biol，12（9）：863-875.

Luciani A，Villella V R，Esposito S，et al.，2011. Cystic fibrosis：a disorder with defective autophagy. Autophagy，7（1）：104-106.

第四十七章　自噬与肺动脉高压

大量研究证明，自噬活性异常或失调与心血管疾病包括肺血管病相关。自噬不仅对维持正常血管生物学功能和血管细胞组织动态平衡发挥了关键作用，也对各种血管疾病的发病过程有重要作用。例如，最近的研究发现自噬不仅参与了血管平滑肌和血管内皮细胞的调节，也参与了动脉粥样硬化和肺动脉高压的发生与发展。本章仅简要介绍自噬与肺动脉高压的相关研究进展，有关自噬与心血管生物学和疾病的内容请参见其他章节。

肺动脉高压是以肺动脉血管压力持续增加（安静时肺动脉压＞25mmHg）导致右心衰竭直至死亡为特征的致死性肺血管疾病。大量研究证明，肺动脉高压是因为血管平滑肌细胞增殖增加而细胞凋亡降低共同作用下所导致的肺血管组织异常重构疾病。肺动脉异常重构引起血管阻塞，从而导致心脏肥厚和心脏纤维增生；持续的心脏组织异常重构继而引起右心衰竭、左心衰竭直至死亡。因此，持续的心力衰竭是肺动脉高压患者致残致死的主要原因。各种原因引起的血管组织细胞缺氧是刺激血管平滑肌细胞增殖和抑制细胞死亡，从而导致肺动脉高压的关键机制。虽然目前肺动脉高压已经有相对特异的治疗药物，包括内皮细胞受体拮抗剂、磷酸二酯酶抑制剂和前列环素及类似物，但该病即使在接受这些特异性治疗情况下仍然呈进行性发展，预后很差，因为这些治疗药物并不能降低患者的死亡率。因此，深入研究肺动脉高压的发病机制、发现并开发新一代抗肺动脉高压药物仍然有重要意义。最近的研究证明，肺动脉高压患者的肺组织显示自噬活性增加，提示自噬可能参与了肺动脉高压的发生、发展。

有关自噬参与肺动脉高压发病机制的研究才刚刚开始，目前呈现的证据既有证据显示活化自噬可能为肺动脉高压的发生提供了保护作用，也有相反的证据显示抑制自噬可能防治肺动脉高压的发生发展（Nussenzweig et al., 2015）。例如，使用慢性缺氧小鼠所致肺动脉高压动物模型，研究者发现持续缺氧动物肺组织细胞内形成的自噬小体数增加；而慢性缺氧导致自噬活性缺乏的 LC3B 缺失小鼠肺动脉高压发生增加（Rawat et al., 2014）。此外，抑制 mTORC1 可以激活自噬防止肺血管平滑肌细胞增殖。这些研究证明激活自噬或抑制 mTOR 信号系统能够对抗肺动脉高压的发生。有研究发现，敲除自噬信号分子 Beclin1 导致自噬活性缺乏，引起来自持续肺动脉高压动物的肺动脉内皮细胞血管新生能力受到抑制；也有研究发现缺氧引起杂合敲除 Beclin1 的动物血管新生增加。这些结果证明 Beclin1 介导的自噬参与肺动脉高压的发生。另外，也有研究提供了自噬活性促进肺动脉高压发生的证据（Chen et al., 2018）。的确，自噬溶酶体抑制剂氯喹（chloroquine）能够防止实验动物肺动脉高压的进展。有趣的是，最近有研究证明抑制肺动脉高压动物的葡萄糖 -6- 磷酸脱氢酶、降低烟酰胺腺嘌呤二核苷酸磷酸产生，可抑制动物肺动脉高压的发展、降低衰竭心脏细胞的自噬活性，继而改善动物衰竭的心脏功能。显然，由于自噬与肺动脉高压发病的相关研究才刚刚开始，特别是上述已经发现的相互矛盾的研究结果，有关深入了解自噬参与肺动脉高压发病的作用和机制，特别是利用关键自噬分子作为开发抗肺动脉高压的药靶，进而开发出相应的抗肺动脉高压药物则仍有待于更多、更深入的研究。

小　结

目前自噬与肺动脉高压的发病相关性仍处于探索阶段，自噬活化或抑制均有证据支持其促进肺动脉高压的发病。这些矛盾的现象或许与 COPD 类似，在不同的发病阶段，自噬扮演了不同的角色。然而，肺动脉高压的病因主要是右心衰竭，所以或许自噬过度活化所导致的心功能降低是链接自噬和肺动脉高压的最主要因素。

中国医学科学院药物研究所　吕晓希　胡卓伟
中国医学科学院医药生物技术研究所　李　珂

参 考 文 献

Chen R，Jiang M，Li B，et al.，2018. The role of autophagy in pulmonary hypertension：a double-edge sword. Apoptosis，23（9-10）：459-469.

Nussenzweig S C，Verma S，Finkel T，2015. The role of autophagy in vascular biology. Cir Res，116（3）：480-488.

Rawat D K，Alzoubi A，Gupte R，et al.，2014. Increased reactive oxygen species，metabolic maladaptation，and autophagy contribute to pulmonary arterial hypertension-induced ventricular hypertrophy and diastolic heart failure. Hypertension，64（6）：1266-1274.

第四十八章　自噬与感染性肺病

自噬作为免疫细胞或具有免疫功能的其他细胞的关键效应器在人体固有免疫反应和适应性免疫反应中发挥了中心作用（参见第四、第五篇）。因此，自噬是宿主对抗病原微生物，如病毒、细菌和寄生虫感染的主要细胞生物学机制。本章仅讨论自噬与肺感染疾病如肺结核的相关研究工作。

肺结核是一种慢性感染性肺疾病。肺结核俗称肺痨，是由结核分枝杆菌感染人体肺部引起的一种慢性传染病，是结核病中最常见的一种。典型肺结核起病缓慢，病程经过较长，常见症状有低热、乏力、食欲缺乏、咳嗽和咯血等。但多数患者常无明显症状，经 X 线检查时才被发现，有些患者则因咯血才去检查就诊。肺结核若能及时发现并给予合理治疗，大多可以临床痊愈。肺结核症状程度与病变范围、进展情况和机体反应性有关。结核分枝杆菌属于放线菌科，其致病作用依赖于细菌在细胞内增殖所诱导的炎症反应，以及诱导机体产生免疫反应性损伤。结核分枝杆菌的感染率很高，但肺结核发病率很低，这说明人体对于结核杆菌感染有一定的免疫力。自噬是机体细胞重要的生物学机制之一，除可以调节细胞能量平衡外，自噬也被证实参与了体内病原体清除。迄今为止，有关自噬与肺结核发病的研究主要集中在自噬对结核杆菌的清除方面。

一、免疫信号和自噬反应是抗结核分枝杆菌的效应器

除了受饥饿因素的诱导外，自噬在免疫反应过程中还受固有免疫信号和炎性细胞因子的调节。事实证明激活多种模式识别受体（pattern recognition receptors，PRR）可以诱导自噬活化，如 TLR 的配基通过刺激 TRAF6 或者稳定自噬相关蛋白 Beclin1 和 ULK1 诱导活化自噬，NOD 受体则可以通过稳定自噬相关蛋白 RIPK2 和 ULK1 诱导活化自噬。此外，由病毒、线粒体或细菌 DNA 刺激产生的 cGAMP，以及分泌型细菌产生的 $3' \sim 5'$ 环形双 GMP 或者环形双 AMP 也能诱导细胞活化自噬。有证据显示，IL-1β 诱导的自噬活化与其抗结核分枝杆菌效应具有密切的相关性。MyD88 是多种免疫受体下游的接头蛋白，有趣的是 MyD88 信号通路被证明在早期抗结核过程中发挥着关键作用，但经由多种 TLR 活化 MyD88 信号通路后，并不能诱导明显的抵抗结核分枝杆菌效应。然而 MyD88 依赖的 IL-1β 受体信号通路却在抗结核的早期发挥关键作用。与 IL-1β 诱导的生物学效应类似，Th1 型细胞因子也可以通过活化自噬起到细胞内抗结核杆菌作用（Moraco et al.，2014）。IFN 是典型的 Th1 型细胞因子，其被证实可以活化细胞自噬，而 Th2 型细胞因子 IL-4 和 IL-13 能够通过 STAT6 抑制 IFN-γ 所诱导的自噬反应。除此之外，Th2 型细胞因子还可以通过 Akt 信号通路抑制饥饿诱导的自噬。

维生素 D 代谢产物骨化三醇是 IFN 活化自噬的重要协同剂，巨噬细胞内骨化三醇与IFN-γ 在诱导自噬活化时存在协同效应，进而有效促进细胞内结核杆菌清除。骨化三醇可

以通过 Ca^{2+} 激活 AMPK 信号通路，活化 ULK1 磷酸化级联反应，最终诱导自噬核心复合物形成活化自噬。在巨噬细胞内 IFN-γ 诱导的自噬反应是依赖骨化三醇的，但是饥饿或是自噬激动剂雷帕霉素诱导的自噬反应则不需要骨化三醇的参与。肺结核患者血清内骨化三醇及其前体骨化二醇含量下降在一定程度上限制了 IFN-γ 的抗结核作用。

二、自噬诱导细胞内抗结核作用的机制

大量的证据显示，自噬通过自噬溶酶体独特的溶菌和抗菌特性来清除细胞内的结核分枝杆菌（Deretic，2014）。通过对自噬相关因素的逐步分析，人们发现自噬货车蛋白 p62 是整个自噬途径对抗结核分枝杆菌的关键起始因子。P62 蛋白能够将特异性的核糖体（rpS30）及大量泛素化胞质蛋白送入自噬溶酶体中，随后这些待降解产物发生一系列酸化分解反应，产生的降解产物具有杀伤结核分枝杆菌作用。另外一个自噬受体蛋白 NDP52，同样被认为参与小鼠巨噬细胞诱导自噬抗结核分枝杆菌作用。自噬活化促进结核分枝杆菌吞噬体酸化和成熟，进而转换成杀灭结核分枝杆菌的细胞器。经典的抗结核杆菌方法是抑制吞噬体 – 溶酶体融合，进而抑制自噬。然而目前的证据显示，诱导自噬活化要远胜于以往经典的方法。研究结果表明抗结核抗菌肽的主要成分可以刺激结核宿主细胞溶酶体的融合。自噬也可以通过捕获、消化细胞内的组分来诱导抗菌作用。感染结核杆菌的宿主细胞在诱导自噬活化后能在细胞内形成具有抗菌特性的自噬小体，此种自噬小体在与溶酶体融合后可介导抗结核杆菌作用。某些情况下，细胞内自噬降解产物包含有抗菌肽及其衍生物，能够促进结核杆菌的清除。此外，还有一些结核杆菌从自噬小体逃逸到细胞质中，大自噬可以介导逃逸的结核杆菌在宿主细胞内的清除（Liu et al.，2018）。

自噬与抗结核一线药物之间也存在密切关系，如异烟肼和吡嗪酰胺能够通过活化自噬发挥治疗效果（Ryter，2015）。在给予异烟肼或吡嗪酰胺治疗肺结核时，结核杆菌产物及线粒体和 NADPH 产生的氧化应激产物可以协同诱导细胞自噬活化。此外，几种诱导自噬活化的化合物也可起到抗结核杆菌的作用，提示活化自噬也是治疗肺结核的一种途径。而在感染结核杆菌的细胞内通过小分子抑制剂抑制自噬活性后，细胞则不再具有抗菌活性。

三、自噬与急性感染引起的肺部炎症

肺部炎症是由呼吸道持续接触微生物、大气颗粒物、刺激物、污染物、过敏原和病原体而引起的。当遭受刺激时，肺部会激活一系列的防御机制。首先是上皮屏障，呼吸道上皮细胞会分泌包括黏蛋白、溶菌酶、防御素和一氧化氮在内的大量物质；其次是黏液纤毛，在这一主要的先天防御机制中，具有活动纤毛的上皮细胞会清除呼吸道黏液中的有害颗粒，此外固有免疫系统的细胞具有聚集、包裹及杀死微生物的作用，包括巨噬细胞、树突状细胞、单核细胞、中性粒细胞、嗜酸性粒细胞、自然杀伤细胞和肥大细胞。这些细胞产生多种炎症介素，如 ROS 和多种细胞因子（如 IL-6、TNF-α、IL-1β）等。

表达于原位肺泡巨噬细胞和树突状细胞的病原识别受体可以识别病原相关分子模式及损伤分子模式，并对呼吸道的感染或损伤做出反应。随后的炎症级联反应和细胞因子

进一步募集免疫细胞，如中性粒细胞和单核细胞。此外树突状细胞还作为抗原提呈细胞，通过吞噬微生物并迁移到局部的淋巴结以激活 T 细胞、B 细胞在内的淋巴细胞，从而将固有免疫和适应性免疫关联起来。在肺部感染过程中，肺泡巨噬细胞有助于杀灭微生物和清除凋亡细胞，以调节炎症和损伤修复过程。中性粒细胞存在于肺毛细血管和间质间隙，在感染期间其被趋化因子招募到肺泡空腔中，分泌抗菌蛋白和活性氧以杀死摄入的微生物，并同时释放趋化因子以募集更多单核细胞进入感染部位。

　　肺组织的淋巴细胞遍布气道和肺实质，由胸腺依赖性 T 细胞和骨髓依赖性 B 细胞组成。激活后的 Th1 细胞产生促炎细胞因子，包括 TNF-α 和 IFN-γ，而 Th2 细胞可分泌 IL-4、IL-13，刺激 B 细胞产生 IGES 以使肥大细胞脱颗粒；另外，分泌的 IL-5 可以刺激嗜酸性粒细胞，进一步加剧组织局部炎症。肥大细胞也通过其 IGES 受体（FCER1）被激活产生细胞因子、白三烯和蛋白酶。

　　为了及时清除肺部的病原体和有害颗粒，机体需要一种迅速、强大和高度调控的炎症防御机制。此外，呼吸系统内的稳态维持取决于固有免疫系统和适应性免疫系统之间的协作。自噬在肺部遭受感染或应激而带来的炎症反应中起了重要作用。在稳态下，肺泡巨噬细胞的自噬对抑制自发性肺部炎症至关重要，同时自噬也是气道杯状细胞分泌气道黏液的基础。$Atg5^{-/-}$ 或 $Atg7^{-/-}$ 的自噬缺陷小鼠会发生自发的无菌性肺部炎症，其特点是炎症细胞数量明显增多，黏膜下增厚，呈杯状细胞化，以及胶原增加，在小鼠 ITGAX/CD11c+ 细胞中敲除 ATG5 可导致自发性气道高反应性和严重的中性粒细胞性肺部炎症。

　　在急性肺部感染中，自噬激活是宿主在细菌和病毒感染后的一种机体保护机制。当铜绿假单胞菌感染时，$Atg7$ 敲除的自噬缺陷小鼠会降低病原体清除能力，增加中性粒细胞介导的炎症及 IL-1β 的产生，从而导致严重的肺部损伤并降低存活率。同样，呼吸道合胞体病毒感染的 map113b 敲除自噬缺陷小鼠在感染后会加重 IL-17A 依赖型的肺部病理程度，并增加 Th2 型细胞因子水平、黏液分泌程度及嗜酸性粒细胞和炎性树突状细胞在肺部的浸润。同时，证据表明在遭受感染的肺部中，自噬似乎是一种保护性的反应，由于过度的自噬体积累，自噬可能在脓毒症晚期起到不良的作用，导致急性肺损伤。此外，在 LPS 诱导的肺部炎症中，巨噬细胞中敲低 PI3KC3 造成自噬损失可降低肺部支气管及肺泡中免疫细胞的浸润，以及空腔中细胞因子的浓度。这些证据表明，自噬在肺部急性感染中起了关键作用，包括病原微生物的清除、炎症反应的发生及肺组织稳态的维持。

四、脓毒症与自噬

　　虽然免疫反应对宿主抵抗脓毒症至关重要，但过多的免疫反应和炎症常会引发组织 / 器官损伤和随后的继发性感染。自噬在脓毒症中的作用是基于脓毒症患者肝脏标本的透射电镜研究提出的。透射电镜研究显示，与非脓毒症患者相比，脓毒症患者肝脏中自噬空泡的数量增加。但目前尚不清楚脓毒症患者自噬空泡的增加是意味着脓毒症患者自噬活性的增加，还是自噬的抑制导致自噬空泡的过度累积。然而，这些数据表明自噬在患者脓毒症中的重要意义。在脓毒症的临床前模型如盲肠结扎和穿孔（CLP）引起的多菌性脓毒症，以及内毒素所致的脓毒性休克中，自噬已被证明具有重要作用。在接受 CLP 或内毒素治疗的小鼠的肺、肝和肾脏这些脓毒症的靶器官中，LC3B 的水平上调。自噬在脓毒症模型中的作用是基于各种转基因小鼠或自噬调节剂来研究的。*MAP1LC3B*、*BECN 1* 和 *Vps 34* 等自噬基因的缺失会增加 CLP 或 LPS 所致脓毒症小鼠的炎症、细菌负担、器官损伤和死亡率。相反，自噬的激活剂如雷帕霉素或基因过表达 LC3 可以抑制炎症反应和凋亡活性，并提高 CLP 模型鼠的存活率。遗传学研究进一步表明自噬在脓毒症中具有重要的生物学意义。免疫相关的 GTP 酶作为调节自噬诱导和消除胞内分枝杆菌的重要分子，其基因多态性与严重脓毒症患者的死亡率有关。而 ATG16 等位基因的突变也与脓毒症严重程度和呼吸机相关肺炎有关。

虽然调节炎症是预防脓毒症多器官功能障碍的重要手段，但在感染期间，适当的免疫反应是消除微生物的关键。在这方面，自噬能通过异体自噬和线粒体自噬上调免疫功能，增加杀灭细菌和抑制炎症的作用。异体自噬对毒力致病菌的杀灭作用可以减少病原体的数量，导致脓毒症期间的免疫反应和炎症。除异体自噬外，自噬还可通过控制线粒体质量来调节免疫反应和炎症。脓毒症患者血浆中线粒体 DNA 水平升高，其与疾病严重程度和死亡率有关。相比之下，最近的一项研究表明，脓毒症患者单核细胞和淋巴细胞中线粒体 DNA 的拷贝数减少，并与病情严重程度成反比，这些证据表明线粒体 DNA 可以从这些细胞中释放出来。线粒体 DNA 的释放与线粒体 DNA 介导的 NLRP 3 炎症小体激活有关。因此，这些结果表明在脓毒症患者中，线粒体完整性可能受到损害。

线粒体功能失调可促进线粒体活性氧生成和 NLRP 3 炎症小体活化，导致细胞死亡和促炎细胞因子的分泌。自噬清除功能失调的线粒体难以维持细胞内稳态平衡。脓毒症期间感染或氧化应激引起的线粒体功能失调可能是导致免疫反应的主要原因之一。因此，通过线粒体自噬机制消除功能失调的线粒体对于调节免疫反应和炎症至关重要。而在由金黄色葡萄球菌感染所致脓毒症小鼠的肺部，LC3B 增加并与线粒体有共定位的现象，这说明线粒体自噬在感染后出现改变。在功能上，LC3B 和 Beclin1 的缺失进一步增加了脓毒症小鼠 IL-1β 和 IL-18 的产生及死亡率。此外，对于 LPS 处理后的脓毒症小鼠来说，缺乏 *Parkin* 基因使心肌收缩力恢复情况受损。激酶 JNK 2 缺乏的小鼠所导致的线粒体自噬缺陷也会引起炎症小体的过度激活，并增加内毒素性休克所致的死亡率。

自噬的免疫调节作用可能与细胞代谢改变有关。最近的研究表明，包括糖酵解、新脂合成和游离脂肪酸合成在内的细胞代谢途径的下调对于炎症小体的激活至关重要，其中线粒体相关分子如己糖激酶 1（HK-1）、解偶联蛋白 2（UCP2）和 NADPH 氧化酶 4（NOX4）是关键分子。虽然自噬在巨噬细胞等免疫细胞中的重要作用已被证实，但其他类型的细胞是否参与脓毒症的发病尚不清楚。鉴于脓毒症病理的复杂性，还需进一步利用遗传学手段以确定自噬在各种细胞类型 / 组织中的作用。

五、小　结

肺部感染是肺部多种疾病的起始阶段，通常自噬对于肺部感染是重要的保护机制，自噬可以清除病原微生物。然而类似于结核杆菌这样的病原体可以明显抑制自噬活性，避免自身被机体清除。因此，肺部感染后续的并发症及病理改变是病原体与自噬博弈的结局，若自噬损伤则可能使肺部从急性炎症反应过渡到慢行炎症反应，进而出现哮喘或纤维化的症状。

中国医学科学院药物研究所　吕晓希　胡卓伟

中国医学科学院医药生物技术研究所　李　珂

参 考 文 献

Deretic V，2014. Autophagy in tuberculosis. Cold Spring Harbor Perspectives Med，4（11）：a018481.

Liu F，Chen J，Wang P，et al.，2018. MicroRNA-27a controls the intracellular survival of Mycobacterium tuberculosis by regulating calcium-associated autophagy. Nat Commun，9（1）：4295.

Moraco A H，Kornfeld H，2014. Cell death and autophagy in tuberculosis. Semin Immunol，26（6）：497-511.

Ryter S W，Choi A M，2015. Autophagy in lung disease pathogenesis and therapeutics. Redox Biol，4：215-225.

第十一篇
自噬与恶性血液系统疾病

在造血干细胞分化和成熟的过程中，自噬扮演了十分重要的角色。自噬是网织红细胞清除线粒体的一种特定方法。淋巴细胞分化的相关研究也发现，*Atg5*（自噬相关基因5）缺乏的小鼠，外周血T、B淋巴细胞和胸腺细胞显著减少，循环中的*Atg5*$^{-/-}$胸腺细胞死亡显著增加。哺乳动物雷帕霉素靶蛋白（mammalian target of rapamycin，mTOR）是自噬通路中的关键调节分子，包括mTORC1和mTORC2，其中mTORC1能够保护巨核细胞免遭自噬性死亡，抑制mTORC1可以诱导巨核细胞自噬、抑制巨核细胞的终末分化（Kim et al., 2015）。

自噬在肿瘤的发生发展中起着关键的作用。肿瘤细胞的自噬调节过程是极其复杂的，一方面抑制肿瘤细胞生长，另一方面在某些应激条件下促进肿瘤细胞存活。研究提示，自噬最主要的正性调节因子Beclin1在多种实体肿瘤如乳腺癌、卵巢癌和前列腺癌等中存在缺失，由此推测自噬异常可能引起肿瘤发生，自噬协助肿瘤细胞应对营养匮乏、缺氧及氧自由基清除和线粒体损伤等，从而促进肿瘤细胞生长（Auberger et al., 2017）。自噬在血液恶性疾病的发生发展及治疗中发挥的作用日益显著（Nencioni et al., 2013）。下面，我们将分别对自噬在白血病、淋巴瘤和骨髓瘤的发病及治疗中的应用进行详细解述。

第四十九章 自噬与白血病

白血病是一种起源于造血干细胞的恶性克隆性疾病。随着造血系统分子生物学及免疫学等相关研究的深入，白血病治疗从单一的细胞毒药物发展为诱导分化和凋亡治疗。与此同时，自噬作为新型的细胞死亡形式也越来越受到关注。免疫应答、造血干细胞分化及肿瘤细胞的耐药性也均受到自噬的影响。研究发现，调控自噬将可能成为白血病靶向治疗领域颇具前景的方向之一。

一、自噬与正常造血细胞分化

自噬作为细胞程序化死亡的一种重要形式已经得到公认。研究发现，自噬参与了造血细胞的分化过程，包括网织红细胞向成熟红细胞分化，前血小板形成，髓系、淋系细胞的分化和成熟过程等（Garcia-Prat et al.，2016）。

在营养物质充裕的情况下，自噬主要用于清除细胞内多余的代谢物质、受损细胞器及蛋白质聚集体等。通过自噬作用选择性清除线粒体的过程称为线粒体吞噬（Georgakopoulos et al.，2017）。线粒体吞噬在红系的发育过程中起着至关重要的作用。哺乳动物体内来源于造血干细胞起源的前体细胞在骨髓中发育为幼红细胞，随后脱核成为网织红细胞。新生的网织红细胞进入外周循环进一步发育成为成熟红细胞，形成双面凹形态，并清除残存细胞器（主要为线粒体）。在此过程中，线粒体吞噬是降解线粒体的主要方式（Ashrafi and Schwarz，2013）。网织红细胞成熟期间促红细胞生成素上调 BNIP3-L，后者是一种选择性的自噬受体，能够与 LC3 蛋白结合介导线粒体吞噬。BNIP3-L 缺乏小鼠表现为红系前体细胞代偿性增多伴成熟红细胞减少，提示 BNIP3-L 在调节红细胞生成和维持血液稳态方面具有重要意义（Sprung et al.，2018）。P62/SQSTM1 聚集在红系分化的终末阶段也参与了线粒体和核糖体的清除（Sbardella et al.，2017）。此外，研究显示，Atg12、Atg5 和 LC3 结合形成自噬小体的过程需要 Atg7 的参与，Atg7 缺乏时，网织红细胞中的线粒体无法被清除。造血细胞缺乏 Atg7 的小鼠出现严重贫血，可能与线粒体清除障碍有关。上述现象表明，自噬在红系终末分化成熟阶段扮演了至关重要的角色。

自噬的关键调解分子 mTOR 可以调节巨核细胞前体细胞的增殖及诱导巨核细胞的终末分化。研究发现，mTORC1 能够保护巨核细胞免遭自噬性死亡，mTORC2 则通过调节细胞周期进程影响巨核细胞的生成。由此可见，mTOR 通路与巨核细胞分化之间存在一定关联。

同样，自噬调节维持 B 淋巴细胞和 T 淋巴细胞的增殖分化。最早在 Atg5 缺陷小鼠中发现了自噬在 T 淋巴细胞的发育和存活方面的作用。$Atg5^{-/-}$ 小鼠的胸腺细胞总数和外周 T 淋巴细胞与 B 淋巴细胞的数量均显著降低。循环中的 $Atg5^{-/-}$ 胸腺细胞死亡增加，与 T 细胞受体结合后其增殖活性也发生了改变。上述现象表明，自噬能够影响 T 淋巴细胞的增殖，但对其分化的作用有限。对 Atg5 表达阳性和阴性的胸腺细胞的基因检测分析发现，前者参与线粒体自噬性清除的基因表达更为丰富（O'Sullivan et al.，2016）。

此外，自噬是参与非特异性免疫反应的重要组成部分，能够将细胞内的病原体清除。另外，自噬通过发挥抗炎机制防止炎症过度，进而调控机体内环境稳态，避免组织损伤过度，有文献提出可能与 Toll 样受体（Toll-like receptor，TLR）有关（Deretic 等，2018）。

二、自噬促进白血病细胞死亡

线粒体功能缺失导致细胞发生自噬性死亡。部分三萜类衍生物对慢性髓细胞性白血病（chronic myelogenous leukemia，CML）细胞的线粒体具有毒性作用，由此引起细胞自噬性死亡，其有望成为一类新型的抗肿瘤药物。某些喹啉样药物的抗肿瘤效应也与激活自噬有关。以上研究均提示线粒体损伤常与自噬启动同时存在。自噬对白血病细胞的死亡具有重要作用，许多药物可以诱导自噬。现已发现多种化合物能够激活自噬，进而起到抗白血病作用。在小鼠模型中，硼替佐米刺激 LC3-Ⅰ向 LC3-Ⅱ转化，诱导自噬同时下调体内 FLT3-ITD 蛋白表达水平，提高整体存活率。其机制与硼替佐米抑制 MAPK/ERK 通路、PI3K/Akt 通路和 STAT5 分子，进而激活细胞自噬性死亡相关。在治疗髓细胞性白血病时使用维生素 D 可以上调 Beclin1 表达，继而结合磷脂酰肌醇 3 激酶，启动自噬程序，导致白血病细胞的自噬性细胞死亡。地塞米松在急性淋巴细胞白血病（acute lymphocytic leukemia，ALL）细胞中也能诱导细胞自噬性死亡。阿卡地新通过活化 PKC 引发细胞自噬（Robert et al.，2009）。低剂量的 GX15-070 单药治疗通过诱导 BAK 依赖的细胞凋亡和 Atg5 依赖的自噬作用引起细胞生长受抑并死亡（Heidari et al.，2010）。白藜芦醇（RSV）通过 JNK 途径介导 p62/QSTM1 的表达，激活 AMPK 途径，促进 CML 细胞自噬。三氧化二砷诱导白血病细胞发生自噬，应用自噬抑制剂 3-MA 能够抑制砷剂诱导的自噬，增强其抗白血病作用。上述药物尽管作用机制不尽相同，但都通过影响各种自噬相关信号通路启动细胞自噬性死亡而达到抗白血病效应。

表观遗传学改变对于诱导细胞发生自噬性死亡也具有重要意义。将髓细胞性白血病细胞持续暴露于去甲基化药物地西他滨中可以促进红系和巨核系细胞分化，同时促进自噬作用使白血病细胞死亡增加。全基因组分析显示，CML 细胞中自噬相关基因的甲基化程度与预后不良有关，阻断自噬减少了白血病细胞的清除。应用 Bcl-2 拮抗剂能够激活依赖自噬的坏死性凋亡，逆转线粒体依赖的凋亡过程使难治性 ALL 细胞恢复对糖皮质激素和细胞毒药物的敏感性。因此，调控自噬可能成为逆转白血病多药耐药的手段之一（Djavaheri-Mergny et al.，2019）。

三、自噬维持白血病细胞存活

细胞在饥饿或应激状态下能够诱导自噬产生营养素和能量，促进自身存活。自噬对于造血干细胞的存活非常重要，在 Atg7 缺乏的小鼠模型中观察到，自噬缺陷的造血前体细胞中存在线粒体损伤和氧自由基（ROS）堆积，同时细胞增殖和凋亡的速率增加，这也正是骨髓增生异常综合征（myelodysplasia syndrome，MDS）患者细胞中普遍存在的现象。自噬缺陷小鼠通常在 12 周内死亡，包括肝、脾、心脏、小肠等在内的多个器官中存在髓系原始细胞浸润。除 Atg7 外，Ulk1 自噬启动复合物 FIP200 也是近年来研究的靶点之一。敲除 FIP200 的小鼠出现线粒体物质的堆积及氧自由基水平升高，表现为严重贫血、造血干细胞组分缺失并且异常增殖。

自噬的过度活化可能增强白血病细胞对化疗的耐药性，抑制自噬有望提高对化疗的敏感性（Piya et al., 2017）。针对多个白血病细胞株进行的研究显示，伊马替尼处理后的细胞内自噬小体的数量明显增加。伊马替尼通过抑制 c-Abl，诱导 Beclin1 和 Atg5 基因的高表达，促进细胞自噬进而保护细胞。Bcr-Abl 高表达的 CML 细胞自噬能力增强，有助于细胞拮抗酪氨酸激酶抑制剂（tyrosine kinase inhibitors，TKI）的治疗作用（Helgason et al., 2011）。另一些研究发现，抑制自噬能够增强 TKI 在 Ph 阳性血液肿瘤中的治疗作用，恢复 CML 干细胞对 TKI 的敏感性。

接受化疗后的细胞能够产生特异性损伤相关分子模式（DAMP），激活自噬通路，使白血病细胞产生耐药性。恶性黑色素瘤分化相关基因 -7/ 白细胞介素 -24（mda-7/IL-24）通过诱导自噬有助于白血病细胞的存活（Dong et al., 2008）。采用光敏疗法（PDT）时，自噬对细胞具有保护作用，但当 PDT 剂量增加时，反而又会导致细胞死亡（Moosavi et al., 2016）。由此可见，自噬对细胞的保护作用可能是导致化疗耐药的机制之一，靶向自噬在临床上将对逆转耐药带来新的治疗前景。

目前靶向自噬已经成为治疗血液恶性肿瘤颇具潜力的新手段。大多数化疗药物可以同时诱导凋亡和自噬的发生。尽管凋亡和自噬是两种不同的细胞死亡方式，但两者之间也存在相互交叉。凋亡通路中的 caspase-8 可以调节自噬性死亡，caspase-8 抑制剂可以通过调节 Beclin1 和 Atg7 促进自噬。凋亡通路中的 Bcl-2 家族和 Tp53 也在自噬通路中起着重要作用。在急性早幼粒细胞白血病（acute promyelocytic leukemia，APL）细胞中加入亚硒酸钠可以下调自噬，促进凋亡。另一项研究发现，Akt 抑制剂曲西瑞宾在 T-ALL 中可以增加细胞凋亡，原因可能是当凋亡增加时自噬就成为一种细胞保护机制，一旦抑制自噬，细胞的凋亡将更为显著。事实上，在细胞死亡的过程中自噬和凋亡常同时存在。由于凋亡途径基因改变而对凋亡诱导剂不敏感的造血肿瘤细胞仍然可能对自噬诱导剂有高度敏感性，因此靶向自噬作用治疗造血系统肿瘤已经日渐受到人们的关注（Djavaheri-Mergny et al., 2019）。

四、自噬在各类白血病中的作用

（一）骨髓增生异常综合征

MDS 是造血干细胞克隆性疾病，在低危 MDS 患者中，巨核细胞因凋亡、自噬或坏死而过早死亡，这是引起血小板减少的主要原因。红细胞成熟障碍和线粒体功能缺陷是低危 MDS 的一大特征（Bryan et al., 2010）。难治性贫血（RA）和难治性贫血伴环形铁幼粒细胞增多（RARS）患者的有核红细胞常存在自噬障碍。

MDS 中线粒体结构发生异常改变，在原始有核红细胞、嗜碱性有核红细胞及更为成熟的有核红细胞中均可见线粒体增大。由于线粒体是依赖 caspase 凋亡途径的主要调控器，因此 MDS 中细胞凋亡增加。贫血正是造血干细胞增殖与凋亡失衡所致。Atg7 缺失的小鼠红细胞及造血前体细胞表现出对 caspase-3 依赖的凋亡更为敏感（Wu et al., 2014）。线粒体功能异常引起氧自由基水平升高。此外，线粒体铁过载是 MDS 患者中常见的现象，尤其是 RARS 亚型。多余的铁沉积也是催生氧自由基形成的重要因素之一。过高的氧自由基水平可能抑制 PTEN 等抑癌基因的活性，促发自噬，进而清除细胞内衰老及受损的线粒体（Filomeni et al.，2015）。线粒体吞噬作为一种与自噬有关的过程，不仅与细胞损伤和凋亡有关，在 MDS 向 AML 转化的过程中也扮演了重要的角色。研究发现，低危 MDS 患者的造血前体细胞中线粒体的自噬体数量显著增高。当线粒体自噬存在缺陷时，不能正常降解的线粒体产生大量氧自由基，引起 DNA 损伤。如果这些异常的线粒体能够释放足够的细胞色素 c 引起细胞凋亡，否则持续的 DNA 损伤将会促进 MDS 向 AML 转化。低危 MDS 患者中可见大量载满线粒体的自噬体表明细胞自噬功能基本正常，这或许也是低危患者 AML 转变率低的原因之一，由此进一步提示自噬能够在一定程度上阻止 MDS 向 AML 转化（Jiang et al.，2018）。

尽管自噬 / 线粒体吞噬与 MDS 的发病存在关联，但迄今为止尚未在 MDS 患者中发现明确的自噬相关基因改变。这在一定程度上与 MDS 具有较强的异质性有关，不同亚型者可能存在不同的基因表达谱，无法完全反映自噬 / 线粒体吞噬相关基因编码区的功能性点突变。目前仍不清楚自噬是否在转录水平上接受调控及转录水平的改变是否能反映自噬活性的改变。

（二）急性髓细胞白血病

AML 中发现了自噬相关基因的异常。具有复杂核型的 AML 患者，自噬相关基因 *Atg10*、*Atg12*、*Atg9B*、*PRKAG2*、*KLHDC10*、*GABARAPL2*、*MAP1LC3B* 及 *GABARAP*（后三者系人类 *Atg8* 的同源基因）缺失比例增高。自噬通过激活调节下游信号通路（如 Notch 信号通路）调控 HSC 的增殖和分化。自噬水平下降诱导正常状态的造血干细胞转变为白血病前状态，研究发现 ATG5 杂合缺失增强了 AML 小鼠模型的疾病侵袭性（Watson et al.，2015）。此外还有研究提到在白血病和淋巴瘤中发现了自噬相关基因 *Atg16L2* 的过度甲基化，在白血病及其他实体肿瘤中（如乳腺癌、卵巢癌及前列腺癌）还存在 Beclin 1 的等位缺失（Ishibashi et al.，2011）。上述现象提示，自噬能够保护细胞遗传物质稳定的正常细胞，对于肿瘤的发生可能具有抑制作用。自噬基因的改变可能对白血病的发生起到推动作用。

AML 中存在 PI3K/AKT/mTOR 途径的活化，与细胞的自噬具有密切联系。低剂量阿糖胞苷（cytarabine，Ara-c）显著抑制 AML 细胞系 U937 和 HEL 细胞系，且呈时间和剂量依赖性。低剂量 Ara-c（50nmol/L）处理后，U937 和 HEL 细胞中 LC3 及 Beclin 1 表达随时间延长而增加，伴 p62 降解增多。体外处理 24 小时后出现特征性自噬体。同时检测到 Akt-mTOR 通路活化程度受到抑制（Chen et al.，2017）。全反式维甲酸（all trans retinoic acid，ATRA）单独或联合三氧化二砷（arsenic trioxide，ATO），已被证明在 APL 细胞中具有诱导分化的作用。ATRA 和 ATO 能够通过依赖 mTOR 相关的自噬通路介导 PML-RARA 癌蛋白降解，调控阳离子的甘油酯 -6- 磷酸受体（cation dependent mannose-6-phosphate receptor），促进自噬体成熟和囊泡酸化。最近的研究报道称，HMGB1（high mobility group box 1）在自噬的发生过程中具有重要作用。HMGB1 从细胞核转移至细胞质，调控 p62/SQSTM1 和 PML-RARA 的结合，从而介导 PML-RARA 降解（Auberger and Puissant，2017）。NAD 生物合成的关键酶烟碱磷酰基转移酶抑制剂 Apo866 对包括 AML、ALL、CLL、CML、T 细胞淋巴瘤及套细胞淋巴瘤在内的多种血液肿瘤细胞株都具有高强度细胞毒作用，但对正常造血前体细胞无毒性。采用 Apo866 治疗可以降低 NAD 及 ATP 水平，促进细胞死亡。这种死亡并非依赖于 caspase 途径，而是与线粒体功能障碍并诱导自噬有关。Apo866 在人类白血病小鼠模型中能够抑制肿瘤生长且未产生明显毒性。同样，阿拉伯茶的提取物也能够通过损伤线粒体引起 AML 细胞发生自噬，再次表明自噬有可能成为各种血液肿瘤的潜在治疗靶点。

自噬在 AML 发生发展中的作用尚无定论。与正常造血细胞相比，AML 中自噬水平较低，原代细胞中自噬相关蛋白突变引起功能缺失。因此，突变引起的自噬缺陷可能参与 AML 的启动和进展。相反，自噬关键蛋白 ATG7 已被确定为影响 AML 的关键耐药因子。虽然这些研究非常有意义，但并没有涉及 AML 亚型的异质性与自噬状态多样性的关系。FLT3-ITD 亚型占 AML 患者的 25%，FLT3-ITD 表达增加 AML 细胞的自噬，而抑制 FLT3-ITD 活性则降低原代 AML 细胞和 AML 细胞系的自噬水平。shRNA 对关键自噬蛋白的条件性敲低显示，自噬是 AML 细胞体外增殖和异种移植小鼠白血病细胞存活所必需的。重要的是，抑制自噬也克服了体内外对 FLT3 抑制剂的耐药性。转录因子 ATF4 被认为是 FLT3-ITD 诱导自噬的重要作用因子。ATF4 的细胞水平高度依赖于 FLT3-ITD 活性，下调 ATF4 可以抑制 AML 细胞的增殖，改善小鼠的整体生存。以上结果表明，在 FLT3 突变患者中，靶向自噬或 ATF4 可能代表一种创新的 AML 治疗策略。

APL 特征性的融合基因 PML/RARα 可以成为自噬的底物，激活自噬有助于 APL 的治疗。PML/RARα 通过抑制 Akt/mTOR 信号通路增强细胞自噬活性。用于治疗 APL 的 ATRA 能够诱导自噬，促进 PML/RARα 融合蛋白降解。泛素蛋白酶体系统对于 PML/RARα 的降解至关重要，研究发现自噬相关的含有 fyve 结构域的蛋白 ALFY/WDFY3 参与了蛋白质聚集物的自噬降解，从而促进 ATRA 治疗诱导的自噬现象。ATRA 处理后的 AML 细胞中 ALFY mRNA 水平显著升高。另外，ALFY 耗竭会削弱 ATRA 诱导的粒细胞分化。因此，敲除 ALFY 会导致 ATAR 诱导的蛋白水解减少。结果表明，ALFY 在 PML-RARα 自噬降解及在视黄酸诱导 AML 细胞成熟过程中起着至关重要的作用（Schlafli et al.，2017）。治疗 APL 的另一个关键药物 ATO 也能够在 APL 细胞中通过自噬诱导细胞死亡，这一作用在加入自噬抑制剂氯喹及敲除 Beclin1 和 Atg7 等自噬关键分子的实验中已经得到证实。t（11；17）产生的 PLZF/RARα 融合基因代表了 APL 的另一种特殊亚型，该型患者无论是对 ATRA 还是 ATO 反应均不佳。目前尚不清楚活化自噬能否清除 PLZF/RARα。在正常造血情况下，ATRA 不仅能诱导髓系细胞分化，也能促进造血干细胞和前体细胞的自我更新。对于 APL 细胞，ATRA 除了能够诱导原始细胞分化成熟，也能诱导白血病干细胞的增殖和（或）自我更新，这也许是 ATRA 单药治疗 APL 分子学缓解率不高且容易复发的可能原因（Dos Santos et al.，2013）。

AML 中常见的 AML1-ETO 融合基因与 PML/RARα 不同。AML1-ETO 是由 t（8；21）产生的一种融合癌蛋白，可与 c-Kit、ASXL1/2、FLT3、N-RAS 和 K-RAS 等突变协同触发 AML。caspase-3 是其家族中的一个关键执行因子。caspase-3 在体外可以直接降解 AML1-ETO，提示 AML1-ETO 可能在 caspase-3 受损的背景下积累，从而加速白血病的发生。研究建立了 caspase-3 敲除基因小鼠模型，发现 caspase-3 的缺失延缓了 AML1-ETO9a

白血病发生，表明 caspase-3 可能在 AML 的启动和（或）进展中发挥着不同的作用。caspase-3 的缺失触发了一种保守的、适应性的机制，即自噬最终限制 AML1-ETO9a 驱动的白血病。ULK1 是 caspase-3 的一种新的底物，ULK1 的上调驱动白血病细胞的自噬启动，抑制 ULK1 可以在体内和体外挽救 caspase-3 缺失引起的表型。以上结论强调了 caspase-3 是调控 AML 自噬的重要因子。由于转录抑制复合物的存在使原始细胞的正常分化受阻，这些转录抑制物中含有大量的组蛋白去乙酰化酶，使得该型白血病对组蛋白酶去乙酰化酶抑制剂（histone deacetylase inhibitors，HDACI）较为敏感。HDACI 能够诱导细胞自噬，其中比较有代表性的药物是丙戊酸钠和 vorinostat（Auberger and Puissant，2017）。AML1-ETO 阳性细胞和患者样本中采用氯喹抑制自噬可以明显增强 HDACI 诱导的细胞死亡。敲除自噬核心组分 Atg7 和 ULK1 后，观察到的结果也证实了自噬对此类白血病细胞的保护作用。HDACI 诱导的自噬促进白血病细胞存活可能基于以下原因：首先，HDACI 可以增加泛素蛋白水平，后者在抑制自噬时会进一步升高，表明自噬可以防止 HDACI 诱导的蛋白堆积；其次，自噬可以通过清除线粒体等受损细胞器参与氧化还原反应。将活性氧清除剂 N- 乙酰半胱氨酸与自噬抑制剂联合可以阻断 HDACI 诱导的细胞死亡。此外，HDACI 能够使热休克蛋白 90（hot shock protein，HPS90）过度乙酰化，从而失去活性（West et al.，2014）。许多影响白血病细胞生长的基因（如 *AKT1*、*Kit/c-Kit* 及 *BCR-ABL*）均与 HPS90 相关。之前已经有研究证实丙戊酸钠和 vorinostat 能够迅速下调 Kit 及其下游信号分子。此外，HDACI 还能影响 STAT3 和 mTOR 的活性，通过消耗生长因子抑制 mTOR、Akt1 或 MAPK 途径。因此，HDACI 通过阻止自噬核心组分的去乙酰化而活化自噬（Baek et al.，2017）。为何某些融合蛋白能选择性地通过自噬被降解，究其原因可能是因为自噬主要针对蛋白聚集体，蛋白的聚集性决定了它的降解途径。PML/RARα 具有高度聚集性，需要在 8mol/L 的尿素中才能有效溶解。同样，BCR/ABL 也是一种高度聚集的融合蛋白。PML/RARα 和 BCR/ABL 的清除需要与泛素结合的自噬受体 SQSTM1/p62。相反，AML1-ETO 是一种聚集性相对较低的融合蛋白，容易溶解在 RIPA 缓冲液中，故不是自噬理想的作用底物。由此可见，在表达不同特定融合蛋白的白血病中自噬的作用有所不同，只有了解了这种不同的作用机制才能够有效指导临床的治疗。

在其他没有明确癌基因表达的 AML 细胞株中，活化自噬也能引起白血病细胞死亡。1，25- 二羟维生素 D_3 作为维生素 D_3 的活性形式已经开始被用于白血病的治疗。维生素 D_3 与 Raf1 分离后激活 Raf/MEK/ERK2/MAPK 通路，通过诱导分化抑制肿瘤细胞的增殖。维生素 D_3 在髓系白血病细胞中通过上调 Beclin1 激活自噬。敲除 Beclin1 后不仅影响维生素 D_3 诱导的自噬，同时也抑制了其诱导的细胞分化和凋亡作用，这再一次表明细胞内自噬与细胞分化和凋亡存在着千丝万缕的联系（Mushegian，2017）。

（三）急性淋巴细胞白血病

低浓度巴佛洛霉素 A1 能有效抑制儿童 B-ALL 细胞。体外实验和体内模型证实巴佛洛霉素 A1 在小鼠模型中下调细胞保护性自噬，通过诱导细胞凋亡，抑制白血病原代细胞增殖，延迟白血病发生。体内毒性试验进一步证实巴佛洛霉素 A1 的安全性。因此，巴佛洛霉素 A1 有潜力成为一种新型的儿童 B-ALL 治疗药物。以 t（1；19）小鼠模型为例，预防性使用雷帕霉素可以通过激活自噬部分恢复造血干细胞 / 祖细胞的功能，提高白血病小鼠模型的存活率。而雷帕霉素治疗后小鼠白血病细胞出现周期阻滞。雷帕霉素或饥饿条件下激活自噬，降解致癌蛋白 E2A/Pbx1。此外，E2A/Pbx1 与自噬标志物 LC3 在自噬溶酶体中共定位，与泛素作用诱导自噬。上述研究进一步证实自噬在介导 E2A/Pbx1 癌蛋白降解中起到重要作用。糖皮质激素通过诱导细胞凋亡而被广泛应用于淋巴系肿瘤的治疗。在 ALL 中，采用针对 Beclin1 基因的 siRNA 抑制，自噬可以干扰地塞米松介导的凋亡。地塞米松对自噬的诱导过程依赖于 PML 蛋白的高表达，后者再进一步引起 Akt 灭活。糖皮质激素耐药常提示预后不佳。依维莫司（RAD001）是 mTORC1 的抑制剂，能够促进 ALL 细胞的凋亡和自噬。依维莫司对凋亡的诱导作用有限，但可以增强 Beclin1 的表达，诱导自噬发挥抗白血病效应。对于儿童 ALL，依维莫司能够显著减小肿瘤体积，改善生存，其作用靶点是 AMPK/mTOR 信号通路（Baraz et al., 2014）。

（四）慢性髓细胞性白血病

CML 是一种骨髓增殖性疾病，表现为外周血及骨髓中的中性粒细胞显著增多，伴有明显的脾大。CML 因染色体 t（9；22）（q34；q11）易位，形成 BCR-ABL 融合基因使酪氨酸激酶持续活化。BCR-ABL 的表达可引起造血干细胞过度增殖，这与 PI3K/Akt/mTOR 及 Erk 等抑制自噬的信号通路有关。PI3K/Akt 是 BCR-ABL 的下游基因，诱导 mTORC1 活化抑制自噬发生（Mitchell et al., 2018）。因此，恢复自噬活性成为 CML 治疗关注的焦点之一。另外，研究发现 *ATG7* 或 *ATG4B* 基因敲除可能通过增加线粒体氧化磷酸化和 ROS 积累改变 CML 的 CD34$^+$ 祖细胞的生存能力。自噬基因 *ATG4A*、*ATG4B*、*ATG4C*、*ATG5*、*Beclin1* 在 CML 中的 CD34$^+$ 细胞中相比于正常细胞存在过表达，提示自噬参与 CML 发生发展。有文献报道称，伊马替尼在 CML 中可能诱导自噬或者自噬性死亡，在野生型或者存在 *T315I* 突变的 BCR-ABL 阳性小鼠 Baf3 细胞中也能诱导自噬的发生。这种作用可能与内质网压力（endoplasmic reticulum stress，ERS）有关，表明伊马替尼在 CML 细胞中可能同时介导凋亡和自噬性细胞死亡的发生。但正如前文所述，自噬对于 CML 干细胞可能是一种保护机制，使其对伊马替尼所诱导的凋亡作用产生了逃逸，表现为伊马替尼耐药。白藜芦醇是在葡萄当中发现的一种天然植物保护素，目前正在一些代谢性疾病、上皮性肿瘤及包括多发性骨髓瘤和滤泡性淋巴瘤在内的血液恶性肿瘤中进行相关临床试验，主要作用机制是诱导自噬性细胞死亡。白藜芦醇在 CML 细胞中能够同时诱导凋亡和自噬，被认为可以克服伊马替尼的耐药性。白藜芦醇在 CML 中介导的自噬不依赖于 Beclin1，而是得益于 AMPK 活化及 p62/SQSTM1 转录活性的上调。另有研究发现，这一多酚化合物能够在 PI3K/AMPK/mTOR 轴的不同水平发挥作用。

（五）慢性淋巴细胞白血病

去乙酰化酶抑制剂 MGCD0103 能够降低慢性淋巴细胞白血病（chronic lymphocytic leukemia，CLL）细胞的自噬水平。PI3K/Akt/mTOR 通路的激活及 caspase 的激活导致自噬成分的降解，参与 MGCD0103 介导的自噬抑制。此外，MGCD0103 在转录水平上直接调控关键自噬基因的表达水平。研究突出了 MGCD0103 作为自噬抑制剂在 CLL 的治疗潜力（El-Khoury et al., 2014）。

五、小　结

　　自噬在肿瘤的生物学行为中占据着重要的地位。众多研究显示，自噬既有助于细胞存活也可以促进细胞死亡。其机制在于调控细胞存活，是一个错综复杂的信号网络，涉及众多的关键信号分子，并且与细胞的其他生理代谢过程存在交叉影响。迄今为止的众多研究尚无法从根本上回答自噬的两面性。但毋庸置疑，靶向自噬仍将是抗肿瘤治疗当中颇具前景的手段之一。化疗药物可以诱导凋亡和（或）自噬，对诱导凋亡药物耐药的肿瘤患者及对 TKI 耐药的 CML 患者，可能诱导自噬的药物敏感。AMPK/mTOR 信号途径是潜在的肿瘤治疗新靶点。抑制 PI3K/mTOR 或者改变 AMPK 的活性可以促进自噬和（或）自噬性细胞死亡（Alers et al.，2012）。目前自噬调控药物已经进入到临床研究用于治疗 CML、多发性骨髓瘤及 B-CLL 等血液肿瘤。由于多种信号途径参与了细胞自噬的调节，如何准确把控和调节起关键作用的信号分子诱导肿瘤细胞发生自噬性死亡亟须进一步探索。后续研究着重于阐释自噬在细胞生存和死亡中的作用与地位，明确自噬是直接引起细胞的死亡或者存活还是细胞在特定环境下出现的继发性改变。此外，靶向自噬进行抗肿瘤治疗不可避免地有可能影响正常细胞的生理代谢过程，如何选择性地活化肿瘤细胞的自噬性死亡将是靶向治疗中需要解决的关键问题。研究缺氧条件下的自噬或许是一个较好的切入点。实体肿瘤在血管生成不足或远处转移过程中可能出现缺氧和营养物质匮乏，此时调控自噬可能有助于选择性地清除肿瘤细胞。另一个更具挑战性的研究领域是明确自噬在白血病发生的不同阶段发挥作用，了解在肿瘤形成的哪些阶段需要自噬来提供保护。同时非常重要的一点是需要强有力的评价手段来判断自噬到底是细胞代谢进程发生改变的原因还是结果。如果自噬仅仅是一种继发性改变，那么在药物诱导肿瘤细胞凋亡的过程中就会因为自噬的激活而出现耐药。由此需要进一步阐明不同白血病自噬活化的具体途径及与自噬存在关联的其他细胞进程（如细胞分化和凋亡），解析其中的交互作用，才能为准确寻找针对性的治疗手段、逆转肿瘤细胞耐药性奠定基础。只有充分了解影响细胞自噬这一过程中复杂的分子学机制，才能设计出更为精准的自噬调控性药物，明确哪些患者可以从自噬相关治疗中获益（Evangelisti et al.，2015）。

　　上海交通大学医学院附属瑞金医院　郑　重　王　黎　程　澍　王　焰　赵维莅

参 考 文 献

Alers S，Loffler A S，Wesselborg S，et al.，2012. Role of AMPK-mTOR-Ulk1/2 in the regulation of autophagy: cross talk, shortcuts, and feedbacks. Mol Cell Biol，32（1）：2-11.

Ashrafi G，Schwarz T L，2013. The pathways of mitophagy for quality control and clearance of mitochondria. Cell Death Differ，20(1)：31-42.

Auberger P，Puissant A，2017. Autophagy, a key mechanism of oncogenesis and resistance in leukemia. Blood，129（5）：547-552.

Baek S H，Kim K I，2017. Epigenetic control of autophagy: Nuclear events gain more attention. Mol Cell，65（5）：781-785.

Baraz R，Cisterne A，Saunders P O，et al.，2014. mTOR inhibition by everolimus in childhood acute lymphoblastic leukemia induces caspase-independent cell death. PLoS One，9（7）：e102494.

Bryan J, Jabbour E, Prescott H,et al，2010. Thrombocytopenia in patients with myelodysplastic syndromes. Semin Hematol，47(3)：274-280.

Deretic V，Levine B，2018. Autophagy balances inflammation in innate immunity. Autophagy，14（2）：243-251.

Djavaheri-Mergny M，Giuriato S，Tschan M P，et al.，2019. Therapeutic modulation of autophagy in leukaemia and lymphoma. Cells，8（2）. pii：E103.

Dong Z，Liang S，Hu J，et al.，2016. Autophagy as a target for hematological malignancy therapy. Blood Rev，30（5）：369-380.

Dos Santos G A，Kats L，Pandolfi P P，2013. Synergy against PML-RARa：targeting transcription，proteolysis，differentiation，and self-renewal in acute promyelocytic leukemia. J Exp Med，210（3）：2793-2802.

El-Khoury V，Pierson S，Szwarcbart E，et al.，2014. Disruption of autophagy by the histone deacetylase inhibitor MGCD0103 and its therapeutic implication in B-cell chronic lymphocytic leukemia. Leukemia，28（8）：1636-1646.

Evangelisti C，Evangelisti C，Chiarini F，et al.，2015. Autophagy in acute leukemias：a double-edged sword with important therapeutic implications. Biochim Biophys Acta，1853（1）：14-26.

Filomeni G，de Zio D，Cecconi F，2015. Oxidative stress and autophagy：the clash between damage and metabolic needs. Cell Death Differ，22（3）：377-388.

Garcia-Prat L，Martinez-Vicente M，Perdiguero E，et al.，2016. Autophagy maintains stemness by preventing senescence. Nature，529（7584）：37-42.

Georgakopoulos N D, Wells G, Campanella M，2017. The pharmacological regulation of cellular mitophagy. Nat Chem Biol，13(2)：136-146.

Heidari N, Hicks M A, Harada H，2010. GX15-070 (obatoclax) overcomes glucocorticoid resistance in acute lymphoblastic leukemia through induction of apoptosis and autophagy. Cell Death Dis，1(9)：e76.

Helgason G V, Karvela M, Holyoake T L，2011. Kill one bird with two stones：potential efficacy of BCR-ABL and autophagy inhibition in CML. Blood，118(8)：2035-2043.

Ishibashi K, Fujita N, Kanno E,et al，2011. Atg16L2, a novel isoform of mammalian Atg16L that is not essential for canonical autophagy despite forming an Atg12–5-16L2 complex. Autophagy，7(12)：1500-1513.

Jiang H，Yang L，Guo L，et al.，2018. Impaired mitophagy of nucleated erythroid cells leads to anemia in patients with myelodysplastic syndromes. Oxid Med Cell Longev，2018：6328051.

Mitchell R, Hopcroft L E M, Baquero P,et al，2018. Targeting BCR-ABL-independent TKI resistance in chronic myeloid leukemia by mTOR and autophagy inhibition. J Natl Cancer Inst，110(5)：467-478.

Moosavi M A，Sharifi M，Ghafary S M，et al.，2016. Photodynamic N-TiO$_2$ nanoparticle treatment induces controlled ROS-mediated autophagy and terminal differentiation of leukemia cells. Sci Rep，6：34413.

Mushegian A A，2017. Autophagy and vitamin D. Sci Signal，10（471）. pii：eaan2526.

Nencioni A，Cea M，Montecucco F，et al.，2013. Autophagy in blood cancers：biological role and therapeutic implications. Haematologica，98（9）：1335-1343.

O'Sullivan T E，Geary C D，Weizman O E，et al.，2016. Atg5 is essential for the development and survival of innate lymphocytes. Cell Rep，15（9）：1910-1919.

Piya S, Andreeff M, Borthakur G，2017. Targeting autophagy to overcome chemoresistance in acute myleogenous leukemia. Autophagy，13(1)：214-215.

Robert G, Ben Sahra I, Puissant A,et al，2009. Acadesine kills chronic myelogenous leukemia (CML) cells through PKC-dependent induction of autophagic cell death. PLoS One，4(11)：e7889.

Sbardella D，Tundo G R，Campagnolo L，et al.，2017. Retention of mitochondria in mature human red blood cells as the result of autophagy impairment in Rett syndrome. Sci Rep，7（1）：12297.

Schlafli A M，Isakson P，Garattini E，et al.，2017. The autophagy scaffold protein ALFY is critical for the granulocytic differentiation of AML cells. Sci Rep，7（1）：12980.

Šprung M, Dikic I, Novak I，2018. Flow Cytometer Monitoring of Bnip3- and Bnip3L/Nix-Dependent Mitophagy. Methods Mol Biol，1759：105-110.

Watson A S，Riffelmacher T，Stranks A，et al.，2015. Autophagy limits proliferation and glycolytic metabolism in acute myeloid leukemia. Cell Death Discov，1. pii：15008.

West A C，Johnstone R W，2014. New and emerging HDAC inhibitors for cancer treatment. J Clin Invest，124（1）：30-39.

Wu H，Che X，Zheng Q，et al.，2014. Caspases：a molecular switch node in the crosstalk between autophagy and apoptosis. Int J Biol Sci，10（9）：1072-1083.

第五十章　自噬与淋巴瘤

淋巴瘤是淋巴系统的恶性肿瘤，发病率逐年升高，已成为全球十大高发肿瘤。靶向治疗目前成为临床治疗的热点。通过靶向肿瘤特定基因，可以更为精准治疗并能有效减少治疗的副作用。淋巴瘤中 CD20 单抗的应用改善了 CD20 阳性 B 细胞淋巴瘤患者的治疗效果和预后，但 CD20 阴性的淋巴瘤患者的治疗效果仍然很差。因此，开拓新的治疗方法及药物已成为提高淋巴瘤治疗效果的亟须解决的问题。

一、自噬与淋巴瘤发生

参与自噬的基因有很多，与淋巴瘤自噬密切相关并且研究最多的基因主要有以下 3 个。

（一）*Beclin1*

Beclin1 是酵母 Atg6 的同源基因，位于人类染色体 17q21 上，在自噬泡的形成过程中发挥着重要作用，其缺失导致细胞自噬能力下降并进一步导致肿瘤发生。*Beclin1* 基因敲除的小鼠，自发性乳腺癌、肺癌、肝癌和淋巴瘤的发生概率均明显增加。在淋巴瘤中，*Beclin1* 的缺失程度与淋巴瘤的侵袭性及预后明显相关（Willenbacher et al., 2016）。

（二）*Bcl-2* 家族分子

Bcl-2 家族分子，如 *Bcl-2*、*Bcl-xL*、*Bcl-w* 和 *Mcl-1* 不仅可以抑制细胞的凋亡，还能和 *Beclin1* 结合，抑制 *Beclin1* 的促自噬功能，是自噬的负调节因子。通过 *Bcl-2* 基因的 BH3 结构域，抑制 *Beclin1* 与 PI3K 的结合，由此阻止自噬过程的启动。因此，调节 *Beclin1* 和 *Bcl-2* 之间的相互作用被认为是自噬启动的关键步骤。*Bcl-2* 和 *Beclin1* 的结合体如同细胞稳态的"变压器"，调节着细胞的自噬和存亡（Tilija Pun et al., 2018）。

（三）*Tp53* 基因

Tp53 基因是众所周知的肿瘤抑制蛋白，有半数以上的人类恶性肿瘤存在 *Tp53* 基因的缺失或突变。*Tp53* 是迄今为止发现的最有效的肿瘤抑制基因，对 DNA 损伤修复、细胞周期调节、衰老、凋亡都有重要的作用，其还参与了细胞自噬信号途径的调控，既可作为细胞自噬的正向调控因子，又可作为负向调控因子（Campo et al., 2018）。*Tp53* 的过表达或者 DNA 损伤诱导的 *Tp53* 活化可抑制 mTOR 信号通路，促进自噬发生。目前认为，细胞核内的 *Tp53* 可以通过上调 DNA 损伤调节的自噬调节蛋白（DNA damage-regulated autophagy modulator，DRAM）促进细胞的自噬。在某些情况下，*Tp53* 还可作为自噬的负向调控因子，当 *Tp53* 功能失活时则激活细胞自噬。*Tp53* 在细胞中的定位决定了它对自噬的影响。在 *Tp53* 缺失的细胞质中恢复 *Tp53* 表达能够有效地抑制 *Tp53* 缺失诱导的自噬，然而恢复细胞核中的 *Tp53* 并不能有效地抑制自噬（Aubrey et al., 2016）。因此，*Tp53*

在细胞自噬的调节过程中具有多种调节功能，至今仍有许多问题尚未解决。

二、自噬对淋巴瘤是一把双刃剑

自噬是肿瘤细胞对外源性应激的反应，多项证据表明自噬在肿瘤的发生和进展中兼具促进和抑制作用。

第一，自噬是保护肿瘤细胞避免受到低营养和治疗损伤所诱导应激的一种保护机制。在肿瘤的进展过程中，由于血供减少，肿瘤细胞特别是肿瘤内部细胞可在缺乏氧气和营养受限的状况下逃避死亡而自我保存。VEGF-C/NRP-2 通路参与了低氧激活的自噬，应用 VEGF-C 或 NRP-2 抑制剂抑制自噬，可以促进肿瘤细胞的死亡并减少耐药。另外，自噬对线粒体的分隔可防止促凋亡因子如细胞色素和凋亡诱导因子扩散，从而避免细胞凋亡。自噬还能帮助肿瘤细胞减少放射或电离辐射带来的活性氧簇的积聚，清除受损伤的细胞器，从而逃逸死亡。凋亡缺陷的肿瘤细胞面对营养缺乏将发生自噬。如果同时抑制细胞自噬，则细胞将出现坏死。因此，自噬是细胞在恶劣环境下的一种自我存活方式。抑制自噬可增加细胞毒药物的杀肿瘤效果。当应用他莫昔芬打开 Tp53 开关时，淋巴瘤细胞内的 Tp53 活化，小鼠模型上的淋巴瘤体积出现一过性变小，然后又再次复发进展。对小鼠的淋巴瘤进一步研究发现，当 Tp53 活化，凋亡细胞大量增加，同时出现大量的细胞自噬。若在活化 Tp53 的同时联合应用自噬抑制剂羟氯喹或者 ATG5 的 siRNA 抑制细胞自噬，可以增强 Tp53 诱导的细胞凋亡。同样，若应用羟氯喹联合环磷酰胺治疗淋巴瘤，也可促进淋巴瘤细胞的大量死亡。因此，在应用凋亡诱导剂治疗肿瘤时联合自噬抑制剂可大大提高肿瘤细胞对凋亡诱导剂的敏感性（Lu et al., 2016）。

第二，自噬作为细胞的 II 型程序性死亡，促进肿瘤自噬也是逐渐兴起的治疗方法。*Beclin1* 是自噬的重要基因，在许多肿瘤中都是表达缺失的。越来越多的研究认为，启动肿瘤自噬可以抑制肿瘤的增殖，并且通过多种通路的调节，诱导肿瘤细胞进入持久的自噬状态，从而无法再恢复活力，最终导致细胞自噬性死亡，诱导自噬正成为一种新的治疗方法。

三、自噬与淋巴瘤治疗

（一）抑制 Akt/mTOR 通路

Akt/mTOR 通路是淋巴瘤增殖的一个重要通路，无论是在 T 细胞淋巴瘤还是 B 细胞淋巴瘤中，该通路常是高度激活的，并与淋巴瘤的侵袭性及耐药性显著相关。雷帕霉素能和 FK506 结合蛋白相结合并形成复合物，直接抑制 mTOR 通路，使细胞周期阻滞、增殖受抑（Li et al., 2014）。

Ono 等应用 CD19 抗体螯合的脂质体雷帕霉素体外处理 Burkitt 淋巴瘤细胞株，如 SKW6.4、Raji、Namalwa 及 2 例 Burkitt 淋巴瘤患者的原代细胞，结果显示活细胞计数显著减少，增殖抑制作用与药物的浓度成正比。同时检测自噬的标记蛋白 LC3，发现 LC3-II 随着药物浓度的增加而表达明显升高。进一步应用泛 caspase 抑制剂（Z-VAD-FMK）抑制凋亡通路和抗氧化剂 N- 乙酰 -L- 半胱氨酸（N-acetyl-L-cysteine，NAC）抑制 ROS 通路等都不能克服这种增殖抑制作用，但却可以被自噬抑制剂 3-MA 完全抑制，说明 CD19 螯合的脂质体雷帕霉素的 Burkitt 淋巴瘤抑制作用机制不是通过细胞凋亡或坏死，而是通过自噬作用起效的。与之相似，雷帕霉素对于多种肿瘤细胞，如胶质母细胞瘤、小细胞肺癌、胰腺癌、乳腺癌、B 细胞淋巴瘤等都具有生长抑制作用，而促细胞凋亡的作用并不明显（Shimobayashi et al.，2014）。

1. 替西罗莫司　是雷帕霉素的类似物，具有可溶性好的特点，因此在多种肿瘤中开展了临床研究，具有显著的增殖抑制作用。cyclinD1 调节自噬相关通路 AMPK 通路的下游靶分子，而套细胞淋巴瘤又是以 cyclinD1 为发病基础，因此在套细胞淋巴瘤中开展了靶向自噬相关的临床研究。机制研究的结果显示，替西罗莫司对淋巴瘤细胞具有增殖抑制作用，但作用并不显著，肿瘤在用药后能够进一步进展，这也可能与 mTOR 抑制导致的肿瘤自噬逃逸及 Akt 通路的代偿性激活有关（Atilla et al.，2017）。联合用药进一步下调了 Akt/mTOR 通路，抑制了淋巴瘤细胞增殖，并促进了自噬性死亡，使改善治疗效果成为淋巴瘤治疗中研究的热点。

组蛋白去乙酰化酶（histone deacetylase，HDAC）抑制剂是一类具有促进组蛋白乙酰化的复合物，通过对组蛋白的乙酰化修饰而调节肿瘤基因的表达。这种通过表观遗传学的修饰调节基因表达，抑制肿瘤生长的治疗方式已经成为临床研究的热点。丙戊酸（valproic acid，VPA）是临床上常用的一种抗癫痫药物，同时也是一种短链脂肪酸的 HDAC 抑制剂。HDAC 常在肿瘤中异常表达，也是肿瘤细胞促进自身增殖并抑制自噬的机制之一。在淋巴瘤中，HDAC 抑制剂显著抑制 B 淋巴瘤细胞的增殖，对复发难治患者有一定的疗效。当 VPA 与 mTOR 抑制剂替西罗莫司同时使用时具有协同抑制 Burkitt 淋巴瘤细胞株增殖的作用。进一步检测 AnnexinV、caspase-3 等凋亡标记，协同治疗组并未显著增加细胞凋亡，而 LC3 表达显著增加，这些结果说明两药协同抑制 Burkitt 淋巴瘤增殖的作用并不是通过凋亡而是通过自噬实现的。两药合用组对 mTOR 抑制更强，VPA 的加入减弱了替西罗莫司引起的反馈性 Akt 激活，更有效地抑制了 Akt/mTOR 途径。两药合用组淋巴瘤细胞 Beclin1 表达显著升高，电镜超微结构观察可以看到更多的自噬泡的形成。通过小鼠 Burkitt 淋巴瘤模型进一步验证了 VPA 联合 mTOR 抑制剂在体内可以有效抑制 Burkitt 淋巴瘤生长。对动物模型中的淋巴瘤组织进行病理检测后发现：①两药合用组淋巴瘤细胞增殖率（Ki-67 阳性细胞）显著下降；②凋亡细胞（TUNEL 标记细胞）并不增多；③电镜检查示自噬细胞显著增多。这些结果都进一步验证了 HDAC 抑制剂联合 mTOR 抑制剂可协同抑制 Akt/mTOR 通路，激活细胞自噬性死亡，为淋巴瘤的治疗带来了新的思路。除了 Burkitt 淋巴瘤，应用 VPA 联合替西罗莫司治疗弥漫大 B 细胞淋巴瘤细胞株也得到了类似的结果（Dong et al.，2013）。在套细胞淋巴瘤中，应用另一种 HDAC 抑制剂，如伏立诺他（vorinostat），可显著增加替西罗莫司对套细胞淋巴瘤的增殖抑制作用，并促进恶性肿瘤细胞的自噬性死亡。

2. 依维莫司　雷帕霉素类似物依维莫司是一种口服的 mTOR 抑制剂。临床前研究显示，依维莫司可促进套细胞淋巴瘤、弥漫大 B 细胞淋巴瘤等淋巴瘤细胞株对化疗的敏感性。在Ⅰ/Ⅱ期临床研究中，难治性淋巴瘤都被列入了研究对象。Johnston 等报道了 19 例难治复发的霍奇金淋巴瘤，这些患者接受的中位治疗方案数为 6 个，84% 的患者为自体移植后复发，结果 47% 的患者有反应，其中 8 例为部分缓解，1 例为完全缓解，中位进展时间为 7.2 个月。依维莫司在难治性非霍奇金淋巴瘤的治疗效果为 30% 有效。除了淋巴瘤，依维莫司在难治性 CLL 及巨球蛋白血症中也显示出一定的治疗作用。与雷帕霉素、替西罗莫司一样，依维莫司主要抑制 mTORC1，对 mTORC2 无影响，从而导致 mTORC2 通路激活 Akt，从而减弱了依维莫司的治疗效果。依维莫司与化疗药物联合治疗套细胞淋巴瘤的临床前研究显示，依维莫司可显著增加套细胞淋巴瘤细胞株对化疗药物，如多柔比星、长春新碱及靶向药物利妥昔单抗、硼替唑米、伏立诺他等的敏感性（Merli et al., 2015）。

3. 其他 mTOR 抑制剂　正由于上述 mTOR 抑制剂只针对 mTORC1，从而引起了 mTORC2-Akt 的反馈性激活，影响了药物的治疗效果。那么，对 mTORC1 和 mTORC2 同时具有抑制作用的 mTOR 抑制剂是否对肿瘤的治疗作用更佳呢？ Torin1 可以同 ATP 竞争性地与 mTOR 结合，具有同时抑制 mTORC1 和 mTORC2 的特性，在临床前研究中显示出更强的细胞增殖抑制作用。XL-765、PI-103 都是 PI3K-mTOR 抑制剂，在 I / II 期临床试验中，这两种药物显示了对进展期的实体瘤及转移的乳腺癌的疗效，对细胞增殖的抑制作用也强于雷帕霉素。CAL-101 是一种 PI3K 抑制剂，在难治性淋巴瘤的 I 期临床研究中也显示了优于雷帕霉素的治疗作用（Heras-Sandoval et al., 2014）。

（二）激活 AMPK 通路

1. 双胍类降糖药物　AMPK 通路在淋巴瘤中往往被抑制。应用药物激活 AMPK 通路可抑制 mTOR 信号通路，从而达到抑制淋巴瘤细胞增殖的作用。二甲双胍是口服的降糖药物，可以激活 AMPK 信号通路。大量的流行病学研究显示，二甲双胍的治疗可以降低许多肿瘤的发生率，如乳腺癌、前列腺癌、肠癌和胰腺癌。临床前研究也显示二甲双胍可以抑制原代淋巴瘤细胞及多种 T/B 淋巴瘤细胞株的增殖，如 SU-DHL-4、Namalwa、DB、SU-DHL-5、Daudi、Jurkat、6-TCEM、H9 和 HUT78 等，而对正常造血干细胞的增殖抑制作用很小。进一步的研究显示，二甲双胍抑制淋巴瘤细胞增殖及 mTOR 通路的作用是 AMPK 依赖性的，即敲低 AMPK 的表达，这种抑制作用也随之取消。通常应用 mTOR 抑制剂会引起 Akt 代偿性激活而导致 mTOR 抑制剂耐药。二甲双胍通过激活 AMPK 导致 mTOR 通路的抑制并不引起 Akt 的代偿性激活，从而减少了 mTOR 抑制剂的耐药。二甲双胍和 mTOR 抑制剂联合应用则增加淋巴瘤细胞 LC3 积聚和自噬小体形成，使淋巴瘤细胞对 mTOR 抑制剂更为敏感。不仅如此，二甲双胍还能诱导细胞对化疗药物更加敏感，增加化疗药物对淋巴瘤细胞的杀伤作用。另外，高血糖并接受 HyperCVAD 方案治疗的高侵袭性淋巴瘤 / 白血病，如淋巴母细胞淋巴瘤、Burkitt 淋巴瘤和 ALL 患者进行了随机的降糖药物临床试验，一组在接受 HyperCVAD 治疗的同时应用胰岛素降血糖；另一组则在接受 HyperCVAD 治疗的同时应用传统的口服降糖药如二甲双胍或噻唑烷二酮治疗。研究结果显示，接受胰岛素降糖治疗患者缓解的持续时间显著较接受二甲双胍的患者短，预后差。同样，胰岛素尤其是甘精胰岛素可激活恶性淋巴细胞的 Akt/mTOR 通路，从而促进细胞增殖及对化疗耐药。二甲双胍、罗格列酮则抑制该通路，促进恶性淋巴细胞对依托泊苷、门冬酰胺酶、长春新碱等化疗药物的敏感性（Pan et al., 2012）。

苯乙双胍是另一种二胍类的降糖药物，通过 LKB1 依赖的方式激活 AMPK 通路。苯乙双胍不仅可以激活 AMPK，还能抑制 Akt 的磷酸化。在小鼠模型中，苯乙双胍可显著抑制多种肿瘤，包括淋巴瘤的增殖，再一次证明对于血糖水平偏高的淋巴瘤／白血病患者，合理使用降糖药可激活 AMPK 通路，促进淋巴瘤细胞对化疗的敏感，为临床治疗带来了新的思路和方法（Rajeshkumar et al.，2017）。

2. 天然产物 黄连素是一种自然界的异喹啉类生物碱，也是中国传统的中药成分，可有效激活 AMPK 通路，抑制脂肪合成并促进脂肪酸的氧化。黄连素可有效促进肿瘤细胞的 AMPK 磷酸化并产生 ROS，同时抑制 ERK 磷酸化，最终导致肿瘤细胞克隆形成减少，黏附和迁移能力也显著减弱。

姜黄素也是一种天然产物，通过对多种细胞信号通路进行调节，如激活 AMPK 通路和 caspase 级联反应，抑制 mTOR 和 NF-κB 通路等抑制肿瘤细胞增殖。姜黄素激活 AMPK 通路，并不代偿性地激活 Akt 通路，相反还能抑制 Akt 通路及 NF-κB 通路，抑制淋巴瘤细胞的增殖（Zhu et al.，2017）。

3. 新型 AMPK 激活剂 5- 氨基咪唑 -4- 甲酰胺核苷（5-aminoimidazole-4-carboxamide-riboside，AICAR）是一种腺苷类似物，通过激活 AMPK 促进多种淋巴细胞白血病细胞株发生自噬，如 CCRF-CEM、NALM6、REH 和 SupB15 等。需要注意的是，AICAR 会导致 Akt/mTOR 的代偿性激活，从而减弱 AICAR 对细胞增殖的抑制作用。因此，建议 AICAR 应与 mTOR 抑制剂联合使用，从而最大限度地抑制恶性淋巴细胞增殖。另外，AICAR 与甲氨蝶呤合用可以加强 MTX 诱导的内质网压力并增加活化氧自由基的积聚，从而促进恶性淋巴细胞凋亡（Dembitz et al.，2017）。

四、小 结

自噬是一种高度保守的代谢过程，是细胞在压力环境下保持自身存活的一种方式。在肿瘤中自噬具有保护肿瘤细胞逃避缺氧、化放疗打击及逃逸死亡的功能。通过多药联合抑制 Akt/mTOR 通路或者激活 AMPK 通路引起细胞自噬性死亡已成为肿瘤治疗研究的热点。新的 Akt-mTOR 抑制剂及 AMPK 激活剂也都已进入了临床研究，通过对自噬的积极调控来改善淋巴瘤患者的预后，此为临床治疗提供了一条新的途径。

上海交通大学医学院附属瑞金医院 郑 重 王 黎 程 澍 王 焰 赵维莅

参 考 文 献

Atilla E，Atilla P A，Demirer T，2017. Current treatment strategies in relapsed/refractory mantle cell lymphoma：where are we now? Int J Hematol，105（3）：257-264.

Aubrey B J，Strasser A，Kelly G L，2016. Tumor-suppressor functions of the TP53 pathway. Cold Spring Harb Perspect Med，6（5）. pii: a026062.

Campo E，Cymbalista F，Ghia P，et al.，2018. TP53 aberrations in chronic lymphocytic leukemia：an overview of the clinical implications of improved diagnostics. Haematologica，103（12）：1956-1968.

Dembitz V，Lalic H，Visnjic D，2017. 5-Aminoimidazole-4-carboxamide ribonucleoside-induced autophagy flux during differentiation of monocytic leukemia cells. Cell Death Discov，3：17066.

Dong L H，Cheng S，Zheng Z，et al.，2013. Histone deacetylase inhibitor potentiated the ability of MTOR inhibitor to induce autophagic cell death in Burkitt leukemia/lymphoma. J Hematol Oncol, 6: 53.

Heras-Sandoval D, Perez-Rojas J M, Hernandez-Damian J, et al., 2014. The role of PI3K/AKT/mTOR pathway in the modulation of autophagy and the clearance of protein aggregates in neurodegeneration. Cell Signal, 26（12）: 2694-2701.

Li J, Kim S G, Blenis J, 2014. Rapamycin: one drug, many effects. Cell Metab, 19（3）: 373-379.

Lu T X, Young K H, Xu W, et al., 2016. TP53 dysfunction in diffuse large B-cell lymphoma. Crit Rev Oncol Hematol, 97: 47-55.

Merli M, Ferrario A, Maffioli M, et al. 2015. Everolimus in diffuse large B-cell lymphomas. Future Oncol, 11（3）: 373-383.

Pan J, Chen C, Jin Y, et al., 2012. Differential impact of structurally different anti-diabetic drugs on proliferation and chemosensitivity of acute lymphoblastic leukemia cells. Cell Cycle, 11（12）: 2314-2326.

Rajeshkumar N V, Yabuuchi S, Pai S G, et al., 2017. Treatment of pancreatic cancer patient-derived xenograft panel with metabolic inhibitors reveals efficacy of phenformin. Clin Cancer Res, 23（18）: 5639-5647.

Shimobayashi M, Hall M N, 2014. Making new contacts: the mTOR network in metabolism and signalling crosstalk. Nat Rev Mol Cell Biol, 15（3）: 155-162.

Tilija P N, Park P H, 2018. Adiponectin inhibits inflammatory cytokines production by Beclin-1 phosphorylation and B-cell lymphoma 2 mRNA destabilization: role for autophagy induction. Br J Pharmacol, 175（7）: 1066-1084.

Willenbacher W, Willenbacher E, Greil R, et al., 2016. Low Beclin-1 expression predicts improved overall survival in patients treated with immune-modulatory drugs for Multiple Myeloma and identifies autophagy inhibition as a promising potentially druggable new therapeutic target: An analysis from the Austrian Myeloma Registry（AMR）. Leuk Lymphoma. 57（10）: 2330-2341.

第五十一章　自噬与骨髓瘤

多发性骨髓瘤是血液系统的恶性肿瘤，表现为恶性浆细胞在骨髓内克隆性异常增殖，并分泌大量单克隆的免疫球蛋白或轻链，引起骨破坏、血钙升高、贫血、肾功能不全、感染和高黏滞血症等一系列并发症。骨髓瘤严重威胁着人类的健康，已成为继淋巴瘤后的第二大血液系统肿瘤。尽管以硼替佐米为代表的蛋白酶体抑制剂和以沙利度胺和雷那度胺为代表的免疫调节剂的出现极大地改善了患者的无病生存和总体生存时间，但仍然不能改变该病无法治愈的事实。医学界正极力寻找其他有效的治疗骨髓瘤的方案。

自噬对于骨髓瘤自噬具有双重作用：一方面，自噬可以清除细胞内异常的蛋白和细胞器，防止基因损伤，抑制肿瘤发生；另一方面，一旦肿瘤形成后，肿瘤细胞可利用自噬作用使自身在营养缺乏和低氧状况下得以存活。同时过度的自噬会促进肿瘤细胞发生另一种死亡方式——自噬性细胞死亡。靶向自噬正成为又一个新的骨髓瘤治疗策略。

一、自噬与骨髓瘤发生

（一）骨髓瘤中的未折叠蛋白反应、泛素蛋白酶体途径与自噬的关系

骨髓瘤细胞特征性的表现为大量合成和分泌单克隆的免疫球蛋白与轻链，易引起大量未折叠和错误折叠蛋白的产生及堆积，超出内质网折叠蛋白的能力，引起内质网应激（ER stress）。为避免过强和持久的内质网应激对细胞造成的伤害，骨髓瘤细胞会通过活化未折叠蛋白反应（UPR）诱导蛋白酶体途径降解，以及促进自噬来清除这些有潜在毒性的多余未折叠蛋白和错误折叠蛋白。值得注意的是，以上各条清除蛋白的通路之间存在复杂交错的联系。未折叠蛋白反应是通过激活内质网上的 3 个跨膜蛋白来实现的。这 3 个跨膜蛋白，包括肌糖调节酶（IRE1）、PKR 样 ER 激酶（PERK）和活化转录因子 6（ATF6）。通常它们与糖调蛋白（GRP78/Bip）结合，处于失活状态。当细胞内存在多余未折叠蛋白时，GRP78 从蛋白上解离，跨膜蛋白被激活。IRE1 包含激酶和内源性核糖核酸酶区域，后者是转录因子 X 盒结合蛋白 1（XBP1）的插入部位。XBP1 插入后上调 ER 扩张基因及编码 ER 伴侣蛋白基因的表达，增强内质网折叠蛋白能力；还能激活 Akt 介导的抗凋亡信号。另外，IRE1 激酶区域自身磷酸化，激活下游 JNK，通过 JNK 磷酸化 Bcl-2，使自噬基因 Beclin1 与Ⅲ型 PI3K 结合，促发自噬。PERK 是 UPR 中最重要的一个分支，在抑制蛋白翻译、减少蛋白进入内质网中起重要作用。PERK 通过磷酸化激活真核起始因子 2α（$eIF2\alpha$），抑制 eIF2β，阻断 eIF2 活化，抑制大部分蛋白的翻译。但仍保留了一些特殊 mRNA 的选择性翻译，如 ATF4。在 ATF4 的下游，促凋亡转录因子 CHOP（CADD153）激活 GADD34，GADD34 能通过 PP1，使 $eIF2\alpha$ 去磷酸化，从而起到负反馈调节作用。ATF4 还能上调自噬基因 LC3B 和 Atg12，CHOP 上调 Atg5。此外，ATF4 通过抑制Ⅰ型

PI3K 通路上调自噬，其中 ATF4 通过 Redd1 抑制 mTOR，CHOP 通过 Trb3 抑制 Akt。ATF6 存在 2 个亚型，即 α 和 β，但 UPR 主要针对 α 亚型。ATF6 激活后，转运到高尔基体，裂解暴露出核定位信号。在核内 ATF6α 调节 ER 基因的转录，促进内质网扩张，修正内质网应激，折叠更多的蛋白。ATF6 还通过 Akt 非依赖的 Rheb 和 mTOR 的激活，上调自噬，起到维持细胞存活的作用，从而使 UPR 与自噬通路发生联系（Cubillos-Ruiz et al.，2017；Gardner et al.，2013）。

泛素化蛋白酶体通路是细胞内蛋白降解的主要途径。当 UPR 对内质网的调节不足以清除过多的未折叠蛋白时，肿瘤细胞会通过泛素蛋白酶体通路和自噬溶酶体通路来完成对蛋白的降解。蛋白酶体抑制剂（如硼替佐米）在骨髓瘤治疗中的巨大成功提示，泛素化蛋白酶体通路在骨髓瘤细胞中异常活跃。这也说明抑制蛋白酶体对未折叠蛋白的降解造成有毒蛋白在骨髓瘤细胞内堆积，引起持续的内质网应激，继而发生凋亡，此是成功治疗骨髓瘤的关键（Kouroukis et al.，2014）。蛋白酶体抑制剂引起的持续的内质网应激客观上诱导了肿瘤细胞保护性自噬的发生（Kao et al.，2014）。自噬诱导药物或化合物联合自噬抑制剂有潜在促进凋亡的作用，大部分显示了协同作用，但在蛋白酶体抑制剂硼替佐米的治疗中存在例外。研究发现，硼替佐米联合抑制早期启动阶段的自噬抑制剂 3-MA 时产生的是拮抗作用，细胞凋亡减少。使用抗 LC3B 和 Beclin1 的 siRNA 抑制自噬，也显示了拮抗蛋白酶体抑制剂的作用。当硼替佐米与抑制自噬体和溶酶体融合的晚期自噬抑制剂巴佛洛霉素 A1 联合应用时，可增强内质网应激引起的凋亡，两者具有协同作用。而且单用硼替佐米诱导的内质网应激在 8 小时内出现，而巴佛洛霉素 A1 引起的内质网应激需 48 小时后出现，所以如果以巴佛洛霉素 A1 预处理 U266 细胞后，再加入硼替佐米处理，与两药同时运用相比，将进一步促进细胞凋亡。蛋白酶体抑制剂应用中，肿瘤细胞内复杂的自噬现象仍然没有明确的解释。一种观点认为，自噬诱导剂如某些化合物或药物可以促进自噬的启动，当大量自噬体形成后，加用晚期自噬抑制剂，抑制自噬体和溶酶体融合及内容物的降解，将不能为肿瘤细胞提供能量。大量自噬过程造成细胞的负担，增加细胞毒作用。蛋白酶体抑制剂诱导骨髓瘤细胞自噬上调，但对骨髓间充质干细胞的作用是抑制自噬，这有利于促间充质干细胞向成骨细胞分化，促进骨病变的修复。

（二）骨髓瘤中的自噬与凋亡

自噬与凋亡之间的关系更为复杂，有时协同，有时拮抗，有时互为前提。

1. 自噬为凋亡所必需　新型的免疫抑制剂 FTY720 作用于骨髓瘤 U266 细胞系时可以引起细胞凋亡，并同时检测到自噬标志物 LC3B-Ⅱ 表达的增强。这表明 FTY720 能同时诱导细胞凋亡和自噬。应用自噬抑制剂 Baf 作用于细胞后，细胞的凋亡减少，这提示自噬对凋亡有促进作用，可能机制是自噬在溶酶体降解了 Survivin 等抗凋亡因子或上游的调控因子，从而促进了凋亡。

2. 自噬抑制凋亡，保护细胞　冬凌草甲素诱导骨髓瘤 RPMI8226 细胞凋亡的同时，也诱发了自噬，这一过程中伴随着细胞内 ROS 的增加和核内蛋白 SIRT1 的减少。给予自噬抑制剂 3-MA 后，凋亡增加，提示冬凌草甲素诱导的自噬是抑制凋亡的，是肿瘤细胞保护性的自噬，凋亡才是诱导 RPMI8226 细胞死亡的主要途径（Zeng et al.，2012）。

3. 自噬与凋亡互为前提　As2O3 诱导 RPMI8226 细胞凋亡的过程中同时诱发自噬，

而且两者互为前提,使用3-MA抑制自噬实验提示,自噬是caspase依赖的凋亡途径的前提,自噬受抑制,凋亡也受抑制。zVAD-fwke凋亡抑制剂实验显示,凋亡是自噬发生的前提,凋亡受抑,自噬也受抑制(Zhou et al.,2016)。既往caspase-10和caspase-8通常认为只有促发凋亡的作用,而新的研究表明,在骨髓瘤细胞系中,caspase-10还是自噬促生存或促死亡中的关键环节,对于调节细胞生存至关重要(Lamy et al.,2013)。通常骨髓瘤细胞内具有基本的自噬维持生存,而caspase-10能阻止自噬过度引起的自噬性死亡的发生。在骨髓瘤细胞中caspase-10和它的相关蛋白cFLIP$_L$受到转录因子IRF4的调节。检测发现IRF4受原癌基因的调控,在骨髓瘤细胞中处于高表达状态,促进了caspase-10和cFLIP$_L$的表达及caspase-10/cFLIP$_L$异二聚体的产生,从而激活caspase-10发挥蛋白水解酶的作用。活化的caspase-10能裂解下游蛋白,而其中有一个最重要的底物是BCLAF1。BCLAF1能与抗凋亡的Bcl-2家族蛋白结合,促进凋亡。Bcl-2能通过结合Beclin1抑制自噬。正常情况下,当caspase-10活化后,分解BCLAF1,抑制BCLAF1与Bcl-2的结合,有利于Bcl-2与Beclin1的结合,调控过度自噬的发生。给予抑制caspase-10的抑制剂理论上将打破自噬的平衡,有利于自噬性死亡的发生,达到治疗肿瘤的目的(Dong et al.,2016)。

二、自噬与骨髓瘤治疗

(一)抑制自噬在骨髓瘤治疗中的作用

1. 自噬抑制剂的应用　检测发现多柔比星耐药发生在骨髓瘤细胞系RPMI8226/DOX中,自噬小体增多,反映自噬的标志物LC3-Ⅱ蛋白上调,提示自噬参与了骨髓瘤对多柔比星的耐药。多柔比星联合自噬抑制剂氯喹或3-MA能有效促进RPMI8226/DOX细胞系的凋亡。同样,用DNA破坏药物多柔比星或马法兰作用于骨髓瘤细胞系H929和RPMI8226,观察到caspase依赖的凋亡,同时也因为Bcl-2抑制,诱发了Beclin1介导的保护性自噬的增强。应用自噬抑制剂可增强肿瘤细胞对DNA损伤药物的敏感性。

PI3K/mTOR/Akt通路是多发性骨髓瘤发病中最重要和活跃的通路。靶向该通路的药物一直是骨髓瘤治疗的方向。同时如前文提到的mTOR对自噬有着负调控的作用,抑制该通路的药物将诱导肿瘤细胞保护性的自噬上调。在Aronson的研究中,使用PI-103(一种PI3K和mTOR的双重抑制剂)能有效抑制下游的蛋白酶体通路,但同时伴有代偿性的自噬上调,影响细胞凋亡。当联合PI-103和自噬抑制剂巴佛洛霉素A1用于骨髓瘤MM1S和H929细胞系时,可以观察到,随着自噬受抑制,细胞凋亡增多。

索拉非尼是多靶点的受体酪氨酸激酶抑制剂,能诱导骨髓瘤细胞系LP1和RPMI8226的死亡。检测发现索拉非尼处理的骨髓瘤细胞系中,伴随着P62(自噬溶酶体降解的蛋白)的减少和LC3的酯化增多,提示自噬上调。联合自噬抑制剂3-MA和氯喹,能有效增强索拉非尼诱导的骨髓瘤细胞系死亡,提示索拉非尼在骨髓瘤中诱导产生的自噬是肿瘤保护性的,抑制自噬能加强诱导细胞死亡的作用。

2. 抑制自噬的化合物　钙蛋白酶能有效阻断硼替佐米诱导的保护性自噬,增强硼替佐米的抗肿瘤作用。研究认为,钙蛋白酶是通过抑制自噬体与溶酶体的融合来抑制自噬,促进硼替佐米的细胞毒作用(Williams et al.,2013)。

大环内酯类抗生素,如克拉霉素、阿奇霉素、红霉素。因其结构类似于自噬抑制剂巴佛洛霉素 A1，也被发现具有抑制自噬的作用。硼替佐米联合克拉霉素或阿奇霉素作用于骨髓瘤细胞系 IM-9、U266 和 RPMI8226，观察到细胞毒作用的增强。这一作用是通过双向抑制蛋白酶体通路和自噬通路，引起聚集体形成增多、细胞内泛素化蛋白堆积及内质网应激诱导的促凋亡转录因子 CHOP 上调来实现的。

（二）促进自噬在骨髓瘤治疗中的作用

糖皮质激素在骨髓瘤治疗中具有重要的地位。地塞米松作用于骨髓瘤细胞系 LP1 发现，地塞米松是通过 PML/Akt 依赖的途径来诱导自噬，并诱发自噬性死亡以促进肿瘤细胞死亡的（Laane et al.，2009）。

铁螯合剂地拉罗司能通过诱导自噬在骨髓瘤系或原代细胞中发挥抗肿瘤作用。研究表明，自噬是通过抑制 mTOR 实现的，检测发现铁螯合剂处理骨髓瘤细胞后，mTOR 下游 p70S6 激酶磷酸化水平下调，说明 mTOR 受到抑制（Wang et al.，2011）。

肿瘤细胞内存在高水平的 NAD^+ 周转率，FK866 作为 NAD^+ 的耗竭剂，能通过促进自噬引起骨髓瘤细胞死亡。这一骨髓瘤细胞自噬性的死亡程序是通过双重机制实现的，首先，它能抑制 MAPK 途径，引起转录因子 EB（TFEB）的细胞核定位，诱导自噬相关基因（Atg）的上调；其次，它能直接抑制 PI3K/mTORC1 通路，诱导自噬。

三、小　结

骨髓瘤细胞中存在大量未折叠蛋白和错误折叠蛋白，有赖于未折叠蛋白反应及时调节内质网的功能，若调节失败，蛋白最终靠蛋白酶体途径及自噬途径消除，达到平衡。蛋白酶体抑制剂在骨髓瘤治疗中的巨大成功提示打破肿瘤细胞内蛋白代谢的平衡，将是未来治疗的方向。随着人们对自噬在骨髓瘤发病、发展中的深入理解，自噬调节剂将成为未来的新的治疗选择。

上海交通大学医学院附属瑞金医院　郑　重　王　黎　程　澍　王　焰　赵维莅

参 考 文 献

Cubillos-Ruiz J R，Mohamed E，Rodriguez P C，2017. Unfolding anti-tumor immunity：ER stress responses sculpt tolerogenic myeloid cells in cancer. J Immunother Cancer，5：5.

Dong Z，Liang S，Hu J，et al.，2016. Autophagy as a target for hematological malignancy therapy. Blood Rev，30（5）：369-380.

Gardner B M，Pincus D，Gotthardt K，et al.，2013. Endoplasmic reticulum stress sensing in the unfolded protein response. Cold Spring Harb Perspect Biol，5（3）：a013169.

Lamy L，Ngo V N，Emre N C，et al.，2013. Control of autophagic cell death by caspase-10 in multiple myeloma. Cancer Cell，23（4）：435-449.

Kouroukis T C，Baldassarre F G，Haynes AE，et al，2014. Bortezomib in multiple myeloma：systematic review and clinical considerations. Curr Oncol，21(4)：e573-e603.

Kao C，Chao A，Tsai C L，et al.，2014. Bortezomib enhances cancer cell death by blocking the autophagic flux through stimulating ERK phosphorylation. Cell Death Dis，5：e1510.

Laane E，Tamm K P，Buentke E，et al.，2009. Cell death induced by dexamethasone in lymphoid leukemia is mediated through initiation of autophagy. Cell Death Differ，16（7）：1018-1029.

Wang Z，Cao L，Kang R，et al.，2011. Autophagy regulates myeloid cell differentiation by p62/SQSTM1-mediated degradation of PML-RARalpha oncoprotein. Autophagy，7（4）：401-411.

Williams J A，Hou Y，Ni H M，et al.，2013. Role of intracellular calcium in proteasome inhibitor-induced endoplasmic reticulum stress，autophagy，and cell death. Pharm Res，30（9）：2279-2289.

Zeng Y,Yang X,Wang J,et al,2012.Aristolochic acid I induced autophagy extenuates cell apoptosis via ERK 1/2 pathway in renal epithelial cells.PloS One,7(1)：e30312.

第十二篇
自噬与创伤

在人体各部位外伤中，中枢神经系统（central nervous system，CNS）损伤最为严重，自噬在中枢神经系统外伤中作用的研究也远多于其他组织器官创伤的研究。因此，本篇重点介绍自噬在中枢神经系统损伤中的作用及相关机制。

中枢神经系统创伤主要包括脑外伤（traumatic brain injury，TBI）和脊髓损伤（spinal cord injury，SCI），是在全球范围内引起青壮年人群死亡与长期残疾最重要的原因。因病患多在其人生的黄金时期出现功能障碍，TBI和SCI对其个人、家庭与社会均带来巨大的身体、心理与经济负担。然而，目前针对TBI与SCI尚无安全有效的治疗方法或策略，这至少有一部分原因归功于损伤机制的复杂性。大部分TBI与SCI由病理生理活动相关的二次级联损伤引起，进而加剧了原本机械性外力造成的原发性损伤。由于原发性损伤与外力直接作用相关，难以进行干预和逆转，治疗和防止继发性损伤是处理TBI与SCI患者的主要治疗目标。TBI与SCI后继发脑损伤机制非常复杂，主要包括但不限于氧化应激、线粒体功能障碍、神经细胞死亡、脑水肿、血脑屏障破坏与炎症反应等。在损伤后的二次生化反应中，细胞自噬在其中发挥着重要作用。本章将重点阐述细胞自噬在中枢神经系统创伤中的研究进展，明确创伤后自噬水平及相关分子机制，以及如何有效调节自噬为中枢神经系统外伤的保护及治疗提供潜在靶点。

第五十二章　自噬与脑外伤

第一节　脑外伤后自噬的发生过程与分子机制

一、脑外伤后自噬的发生过程

脑外伤后继发性脑损伤所导致的最严重后果是神经细胞死亡，以往认为坏死和凋亡是脑外伤所诱导的细胞死亡的主要方式。近年来，一种新的程序性细胞死亡方式为自噬性细胞死亡（autophagic cell death），即Ⅱ型程序性细胞死亡，其越来越被重视。自噬是由 Ashford 和 Porter 在 1962 年发现细胞内的"自己吃自己"（self-eating）的现象后提出的，是指从粗面内质网的无核糖体附着区脱落的双层膜包裹部分胞质和细胞内需降解的细胞器、蛋白质等成分形成自噬体，并与溶酶体融合形成自噬溶酶体，降解其所包裹的内容物，以实现细胞本身的代谢需要和某些细胞器的更新。某些情况下在氧化、缺血 / 再灌注、TNF-α、FasL、钙超载、毒性化合物等因素刺激下，线粒体释放 cyc-c 等激活凋亡因子，自噬可保护细胞免于凋亡和坏死的危险。此时，细胞启动自噬来清除受损线粒体，避免凋亡因子释放进入胞质，同时提高细胞对低氧的耐受力，对细胞起到一定保护作用。在形态学上，即将发生自噬（autophagy）的细胞质中出现大量游离的膜性结构，并发展成为由双层膜结构形成的空泡，其中包裹着变性坏死的细胞器和部分细胞质，进而与溶酶体融合形成自噬溶酶体（autophagolysosome 或 autolysosome），降解其所包裹的内容物（如蛋白质分解为氨基酸，核酸分解为核苷酸），以实现细胞本身的代谢需要和某些细胞器的更新。自噬体双层膜的起源尚不清楚，有学者认为其来源于粗面内质网，也有学者认为其来源于晚期高尔基体及膜囊泡体，也有可能是重新合成的。

人们将自噬称为Ⅱ型程序性细胞死亡，这种类型的细胞死亡表现为胞质中出现了大量包裹着胞质和细胞器的空泡结构及溶酶体对空泡内成分进行降解。自噬在细胞的生长、发育和疾病发生中起着很重要的作用。随着参与自噬性细胞死亡途径的关键成分的鉴定成功，研究者对其分子机制、病理和生理功能等有了进一步的了解。正如当年对细胞凋亡的研究一样，自噬的研究现已成为生命科学领域的一个新的研究热点。

2005 年 Diskin 首次报道细胞自噬在小鼠闭合性颅脑损伤后 4 小时开始表达，1 周时达到高峰，持续 3 周左右，与 Bcl-2 的相互作用和自噬调节密切相关蛋白 Beclin1 在神经元和星形胶质细胞中均有表达（Diskin et al.，2005），与健侧大脑半球相比，损伤侧 Beclin1 阳性细胞的数量明显增加。还报道损伤侧只有 17% ～ 37% Beclin1 阳性细胞与 TUNEL 阳性细胞共定位，说明有相当一大部分的细胞是经过自噬性细胞死亡途径而引起细胞死亡的。2008 年 Clark 等在脑外伤等急性神经损伤的患者中也发现了这一现象（Clark et al.，2008）。但是自噬大量增加的结果对机体是起到保护作用还是起到损害作用，一直以来都存在很大的争议。某些情况下，自噬可保护细胞免于凋亡和坏死的危险。例如，在氧化、缺血/再灌注、TNF-α、FasL、钙超载、毒性化合物等一些有害因素刺激下，线粒体释放 cyt-c 等激活凋亡因子，细胞启动自噬来清除受损线粒体，避免凋亡因子释放进入胞质，同时提高细胞对低氧的耐受能力，对细胞起到一定的保护作用（Diskin et al., 2005；Clark et al., 2008）。机械性损伤直接造成的细胞死亡及细胞凋亡被认为是脑外伤后神经元死亡的重要机制。自噬起保护作用还是加剧损伤的作用取决于自噬具体所处的地位和发生的阶段，因此自噬目前暂被人们认为是一把双刃剑。相关研究也随即在脑外伤动物模型中展开，包括神经细胞损伤和修复与自噬的关系等，研究的根本目的是解答自噬在脑外伤所致的神经细胞损伤与修复中的作用、其调节机制及与细胞凋亡信号之间的相互作用。

二、脑外伤后自噬发生的分子机制

自噬发生需要有众多分子的参与，如自噬相关基因（autophagy-related gene，Atg）、微管相关蛋白 1 轻链 3（microtubule associated protein 1 light chain 3，MAP1-LC3）等。自噬体的检测对研究自噬尤为重要。目前以透射电子显微镜下观察到内含胞质成分的空泡状双层膜样结构——自噬体为检测自噬的金指标。MAP1-LC3 是检测自噬的标志蛋白，通过检测其所含两种蛋白（MAP1-LC3-Ⅱ、MAP1-LC3-Ⅰ）含量和比值能够反映细胞自噬活性。此外，Beclin1 和自噬底物蛋白 P62 也是检测自噬的常用指标。因此，脑外伤后细胞自噬发生的分子机制主要源于以下方面。

（一）ATG8/LC3——微管相关蛋白轻链 3

存在两种可相互转化的形式，即 LC3-Ⅰ 和 LC3-Ⅱ。细胞内新合成的 LC3 经过加工，成为胞质可溶形式的 LC3-Ⅰ，后者经剪切和泛素化加工修饰后，与自噬泡膜表面的磷脂酰乙醇胺（PE）结合，成为膜结合形式的 LC3-Ⅱ。LC3-Ⅱ定位于前自噬体和自噬体，是自噬体标志分子，随着自噬体膜的增多而增多。LC3-Ⅱ的含量或 LC3-Ⅰ/LC3-Ⅱ 的比值与自噬泡的数量呈正相关，在某种程度上反映了细胞的自噬活性。

（二）Beclin1 与 Bcl-2 家族蛋白

Beclin1 基因位于人类染色体 17q21 上，约 150kb，是一种双等位抑癌基因，其杂合子缺失是细胞发生恶性转化的原因之一。Beclin1 蛋白是在研究抗凋亡蛋白 Bcl-2 保护中枢神经系统时，在小鼠脑库中通过酵母双杂交筛选到 Bcl-2 互作蛋白。它由 450 个氨基酸组成，分子质量为 60kDa，定位于多种细胞器中，如高尔基体、内质网、线粒体等。它是酵母 Atg6 蛋白同源蛋白，相似度达 24.4%。它可以恢复 Atg6 基因被破坏的酵母的自噬能力。Beclin1 包含四个重要的结构域：Bcl-2 结合结构域（BH3）、螺旋-螺旋结构域（coiled-coil domain，CCD）、进化保守结构域（evolutionarily conserved domain，ECD）和核转出结构域。Beclin1 蛋白可视为一个平台，其他调节蛋白通过这些结构域形成蛋白复合体，调节自噬水平。如Ⅲ级 PI3K/Vps34 同 Beclin1 的 ECD 结构域结合，UVRAG（UV radiation resistance-associated gene）与 Beclin1 的 CCD 结构域结合，促进细胞自噬。Bcl-2 或 Bcl-xL 可以结合 Beclin1 的 BH3 结构域，从而抑制自噬。

（三）P62

P62 也被称为 SQSTM1。P62 是一个泛素化结合蛋白，在不同的神经退行性疾病中都发现它在胞质及核内泛素化的蛋白聚集体处聚集，是蛋白聚集体的组成成分。P62 与 GFP-tagged 或 myc-LC3 的自噬定位相同，参与自噬过程并被降解。P62 有一个短的 LC3 相互作用区域，可和 LC3 直接作用。P62 在多种细胞和组织中都有表达，可作为一个脚手架蛋白参与多种信号转导过程。P62 是在自噬溶酶体中降解。因此，自噬被抑制时 P62 水平升高，证明这种蛋白与自噬的活性成反比。因此，蛋白质印迹技术检测 P62 水平的降低也能反映自噬活性程度。而 P62 增加暗示自噬 / 溶酶体降解途径被抑制（Nezis et al., 2008）。

此外，自噬作为一种重要的物质代谢方式，其发生受到严格的控制和调节，主要的自噬调节机制有 PI3K、雷帕霉素靶蛋白（TOR）、GAl3 蛋白和氨基酸、激素等。mTOR 信号途径在自噬的调节过程中为最中心的环节，TOR 激酶是氨基酸、ATP 和激素的感受器，可抑制自噬的发生，是自噬的负调控分子，并发挥"门卫"（gatekeeper）作用。哺乳动物细胞中的核糖体蛋白质 S6（p70S6）抑制自噬的发生，它位于 TOR 信号途径下游，其活性受 mTOR 调节。雷帕霉素通过抑制 mTOR 的活性发挥抑制 p70S6 活性、诱导自噬发生的作用，然而 TOR 激酶抑制自噬的信号通路目前尚未完全明了。此外，Ⅲ型 PI3K 也参与了自噬体的形成过程。Ⅲ型 PI3K 可磷酸化磷脂酰肌醇（PtdIns），生成 3- 磷酸磷脂酰肌醇（PtdIns3P）。PtdIns3P 募集胞质中含 -FYVE- 或 -PX- 基序的蛋白质用于自噬体膜的形成。Ⅲ型 PI3K 还可与 Beclin 1 形成复合物参与自噬体的形成。P62 为一种多区域结合蛋白，它可以在细胞质中募集重要的信号分子并使之寡聚化来调控着细胞的存活或死亡。P62 与 PB1 和 NBR1 结合在一起形成多聚泛素肽聚合物，通过自噬调控多聚泛素的合成与输送，清除错误折叠聚集蛋白和失去功能的细胞器。P62 可通过一个称为 LC3 相互影响区域（LCR）的部位结合与自噬调控因子 Atg8/LC3 结合在一起，它的蛋白表达水平可以用来反映自噬情况。有研究表明，抑制自噬与 P62 表达水平增多相关联（Wang et al., 2006）。

第二节 自噬在脑外伤中的作用

早先的文献已经从不同角度证实 TBI 后会出现不同程度的自噬增加现象。2008 年 Lai 等报道，在小鼠 CCI 模型的研究中，TBI 发生后 2 ～ 48 小时，单侧损伤部位附近的皮质与海马中可以出现自噬体空泡、片层小体和次级溶酶体，损伤侧大脑 LC3-Ⅱ 蛋白量相对于正常侧增加了近 1 倍（Lai et al., 2008）。Liu 和 Sadasivan 等在大鼠 CCI 模型中也得出相似的结果，相对于阴性对照组，损伤组大脑 LC3-Ⅱ 蛋白量增加了 100% ～ 200%（Liu et al., 2008）。我们课题组在小鼠 CCI 模型上开展研究，结果表明 LC3 在大鼠脑外伤后成倍增加，持续表达至伤后 32 天，约在伤后 8 天达到顶峰（Zhang et al., 2008）。此外，也有研究探讨了 TBI 后自噬发生的发育差异和性别差异，通过利用模拟 1 ～ 4 岁儿童脑代谢、神经发育及突触形成的年幼大鼠模型（生后 1 天大鼠），研究结果证实 LC3-Ⅱ 在 TBI 24 小时和 48 小时后幼年大鼠脑中也存在表达增加，即创伤引发的自噬激活并不局限于成熟的哺乳动物大脑，不存在发育差异；但是，雄性大鼠脑中 LC3-Ⅱ 的表达明显高于雌性，即存在性别差异。综上所述，不同的动物模型都证实在 TBI 后自噬激活，并且 Clark 等还报道了人脑外伤后自噬被激活（Clark et al., 2008）。

然而，自噬在 TBI 中的作用还存在争议。一方面，自噬可以通过清除损伤蛋白及细胞器以减少线粒体能量消耗，此有利于组织修复；另一方面，自噬也可以表现出一些不良效应，如损伤、减少功能性大分子和细胞器、加重细胞应激等。适度的自噬是细胞完成自身代谢和细胞器更新的重要方式，对维持机体内环境稳定及调控细胞损伤和老化具有重要意义；而非生理性的、过度的自噬则会导致细胞过多死亡，从而引起组织器官产生病理性变化。因此，在 TBI 中自噬同样被认为是一把双刃剑，自噬起保护作用或加剧损伤的作用取决于自噬具体所处的地位和发生的阶段。脑外伤过程中自噬现象的发现为脑外伤的治疗提供了一个新的治疗靶点，但是调节中枢系统疾病中自噬活动的治疗方法还非常有限。主要可能是自噬在脑外伤过程中的"双刃剑"作用（Luo et al., 2011；Clark et al., 2008），轻度的自噬可以保护神经元，有利于细胞存活，但重度的自噬又会通过增加细胞凋亡及坏死而使损伤加重。自噬在脑外伤中的研究意义非常重大，一是在于它本身诱导自噬性细胞死亡方面和与凋亡信号之间的交互作用方面；二是自噬可能在受损神经细胞中激活一些凋亡的启动因子，诱导细胞凋亡程序的启动（Viscomi et al., 2012）。脑外伤可诱导自噬发生，脑损伤神经元细胞自噬异常增多可能是导致中枢神经系统结构和功能损伤的重要启动因素之一。如果能够早期、有效调节自噬激活，有望减轻神经元死亡，甚至减少细胞凋亡的发生。

一、自噬激活对脑外伤起保护作用

雷帕霉素是一种免疫抑制药物，具有抗炎作用，并且可以抑制细胞增殖。在自噬相关研究中，雷帕霉素被用于阻断哺乳动物 mTOR，进而活化Ⅲ型 PI3K，最终引发自噬激活增加。Erlich 等在小鼠脑损伤 CCI 模型中于损伤后腹腔注射雷帕霉素，发现可以明显改善小鼠脑损伤后的神经功能恢复。实验中也发现雷帕霉素可以抑制 p70S6K90 磷酸化，进而诱导自噬，并观察到可以减少小胶质细胞/巨噬细胞活化，抑制损伤引发的炎症反应及胶质增生，增加损伤部位幸存神经元的数量（Erlich et al., 2007）。此外还有研究发现，在雷帕霉素治疗的损伤小鼠模型中，损伤小鼠会出现损伤侧 Beclin1 蛋白表达上调，进一步证实自噬增加。Davis 等通过对 CCI 模型大鼠采取禁食 24 小时后，发现禁食可以减轻脑组织损伤程度，并改善损伤后大鼠的学习记忆能力，尽管其机制中未涉及自噬在其中的作用，但考虑到禁食可以通过 mTOR 通路激活细胞自噬，从而改善神经功能（Davis et al., 2008）。以上的研究结果证实了自噬在脑外伤中起保护作用。

二、自噬激活加重脑外伤

有研究证明，自噬在创伤性脑损伤后表现出一种损伤作用，而非保护作用（Luo et al., 2011）。脑外伤引起的自噬激活可被自噬的抑制剂 3-MA 与 BFA 所抑制，其中 3-MA 是一种广泛应用的自噬抑制剂，并能抑制Ⅲ型 PI3K。我们前期的研究表明，侧脑室单次 3-MA 预给药能减少 TBI 诱导的神经细胞死亡及脑缺损体积，并能改善运动功能和加速学习与记忆能力的恢复。进一步研究表明，与对照组相比，3-MA 能减少小鼠损伤侧大脑皮质和海马组织自噬相关蛋白LC3-Ⅱ与Beclin1的表达量，并维持P62蛋白水平。此外，3-MA还能抑制TBI诱导的细胞凋亡（Luo et al.，2011），可以使TBI后LC3-Ⅱ与PI阳性神经细胞重叠的数量减少，进一步表明自噬与细胞死亡可能存在某种关联，自噬可能参与了脑外伤引起的神经元死亡。此外，3-MA与BFA均能减轻脑外伤引起的神经细胞死亡与脑缺损体积。自噬抑制剂的这些保护作用可能与抑制脑外伤引起LC3表达上调及P62蛋白表达的下调有关。总之，以上研究表明，细胞自噬参与了脑外伤后的病理生理过程，通过运用3-MA等自噬抑制剂又可以减轻脑外伤程度并改善神经功能（Luo et al.，2011）。

质膜完整性的永久性丧失是确定细胞死亡最为普遍的标准（Whalen et al.，2008）。之前的研究表明PI染色的方法已经运用于鉴别受损细胞，并能作为细胞死亡的标志物，而且呈现PI阳性的细胞主要是神经元，很少为神经胶质细胞（Luo et al.，2010）。我们的前期工作中使用自噬特异性抑制剂3-MA来研究自噬在脑外伤引起的质膜损害、细胞凋亡中的可能作用。结果表明抑制自噬能抑制外伤引起的细胞质膜破坏（PI标记法测定）。为了证实受损细胞能否代表脑外伤引起的细胞永久性丧失，我们还研究了脑外伤后脑组织的损伤体积变化，发现自噬抑制剂能明显减小脑的损伤体积，表明抑制自噬能减轻脑外伤引起的永久性神经细胞死亡，但相关机制及神经细胞死亡的种类和分型等还需要进一步研究。此外，我们还检测了自噬对脑外伤后的小鼠运动功能的影响，发现抑制自噬能明显减轻脑外伤引起的运动功能障碍（Luo et al.，2011）。

脑外伤患者常伴有一定程度的学习记忆等高级神经功能损害，这与学习记忆环路的功能细胞或纤维联系破坏有关。海马结构作为边缘系统的重要组成部分，在认知、学习记忆巩固与加强中起至关重要的作用。有研究表明，海马区神经元对缺血缺氧耐受能力较差，颅脑损伤及伤后颅内低灌注环境会直接或间接引起海马区神经元的变性、坏死，导致该区域功能神经元的丢失，不同程度地影响损伤个体的学习及记忆功能（Vorhees et al.，2006）。为了研究海马的功能，水迷宫实验已广泛应用于啮齿类动物实验中，然而海马损伤与学习记忆功能障碍之间的关系非常复杂。我们的研究表明，脑外伤损伤个体的学习及记忆功能抑制自噬后能明显改善学习记忆能力，提示自噬途径也许能为进一步认识海马损伤与学习记忆功能障碍之间的关联提供新的思路。

综上所述，各种研究证据表明在创伤性脑损伤后的受损脑组织中自噬增加，其对于损伤组织的作用仍存在争议，研究结果大多仍属于推定，缺乏直接证据，因此在脑外伤方面自噬目前仍被认为是一把双刃剑，自噬的保护作用或加剧损伤的作用取决于自噬具体所处的地位和发生的阶段。深入研究脑外伤后自噬激活机制及调控途径可以明确自噬对脑外伤的确切作用，为改善创伤性脑损伤患者的预后提供新的治疗靶点。

第三节　脑外伤后自噬与其他程序性细胞死亡方式的相互转化

一、脑外伤后程序性细胞死亡的方式

多年来，研究者先后发现在多种疾病的发生和发展过程中除了存在凋亡和坏死两

种经典细胞死亡模式外，还存在其他的死亡方式，如胀亡（oncosis）、自噬性死亡（autoschizis）、非凋亡性程序性细胞死亡（paraptosis）等。随着研究不断深入，研究者发现坏死并不是绝对不受调控的、消极的死亡方式，在特定情况下，可以受到细胞信号的调控，从而成为一种有序的死亡过程，被称为程序性坏死（necroptosis），作为一种具有坏死特征却可被调控的新型死亡方式，近年来程序性坏死受到研究者的广泛关注。

研究发现，当死亡受体受到 TNF-α、Fas 配基（Fas ligand，FasL）、肿瘤坏死因子相关凋亡诱导配基（tumor necrosis factor related apoptosis-inducing ligand，TRAIL）等配体作用被激活时（Vanlangenakker et al.，2008），有两个蛋白在之后的通路转导中起到决定性作用。这两个蛋白分别是受体交互作用蛋白 1（receptor interaction protein 1，RIP1）和受体交互作用蛋白 3（receptor interaction protein 3，RIP3），二者属于同一家族，均为丝/苏氨酸蛋白激酶。RIP1 由三部分构成，即羧基端的死亡决定簇（death domain，DD）部分、中段的 RIP 家族相互作用序列（RIP family homotypic interaction motifs，RHIM）部分和氨基端的激酶结构域（kinase domain，KD）部分，RIP3 不包括 DD 部分，只由 RHIM 和KD 两部分构成（Festjens et al.，2007）。

死亡受体活化后迅速形成聚合体，而后 RIP1 通过 DD 部分与死亡受体结合，于是死亡受体、RIP1 结合在一起形成复合物 I。此外，TNF-α 受体还与肿瘤坏死因子的死亡决定簇（tumor necrosis factor receptor-1 associated death domain，TRADD）结合。因此，在复合物 I 中还包含有 TRADD 或 FADD。而后复合物 I 经内吞作用，受体从复合物中解离，而胞质中的 RIP3 通过其 RHIM 部分与 RIP1 的 RHIM 部分结合，形成复合物 II。复合物 II 中包括 FADD，其来源有两个：一是 TNF-α 受体来源的经内吞后与 TRADD 结合；而另一个是 Fas 和 TRAIL 受体来源的，则由复合物 I 继承。FADD 募集 caspase-8 的聚集，这会造成 caspase-8 自行激活，从而激活外源性凋亡途径；它同时会通过切割作用将 RIP1和 RIP3 降解，封闭程序性坏死通路，使凋亡成为优势通路。因此，我们通常只是观察到死亡受体介导细胞凋亡，并非坏死；只有在外源性凋亡，尤其是凋亡相关蛋白 caspase-8活性被抑制的条件下，程序性坏死才会被观察到（Degterev et al.，2005）。

当 caspase-8 活性降低，它就不能充分切割分解 RIP1 和 RIP3。集聚在一起的 RIP1 和RIP3 就可以相互磷酸化各自的 KD 部分。RIP1 和 RIP3 的磷酸化导致复合体构造发生变化，进一步加强复合物 II 的稳定性，同时激活 RIP3，将坏死信号向下游传递。RIP1 与 RIP3形成复合物及相互磷酸化在程序性坏死发生过程中起到了关键作用，并且这一过程在其他细胞死亡方式中不存在，故而也成为程序性坏死的特异性标志（Cho et al.，2009）。

程序性坏死是死亡受体介导非 caspase 依赖性的细胞死亡方式，目前认为发生程序性坏死的细胞具有以下特征（Degterev et al.，2005）：①具有坏死样的形态学改变，早期可观察到细胞膜的破坏；②线粒体膜电位消失；③有自噬伴随，并且自噬可能作为坏死过程的下游机制；④某些细胞发生程序性坏死中可伴有活性氧（ROS）的增加；⑤程序性坏死可被 NEC-1 特异性抑制，凋亡抑制剂如 Z-VAD-FMK 不会抑制坏死过程。

脑外伤后除直接外力作用造成的原发性损伤外，还有涉及多种病理学效应所致的继发性脑损伤，参与神经细胞损伤的病理机制主要有线粒体损伤及功能障碍、继发性兴奋性氨基酸受体激活、氧自由基产生、caspase 激活及级联放大、炎症反应和内皮细胞功能紊乱等。因此，脑外伤造成的神经细胞损伤涉及死亡程序中的多种病理机制，只有对脑外伤后引起的多种病理机制进行综合治疗才有望达到良好的预后效果。近年来，对细胞死亡途径的调控成为颅脑外伤研究的热点之一，对于探索减少神经细胞死亡和改善神经功能障碍的治疗靶点具有重要意义。我们的研究表明，NEC-1能够抑制TBI引起的自噬和凋亡活性上调，并且NEC-1对于自噬和凋亡的影响机制可能参与了TBI后组织病理损害和功能障碍的修复过程（Wang et al.，2012）。

二、脑外伤后自噬与细胞凋亡的关系

脑外伤中自噬与凋亡关系的研究意义：一是在于它本身诱导自噬性细胞死亡方面和与凋亡信号之间的交互作用方面；二是自噬可能在受损神经细胞中激活一些凋亡的启动因子，诱导细胞凋亡程序的启动。自噬与凋亡的关系涉及有关脑外伤后细胞死亡生存机制的调节，因此它在脑外伤后神经细胞损伤和修复过程的作用是值得研究的重要课题。

溶酶体是自噬包含物的最终降解场所，溶酶体不仅与细胞坏死有关，还涉及凋亡的发生。溶酶体酶cathepsin与caspase活化及凋亡有关。溶酶体酶cathepsin D的释放早于cyt-c释放和线粒体膜电位改变及凋亡形态出现（Turk et al.，2000），Cathepsin B可直接裂解caspase-11和caspase-1酶原直接启动凋亡程序。溶酶体中的蛋白酶还可裂解BID（Arg65），裂解的BID自胞质转移至线粒体膜，使线粒体释放细胞凋亡因子，从而通过线粒体途径活化caspase（Luo et al.，2010）。BID被认为是内源性多肽酶蛋白水解活性的感受器，增加细胞对凋亡的敏感性。另外，溶酶体中内源性核酸酶可直接降解DNA，使细胞出现凋亡特征。在某些情况下，自噬可保护细胞免于凋亡和坏死的危险。各种因素（如氧化、缺血/再灌注、TNF-α、FasL、钙超载、毒性化合物）刺激下，线粒体渗透性转运孔（mitochondrial permeability transition pore，MTP）开放，线粒体肿胀，释放cyc-c等凋亡因子，此时细胞启动自噬来清除受损线粒体，避免凋亡因子释放进入胞质，同时提高细胞对低氧的耐受力，对细胞起到一定保护作用。

在细胞中，自噬既可以作为一种防御机制来抵御环境变化对细胞造成的损伤，又可作为一种死亡机制诱导细胞发生一种异于凋亡的细胞程序性死亡，即PCD Ⅱ。PCD Ⅱ在某些时候又与PCD Ⅰ（即凋亡）有着密不可分的关系（Luo et al.，2011），自噬可作为始因诱导凋亡发生，阻断自噬将延缓凋亡，而广谱caspase抑制剂对自噬不产生影响。总之，自噬和凋亡相互作用，共享着一些调控因子，参与了细胞稳定状态的维持和一些疾病的发生过程。

据报道，与Beclin1相互作用的Bcl-2蛋白在诱导自噬中起着重要的作用。Bcl-2通过Beclin1上的BH-3链与Beclin1相互作用，从而影响Beclin1的活性（Sadasivan et al.，2008）。在正常的内环境稳定的情况下，Beclin1结合Bcl-2不能有效地诱导自噬。当外在压力或损伤引起细胞内环境稳定破坏时，与Bcl-2结合的Beclin1减少，以允许更多的Beclin1来诱导自噬，这些蛋白的相互作用被认为是有意义的，因为它能控制自噬与凋亡之间的相互转换（Sadasivan et al.，2008；Luo et al.，2011）。Beclin1与Bcl-2水平的比已经被认为是作为调节自噬的一种重要方法（Luo et al.，2011）。

三、脑外伤后自噬与程序性坏死的关系

2008年，有学者研究发现使用程序性坏死特异性抑制剂NEC-1能够减轻脑外伤后的

组织损伤并有助于神经功能修复（You et al.，2008）。这一发现表明，除了先前发现的凋亡（PCD Ⅰ）和自噬性细胞死亡（PCD Ⅱ）外，在脑外伤后引起的程序性细胞死亡过程还包括程序性坏死。同时，在对脑缺血及脑卒中的研究中，研究者也发现程序性坏死参与了这些疾病导致的病理变化过程（Xu et al.，2010）。

necrostatin-1（NEC-1）被证实是一种细胞 RIP1 的特异性抑制剂并能够有效抑制程序性坏死。并且有研究者发现 NEC-1 能够减少脑外伤后的损伤细胞数（PI 阳性细胞数）和组织缺损程度，甚至可以改善脑外伤后的神经功能及预后（You et al.，2008）。这些报道阐明了脑外伤后有程序性坏死的发生，并且利用它的特异性抑制剂 NEC-1 能够达到减少脑外伤引起细胞死亡和改善神经功能障碍的治疗效果。然而，还有许多证据表明程序性坏死与其他两种程序性细胞死亡方式之间有着尚未完全阐明的相互联系。考虑到这些已经证实的事实，我们推测 NEC-1 可以影响脑外伤引起的自噬和凋亡的改变。

我们采用自由落体法建立小鼠脑外伤模型，研究脑外伤后使用程序性坏死特异性抑制剂 NEC-1 是否可以对脑外伤后神经细胞死亡、组织损伤体积及运动与学习记忆功能产生影响。同时，利用 NEC-1 联合自噬和凋亡相关抑制剂，应用现代分子生物学方法及技术，在脑外伤模型上研究脑外伤后自噬和凋亡相关蛋白指标表达的时程变化，探讨不同死亡方式在参与脑外伤后组织及功能损害中的作用机制和相互关系，以期为脑外伤的诊断治疗提出新设想。与之前已经证实的 NEC-1 在脑外伤中的作用一致，我们同样发现 NEC-1 能够减少脑外伤后 PI 阳性细胞数及组织损伤体积，并且能改善脑外伤后运动和认知功能（Wang et al.，2012）。这一结果不仅说明对于脑外伤而言 NEC-1 具有良好的治疗效果，而且还进一步证明了我们的 TBI 模型成功建立并可以用于研究脑外伤后程序性坏死与其他两种经典程序性细胞死亡方式（凋亡和自噬型细胞死亡）之间是否存在相互作用。

有研究者认为，自噬更可能作为一种死亡细胞清除机制处于程序性坏死的下游环节。而另外有证据表明，自噬的抑制剂可以减少 Z-VAD-FMK 引起的细胞死亡，并且发现对 Beclin1 和 Atg7 进行基因敲除可以抑制 L929 细胞发生的程序性坏死（Yu et al.，2004）。这些重要发现表明程序性坏死和自噬之间存在相互作用机制。

有大量研究结果表明 NEC-1 除了能够抑制程序性坏死外，还能够改变其他细胞死亡方式相关因子的激活过程，从而对其他细胞死亡方式产生影响（Kim et al.，2010）。例如：①NEC-1 能够阻止谷氨酸引起的凋亡诱发因子（apoptosis induce factor，AIF）胞质-核转位，并能够减少活性氧自由基（ROS）的产生和聚腺苷二磷酸-核糖聚合酶（poly ADP-ribose polymerase，PARP）的激活；②NEC-1 通过抑制 ROS 的产生和 c-jun 氨基端激酶（JNK）的激活，有效地减少了花生四烯酸（AA）引起的细胞死亡；③NEC-1 在小鼠亨廷顿病模型中抑制了 Z-VAD-FMK 诱导的细胞外信号调节激酶 1/2（ERK1/2）的磷酸化。这些发现表明，NEC-1 在一定条件下能够改变其他细胞死亡方式可能存在很多潜在机制。NEC-1 之所以能够对多个死亡过程都会产生影响，可能与受体交互作用蛋白激酶-1（RIP-1）这一多功能蛋白信号分子在细胞内的作用有关，因为 RIP-1 作为关键的启动因子参与了有关细胞生存和死亡的多条信号通路。因此，NEC-1 对脑外伤后的多种机制的调节作用能够进一步帮助我们理解 NEC-1 对脑外伤后组织损伤及神经功能的修复作用。

第四节　脑外伤后调节自噬的脑保护作用

一、神经保护肽

Humanin（HN）是 2011 年新鉴定出的一种神经保护肽，HN 能抑制 AD 相关因子及疾病诱导的神经细胞死亡。HN 的第 14 位的氨基酸丝氨酸被甘氨酸取代可形成 HN 衍生物［Gly14］-Humanin（HNG），研究表明 HNG 减少缺血 / 再灌注诱导的脑梗死体积和改善其神经功能（Hashimoto et al.，2001）。HNG 能明显抑制 TBI 后 Beclin1 的增加。研究发现 Beclin1 蛋白在 TBI 后 24 小时达到高峰，免疫荧光检测 TBI 后 24 小时 HNG 组皮质损伤区及周围区、海马 CA1 区、CA3 区及 DG 区阳性细胞数较生理盐水对照组明显减少。Vps34 蛋白是 Beclin1 蛋白相互作用复合物重要成员，Vps34 蛋白水平表达从 TBI 后 1 小时开始明显增加，持续到 48 小时，HNG 在 TBI 后 1～48 小时能显著抑制 Vps34 蛋白水平的增加（Wang et al.，2013）。而先前的试验也表明 HNG 可能通过激活 PI3K/Akt 信号途径使小鼠大脑发生缺血再灌注损伤（Xu et al.，2008），因此我们推测 HNG 可能通过上调Ⅰ型 PI3K 和下调Ⅲ型 PI3K 而抑制 TBI 诱导的自噬激活。我们的推测也得到了先前试验的支持，在培养的 HT-29 细胞中，刺激Ⅰ型 PI3K 可抑制自噬的启动，而激活Ⅲ型 PI3K 可以促使自噬体的形成。

此外，与 Beclin1 相互作用的 Bcl-2 蛋白在诱导自噬中亦起着重要的作用。Bcl-2 通过 Beclin1 上的 BH-3 结构域与 Beclin1 相互作用，来影响 Beclin1 的活性从而控制自噬与凋亡之间的相互转换。Beclin1 与 Bcl-2 水平的之比已经被认为是作为调节自噬的一种重要的方法。对 Beclin1/Bcl-2 值进行比较发现，HNG 预处理组与 saline 组比较，HNG 在 TBI 后 1～48 小时能显著抑制 Beclin1/Bcl-2 值的增加（Sadasivan et al.，2008）。因此，推测 HNG 可能通过调节 Bcl-2-Beclin1-Vps34 的相互作用而抑制 TBI 诱导的凋亡和自噬的增加。

二、cathepsin B 抑制剂

cathepsin B 抑制剂（CBI）是 cathepsin B 的特异性抑制剂。为了检测 cathepsin B 抑制剂对自噬活性的影响，我们研究了脑外伤后 LC3 与 Beclin1 的表达变化（Luo et al.，2010），同时还发现 CBI 能阻滞脑外伤引起的自噬激活。哺乳动物 LC3 合成之后会在 Atg4 同源物的催化下，其 C 端 5 个氨基酸残基被切割下来，暴露出 C 端的甘氨酸残基。这种经过加工的 LC3 称为 LC3-Ⅰ，定位于胞质中。之后，LC3-Ⅰ在哺乳动物 E1 泛素样酶 Atg7 和 E2 泛素样酶 Atg3 的催化下，与自噬泡膜表面的磷脂酰乙醇胺（PE）结合，称为 LC3-Ⅱ，LC3-Ⅱ的含量或 LC3-Ⅱ /LC3-Ⅰ 的比例与自噬泡的数量呈正相关，其是自噬体形成及 CVT 囊泡所必需的蛋白。LC3 定位于前自噬泡和自噬泡膜表面，是细胞自噬泡膜的通用标志物。通过定量实时 RT-PCR 在大鼠脑中发现 LC3 的 mRNA 表达相对集中于脑桥与间脑，而在小脑、嗅球、皮质、海马区、垂体腺及大脑核中表达较弱。哺乳动物 Beclin1 是酵母 Apg6/Vps30 基因的同源物，双杂交筛选试验证明 Beclin1 是 Bcl-2 的一个

相互作用蛋白。人乳腺癌细胞 MCF-7 的 Beclin1 表达减少或消失，超表达 Beclin1 可加强血清和氨基酸撤除诱导的自噬，说明 Beclin1 是自噬重要的正调节因子。Beclin1 是自噬所必需的 PI3K 合成物的成分之一，在成年哺乳动物的脑中，Beclin1 在许多区域包括大脑的皮质、海马和小脑中表达。我们发现 CBI 能抑制脑外伤引起 Beclin1 上调，进而抑制自噬活性（Luo et al.，2010）。

三、硫 化 氢

硫化氢（H_2S）作为一种新的神经活性物质，广泛地参与了机体的生理及病理生理过程，H_2S 在大脑内的功能研究必将开辟一个崭新的医学研究领域，同时也为神经系统相关疾病的治疗提供新的靶点。自噬的发生需要有众多分子的参与，LC3 是检测自噬的标志蛋白，通过检测 LC3-II 含量能够反映细胞自噬活性。p62 也被称为 SQSTM1，是一个泛素化结合蛋白，是蛋白聚集体的组成成分。p62 被认为是一种被 LC3 捕获的特异性底物，能够选择性地转移进入自噬体，并在自噬溶酶体中被降解。Beclin1 蛋白是酵母 Apg6/Vps30 基因的同源物，也被证明参与到自噬的调节过程，可能是自噬的"守门人"。III 型磷脂酰肌醇 3 激酶（Vps34）是以磷脂酰肌醇（PtdIns）为底物催化产生 PtdIns 3P 的激酶，是 Beclin1 蛋白相互作用复合物的重要成员，在自噬及膜泡运输中起重要作用。与 Beclin1 相互作用的 Bcl-2 在诱导自噬中起着重要的作用。我们对脑外伤后自噬相关蛋白 Vps34、Beclin1、P62、LC3 进行检测，发现 TBI 后 LC3-II 的水平明显增加，Beclin1 蛋白表达明显上调，Vps43 表达明显上调，P62 蛋白水平显著降低，而外源性硫化氢可以逆转上述变化，说明抑制自噬可能是硫化氢保护 TBI 的另一种机制。Beclin1/Bcl-2 值进行比较发现 TBI+NaHS 组与 TBI 组比较，硫化氢在 TBI 后能显著抑制 Beclin1/Bcl-2 值的增加（Zhang et al.，2014）。因此，推测硫化氢可能通过调节 Bcl-2-Beclin1-Vps34 的相互作用而抑制 TBI 诱导的凋亡和自噬的增加。

保护神经元成为临床治疗脑损伤的根本目的和重要措施，只有作用于细胞死亡程序中的上游靶位或多个靶点才有希望纠正脑外伤后引起的多种病理机制对神经细胞的破坏，使之恢复正常，从而产生综合治疗效应。H_2S 作为一种新的神经活性物质，广泛地参与了生理及病理生理过程，其在大脑内的功能研究必将开辟一个崭新的医学研究领域，同时也为神经系统相关疾病的治疗提供新的靶点。

四、泊洛沙姆 188

脑外伤引起的急性膜损害是关键的上游信号通路，可能参与了脑外伤后自噬激活和神经细胞凋亡等继发性神经损害过程，如线粒体与溶酶体膜的完整性破坏等。泊洛沙姆 188（Poloxamer 188，P188）是一种非离子型、无毒的两性分子聚合物（分子质量约为 8400kDa），包括中心疏水分子与两侧围绕的两条聚氧乙烯亲水链（Luo et al.，2013）。通过研究一种非离子型表面活性剂 P188 对线粒体与溶酶体膜是否具有修复作用，探讨质膜修复的神经保护作用是否通过调节自噬 / 溶酶体途径和细胞凋亡通路完成这一新机制。发现脑外伤后 P188 治疗性给药可增加细胞的存活率，减轻线粒体膜电位的破坏，能抑制损伤引起的 cyt-c 从线粒体中释放，以及 cathepsin B 从溶酶体中释放（Luo et al.，

2013）。采用 cathepsin B 抑制剂也能增加神经元的存活率，维持线粒体膜稳定性，并抑制脑外伤引起的 cyt-c 的释放。P188 与 CBI 治疗均能减少溶酶体上层亚组分，以及线粒体亚组分中 tBid 的表达水平。表明除了细胞膜外，受损的神经元还遭受了线粒体与溶酶体膜的破坏，而这些机制可通过药物干预的方法来进行探讨（Luo et al.，2013）。P188的神经保护作用可能与 cathepsin B 与 tBid 介导的线粒体凋亡启动二者之间的联系有关，即质膜修复剂可通过修复受损的线粒体和溶酶体膜以调节自噬 / 溶酶体途径和细胞凋亡通路起到神经保护作用（Luo et al.，2013）。

五、IL-33

脑外伤后神经炎症的发生直接影响脑外伤患者的预后，我们的研究表明，IL-33 反转了 TBI 诱导的细胞自噬活性的增加，主要通过减少了自噬相关蛋白 Beclin1 的表达，降低了 LC3-Ⅱ /LC3-Ⅰ 的比值并维持了自噬相关蛋白 P62 的高水平。先前的研究认为，自噬发挥着一把双刃剑的作用，既可以作为一种促幸存机制，也可以作为一种细胞死亡通路。也就是说，自噬到底发生着哪种作用取决于它是否能满足细胞的需要。我们实验室的前期研究结果显示，在多种实验性脑损伤模型中，抑制自噬发挥了神经保护性作用（Gao et al.，2018）。以上的结果揭示了抑制自噬可能对中枢神经系统疾病的治疗是一种新颖且可行的治疗手段。IL-33 在脑外伤中阻断自噬可能与自噬相关蛋白的调节有关。无论哪一种解释，未来的研究仍需明确 IL-33 在脑外伤后对自噬调节的具体机制，而自噬和凋亡相关蛋白相互之间形成的生物活性复合物的动态平衡可能是 IL-33 在 TBI 中对自噬作用的一种很好的解释。一方面，抗凋亡蛋白 Bcl-2 通过与促凋亡蛋白 Bax、Bak 和 Bim 的BH3 绑定凹槽相结合形成了复合物的形式，从而抑制了细胞的凋亡；另一方面，Bcl-2 通过 Beclin1 的 BH3 结构域绑定了 Beclin1，进而抑制了自噬的发生。因此，IL-33 发挥抗自噬的作用可能是由于 Bcl-2 捕获自由的 Beclin1，通过打乱自噬启动复合物 Beclin1/hVps34的形成和活性下调自噬活性（Gao et al.，2018）。因此，IL-33 在 TBI 模型中发挥着抑制细胞自噬的作用。

六、E64d

E64d 是一个细胞膜渗透性药物，能透过内皮细胞膜特异性地抑制组织蛋白酶 B（cathepsin B）和钙蛋白酶，它对半胱氨酸蛋白酶有高度的选择性，是其他 E64 形式效力的 4 倍。在短暂性局灶缺血模型中，推测 E64d 能穿透内皮细胞膜并抑制蛋白酶，保护血脑屏障的完整性，减少血脑屏障漏出、脑水肿等，减少脑梗死的面积并保护神经血管避免卒中后的损伤（Tsubokawa et al.，2006）。溶酶体在细胞代谢过程中具有重要的作用，包括细胞内的消化（异体吞噬与自体吞噬作用）；细胞的新陈代谢；机体的生理自溶作用；粒溶作用和防御作用等。自噬小体的成熟需要溶酶体，自噬囊泡中细胞器和蛋白质的最终降解有赖溶酶体的参与，自噬小体必须与溶酶体融合并将其内容物传递给溶酶体降解。溶酶体降解系统中的组织蛋白酶参与细胞的代谢、肽链合成及蛋白降解。在病理条件下，严重的细胞损伤会使溶酶体膜的通透性增加，引起溶酶体酶释放、细胞水解，最终亦导致细胞死亡。虽然很多文献报道了线粒体参与凋亡，但是线粒体通透性增加似乎也是自噬和坏死中的发生事件之一。被剥夺了营养素的肝细胞中的线粒体，不是被酸性溶酶体俘获，就是先发生去极化，这说明通透性改变发生在正常的自噬进程之前。当大量的线粒体发生通透性改变时，凋亡即发生，可能由于细胞质中的细胞色素 c 和 AIF 的浓度过高。当细胞中所有的线粒体都受损，线粒体通透性改变就促发了坏死的发生，这归因于氧化磷酸化的解偶联、线粒体 ATPase 介导的加速 ATP 水解。这一阐述符合"自噬、凋亡和坏死是变性事件连续统一体的一部分"这一假说。

在许多有关溶酶体于凋亡启动过程起作用的研究中，被普遍接受的理论是认为溶酶体酶可以裂解和激活 Bid、Bax 或 caspases，然后再启动细胞凋亡，并且已经明确，溶酶体样细胞死亡多数为坏死，少数为凋亡。凋亡与自噬 / 溶酶体途径引起的细胞死亡之间并不是完全各自独立，而有着大量的信号交叉。其中 calpain 能直接裂解和激活 Bid 而促进凋亡，还能裂解 Atg5，从而抑制自噬，calpain 是凋亡和自噬的一个很重要的交叉点之一。

免疫蛋白印迹法检测到 TBI 后 E64d 组较之 DMSO 组的 LC3-Ⅱ/LC3-Ⅰ 的比例增大（杨瑞等，2011），提示两种情况：一是自噬泡的累积即自噬性细胞死亡增多；二是自噬过程的增强。为了进一步验证到底是自噬过程增强了还是自噬性细胞死亡增多了，应用免疫荧光法检测 LC3 阳性细胞与 PI 阳性细胞的叠合率，结果发现 E64d 组的叠合率较 DMSO 组明显降低，推测 E64d 组的 LC3-Ⅱ蛋白表达量增多并非是由自噬泡的堆积造成的，而是促进了自噬过程（杨瑞等，2011）。为了验证此结论，采用免疫蛋白印迹法检测了 P62 蛋白，P62 是自噬泡和溶酶体的衔接蛋白，它通过一个称为 LC3 相互影响区域（LCR）的部位与 LC3 结合在一起，它的蛋白表达水平可以反映自噬的情况。抑制自噬与 P62 表达水平增多相关联（Luo et al.，2011）。巴佛洛霉素 A1 是空泡 ATP 酶的抑制剂，能阻止自噬体和溶酶体的结合，从而导致自噬体的堆积和内源性 P62 的堆积（Luo et al.，2011）。我们的研究表明 TBI 后 LC3 的表达逐渐增加，自噬过程被激活。E64d 阻滞 cathepsin B 和 calpain 后，LC3 的表达较对照组增加而 P62 蛋白表达减少，自噬过程被进一步促进，推测对自噬 / 溶酶体途径的调节可能与 E64d 减轻 TBI 诱导的继发性脑损伤引起的神经细胞质膜完整性破坏及神经功能损害有关（杨瑞等，2011）。

小　结

细胞自噬参与了 TBI 后病理生理过程，其在 TBI 中起着重要作用。本章总结概括了脑外伤后自噬的发生过程与分子机制、自噬在 TBI 中的作用、脑外伤后自噬与其他程序性死亡方式（如凋亡、程序性坏死）的相互转化，以及脑外伤后调节自噬的脑保护作用。TBI 后受损脑组织中的细胞自噬增强，其对于损伤组织的作用机制大多属于推定，一般认为自噬在 TBI 中起保护作用或是加剧损伤的作用取决于自噬具体所处的地位和发生的阶段。深入研究脑外伤后，自噬激活与自噬流调控机制可能明确自噬对脑外伤的确切作用，并基于药理学调控的潜在分子机制的探讨，有望开发新的治疗策略为改善 TBI 患者治疗与预后提供新的治疗靶点。

苏州大学医学部　罗承良　陶陆阳

参 考 文 献

杨瑞,罗承良,孙玉霞,等,2011. E64d 对创伤性脑损伤小鼠神经细胞的保护作用. 苏州大学学报(医学版),
　31（2）：183-187.

Cho Y S，Challa S，Moquin D，et al.，2009. Phosphorylation-driven assembly of the RIP1-RIP3 complex
　regulates programmed necrosis and virus-induced inflammation. Cell，137（6）：1112-1123.

Clark R S，Bayir H，Chu C T，et al.，2008. Autophagy is increased in mice after traumatic brain injury and is
　detectable in human brain after trauma and critical illness. Autophagy. 4（1）：88-90.

Davis L M，Pauly J R，Readnower R D，et al.，2008. Fasting is neuroprotective following traumatic brain
　injury. J Neurosci Res. 86（8）：1812-1822.

Degterev A，Huang Z，Boyce M，et al.，2005. Chemical inhibitor of nonapoptotic cell death with therapeutic
　potential for ischemic brain injury. Nat Chem Biol，1（2）：112-119.

Diskin T，Tal-Or P，Erlich S，et al.，2005. Closed head injury induces upregulation of Beclin 1 at the cortical
　site of injury. J Neurotrauma. 22（7）：750-762.

Erlich S，Alexandrovich A，Shohami E，et al.，2007. Rapamycin is a neuroprotective treatment for traumatic
　brain injury. Neurobiol Dis，26（1）：86-93.

Festjens N，Vanden Berghe T，Cornelis S，2007. RIP1，a kinase on the crossroads of a cell's decision to
　live or die.Cell Death Differ，14(3)：400-410.

Hashimoto Y，Niikura T，Tajima H，et al.，2001. A rescue factor abolishing neuronal cell death by a wide
　spectrum of familial Alzheimer's disease genes and Abeta. Proc Natl Acad Sci U S A，98（11）：6336-
　6341.

Gao Y，Zhang M Y，Wang T，et al.，2018. IL-33/ST2L signaling provides neuroprotection through inhibiting
　autophagy，endoplasmic reticulum stress，and apoptosis in a mouse model of traumatic brain injury. Front
　Cell Neurosci，12：95.

Kim S，Dayani L，Rosenberg P A，et al.，2010. RIP1 kinase mediates arachidonic acid-induced oxidative
　death of oligodendrocyte precursors. Int J Physiol Pathophysiol Pharmacol，2（2）：137-147.

Lai Y，Hickey R W，Chen Y，et al.，2008. Autophagy is increased after traumatic brain injury in mice and is
　partially inhibited by the antioxidant gamma-glutamylcysteinyl ethyl ester. J Cereb Blood Flow Metab. 28
　（3）：540-550.

Liu C L，Chen S，Dietrich D，et al.，2008. Changes in autophagy after traumatic brain injury. J Cereb Blood
　Flow Metab，28（4）：674-683.

Luo C L，Li B X，Li Q Q，et al.，2011. Autophagy is involved in traumatic brain injury-induced cell death
　and contributes to functional outcome deficits in mice. Neuroscience，184：54-63.

Luo C L，Chen X P，Li L L，et al.，2013. Poloxamer 188 attenuates in vitro traumatic brain injuryinduced
　mitochondrial and lysosomal membrane permeabilization damage in cultured primary neurons. J
　Neurotrauma，30（7）：597-607.

Luo C L，Chen X P，Yang R，et al.，2010. Cathepsin B contributes to traumatic brain injury-induced cell
　death through a mitochondria-mediated apoptotic pathway. J Neurosci Res，88（13）：2847-2858.

Luo C L，Li B X，Li Q Q，et al.，2011. Autophagy is involved in traumatic brain injury-induced cell death and contributes to functional outcome deficits in mice. Neuroscience，184：54-63.

Nezis I P，Simonsen A，Sagona A P，et al.，2008. Ref（2）P，the Drosophila melanogaster homologue of mammalian p62，is required for the formation of protein aggregates in adult brain. J Cell Biol，180（6）：1065-1071.

Sadasivan S，Dunn W A Jr，Hayes R L，et al.，2008. Changes in autophagy proteins in a rat model of controlled cortical impact induced brain injury. Biochem Biophys Res Commun，373（4）：478-481.

Tsubokawa T，Yamaguchi OM，Calvert J W，et al.，2006. Neurovascular and neuronal protection by e64d after focal cerebral ischemia in rats. J Neurosci Res，84（4）：832-840.

Turk B，Turk D，Turk V，2000. Lysosome cysteine proteases：more than scavengers. Biochim Bioph Acta，1477（1-2）：98-111.

Vanlangenakker N，Vanden Berghe T，Krysko DV，et al，2008.Molecular mechanisms and pathophysiology of necrotic cell death.Curr Mol Med，8(3)：207-220.

Viscomi M T，D'Amelio M，Cavallucci V，et al.，2012. Stimulation of autophagy by rapamycin protects neurons from remote degeneration after acute focal brain damage. Autophagy，8（2）：222-235.

Vorhees C V，Williams M T，2006. Morris water maze：procedures for assessing spatial and related forms of learning and memory. Nat Protoc，1（2）：848-858.

Wang Q J，Ding Y，Kohtz D S，et al.，2006. Induction of autophagy in axonal dystrophy and degeneration. J Neurosci，26（31）：8057-8068.

Wang T，Zhang L，Zhang M，et al.，2013. ［Gly14］-Humanin reduces histopathology and improves functional outcome after traumatic brain injury in mice. Neuroscience，231：70-81.

Wang Y Q，Wang L，Zhang M Y，et al.，2012. Necrostatin-1 suppresses autophagy and apoptosis in mice traumatic brain injury model. Neurochem Res，37（9）：1849-1858.

Whalen M J，Dalkara T，You Z，et al.，2008. Acute plasmalemma permeability and protracted clearance of injured cells after controlled cortical impact in mice. J Cereb Blood Flow Metab，28（3）：490-505.

Xu X，Chua K W，Chua C C，et al.，2010. Synergistic protective effects of humanin and necrostatin-1 on hypoxia and ischemia/reperfusion injury. Brain Res，1355：189-194.

You Z，Savitz S I，Yang J，et al.，2008. Necrostatin-1 reduces histopathology and improves functional outcome after controlled cortical impact in mice. J Cereb Blood Flow Metab，28（9）：1564-1573.

Yu L，Alva A，Su H，et al.，2004. Regulation of an ATG7-beclin 1 program of autophagic cell death by caspase-8. Science，304（5676）：1500-1502.

Zhang M，Shan H，Chang P，et al.，2014. Hydrogen sulfide offers neuroprotection on traumatic brain injury in parallel with reduced apoptosis and autophagy in mice. PLoS One，9（1）：e87241.

Zhang Y B，Li S X，Chen X P，et al.，2008. Autophagy is activated and might protect neurons from degeneration after traumatic brain injury. Neurosci Bull，24（3）：143-149.

第五十三章　自噬与脊髓损伤

一、脊髓损伤后自噬的发生过程与分子机制

脊髓损伤是一种临床上常见的不可恢复性的致残性中枢神经系统疾病，目前尚无有效治疗方法。近年来自噬在脊髓损伤中的研究逐渐成为热点，然而自噬激活对于脊髓损伤的作用尚有争议。本部分就脊髓损伤后的自噬激活、自噬性细胞死亡、自噬与凋亡的关系、自噬作用的两面性及调节自噬对脊髓损伤（SCI）后神经功能影响进行了综述，以此为进一步研究自噬在脊髓损伤中的作用提供参考，并为脊髓损伤后的临床治疗提供新思路。

（一）脊髓损伤后自噬的发生过程

脊髓损伤后 Beclin1、LC3 阳性细胞数增多，脊髓组织中 Beclin1、LC3 蛋白表达量升高，P62 蛋白表达减少，说明脊髓组织在脊髓损伤后发生自噬流。在急性 SCI 动物模型的研究中发现，损伤发生后 2 小时神经元即出现自噬特异性生物标志物 LC3 的表达增加，损伤 3 天后星形胶质细胞上仍然存在 LC3 的表达，1 周后开始下降，最长可持续表达到损伤后 21 天。透射电镜可见自噬小体形成，提示 SCI 后激活了神经元和星形胶质细胞内的自噬过程（Chen et al.，2012）。自噬参与维持细胞内蛋白合成和降解平衡的调节机制，在不同疾病过程中其作用既可能是损伤，也可能是保护作用。同时，也有研究显示，SCI 时神经元、星形胶质细胞和少突胶质细胞均有 LC3 表达，表明可能激活自噬性细胞死亡，进而导致神经组织损伤。而在急性 SCI 中，自噬可能通过抑制细胞凋亡而起到神经保护作用（Chen et al.，2012）。

（二）脊髓损伤后自噬发生的分子机制

在脊髓损伤后的自噬研究中，Kanno 与同事们首次报道了自噬相关蛋白 Beclin1 和 LC3-Ⅱ 在实验性 SCI 病灶周围过表达（Kanno et al.，2011）。2009 年，Baba 等发现 LC3-Ⅱ 在兔 SCI 模型中高表达（Baba et al.，2009）。自此，许多研究者都关注自噬在 SCI 病理过程中的作用机制。虽然人们普遍认为自噬在脊髓损伤中起着关键作用，但最近的研究揭示了一些有争议性的观点：① SCI 后自噬激活的时间变化规律在研究中不一致；②由于自噬流的阻断或增强，自噬体积累的影响作用尚不确定；③自噬增强的总体效果仍然不明确，在文献报道中自噬既有好的作用，也有不利的作用。

目前报道的 SCI 机制主要包括炎症反应学说、血管学说、内环境失衡学说和凋亡坏死学说。SCI 后的再生是其功能修复的主要表现，自噬在 SCI 后的作用研究在国内外尚处于起步阶段。研究结果显示 SCI 后自噬细胞的死亡与 Beclin1 表达异常升高有关，在

SCI 模型体注射 rapamycin 能够增强自噬相关蛋白的表达，并使神经元的损伤和胶质细胞的死亡率明显下降；而 3-MA 作为自噬抑制剂在自噬小体的形成和发展过程中起到阻滞作用，对细胞内蛋白质平衡也有一定影响，并进一步加重了 SCI 的发展（Sekiguchi et al.，2012）。

二、自噬在脊髓损伤后细胞死亡中的作用

细胞死亡可通过多种机制完成，在多细胞组织中主动地去除不需要的细胞过程，称为细胞程序性细胞死亡（PCD）。细胞凋亡是被公认的 PCD 机制，而另一种 PCD 称为自噬性细胞死亡（ACD），在非凋亡程序性细胞死亡中也发挥着重要作用。ACD 主要是形态学定义，其特征在于在濒死的细胞中自噬体与自噬活性高表达。ACD 中的自噬增强将导致细胞死亡的发生，是否促使 PCD 细胞的存活仍然存在很大争议（Kroemer et al.，2008）。以往的研究发现，ACD 发生在各种疾病及组织损伤中，如脑缺血、创伤性脑损伤与肾缺血再灌注损伤等（Rami et al.，2008）。然而采用分子标记来定义自噬细胞死亡的存在仍然不是很清楚。除了自噬增强外，ACD 具有与细胞凋亡不同的独特的核形态特征。细胞凋亡的特征在于细胞质的浓缩与凝结、核碎裂，随后形成凋亡小体。在 ACD 中，细胞核不会发生裂解和碎片化，而且自噬泡的形成增加（Kroemer et al.，2008）。基于这个理论基础，采用 LC3 和 TUNEL 的染色观察发生核碎裂的细胞是否表达 LC3 以证明 ACD 的存在。Kanno 等采用 TUNEL 与 LC3 染色对受损脊髓细胞进行双染，发现 TUNEL 和 LC3 均为阳性细胞的细胞核几乎都为圆形，这与细胞凋亡的核固缩和核碎裂截然不同（Kanno et al.，2011）。表明在受损脊髓中发生自噬性细胞死亡。然而，该研究中未阐明激活自噬在 ACD 中的作用。另外，在同一模型中报道了外源性自噬增强产生的有益结果，表明 ACD 中的自噬过程可能在损伤后细胞死亡中发挥保护作用。而在其他类型的 SCI 中是否发生 ACD 并扮演类似的角色仍有待研究。

三、脊髓损伤后自噬与其他程序性细胞死亡
方式的相互转化

（一）脊髓损伤中细胞自噬与凋亡的关系

人们普遍认为细胞凋亡在脊髓损伤引起的细胞死亡中起重要作用，并且在实验模型中，抗凋亡的靶向治疗作用产生了较好的治疗效果。越来越多的文献报道称，凋亡与自噬之间存在相互作用关系。在脊髓损伤动物模型中，Beclin1 与 LC3 表达的时间过程与脊髓损伤后凋亡发生过程相似，Beclin1 与 LC3 表达的少突胶质细胞数量在损伤后第 3 天高于阳性表达的神经元和星形胶质细胞。少突胶质细胞被特殊激活发生自噬（Kanno et al.，2011）。鉴于现有研究报道，在脊髓损伤后大多数凋亡的细胞为少突胶质细胞，从而导致神经元轴突脱髓鞘。以上结果表明，脊髓损伤后细胞除发生自噬与凋亡共表达外，还可能与脊髓损伤后的轴突脱髓鞘有关。

有许多常见的影响自噬和凋亡的信号转导途径，如 P53 蛋白、Bcl-2 相关蛋白、Ser/Thr 激酶、癌基因等，以及这些过程证明了自噬和细胞凋亡之间通过抑制而进行相互调节。

在轻度应激状态下自噬表现为防止细胞死亡，然而当自噬过度激活时可能促进凋亡的发生，Bcl-2 家族蛋白可能同时调节自噬和凋亡，凋亡效应一旦激活可以抑制自噬，而自噬 Atg 蛋白在自噬和凋亡调节中也起重要的作用。自噬抑制细胞凋亡的机制较多，其中一个主要机制是对自噬流的阻滞。脊髓损伤后阻滞自噬流可加剧内质网应激，促进内质网应激引起的细胞凋亡。当自噬流被阻滞时，脊髓损伤后细胞凋亡增强（Liu et al.，2015）。此外，在 SCI 动物模型中增加自噬流水平可抑制细胞凋亡。值得注意的是，线粒体自噬也在多种疾病中通过自噬抑制细胞凋亡而发挥重要作用。线粒体功能障碍可引发缺氧或 ATP 耗竭，从而导致线粒体细胞色素 c 释放、caspase-9 激活，最终导致细胞凋亡。因此，有选择性通过线粒体自噬消除受损的线粒体，可以作为一个通过自噬抑制细胞凋亡研究的方向，有待于进一步研究。

（二）脊髓损伤后细胞自噬与其他死亡方式的关系

在 SCI 动物模型中发现，损伤区域 RIP3 蛋白表达明显升高，在伤后 24 小时即可观察到，3 天后达到高峰，直至损伤后 21 天在神经元、星形胶质细胞和少突胶质细胞中均有表达，提示程序性坏死可能发生在 SCI 后的各种神经细胞中，其参与了神经组织损伤过程（Kanno et al.，2015）。

焦亡（pyroptosis）是新发现的一种 PCD 形式，1992 年首先由 Zychlinsky 等提出，2001 年正式命名为焦亡（Zychlinsky et al.，1992）。焦亡是由前炎症信号触发的、与炎症相关的一种细胞死亡形式。它是炎症性半胱氨酸蛋白酶引起的程序性死亡，该半胱氨酸蛋白酶具有蛋白裂解的活性。焦亡过程中一个主要的特点是需要激活 caspase-1，caspase-1 通过炎症小体依赖路径诱导前炎症细胞因子 IL-1β 和 IL-18 成熟。同一个细胞经历不同刺激并在不同的环境条件下可能发生不同形式的死亡，有时可能几种同时存在，多种死亡方式之间存在相关性，分子调节上有交互作用。

自噬可调节程序性坏死，而程序性坏死也可诱导自噬，特异的程序性坏死抑制剂 necrostatin-1（Nec-1）不仅可抑制程序性坏死，也能抑制自噬发生（Lu et al.，2012）。在同一个细胞内可发现凋亡和程序性坏死相互转变，当 caspase-8 被阻断，RIP1 和 RIP3 磷酸化时，激活坏死因子导致程序性坏死，而激活 caspase-8 则导致复合物裂解，减弱 RIP3 作用，导致细胞凋亡，刺激种类不同、细胞株种类不同及 caspase 活性差异均可决定细胞发生凋亡还是程序性坏死。自噬通过炎性小体激活与焦亡的交互调节作用，一方面自噬蛋白通过稳定线粒体和（或）自噬调控维持线粒体质量，抑制炎性小体激活；另一方面，自噬可促进 caspase-1 激活及 IL-18 和 IL-1β 分泌增加。

四、脊髓损伤后细胞自噬作用的两面性

自噬在细胞中的作用是一把"双刃剑"。在小鼠脑外伤模型中，脑外伤引起细胞自噬水平上调，进而诱导自噬性细胞死亡发生；而在新生儿缺血缺氧性脑病中，细胞自噬的激活起到神经保护的作用。在脊髓损伤研究中，有些学者认为自噬的激活在脊髓损伤后起到反馈性保护作用，另一些学者发现自噬水平的上调会延缓脊髓损伤后的功能修复。而药物干预不仅促进脊髓损伤后功能修复还能调节细胞自噬水平。近年来，越来越多的研究者通过自噬激动剂雷帕霉素干预上调损伤脊髓中自噬水平，以阐明脊髓损伤后自噬

激活的作用。Sekiguchi 等在小鼠脊髓模型中发现，脊髓损伤后雷帕霉素可通过促进自噬以减少神经组织的损害（Sekiguchi et al., 2012）。Chen 等研究大鼠脊髓损伤时发现，雷帕霉素具有促进自噬活性、抗炎及神经保护的作用（Chen et al., 2013）。而 Zhang 等在动物实验中给予雷帕霉素处理，发现其上调脊髓自噬水平后大鼠的后肢运动功能恢复更为缓慢（Zhang et al., 2013）。因此，我们认为细胞自噬在脊髓损伤中所起的作用具有两面性，其所起的利弊作用取决于自噬激活的程度，适当地激活自噬能促进细胞内受损变性分子的代谢，而过度自噬激活能诱导自噬性细胞死亡。

五、药物调节脊髓损伤后细胞自噬策略

研究药物治疗后自噬水平的变化产生有益的效果，可为实验探讨 SCI 后自噬功能提供间接证据。在这些研究中，人们认为给药后自噬的上调将支持自噬发挥保护作用的假设，而自噬的下调则支持相反的假设。脊髓损伤后，采用阿托伐他汀和辛伐他汀的治疗剂 [3- 羟基 -3- 甲基戊二酰辅酶 A 还原酶、二甲双胍、exendin-4 和维生素 C、维生素 E（抗氧化剂）] 可抑制 SCI 后细胞凋亡与自噬的上调。然而甲泼尼松龙（一种合成糖皮质激素）、丙戊酸及系统性双过氧钒具有下调脊髓损伤后的自噬水平（Seo et al., 2015）。Walker 等研究发现，PTEN 脂质磷酸酶抑制剂 bpV（pic）激活 Akt/mTOR 信号通路减少自噬，增强了颈脊髓损伤后大鼠前肢运动功能的恢复（Walker et al., 2012）。总之，即使采用相同的 SCI 模型，运用不同的介质干预后自噬增强或抑制的情况均存在。这些不同的结果对自噬的作用探讨产生迷惑，同时通过给予介质探讨自噬的影响具有局限性。治疗介质通常不是直接作用于自噬途径，而是作用于某些可能对自噬产生反馈调节的途径。因此，在自噬途径中采用激动剂或抑制剂将更加适合验证 SCI 后自噬的整体效果。

雷帕霉素作为常用的自噬激动剂可通过特异性地抑制 mTOR 途径促进自噬体形成，因此增强自噬过程。化合物 3-MA 作为自噬的强效抑制剂，可阻断Ⅲ型 PI3K 和抑制自噬体的形成，有效维持细胞内蛋白质的合成和降解之间的动态平衡。在脊髓损伤的自噬研究中，雷帕霉素和 3-MA 均用于探索细胞自噬的作用。在雷帕霉素治疗 SCI 的研究中，自噬在其中发挥好的或者不好的作用均有报道。一方面在支持自噬发挥好的作用研究中，发现其可改善行为，减轻组织学破坏，抑制运动神经元损失和脱髓鞘。其内在的生化机制被认为与抗炎、抗凋亡、抑制星形胶质细胞增殖、促进微管稳定和轴突再生有关。另一方面，通过雷帕霉素促进自噬后也发现其抑制泛素化蛋白清除，并延缓脊髓损伤大鼠后的功能恢复。

六、小　结

总之，细胞自噬参与脊髓损伤后的继发性损伤，既能保护细胞免于细胞死亡，同时又可导致细胞死亡。因此，探究脊髓损伤后神经细胞自噬机制，有效利用细胞自噬规律及自噬与凋亡或其他死亡方式的作用影响机制，减少神经细胞死亡并保护幸存细胞，改善神经功能以达到有效的治疗，此将成为脊髓损伤与修复研究的重点之一。随着对细胞自噬研究和了解的不断深入，选择性使用干预细胞自噬方面的药物有望成为治疗脊髓损

伤的新思路和策略。

苏州大学医学部　罗承良　陶陆阳

参 考 文 献

Baba H，Sakurai M，Abe K，et al.，2009. Autophagy-mediated stress response in motor neuron after transient ischemia in rabbits. J Vasc Surg. 50（2）：381-387.

Chen H C，Fong T H，Hsu P W，et al.，2013. Multifaceted effects of rapamycin on functional recovery after spinal cord injury in rats through autophagy promotion，anti-inflammation，and neuroprotection. J Surg Res，179（1）：e203-e210.

Chen H C，Fong T H，Lee A W，et al.，2012. Autophagy is activated in injured neurons and inhibited by methylprednisolone after experimental spinal cord injury. Spine（Phila Pa 1976），37（6）：470-475.

Kanno H，Ozawa H，Sekiguchi A，et al.，2011. Induction of autophagy and autophagic cell death in damaged neural tissue after acute spinal cord injury in mice. Spine（Phila Pa 1976）. 36（22）：E1427-E1434.

Kanno H，Ozawa H，Tateda S，et al.，2015. Upregulation of the receptor-interacting protein 3 expression and involvement in neural tissue damage after spinal cord injury in mice. BMC Neurosci，16：62.

Kroemer G，Levine B，2008. Autophagic cell death：The story of a misnomer. Nat Rev Mol Cell Biol，9（12）：1004-1010.

Liu S，Sarkar C，Dinizo M，et al.，2015. Disrupted autophagy after spinal cord injury is associated with er stress and neuronal cell death. Cell Death Dis，6：e1582.

Lu J V，Walsh C M，2012. Programmed necrosis and autophagy in immune function. Immunol Rev，249（1）：205-217.

Rami A，Kögel D，2008.Apoptosis meets autophagy-like cell death in the ischemic penumbra：Two sides of the same coin?autophagy，4（4）：422-426.

Sekiguchi A，Kanno H，Ozawa H，et al.，2012. Rapamycin promotes autophagy and reduces neural tissue damage and locomotor impairment after spinal cord injury in mice. J Neurotrauma，29（5）：946-956.

Seo J Y，Kim Y H，Kim J W，et al.，2015. Effects of therapeutic hypothermia on apoptosis and autophagy after spinal cord injury in rats. Spine（phila pa 1976）. 40（12）：883-890.

Suzuki C，Isaka Y，Takabatake Y，et al.，2008. Participation of autophagy in renal ischemia/reperfusion injury. Biochem Biophys Res Commun，368（1）：100-106.

Walker C L，Walker M J，Liu N K，et al.，2012. Systemic bisperoxovanadium activates Akt/mTOR，reduces autophagy，and enhances recovery following cervical spinal cord injury. PLoS One，7（1）：e30012.

Zhang H Y，Wang Z G，Wu F Z，et al.，2013. Regulation of autophagy and ubiquitinated protein accumulation by bFGF promotes functional recovery and neural protection in a rat model of spinal cord injury. Mol Neurobiol，48（3）：452-464.

Zychlinsky A，Prevost M C，Sansonetti P J，1992. Shigella flexneri induces apoptosis in infected macrophages. Nature，358（6382）：167-169.

第五十四章 自噬与其他组织器官损伤

一、自噬与心、肺创伤

创伤可以导致直接的心肺损伤，严重的可以致患者死亡。随着医疗技术的发展，创伤所导致患者的直接死亡率已大大降低。然而，一些全身机械性创伤患者，在出院后的数天乃至数周发生了心肌梗死等心脏事件。可见全身机械性创伤不仅可以引起直接的心脏损伤，还可以引起迟发性心脏损伤。有研究显示，通过给予 D492 激活 AMPK 通路可以抑制 mTOR 而促进自噬激活，对受损心肌细胞具有保护作用（Din et al.，2012）。而另一项研究显示，全身性非致死性机械性创伤可以导致心肌组织自噬水平下降。心肌组织自噬水平下降可能是导致创伤后心肌线粒体功能障碍并进而引起离体心功能异常的原因之一。

此外，机体复合性创伤后极易引起肺损伤。动物实验研究显示，脑外伤伴骨折复合伤后 6 小时肺组织内 LC3 和 Beclin1 mRNA 水平即升高，48 小时达高峰，伤后 5 天仍然维持较高的表达水平，电镜检测发现肺组织中自噬小体增多（张桂通等，2015）。通过激活自噬，在一定程度可以上调 ZO-1 和 Occludin 的表达来改善肺泡上皮屏障功能，从而发挥对急性肺损伤的保护作用。

二、自噬与骨折

骨折的愈合是由多种生物学机制参与的复杂而有序的过程。影响骨折愈合的因素包括骨折端的血供、骨细胞的数量、免疫细胞的活性和细胞因子作用等（Crockett et al.，2011）。研究发现，利用免疫荧光法标记自噬标志性蛋白 LC3，骨细胞自噬水平明显较成骨细胞升高（Zahm et al.，2011）。在缺氧及营养物质缺乏时，骨细胞通过激活自噬维持生命活动。在骨折端，自噬对骨细胞维持生存同样至关重要（Manolagas et al.，2010）。通过建立大鼠骨折模型，研究者发现自噬标志蛋白 LC3-Ⅱ 在术后 24 小时逐渐增加，表明骨折后修复过程中自噬被激活，并且发现雷帕霉素可以通过促进自噬而抑制凋亡、促进血管生成和促进骨折愈合（殷照阳等，2019）。

骨质疏松症（osteoporosis）是一种以骨量减少、骨脆性及骨折倾向增加为特征的渐进性、系统性骨代谢疾病，随着人口老龄化的加剧，其发病率逐年增高。而骨质疏松症通常会导致骨质疏松性骨折（osteoporotic fracture）。国内外学者指出自噬在骨稳态及多种骨骼系统疾病如骨质疏松症的发生发展中有重要的调控作用。一些研究表明，提高细胞自噬水平可以促进破骨作用和骨吸收，自噬与骨质疏松症呈正相关，因而采取抑制细胞自噬可能成为治疗或预防骨质疏松症的新方法和策略。然而，也有一部分研究指出自噬与骨质疏松症呈负相关，对骨质疏松症的发生发展有抑制作用，而自噬水平的降低可能导致骨质疏松症的发生。因此，通过深入研究细胞自噬在骨质疏松症及骨质疏松性骨折中的作用机制，并通过调控自噬促进骨代谢的稳态平衡，有望为全身性延缓或控制骨质疏松症的发生发展、局部促进骨质疏松症患者骨缺损修复及骨质疏松性骨折愈合提供新的思路（张欣然等，2019）。

三、自噬与皮肤损伤

为探讨自噬在皮肤损伤诊断及损伤经历时间推断中的意义，颜峰平等运用免疫组化法观察大鼠皮肤挫伤后在不同时间段的自噬反应中 Beclin1 和 LC3 两种蛋白的表达变化（颜峰平等，2007）。与正常皮肤的表皮细胞相比，大鼠皮肤挫伤 6 小时后局部表皮细胞 Beclin1、LC3 表达开始增多，挫伤 3 天、5 天和 7 天呈强表达。推测细胞自噬在皮肤损伤及愈合的过程中发挥着重要作用，其表达与损伤经历时间具有相关性，但具体作用机制尚不清楚。

皮肤伤口愈合的过程包括组织和细胞层面的再生与重建过程。皮肤损伤后，炎症阶段首先开始于细胞因子和生长因子，如转化生长因子（TGF）β1/2/3、血小板衍生生长因子（PDGF）、成纤维细胞生长因子（FGF）1/2/4/7/10、表皮生长因子（EGF）和血管内皮生长因子（VEGF）等，在巨噬细胞和淋巴组织的吸引下起作用，用于清除退化组织和发挥防御机制的细胞。随后是第二阶段的增殖期，其特征是肉芽组织与血管生成形成，以填补缺陷空间。在这一阶段，成纤维细胞的迁移、增殖和Ⅲ型胶原合成活动被多种因素调控。第三阶段为重塑阶段，Ⅲ型胶原被Ⅰ型胶原取代，成纤维细胞分化为肌成纤维细胞，在伤口收缩和瘢痕成熟中发挥作用。研究显示，成纤维细胞中 LC3 阳性细胞在皮肤愈合过程中增加，说明自噬溶酶体系统在伤口愈合过程中参与了成纤维细胞的功能变化，但其发生机制和具体作用还需要进一步的深入研究（Asai et al.，2018）。

四、小　　结

基于自噬在中枢神经系统外伤中的作用研究远多于其他组织器官创伤的研究，本章简单概括了自噬在心肺创伤、骨折及皮肤损伤的作用。其中心、肺创伤相关研究模型多由全身机械性创伤或机体复合性损伤引起，自噬激活对受损心肌细胞与急性肺损伤均起保护作用。同时，自噬在骨折愈合与骨质疏松症中发挥着重要作用，自噬激活影响骨折端骨细胞生存与骨折后修复的过程。同样，自噬在皮肤损伤过程中发挥重要的作用，而在皮肤愈合过程中自噬激活参与了成纤维细胞的功能改变。然而，自噬在心肺创伤、骨折及皮肤损伤中的分子机制和具体作用仍有待于进一步研究。

苏州大学医学部　罗承良　陶陆阳

参 考 文 献

颜峰平，陈忆九，黄晓华，2007. 大鼠皮肤挫伤后 Beclin1 和 LC3 的表达 . 法医学杂志，23（1）：11-13.

殷照阳，霍永峰，刘新晖，等，2019. 雷帕霉素调节自噬抑制凋亡促进骨折愈合的机制研究 . 中华老年骨科与康复电子杂志，5（1）：25-32.

张桂通，李海鹏，刘佳，等，2015. 细胞自噬在多发性创伤大鼠肺组织内的变化. 解放军医学院学报，36（12）：1211-1213.

张欣然，林开利，2019. 自噬在骨稳态与骨质疏松症中的作用及机制研究进展. 骨科，10（2）：162-166.

Asai E，Yamamoto M，Ueda K，et al.，2018. Spatiotemporal alterations of autophagy marker LC3 in rat skin fibroblasts during wound healing process. Fukushima J Med Sci. 64（1）：15-22.

Crockett J C，Rogers M J，Coxon F P，et al.，2011. Bone remodelling at a glance. J Cell Sci，124（pt 7）：991-998.

Din F V，Valanciute A，Houde V P，et al.，2012. Aspirin inhibits mTOR signaling，activates AMP-activated protein kinase，and induces autophagy in colorectal cancer cells. Gastroenterology，142（7）：1504-1515.

Krysko D V，Vanden Berghe T，D'Herde K，et al.，2008. Apoptosis and necrosis：Detection，discrimination and phagocytosis. Methods，44（3）：205-221.

Manolagas S C，Parfitt A M，2010. What old means to bone. Trends Endocrinol Metab，21（6）：369-374.

Seo J Y，Kim Y H，Kim J W，et al.，2015. Effects of therapeutic hypothermia on apoptosis and autophagy after spinal cord injury in rats. Spine（phila pa 1976），40（12）：883-890.

Suzuki C，Isaka Y，Takabatake Y，et al.，2008. Participation of autophagy in renal ischemia/reperfusion injury. Biochem Biophys Res Commun，368（1）：100-106.

Wang L，Gao C，Yao S，et al.，2013. Blocking autophagic flux enhances matrine-induced apoptosis in human shepatoma cells. Int J Mol Sci，14（12）：23212-23230.

Xu X，Chua C C，Gao J，et al.，2008. Neuroprotective effect of humanin on cerebral ischemia/reperfusion injury is mediated by a PI3K/Akt pathway. Brain Res，1227：12-18.

Zahm A M，Bohensky J，Adams C S，et al.，2011. Bone cell autophagy is regulated by environmental factors. Cells Tissues Organs，194（2-4）：274-278.

第十三篇
针对自噬的药物开发和治疗的展望

自噬作为Ⅱ型程序性细胞死亡机制可以降解细胞内的长寿蛋白和一些损伤的亚细胞器。尽管自噬的机制尚未完全阐明，但近年来相关研究已取得了巨大的进展。研究发现，除几种经典的自噬方式外，在暴露于依托泊苷（etoposide）的细胞中能观察到一种不依赖Atg5、Atg7等核心自噬调控蛋白的新的自噬方式。一直以来，自噬都被认为是非选择性地降解大量蛋白质的过程。但是，Zheng研究组近来关于细菌自噬的研究证明，自噬可以是有选择性的，这一过程的发生与泛素蛋白、p62蛋白等密切相关。该成果有助于筛选自噬选择性蛋白，从而提升自噬的清除能力。近来Okamoto和Kanki研究小组证实酵母中存在依赖于线粒体和Atg32的自噬，该研究为哺乳动物中依赖线粒体来清除细胞内物质的自噬过程的研究奠定了坚实的基础。

由于自噬参与了许多的生理过程，这就引起了一个令人很感兴趣的问题，即参与到其他调控过程的信号通路是否也参与了自噬过程？答案是肯定的。例如，Bcl-2和Bcl-xL这两个抗凋亡的蛋白也能抑制自噬；ATG基因也可能会参与到其他的通路而非自噬的调控通路，如Atg5则被证实参与到细胞死亡的通路中。

自噬和多种疾病的治疗紧密相关，通过自噬清除细胞内积累的错误折叠蛋白质可以用来治疗神经退行性疾病，通过自噬降解各种病原体可以治疗感染性疾病，而利用自噬清除癌变的细胞可治疗癌症。目前，亟待解决的问题是诱导自噬的药物如何用于治疗人类各种重大疾病？如何开发各种能诱导细胞发生自噬性死亡的药物？这些都已引起越来越广泛的关注。如用于治疗神经退行性疾病的药物锂盐；再如一些用来治疗衰老、心血管疾病和2型糖尿病的药物。然而，所有疾病中最具有威胁性和挑战性的仍然是癌症，因此大多数针对自噬开发的药物目前都集中在这一领域。癌症治疗中出现的一大难题是患者的肿瘤组织对药物形成的耐药性。具体来说，各种恶性细胞基因变异或者缺失，而这些基因是直接或间接诱导凋亡的基因，因此细胞便无法执行凋亡。这样的肿瘤对凋亡诱导型的药物会产生抗药性，这是治疗中的难题。近年来，越来越多的数据表明自噬作为另外一种程序性细胞死亡机制，为抗肿瘤药物的研发提供了新机遇。凋亡耐受型肿瘤中自噬被激活，可以发挥促细胞死亡，抑制肿瘤生长的作用。事实上，一些自噬诱导型药物已经用于不同恶性肿瘤的临床治疗，如常用的乳腺癌药物他莫昔芬（tamoxifen）及mTOR蛋白抑制剂雷帕霉素；其他一些药物也正处于临床前或临床试验阶段，如caspase等蛋白的抑制剂。为了使读者对自噬相关药物开发的历史有进一步的了解，笔者将近年来的重要相关研究成果列入表1。同时，表中的这些药物也将在本篇的后续各章进行详细阐述。

表1　近年来自噬相关药物开发简史

年份	事件
1996	Bursch首次报道他莫昔芬通过诱导自噬治疗乳腺癌
1997	Blommaart报道渥曼青霉素和LY294002可以在小鼠肝细胞中抑制C3 PI3K/Akt/mTOR通路，进而抑制自噬
1998	美国国立癌症研究所（NCI）报道他莫昔芬可以降低乳腺癌的发病风险
1999	Liang等使用他莫昔芬处理乳腺癌MCF-7细胞发现，可以增加Beclin1的表达以促进自噬，抑制MCF-7细胞的增殖，从分子机制上表明他莫昔芬可以诱导细胞自噬的产生

年份	事件
2000	司维柯等发现苦参碱（matrine）可以引起肝癌细胞 HepG2 形成自噬小体
2002	Toogood PL 报道 3-甲基腺嘌呤（3-methyladenine，3-MA）是 C3 PI3K/Akt/mTOR 通路的抑制剂，可抑制自噬
2003	Chau 等通过体外实验证实，用内皮生长抑制素（endostatin）诱导 EAhy926 人内皮细胞的死亡主要是自噬性的死亡
	Kanzawa 用替莫唑胺（temozolomide）处理恶性神经胶质瘤细胞 U3732MG 时发现有自噬产生，并发现其诱导的自噬是可逆的。这种自噬可以保护肿瘤细胞，防止其死亡。鉴于自噬在肿瘤细胞中具有双重机制，在研究抗肿瘤药物时要从正反两方面去看待肿瘤细胞自噬所产生的作用
	Kanzawa 发现低浓度三氧化二砷（As$_2$O$_3$）可通过自噬诱导恶性神经胶质瘤细胞死亡
	Gozuacik 报道雷帕霉素可以抑制 mTOR 的活性，从而诱导恶性胶质瘤细胞自噬
2004	Opipari 报道白藜芦醇（resveratrol）在低浓度时（50μm），通过诱导卵巢癌细胞的自噬导致细胞死亡
	彭心昭等报道长春新碱（vincristine）可以诱导肝癌细胞 HepG2 的自噬性凋亡，表明药物在诱导细胞自噬的同时也会引起凋亡
	Ravikumar 等用雷帕霉素或者海藻糖处理增强自噬的降解作用，可能对帕金森综合征等蛋白沉积性疾病模型具有治疗作用
	曹寿松等报道微量元素硒（Selenium）在头颈部、结直肠癌细胞中诱导内质网应激产生自噬，促进细胞死亡
2005	Vignot 总结了已有的研究，证实雷帕霉素和其派生物（CC I2779、RAD001 和 AP23576）在多种恶性肿瘤中可以抑制 mTOR 的功能，并且产生抑制细胞增殖的作用
	Takeuchi H 报道了雷帕霉素诱导癌细胞自噬发挥治疗癌症作用
	Hoyer-Hansen M 研究肿瘤分化诱导剂维生素 D 的类似物 EB1089 对乳腺癌 MCF7 细胞的作用时发现，它杀死 MCF7 细胞时并不依赖于 caspase，但是它也能引起染色质凝聚和 DNA 断裂。实验证实，在 EB1089 的这种启动核凋亡的作用中包括了依赖 Beclin1 的自噬途径
	Kanzawa 报道三氧化二砷通过上调线粒体的细胞死亡蛋白 BNIP3 而诱导恶性神经胶质瘤细胞自噬性死亡
	Catley 报道硼替佐米（bortezomib）为蛋白酶体抑制剂，诱导内质网应激产生自噬，促进细胞死亡
2006	曹寿松等报道 zVAD、IDN-6556 在乳腺癌、肺癌细胞中发挥 caspase 抑制作用
	秦正红等使用响尾蛇毒素（crotoxin）处理慢性粒细胞白血病细胞 K562 和人乳腺癌细胞 MCF7 时发现，它在引起这两种细胞死亡的过程中启动了自噬
2007	Chang 等发现伴刀豆球蛋白（concanavalin A，ConA）能诱导肝癌细胞发生自噬，并在肝癌小鼠模型中发现 ConA 对其有治疗作用
	哈佛医学院细胞生物学系和中国国家新药筛选中心的研究人员通过一系列高通量筛选发现了 8 种会引起自体吞噬复合物，而其中 7 种是 FDA 批准的用于人类疾病治疗的药物。这一成果为分析自体吞噬的机制及治疗亨廷顿病等神经退行性疾病提供了重要资料
	李丹证实冬凌草甲素（oridinon）可以在人类鳞状细胞癌 A431 细胞中诱导自噬；而崔侨等则发现冬凌草甲素通过诱导人宫颈癌 HeLa 细胞发生自噬，并抑制了凋亡
	Ertmer 等发现伊马替尼（imatinib）在慢性粒细胞白血病中可诱导自噬产生，从而导致细胞生长停滞，促进癌细胞死亡
2008	美国癌症研究协会 2008 年年会主题是"自噬在癌症研究的前沿"。在本次会议中，"自噬参与肿瘤的发生，并与抗癌药物反应"是一个热门话题
	Yang 等利用顺铂(cisplatin)诱导肾小管上皮细胞(RTEC)形成自噬体。同时，Periyasamy 等用顺铂干预后，在鼠肾脏内发现自噬小囊泡和自噬体形成。这些结果为顺铂在肾脏疾病中自噬药物开发奠定基础
	程岩等发现肿瘤坏死因子 α（TNF-α）可以诱导小鼠成纤维肉瘤细胞 L929 发生自噬性死亡
2009	Tobias 等发现亚精胺（spermidine）能通过修饰和诱导自噬来抑制细胞坏死，从而延长动物的寿命
	刘博等发现黄精凝集素（*Polygonatum cyrtonema* lectin）可以诱导人黑色素瘤 A375 细胞发生自噬性死亡
	Eugenia Morselli 等发现外源亚精胺的供给能诱导自噬从而延长酵母、线虫和果蝇的寿命。同样的，白藜芦醇可在线虫中诱导细胞自噬延长寿命，并可使人类细胞在代谢压迫下保持良好状态

年份	事件
2010	Ertmer 等首次在体内证实酪氨酸激酶抑制剂伊马替尼（imatinib）在哺乳动物细胞中诱导细胞自噬
	Tunda Hidvegi 等发现自噬增强药物卡马西平（carbamazepine）降低 α_1-ATZ 的肝负载和肝纤维化。在 α_1-AT 缺乏相关的肝脏疾病的小鼠模型中验证了卡马西平具有广泛的临床安全性，还为使用自噬增强剂作为治疗剂提供了依据
2011	Sun 等发现在乳腺癌 MCF-7 细胞中用 EPI（表阿霉素）治疗后显示出 caspase 非依赖途径的死亡，用 EPI 治疗 MCF-7，自噬明显增加。EPI 促进人体乳腺癌 MCF-7 细胞的自噬，而且 EPI 促进自噬，保护 MCF-7 不受 EPI 促进的凋亡
2012	Erin E.Congdon 等通过相关的体内、外实验发现硫代二苯胺类药物亚甲蓝（Methylene blue）能诱导自噬，降低 tau 蛋白（微管相关蛋白）的表达水平或错位折叠累积量，从而起到治疗或改善神经退行性疾病如阿尔茨海默病（AD）和某些形式的帕金森病（PD）的作用
2013	Yu 等发现尼洛替尼（nilotinib）通过激活 AMPK 诱导肝癌细胞的自噬。AMPK 的激活是由 AMPK 的磷酸化而引起的，该磷酸化过程受 PP2A 的调节，Nilotinib 也能降低 PP2A 的活性
2014	Alfeu Zanotto-Filho 等发现替莫唑胺（temozolomide）和姜黄素（curcumin）具有共同抑制恶性胶质肿瘤的功效，但这种功效在这两种药物加入细胞后诱导的自噬保护过程被降低。他们发现两种药物诱导细胞进行自噬时都需要 ERK1/2 参与，并通过利用白藜芦醇阻断 ERK1/2 调节的替莫唑胺（temozolomide）和姜黄素诱导的自噬过程，使得肿瘤细胞直接被这两种药物抑制，大大提高替莫唑胺和姜黄素治疗癌症的功效
2015	Egan 等发现一种高选择性的 UCL1 激酶抑制剂（SBI-0206965）可以抑制 UCL1 调节的磷酸化并且具有增强 mTOR 抑制剂的功效，通过调节自噬杀死癌细胞。Petherick 等筛选到了两种 UCL1 抑制剂，通过妨碍自噬体成熟来阻断自噬
2016	DeBosch 等发现海藻糖（trehalose）可诱导 AMPK 依赖型自噬的发生，有效预防脂肪肝的发生
2017	Mulcahy Levy 等证实使用氯喹（chloroquine）抑制自噬可以改善脑癌患者在治疗中出现的耐药性现象，从而改进治疗效果

　　近年来，随着对各种疾病的分子机制探索的深入，研究发现不同疾病的发病机制迥异，决定各类疾病发展进程的生物分子表现出生物作用特异性，但同时又以复杂甚至略显神秘的关系相互作用着。研究者试图穷尽各个生物分子的生物结构，并依次列出各个分子的作用，但无论是大分子，还是小分子，仅从个体水平上对参与疾病的每个生物分子进行研究时常显得捉襟见肘，这就需要多蛋白、多靶点地系统考虑，而系统生物学正是提供了这样一种新的方法，利用网络来系统全面地理解人类重大疾病的发病机制及治疗机制，这必将给重大疾病的治疗带来新的契机。目前针对自噬的系统生物学研究还处于起步阶段，而针对凋亡的系统生物学研究进行的比较深入，并也相应取得了一些进展，大部分针对凋亡的系统生物学研究找出网络中的关键蛋白（Hub protein）如 p53、肿瘤坏死因子受体（tumor necrosis factor receptor，TNFR）等都可以作为药物开发的靶点。因而可利用靶点蛋白进行大规模药物筛选，筛选出适合的化合物，再进行实验验证其有效性，继而进行临床前试验与临床试验。这样进行药物研发可系统全面地对药物靶点进行分析，为下游的实验起到了一定的指导作用。同样，今后也将会有越来越多的针对自噬的系统生物学研究，可以预期的是，在自噬中扮演重要角色的蛋白将很有可能成为治疗自噬网络中的关键蛋白，并为接下来针对靶点的药物筛选提供研究基础。

第五十五章 自噬在肿瘤治疗与药物开发中的应用前景

自噬是细胞利用溶酶体降解自身受损的细胞器和大分子物质的过程，是细胞生长发育、成熟分化及死亡的重要调控机制，与包括肿瘤在内的多种人类疾病有关。一些研究表明，这种自我降解的效应和死亡程序能够抑制肿瘤的发生发展。

此外，另一些研究则显示，自噬是一种自我保护机制，能使肿瘤细胞避免受到低营养、电离辐射和化疗所导致的损伤。当肿瘤细胞所需的能量和营养不足时（如肿瘤晚期），自噬可以通过溶酶体降解受损的线粒体和细胞器，缓解氧化应激并为肿瘤细胞的生长提供营养及能量。因此，在肿瘤晚期，自噬可能有利于肿瘤细胞在低血管化的环境中生长。由此可见，自噬可能因肿瘤发展阶段、组织类型、细胞分化状态、周围环境及特定的基因特征和信号传导途径的不同而发挥不同的作用。对自噬调控机制的进一步了解，有助于对自噬与肿瘤关系的进一步认识。

由于自噬对肿瘤的双重作用，诱导自噬的发生并不一定会导致肿瘤细胞的死亡而达到治疗效果。因此，在将自噬诱导剂和抑制剂应用于临床之前，还需进行大量深入的研究，以达到通过调控自噬预防和治疗肿瘤的目的。

第一节 针对自噬信号调节通路的药物开发

一、自噬信号途径中关键蛋白作为抗肿瘤药物靶点

自噬的分子调控机制在肿瘤发生中发挥着重要的作用，如Ⅰ型和Ⅲ型 PI3K 途径，内质网应激反应和细胞凋亡途径。当肿瘤细胞已经对凋亡性细胞死亡产生抗性时，通过以上这些过程中涉及的蛋白质调控自噬来抗肿瘤，可以为抗肿瘤药物提供一种潜在的新的靶向策略。

目前的研究表明，很多药物的抑瘤作用都与自噬存在一定联系。某些药物可直接或间接激活自噬引起细胞死亡，或是通过自噬和溶酶体酶活化来释放一些凋亡诱导因子，诱导细胞凋亡甚至坏死。而部分肿瘤细胞对抗癌药物的反应亦可表现为自噬活性增强甚至自噬性细胞死亡。因此，提高肿瘤细胞自噬活性是一个有效的抗肿瘤的新型治疗方法。

（一）Ⅰ型 PI3K/Akt/mTOR 途径中的靶点及药物

PI3K/Akt/mTOR 信号通路具有重要的生理功能，参与调控包括细胞周期、细胞存活、蛋白质合成、细胞增殖、代谢、血管生成等在内的多种生物学过程。最近的研究表明，在许多类型的癌细胞中，Ⅰ型 PI3K 信号途径较正常组织上调，这对于自噬的发生很重要。

PI3K 相关信号通路参与了细胞的生长和分化，细胞凋亡，细胞骨架的形成和细胞膜运输等过程。而Ⅰ型和Ⅲ型 PI3K 都已被证明在自噬中发挥着作用。

Ⅰ型 PI3K/Akt/mTOR 途径在肿瘤形成中会出现失调并对一些肿瘤的治疗产生抗性，如乳腺癌、前列腺癌、胰腺癌、卵巢癌和胃癌。PI3K 催化磷脂酰肌醇（phosphatidylinositol，PI）的第 3 位点磷酸化，使磷脂酰肌醇（4,5）P_2（PIP2）磷酸化为磷脂酰肌醇（3,4,5）P_3（PIP3）。PIP3 能够与 Akt 和 PDK1 结合，通过磷酸化 Akt 激酶区的 Thr308 激活 Akt，从而激活 PI3K/Akt/PKB 级联反应。PTEN 是肿瘤抑制基因编码的一个磷酸酶，将 PIP3 去磷酸化为 PIP2 而下调 PI3K/Akt/PKB 级联反应（图 55-1）。

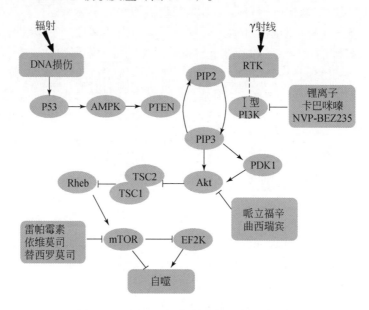

图 55-1　Ⅰ型 PI3K 相关途径对自噬的调控

哺乳动物 mTOR 是 Akt/PKB 的下游效应因子，在细胞的增殖、生长和生存中起关键作用，抑制 mTOR 会诱导自噬的发生。mTOR 的第一个强效抑制剂——雷帕霉素，可以促进自噬并抑制恶性胶质瘤细胞的生长。雷帕霉素及其改良类似药如替西罗莫司（temsirolimus，CCI-779）、依维莫司（everolimus，RAD001）和地磷莫司（ridaforolimus，AP23573，也称为 deforolimus）都作为主要的 mTOR 抑制剂用于肿瘤治疗的研究中，并且在多种模型中表现出明显的化疗抑癌作用。在以前的研究中，mTOR 抑制剂与放射疗法相结合，可在鼠类模型和致敏性血管内皮中使血管瘤密度显著降低。另有研究表明，用于三期临床治疗晚期肾细胞癌的依维莫司也可以提高 MDA-MB-231 和 MCF-7 乳腺癌细胞的放射敏感性。同时，依维莫司还能增加前列腺癌细胞的放射敏感性，尤其是对抑癌基因 *PTEN* 缺失的前列腺癌细胞系 PC-3 细胞。在多种人类恶性肿瘤中，经常存在 *PTEN* 基因缺失或突变（导致自噬活性下降），将依维莫司应用到放射疗法中增强对癌症的疗效。另外，地磷莫司也已用于二期临床治疗晚期血癌的治疗。这些发现提示了一个新的自噬靶点，即利用 mTOR 抑制剂来提高治疗功效的策略。

总之，雷帕霉素或其衍生物对 mTOR 的抑制为各种恶性肿瘤的治疗提供了有力的治疗手段。G 蛋白偶联受体（G protein-coupled receptors，GPCR）拮抗剂、Ⅰ型 PI3K 抑制剂（NVP-BEZ235、锂盐、卡马西平）、Akt 抑制剂、Akt/PKB 信号通路抑制剂和 mTOR 抑制剂对自噬均具有诱导作用，并为肿瘤治疗提供多种药物作用靶点。深入研究自噬在这些化合物的细胞毒性效应中的作用将有利于开发出新的联合疗法，通过特异性诱导自噬来达到抗肿瘤的目的。

（二）Ⅲ型 PI3K 相关途径中的靶点及药物

Ⅲ型 PI3K 磷酸化 PI 产生磷脂酰肌醇 3, 4, 5 三磷酸［phosphatidylinositol 3, 4, 5-trisphosphate，PIP3］。相对于Ⅰ型 PI3K，Ⅲ型 PI3K 与 Beclin1 结合可以帮助调节自噬体的形成，对自噬有促进作用（图 55-2）。Beclin1 是 PIP3 途径的一个膜内在蛋白，它的敲除可抑制自噬并使细胞对营养缺乏诱导的细胞死亡敏感。相关研究显示，*Beclin1* 基因在 40%～75% 的乳腺癌、卵巢癌和前列腺癌中均有缺失。此外，在 MCF-7 乳腺癌细胞中增加 *Beclin1* 的表达可以诱导自噬，减少细胞增殖，并抑制裸鼠的肿瘤形成。相反，小鼠中 *Beclin1* 的杂合性缺失会增加自发的恶性肿瘤，促进细胞的增殖并减少自噬。PI3K 的强效抑制剂 3-MA、渥曼青霉素、LY294002 和 PX-866 可减少自噬的发生率，而Ⅲ型 PI3K 衔接子的过表达或 PIP3 的增加可诱导自噬的发生。这些发现证实了肿瘤抑制因子 Beclin1 和 PTEN 在诱导自噬中的重要作用，并成为又一个癌症治疗的潜在靶点。

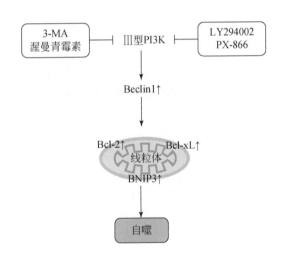

图 55-2　Ⅲ型 PI3K 相关途径对自噬的调控

（三）诱导内质网应激的药物

在各种与肿瘤细胞有关的应激条件下，如缺氧、低糖、钙稳态的变化、错误折叠蛋白的积累，内质网应激（endoplasmic reticulum stress，ERS）反应会被激活。许多细胞应激条件导致未折叠的或错误折叠的蛋白质在内质网中积累，这对细胞来说代表一个潜在的死亡威胁。为避免这一点，则要通过以下方式激活未折叠蛋白反应（UPR）：通过 IRE1α（inositol requiring-α）和激活转录因子（activating transcription factor，ATF）诱导表达分子伴侣，以及通过 PKR 样内质网激酶（PKR-like endoplasmic reticulum kinase，PERK）磷酸化真核起始因子 2（eukaryotic initiation factor 2，eIF2）减少翻译；还有通过内质网相关降解（ER-associated degradation，ERAD）体系增加错误折叠蛋白的降解。ERAD 途径上调了与蛋白质降解相关基因的表达。降解蛋白的蛋白酶体包括与肿瘤细胞增殖和凋亡相关的蛋白质。因此，该蛋白酶体也可作为一种癌症治疗药物的新靶点（图 55-3）。

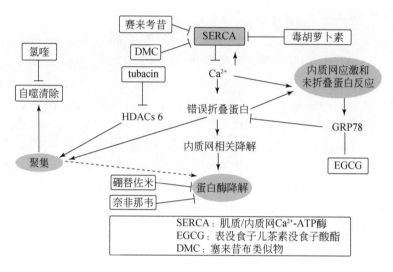

图 55-3　ERS 与相关蛋白的处理机制及药物作用靶点

　　ERS 反应可以被不同的机制引起，许多不同的药物对这些通路影响各异。目前，具有代表性的内质网相关药物包括蛋白酶体抑制剂（硼替佐米、阿扎那韦、奈非那韦）、肌质 / 内质网 Ca²⁺-ATP 酶（sarcoplasmic/endoplasmic reticulum calcium ATPase，SERCA）抑制剂（毒胡萝卜素、塞来昔布、塞来昔布类似物 DMC）、组蛋白去乙酰化酶（histone deacetylase，HDAC）抑制剂（如 tubacin），以及其他抑制剂［氯喹（chloroquine）、表没食子儿茶素没食子酸酯（epigallocatechin gallate，EGCG）］。由于自噬与蛋白聚集体的清除有关，对清除过程的抑制可能会使错误折叠或无用蛋白聚集而引发进一步的 ERS 反应。因此，对自噬的抑制可能会加强 ERS 反应，使肿瘤细胞对化疗敏感。然而，目前对自噬的特异性抑制的结果还存有争议，这可能与所用抑制剂的类型和抑制自噬的特定步骤有关。

　　当整个 ER 系统错误折叠的蛋白质超负荷时，细胞通常会产生凋亡诱导的细胞死亡，但 ERS 也可以诱导自噬性细胞死亡（图 55-4）。相关研究表明，PERK/ERS 途径可作为潜在的抗癌靶点或作为细胞致敏剂而开发出新的抗癌药物。另外，在凋亡缺失的肿瘤细胞中，由放疗经 ERS 介导而诱发的自噬可以引起细胞毒性的增加。细胞将会发生凋亡性的还是自噬性的死亡依赖于如 ERS 的类型、剂量、持续的时间、强度及凋亡蛋白的存在与否等这些因素。另外，ERS 诱导物可以与更多传统的癌症治疗方法（如化疗和放疗）相结合来提升治疗效果，因此通过 ERS 通路来增加肿瘤细胞的死亡率也可以作为一个癌症治疗的新策略。

　　一些传统药物如毒胡萝卜内酯（hapsigargin）、衣霉素（tunicamycin）、布雷菲德菌素 A（brefeldin A）等可诱导 ERS，但这些药物均具有一定毒性。近年来凋亡机制

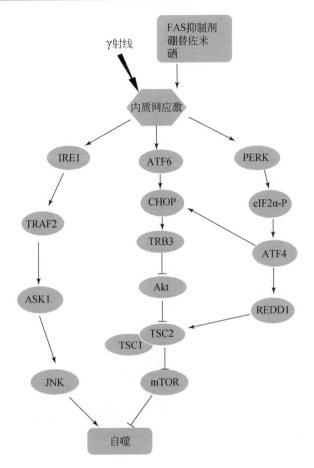

图 55-4 内质网应激途径对自噬的调控

的研究向我们展示了以前未曾考虑到的 ERS 应激物，如硼替佐米（bortezomib）、硒（selenium）及脂肪酸合酶抑制剂。硼替佐米抑制 PERK 的活性并防止蛋白酶体的降解，从而分别导致持续的蛋白质合成和泛素化连接蛋白的聚集。该药物还可与其他策略（如放疗）联合以提高肿瘤细胞毒性，同时应避免周围正常组织的毒性反应。硒在诱导肿瘤细胞 ER 应激介导的凋亡中可能具有选择性作用。它是一种可以诱导 ERS 的微量元素，通过时间和剂量依赖的方式介导凋亡性细胞死亡；也可以提高肿瘤细胞对许多抗癌药物［依立替康（irinotecan）、氟尿嘧啶（fluorouracil）、多柔比星（doxorubicin）、紫杉醇（paclitaxel）、铂（cisplatin）］细胞毒性的敏感性，并减弱这些药物对正常组织的毒性作用。目前还需要进一步研究探讨的是硒是否与 DNA 损伤剂（如辐射）的结合，从而利用这种结合模式作为自噬相关的 ERS 因子。脂肪酸合成酶（fatty acid synthase，FAS）是负责人体脂肪酸合成的单纯酶，在大多数癌症中活跃并呈现高表达，并与乳腺癌和前列腺癌的预后有关。FAS 抑制剂［如浅蓝霉素（cerulenin）或 C75］可通过诱导凋亡而对人的癌细胞有选择性毒性。另外，有研究表明 FAS 和组成性激活的 Akt（pAkt）表达之间也有联系。还有研究表明，FAS 抑制剂可以诱导肿瘤细胞产生 ERS，但在正常细胞中没有这种现象。FAS 抑制剂与 ERS 诱导剂毒胡萝卜素结合可以提高肿瘤细胞的致死率，这表明了 ERS 诱导的疗法（如放疗）与 FAS 抑制剂结合可作为一种潜在的改善癌症治疗的方法。

（四）其他诱导自噬相关信号途径的药物

1. BNIP3 或 Beclin1 途径作为抗肿瘤药物靶点的治疗策略　BNIP3 是 Bcl-2 家族中 BH3-only 亚家族的成员，与凋亡的调节相关。它在线粒体膜上表达，通过开放线粒体通透性转运孔及增加活性氧的产生量来诱导细胞死亡。在乳腺癌 MCF-7 细胞和宫颈癌 HeLa 细胞中，BNIP3 介导的细胞死亡不依赖于凋亡蛋白酶激活因子（Apaf-1）、caspase 活化、细胞色素 c 的释放及凋亡诱导因子的核转运。另外，在恶性神经胶质瘤细胞中神经酰胺介导的自噬性的细胞死亡也涉及 BNIP3 的介导。肿瘤细胞中 BNIP3 的过表达导致了在没有其他任何触发机制时自噬性的细胞死亡。另外，在砷诱导的神经胶质瘤细胞的自噬中也涉及了 BNIP3。这都展示了将 BNIP3 用作肿瘤治疗靶点的可能性。

开发对自噬的特异信号蛋白有靶向作用的新抗癌药物，并将这些新药与目前已经在使用的药物相结合，可以得到更好的疗效。其中一个例子就是三氧化二砷已被证明具有治疗恶性血液病（如多发性骨髓瘤、淋巴瘤、白血病及包括神经母细胞瘤和恶性胶质瘤的实体肿瘤）的潜在功效。三氧化二砷作用机制涉及多个信号，其中一个涉及激活 caspase 介导的凋亡通路。在恶性胶质瘤细胞中，砷诱导的自噬涉及 BNIP3 的上调（图 55-2）。用砷处理的白血病细胞系中也会发生 Beclin1 的上调。这表明存在一个潜在的通路，通过这个通路可以提高砷的疗效。

2. 死亡相关蛋白激酶（death-associated protein kinase，DAPK）　是一个细胞骨架相关钙调蛋白调节的丝氨酸 / 苏氨酸蛋白激酶。这个酶最初发现于 γ 干扰素诱导的 HeLa 细胞凋亡中。最新的研究表明 DAPK 及 DAPK 关联的蛋白激酶（DAPK related protein kinase，DRP）-1 在乳腺癌 MCF-7 细胞和宫颈癌 HeLa 细胞中具有诱导自噬的作用。这些激酶的表达引起了膜的空泡化和大范围的自噬，且此作用不依赖于 caspase 的活性。相反，对 DAPK 的抑制则会减少自噬的发生。

DAPK 也具有抑制多发性肿瘤和抑制肿瘤转移的功能。在许多人类癌症中 DAPK 的表达都会降低或消失，这可以与肿瘤的复发和转移相联系起来。DAPK 可以激活一个 p53 介导的凋亡途径而抑制致癌性转化（图 55-5），当然，p53 也可以调控自噬。DAPK 也可以通过与整联蛋白相互作用及抑制整联蛋白 -CDC42 通路，从而抑制肿瘤细胞的转移和浸润。由此看来 DAPK 的肿瘤抑制作用并不只依赖于凋亡，也可能呈现多种途径去对抗肿瘤治疗中出现的耐药性。

3. 细胞外信号调节激酶（external signal-regulated kinase，ERK）　是有丝分裂原化蛋白激酶（mitogen-activated protein kinase，MAPK）中的一个成员，是一种丝氨酸 / 苏氨酸蛋白激酶。Kang 等研究表明，ERK 转录活性增强使磷酸化的 Bcl-2 蛋白水平增加，随后磷酸化的 Bcl-2 与 Beclin1 解离，从而促进细胞发生自噬。Ugland 等研究出一条与 Cyclin E 相关的新的自噬途径，在此途径中 cAMP 信号转导使 ERK 活性增强，进而上调 Cyclin E，反过来 Cyclin E 促使细胞核周围的 Beclin1 聚集，从而使细胞发生自噬。由此说明 ERK 在调控细胞发生自噬的过程中发生着重要的作用。

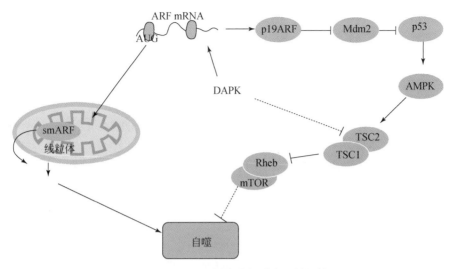

图 55-5　DAPK 相关途径对自噬的调控

（五）激活自噬的凋亡抑制剂作为抗肿瘤药物

已有研究表明经依托泊苷（etoposide，一种拓扑异构酶Ⅱ的抑制剂）和电离辐射处理，促凋亡基因 *Bak* 与 *Bax* 缺失的小鼠胚胎成纤维细胞（mouse embryonic fibroblasts，MEF）的死亡率会出现上升趋势。此外，缺失 *Bak* 和 *Bax* 时，会因自噬的增加而导致辐射致敏性增强，而自噬抑制剂 3-MA 可使辐射致敏性减弱。另外 caspase-3/7 缺失的 MEF 主要通过对自噬的促进来表现辐射致敏性的增加，而且内质网应激可被辐射所激活。这说明凋亡通路的缺失（癌症发生的标志）可能会产生自噬性的细胞死亡，这可以引出一个新的癌症治疗策略。

1. Bak/Bax 抑制剂　微量元素锌可以抑制凋亡，也被证明可以抑制 Bak/Bax（caspase 介导细胞死亡的一个门控）。在过去几年中，人们广泛研究了由辐射诱发 Bak/Bax 介导的凋亡，但这只能解释不到 20% 的细胞死亡的原因。而最近研究发现内在凋亡分子——Bak/Bax 的缺失会通过诱导自噬提高辐射致敏性。而且在 Bak/Bax 促凋亡蛋白缺失时，细胞的辐射致敏性可被 3-MA 或 Atg5-Atg12 复合体和促自噬蛋白 Beclin1 特异性的 siRNA 所阻遏。此外，促凋亡的依托泊苷在 Bak/Bax 缺失的 MEF 中也可诱导自噬。有研究表明，通过锌对 Bak/Bax 的抑制主要是通过诱导自噬来加强辐射诱导的细胞死亡。以上结果说明辐射处理癌细胞时，Bak/Bax 抑制剂可作为抗肿瘤药物用于诱导肿瘤细胞自噬性死亡。

2. caspase 抑制剂　z-VAD（苯甲酰 -Val-Ala-Asp- 荧光甲基酮，z-VAD-fmk）是凋亡的广谱抑制剂，可以阻止凋亡性的细胞死亡。最近有证据表明，z-VAD 对激酶受体相互作用蛋白 1（kinase receptorinteractingprotein 1，RIP1）也有抑制作用。这表明 RIP1 和 caspase 的抑制对通过自噬诱导细胞死亡都是十分必要的。z-VAD 或 caspase-8 的缺失可以促进自噬性细胞死亡，而 RIP1 的缺失会抑制自噬性细胞死亡。

细胞暴露于 z-VAD 后，辐射诱导的细胞死亡可以有效地从凋亡通路转移，以自噬通路来代替。z-VAD 会导致乳腺癌细胞和肺癌细胞的辐射致敏性增加，这与乳腺癌和肺癌细胞系中自噬信号的增加有关。当 z-VAD 结合 RAD001 使用时，上述细胞系都表现出总体上细胞存活率的下降。单独使用时，z-VAD 对凋亡的抑制作用和 RAD001 对自噬的促进作用都会导致细胞的辐射致敏性的增加，二者并用可对细胞死亡产生累加而非协同的效果。尽管 z-VAD 潜在的细胞毒性限制了 z-VAD 在临床上的应用，但是它还是可以为上文中关于 caspase 抑制剂用于诱导自噬来抗肿瘤的观点提供证据。而近期对小分子非多肽类的 caspase 抑制剂的研究有了新的发展，如不可逆的广谱 caspase 抑制剂 IDN-6556，在肝病中已经开始了二期临床试验。而现有的研究正在用新的 caspase 抑制剂结合 DNA 损伤剂和 ERS 诱导剂（如放疗）来进行临床前研究，以进一步评估这种新方法的效力和安全性。

3. Bcl-2 抑制剂 Bcl-2 蛋白具有抗凋亡和抗自噬的双重作用。例如，Bcl-2 反义寡核苷酸可导致白血病细胞 Hlf30 发生细胞自噬，而 Bcl-2 的过表达则会抑制依赖于促自噬蛋白 Beclin1 的自噬。在凋亡抵抗的恶性胶质瘤细胞中，全 Bcl-2 抑制剂左旋 - 棉酚导致其发生非 caspase 依赖的自噬性细胞死亡。

神经胶质瘤过去常采用模拟 BH3 活性（HA14-1、GH3I-2′ 和 ABT-737）的单药治疗，但是最新研究表明，左旋 - 棉酚能够更加高效地诱导细胞死亡。在 MGMT-negative（甲基转移酶）的 U343 细胞和 MGMT-expressing 的 U87 细胞中，替莫唑胺（TMZ）能够诱导左旋 - 棉酚促进细胞死亡。Atg5 和促自噬蛋白 Beclin1 在 U87、U343 和 MZ-54 细胞中降低了由左旋 - 棉酚和 TMZ 导致的细胞死亡的程度，这表明自噬参与这种细胞死亡。这些研究表明，在凋亡抵抗的恶性胶质瘤细胞中，全 Bcl-2 抑制剂也可作为抗肿瘤药物，用于诱导肿瘤细胞自噬性的细胞死亡。

二、通过调节异常基因的表达提高肿瘤细胞的自噬能力

在肿瘤形成的过程中，调控细胞自噬的多种基因发生异常，可导致细胞自噬能力下调。抗肿瘤药物可以通过调节这些异常的基因提高肿瘤细胞的自噬。例如，Beclin1 是酵母 ATG6/VPS30 在哺乳动物中的同源物，在自噬体的形成过程中起关键的作用。Beclin1 作为一种哺乳动物的自噬基因，可以控制细胞的生长，抑制肿瘤的发生。在 40% ～ 75% 的弥散性乳腺癌和卵巢癌细胞中，都表现出 Beclin1 单等位基因的缺失。而 Beclin1 的进一步增强与其激活因子 UVRAG（紫外照射相关基因）有关。UVRAG 的异位表达抑制 HTC116 肿瘤细胞的增殖和发生，并且是这些细胞在不需要进行饥饿治疗的情况下发生自噬。Atg4C/autophagin-3 是半胱氨酸蛋白酶家族的一员，是酵母 Atg8 在哺乳动物中的同源物。小鼠缺失 Atg4c 表现出自噬受损，并且对化学致癌的纤维瘤的敏感性增加。在许多癌症中，经常发现体细胞 *PTEN* 基因的突变或缺失。*PTEN* 基因过量表达或显性失活突变型 PKB 的表达有利于自噬的发生，而 *PTEN* 的突变或组成性激活突变型 PKB 的表达会减少自噬的发生。因此，可以考虑开发调节 *PTEN* 基因的药物来诱导自噬的发生，从而达到治疗肿瘤的目的。

三、诱发内皮细胞自噬的肿瘤血管生成抑制剂

实体瘤可通过新生血管实现肿瘤间质血管化，这在肿瘤生长和转移中起重要作用。胶原蛋白裂解片段内皮抑素通过抑制内皮细胞增殖，阻止血管生成而发挥抗肿瘤作用。内皮抑素在作用于人内皮细胞 6 ～ 24 小时后，电镜下可见到大量自噬囊泡的形成。在实

体瘤中，血管形成有助于肿瘤的转移和生长，通过自噬性细胞死亡抑制血管的形成可以抑制肿瘤的发展。人类血纤维蛋白溶酶原 Kringle 5（K5）是一种有效的血管生成抑制剂，可以提高内皮细胞中 caspase 的活性和凋亡水平。然而，K5 和内皮抑素在内皮细胞中诱导自噬并不依赖于营养缺乏或缺氧等因素，甚至在血管内皮生长因子（VEGF）存在下也能激发自噬。因此，可以考虑开发 K5 和内皮抑素类似物，以诱导自噬达到治疗肿瘤的目的。诱导自噬的肿瘤抑制基因 *PTEN* 在裸鼠种植脑瘤内抑制肿瘤血管的生成。姜黄素可以诱导人内皮细胞自噬的产生，5μmol/L 的姜黄素在抗氧化应激损伤时可引起人脐静脉内皮细胞（HUVEN）自噬，并且发现给予 5μmol/L 姜黄素可经 PI3K/Akt/mTOR 途径激活自噬信号转导，并促进 Beclin1 和 Bcl-1 解离发生自噬。

四、诱发肿瘤细胞自噬的肿瘤分化诱导剂

肿瘤分化诱导剂可以诱导某些肿瘤细胞向正常成熟方向转化，且毒副作用低。另外，这些分化诱导剂也可以引起某些肿瘤细胞发生自噬现象。有实验表明分化诱导剂诱导胶质瘤干细胞 / 祖细胞（glioma stem progenitor cells，GSPC）分化后，自噬活性明显增加，而自噬活性的缺陷也会抑制 GSPC 的分化。自噬抑制剂 3-MA 和 BFA 会对肿瘤分化诱导剂诱导的分化有抑制作用，自噬激活剂雷帕霉素对 GSPC 的分化有促进作用。因此，肿瘤分化诱导剂与自噬激活剂联合运用可能会促进肿瘤细胞良性分化，成为治疗肿瘤的有效方法。

将对自噬的靶向作用应用于癌症的治疗，需要确定自噬是应该被激活还是被抑制。但是对于自噬在细胞死亡和癌症中到底发挥什么作用现在还有很多矛盾，因而确定自噬在肿瘤的治疗中是应该被激活还是被抑制也会变得十分困难。通过动物实验能够帮助解释在一些给定条件下自噬是促癌还是抗癌。例如，在一个肿瘤细胞凋亡途径缺失的动物模型中，发生代谢性应激时自噬能促进肿瘤细胞的存活，但是也抑制了肿瘤的形成、坏死和炎症反应。至少在这种情况下，自噬的抑癌作用掩盖了依赖于自噬的细胞存活途径。相反，在另一种致癌基因被激活的肿瘤动物模型中，由氯喹对自噬的抑制加强了凋亡的诱导及肿瘤的消退。这些例子证明了预测自噬在癌症中有什么样的净效应（即促癌还是抑癌）的复杂性，也暗示着自噬作用网络中存在着一些可能的变量，其中包括在肿瘤的发生阶段，肿瘤细胞对凋亡的致敏性及细胞中特殊的分子变化。因此，自噬靶向药物能真正用于临床尚需进一步深入研究。

第二节 在肿瘤治疗中针对自噬新药开发的问题与展望

在未来的癌症治疗中是应该激活还是抑制自噬，解答这个问题需要更多的临床的试验验证。尽管目前自噬特异性药物甚缺，但一些为其他用途开发的对自噬有重要影响的化合物可能用于癌症的治疗（表 55-1）。

表 55-1 调控自噬的临床相关药物

药物	靶点	自噬过程的调控水平	对自噬的影响	临床应用
HDAC 抑制剂如丁酸和 SAHA	组蛋白去乙酰化酶	诱导	增加	慢性髓性白血病

续表

药物	靶点	自噬过程的调控水平	对自噬的影响	临床应用
他莫昔芬	雌激素受体	诱导	增加	乳腺癌
EB1098	维生素 D 受体	诱导	增加	多种肿瘤的临床试验
辐射		诱导	增加	不同成因肿瘤的治疗
血管生成抑制剂（K5、ADH-1、AG013736 和抗血管内皮生长因子抗体）	血管生成激活剂	诱导	增加	乳腺癌、前列腺癌、脑癌、胰腺癌、肺癌、胃癌、卵巢癌和宫颈癌的临床试验
酪氨酸激酶抑制剂（伊马替尼）	多种酪氨酸激酶	诱导	增加	慢性髓性白血病
白藜芦醇		诱导	增加	临床试验一期
烷基化剂（替莫唑胺）	DNA	诱导	增加	原发脑胶质瘤和复发性高级别的胶质瘤
三氧化二砷		诱导	增加	急性早幼粒细胞白血病和多发性骨髓瘤
Akt 抑制剂	Akt	诱导 / 调控	增加	
HIV 蛋白酶抑制剂（利托那韦、沙喹那韦，那非那韦）	蛋白酶	诱导 / 调控	增加	临床试验一期
mTOR 抑制剂（雷帕霉素、CCI-779、RAD-OO1、AP23573）	mTORC1	调控	增加	多种肿瘤的临床试验
氯喹	趋溶酶体药	融合 / 降解	减少	抗疟疾药物，临床试验前开发作为放射疗法和化疗的致敏剂
莫能菌素	溶酶体 PH	融合	减少	恶性胶质瘤
胃蛋白酶抑制剂	溶酶体蛋白酶	融合	减少	宫颈癌
3-MA（自噬抑制剂）	PIK3	融合	减少	乳腺癌、前列腺癌、结肠癌、恶性胶质瘤和宫颈癌
巴林罗霉素 A1	ATP 酶	融合	减少	乳腺癌、前列腺癌、结肠癌、恶性胶质瘤和宫颈癌
奥美拉唑	质子泵	融合 / 降解	减少	消化性疾病的抗酸治疗
BMS1、2、3 和 4	RabGGT	融合	减少	
微管干扰物（长春新碱、紫杉醇）	微管蛋白	融合	减少	许多肿瘤类型

一、癌症治疗中的自噬抑制剂

很多癌症相关的突变使自噬能力降低，因而在癌细胞中阻止自噬要比在正常细胞中容易。一定程度的自噬水平对肿瘤的生长是必需的，所以自噬抑制剂的单独应用也可能会产生一定的抗癌效果。

当自噬抑制剂与其他代谢抑制剂联合作用时可能会产生协同效应。为了缓解肿瘤细胞能耗高和氧化磷酸化水平低的状况，癌细胞增加糖酵解的同时也会激活自噬。因此，血管生成抑制剂或葡萄糖摄取抑制剂与自噬阻断剂联合使用可作为一个潜在的抗癌策略。另外，由于自噬除了在新陈代谢中有重要功能外，还可以消除受损的、具有潜在危险的细胞器。因此，对细胞器有损害的药物与自噬抑制剂的联合使用可能是一种诱导肿瘤细胞死亡的有效方法。例如，对溶酶体有损害的药物西拉美新（σ-2 受体拮抗剂，目前正在作为一种临床前开发的抗癌药物）与自噬抑制剂联合使用会增加肿瘤细胞的死亡。在肿瘤细胞中，胡萝卜素和衣霉素诱导内质网应激会引起肿瘤细胞的死亡，而自噬受到抑制时肿瘤细胞的死亡则会增加。此外，阻断乳腺癌细胞的自噬也会使其对喜树碱诱导的线粒体损伤和细胞死亡变得敏感。

目前临床应用的药物中自噬抑制剂非常少，这些抑制剂与其他抗癌药物相结合的临床功效还需要更多动物肿瘤模型试验来支持。在小鼠癌症模型中对溶酶体功能的抑制（从而抑制自噬）在以下的联合治疗中呈现出相加或协同的效应：质子泵抑制剂奥美拉唑和顺铂，氯喹（目前为抗疟疾药物使用），$p53$ 的激活或烷基化剂，以及长春新碱和西拉美新。使用自噬抑制剂时需要注意的是，它们也可能作为肿瘤发展的推动者。但是，如果自噬抑制剂的促肿瘤作用是依靠坏死细胞裂解及炎症反应，那么与免疫抑制药物共同使用的治疗方法也许能够防止这种不良的影响。

二、癌症治疗中的自噬诱导剂

目前，许多化疗药剂（烷基化剂、放线菌素 D 和三氧化二砷），激素治疗（三苯氧胺和维生素 D 类似物），天然化合物（白藜芦醇），细胞因子（干扰素），基因疗法（$p53$ 和 $p27Kip1$ 基因），辐射和光动力疗法已被证明在体外可引发多种肿瘤细胞自噬性细胞死亡，但是自噬在体内的抗肿瘤作用仍然需要更多的实验证据。当凋亡机制缺失时，自噬可作为主要的死亡程序。因此，尽管自噬很有可能在正常细胞动态平衡中发挥促生存的作用，但也能够在肿瘤细胞中发出死亡信号。为了高效的发挥抑癌作用，特异性引发自噬的药物还应有良好的耐受性。此外，自噬性细胞死亡也可以解决肿瘤细胞对凋亡的耐受性问题。

然而，诱发自噬的药物可能会抑制肿瘤细胞在营养不足或其他的抗癌治疗下所引发的细胞死亡。例如，雷帕霉素引发的自噬对辐射诱导的细胞凋亡有抑制作用，而 *Beclin1* 的缺失对西拉美新诱导的非凋亡溶酶体细胞死亡途径有促进作用。另外，联合不同方式诱发的自噬的疗法可能会增加肿瘤细胞对自噬性细胞死亡的敏感性。例如，维生素 D 类似物 EB1089 可以增强乳腺癌细胞对辐射的反应。因此，当联合疗法中涉及诱导自噬的药物时，应十分注意联合疗法的设计。调节自噬途径中基因的频繁突变可能会导致另一个治疗问题，即减少对自噬细胞死亡的敏感性。恢复 Beclin1 在人类乳腺癌细胞（*Beclin1* 基因呈现异性合子）的水平会增加 EB1089 诱导的自噬性细胞死亡。所以在治疗中添加上调 Beclin1 或其他 Atg 蛋白质（如活性氧产生剂）的药物可能有助于解决这个问题。

三、诱导肿瘤自噬的天然化合物

近年来，人们发现一些天然的化合物，如小分子类的冬凌草甲素（oridonin）、蛋白类的黄精凝集素（*Polygonatum cyrtonema* lectin，PCL）和伴刀豆球蛋白（concanavalin A，Con A）等，都能诱导肿瘤细胞发生自噬性死亡。

冬凌草甲素是从传统中草药中提取出来的一种活性成分，被证实具有显著的诱导凋亡和自噬的活性。实验证实冬凌草甲素可以在人类鳞状细胞癌 A431 细胞中诱导自噬，Ras 通过下调 PI3K 下游分子 Akt 的磷酸化来实现这一自噬的过程。更有意思的是，这个自噬现象所呈现的并非自噬的典型特征，而是凋亡的特征，如线粒体膜电位的下降、上调 Bax/Bcl-2 蛋白比率等，均被证实可能参与了这一自噬的过程。另外有实验证实，冬凌草甲素可以诱导人类宫颈癌 HeLa 细胞发生自噬，在这一过程中，可以观测到典型的自噬特征，如 LC3-Ⅰ 到 LC3-Ⅱ 的转化，以及 Beclin1 蛋白的表达量上升。Ras 的表达量下降及 P38 和 JNK 的表达量上升参与了这一自噬的调控过程。

一些实验表明冬凌草甲素可以在癌细胞中同时诱导凋亡和自噬，自噬可以作为一种保护机制，保护癌细胞免受凋亡性的细胞死亡过程。如在 L929 细胞中，冬凌草甲素诱导的自噬可以保护细胞免受凋亡性的细胞死亡，这一过程主要是通过上调 p38-NF-κB 的存活途径来实现的。另外也有实验证实，在冬凌草甲素诱导细胞发生凋亡和自噬过程中，自噬可以与凋亡发挥协同作用，从而扮演了促细胞死亡的角色。如在人类乳腺癌 MCF-7 细胞中证实冬凌草甲素可以通过 MAPK 家族蛋白介导的途径来诱导癌细胞同时发生凋亡和自噬的过程。另外，在冬凌草甲素预处理的人类纤维肉瘤 HT1080 细胞中，NF-κB 通过激活 p53 途径最终促使细胞发生凋亡和自噬性的死亡。在冬凌草甲素预处理的鼠类纤维肉瘤 L929 细胞中，加入 calpain 蛋白酶，观察到了凋亡被抑制而自噬被提升的现象。

所有的这些实验都为冬凌草甲素在抗肿瘤方面的研究打下了坚实的基础，同时，也使冬凌草甲素这种活性成分成为一种潜在的抗肿瘤药物。但是，将冬凌草甲素开发为临床药物还有一定距离，还需要有更多的预临床和临床试验，相信在不远的未来，冬凌草甲素必将会成为一种新型的治疗肿瘤的有效药物。

黄精凝集素被证实可以诱导人类黑色素瘤 A375 细胞发生凋亡与自噬，在自噬的过程中，观测到了自噬的典型特征，如从 LC3-Ⅰ 到 LC3-Ⅱ 的转化，Beclin1 的表达。线粒体参与了 PCL 诱导的自噬，并且自噬和凋亡发挥协同的作用，共同促进癌细胞的死亡。在对 PCL 凝集素诱导的自噬分子机制的探寻中，我们发现，PCL 诱导自噬的方式是 ROS-p38-p53 介导的途径。此外，黄精凝集素还被发现可以通过抑制 Ras-Raf 和 PI3K-Akt 途径来诱导小鼠成纤维肉瘤细胞 L929 发生凋亡和自噬（图 55-6）。

Con A 也被证实可以诱导肝癌细胞 HepG2 细胞发生自噬。这一自噬过程也有线粒体的参与，Con A 通过内吞作用进入细胞并优先结合到线粒体上，使得线粒体膜电位下降，这可能和 Con A 诱导的自噬有关。在 Con A 诱导的 HepG2 细胞自噬过程中，Akt 表达量下调，另外可以观测到典型的自噬特征，如 LC3-Ⅱ 的形成、BNIP3 蛋白的形成及自噬小泡的出现。同时，Con A 还被证实可以作为一种 T 细胞分裂素，在诱导细胞自噬的同时来激活免疫系统的活性。它可以促进肿瘤细胞内产生细胞活素，接着募集淋巴细胞，最终摧毁肿瘤细胞。在执行完这一切使命之后，被内吞的 Con A 即被溶酶体降解消化。

小　结

综上所述，很多抗癌药都是自噬的有力诱导物。乐观者可能将这些视为诱导自噬是

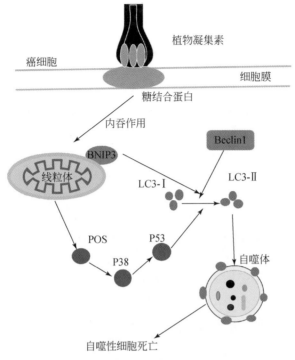

图 55-6　植物凝集素诱导的 ROS-p38-p53 自噬途径

癌症治疗合适靶点的证据，而悲观者认为这是自噬对抗癌药物毒性作用的应激反应，这两种观点都有相应的实验支持。但是由于目前所有抗癌药物的靶点与自噬的不同，所以很难分析在一些治疗作用中激发自噬到底有什么作用。要平息这一争论，就必须要研发出具有自噬特异靶向的新药，我们才能知道如何将对自噬通路的认识进一步转变为抗癌的新手段。

　　抗肿瘤药物在作用于肿瘤细胞的过程中会发生自噬。这与药物的种类、肿瘤细胞的类型、药物的浓度、药物作用细胞的时间等因素都有关。药物诱导肿瘤细胞产生自噬后会出现两种不同的结果，即保护细胞防止周围环境带来的损害和启动细胞主动性的 II 型细胞死亡程序。同时，这个过程可能还会影响凋亡的发生。抗肿瘤药物与自噬的相关因素之间，以及自噬与凋亡之间的密切联系都有待于进一步研究。自噬信号途径靶向的抗肿瘤药物对于肿瘤的分子治疗具有非常重要的意义。如何使抗肿瘤药物诱导肿瘤细胞产生自噬而引起细胞死亡？如何消除自噬对肿瘤细胞的保护作用？如果这些问题得到解决，诱导肿瘤细胞自噬的药物对于肿瘤的治疗将起到一个积极的作用。

四川大学生命科学学院　鲍锦库　刘　博

参 考 文 献

Bonati A，Rizzoli V，Lunghi P，2006. Arsenic trioxide in hematological malignancies：the new discovery of an ancient drug. Curr pharm biotechnol，7（6）：397-405.

Cao C，Subhawong T，Albert J M，et al.，2006. Inhibition of mammalian target of rapamycin or apoptotic pathway induces autophagy and radiosensitizes PTEN null prostate cancer cells. Cancer res, 66（20）: 10040-10047.

Duffy A, Le J, Sausville E, et al., 2015. Autophagy modulation: a target for cancer treatment development. Cancer chemother pharmacol, 75（3）: 439-447.

Gong C, Bauvy C, Tonelli G, et al., 2013. Beclin 1 and autophagy are required for the tumorigenicity of breast cancer stem-like/progenitor cells. Oncogene, 32（18）: 2261-2272.

Gozuacik D, Kimchi A, 2006. DAPK protein family and cancer. Autophagy, 2（2）: 74-79.

Healy S J, Gorman A M, Mousavi-shafaei P, et al., 2009. Targeting the endoplasmic reticulum-stress response as an anticancer strategy. Eur j pharmacol, 625（1-3）: 234-246.

Kondo Y, Kondo S, 2006. Autophagy and cancer therapy. Autophagy, 2（2）: 85-90.

Liu H, Scholz C, Zang C, et al., 2012. Metformin and the mTOR inhibitor everolimus（RAD001）sensitize breast cancer cells to the cytotoxic effect of chemotherapeutic drugs in vitro. Anticancer res, 32（5）: 1627-1637.

Park C W, Hong S M, Kim E S, et al., 2013. BNIP3 is degraded by ULK1-dependent autophagy via MTORC1 and AMPK. Autophagy, 9（3）: 345-360.

Sano R, Reed J C, 2013. ER stress-induced cell death mechanisms. Biochim Biophys Acta, 1833（12）: 3460-3470.

Shi Z, Li C Y, Zhao S, et al., 2013. A systems biology analysis of autophagy in cancer therapy. Cancer lett, 337（2）: 149-160.

第五十六章　自噬在衰老中的药物开发和治疗

衰老是一种不可避免的生理现象，是细胞和机体成熟后的一种进行性的退化过程，是随着时间的推移，成熟生命的衰退变化，表现为对外界刺激的抵御能力及生存能力下降。现在很清楚的是衰老和死亡有多重起因，包括核的累积和线粒体的遗传损伤，活性氧（ROS）分生的细胞器的改变，细胞溶质和膜蛋白的异常修饰，膜脂的变化，以及胶原和弹性蛋白的交联，细胞内受损的细胞器和大分子物质未能及时清除而沉积。所有这些都导致了细胞功能衰退。很多研究表明细胞自噬与衰老有着密切的联系，细胞衰老通过降解和再回收细胞质组件及受损的细胞器而行使它的"管家功能"，尤其是移除受损的线粒体。但是，在机体发育成熟后，细胞自噬功能开始衰退，并随年龄的增长而不断下降。在年龄相关的自噬保护作用中，自噬也与延长寿命的信号有着联系，包括热量限制（CR）、胰岛素/胰岛素样生长因子（IGF）1信号和p53通路。而且，外加药物刺激的自噬也具有抗衰老效应。除了与衰老的联系以外，自噬还在多种衰老相关的疾病发病过程中发挥关键的作用。

第一节　自噬与衰老的关系

一、衰老使自噬活性降低

自噬活性伴随衰老逐渐降低的现象首先是在啮齿动物肝脏中发现的，自噬随衰老活性降低的过程受激素（如胰高血糖素、胰岛素）和自噬体降解调节。衰老过程中自噬逐渐减弱表现为自噬泡形成减少，与溶酶体融合能力降低，这导致蛋白通量显著降低，并在旧组织中积累自噬空泡。此外，自噬空泡与溶酶体融合减弱也归因于溶酶体内脂质和蛋白质氧化，这些脂质和蛋白质使空泡变得脆弱，无法与溶酶体结合。同样，溶酶体紊乱表现为自噬过程的损伤，导致溶酶体内脂质分子的积累。次级溶酶体中未消化的衰老物质积累及有丝分裂后的细胞内受损的蛋白质和细胞器的积累，这些特点都干扰了溶酶体与自噬体的融合能力，从而形成恶性循环，导致进一步的自噬降解缺陷。这样就使自噬的活性越来越低。此外，与年龄相关的一些蛋白质的表达、在自噬调控和执行或溶酶体功能中起直接作用的蛋白对自噬的活性也有一定的调节作用。另有研究发现，在小鼠的各类组织中，随着与年龄相关的自噬功能下降，细胞膜脂质多萜醇的含量相应增多，因此认为细胞膜功能及跨膜信号转导的变化也对自噬功能的下降产生影响。

二、自噬活性降低促进衰老

细胞进行多次有丝分裂之后细胞会逐渐衰老，主要表现为细胞内积累了大量的受损的蛋白质和细胞器，特别是大量的线粒体和脂褐素装载溶酶体发生了功能性障碍。线粒体在衰老中的关键作用已被两个独立但相关联的理论所表述：第一，ROS 衰老理论是基于线粒体细胞内 ROS 生成的主要来源。NADH 氧化酶驱动的未偶联电子传递或代谢反应所产生的活性氧与细胞抗氧化储备之间的不平衡将触发氧化损伤和细胞死亡。第二，随着年龄的增长，线粒体 DNA 容易发生突变，导致细胞器缺陷和细胞衰老。经过试验发现，这些老化的特征还是自噬活性降低的结果。利用突变降低线粒体代谢或使线虫和啮齿动物减少活性氧水平，这样就可以延长寿命，这大概是通过减少细胞内损坏的蛋白质和细胞器来实现的。然而，自噬活性降低后受损蛋白和细胞器很难被清除。因此，人们很容易想象到"不完整的自噬清除"的长期累积效应。随着年龄的增长，自噬功能减弱，活性降低后可能有助于衰老的发生。

三、适度自噬抑制衰老

越来越多的证据表明热量限制和胰岛素信号系统受损有利于延长寿命。这是因为在衰老的过程中会出现线粒体活性氧化簇的增加、线粒体功能障碍，而适度的自噬能够专一性地清除这些具有低膜电位的线粒体，因此适度的自噬激活可以抑制衰老，使人长寿，这在开发抗衰老药物中有很大的应用价值。

总之，自噬随着细胞的衰老，其活性会逐渐降低；反之，当自噬活性降低之后又会促进细胞的衰老。因此，适度的自噬却能够保护机体，抑制细胞衰老。

第二节 自噬抗衰老药物的研究现状

一、自噬相关的抗衰老药物的原理：热量限制和自噬

（一）热量限制对自噬功能下降的缓解

通过自噬，可以促进细胞内受损的蛋白质和细胞器的降解，并进入再循环来防止有害物质在细胞内沉积。适度的自噬可以抗衰老。热量限制（caloric restriction，CR）指在提供生物体充分的营养成分如必需氨基酸、维生素等，保证生物体不发生营养不良的情况下，限制每日摄取的总热量。热量限制和禁食在对上调自噬标志物和自噬激活方面均有显著作用。禁食和热量限制均可实现对自噬的调控，对细胞的正常功能和止血起着至关重要的作用，如改善各脏腑组织、肌肉、肝脏、肾脏、心脏、胰腺和神经系统的健康与功能。热量限制在抗衰老中起着关键的干预作用。迄今为止，大多数动物包括猕猴都做过利用热量限制延长寿命的测试。发现它可以降低糖尿病、心血管疾病、癌症、脑萎缩的发病率。此外相关的研究还发现，热量限制可以明显提高肝脏细胞的自噬性蛋白水解率。有趣的是，热量限制可以诱导自噬，减弱 mTOR、PKA 和 PKB/Sch9 信号的活性，从而在模型生物体内能够延长生命。并且，*ATG* 基因在自噬中是必不可少的，它在热量限制中也起着关键的作用，证明了热量限制和自噬有着紧密的联系。例如，在 *ATG5* 转基因的小鼠中激活自噬，它相比其他年龄相当的小鼠们显得瘦。虽然随着年龄的增长，自噬调节能力会下降，但进一步研究发现，热量限制可以有效地延缓这个下降过程。

Cavallini 等研究则认为，肝脏自噬功能受到热量限制的大小取决于限制的时间和程度，并与预期寿命成正比。因此，热量限制能延缓年龄相关的自噬功能下降。热量限制是自噬的有力诱导者。一方面，它可阻止自噬体降解途径的衰退，保持机体对长寿命蛋白质的降解能力，从而避免受损蛋白质在细胞内的累积；另一方面，热量限制可以通过激活自噬而阻止变性线粒体在老化细胞内的聚集，降解机体内过剩的过氧化物酶，从而发挥出抗衰老的功效。最近研究表明，间歇性禁食可产生类似热量限制的效果。与心血管健康的相关益处包括保护心脏免受缺血损伤，降低体重指数和血脂，提高糖耐量及降低冠状动脉疾病的发生率。在临床研究中间歇性禁食对脑健康有积极作用，包括改善认知功能、减少中年时氧化应激。

（二）热量限制通过蛋白质、线粒体、过氧化物酶和细胞膜发挥作用

随着年龄的增长，蛋白质的降解能力逐渐降低。蛋白质的寿命越长，转录后被修饰的可能性就越大，出现错误折叠的概率也就越大。自噬体途径和蛋白酶体途径是蛋白质降解的两种主要机制。蛋白酶体途径主要降解短寿命蛋白质，而自噬体途径主要降解长寿命蛋白质。细胞内几乎全部的长寿命蛋白质、多数大分子物质及所有的细胞器都通过自噬作用被运输到溶酶体内降解，以实现细胞本身的代谢需要和细胞器的更新。若自噬体降解蛋白质的能力显著降低，会造成了年龄相关的蛋白质羰基衍生物的累积。热量限制可阻止自噬体降解途径的衰退，从而避免受损蛋白质在细胞内的累积。

线粒体是通过自噬途径被降解的。老化细胞内有大量含有突变 DNA 的变性线粒体，这是由老化细胞的自噬功能低下而引起的。相关的生物模型研究也证实，随着年龄的增长，自噬功能的下降可以导致受损线粒体的累积。受损的线粒体和其他生物垃圾在细胞内的聚集又可以削弱自噬功能，使线粒体的受损更为严重，这样就形成了一种恶性循环。但是热量限制可以通过激活自噬而阻止变性线粒体在老化细胞内的聚集。随着年龄的增长，细胞过氧化物酶更新率不断下降，导致氧化应激不断增加，膜脂质成分也随之发生相应的变化。在真菌和哺乳动物中，过氧化物酶是通过自噬途径降解的，即自噬可以选择性地降解某些异常的过氧化物酶，从而起保护机体的作用。随着年龄的增长，自噬功能下降。与这一过程相平行的也包括细胞膜的变性程度。随着年龄的增长，膜脂内多萜醇也跟着累积，而多萜醇累积又反映了在细胞膜中自由基代谢的紊乱。饮食控制可以使多萜醇累积明显减少，并且增强自噬作用。

（三）热量限制的途径——卡路里限制和饮食控制

饮食控制会延缓衰老特异死亡率的增加，同时减缓许多衰老相关疾病的进程。通过研究表明，限制实验室相关生物的摄食量，会增加这些物种的平均寿命和最高寿命。例如，对啮齿类每周禁食一天，就可能有抗衰老和抗肿瘤效应。饮食限制引起的抗衰老效应可能通过两种不同的方法：每天减少 30% ～ 50% 的食物消耗或间断进食。这两种方法对健康和寿命的治疗效果是相似的，但是对新陈代谢的影响却不同。

（四）热量限制诱导自噬的网络调节机制

自噬可由热量限制、缺氧、内质网应激诱导。热量限制是自噬最常见的生理刺激因

子，抑制自噬可以抑制热量限制的抗衰老作用。热量限制通过降低哺乳动物 mTOR 来降低蛋白质合成及代谢变化，从而逆转与年龄相关的自噬活性降低。在热量限制的调控网络中主要涉及四个通路：IGF-1、SIRT、AMPK 及 mTOR 信号通路（图 56-1）。Sirtuin 家族是抗衰老的有效因子，在哺乳动物中，SIRT1、SIRT3、SIRT6 相互作用来调节基因组稳定性及蛋白内稳态。AMPK 是一种能量传感器，是长寿调节的营养感知通路网络的中心节点，并参与维持体内平衡及整合细胞的功能。当 ATP 合成受到损害（缺氧、缺血、低营养）或 ATP 消耗加快（运动或禁食）时，AMPK 被激活。热量限制诱导的能量缺乏可能导致细胞内 ADP 含量升高。AMPK 倾向于检测 ATP/AMP 的比值来评估细胞的能量状态。只要 ATP/AMP 比值低于阈值，AMPK 就会被激活。然而，长期或短期的热量限制可能对 AMPK 产生不同的影响。短期的热量限制会通过 AMPK/mTOR 信号通路缓解年龄相关性上皮间充质转化，减少衰老过程中的肾纤维化。在 ApoE 小鼠中，长期的热量限制会上调 Fgf21 使神经元 AMPK 磷酸化，抑制 mTOR 信号，进而降低神经原纤维缠结治疗神经衰退的作用。热量限制可诱导 AMPK-SIRT1 信号通路中 FOXO 家族介导的自噬相关基因（Atg）的表达。热量限制降低 ATP 的产生，激活 AMPK，通过 SIRT1 或直接磷酸化 FOXO 调控自噬。Srituin 家族的功能依赖于 NAD^+ 的去乙酰化，AMPK 通过 NAD^+/NADH 比值来促进细胞中 SIRT1 的激活。AMPK 激酶、LKB1 通过直接靶向 SIRT1 去乙酰化促进 AMPK 活性。SIRT1 或通过 FOXO 转录因子去乙酰化诱导自噬，或直接作用于 Atg5、Atg7、Atg8 参与自噬体的形成。FOXO 家族也被证实通过转录 Atg7、Atg14 调控自噬体形成。因此，机体依赖于 AMPK、FOXO、SIRT1 之间的相互作用来适应热量限制环境，从而延长寿命。热量限制依靠 AMPK 上调及 mTOR 下调来激活自噬。热量限制启动 AMPK 并间接抑制 mTOR 的活性。AMPK 的另一个重要途径是直接磷酸化 ULK1。ULK1 是哺乳动物自噬起始激酶，是 AMPK 在整个过程中的关键下游因子。当营养利用率不受限制时，高的 mTORC1 活性会抑制 ULK1 的激活，从而抑制 ULK1 和 AMPK 间的相互作用。然而，在营养剥夺情况下，AMPK 介导的 ULK1 磷酸化会促进自噬。在缺氧、热量限制等氧胁迫下，AMPK-mTOR 信号通路作为自噬的正向调节因子，从而提高间充质干细胞的存活率。四条通路中研究最多的是 IGF-1 信号通路，发现 IGF-1 信号通路的破坏可以通过减轻压力反应延长从秀丽线虫到人类不同物种的寿命。IGF-1 信号通路包括 PtdIns3 激酶、酪氨酸激酶受体和 Akt/PKB。Akt/PKB 是自噬抑制剂 mTOR 的正调控因子，因此 Akt/PKB 的负调控可能诱导自噬，证实了 IGF-1 通路与自噬的联系，而自噬与衰老过程密切相关，且当 TOR 激酶 /let-363 耗尽时，可延长寿命。

二、基于热量限制的自噬抗衰老药物

（一）抗脂解药物

值得注意的是，尽管禁食以促进长寿的做法在整个人类历史中并不罕见，但考虑到人体基本代谢对热量的需求，通过饮食限制来延缓衰老的做法并不可取，而是应该寻求新的途径，模仿热量限制对自噬的有利影响，同时避免热量限制对人类健康潜在的不利影响，而抗脂解药物就是这其中的候选者。因此，根据自噬抗衰老的机制来研究抗衰老的相关药物对治疗衰老有很大的应用前景。

抗脂解药物可以模拟热量限制引发的饥饿状态而使热量限制这条途径发挥功效。有研究发现，在小鼠的终生中，每周给予抗脂解药物处理，这样可以明显加强轻度热量限制（每周禁食 1 天）的有益影响。这种影响主要表现在两方面，年龄相关的肝脏自噬功能的变化和多萜醇在肝组织中的聚集。

目前抗脂解的药物有的主要用来降低血脂，如阿昔莫司（acipimox），它能够抑制全身脂肪组织释放游离脂肪酸，使胆固醇和三酰甘油合成原料减少，从而使血浆总胆固醇、三酰甘油、低密度脂蛋白、极低密度脂蛋白含量降低。同时它还具有抗氧化作用，可抑制细胞膜脂质的氧化，保护细胞膜，其实对细胞膜的保护也相当于缓解了细胞衰老的进程。抗脂解药物如阿昔莫司通过增强自噬来延缓衰老，这种药物可降低胰岛素水平和纤溶性脂肪酸。FDA 批准的治疗高胆固醇血症的药物如依替麦布（ezetimibe），可通过激活 AMPK 改善非酒精性脂肪肝，减轻氧化应激，AMPK 又磷酸化 p62/SQSTM1。而抗脂解药物可以模拟热量限制，引发适度自噬而缓解衰老过程的这一途径则为我们在通过药物干预人体的老化过程的研究中提供了方向。研究发现，某些天然多糖类药物具有类似的抗衰老作用。例如，老山云芝多糖 P 作为一种天然药物多糖类成分可使小鼠腹腔巨噬细胞乙酰化及低密度脂蛋白（acLDL）受体数目增多，促进巨噬细胞对 acLDL 的结合、内移和降解，使实验性高血脂症状和动脉粥样硬化斑块发生率显著下降，斑块面积明显缩小；给长期高糖饮食大鼠腹腔注射甘蔗多糖，结果其血中高密度脂蛋白胆固醇（HDL-C）、过氧化脂质（LPO）、谷草转氨酶（GOT）、GPT 均明显降低，而肝脏磷脂明显上升；此外，对于枸杞多糖抗衰老药理机制的研究也发现其具有降血脂作用。事实上，许多具有抗衰老功效的天然中草药或其有效成分，如黄芪、丹参、人参皂苷等都具有抗氧化、清除自由基的作用，或具有降低血脂、防止制止过氧化的作用。

（二）雷帕霉素

mTOR 是一种原始的自噬负调控因子，mTOR 在从酵母到人类的生物体中都有存在。mTOR 是寿命调节因子首次发现于线虫 - 秀丽隐杆线虫和果蝇 - 黑腹果蝇的实验。随后，mTOR 也被发现与酵母菌株 - 酿酒酵母的寿命调控有关，在这个简单的机体中，雷帕霉素对 mTOR 的抑制延长了 1 倍的寿命。mTOR 在饥饿的条件下被抑制，这有助于通过激活 mTOR 的靶点 ATG13、ULK1 和 ULK2 诱导自噬。这种抑制作用可以通过抑制 mTOR 的药物如雷帕霉素来进行模拟（图 56-1）。用雷帕霉素处理真核细胞后可以产生类营养缺乏的状态并激活自噬。因此，假如对哺乳动物长期给予适量雷帕霉素，就可以通过阻滞 mTOR 途径而刺激自噬，从而达到类似热量限制的抗衰老作用。

雷帕霉素作为一种自噬诱导药物的前景广阔，但其副作用却在一定程度上限制了其作为抗衰老药物的应用。对于年老机体而言，活性氧分子的代谢失调是促进衰老的一大因素，而雷帕霉素的氧化性作用无疑会使这一过程雪上加霜。因此，将雷帕霉素列入抗衰老的自噬诱导药物有可能弊大于利，最后适得其反。我们急需发掘其他药物来解决这个尴尬的局面。

（三）二甲双胍

研究发现，二甲双胍通过下调果蝇中肠干细胞（ISC）中 Akt 活性来降低年龄相关性

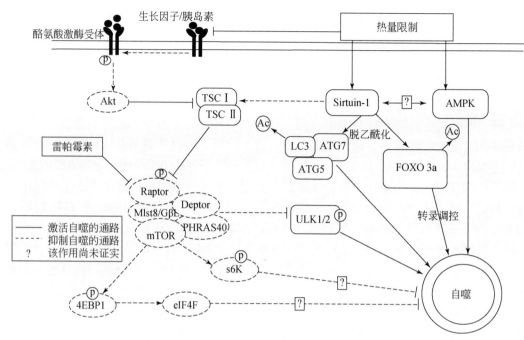

图 56-1 热量限制与自噬和衰老的关系

（引自 David C.Rubinsztein 等，2011）

DNA 损伤的积累。在 ob/ob 小鼠中，可通过增强自噬显著改善体重及葡萄糖稳态，并伴有肝脂肪变性。

三、自噬相关的其他抗衰老药物

（一）亚精胺

近期的研究发现，外源的亚精胺能通过修饰和诱导自噬并抑制细胞坏死而延长衰老动物的寿命。也有研究表明，亚精胺主要通过自噬来阻止干细胞衰老，诱导上皮干细胞产生角蛋白，并增强肌肉和毛囊的再生。

研究者们对内源聚胺类物质合成水平降低的实龄酵母细胞供以亚精胺，结果发现外源亚精胺的供给使野生型 BY4741 酵母细胞的生命期显著增长，相比未经亚精胺处理的细胞延长了 4 倍。而对野生型 DBY746 酵母的试验也得到类似结果。而且，外源性亚精胺也可导致衰老细胞中内源性亚精胺合成量的稳步提升。研究者们还发现，以亚精胺处理的酵母细胞显示出更强的抗热及抗 H_2O_2 氧化作用的能力。

该研究不仅限于酵母，在多细胞生物的研究中，研究者们向果蝇的食物中添加适量亚精胺。结果显示，相比未添加饲喂亚精胺的果蝇，加喂了该物质的果蝇平均寿命增长 30%，且其内源性亚精胺水平也提高了 20% 左右。同样，在秀丽隐杆线虫实验中也发现类似结果。

以上结果在人类外周血单核细胞试验中也得到证实。用亚精胺处理 12 天后细胞存活率比未使用亚精胺的细胞存活率高出 3 倍多。其中，细胞凋亡率与处理与否没有关系，但细胞坏死率却因亚精胺的处理而明显降低。

究其机制，亚精胺充当组蛋白乙酰基转移酶的抑制剂，减少组蛋白乙酰化作用而上调 ATG 基因的表达，诱导自噬和延长寿命。这一研究成果为亚精胺将来作为自噬诱发物被开发提供了有力的理论基础。

（二）天然药物

除亚精胺外，近期研究发现白藜芦醇也与自噬的抗衰老效应有关。如前提到的，白藜芦醇可以作为癌症治疗中的自噬诱导剂，白藜芦醇能与雄激素受体（androgen receptor，AR）及 ER 等一些分子靶标直接结合，从而抑制 PI3K/Akt 途径，并诱导肿瘤细胞线粒体释放细胞色素 c，形成凋亡复合体，使 caspase-9 断裂，最终诱导 caspase 非依赖性自噬性细胞死亡。近年来，人们对其是否通过诱导自噬来延长生物的寿命也进行了研究。研究表明，白藜芦醇能够显著作用于一种抗衰老相关蛋白 Sirtuin-1，使其变构激活。进化上保守的 NAD$^+$ 依赖的组蛋白去乙酰化酶 Sirtuin-1 是第一个被证实延长酵母寿命的蛋白质（包括线虫和果蝇），并被证实在人类和小鼠培养细胞内触发自噬。而更重要的是，Sirtuin-1 只在营养缺失（培养基无血清，氨基酸和葡萄糖）时而不是在其他条件的刺激下诱导自噬。在体外培养的人类细胞中，一旦 Sirtuin-1 的转录或活性受到抑制可彻底阻止营养匮乏的促自噬作用，但却不影响 mTOR 的抑制作用（雷帕霉素）、p53 的抑制作用（pifithrin-SA）或内质网压力（由衣霉素增加触发）所激活的自噬。

总之，在对酵母，线虫和果蝇，高脂肪饮食饲养下的小鼠及人类细胞的实验中都证实了一种观点，白藜芦醇可通过诱导自噬来延缓衰老。这无疑对目前已用于抗衰老治疗的白藜芦醇的作用机制在生物化学的层面上提供了有力的佐证，并为药物的改良与发展提供了依据。

小檗碱是一种异喹啉类植物生物碱，具有降血糖、降胆固醇的作用。且已被证明，小檗碱可以降低糖尿病患者的血糖和血浆胆固醇，其抗高血糖活性可能是参与增强 AMPK 信号，从而促进自噬导致的。姜黄素可通过不同分子机制在多种体内或体外模型中诱导或抑制自噬。

另外，一些天然中草药或其复方药物对衰老相关基因有一定的调控作用，黄芪的成分被证明可以增加端粒酶活性，介导抗氧化、抗炎、免疫调节、抗癌降脂、降糖、保肝、祛痰、利尿等作用，还有研究表明何首乌及固真方（何首乌、肉苁蓉等六味中药组成）可使老年小鼠 p53 基因表达下降。如本章第一节所述，作为一个调控自噬因素，p53 受到抑制或许可以与自噬的适度激活联系起来，从而为传统中草药作为抗衰老药物的开发提供新的作用靶点和新的思路。

此外，有文献报道海藻多糖作为一种 mTOR 非依赖的自噬激活剂，可以增强自噬的降解作用。这可能对帕金森综合征等蛋白沉积性疾病模型具有治疗作用。

（三）褪黑激素

研究表明，褪黑激素可能通过介导的氧化还原作用来调节自噬。褪黑激素在没有明显自噬修饰情况下对衰老小鼠大脑的氧化损伤和凋亡反应有抑制作用。最近的体内、体外研究发现，褪黑激素可作为一种代谢调节剂和线粒体保护器来调节自噬。褪黑激素可在线粒体中积累，可保护电子传递链和线粒体 DNA 免受氧化损伤，从而使氧化还原状态正常化，从而增加 ATP 产生，防止膜电位的衰减。褪黑激素对线粒体膜流动性的调节可能是通过调节年龄相关的自噬溶酶体而改变的，这将有助于结构通路的维持和衰老过程的延缓。沉默信息调节器（SIRT1）是一种 NAD 依赖性去乙酰化酶，与生物钟有关。SIRT1 与线粒体代谢和衰老的调节直接相关。此外，SIRT1 是胚胎干细胞自噬和线粒体功能的正向调节因子，其部分作用是通过 PI3K/Beclin1 和 mTOR 通路介导。褪黑激素可通过 SIRT1 催化去乙酰化，激发自噬来逆转 H_2O_2 诱导的人源细胞系衰老。因此，褪黑激素可能被认为是一种可调节自噬和延缓衰老的保护性化合物。还有研究表明，褪黑激素通过介导 Beclin1-Bcl-2 复合物的分解来保护细胞免于自体吞噬的新作用。且 Beclin1-Bcl-2 自噬调控复合物的分解可延长寿命，这表明褪黑激素在衰老过程中可作为治疗策略的可能性。

小　结

越来越多的生物化学和遗传学证据表明自噬及其信号调节系统在抗衰老系统中起着非常关键的作用，而二者的联系特别是某些关键信号分子间的联系可作为抗衰老的自噬诱导药物开发的突破口。通过研究不同多细胞生物的衰老过程，发现了一条最具代表性的途径：衰老相关的胰岛素、胰岛素样生长因子途径。有研究表明，编码线虫胰岛素样酪氨酸激酶受体（daf-2）的基因发生功能失活突变时，Ⅰ型 PI3K（age-1）、Akt 分子（akt1、akt2）、PDK（pdk-1）及 TOR 的活性均受抑制，秀丽隐杆线虫的寿命延长。同时，胰岛素样 PI3K 途径也能调控秀丽隐杆线虫细胞的自噬，即观察到胰岛素样酪氨酸激酶受体 daf-2 失活突变后自噬水平上升。探究其机制可以概括为在这个信号途径的下游部位，与质膜结合的Ⅰ型 PI3K 可以将磷脂酰肌醇 -4- 磷酸和磷脂酰肌醇 -4, 5- 二磷酸转变成磷脂酰肌醇 -3, 4- 二磷酸和磷脂酰肌醇 -3, 4, 5- 三磷酸；它们又可以分别和 Akt 及其激活剂 PDK1 的血小板白细胞 C 激酶底物同源性结构域结合，被激活的 Akt 和 PDK1 可以使包括自噬抑制剂 TOR 在内的其他蛋白激酶发生磷酸化。上述证据显示，该基因的编码产物很有可能是联系细胞衰老和自噬调控的关键分子。

如本章前文中所提到的，PTEN 是肿瘤抑制剂基因编码的一个磷酸酶，它能使Ⅰ型 PI3K 产物的 3′ 端发生去磷酸化作用，从而下调 PI3K/ATG 级联反应。研究表明，该酶与自噬和衰老信号途径也存在联系。*Daf-2* 和 *atg-1* 的突变能使线虫的寿命延长，但当线虫的 PTEN 同源基因（*daf-18*）发生突变时，这种效应也会消失。在克隆的人结肠癌细胞实验中观察到，Ⅰ型 PI3K 和 Akt 会抑制自噬，而 PTEN 也能激活自噬。因此，在秀丽隐杆线虫和哺乳动物细胞中自噬促进因子均可使其长寿。在对其他动物的研究中也发现了相同结果，这些证据都证明了自噬在延缓衰老中扮演了一个很重要的角色。

这些都为抗衰老药物的研发提供了理论基础，可以作为研发新的诱导自噬的抗衰老药物的分子靶点，从而在抗衰老药物研究领域中展开新的一页。

值得一提的是，在自噬与抗衰老机制的研究方面或抗衰老药物的开发方面，试验中所运用的各种动物模型功不可没。如对模式生物"线虫"的研究，为自噬与长寿的这种联系提供了第一个遗传学证据。

如果说自噬与衰老关系的机制通过酵母、线虫和果蝇等生物模型的研究就能得到阐明，那么自噬抗衰老药物的开发就肯定离不开与人类有着更近亲缘关系的哺乳动物模型了。目前广泛使用的各种突变小鼠模型，为自噬与抗衰老机制及药物开发的研究提供了更加广泛的依据。例如，用自噬损伤性小鼠模型得到了"自噬的蛋白酶水平随机体年龄增长"的变化规律，通过对体内及体外培养的肝细胞的深入研究，推断出了自噬活性的逐步降低在年老机体功能衰退中所起的作用。

　　然而，目前的自噬抗衰老机制的研究还仅限于鼠类与某些低等生物个体，即使在试验中也用到体外培养的人类细胞，但抗衰老自噬药物的机制研究还没有得到进一步的实验证实，因为人体生理环境的复杂程度远远超出了我们的想象。所以这些在动物模型体内能发挥抗衰老作用的自噬诱导药物能否真正用于人类的临床治疗还是一个未知数。因此，还需要对这些药物做进一步的活性及毒理测试。但从未来发展的角度而言，我们不妨大胆地预测，这类药物必定有着广阔的应用前景。

四川大学生命科学学院　鲍锦库　刘　博

参 考 文 献

Ahmet L，Mattson M P，Lakatta E G，et al.，2005. Cardioprotection by intermittent fasting in rats. Circulation，112（20）：3115-3121.

Androutsopoulos V P，Ruparelia K C，Papakyriakou A，et al.，2011. Anticancer effects of the metabolic products of the resveratrol analogue，DMU-212：structural requirements for potency. Eur J Med Chem，46（6）：2586-2595.

Bi S，Wang H，Kuang W，2018. Stem cell rejuvenation and the role of autophagy in age retardation by caloric restriction：An update. Mech Ageing Dev，175：46-54.

Burkewitz K，Weir H J，Mair W B，2016. AMPK as a pro-longevity target. Expsuppl，107：227-256.

Cerletti M，Jang Y C，Finley L W，et al.，2012. Short-term calorie restriction enhances skeletal muscle stem cell function. Cell Stem Cell，10（5）：515-519.

Horne B D，Muhlestein J B，Anderson J L，2015. Health effects of intermittent fasting：hormesis or harm? A systematic review. Am J Clin Nutr，102（2）：464-470.

Jiang H，Shang X，Wu H，et al.，2009. Resveratrol downregulates PI3K/Akt/mTOR signaling pathways in human U251 glioma cells. J Exp Ther Oncol，8（1）：25-33.

Larocca T J，Gioscia-ryan R A，Hearon C M Jr，et al.，2013. The autophagy enhancer spermidine reverses arterial aging. Mech Ageing Dev，134（7-8）：314-320.

Shen C Y，Jiang J G，Yang L，et al.，2017. Anti-ageing active ingredients from herbs and nutraceuticals used in traditional Chinese medicine：pharmacological mechanisms and implications for drug discovery. Br J Pharmacol，174（11）：1395-1425.

Zuo L，He F，Tinsley G M，et al.，2016. Comparison of high-protein，intermittent fasting low-calorie diet and heart healthy diet for vascular health of the obese. Front Physiol，7：350.

第五十七章 自噬在其他疾病中的药物开发和治疗

前面几章详细介绍了自噬与肿瘤和衰老之间的关系，同时描述了通过调控自噬治疗这些疾病的研究现状，并对今后的药物开发和治疗手段的创新与优化进行了展望。然而，除了上述几种疾病与自噬相关以外，其他很多疾病也被自噬调控，这里我们简要介绍了以下几种疾病与自噬的关系并对相关药物和治疗手段的研发进行了展望。

一、神经退行性疾病

神经退行性疾病发展意味着自噬超出了其降解突变的聚集蛋白质的能力，或在自噬途径中可能有并发的缺陷。针对自噬途径寻找新的治疗靶点，在适当阶段激发自噬有利于治疗神经退行性疾病。自噬对神经退行性疾病的保护作用已在动物模型中建立，但尚未在患者中建立。然而，临床前动物模式中的数据为自噬促进剂的临床试验提供了一个强有力的理由，一些自噬促进剂已被证明有利于减少突变易聚集蛋白的神经毒性，且已在临床上用于治疗其他的疾病。在模式生物中对自噬的研究揭示了在自噬和各种细胞死亡通路间有很多复杂的相互作用。已证明在饥饿、营养缺乏和神经退行性变中，自噬保护细胞免于死亡，同时在某些类型的细胞死亡中它也是一个关键的促进因素。自噬在细胞死亡中的这种双重作用可能是相互依赖的。因此，为达到一定的治疗目的，对自噬的处理关键是考虑其细胞保护和细胞毒性两方面的作用，并且其他一些对一种细胞死亡类型的阻碍可能会触发其他代偿的细胞死亡通路。简单的模式生物的基因具有可造性，可以提供理想的平台进行研究。鉴于自噬和细胞死亡机制在进化上的保守性，对于自噬在人类疾病中的作用，选择简单的模式生物可能带来一种新的有价值的观点。

对于大多数神经退行性疾病，现有证据支持通过靶向每种疾病中特异性破坏的阶段可以增强自噬功效。这种调节可能降低有毒蛋白聚体和不完全消化的自溶酶体代谢物的量，对应激的更有效反应通过重新部署非必需成分进行能量和适应性蛋白质合成，通过预防溶酶体膜去稳定化抑制凋亡级联或坏死。预防或逆转基质自溶酶体清除中的损伤是有希望的治疗方法，并且证明是某些神经变性疾病的选择或必需策略。至少在细胞模型中，当溶酶体清除受损时，诱导自噬加剧了病理，这意味着，在诸如阿尔茨海默病这样的疾病中，能否成功干预自噬诱导可能取决于首先在疾病早期刺激自噬诱导来缓解溶酶体清除障碍或预先阻断该阻滞。

TOR 已是目前常见的应用于治疗神经退行性疾病的自噬靶点，并且针对该靶点已经有了雷帕霉素等药物用于临床来缓解神经退行性疾病。因此，继续针对 TOR 这个靶点开发出类似于雷帕霉素、具有相同功能且毒副作用低的药物可以作为新药开发的一个方向。此外，根据表 57-1 中显示的相关自噬的神经退行性疾病致病机制，我们可以寻求一些新药的开发方向。例如，针对动力蛋白激活蛋白（DCTN1）突变导致的自噬受阻，寻找能够代替 DCTN1 作用且毒副作用低的药物。

表 57-1 神经退行性疾病与细胞缺陷型自噬的关系

自噬相关	神经退行性疾病	提出的（可能的）自噬缺陷
底物的隔离和自噬小体的形成	帕金森病	Rab1A 介导的 Atg9 错位
	亨廷顿舞蹈病	突变的亨廷顿蛋白介导的 Beclin1（苄氯素 -1）和 mTOR 的聚合；损坏自噬小体膜的物质运输能力
	拉福拉病	通过 mTOR 的上调减少自噬小体的形成
底物识别，选择性自噬	肌萎缩性脊髓侧索硬化症（ALS）	*SQSTM1*（*p62*）突变
	佩吉特痴呆症（IBMPFD）	*VCP*（*p97*）突变导致自噬小体的成熟和线粒体自噬减少
	帕金森病	*PINK* 和 *Parkin*（二者都是帕金森病的致病基因）基因的突变导致线粒体自噬受损；*LRRK2* 基因的突变导致 CMA 的减少；编码突触核蛋白的基因突变或复制导致 CMA 的减少
	第三类脊髓小脑性共济失调（SCA）	Ataxin-3（SCA3/MJD1）的突变使得 *Parkin* 的泛素化和线粒体自噬受到损伤
自噬小体 - 溶酶体 - 核内体的融合	下位运动神经元病	动力蛋白激活蛋白（DCTN1）的突变导致自噬小体和溶酶体的运输过程受损
	肌萎缩性脊髓侧索硬化症	DCTN1 的突变；突变的 ALS2 调节 Rab5 的抑制
	佩里综合征	DCTN1 的突变阻碍了自噬小体的运输
	脊髓延髓肌肉萎缩症	动力蛋白的马达复合体（如 DYNC1H）的突变
	第二类腓骨肌萎缩症（CMT2）	RAB7 的突变导致自噬内涵体的形成受阻
	第二十类腓骨肌萎缩症（CMT20）	动力蛋白（SYNC1H1）的突变损伤了逆向运输
	额颞痴呆症	*CHMP2B* 的突变导致自噬内涵体的形成受阻
病理学的自噬感应	缺氧缺血的大脑损伤	通过 mTOR 增加信号

二、肝 脏 疾 病

在肝脏疾病中，自噬既有保护性作用，又有促进疾病进展的作用，辨别不同肝脏疾病中自噬的水平及其作用显得至关重要。在肝脏缺血再灌注损伤、酒精性肝病、非酒精性脂肪肝、原发性肝癌等肝脏疾病中，提升自噬水平可改善病情；而在乙型、丙型病毒性肝炎中自噬可促进 HBV、HCV 复制。但自噬通过何种机制引起上述疾病表现尚未完全明确。

有研究表明，自噬通过降解脂滴为损伤后启动和维持肝星状细胞（HSC）的活化表型提供了必需的能量，这一观点提示在纤维化发生细胞中自噬可能通过促进组织纤维化而最终使疾病恶化。因此，抑制自噬能够抑制 HSC 的活化和减轻肝纤维化的程度。此外，抑制自噬也能减少 HBV 或 HCV 的复制，而我国引起肝纤维化的主要病因仍是 HBV 的感染，抑制细胞自噬既可清除该病因，又可减轻肝纤维化的进程。

小鼠组织特异性的基因敲除实验表明，肝细胞自噬对细胞内蛋白质和细胞器的质量控制起着极其重要的作用。它可能在人类最常见的遗传性肝脏疾病、α_1- 抗胰蛋白酶缺乏症的发病中起着重要作用。这一疾病的发生可能类似于易聚集蛋白引起的神经退行性疾病，而自噬的药理活性应该能够在这种环境下发挥作用。

α_1- 抗胰蛋白酶（α_1-AT）的功能性点突变能够妨碍正常蛋白质折叠，并使肝脏分泌的正常蛋白质在内质网里形成易聚集的复合物。野生型 α_1- 抗胰蛋白酶主要是由蛋白酶降解，突变型 α_1-AT（α_1-ATZ）则主要由自噬降解。在缺乏 Atg5 的细胞株中，不溶性的突变型 α_1-ATZ 降解减少，导致胞质包涵体的积累。此外，转基因表达的 α_1-ATZ 足以诱导体内小鼠肝细胞的自噬。α_1-ATZ 对肝脏细胞确切的毒性作用目前尚不清楚。令人感兴趣的是，这些蛋白聚集物是否能够封闭自噬性蛋白并导致肝细胞自噬（及其细胞保护和抑癌效果）的减少。

从生物医学相关的角度来说，自噬的蛋白质质量控制功能可能在保护肝脏、预防酒精和对抗肝毒性中发挥着更巨大的作用，因此可以考虑是否从该方向进行药物和治疗方法的开发。随着对自噬研究的不断深入，自噬在肝脏疾病中的作用机制及具体作用不断显现，根据不同病因进行选择性促进或抑制自噬可能成为治疗肝脏疾病的一种新的手段。而对于特异性阻断发生纤维化细胞的自噬，虽然可能成为抗纤维化治疗的一个新策略，但目前特异性地抑制自噬仍然是一个挑战。

三、肌　病

众所周知，溶酶体是一种与自噬降解大分子有关的膜连接酸性细胞器。肌病中，如特殊的神经肌肉疾病，溶酶体结构出现异常并且发生功能损伤，从而导致自噬泡在肌纤维中积累。这可能是自噬泡的积累导致相关肌病产生并引导其病理进程的原因。有实验结果显示，危重病性肌病（CIM）细胞死亡方式可能不通过 caspase-3 依赖的凋亡途径及PARP 依赖的胀亡途径，可能通过 pULK 的调节而导致肌细胞自噬，引起肌细胞死亡，但目前对于 CIM 中 pULK 激活下游通路，从而发挥调节细胞自噬的作用的分子机制还不清楚。随着病程的延长，细胞可通过"泛素 -p62-LC3- 自噬小体"途径进行降解，而细胞自噬仍然是 CIM 主要的细胞降解方式。因此，在肌病中自噬的异常调节被认为是疾病发生和发展的主要病理机制，而溶酶体自噬肌病主要由溶酶体的缺乏引起。目前，主要有两种与溶酶体蛋白缺陷相关的肌病，即达农病和蓬佩病。我们可以考虑开发药物来对抗甚至抵消溶酶体异常引发的不良效应，从而达到治疗肌病的目的。另外，肌肉疾病相关的自噬可促进疾病引起的蛋白清除，这些疾病包括散发性包涵体肌炎、肢带 2B 型肌营养不良症和 Miyoshi 肌病等。自噬通路在这种蛋白质的清除中起重要作用，通过药理上调自噬可能防止聚集物的积累。

四、免疫病原感染

自噬是寄主对微生物多管齐下防御，包括选择性运送微生物至溶酶体降解及微生物核酸和抗原传递到溶酶体以激活固有免疫和适应性免疫。例如，一方面，对于固有免疫来说，在将病毒核酸从仙台病毒和水疱性口炎病毒中运送至胞内受体 TLR7 后随之激活浆细胞树突状细胞中的 I 型干扰素信号时，Atg5 是必不可少的。另一方面，对于适应性免疫，自噬参与某些内源性合成的微生物抗原传递（如爱泼斯坦巴尔病毒抗原）至

MHC-Ⅱ类抗原提呈分子，从而导致 CD4+ T 淋巴细胞的活化。而通过与 LC3 融合使其他病毒抗原（如流感病毒基质蛋白）选择性的靶向于自噬体，会显著增强 CD4+ T 淋巴细胞反应（图 57-1）。虽然还不清楚自噬的微生物抗原传递在自然感染适应性免疫过程的重要性，但是将自噬传递相关蛋白靶定到 MHC-Ⅱ装载腔可能是一种提高辅助性 T 细胞反应的有效途径，从而增加疫苗的效力。

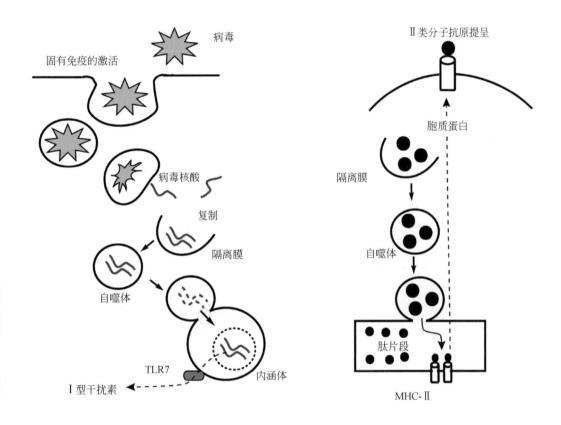

图 57-1　固有免疫和适应性免疫相关的自噬

　　研究发现成功存活的胞内微生物可能会通过直接或间接抑制其与自噬蛋白质的相互作用，对抗能激活自噬的信号通路及溶酶体传递和降解所需的膜转运事件。此外，对于细菌这样能在寄主细胞外复制的微生物，它们对抗自噬的能力可能由胞内或胞外的病原体决定。病原微生物能通过产生毒性因子来对抗甚至抵消寄主的自噬免疫。其他如单核细胞增多性李斯特菌，有证据表明它的转录因子 PrfA 调控的某些毒性因子对于避免自噬来说是必需的。因此，与自噬损伤（如涉及自噬或溶酶体功能基因的突变，能影响自噬溶酶运输的表观遗传变异）有关的宿主相关因素可能是引起易感某些疾病（如神经和肌肉退行性疾病与老化）的因素，同时微生物可能利用这些因素成功地消除甚至已经优化了的功能性宿主自噬系统而引起疾病。综上所述，我们可以考虑选择性破坏微生物毒性因子和它们靶向的宿主自噬蛋白质之间的相互作用，从而使宿主细胞自噬发挥正常功能以抵御外来微生物，这可能是一个新型有效的抗菌治疗策略。

五、心血管疾病

自噬是一种在一般条件下维持心血管正常形态和功能的重要体内平衡机制。然而，自噬也可以引起许多心血管相关的疾病，如心肌肥大、心力衰竭。因此，目前认为自噬在心脏功能控制中扮演着双面角色，然而目前研究表明，治疗心血管相关疾病的药物大多表现出对自噬的抑制作用。大量研究表明，通过调节自噬途径来治疗或预防一些心血管疾病很有前景。例如，PI3K 的抑制剂 3-MA 能削弱或抑制自噬的发生，从而调控心血管疾病相关自噬以达到其治疗目的。另外，粒细胞集落刺激因子能明显改善相关心血管动物模型的存活及心血管功能的重建，在此过程中伴随着自噬的减弱、心肌的增大及心肌纤维化的削弱。

维拉帕米作为一种 L 型钙通道阻滞剂应用于高血压、心绞痛和心律失常已有 30 多年的历史，最近发现此药具有诱导自噬并防止血管平滑肌细胞增殖的作用，且这一机制与阻滞钙通道无关。这一发现可能会更有效地防止动脉粥样硬化和血管再狭窄。又如辛伐他汀最近被发现通过抑制 mTOR 增强小鼠心脏的自噬和线粒体的降解，这一效应与其抑制 HMG-CoA 还原酶和使 Akt 失活直接相关，进而可以降低胆固醇水平。辛伐他汀还能够通过线粒体自噬的机制减少心肌梗死时的梗死面积。二甲双胍治疗小鼠糖尿病可以通过诱导自噬减少心肌细胞凋亡，阻止糖尿病性心肌病的发展。

另外，长期使用他汀类药物可预防冠状动脉疾病的发生，减少致死性和非致死性心血管病事件的发生率，限制心血管病事件的发病范围及严重程度，具有保护心脏的作用。有研究证明，他汀类药物可对动脉粥样硬化病理过程的多个环节进行干预而达到以下目的：稳定动脉粥样斑块、缩小斑块体积、延缓动脉粥样硬化进展并减少心血管事件的发生。在自噬调控过程中，已发现胰岛素可以激活丝氨酸/苏氨酸激酶（Akt/PKB）以抑制自噬。而阿托伐他汀可促进热休克蛋白 90（Hsp90）与蛋白激酶 Akt 及 eNOS 两者的相互作用，促进一氧化氮生成。

因此，推测降血脂药阿托伐他汀是否可以通过对血管内皮细胞因受损伤所诱导发生的自噬产生影响而起到保护血管内皮细胞的作用。一些结果显示，阿托伐他汀可以减弱自噬的发生和发展，那么在心血管疾病发生时阿托伐他汀也许正是通过对血管内皮细胞自噬的抑制，降低自噬发生的程度，进而减小血管内皮细胞在病理情况下受到的损伤，保护内皮细胞。另外，在受损初期细胞通过自噬对自身绝大多数长半衰期蛋白进行降解，使细胞获得供生物合成的氨基酸和其他大分子物质保护细胞。因此，早期使用阿托伐他汀以发挥其抑制自噬、保护内皮功能的作用就显得尤为关键。

六、肾脏疾病

许多研究表明细胞凋亡和细胞损伤是在多种肾脏疾病进程中发挥着重要作用，而自噬与细胞凋亡和损伤在某些方面存在联系，因而自噬也极有可能在肾脏疾病中扮演着重要角色，但具体的机制目前尚未明确。

肾小球系膜细胞受损后发生的增殖、增生、收缩和异常凋亡可造成肾小球血流动力学改变，这与结节性糖尿病肾小球硬化症、淀粉样变肾小球病、纤连蛋白肾病、肾脏纤维化等疾病有着密切联系。转化生长因子β1（TGF-β1）是体内广泛存在的多效性细胞因子，TGF-β1 在介导系膜细胞凋亡的同时，也诱导了 LC3 高表达，即诱导细胞自噬。然而在敲除/沉默自噬相关基因后，TGF-β1 对系膜细胞的保护作用降低了，结果表明 TGF-β1 可介导自噬，且自噬可调节和肾脏纤维化相关的病理进程，在系膜细胞凋亡中起保护作用。因此，TGF-β1 可能成为一个药物靶点，为药物研发提供一个新的方向。

近年来，自噬在肾脏疾病领域被越来越广泛地研究，中药大黄已被证实具有确切的肾保护作用，其主要有效成分为大黄素、大黄酸，具有抗肿瘤、抗氧化、抗炎、调节脂类代谢和抗肾纤维化等药理作用。研究表明，大黄素可以通过调控 mTOR 信号通路抑制 Hank 平衡盐溶液（Hank's balanced salt solution，HBSS）饥饿诱导的肾小管上皮细胞 LC3-Ⅱ蛋白表达和自噬活化。大黄酸也可以通过调控 mTOR 信号通路活性而抑制 HBSS 饥饿诱导的肾小管上皮细胞自噬蛋白的表达。

在肾小球内皮细胞自噬中，mTOR 是自噬调节的中心环节。雷帕霉素可以通过抑制 mTOR 的活性调节 Atg13 磷酸化水平和 ULK1（酵母的 Atg1 同源物）活化，进而调节 ULK1 复合物的形成，诱导自噬的发生。

顺铂作为一种经典的肾毒药物备受重视。目前，国内外研究一致认为顺铂肾毒性机制主要是由于顺铂能够诱导肾小管上皮细胞（RTEC）凋亡和坏死。在顺铂所致 RTEC 损伤模型中，LC3、Beclin1 和 Atg5 等自噬基础标记也相应增加，同时还发现，自噬抑制剂使 Beclin1、Atg5 失活能增强 caspase 活性，从而促进 RTEC 凋亡。反之，提高自噬水平可抑制 RTEC 凋亡。同时 periyasamy、thandavan 等用顺铂干预后，在鼠肾脏内也发现了自噬小囊泡和自噬体形成。抑制自噬或者敲低自噬基因 Beclin1 的 shRNA 片段能增加 RTEC 凋亡，因此自噬在其中可能是一种保护机制，与自噬潜在的细胞保护作用有关。因此，自噬在中毒性肾损伤中可能发挥了保护作用，其保护机制还有待进一步明确。

七、肝性脑病

一直以来，氨被认为是引起肝性脑病的主要因子之一，在肝功能障碍时，氨不能正确转化为尿素或谷氨酰胺。氨中毒学说在肝性脑病发病机制假说中一直占主导地位，而最新研究结果却显示肝性脑病的发生可能并非来源于氨的直接毒性。有研究者通过正电子发射断层成像/CT 对肝性脑病患者脑组织代谢情况进行了检测，显示肝性脑病发作时脑内血流减缓，供血不足，有氧代谢下降，而与动脉血氨浓度或脑组织氨代谢无明显相关性。但这一结果受到一些学者的质疑，这些学者进一步应用 MRI 进行检测，结果显示在肝性脑病发展过程中，脑血流量出现了相应的变化，且与静脉血氨水平呈负相关。为明确上述指标之间的关系，我们期待进一步应用多种不同成像方式进行更加深入的探究以进一步明确肝性脑病的发病机制。另外，还有一些被认为是可能的致病机制，如星形胶质细胞肿胀、线粒体 ROS 的产生、蛋白质硝化作用等。

在星形胶质细胞中，由抑癌基因 TSC1 的点突变引起的 mTOR 信号通路的过度表达会导致细胞增大。虽然这一观点未被深入讨论，但这一发现为氨毒性在肝性脑病中的机制提出了新思路。增加细胞内的谷氨酰胺（由氨产生）不仅会通过颅内压引起脑肿胀和增大而发生渗透作用，使星形胶质细胞在短期内体积增大，还会在相当长的时间内刺激 mTOR 信号途径。这可能会导致自噬受抑制，进而导致星形细胞清除如线粒体等异常细胞结构的能力受抑制。因此，可以考虑是否通过开发药物适当激活自噬去缓解该病症。

八、2 型糖尿病

随着社会经济的发展、人们生活方式的改变（能量摄入增加和运动减少等）及人口老龄化，2 型糖尿病发病率在全球范围内呈逐年增高趋势，尤其在发展中国家增加速度将更快（预计到 2025 年可能增加 170%），呈流行态势。研究表明，2 型糖尿病大多由肥胖、高热量饮食和（或）体力活动不足造成的能量失衡所致，也与胰岛素抵抗和高胰岛素血症密切相关。而自噬作为机体防御机制可清除老化、失能细胞器导致的氧化应激和内质网应激，以及机体能量失衡可能导致的胰岛素抵抗和高胰岛素血症。

2 型糖尿病具有胰岛素抗药性和葡萄糖耐受不良的特性，并伴随着肌肉和脂肪细胞中葡萄糖消耗量的降低和肝中糖异生增加的特点。因而，推测自噬在 2 型糖尿病中会增加是因为在这些情况下胰岛素敏感细胞处于一种半饥饿状态。该疾病潜在的主要原因是机体无法缓冲游离脂肪酸的浓度。这将导致线粒体呼吸链还原压力的增加、ROS 的增加、线粒体功能降低及凋亡的增加，如胰岛 B 细胞。以往研究显示，自噬与糖尿病其他并发症密切相关，在胰岛素抵抗时，自噬明显增加，以保护胰岛 B 细胞免受伤害。自噬作为细胞的防御机制，与胰岛 B 细胞之间的联系也被越来越多的研究所证实。自噬可清除高血糖症期间胰岛 B 细胞中聚集的泛素化蛋白。在自噬缺陷的胰岛 B 细胞中可观察到内质网扩张、内质网应激和未折叠蛋白反应（UPR），可导致 2 型糖尿病中胰岛 B 细胞功能衰竭。自噬缺陷的胰岛 B 细胞中 UPR 基因表达明显降低，与预期的内质网应激上调 UPR 基因表达结果相反。UPR 并非内质网应激的标志，而是对内质网应激的适应性反应，缺乏 UPR 在内质网应激过程中可能代表失代偿状态。当自噬缺陷的胰岛 B 细胞用内质网应激源毒胡萝卜素处理时，细胞凋亡较自噬水平正常的胰岛 B 细胞明显增加。然而，虽然取得了一些进展，但如何适时调节和干预自噬信号通路，进而发挥对胰岛 B 细胞的保护作用，尚需实验论证。

在不同的脂肪酸中，棕榈酸盐引起胰岛素抗药性是最有效的。因为棕榈酸盐是神经酰胺和鞘酯生物合成的前体，神经鞘酯途径涉及胰岛素抗药性的病因。如上所述，神经酰胺能刺激自噬。它通过阻止氨基酸运输减少胞内氨基酸浓度，导致 mTOR 依赖信号减少。尽管这与自噬间的联系还未被深入研究，但神经酰胺的确可以阻止氨基酸转运从而激活自噬。事实上，神经酰胺激活自噬也发生在体内，当脂肪酸浓度升高时它为机体提供一种减少线粒体损伤和避免凋亡的理想的适应机制。胰岛素介导信号途径可清除蛋白聚集体，如亨廷顿病中的亨廷顿蛋白，但在 2 型糖尿病中这一过程会有负面效应。

为了开发针对自噬治疗 2 型糖尿病的药物，需克服种种复杂性并进行大量的试验，可考虑是否将神经酰胺作为自噬靶点，激活自噬减少细胞器损伤，清除多余蛋白聚集体，从而达到治疗疾病的目的。此外，保护胰岛 B 细胞在延缓 2 型糖尿病的进程中占有重要地位，也是目前寻找治疗 2 型糖尿病创新药物的研究热点。

九、小　结

如表 57-2 所示，虽然目前对自噬与肝脏疾病、肌病、免疫病原感染、心血管疾病等之间的关系及介入机制的了解还是很肤浅，但是我们能够以现有的研究结果为基础，从这些已有的结论中分析关键点，从而为今后进一步研究自噬与这些疾病之间的关系及开发新药物和新治疗手段指明方向。

表 57-2 七种疾病与其相关药物和治疗手段研究方向的预测及展望

疾病类型	药物和治疗手段研究方向
肝脏疾病	自噬的蛋白质量控制；选择性地促进或抑制自噬
肌病	对抗甚至抵消溶酶体异常
免疫病原感染	破坏毒性因子和靶蛋白之间的作用
心血管疾病	抑制过度自噬
肾脏疾病	提高自噬水平，从而抑制肾小管上皮细胞凋亡和坏死；可能的药物靶点 TGF-β1
肝性脑病	使氨毒性引起的自噬抑制重新激活
2 型糖尿病	激活自噬以减少细胞器损伤，清除多余蛋白聚集体；保护胰岛 B 细胞免受伤害

四川大学生命科学学院 鲍锦库 刘 博

参 考 文 献

Andres A M，Hernandez G，Lee P，et al.，2014. Mitophagy is required for acute cardioprotection by simvastatin. Antioxid Redox Signal，21（14）：1960-1973.

Barnes B T，Confides A L，Rich M M，et al.，2015. Distinct muscle apoptotic pathways are activated in muscles with different fiber types in a rat model of critical illness myopathy. J Muscle Res Cell Moti，36（3），243-253.

Cao Y J，Pu Z J，Tang Y P，et al.，2017. Advances in bio-active constituents，pharmacology and clinical applications of rhubarb. Chin med，12：36.

Civiletto G，Dogan S A，Cerutti R，et al.，2018. Rapamycin rescues mitochondrial myopathy via coordinated activation of autophagy and lysosomal biogenesis. EMBO Mol Med，10（1）. pii：e8799.

Herzog C，Yang C，Holmes A，et al.，2012. zVAD-fmk prevents cisplatin-induced cleavage of autophagy proteins but impairs autophagic flux and worsens renal function. Am j physiol Renal physiol，303（8）：F1239-F1250.

Jo EK，Yuk J M，shin D M，et al.，2013. Roles of autophagy in elimination of intracellular bacterial pathogens. Front immunol，4：97.

Levine B，Kroemer G，Autophagy in the pathogenesis of disease. Cell，132（1）：27-42.

Nixon R A，2013. The role of autophagy in neurodegenerative disease. Nat med，19（8）：983-997.

Salabei J K，Balakumaran A，Frey J C，et al.，2012. Verapamil stereoisomers induce antiproliferative effects in vascular smooth muscle cells via autophagy. Toxicol Appl Pharmacol，262（3）：265-272.

Virginia H G，Friedman，S. L.，2012. Autophagy fuels tissue fibrogenesis. Autophagy，8，849-850.

第五十八章　系统生物学方法研究自噬

通过前面章节的介绍我们可以认为自噬是一种重要的代谢过程，对维持机体内稳态发挥着重要的作用。越来越多的研究发现，自噬与多种疾病都存在着紧密的联系，包括神经退行性疾病、感染性疾病、心血管疾病、肿瘤等。这些联系来源于自噬在不同疾病（阶段）中扮演的不同角色。例如，自噬能够降低细胞内有毒蛋白（如错误折叠的蛋白质）的累积，从而有效地保护神经细胞，避免神经退行性疾病的发生；同时，有研究发现，自噬对体内中性粒细胞的分化有重要作用，而这类免疫细胞是固有免疫的介导者，参与免疫反应；还有，在小鼠体内特异性敲除自噬相关（ATG）基因会造成心血管系统紊乱。而在不同肿瘤及肿瘤发生发展的不同阶段，自噬更像是一把"双刃剑"。例如，在肝细胞癌中，有研究者发现增强自噬可以有效抑制肝癌的发展，但也有研究者发现关闭细胞自噬作用能够帮助化疗药物促进癌细胞发生凋亡/死亡。

大量的研究结果已经证明，自噬与疾病的发生发展有着密切的关系，同时也提示我们，对细胞自噬的有效调控能够实现对疾病症状的缓解，甚至是治愈疾病。因此，人们在竭力研究自噬与相关疾病关系的同时，也在探究如何借此开发出有效的自噬诱导或抑制药物来实现对疾病的治疗。而研究自噬与疾病关系及药物开发的方法已不仅仅限于传统的生物学手段，随着科学技术的发展，呈现出了越来越多的基于从宏观方向分析的新技术和新方法，这对于从整体上分析自噬与疾病的作用靶点，从而开发出有效药物有着举足轻重的作用。特别是系统生物学的出现，不仅推动了自噬与疾病之间机制研究的快速发展，还对新药的研发起着革新性的作用。下面就对研究自噬和疾病出现的新方法、新技术及基于系统生物学方法研究自噬的药物开发做一个简要介绍。

系统生物学是研究一个生物系统中所有组成成分（基因、核酸、蛋白质等）的构成，以及在特定条件下这些组分的相互关系，并通过计算生物学建立一个数学模型来定量描述和预测生物学功能、表型和行为的学科。简而言之，系统生物学是分析一个生物系统中各元素之间关系的方法学，其目的是理解元素之间的特性。一个系统可以包括参与一个生物学功能（如脂肪的生物合成）或一个复杂的分子机器（如转录复合物）中的几个蛋白质分子或者参与了细胞执行特定功能（如免疫系统）的一个细胞或器官。因此，系统分析可以应用于分子、细胞、器官、个体甚至是生态系统。为了描述一个系统中的每个元素，就需要构建一个生物学网络。这个网络包含了所有元素之间的联系及他们之间的信息流特点，进而体现了一个生物学过程。

现代研究已充分认识到每一个生命过程的背后都伴随着一个复杂的网络，基因突变、表观遗传的改变、基因转录和蛋白水平的异常等多种因素都可能对生命过程带来影响。如自噬就涉及多条信号通路，如 TOR、Ras-cAMP-PKA 等，除此之外，表观遗传和转录调控也与自噬这一代谢过程有着密切关系。类似的，肿瘤的发生发展也是一个多因素、多步骤共同作用的复杂过程，是一类全身代谢障碍性疾病。说明对这些生物学过程的研究应该从整体上来把握，系统地研究一个生物学现象发生的机制及其调控方式。而这关键就是构建该生物学现象的相互作用网络，近年来，随着技术的发展及相应分析技术的不断完善，基于系统生物学思想的多组学方法开始被越来越多的科研人员在疾病研究过程中采用，并且取得了大量高质量的研究成果。所谓多组学（Multi-Omics）方法，即利用两种或两种以上组学研究方法，如基因组、转录组、蛋白组或代谢组等，对生物样本进行系统研究，同时将各组学的数据加以整合分析并深入挖掘生物学数据。多组学方法的采用不仅对疾病机制研究、致病靶点的发现起到了推动作用，也为疾病基础科学和精准医学研究提供了新的思路。而这关键就是基于不同生物学维度（基因、蛋白质等）构建对应生物学现象的相互作用网络，包括基因－基因相互作用网络、蛋白质－蛋白质相互作用网络（protein-protein interaction networks，PPI networks）等。通过调控网络的构建，理清各因素之间的相互关系，锁定致病靶点。下面以自噬与肿瘤为例来说明用系统生物方法构建 PPI 的方法。

　　从系统生物学的角度来看肿瘤是由细胞内异常的相互作用网络所引起的功能失常导致的，而肿瘤又是与细胞自噬等生物学现象紧密相连的，因此我们可以通过构建肿瘤中与自噬相关的蛋白质的相互作用网络对网络进行适当的修饰，与正常细胞中的自噬网络进行比较，进而找出重要信号转导通路和核心蛋白质。这些重要的信号通路和核心蛋白就是药物作用的靶点，最后针对这些寻找或进行靶向药物设计，实现对与肿瘤相关的信号通路进行调控，从而达到缓解或治愈肿瘤的目的。

　　用系统生物学方法分析自噬与肿瘤的主要流程如下：

　　（1）构建自噬相关的初始 PPI：基于公开数据库数据或利用实验技术，如酵母菌双杂合系统（Y2H）、亲和纯化（AP/MS）、哺乳动物膜双杂交法（MaMTH）等获取相应数据，构建肿瘤中自噬相关初始 PPI，以及构建正常细胞中的 PPI。目前常见蛋白质相互作用信息的数据库如表 58-1 所示，构建的网络如图 58-1 所示。

表 58-1　常见蛋白质相互作用信息的相关数据库

数据库名称	网址	简介
HPRD 数据库	http：//www.humanproteinpedia.org	HPRD 数据库是包含蛋白质相互作用、蛋白质注释、结构域、转录后修饰、亚细胞定位、酶与底物关系、组织表达、疾病相关等多种信息的综合数据库
DIP 数据库	http：//dip.doe-mbi.ucla.edu/dip/Main.cgi	DIP 数据库是一个生物学上由实验确定的蛋白质相互作用分类的数据库，它包含了建立起单一的一致的蛋白质网络的各种数据
IntAct 数据库	http：//www.ebi.ac.uk/intact	IntAct 数据库是一个存储和分析生物分子间相互作用的公共数据库。主要记录二元相互作用及其实验方法、实验条件和相互作用结构域，包括人、酵母、果蝇、大肠杆菌等物种。其网络界面提供了蛋白质相互作用的文本描述和图形化描述，并允许在相互作用的蛋白质的基因本体论（gene ontology，GO）注释背景下浏览相互作用网络
BioGrid 数据库	http：//thebiogrid.org/	BioGrid 数据库是一个包含了模式生物（如酿酒酵母、裂殖酵母、腹黑果蝇、线虫等）蛋白质相互作用和基因相互作用的数据库，其包含了高通量的实验数据和传统的实验数据

续表

数据库名称	网址	简介
MINT 数据库	http://mint.bio.uniroma2.it/	目前，MINT 数据库主要存储蛋白质物理相互作用，尤其强调哺乳动物的蛋白质相互作用，同时包含了部分酵母、果蝇、病毒的蛋白质相互作用
Mentha 数据库	http://mentha.uniroma2.it/	Mentha 数据库从不同来源收集证据，并以完整和全面的方式呈现这些数据。其数据来自人工整理的蛋白质-蛋白质相互作用数据库，这些数据库已加入 IMEx 联盟。它提供了一系列工具来分析相互作用网络中的特定蛋白质。数据库也储存已发表论文中的蛋白质-蛋白质相互作用信息
SIGNOR 数据库	https://signor.uniroma2.it/	SIGNOR 数据库的主要存储是参与信号转导的蛋白质之间超过 11 000 个人工注释的因果关系的集合。每个关系都与对应实验证据的文献相关联。此外，每个节点都注有调节其活性的化学抑制剂。基于对哺乳动物模型生物的实验数据，也被映射到人类蛋白质组
STRING 数据库	https://string-db.org/cgi/input.pl	STRING 数据库存储了已知和机遇预测的蛋白质-蛋白质相互作用信息。相互作用包括直接（物理）和间接（功能）关联；数据来源于计算预测、物种间映射及来自其他数据库

（2）PPI 网络的修饰：用相关的数学模型（如支持向量机、隐马尔可夫模型和贝叶斯等）整合高通量数据集来去除初始 PPI 中的假阳性 PPI，最后得到成熟的 PPI（图 58-1）。

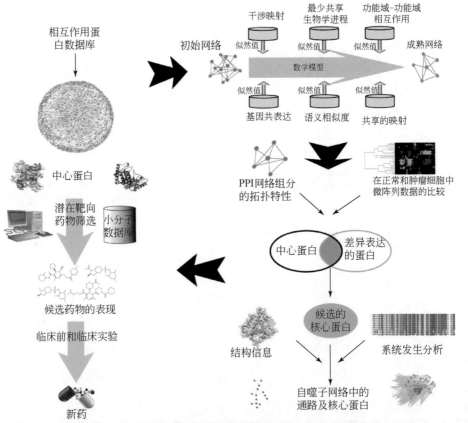

图 58-1　基于系统生物学方法研究自噬药物开发的基本步骤

这里的信息包括同源映射、表达、功能域－功能域相互作用（domain-domain interaction）等。

（3）重要通路和核心蛋白的鉴别：通过比较肿瘤细胞与正常细胞中自噬相关蛋白的表达数据和鉴别网络中各节点的拓扑性质，为自噬相关的重要通路和核心蛋白提供新的分子基础，即识别出自噬与肿瘤之间的重要信号转导通路和核心蛋白质（图 58-1）。蛋白质结构信息和系统进化分析有助于重要通路和核心蛋白的鉴别。

（4）重要通路和核心蛋白的实验验证及针对重要通路和核心蛋白的药物设计：系统生物学应用于自噬与相关疾病机制的研究已经取得了很多的成就。最近已经形成了相关学科，如系统神经生物学（systems neurobiology）、遗传网络系统生物学（systems biology for genetic networks）、信号转导系统生物学（systems biology for signal transduction）、代谢组学－系统生物学（metabolomics-based systems biology）、系统发育生物学（systems developmental biology）、肿瘤系统生物学（cancer systems biology）、心脏系统生物学（cardiac systems biology）及系统医学（systems medicine）等。

综上所述，基于系统生物学思想的多组学研究方法还包括大量的实验技术及产生的众多公开数据库以供全球研究人员使用（表 58-2）。

表 58-2　多组学研究方法中常用技术及其对应数据与典型数据库

技术	产生的实验数据	典型数据库
DNA 测序技术 下一代测序技术	DNA 序列，外显子序列，基因组，基因	TCGA，GeneBank，DDBJ，Ensembl
微阵列，RNA 测序技术	基因，miRNA，转录本表达水平	GEO，Expression Atlas
MS，iTRAQ	蛋白浓度，磷酸化	GPMdb，PRIDE，Human Protein Atlas
C-MS，GC-MS，NMR	代谢产物水平	HMDB
染色质免疫沉淀芯片 染色质免疫沉淀测序	蛋白质－基因相互作用，转录因子结合位点	GEO，TRANSFAC，JASPAR，ENCODE
CLIP 测 序，PAR-CLIP，iCLIP	miRNA-mRNA 调控	StarBase，miRTarBase
Y2H，AP/MS，MaMTH，maPPIT	蛋白质－蛋白质相互作用	TCGA，BioGRID
蛋白质芯片	激酶－底物相互作用	TCGA，PhosphoPOINT
SGA，E-MAP，RNAi	基因互作	HPRD，BioGRID
SNP 基因分型阵列	GWAS loci，eQTL，异常 SNP	GWAS Catalog，dbGAP，dbSNP
LUMIER，数据整合	信号通路，代谢通路，分子特征	TCGA，KEGG，Reactome

系统生物学的兴起为药物开发提供了新的推动力。传统的药物发现研究方法已经充分暴露出来其效率低、速度慢及成功率低的特点，这是以单一药物靶标为基础的药物发现的最大瓶颈。系统生物学从整体上同时分析疾病发生的多个靶标，全面地阐明药物的作用机制，它可以解决药物开发中的如下问题：合理的药物靶标鉴别，临床试验前药物副作用的确认和避免，临床疗效的监测，缩短新药研发周期等。在药物开发中，根据药物－基因－疾病之间的数据，建立数学模拟模型，产生了多种基于系统生物学的药物开发平

台（表 58-3），这已经成为药物开发和研究的新策略。目前大多数国际制药企业都成功地将基于系统生物学的药物研发平台应用到早期药物靶标确定及评价与后期临床相关的药理学和毒理学评价中，预测临床药效和可能的药物不良反应。制药企业已经逐渐开始从基于系统生物学的药物研发平台获得实惠，能更早地了解新药产品是否具有开发价值和市场价值，能花费更少的资金和时间将新药推向市场。

表 58-3　基于系统生物学的药物开发平台

名称	网址	描述
BioMap	www.bioseekinc.com	利用该平台能对药物研发早期的化合物活性和有效靶标的确定、前导物优化及对后期临床候选药物的评价进行有效操作，而且还能预测化合物的作用机制等
Connectivity Map	https：//clue.io/	由麻省理工学院和哈佛大学等多家研究机构联合开发，涉及基因干涉、药物作用与疾病之间功能性相关的信息分析平台。其目的是为发现隐藏在药物、基因和疾病之间的联系而提供系统的解决方法
Ingenuity Pathway Analysis	http：//www.ingenuity. com/	由美国专业的生物知识平台提供者 Ingenuity Systems 公司研发，是目前世界上内容最完整、注解最准确的商用生物网络通路数据库及分析平台
Physiolab Platform	http：//www.entelos.com/ index.php	美国 Entelos 生物医药公司结合航空工学院、医学决策分析和电脑科学技术开发出的大规模动态电脑模拟疾病系统分析平台

综上所述，系统生物学也为自噬研究提供了新的策略与方法。虽然自噬与多种疾病的相互关系及药物干涉的突破口正在被一一揭示，然而目前用于临床的自噬诱导剂却依然屈指可数，这在很大程度上源于某些自噬与疾病的相关机制及药物的疗效和毒副作用尚未阐明，要发现并整理这些机制并非易事，而系统生物学为这个问题提供了一个有效的解决途径。在未来的自噬相关药物的开发方面，系统生物学能帮助整合各种自噬与疾病的信息，并引入有潜力药物进行分子靶点的探寻，相比传统分析方法而言，它在很大程度上增强了各种信息的综合利用度，并避免了一些烦琐的测试过程，从而可能大大缩短药物开发的周期，为自噬药物的开发及临床应用提供了有力的协助。

小　结

自噬是一种普遍而又重要的生命活动形式，参与了多种生理和病理发展过程，尤其是同生命活动的基本单位细胞的死亡密切相关。因此，同肿瘤、神经退行性疾病、衰老、心血管疾病等的发生发展密不可分。目前，自噬在各种疾病发生、发展中的作用机制是最主要的研究方向，如自噬与肿瘤、自噬与神经退行性疾病、自噬与衰老。根据现有的研究结果，自噬与肿瘤可能存在着双重关系，它在一定时期能促进肿瘤的发生，而在另一个生命进程中或许又能抑制肿瘤的发生，同时它还与已治愈的原发性肿瘤的复发有着密切联系，因此针对自噬研发抗癌药物比其他方法显得更复杂，治疗程序也变得更缜密和精细。

当然自噬在其他疾病治疗中的研究与应用也越来越多。目前人们已从自噬的方向开发出了治疗肿瘤和神经退行性疾病的药物如雷帕霉素、锂盐，治疗心血管疾病的药物如他汀类药物等。然而对自噬与各种疾病间联系的分子机制我们还了解甚少。因此，在今后的研究中，随着基因、自噬检测等技术的不断改进，在分子水平对自噬认识的不断积累，需要我们全面地分析整合自噬与各种疾病之间的相互作用关系，找出连接自噬与疾病之间的关键蛋白和重要信号通路，对自噬与疾病之间的分子机制进行深入的研究。最后针对找出的关键蛋白和重要信号通路设计药物，从而达到通过自噬治疗疾病的目的。这也就为肿瘤、神经退行性疾病、肌病、衰老等一系列与自噬相关的疾病提供了更多的高效价药物的开发途径及临床治疗的新思路。

四川大学生命科学学院　鲍锦库　刘　博

第十四篇
调控自噬的天然产物研究

真核细胞生物主要有两种处理细胞产物的降解体系，即溶酶体和蛋白酶体，其中蛋白酶体通常只识别泛素化的底物，其降解选择性较高，而巨自噬（本篇中的自噬均指巨自噬）则是细胞通过溶酶体非特异性降解体内大分子和细胞器的分解代谢途径，对于维持细胞稳态具有重要意义（Zhan et al.，2018）。自噬在人类健康和疾病中的作用引起广泛关注，2016年大隅良典因阐明了自噬的机制而被授予诺贝尔生理学或医学奖。

许多来源于植物中的天然产物多存在于我们的日常饮食中，多项研究已证明天然产物对疾病的抑制作用不仅体现在对细胞凋亡机制的调节，也可通过调节自噬过程逆转疾病的恶化。它们可能通过经典的（Beclin1介导的）或非经典的（非Beclin1介导的）自噬调节机制产生药理作用，影响疾病的病理过程。天然产物调节自噬的作用可能作为其主要的作用机制用于一些疾病的防治或作为辅助治疗的手段。研究和开发这类药物不仅为一些复杂疾病，如肿瘤、神经退行性疾病、心血管系统疾病、代谢性疾病和免疫系统疾病等的防治提供依据，也有助于自噬的分子机制研究。本篇重点关注天然产物对肿瘤、老年痴呆、帕金森病等神经退行性疾病及心血管系统疾病等的研究。

这里强调，天然产物的研究报道可能存在矛盾，其中一个原因是这些天然产物的作用依赖于所用的药物剂量或浓度，这种现象称为毒物兴奋效应（hormesis effect）（Wang et al.，2018b），可以用来解释为什么同样的药物会产生不同的研究结果。按照毒物兴奋效应的定义，低剂量的药物常具有保护作用，而较高剂量可能产生细胞毒性或抑制的作用。天然产物对自噬的调节也常呈现这种规律。

来源于植物的天然产物主要有多酚类（多酚类化合物多具有黄酮结构）、生物碱类、多糖类、挥发油类、醌类、萜类、木脂素类、香豆素类、皂苷类、强心苷类、酚酸类及氨基酸与酶等化合物。其中多酚类、生物碱类及萜类化合物是目前报道较多的且具有自噬调节作用的几类天然产物。

1. 多酚类（polyphenols）化合物　广泛分布于植物界中，是一大类重要的天然化合物，多酚类多具有黄酮结构，由于富含酚羟基等具有还原性的化学基团，因此其具有强抗氧化性。多酚类化合物结构具有多样性，容易与多种激酶、受体等蛋白质大分子相互作用，此外多酚类也是目前报道最多的与自噬调节关系最为密切的一大类天然产物。

2. 生物碱类（alkaloids）化合物　大多存在于植物中，故又称为植物碱，是一类含氮的有机碱性化合物，有复杂的环状结构，氮素多包含在环内，分子中大多存在含氮杂环，如吡啶、吲哚、喹啉、嘌呤等，也有少数是胺类化合物。已有大量的研究涉及生物碱与自噬的调节。

3. 萜类（terpenoid）化合物　指具有$(C_5H_8)n$通式及其含氧和不同饱和程度的衍生物，可以看成是由异戊二烯或异戊烷以各种方式连接而成的一类天然化合物，在自然界中广泛存在。呋喃二烯（furanodiene）是提取自中药材莪术中的萜类天然产物。莪术内的多种有效成分对多种肿瘤细胞系具有促凋亡并抑制增殖的作用，如呋喃二烯促进肺癌95-D细胞凋亡，并诱发其G1期细胞周期阻滞，同时呋喃二烯给药之后，95-D细胞内LC3-Ⅱ蛋白表达显著升高，由此诱导了肿瘤细胞自噬的发生。

由于天然产物之间在某些条件下可以通过化学反应或者体内代谢进行转换，因此需要结合该化合物在体内的代谢产物及代谢动力学研究结果对天然产物在体内对自噬过程的调节作用及其靶点进行研究。

第五十九章 天然产物对肿瘤自噬的调节

自噬在肿瘤发生发展中的作用在本书前面的章节已有详细的阐述，而且自噬对肿瘤调节的两面性仍是有待进一步研究的争议性课题。自噬可以阻止肿瘤的发生，然而一旦肿瘤形成，自噬通量的增加常会促进肿瘤细胞的生存和生长（Levy et al., 2017）。有证据提示自噬可以阻碍正常细胞向癌细胞的转化，自噬可以清除受损的细胞器或蛋白质的聚积，并在细胞受到严重损伤时进一步激活程序性细胞死亡，这也为抗癌机制提供了一个检查点，以避免肿瘤发生。此外，自噬抑制肿瘤发生的机制还包括维持染色体稳定，抑制炎症和血管生成，促进癌蛋白降解等（Zhan et al., 2018）。但是在营养缺乏、低氧、新陈代谢应激及治疗诱导的细胞应激或耐药等情况下，自噬则可能促进已形成的肿瘤细胞存活，并产生对放疗、化疗及靶向药物治疗的耐药（Rebecca and Awaravadi, 2016）。如果过度激活自噬，则可导致 caspase 非依赖、非凋亡性细胞死亡；某些特殊条件下的自噬可能引起细胞凋亡，如 Bcl-2 家族蛋白水平发生剧烈变化。近年来，免疫疗法在肿瘤的治疗中引起了广泛的关注，然而自噬对免疫疗法也起着"双刃剑"的作用，自噬在癌症免疫治疗中的确切作用及机制尚不清楚，尚需进一步研究。

需要提及的是，顺铂、生物碱、抗细胞代谢类抗肿瘤药物、酪氨酸激酶抑制剂等靶向治疗药物及放疗均诱导癌细胞发生自噬。但是这些治疗手段的效果与自噬发生与否及发生的程度之间的关系仍需大量的深入研究。一项样本量 > 30 的临床试验调查了多种癌症病例中自噬调节剂与细胞毒性化疗药物或靶向药物联用的抗肿瘤作用。例如，氯喹和羟化氯喹这类药物通常用于治疗疟疾、类风湿关节炎等疾病，可以抑制自噬体酸化并抑制自噬。在抗癌治疗中，氯喹与顺铂或 PI3K 抑制剂 LY294002 或 mTOR 抑制剂雷帕霉素等联用，结果显示肿瘤对以上所使用的抗肿瘤化合物的敏感性与自噬的抑制剂无显著的关联性，并且敲降 Atg12、Beclin1 或者使用巴伐罗霉素时均无法模拟上述结果。临床试验结果对于我们深入了解自噬及其在肿瘤生理过程中的作用提供了重要证据，并为制订以自噬为靶标的辅助性抗癌疗法提供了新思路。

现在已证明天然产物可以通过调节肿瘤细胞体内 ROS 水平影响自噬，也可直接调节自噬过程（诱导自噬或抑制自噬）（表 59-1）。

表 59-1 天然产物调节自噬的肿瘤细胞类型、机制或可能的靶点

药物	细胞和组织	机制
姜黄素（curcumin）	脑	Akt/mTOR/p70S6 K
		ERK1/2
		CML Bcl-2
	膀胱	Akt
	前列腺	Bcl-xL
	结肠	ROS

续表

药物	细胞和组织	机制
姜黄素（curcumin）	脑	PI3K/Akt/mTOR
	间皮瘤	ND
	结肠	Beclin-1&p62/SQSTM
	内皮	PI3K/Akt/mTOR&FOXO1
	结肠	TFEB/Lysosome
表没食子儿茶素没食子酸酯（EGCG）	Hep3B	Atg5 Beclin1
	巨噬细胞样细胞系 Raw264.7	NOS LC-3 ROS
	间皮瘤细胞	ROS
	BAEC	PKC-β LC3-Ⅱ
	HepG2	LC3-Ⅰ，LC3-Ⅱ
	4T1	Beclin1，ATG5，LC-3B
	CAR	Atg5、Atg7、Atg12、Beclin1、LC3B-Ⅱ AKT/STAT3
白藜芦醇（resveratrol）	卵巢	ND
	唾液腺	PELP1/HRS
	卵巢	Akt/mTOR/p70S6K
	肺	PELP1/HRS
	结直肠	PI3K/Beclin1/Lamp2b
	乳腺	Akt/PKB/mTOR/p70S6K
	子宫颈	Cathepsin L
	胃	二氢神经酰胺去饱和酶
	脑	Beclin1
	成纤维细胞，子宫颈	p70S6K
	CML	JNK/p62，AMPK/mTOR
	肺	SIRT1/PARP-1
	肝脏肿瘤	ND
	肝	SIRT1，AMPK，HIF-1α
	结肠	SIRT1
	脑	ND
	子宫颈	ATAD3A
	骨肉瘤，黑色素瘤，子宫颈，乳腺	WIPI-1
	肺	抑制自噬
槲皮素（quercetin）	胃癌	Akt-mTOR，HIF-1α
	结肠	Ras
	成纤维细胞，乳腺	ROS
	胃	Akt/mTOR，HIF-1
	鼠间皮	HSP72/jnk，Beclin1
	乳腺，子宫颈	mTOR/eIF4E-BP1/p70S6K
	卵巢	
	乳腺	Akt-mTOR，糖酵解

续表

药物	细胞和组织	机制
染料木黄酮（genistein）	鼠肝细胞	细胞角蛋白
	卵巢	Akt
	卵巢	PDE4A4, p62/SQSTM1
	肺	N-CoR/Hsc70
	A549	自噬流
咖马林（rottlerin）	前列腺癌	PKCδ/TG2 通路 NF-κB
	纤维肉瘤	PKCδ/TG2 非依赖性通路
	乳腺癌	mTORC1
	SGC-7901 和 MGC-803	雷帕霉素激酶，Skp-2
小檗碱（berberine）	HepG2 和 MHCC97-L	Atg5 Akt P38/MAPK Beclin1 mTOR
	NCI-H2452	LC3-Ⅱ，p62，抑制自噬
苦参碱（matrine）	HepG2 和 SGC-7901	Beclin1
	胰腺癌	STAT3

第一节　多　酚　类

已有大量的研究报道提示多酚类化合物单用或联合应用对肿瘤有抑制作用，其机制涉及自噬的调节，如儿茶素、白藜芦醇、槲皮素及姜黄素等，它们通过诱导自噬预防肿瘤的发生，也可能有助于其抗老化作用。除了诱导自噬，也有报道提示一些多酚类对自噬有抑制作用，这对于肿瘤的治疗，特别是放疗、化疗及靶向药物的耐药有一定的益处。最新的研究发现，多酚类可以作为一种辅助治疗化疗药物多柔比星诱导的心脏毒性发展的作用（Shabalala et al.，2017）。在整体动物实验及临床研究中，多酚类天然产物作为化疗或靶向治疗中辅助治疗药物的研究证明，调节自噬是天然产物克服抗肿瘤药物耐药及增强化疗药物治疗效果的关键机制，但需要有更多、更深入的研究加以证实。

一、姜　黄　素

姜黄素（curcumin）是从香料姜黄（curcuma longa）中提取的多酚化合物。从自噬调节的机制来看，姜黄素的抗肿瘤靶点涉及 PI3K/Akt/mTOR 信号通路及 NF-κB 调节的蛋白等。多项研究证实，姜黄素在肿瘤细胞中通过抑制 Akt/mTOR/p70S6K 及 ERK1/2 信号通路的激活，诱导 G2/M 期阻滞及自噬。Shinojima 等观察到姜黄素抑制实体瘤增殖主要是通过自噬，而非 NF-κB（Shinojima et al.，2007）。

有研究显示姜黄素减少 Sp 蛋白的表达，该蛋白在胃癌及胰腺癌中的过表达与肿瘤的侵袭及预后不良密切相关。下调 EGFR（Sp 蛋白调节基因，具有自噬抑制作用）的表达及抑制 Akt 磷酸化诱导了 LC3 表达增加并导致膀胱癌细胞死亡。Mosieniak 等（Mosieniak et al.，2012）证实结肠癌细胞系的衰老伴随有 Beclin1 和 p62/SQSTM1 蛋白表达上调的自噬的发生。由 Atg5 siRNA 干扰导致的自噬抑制可以减少姜黄素诱导的细胞衰老，但不会增加细胞死亡。这项研究揭示了姜黄素诱导的细胞衰老与自噬之间的关系，其具体机制需要更深入的研究。

有报道证实在慢性骨髓白血病细胞系中，姜黄素通过下调 Bcl-2 蛋白同时诱导自噬和细胞凋亡，在分别使用自噬/溶酶体形成抑制剂巴伐罗霉素（bafilomycin）及 caspase 抑制剂 zVAD-FMK 之后细胞死亡被抑制，证明了上述结论（Jia et al., 2009）。在前列腺癌细胞系的研究中，姜黄素通过下调 Bcl-2 蛋白家族成员 Bcl-xL 诱导细胞自噬并促发细胞死亡。姜黄素不能诱导 procaspase-8、procaspase-9、procaspase-3 及 procaspase-7 或 PARP 的剪切，但是可导致 LC3B-II 异构体的形成及自噬体的增加。

姜黄素作用于人结肠癌细胞系，可逆转 LC3-I /LC3-II 比例，并促使 SQSTM1 的分解及促进自噬体的形成。姜黄素引起的自噬可以被抗氧化剂 NAC 所阻断，提示姜黄素可能会通过促进 ROS 的产生、自噬体形成及自噬溶酶体的裂解而产生作用。巴伐罗霉素诱导的 SQSTM1 蛋白裂解进一步证实了激活自噬可引起细胞死亡。Kim 等报道姜黄素对口腔鳞状细胞瘤的抗肿瘤作用涉及 ROS 的产生，并通过细胞凋亡及自噬途径实现抗肿瘤活性。此外，对于胶质母细胞瘤，姜黄素也显示了体内外诱导自噬的作用，姜黄素对正常细胞毒性较小，特别是在胶质细胞（GIC）中，作用机制是通过调节 ERK1/2 通路（Zhuang et al., 2012）。

一些研究显示姜黄素可以对自噬溶酶体产生作用，表现为使用姜黄素后可以增强人类结肠癌 HCT116 细胞和小鼠胚胎成纤维细胞（MEF）的自噬通量，促进溶酶体功能，使溶酶体酸化和酶活性增加，姜黄素介导的溶酶体激活是通过抑制 mTOR 实现的，并且姜黄素处理可激活调控自噬和溶酶体发生及溶酶体功能的关键核转录因子 EB（TFEB），姜黄素可直接与 TFEB 结合，或促进 TFEB 的核转位或增加 TFEB 的转录活性（Zhang et al., 2016）。另有报道发现一个姜黄素的衍生物（IHCH）可以抑制 A549 细胞生长，并以剂量和时间依赖的方式诱导自噬溶酶体的形成。

已经证实姜黄素不仅诱导肿瘤细胞凋亡，同时与 FDA 批准的多种药物有协同作用。然而，妨碍姜黄素成为抗肿瘤药物的主要原因是低生物利用度、低吸收率、较差的体内分布和生物代谢。要解决以上问题，需要通过如剂型改造，使用纳米材料、微胶粒、磷脂复合物包装等方法改善姜黄素的吸收及生物利用度。需要强调的是姜黄素在体内会产生多种代谢产物，包括糖基化产物，磺基化产物，四氢、六氢及十氢姜黄素等，并且所有代谢产物均体现抗肿瘤活性。

二、表没食子儿茶素没食子酸酯

表没食子儿茶素没食子酸酯(epigallocatechin gallate, EGCG)来自于绿茶。有研究表明，低浓度的 EGCG（10μmol/L）诱导巨噬细胞和肿瘤细胞自噬而降解内毒素引起的 HMGB1（high mobility group B1）的聚集，产生抗炎作用。与此相反，高浓度的 EGCG（100μmol/L）则抑制自噬，导致细胞凋亡，产生抗肿瘤作用。此外，EGCG 与一些抗肿瘤药物合用也可产生协同作用并抑制自噬。

作为肝细胞癌（HCC）的生物标志物，高水平的甲胎蛋白（AFP）水平提示恶性肿瘤的分化和不良预后，研究发现 EGCG 能有效降低人肝癌 HepG2 细胞中 AFP 的分泌，并促进自噬诱导的 HepG2 细胞中 AFP 聚集物的降解。此外，大规模全原子分子动力学模拟揭示了 EGCG 的一种新的分子机制，发现 EGCG 直接与 LC3-I 蛋白相互作用，将后者的关键位点 Gly-120 暴露给其他重要的结合伴侣，如 1, 2- 二乙烯基 -sn- 甘油 -3- 磷酸乙醇胺，促进自噬体标记 LC3-II 的合成，该研究为肝癌的防治提供了潜在的分子基础（Zhao et al.，2017）。

研究还发现 EGCG 可以增敏几种化疗药物的疗效，如多柔比星（DOX），从而加强 DOX 对肝细胞癌的治疗作用。电子显微镜和荧光显微镜证实 DOX 显著增加了肝癌 Hep3B 细胞的自噬囊泡。蛋白质印迹法和台盼蓝染色实验结果显示，DOX 可使死亡细胞中约 45% 的细胞自噬流量增加。相反，定量 RT-PCR 和免疫印迹均表明 EGCG 剂量依赖性抑制自噬信号，40μg/ml EGCG 可以抑制 Atg5 和 Beclin1 的表达，并显著加强 DOX 抑制肿瘤细胞生长的作用。联合治疗使细胞死亡增加 40% ~ 60%，并协同增强了细胞凋亡，拮抗了 DOX 诱导的自噬。采用雷帕霉素（一种自噬激动剂），则显著抑制了 DOX 或联合使用 EGCG 的抗癌作用。另外，采用小分子干扰 RNA 靶向氯喹的相关自噬基因 Atg5 和 Beclin1 抑制自噬，则肝癌细胞死亡显著增加。在皮下移植 Hep3B 细胞肿瘤模型中，联合用药与 DOX 单独治疗相比，使肿瘤生长抑制了约 25% 及凋亡细胞增加了 50%。此外，免疫组化分析表明自噬标志性的 LC3 表达也有被抑制的倾向，与体外研究一致。这些研究结果提示 EGCG 的化疗增强和协同增强 DOX 抗癌的作用与抑制肝癌细胞自噬有关（Chen et al.，2014）。

恶性间皮瘤是一种与石棉有关的致命性疾病，目前没有有效的治疗方法。研究发现 EGCG 可以剂量依赖性引起人 5 个间皮瘤细胞系发生细胞凋亡，作用机制与 EGCG 诱导的活性氧增加和损伤线粒体膜电位有关。此外还发现，EGCG 诱导自噬，但当自噬被氯喹抑制，EGCG 诱导的细胞死亡则增强（Satoh et al.，2013）。这些结果提示，EGCG 对于间皮瘤的抑制作用与其诱导细胞凋亡和自噬有关。

此外，最新的研究也表明 EGCG 可以通过调节自噬相关蛋白 Beclin1、ATG5 和 LC3B 的水平，浓度依赖性地诱导乳腺癌 4T1 细胞自噬。

EGCG 对耐药口腔鳞癌细胞的分子机制研究发现，EGCG 对顺铂耐药口腔癌 CAR 细胞系有抑制作用，可显著提高 Bax、cleaved caspase-9、cleaved caspase-3、Atg5、Atg7、Atg12、Beclin1、LC3B-II 等蛋白水平，并显著降低 CAR 细胞中 Bcl-2、磷酸化 AKT（Ser473）和 STAT3（Tyr705）的表达。重要的是，EGCG 对多药耐药 1（multidrug resistance 1，MDR1）的蛋白和基因表达具有剂量依赖性的抑制作用。结论是 MDR1 水平的下调和 Akt/STAT3 信号通路的改变促进了 EGCG 诱导的 CAR 细胞凋亡和自噬（Yuan et al.，2017），提示 EGCG 具有治疗口腔癌的潜力，并可能在未来的长期口腔癌预防中发挥作用。

三、咖 马 林

咖马林［rottlerin, 5, 7-dihydroxy-2, 2-dimethyl-6-（2, 4, 6-trihydroxy-3-methyl-5-acetylbenzyl）-8-cinnamoyl-1, 2-chromine］也被称为粗糠紫毒素，从菲律宾苦茶中提取。咖马林在前列腺癌、纤维肉瘤、乳腺癌、胃癌、膀胱癌等肿瘤中通过多种途径诱导自噬发生，即 PKCδ/TG2 途径、

PKCδ 非依赖途径及 mTORC1 途径等。

在乳腺癌和结肠癌细胞模型中，咖马林具有抗氧化活性并对 NF-κB 具有抑制作用（Maioli et al.，2009）。在以上癌细胞模型中，PKCδ 和 TG2 的表达导致 NF-κB 的激活，对该通路的抑制则导致自噬并发生细胞死亡。咖马林已被公认为是 PKCδ 的抑制剂。咖马林通过 PKCδ 和 TG2 诱导过度自噬导致前列腺癌细胞死亡。近期的研究证实咖马林在纤维肉瘤细胞中能通过 PKCδ 非依赖途径诱导细胞凋亡。

在正常营养缺乏状态下的乳腺癌细胞系中，咖马林通过抑制 mTORC1 途径而诱导自噬体的聚集（Balgi et al.，2009）。咖马林可以诱导 AMPK 的激活，从而减少细胞内 ATP 水平，诱发肿瘤细胞中自噬的发生或通过 AMPK 及 SIRT1/FOXO 参与的途径激活周期蛋白依赖性激酶抑制剂（cyclin-dependent kinase inhibitor，CDK inhibitor）p27 而诱导自噬的发生。咖马林诱导的自噬可能涉及诸多信号通路及诸多诱导细胞自噬并由此导致细胞死亡的机制，然而起决定性作用的仍然是细胞的外界环境，促发或抑制凋亡细胞的临界状态及相关信号通路的激活与抑制。小鼠移植实体瘤模型中的药代动力学结果显示肿瘤组织对咖马林具有良好的吸收效果，因此咖马林或者其衍生物具有被开发成诱导自噬并导致细胞死亡活性药物的潜力。

有研究表明，咖马林促进胃癌细胞系 SGC-7901 和 MGC-803 的自噬与凋亡，并抑制细胞迁移和浸润。此外，咖马林增加了 LC3B 的表达并丰富了自噬体，而与自噬相关的雷帕霉素激酶和 S 期激酶相关蛋白 2（Skp-2）的表达水平下调（Song et al.，2018），表明咖马林抑制胃癌细胞侵袭和促进胃癌细胞凋亡的作用可能由自噬激活所介导。

此外，有学者发现咖马林可以通过诱导自噬而抑制人膀胱癌 EJ 细胞的活力，使细胞凋亡明显增加。咖马林处理诱导了自噬，表现为 LC3-Ⅱ 表达增加、自噬体增多。LC3-Ⅱ 和自噬体水平的升高提示自噬可能促使这些细胞凋亡（Qi et al.，2016）。

四、染料木黄酮

染料木黄酮（genistein, 4, 5, 7-trihydroxyisoflavone）是提取于豆科植物中的异黄酮类天然产物，具有抗肿瘤活性。染料木黄酮可通过凋亡和自噬途径诱导细胞死亡，也可以通过改变凋亡信号的作用具有逆转肿瘤化疗耐药的活性。

染料木黄酮在应激、营养缺失及生长因子缺失等环境下保护细胞角蛋白（cytokeratin）网络。多项研究表明，染料木黄酮可以通过细胞骨架和角蛋白重组克服冈田酸（okadaic，自噬的强效抑制剂）对小鼠肝脏细胞的损伤作用，提示角蛋白纤维丝可能参与自噬的发展。染料木黄酮在宫颈癌中具有促进细胞凋亡和自噬的双向细胞毒性作用，抑制宫颈癌细胞对葡萄糖及氧化磷酸化底物和脂肪酸合成底物——甲基丙酮酸酯的吸收，有效消除染料木黄酮的促自噬作用。Christian 等（Christian et al.，2010）报道染料木黄酮通过抑制 PDE4A4 聚集，激活宫颈癌细胞自噬过程，PDE4A4 既不与自噬体也不与聚集体相互作用，而是与 p62（SQSTM1）蛋白有相互作用，由于 p62 与 LC3 相互作用促发自噬体的形成，因此抑制 PDE4A4 的聚集可能诱导自噬的发展。

虽然染料木黄酮能够在多种肿瘤细胞中诱导自噬和细胞凋亡，但是药代动力学或 ADME 研究结果揭示，由于代谢酶及转运载体的原因，染料木黄酮的口服生物利用度低。

因此，在凋亡抵抗型癌症中，染料木黄酮的作用效率仍需提高。

肿瘤坏死因子相关的凋亡诱导配体（TRAIL）是一种跨膜细胞因子（Nazim et al., 2015），可选择性诱导多种肿瘤细胞凋亡，是一种很有前途的抗癌物质。抑制自噬通量已日益被认为是一种良好的、新颖的癌症治疗方法。染料木黄酮可以诱导 TRAIL 耐药的人类腺癌 A549 细胞由 TRAIL 介导的细胞凋亡。值得注意的是，染料木黄酮处理显著增加了 LC3-Ⅱ 和 p62 蛋白水平。染料木黄酮与 TRAIL 联合使用可增加 LC3-Ⅱ、p62、活化 caspase-3 和活化 caspase-8 的积累，抑制自噬通量，表明染料木素通过抑制自噬通量，增强了耐药的 A549 腺癌细胞中 TRAIL 诱导的肿瘤细胞死亡。

五、槲 皮 素

槲皮素（槲皮黄酮，quercetin，3, 3′, 4′, 5, 7-pentahydroxy-flavone）是黄酮类天然产物，在水果、蔬菜、植物茎叶及果实中含量丰富。可与多种分子、细胞器及肿瘤发生发展相关通路相互作用，因此具有抗肿瘤活性。

为了证实槲皮素对自噬的作用，Psahoulia 等（Psahoulia et al., 2007）用 3-MA 作用于 RAS 基因修饰的结肠细胞，抑制了空泡的形成，而采用 caspase 抑制剂 zVAD-FMK 未能抑制槲皮素引起的空泡形成，以上结果证实了槲皮素诱导自噬且是 caspase 非依赖性的。

对于胃癌细胞，槲皮素诱导自噬通过激活自噬过程的关键环节，但使用自噬抑制剂氯喹或敲除 Atg5 或 Beclin1 基因之后，胃癌细胞的凋亡显著增强，提示自噬对于用槲皮素诱导的肿瘤细胞凋亡反而产生了保护作用，进一步研究显示槲皮素通过调节 Akt-mTOR 及 HIF-1α 信号来激活自噬（Wang et al., 2011）。上述在肿瘤细胞及移植肿瘤动物模型研究中证明了槲皮素可同时诱导自噬及细胞凋亡。

另外，槲皮素也可在氧化应激状态下促进癌性纤维细胞通过自噬 / 线粒体自噬移除损坏的线粒体。因此可以认为，癌细胞周围的成纤维细胞通过逆转 Warburg 效应为邻近的癌细胞的线粒体生成提供营养和能量。

槲皮素在上皮型癌细胞中通过上调自噬相关标志蛋白，诱导细胞内囊泡及自噬体的形成，该过程可形成细胞周期阻滞并诱导细胞凋亡。在自噬体形成之前，检测到 mTOR 活性被抑制，伴随其磷酸化底物水平的显著降低，包括内质网 S6 亚基（通过 p70S6 激酶磷酸化）及 eIF4（通过其抑制剂 4E-BP1 磷酸化）。槲皮素也通过抑制蛋白酶体活性及 mTOR 活性诱导过度自噬，导致癌细胞死亡。因此，槲皮素具有较强的抗肿瘤活性，不仅包括通过细胞周期阻滞及凋亡，还包括通过调节 Akt-mTOR 及 HIF-1α 等关键自噬信号通路调节自噬的作用。

槲皮素在大鼠体内生物利用度及代谢动力学特性的研究显示，53% 的槲皮素通过灌胃给药之后，93.8% 的槲皮素以磺基化及糖基化的形式存在于血液循环中。血液中并未检测出槲皮素的原药形态。

肿瘤转移是导致肿瘤患者死亡的主要因素，通过抑制糖酵解（肿瘤细胞能量供应的主要途径）来抑制肿瘤转移是肿瘤治疗中的研究重点之一。有研究发现槲皮素通过抑制 Akt-mTOR 通路诱导自噬，抑制糖酵解，从而抑制乳腺癌的转移。槲皮素抑制葡萄糖的摄取和乳酸的产生成功地阻断了细胞糖酵解，并降低了糖酵解相关蛋白丙酮酸激酶 M2

（PKM2）、葡萄糖转运蛋白 1（GLUT1）和乳酸脱氢酶 A（LDHA）的水平。表明槲皮素可能通过降低肿瘤微环境的酸性抑制糖酵解。同时，自噬抑制剂 3-MA 和 Akt-mTOR通路诱导剂 IGF-1 的应用，进一步证明槲皮素通过 Akt-mTOR 通路介导的自噬诱导对细胞迁移和糖酵解产生抑制作用。体内实验也表明，槲皮素治疗可通过抑制 p-Akt/Akt 抑制肿瘤生长和转移，诱导自噬，抑制糖酵解（Jia et al.，2018）。该研究首次发现槲皮素通过 Akt-mTOR 通路诱导自噬抑制细胞迁移和糖酵解，从而抑制乳腺癌的进展，为乳腺癌的治疗提供潜在的治疗靶点。

六、白藜芦醇

白藜芦醇（resveratrol，3, 5, 4-trihydroxystilbene）是存在于葡萄、坚果及红酒中的植物抗毒素，具有化学预防作用及多靶点特性，在不同的细胞系及环境条件下其作用靶点不同。Opipari 等（Opipari et al.，2004）证实白藜芦醇在 5 种宫颈癌细胞系中通过促发自噬诱导细胞死亡，提示白藜芦醇可能对凋亡抗性的肿瘤具有杀伤作用，白藜芦醇启动营养缺乏状态下的应答信号通路，如降低宫颈癌细胞磷酸化 Akt 的水平和 mTOR 的表达。研究还证实在慢性粒细胞白血病细胞中，白藜芦醇通过激活 JNK 介导的 p62/SQSTM1 过表达机制及 AMPK/mTOR 信号通路激活机制启动细胞自噬并导致细胞死亡。白藜芦醇同时也可以上调几种 tubulin 亚基的表达，从而对自噬体的运动发挥重要作用。

有报道发现，对人类结直肠癌细胞 LDL1 急性短时间（2 小时）给予白藜芦醇没有细胞毒性，然而反复及长时间（48 小时）的白藜芦醇暴露则会启动自噬依赖的细胞毒性，若使 PI3K/Beclin1 及 Lamp2b 失活可以显著降低白藜芦醇的细胞毒性（Trincheri et al.，2008）。基因沉默 Lamp2b 之后，取消自噬体与溶酶体的融合。另外，采用该模型的研究还发现，caspase 抑制剂 zVAD-FMK 抑制细胞死亡，但对细胞自噬却没有抑制作用。这项研究向我们展示了白藜芦醇产生细胞毒效应的两种新途径，在这些途径中，自噬的作用具有两面性。初期自噬对应激信号启动应答作用，在后期则对 caspase 依赖性凋亡机制产生应答作用。在另一项研究中发现，在结肠癌细胞中白藜芦醇通过诱导 caspase-8 及 caspase-3 剪切体及上调 LC3-Ⅱ表达水平上调了 ROS 的水平，这种效应可以被 NAC 所阻断。

一种内源性组织蛋白酶 L（cathepsin L）的抑制剂 SCCA1 在子宫及宫颈部细胞中广泛高表达。Hsu 等（Hsu et al.，2009）发现 cathepsin L-SCCA1 溶酶体途径及自噬介导白藜芦醇对子宫细胞的毒性效应机制。在该细胞模型中，使用自噬抑制剂渥曼青霉素或asparagine 可减少白藜芦醇诱导的细胞死亡。在胶质瘤细胞中，白藜芦醇诱导的自噬可以抑制白藜芦醇诱导的细胞凋亡。自噬与凋亡发挥不同的作用，凋亡导致胶质瘤细胞死亡，然而自噬延迟凋亡过程并保护细胞存活。由此可知，自噬抑制剂也可能具有增强白藜芦醇抗肿瘤活性的潜力。

白藜芦醇最确定的靶点是 SIRT1 蛋白，白藜芦醇可激活 SIRT1 并诱导自噬和凋亡的发生（Wang et al.，2018a）。然而，Armour 等发现，在一些肿瘤细胞系中白藜芦醇通过SIRT1 非依赖途径抑制该细胞系对营养缺乏产生的应答性自噬。白藜芦醇在烟草介导的氧化应激条件下的肺癌细胞系中通过调节 SIRT1 和 PARP 诱导自噬发生。在内毒素干预的野生型小鼠的肝脏组织中白藜芦醇抑制 ATP 浓度的下降并上调 SIRT1 表达水平，同时也增加 HIF-1α 表达并促进自噬发生，然而在 SIRT1 敲除的小鼠模型中无法发挥上述作用。

然而最近也有报道表明白藜芦醇通过激活 SIRT1、抑制 Akt/mTOR 和激活 p38-MAPK，在非小细胞肺癌中诱导了保护性的自噬。他们发现联合使用自噬抑制剂 3-MA 或 SIRT1 抑制剂烟酰胺与单独使用白藜芦醇 200μmol/L 组相比，能更为显著地抑制增殖而促进细胞凋亡。表明白藜芦醇诱导的自噬可能作为保护机制促进了 NSCLC 细胞生存，而抑制自噬可以提高白藜芦醇的抗肿瘤效应。此外，白藜芦醇处理抑制 Akt/mTOR，而 p38-MAPK 在 NSCLC 细胞中以剂量依赖性的方式被激活。联合应用 IGF-1 激活 mTOR 途径或用 doramapimod 抑制 p-38-MAPK 途径，与单独使用 200μmol/L 白藜芦醇相比可显著抑制细胞增殖并增加非小细胞肺癌细胞的细胞凋亡（Wang et al.，2018a）。这些研究表明，白藜芦醇诱导的自噬可能是一种促进 NSCLC 细胞存活的保护机制，因此抑制自噬可增强白藜芦醇在非小细胞肺癌中的抗肿瘤活性。

白藜芦醇在体内可被代谢为糖基化、磺基化形式。因其过快的代谢速率，口服白藜芦醇生物利用度趋于零（Wenzel et al.，2005）。然而，白藜芦醇在多种肿瘤细胞、多途径诱导自噬及其多靶点抗肿瘤活性方面使药物研发者们非常重视对该化合物的结构改造和药物开发。

第二节 生　物　碱

生物碱（alkaloids）也是天然产物药物的丰富宝库，现有的研究表明生物碱不仅对其他疾病有作用，对肿瘤也可产生明显的抗增殖和转移的效果。其中，喜树碱和长春碱等已被成功开发成抗肿瘤药物。也有学者报道环维黄杨星 D（cyclovirobuxine D，CVB-D）对乳腺癌细胞系的自噬具有剂量及时间依赖性诱导作用。正在研究中的还有小檗碱、吴茱萸、苦参碱、胡椒碱、血根碱、粉防己碱等。

一、小　檗　碱

小檗碱（黄连素、berberine）是一个异喹啉生物碱，它有广泛的生物活性，如抗炎、抗菌、抗糖尿病、抗溃疡、镇静、保护心肌缺血再灌注损伤、扩张血管、抑制血小板聚集、保护肝脏和神经的作用。本药已被用于腹泻、神经衰弱、心律失常、糖尿病等疾病的治疗。

体内外研究表明小檗碱具有较强的抗肿瘤特性，能干扰肿瘤发生发展的多方面机制。此外，也发现小檗碱诱导肝癌细胞 HepG2 和 MHCC97-L 凋亡与自噬（Wang et al.，2010）。在 3-MA 或干扰自噬基因 Atg5 的存在下，小檗碱诱导的肝癌细胞死亡减少，进一步的研究发现小檗碱可能通过增加 Bax 的表达诱导细胞凋亡，还可通过抑制 Akt 的活性和上调 P38/MAPK 信号，进而激活 Beclin1 和抑制 mTOR 信号途径，诱导自噬性 HepG2 和 MHCC97-L 细胞死亡。与临床上使用的抗癌药物相比，其细胞毒作用较弱，但可以抑制侵袭和转移及肿瘤的血管生成。它与化疗药物或放疗组合应用可以提高治疗效果。

然而，有研究表明（Yao et al.，2018a）小檗碱诱导人恶性胸膜间皮瘤 NCI-H2452 细胞线粒体介导的凋亡，但产生保护性自噬。该研究发现，小檗碱以剂量和时间依赖性的方式抑制 NCI-H2452 细胞的增殖, 并可能通过 caspase-9 依赖性的线粒体通路诱导细胞凋亡。此外小檗碱诱导自噬, 表现出 LC3-Ⅱ 的积累和 p62 表达的降低。进一步使用凋亡抑制剂和自噬抑制剂, 或自噬诱导剂, 发现细胞凋亡是小檗碱诱导 NCI-H2452 细胞死亡的主要途径。而小檗碱诱导的自噬可能是对抗肿瘤药物的适应性反应, 对恶性胸膜间皮瘤细胞具有保护作用。抑制自噬则可增强小檗碱诱导的细胞凋亡。因此, 抑制自噬可能是治疗恶性胸膜间皮瘤的有效策略。

二、吴茱萸碱

吴茱萸碱 (evodiamine) 是喹诺酮类生物碱, 是中药吴茱萸的主要活性化合物。其具有抗焦虑、镇痛、抗炎、抗过敏、保护心肌缺血再灌注损伤、扩张血管和抗肿瘤等作用。研究发现, 吴茱萸激活肿瘤细胞发生自噬主要表现对肿瘤细胞的保护作用。目前认为细胞的氧化还原对控制细胞凋亡或自噬是极其重要的。吴茱萸可以时间依赖性诱导 HeLa 细胞 ROS 和 NO 的产生, 同时吴茱萸也诱导了自噬, 但用自噬的特异性抑制剂 3-MA 预先处理, 则剂量依赖性地降低了细胞活力, 说明自噬在这里对肿瘤细胞产生促进存活的作用 (Yang et al., 2008)。这些发现可能有助于阐明细胞内的氧化还原状态对自噬和凋亡的调节作用及其对抗肿瘤治疗的影响。

胶质母细胞瘤是脑肿瘤中最具侵袭性的类型之一。胶质母细胞瘤 (世界卫生组织Ⅳ级) 患者中位生存时间 < 15 个月。WZY-321 是一种新型的吴茱萸碱衍生物, 研究表明, WZY-321 通过促进细胞凋亡和诱导细胞周期阻滞, 以剂量和时间依赖性的方式抑制 SHG-44 细胞的增殖, 同时增加了 IL-3α 和 Beclin1 水平, 诱导自噬而产生作用 (Sun et al., 2019)。

三、苦 参 碱

苦参碱 (matrine) 来自于植物苦参, 具有广泛的药理活性。其已被用于治疗细菌性痢疾、肠炎、心律失常及抗肿瘤等。虽然苦参碱抑制癌细胞增殖的浓度比较高 (毫摩尔级), 但它对正常细胞的生存率无明显影响。苦参碱对癌细胞可以引起凋亡和自噬, 如肝癌 HepG2 细胞和 SGC-7901 胃癌细胞等。研究发现, 苦参碱剂量和时间依赖的方式抑制 HepG2 肝癌细胞的增殖, 并诱导 G1 期的细胞周期停滞和 HepG2 细胞凋亡。电子显微镜研究发现, 苦参碱治疗后 HepG2 细胞形成丰富的自噬空泡, 并显示较多的 MDC 标记颗粒, 给予自噬抑制剂 3-MA 后, 自噬泡数量大大减少。上述结果表明苦参碱可以诱导 HepG2 细胞发生自噬和细胞凋亡。实时定量 RT-PCR 结果显示, Bax 和 Beclin1 的表达水平增加, 提示 Beclin1 可能参与苦参碱诱导的自噬, 而苦参碱的促凋亡机制可能与 Bax 基因表达上调有关 (Zhang et al., 2010)。

最近有报道发现苦参碱在体内外通过降低线粒体代谢和能量水平而显著降低胰腺癌的生长。补充丙酮酸或 α- 酮戊二酸后, 苦参碱明显抑制了胰腺癌细胞的生长。作用机制可能是苦参碱下调了 STAT3, 抑制自噬, 削弱了溶酶体蛋白酶的功能, 并抑制了线粒体能量的产生。此外, 研究发现苦参碱对胰腺癌生长的抑制作用取决于 KRAS 致癌基因的突变。综上所述, 该研究表明苦参碱可以通过抑制自噬介导的能量代谢来抑制 KRAS 突变型胰腺癌的生长（Cho et al.，2018）。

北京大学基础医学院　李学军　伊利夏提·肖开提

参 考 文 献

Balgi A D，Fonseca B D，Donohue E，et al.，2009. Screen for chemical modulators of autophagy reveals novel therapeutic inhibitors of mTORC1 signaling. PloS one，4（9）：e7124.

Chen L，Ye H L，Zhang G，et al.，2014. Autophagy inhibition contributes to the synergistic interaction between EGCG and doxorubicin to kill the hepatoma Hep3B cells. PLoS One，9（1）：e85771.

Cho Y R，Lee J H，Kim J H，et al.，2018. Matrine suppresses KRAS-driven pancreatic cancer growth by inhibiting autophagy-mediated energy etabolism. Mol Oncol，12（7）：1203-1215.

Christian F，Anthony D F，Vadrevu S，et al.，2010. p62（SQSTM1）and cyclic AMP phosphodiesterase-4A4（PDE4A4）locate to a novel，reversible protein aggregate with links to autophagy and proteasome degradation pathways. Cell signal. 22（10）：1576-1596.

Hsu K F，Wu C L，Huang S C，et al.，2009. Cathepsin L mediates resveratrol-induced autophagy and apoptotic cell death in cervical cancer cells. Autophagy，5（4）：451-460.

Jia L，Huang S，Yin X，et al.，2018. Quercetin suppresses the mobility of breast cancer by suppressing glycolysis through Akt-mTOR pathway mediated autophagy induction. Life Sci，208：123-130.

Levy J M M，Towers C G，Thorburn A，et al.，2017. Targeting autophagy in cancer. Nat Rev Cancer，17（9）：528-542.

Jia Y L，Li J，Liang Z Q，et al.，2009. Autophagic and apoptotic mechanisms of curcumin-induced death in K562 cells. J Asian Nat Prod Res，11（11）：918-928.

Maioli E，Greci L，Soucek K，et al.，2009. Rottlerin inhibits ROS formation and prevents NFkappaB activation in MCF-7 and HT-29 cells. J Biomed Biotechnol，2009：742936.

Mosieniak G，Adamowicz M，Alster O，et al.，2012. Curcumin induces permanent growth arrest of human colon cancer cells：link between senescence and autophagy. Mech Ageing Dev，133（6）：444-455.

Nazim U M，Park S Y，2015. Genistein enhances TRAIL-induced cancer cell death via inactivation of autophagic flux. Oncol Rep，34（5）：2692-2698.

Opipari A W Jr，Tan L，Boitano A E，et al.，2004. Resveratrol-induced autophagocytosis in ovarian cancer cells. Cancer res，64（2）：696-703.

Psahoulia F H，Moumtzi S，Roberts M L，et al.，2007. Quercetin mediates preferential degradation of oncogenic Ras and causes autophagy in Ha-RAS-transformed human colon cells. Carcinogenesis，28（5）：1021-1031.

Qi P，He Z，Zhang L，et al.，2016. Rottlerin-induced autophagy leads to apoptosis in bladder cancer cells. Oncol Lett，12（6）：4577-4583.

Rebecca V W，Amaravadi R K，2016. Emerging strategies to effectively target autophagy in cancer. Oncogene，35（1）：1-11.

Satoh M，Takemura Y，Hamada H，et al.，2013. EGCG induces human mesothelioma cell death by inducing reactive oxygen species and autophagy. Cancer Cell Int，13（1）：19.

Shabalala S, Muller C J F, Louw J, et al., 2017. Polyphenols, autophagy and doxorubicin-induced cardiotoxicity. Life Sci, 180: 160-170.

Shinojima N, Yokoyama T, Kondo S, et al., 2007. Roles of the Akt/mTOR/p70S6K and ERK1/2 signaling pathways in curcumin-induced autophagy. Autophagy, 3 (6): 635-637.

Song J, Zhou Y, Gong Y, et al., 2018. Rottlerin promotes autophagy and apoptosis in gastric cancer cell lines. Mol Med Rep, 18 (3): 2905-2913.

Sun G, Zhang C, Song H, et al., 2019. WZY-321, a novel evodiamine analog, inhibits glioma cell growth in an autophagy-associated manner. Oncol Lett, 17 (2): 2465-2472.

Trincheri N F, Follo C, Nicotra G, et al., 2008. Resveratrol-induced apoptosis depends on the lipid kinase activity of Vps34 and on the formation of autophagolysosomes. Carcinogenesis, 29 (2): 381-389.

Wang D, Calabrese E J, Lian B, et al., 2018b. Hormesis as a mechanistic approach to understanding herbal treatments in traditional Chinese medicine. Pharmacol Ther, 184: 42-50.

Wang J, Li J, Cao N, et al., 2018a. Resveratrol, an activator of SIRT1, induces protective autophagy in non-small-cell lung cancer via inhibiting Akt/mTOR and activating p38-MAPK. Onco Targets Ther, 11: 7777-7786.

Wang K, Liu R, Li J, et al., 2011. Quercetin induces protective autophagy in gastric cancer cells: involvement of Akt-mTOR-and hypoxia-induced factor 1alpha-mediated signaling. Autophagy, 7 (9): 966-978.

Wang N, Feng Y, Zhu M, et al., 2010. Berberine induces autophagic cell death and mitochondrial apoptosis in liver cancer cells: the cellular mechanism. J Cell Biochem, 111 (6): 1426-1436.

Wenzel E, Somoza V, 2005. Metabolism and bioavailability of trans-resveratrol. Mol Nutr Food Res, 49 (5): 472-481.

Yang J, Wu L J, Tashino S, et al., 2008. Reactive oxygen species and nitric oxide regulate mitochondriadependent apoptosis and autophagy in evodiamine treated human cervix carcinoma HeLa cells.Free Radic Res, 42 (5): 492-504.

Yao Z, Wan Y, Li B, et al., 2018. Berberine induces mitochondrial-mediated apoptosis and protective autophagy in human malignant pleural mesothelioma NCI-H2452 cells. Oncol Rep, 40 (6): 3603-3610.

Yuan C H, Horng C T, Lee C F, et al., 2017. Epigallocatechin gallate sensitizes cisplatin-resistant oral cancer CAR cell apoptosis and autophagy through stimulating AKT/STAT3 pathway and suppressing multidrug resistance 1 signaling. Environ Toxicol, 32 (3): 845-855.

Zhang J, Wang J, Xu J, et al., 2016. Curcumin targets the TFEB-lysosome pathway for induction of autophagy. Oncotarget, 7 (46): 75659-75671.

Zhan L, Li J, Wei B, 2018. Autophagy therapeutics: preclinical basis and initial clinical studies. Cancer Chemother Pharmacol, 82 (6): 923-934.

Zhao L, Liu S, Xu J, et al., 2017. A new molecular mechanism underlying the EGCG-mediated autophagic modulation of AFP in HepG2 cells. Cell Death Dis, 8 (11): e3160.

Zhang J Q, Li Y M, Liu T, et al., 2010. Antitumor effect of matrine in human hepatoma G2 cells by inducing apoptosis and autophagy. World J Gastroenterol, 16 (34): 4281-4290.

Zhuang W, Long L, Zheng B, et al., 2012. Curcumin promotes differentiation of glioma-initiating cells by inducing autophagy. Cancer Sci, 103 (4), 684-690.

第六十章 天然产物对调节神经退行性疾病自噬的调节

神经退行性疾病包括阿尔茨海默病（AD）、帕金森病（PD）和亨廷顿病（HD）等，现在发现这些疾病的发生发展均可能与自噬功能障碍有关，它们共同的分子机制是由于自噬缺陷导致异常或错误折叠的蛋白质聚集在细胞质、细胞核和细胞外包涵体中，使神经元细胞器损伤和突触功能障碍，造成神经退行性疾病的发生（Nakamura et al.，2018；Zhang et al.，2017）。

与非神经元细胞相比，神经元依赖较高的基础自噬而生存。自噬缺陷则显著损伤分裂终末期的神经元，神经元的缺失可导致神经退行性疾病。老化的线粒体是 ROS 的来源之一，可以激活促炎因子而导致炎症。在细胞程序性死亡过程中线粒体起重要作用，增加线粒体膜的渗透性则诱导凋亡，通过自噬降解损伤的线粒体能够帮助细胞免受致死性的严重损伤，并且抑制促炎症的 ROS 的产生。然而，抑制线粒体降解不仅会损伤细胞，抑制了蛋白质聚集体的降解也可导致细胞损伤，并引起 AD、PD 和 HD，这些疾病由自噬缺陷导致亨廷顿、Aβ 和 α-synuclein 蛋白的降解障碍而引起细胞损伤。在遗传性亨廷顿病中有增多的多谷氨酰胺束和错误折叠的朊毒体蛋白，从而阻碍其降解（Nabavi et al.，2018）。现在发现 PD 和 AD 绝大部分并不由遗传导致，其主要原因可能是老龄进程所导致的（Pallauf et al.，2013）。

在 AD 中，自噬过程在降解这一步被减慢甚至是中断，在 AD 发病进程中自噬的初始步骤是否受到影响，是正向调节还是负向调节，现在仍有争议。虽然有研究表明在 AD 中部分 Atg 基因被上调，但是这并不意味着诱导自噬。相反，这可能是由其他一些 Atg 基因下调导致自噬过程不足的表现。与在啮齿动物老年痴呆模型中的 Beclin1 的水平减少一致，AD 患者中 Beclin1 的表达量是减少的。在 AD 小鼠模型中，Beclin1 水平的降低会导致 Aβ 的聚集和神经退行性变。

PD 的发病机制与自噬功能丧失有关。患 PD 的主要危险因素可能是年龄，有一些基因缺陷也与家族性 PD 有关。PINK1 和 PARKIN 基因产物可以影响选择性自噬损伤线粒体。PINK1 诱导 E3 连接酶 PINK1 转运到变性的线粒体中，从而导致电压依赖性阴离子通道 1（VDAC1）泛素化，使其能被自噬调节子 p62/SQSTM1 识别。所有这些步骤对于老化的线粒体的清除都是必要的。线粒体能够导致细胞损伤和炎症，这在神经退行性疾病中是主要的变化。另外一个导致 PD 发生的因素是 α-synuclein 降解障碍。α-synuclein 通过 CMA 和巨自噬降解，可以解释为什么两种自噬途径都减弱的老年人容易患 PD。另外一个降解 α-synuclein 的途径是蛋白酶体途径。最近有研究表示，α-synuclein 的降解似乎依赖于泛素化的状态，提示通过蛋白酶体途径对于其清除更加有效。但在自噬下调的情况下，自噬底物 p62/SQSTM1 的聚集导致泛素化蛋白的降解减慢，使得蛋白酶体通路受到抑制，

更容易导致 α-synuclein 的积累（Pallauf et al.，2013）。

　　神经退行性疾病是一种多因素、复杂的疾病，单药治疗效果不显著，现在仍然需要加强神经退行性变的药物研究，其中天然产物应该是一个很好的来源，因为天然产物即使是单体化合物都产生多靶点作用。目前的研究显示，酚类化合物可以通过多种重要机制产生神经保护作用，如调节抗凋亡因子的表达，诱导不同细胞内信号通路，抗氧自由基，抑制促氧化酶，直接或通过调节线粒体功能的信号通路影响线粒体功能，螯合氧化还原活性的金属离子。多酚对神经系统保护的分子模式可能至少部分是由其强大的抗氧化和抗炎作用介导的，也可能是通过调节自噬过程来清除异常的蛋白聚集物（Nabavi et al.，2018）。

　　天然产物中除了多酚类之外，其他生物碱类或者萜类天然产物也被发现具有神经保护作用，并且这种保护机制中包括自噬的调节过程。因此，这类天然产物可以预防或治疗神经退行性疾病。

一、白藜芦醇

　　已有大量研究证实白藜芦醇（resveratrol）具有神经保护作用，许多研究报道了白藜芦醇在神经退行性疾病中的抗氧化作用和神经保护作用及其多样性的作用机制。

　　关于白藜芦醇对自噬的研究发现，白藜芦醇对神经退行性疾病的治疗效果可能是通过促进 DEPTOR（DEP domain-containing mTOR-interacting protein）与 mTOR 的结合，抑制了 mTOR，从而诱导自噬产生的。在正常条件下，mTOR 的活性通过 DEPTOR 调节。DEPTOR 与 mTOR 结合将抑制 mTOR 通路，帮助自噬体清除毒性的 Aβ 寡聚体，从而保护神经细胞。在 AD 患者中，mTOR 途径过度激活，导致自噬功能障碍，因此缺乏对 Aβ 的清除。过多的 Aβ 引起 DEPTOR 的表达进一步下降，从而增加 mTOR 的表达，加快了神经退行性变进程。白藜芦醇通过促进 DEPTOR 与 mTOR 的结合，抑制了 TORC1 和 TORC2 复合物的激酶活性，进而调节两个底物 S6K1 和 4EBP1 的活性，抑制了 β 或 α 分泌酶的合成，减少了 Aβ 的产生（Cai et al.，2012）。

　　亨廷顿病可以造成大脑许多部位包括纹状体在内的神经元受损，主要由亨廷顿蛋白（Htt）的沉积和多巴胺的毒性所致，这些病理改变干扰了自噬体的形成。在表达野生型和突变型 Htt 的 SH-SY5Y 细胞中，100μmol/L 白藜芦醇处理可以恢复细胞由多巴胺损伤的自噬功能，使 LC3-Ⅱ 蛋白表达增多，p62 降解增加及细胞内自噬体的聚积机制与它对保护 Atg4 的功能有关（Vidoni et al.，2018）。

　　白藜芦醇在 PD 细胞模型中也有保护作用，其中包括被鱼藤酮处理的 SH-SY5Y 细胞和表达突触前神经元突触核蛋白的 PC12 细胞，白藜芦醇剂量和时间依赖性增加自噬标志物 LC3-Ⅱ 的水平，以及细胞内自噬液泡增多，AMPK 及 SIRT1 激活，表明白藜芦醇通过 AMPK-SIRT1 介导，促进自噬的增强（Nabavi et al.，2018）。之后，林等进行了一项研究也证实 20μmol/L 白藜芦醇抑制 SH-SY5Y 细胞由鱼藤酮诱导神经毒性并诱导自噬，增加了 LC3-Ⅱ 蛋白的表达，降低了 p62 水平，通过对血红素氧合酶 -1（HO-1）表达的分析发现，白藜芦醇诱导 SH-SY5Y 细胞自噬的能力是 HO-1 依赖的（Lin et al.，2014）。

二、姜　黄　素

姜黄素（curcumin）来自于植物姜黄、郁金，在咖喱中含量也较高。作者实验室从 2008～2015 年分别发表了 5 篇文章证实姜黄素具有抗抑郁和神经保护作用。证实其抗抑郁作用与调节 5-HT 系统功能有关，并与 5-HT1A/1B 和 5-HT2C 受体发生相互作用。姜黄素可保护 PC12 细胞免受皮质酮诱导细胞毒性，机制涉及对 ERK1/2 通路的调节。姜黄素对大鼠谷氨酸兴奋毒性的保护作用机制与增加脑皮质神经元脑源性神经营养因子（BDNF）水平和激活 TrkB 及调节 MAPK 和 PI-3K 级联通路有关。我们后来还证实姜黄素通过调节 AKAP79-PKA 相互作用网络保护神经元免受谷氨酸致兴奋毒性的损伤。虽然在较早期的研究中我们并未关注姜黄素对自噬的调节作用，但其所涉及的作用机制部分参与对自噬的调节。我们在后续采用血管内皮细胞的研究中，证实了姜黄素对自噬的诱导作用及其机制（参见第六十一章）。

另外，有学者发现在癫痫大鼠模型中，姜黄素被用来对抗锂-匹罗卡导诱发的癫痫持续状态（Wang et al.，2017），姜黄素 200mg/（kg·d）和 300mg/（kg·d）给药，2 周后 LC3-Ⅱ/LC3-Ⅰ 比值和 Beclin1 蛋白表达增加。虽然癫痫不被认为是一种神经退行性疾病，但可尝试使用姜黄素用于因 Aβ 肽沉积诱发的癫痫和认知功能缺陷。

姜黄素因为具有强效的促海马神经元发生的作用，已被作为一种治疗缺血后伴有阿尔茨海默表型的治疗药物进行了深入的研究。有研究显示用姜黄素 5μmol/L 和 10μmol/L 处理后，可降低百草枯诱导的 SH-SY5Y 细胞淀粉样蛋白前体蛋白的水平，并降低 LC3-Ⅰ/LC3-Ⅱ 比值（Jaroonwitchawan et al.，2017），表明姜黄素通过调节自噬对治疗 AD 等神经退行性疾病具有良好的应用前景。

由于姜黄素的生物利用度较低，使用受到限制，但其亲脂性的结构特点则有利于该化合物通过血脑屏障到达脑组织，一些实验室及我们的研究已经表明低浓度的姜黄素对神经退行性变有很好的治疗作用。

已有数项关于姜黄素和白藜芦醇的临床试验在进行中，这些研究显示它们在保护或恢复认知功能方面的功效。姜黄素和白藜芦醇的安全性良好，没有严重的不良事件报告，然而这些研究结果目前还不能做出肯定的结论。另外，因为这些化合物口服生物利用度很低，剂型和剂量还需要加以改进与评估，因此确定有效的剂量、改善生物利用度的努力、产生更好的标准化制剂将确保药物达到足够的血浆水平。此外，临床上还需要针对不同的神经系统疾病实施队列研究，以明确多酚在改善神经退行性疾病的行为方面确实能产生有益的防治作用（Nabavi et al.，2018）。

三、雷公藤红素

雷公藤红素（南蛇藤醇，celastrol）是从中药材雷公藤中提取的活性天然产物，被证实具有神经保护活性，对 PD 有预防作用。研究表明，雷公藤红素可通过上调 LC3-Ⅱ 蛋白表达而诱导神经母细胞瘤细胞系 SH-SY5Y 发生细胞自噬。同时发现，给予雷公藤红素之后，SH-SY5Y 细胞活力相对鱼藤酮给药组显著上升，由此可以假设，雷公藤红素逆转鱼藤酮诱导的 SH-SY5Y 细胞损伤的机制可能与其诱导自噬发生有关（Deng et al.，

2013）。此外，雷公藤红素增加 LC3-Ⅱ /LC3-Ⅰ 的比达 60.92%（$P < 0.001$），提示雷公藤红素激活自噬过程。给予 3-MA 抑制自噬则取消雷公藤红素的细胞保护作用。这些结果表明，雷公藤红素可以保护由鱼藤酮诱导的 SH-SY5Y 细胞损伤，自噬途径参与雷公藤红素的神经保护作用。

四、芍 药 苷

芍药苷（paeoniflorin，PF）可以调节酸感应钙离子通道（acid-sensing ion channel，ASIC），ASIC 是对酸性环境敏感的配体激动型离子通道，在哺乳动物神经系统中高表达。芍药苷作用于大鼠嗜铬神经细胞系 PC12 之后，LC3-Ⅱ 表达显著上调，芍药苷同时也抑制 MPP（+）合并酸中毒诱导的 α-synuclein 聚集。芍药苷对 ASIC 的表达及蛋白活性的调节作用异常显著。因此，提示芍药苷对神经细胞的保护可能是通过调节自噬过程、增加 α-synuclein 降解的机制实现的（Sun et al.，2011）。

北京大学基础医学院　李学军　伊利夏提·肖开提

参 考 文 献

Cai Z，Zhao B，Li K，et al.，2012. Mammalian target of rapamycin：avalid therapeutic target through the autophagy pathway for Alzheimer's disease? J Neurosci Res，90（6）：1105-1118.

Deng Y N，Shi J，Liu J，et al.，2013. Celastrol protects human neuroblastoma SH-SY5Y cells from rotenoneinduced injury through induction of autophagy. Neurochem Int，63（1）：1-9.

Jaroonwitchawan T，Chaicharoenaudomrung N，Namkaew J，et al.，2017. Curcumin attenuates paraquatinduced cell death in human neuroblastoma cells through modulating oxidative stress and autophagy. Neurosci Lett，636：40-47.

Lin T K，Chen S D，Chuang Y C，et al.，2014. Resveratrol partially prevents rotenone-induced neurotoxicity in dopaminergic SHSY5Y cells through induction of heme oxygenase-1 dependent autophagy. Int J Mol Sci，15（1）：1625-1646.

Nabavi S F，Sureda A，Dehpour A R，et al.，2018. Regulation of autophagy by polyphenols：Paving the road for treatment of neurodegeneration. Biotechnol Adv，36（6）：1768-1778.

Nakamura A，Kaneko N，Villemagne V L，et al.，2018. High performance plasma amyloid- β biomarkers for Alzheimer's disease. Nature，554（7691）：249-254.

Pallauf K，Rimbach G，2013. Autophagy，polyphenols and healthy ageing，Ageing. Res Rev，12（1）：237-252.

Sun X，Cao Y B，Hu L F，et al.，2011. ASICs mediate the modulatory effect by paeoniflorin on α -synuclein autophagic degradation. Brain Res，1396：77-87.

Vidoni C，Secomandi E，Castiglioni A，et al.，2018. Resveratrol protects neuronal-like cells expressing mutant Huntingtin from dopamine toxicity by rescuing ATG4-mediated autophagosome formation. Neurochem Int，117：174-187.

Wang J，Liu Y，Li X H，et al.，2017. Curcumin protects neuronal cells against status-epilepticusinduced hippocampal damage through induction of autophagy and inhibition of necroptosis. Can J Physiol Pharmacol, 95（5）, 501-509.

Zhang Y, Chen X, Zhao Y, et al., 2017. The role of ubiquitin proteasomal system and autophagy-lysosome pathway in Alzheimer's disease. Rev Neurosci, 28（8）: 861-868.

第六十一章　天然产物对心血管系统疾病自噬的调节

在心血管系统中，自噬对心脏和血管的稳态与功能至关重要，自噬缺陷或过度的激活会导致心血管疾病，包括心力衰竭（HF）或动脉粥样硬化（AS）等。自噬有助于维持大多数心血管源性细胞的稳态，包括心肌细胞、内皮细胞和动脉平滑肌细胞等。线粒体自噬是一种专门针对受损线粒体的自噬反应，由于心血管系统的功能活动需要大量的能量供应，因此线粒体自噬对心血管稳态尤为重要。已经发现自噬或线粒体自噬的相关基因缺陷会使实验动物自发展为心脏退行性疾病，而且改变自噬或线粒体自噬通量的药理学或遗传学研究也已被证明可在几种心血管疾病的动物模型中影响疾病的结局，如心肌梗死、各种类型的心肌病和动脉粥样硬化等（Bravo-San Pedro et al.，2017）。

自噬在心血管疾病的发生、发展中的影响具有两面性，一般来说，低水平的自噬诱导可通过降解受损细胞器等为细胞提供能量和营养物质，对心肌细胞和血管内皮细胞产生保护作用。而过度自噬可能损伤心肌细胞和血管内皮细胞，甚至导致细胞死亡。因此，研究自噬在心血管疾病发病中的作用和机制，不仅可能为心脏重构，心肌缺血和再灌注损伤，动脉粥样硬化及心力衰竭等的治疗提供新的靶点和机制，也为药物在临床心血管疾病中的防治提供线索，其中包括天然产物的应用。

一、白藜芦醇

热量限制对心脏可以产生多种有益的效果，白藜芦醇已被证明具有与热量限制相似的若干有益的效果。研究发现，20% 的热量限制或单独使用白藜芦醇，连续 6 周未能诱导自噬，但 20% 的热量限制与 50mg/（kg·d）的白藜芦醇组合应用对 26 月龄大鼠的心脏产生自噬诱导作用，使自噬相关蛋白的表达水平 Beclin1、Atg5、P62 和 LC3-Ⅱ/LC3-Ⅰ比值发生变化。尽管已经认为氧化应激可以诱导自噬，但化疗药多柔比星治疗则不能诱导自噬。通过观察心脏细胞凋亡水平和血清肌酸激酶、乳酸脱氢酶活性测定，证实多柔比星与白藜芦醇联合应用诱导自噬的同时，可保护多柔比星引起的心肌细胞损伤（Dutta et al.，2014）。

白藜芦醇可通过激活 AMPK 而有效诱导自噬，减轻心肌梗死后心脏重构，维持心脏功能（Kanamori et al.，2013）。即使用低浓度的白藜芦醇仍可保护细胞，部分原因是通过自噬诱导机制。此外，有研究提示白藜芦醇激活自噬可能是通过表达 Rictor（mTORC2 的一个成分）实现的，已知 mTORC2 通过磷酸化 Akt 的 Ser 473 而激活 Akt 发挥作用（Gurusamy et al.，2010）。许多证据显示动脉粥样硬化与血管壁的过度炎症有一定关系，而具有抗炎特性的天然化合物可能有望成为治疗的候选药物，如 Arglabin 是一种天然的炎性小体抑制剂，通过诱导巨噬细胞自噬而阻止炎性小体的活化，抑制炎症反应，显著减少炎症反应，改善动脉粥样硬化（Abderrazak et al.，2015）。又如，在人脐静脉内皮细胞（HUVEC）中，白藜芦醇通过 cAMP-PRKA-AMPK-SIRT1 介导的自噬反应来减轻血管内皮炎症信号通路。

但是白藜芦醇的口服生物利用度较低，这是由于其代谢成为硫酸化和葡萄糖醛酸化衍生物对心血管的保护作用存在一定的限制。

二、姜黄素

姜黄素（curcumin）具有多方面的作用，是一个典型的多靶点药物。作者实验室（Han et al.，2012）采用培养的人脐静脉血管内皮细胞（HUVEC），观察了姜黄素对自噬的影响并研究了可能的机制。发现姜黄素诱导氧化应激损伤的 HUVEC 产生自噬，并保护细胞。姜黄素可以下调 PI3K/Akt/mTOR 细胞信号转导通路，调节 BECN1/Bcl-2 间的相互作用，促使该复合体解聚，引发自噬。姜黄素抑制氧化应激中的 FOXO1 向细胞核的转位过程，敲降 FOXO1 可抑制姜黄素诱导的细胞自噬。姜黄素增加 HUVEC 胞质中乙酰化 FOXO1 水平，加强乙酰化 FOXO1 与 ATG7 间的相互作用，促进自噬过程。姜黄素增加转运自噬体蛋白 RAB7 的表达。作者的研究表明，自噬行为在血管内皮细胞中作为保护机制，使细胞免受氧化应激损伤。诱导自噬可能起到增强细胞的存活和减少细胞凋亡的作用，这种潜在机制可能是姜黄素类多酚化合物保护内皮细胞、减缓氧化应激损伤的主要作用机制。

除了对血管内皮细胞的影响，有研究发现姜黄素也可通过抑制自噬和激活 mTOR 减轻异丙肾上腺素诱导的大鼠心肌肥厚和纤维化（Liu et al.，2018）。采用异丙肾上腺素处理可显著上调大鼠心肌肥厚和纤维化标志物 mRNA 的表达，姜黄素［200mg/（kg·d），灌胃］逆转了所有这些标志物的表达，组织学分析显示姜黄素可减轻异丙肾上腺素所致的心脏间质纤维化。此外，异丙肾上腺素可显著降低 mTOR 的 mRNA 水平和 p-mTOR 蛋白的表达，并显著上调 LC3、Beclin1 mRNA 水平，增加 LC3-Ⅱ、Beclin1 蛋白表达及 LC3-Ⅱ /LC3-Ⅰ比值，姜黄素处理可取消异丙肾上腺素对 mTOR/ 自噬信号通路的影响。

此外，姜黄素也可通过诱导自噬和减轻细胞凋亡来预防糖尿病性心肌病。采用低剂量链脲霉素注射联合高脂饮食诱导小鼠实验性糖尿病，并采用体外培养的 H9c2 成肌细胞，暴露于高浓度 d- 葡萄糖联合棕榈酸酯的环境中。结果发现，糖尿病模型小鼠心脏细胞凋亡增加，自噬被抑制，自噬的抑制加重了糖尿病患者心肌细胞的凋亡。姜黄素治疗改善了心肌功能，其可激活 AMPK 和 JNK1，促进 Bcl-2 和 Bim 磷酸化，进而干扰它们与 Beclin1 的相互作用，从而分别促进自噬和减轻细胞凋亡。此外，AMPK 介导的对 mTORC1 通路的抑制也可能是姜黄素在糖尿病状态下对自噬的调控中发挥重要作用的机制之一（Yao et al.，2018）。调节自噬可能是未来治疗糖尿病相关心血管疾病的有效策略。

三、表没食子儿茶素没食子酸酯

表没食子儿茶素没食子酸酯（EGCG）主要来自于绿茶。有研究显示在异位脂质聚集的条件下，EGCG 治疗可以增加 LC3-Ⅱ和原代培养的牛主动脉内皮细胞（BAEC）自噬的形成。进一步的研究发现，EGCG 诱导 LC3-Ⅱ 的形成需要钙调蛋白依赖性蛋白激酶 β 的活化，敲降钙调蛋白依赖性蛋白激酶 β 则明显抑制 EGCG 诱导 LC3-Ⅱ 的形成，该作用可能与细胞内的 Ca^{2+} 超载有关。为了确定 EGCG 是否影响棕榈酸诱导的脂质蓄积，研究还观察了 EGCG 对自噬通量及脂滴和自噬溶酶体的共定位，发现 EGCG 能拮抗棕榈酸引起的自噬缺陷，并明显降低由棕榈酸引起的脂滴蓄积。阻断自噬体的降解将拮抗 EGCG 对异位脂质积聚的有益作用，表明 EGCG 的作用是影响了自噬体降解，其机制可能是增加了脂滴和自噬溶酶体的共定位。当细胞用 EGCG 和棕榈酸处理后与棕榈酸单独处理的细胞进行比较时发现，脂滴与 LC3 和溶酶体共定位急剧增加。总之这些研究结果表明，EGCG 调节异位脂质积聚主要是通过促进自噬流，提示 EGCG 可能是一个潜在的防止心血管并发症治疗的药物（Kim et al.，2013）。

另外发现，EGCG 对大鼠心肌缺血再灌注损伤有保护作用，其机制与上调 PI3K，促进 Akt 的磷酸化和内皮一氧化氮合酶(eNOS)的磷酸化，降低 cleaved caspase-3 的表达有关。重要的是，它也抑制了缺血再灌注损伤诱导的过度自噬，促进了自噬小体的清除，减少 LC3-Ⅱ /LC3-Ⅰ 的比值，下调 Beclin1、Atg5 和 p62，恢复自噬通量和上调活化的组织蛋白酶 D，增加 mTOR 的磷酸化水平（Xuan et al.，2016）。

四、冬虫夏草

冬虫夏草（cordyceps sobolifera，CS）是具有很高经济学价值的中药，通过抑制细胞凋亡及自噬和抗氧化等机制逆转脂多糖诱导的大鼠肾功能紊乱。在体外实验中，冬虫夏草对脂多糖诱导的犬肾上皮细胞（Madin-Darby canine kidney epithelial，MDCK）具有保护作用。给予冬虫夏草之后发现 caspase-12、Beclin1、GRP78 等自噬相关蛋白表达增加，同时 TUNEL 实验发现 MDCK 细胞凋亡减少。此表明长期给予冬虫夏草治疗能抑制 LPS 诱导的应激反应和组织损伤，其机制可能与阻断 LPS 触发的信号通路、抑制细胞凋亡和自噬有关（Wu et al.，2011）。

五、小　结

一般来说细胞自噬主要体现为细胞对营养物质或者生长因子缺乏时的存活反应，但是自噬亦可导致非凋亡型细胞程序性死亡，这一过程被称为自噬性细胞死亡，亦或称为自噬相关性细胞死亡，调节自噬对于疾病的研究和治疗具有很重要的意义。天然产物多具有多靶点特性，而且大多提取自食物或传统中药，其毒性显著低于化学药物，因此对疾病的防治可能带来益处。例如肿瘤，它们可以同时产生促进细胞凋亡和自噬的双重功效，与目前已上市的抗肿瘤药物的联合使用可能产生协同作用并克服耐药，是肿瘤治疗中有价值的新尝试，但是对于天然产物能否进入临床，我们还有很多工作要做。

在未来工作中，深入的工作主要包括以下几方面：结合新的生物学技术对天然产物的作用机制和作用靶点做深入细致的研究，阐明它们对自噬调节的信号通路，以及量效关系和时效关系；对现有天然产物的化学结构进行修饰和改造，以改善药物的药代动力学特性；探讨与其他药物联合应用的有效方案；改进药物的递送系统；加强基础研究向临床的转化，积极开展临床试验，让天然产物为临床重大疾病的防治提供依据和新的措施。

北京大学基础医学院 李学军 伊利夏提·肖开提

参 考 文 献

Abderrazak A，Couchie D，Mahmood D F，et al.，2015. Anti-inflammatory and antiatherogenic effects of the NLRP3 inflammasome inhibitor arglabin in ApoE2. Ki mice fed a high-fat diet. Circulation，131（12）：1061-1070.

Bravo-San Pedro J M，Kroemer G，Galluzzi L，2017. Autophagy and Mitophagy in Cardiovascular Disease. Circ Res，120（11）：1812-1824.

Dutta D，Xu J，Dirain M L，et al.，2014. Calorie restriction combined with resveratrol induces autophagy and protects 26-month-old rat hearts from doxorubicin-induced toxicity. Free Radic Biol Med，74：252-262.

Gurusamy N，Lekli I，Mukherjee S，et al.，2010. Cardioprotection by resveratrol：a novel mechanism via autophagy involving the mTORC2 pathway. Cardiovasc Res，86（1）：103-112.

Han J，Pan X Y，Xu Y，et al.，2012. Curcumin induces autophagy to protect vascular endothelial cell survival from oxidative stress damage. Autophagy，8（5）：812-825.

Kanamori H，Takemura G，Goto K，et al.，2013. Resveratrol reverses remodeling in hearts withlarge，old myocardial infarctions through enhanced autophagy activating AMP kinase pathway. Am J Pathol，182（3）：701-713.

Kim H S，Montana V，Jang H J，et al.，2013. Epigallocatechin gallate（EGCG）stimulates autophagy in vascular endothelial cells：a potential role for reducing lipid accumulation. J Biol Chem，288（31）：22693-22705.

Liu R，Zhang H B，Yang J，et al.，2018. Curcumin alleviates isoproterenol-induced cardiac hypertrophy and fibrosis through inhibition of autophagy and activation of mTOR. Eur Rev Med Pharmacol Sci，22（21）：7500-7508.

Wu M F，Li P C，Chen C C，et al.，2011. Cordyceps sobolifera extract ameliorates lipopolysaccharideinduced renal dysfunction in the rat. Am J Chin Med，39（3）：523-535.

Xuan F，Jian J，2016. Epigallocatechin gallate exerts protective effects against myocardial ischemia/reperfusion injury through the PI3K/Akt pathway-mediated inhibition of apoptosis and the restoration of the autophagic flux. Int J Mol Med，38（1）：328-336.

Yao Q，Ke Z Q，Guo S，et al.，2018. Curcumin protects against diabetic cardiomyopathy by promoting autophagy and alleviating apoptosis. J Mol Cell Cardiol，124：26-34.

缩 略 词 表

缩略词	英文全称	中文全称
3-MA	3-methyladenine	3- 甲基腺嘌呤
3′ UTR	three prime untranslated region	3′ 端非翻译区
4-HPR	N-4-hydroxyphenyl retinode	4- 羟苯基维胺脂
4E-BP	eukaryotic translation initiation factor 4E（eIF4E）-binding protein	真核细胞翻译起始因子 4E 结合蛋白
5-FU	5-fluorouracil	氟尿嘧啶
5-TH	5-hydroxytryptamine	5- 羟色胺
α-SYN	α-synuclein	α- 突触核蛋白
α_1-AT	α_1-antitrypsin	α_1- 抗胰蛋白酶
A2M	α_2 macroglobulin	α_2 巨球蛋白基因
Aβ	amyloid-β	β 淀粉样蛋白
AAT	α_1-antitrypsin	α_1- 抗胰蛋白酶
ABCA1	ATP binding cassette transporter A1	ATP 结合框转运子 A1
ABT	androgen blockade therapy	雄激素阻断治疗
ACE2	angiotensin converting enzyme 2	血管紧张素转化酶 2
ACTH	adrenocorticotropic hormone	促肾上腺皮质激素
AD	Alzheimer's disease	阿尔茨海默病
ADHD	attention deficit hyperactivity disorder	注意力缺陷多动障碍
ADNP	activity dependent neuroprotive protein	活性依赖神经保护因子
ADPKD	autosomal dominant polycystic kidney disease	常染色体显性多囊肾病
AEC Ⅱ	alveolar epithelial cell Ⅱ	Ⅱ 型肺泡上皮细胞
AFP	α-fetal-associated protein	甲胎蛋白
AG	autoimmune gastritis	自身免疫性胃炎
AGEs	advanced glycation end products	晚期糖基化终产物
AgRP	anabolic agouti-related peptide	同化刺鼠 - 相关多肽
AICAR	5-aminoimidazole-4-carboxamide ribonucleotide	5- 氨基咪唑 -4- 甲酰胺核苷
AICD	APP intracellular domain	APP 蛋白细胞内片段
AID	autoimmune disease	自身免疫性疾病

缩略词	英文全称	中文全称
AIEC	adherent-invasive *Escherichia coli*	黏附侵袭性大肠杆菌
AIF	apoptosis inducing factor	凋亡诱导因子
AITD	autoimmunethyroiditis	自身免疫性甲状腺病
AKI	acute kidney injury	急性肾损伤
Akt/PKB	protein kinase B	蛋白激酶 B
ALDH1	acetaldehyde dehydrogenase 1	乙醛脱氢酶 1
ALL	acute lymphoblastic leukemia	急性淋巴细胞白血病
ALP	autophagy-lysosome pathway	自噬溶酶体途径
ALS	amyotrophic lateral sclerosis	肌萎缩侧索硬化
ALS-FTD	ALS and frontotemporal dementia	ALS- 额颞叶痴呆
Ambra1	activating molecule in Beclin1-regulated autophagy1（autophagy and Beclin1 regulator 1）	Beclin1 调控自噬的活化分子（自噬和 Beclin 1 蛋白调节剂）
AML	acute myeloid leukemia	急性髓细胞白血病
AMPK	amp-activated protein kinase	腺苷 - 磷酸活化蛋白激酶
Ang	angiotensin	血管紧张素
ANGII	angiotensin Ⅱ	血管紧张素 Ⅱ
ANXA7	annexin A7	膜联蛋白 A7
APC	antigen presenting cell	抗原提呈细胞
APL	acute promyelocytic leukemia	急性早幼粒细胞白血病
ApoB	apolipoprotein B	载脂蛋白 B
ApoE	apolipoprotein E	载脂蛋白 E 基因
APP	amyloid precursor protein	淀粉样前体蛋白
ARHI	aplasia Ras homolog member Ⅰ	Ras 基因同系物成员 Ⅰ
AS	atherosclerosis	动脉粥样硬化
ASC	apoptotic speck protein containing a caspase recruitment domain	凋亡相关斑点样蛋白
ASD	autism spectrum disorder	自闭症谱系障碍
ASIC	acid-sensing ion channel	酸感应钙离子通道
AS Ⅳ	astragaloside Ⅳ	黄芪甲苷
AT1R	angiotensin type 1 receptor	血管紧张素 Ⅰ 型受体
ATC	anaplastic thyroid cancer	未分化癌
ATD	α_1-antitrypsin deficiency	α_1- 抗胰蛋白酶缺乏症
ATF	activating transcription factors	激活转录因子

续表

缩略词	英文全称	中文全称
ATF4	activating transcriptional factor 4	活化转录因子 4
ATF6	activating transcription factor 6	活化转录因子 6
ATG	autophagy-related gene	自噬相关基因
ATG5	autophagy-related gene 5	自噬相关基因 5
Atg7	autophagy-related protein 7	自噬相关蛋白 7
ATG7	autophagy-related gene7	自噬相关基因 7
Atg8	autophagy-related protein 8	自噬相关蛋白 8
ATG12	autophagy-related gene12	自噬相关基因 12
Atg13	autophagy-related protein 13	自噬相关蛋白 13
ATG16L1	autophagy related 16 like 1	自噬相关 16 样蛋白 1
Atg101	autophagy-related protein 101	自噬相关蛋白 101
ATGL	adipose triglyceride lipase/desnutrin	脂肪三酰甘油脂酶
ATO	arsenic trioxide	三氧化二砷
ATP	adenosine triphosphate	三磷酸腺苷
ATRA	all-trans retinoic acid	全反式维甲酸
ATZ	α_1-antitrypsin Z	α_1- 抗胰蛋白酶 Z 突变体
BA 10	Brodmann area 10	布罗得曼分区 10
BA 22	Brodmann area 22	布罗得曼分区 22
BACE	β-site APP cleaving enzyme	β 分泌酶
BAEC	bovine aortic endothelial cell	牛主动脉内皮细胞
Baf A	Bafilomycin A	巴佛洛霉素 A
Bak	Bcl-2 homologous antagonist/killer	Bcl-2 同源拮抗剂 / 杀手
Bax	Bcl-2 associated X protein	Bcl-2 相关 X 蛋白
BCAA	branched chain amino acid	支链氨基酸
Bcl-2	B-cell lymphoma-2	B 淋巴细胞瘤 -2 基因
Bcl-xL	B-cell lymphoma-extra large	B 细胞淋巴瘤 -xL
BCSC	breast cancer stem cell	乳腺癌肿瘤干细胞
BDNF	brain derived neurotrophic factor	脑源性神经营养因子
BH3	Bcl-2 homology 3	Bcl-2 同源结构域 3
Bif-1	Bax-interacting factor 1，endophilin B1	吞蛋白 B1
BIN1	bridging integrator	桥连整合因子 1 基因
BITC	benzyl isothiocyanate	苄基异硫氰酸酯

缩略词	英文全称	中文全称
BMDM	bone marrow derived macrophages	骨髓来源的巨噬细胞
BNIP3	Bcl-2 interacting protein 3	Bcl-2 相互作用蛋白 3
BPAN	β-helical protein-related neurodegenerative diseases	β 螺旋蛋白相关的神经退行性疾病
BRAF	proto-oncogene B-Raf	原癌基因 B-Raf
BRC	bromocriptine	溴隐亭
BSE	bovine spongiform encephalopathy	牛海绵状脑病
C/EBP	CCAAT/enhancer-binding protein	CCAAT 增强子结合蛋白
C9orf72	chromosome 9 open reading frame 72	9 号染色体开放读码框 72
CA8	carbonic anhydrase-related protein Ⅷ	碳酸酐酶相关蛋白Ⅷ
CA16	coxsackievirus A16	柯萨奇病毒 A16 型
CAB	cabergoline	卡麦角林
CAF	cancer-associated fibroblasts	肿瘤相关成纤维细胞
CAG	chronic atrophic gastritis	慢性萎缩性胃炎
CaMK Ⅱ	calcium/calmodulin-dependent protein kinase Ⅱ	钙 / 钙调蛋白依赖蛋白激酶Ⅱ
CaMK Ⅳ	calcium/calmodulin dependent protein kinase Ⅳ	钙 / 钙调蛋白依赖蛋白激酶Ⅳ
CaMKK-β	calmodulin-dependent kinase kinase-β	钙调蛋白依赖的激酶的激酶 β
cAMP	cyclic adenosine monophosphate	环磷酸腺苷
CARD	caspase-activating and recruitment domain	caspase 活化募集结构域
CASP1	caspase-1	半胱天冬酶 1
caspase	cysteine aspartic acid specific protease	半胱氨酸的天冬氨酸蛋白酶
caspase-7	cysteine-aspartic protease-7	半胱氨酸天冬氨酸蛋白酶 7
Cav-1	caveolin-1	小窝蛋白 -1
CB2R	cannabinoid receptor 2	Ⅱ 型大麻素受体
CVB3	coxsackie virus B3	柯萨奇病毒 B3 型
CVB4	coxsackie virus B4	柯萨奇病毒 B4 型
CBZ	carbamazepine	卡马西平
CCI-779	temsirolimus	替西罗莫司
CD	Crohn's disease	克罗恩病
CDCP1	CUB domain-containing protein 1	含 Cub 结构域蛋白 1
CDK	cyclin-dependent kinase	细胞周期蛋白依赖性激酶
CEP	cepharanthine	千金藤碱

缩略词	英文全称	中文全称
CERS1	ceramide synthase 1	神经酰胺合成酶 1
CE	cholesteryl ester	胆固醇脂
CF	cystic pulmonary fibrosis	囊性纤维化
CGI58/ABHD5	αβ-hydrolase domain-containing protein 5	α/β 水解酶结构域包含蛋白 5
CHMP2B	charged multivesicular body protein 2B	带电荷的多囊泡体蛋白 2B
CHOP	C/EBP-homologous protein	C/EBP 同源蛋白
CIC	cancer initiation cell	癌症起始细胞
CJD	Creutzfeldt-Jakob disease	克罗伊茨费尔特－雅各布病
CKD	chronic kidney disease	慢性肾病
CLDN1	claudin 1	紧密连接蛋白 1
CLL	chronic lymphocytic leukemia	慢性淋巴细胞白血病
CLP	cecal ligation and puncture	盲肠结扎穿孔
CLU	clusterin	凝集素基因
CMA	chaperone-mediated autophagy	分子伴侣介导的自噬
CML	chronic myelogenous leukemia	慢性髓细胞性白血病
CMV	cytomegalovirus	巨细胞病毒
CNAG	chronic non-atrophic gastritis	慢性非萎缩性胃炎
CNP	C-type natriuretic peptide	C 型利尿钠肽
CNS	central nervous system	中枢神经系统
CoCSC	colon cancer stem cell	肠肿瘤干细胞
ConA	concanavalin A	伴刀豆球蛋白
COPD	chronic obstructive pulmonary disease	慢性阻塞性肺疾病
Cox	coycloxygenase	环氧化酶
CPEB	cytoplasmic polyadenylation element binding	胞质多聚腺苷酸化结合元件
CPEO	chronic progressive external ophthalmoplegia	慢性进行性眼外肌麻痹
CQ	chloroquine	氯喹
CR1	complement receptor 1	补体受体 1 基因
CryAB	αB-crystallin	α 晶状体球蛋白 B
CS	cigarette smoke	香烟烟雾
CS	cordyceps sobolifera	冬虫夏草
CSC	cancer stem cell	肿瘤干细胞
CSE	cigarette smoke extract	烟熏提取物

缩略词	英文全称	中文全称
CTC	circulating tumor cell	循环肿瘤细胞
CTL	cytotoxic lymphocyte	细胞毒性 T 淋巴细胞
CTS	cathepsin	组织蛋白酶
CVD	cardiovascular disease	心血管疾病
CWD	chronic wasting disease	慢性消耗病
CysC	cystatin C	胱抑素 C
DA	dopamine agonist	多巴胺受体激动剂
DAC	dacomitinib	达克替尼
DAG	diacylglycerol	二酰甘油
DAMP	damage associated molecular pattern	损伤相关的分子模式
DAPK	death-associated protein kinase	死亡相关蛋白激酶
DAPK1	death-associated protein kinase 1	死亡相关蛋白激酶 1
DARPP-32	dopamine-and cAMP-regulated neuronal phosphoprotein of 32kDa	多巴胺和 cAMP 调节磷蛋白
DCN	decorin	核心蛋白聚糖
DC	dendritic cell	树突状细胞
DEDD	death-effector domain-containing DNA-binding protein	含 DNA 结合蛋白的死亡效应器结构域
DEN	diethylnitrosamine	二乙基亚硝胺
DEPTOR	DEP domain containing mTOR-interacting protein	包含 DEP 结构域的 MTOR 相互作用蛋白
DFNA5	deafness，autosomal dominant nonsyndromic sensorineural 5	常染色体显性非综合征型耳聋 5
DHA	dihydroartemisinin	双氢青蒿素
DHEA	dehydroepiandrosterone	脱氢表雄酮
DISC	death inducing signaling complex	死亡诱导信号复合物
DISC1	disruption of disrupted-in-schizophrenia 1	精神分裂症断裂基因 1
DKD	diabetic kidney disease	糖尿病肾病
DLB	dementia with Lewy bodies	路易体痴呆
DMP	3, 5-dimethylpyrazole	3, 5- 二甲基吡唑
DNM2	dynamin 2	动力蛋白 2
DOX	doxorubicin	多柔比星
DRAM	DNA damage-regulated autophagy modulator	DNA 损伤调节自噬调节蛋白

缩略词	英文全称	中文全称
DRAM1	DNA damage-regulated autophagy modulator protein 1	DNA 损伤调节自噬调节蛋白 1
DRD2	dopamine Receptor D2	多巴胺 2 型受体
DRD5	dopamine Receptor D5	多巴胺 5 型受体
DRPK	DAPK related protein kinase	DAPK 关联的蛋白激酶
DRPLA	dentatorubral-pallidoluysian atrophy	齿状核 - 红核 - 苍白球 - 丘脑下部萎缩
DSS	dextran sulphate sodium	葡聚糖硫酸钠
DTC	disseminated tumor cell	转移肿瘤细胞
DTNBP1	dystrobrevin-binding protein 1	肌营养蛋白结合蛋白 -1
E3	ubiquitin ligase	泛素链接酶
ECM	extracellular matrix	细胞外基质
ECT	electroconvulsive therapy	电休克疗法
EDD	endothelium-dependent dilatation	动脉内皮依赖性血管舒张
eEF2K	eukaryotic elongation factor 2 kinase	真核生物延伸因子 2 激酶
EF2K	elongation factor-2 kinase	延伸因子 -2 激酶
EGCG	epigallocatechin gallate	表没食子儿茶素没食子酸酯
EGFR	epidermal growth factor receptor	表皮生长因子受体
EGFR-TKI	epidermal growth factor receptor tyrosine kinase inhibitor	表皮生长因子受体酪氨酸激酶抑制剂
Egr-1	early growth response-1	早期生长反应蛋白 -1
eIF2	eukaryotic initiation factor 2	真核起始因子 2
eIF2α	eukaryotic initiation factor 2α	真核细胞翻译起始因子 2α
EMT	epithelial to mesenchymal transition	上皮间质转化
EndMT	endothelial-to-mesenchymal transition	内皮细胞间充质转化
eNOS	endothelial nitric oxide synthase	内皮细胞氮氧化物合酶
Env	HIV envelope glycoproteins	HIV 包膜糖蛋白
EOR	endoplasmic reticulum overload response	内质网超负荷反应
EPC	endothelial progenitor cell	内皮祖细胞
ER	endoplasmic reticulum	内质网
ER	estrogen receptor	雌激素受体
ERAD	endoplasmic-reticulum-associated protein degradation	内质网蛋白降解通路
ERK	extracellular regulated protein kinases	细胞外调节蛋白激酶

缩略词	英文全称	中文全称
ERK1	extracellular signal-regulated kinase 1	胞外信号调节激酶 1
ERK1/2	extracellular regulated protein kinase 1/2	细胞外调节蛋白激酶
ERK2	extracellular signal-regulated kinase 2	胞外信号调节激酶 2
ERS	endoplasmic reticulum stress	内质网应激
ERSE	endoplasmic reticulum stress element	内质网应激反应元件
ERT	enzyme replacement therapy	酶替代疗法
ESRD	end-stage renal disease	终末期肾病
Etk	epithelial and endothelial tyrosine kinase	上皮和内皮酪氨酸激酶
EV71	enterovirus 71	埃可病毒 7 型
FAK	focal adhesion kinase	黏附斑激酶
FAS	fatty acid synthase	脂肪酸合成酶
FDA	food and drug administration	食品药品监督管理局
FEZ1	fasciculation and elongation protein 1	成束和延伸蛋白 -1
FFA	free fatty acid	游离脂肪酸
FFI	fatal familial insomnia	致命性家族性失眠症
FGF10	fibroblast growth factor 10	成纤维细胞生长因子 10
FIP200	focal adhesion kinase family interacting protein of 200	黏着斑激酶家族相互作用蛋白 200
FKBP12	FK506 binding protein 1A	FK506 结合蛋白 1A
FMF	familial Mediterranean fever	家族性地中海热
Fmr1	fragile X mental retardation 1	脆性 X 智力迟钝 1
FMRP	fragile X mental retardation protein	脆性 X 智力迟钝蛋白
FN	fibronectin	纤连蛋白
FOXO	forkhead box O1	叉头蛋白 O1
FQ	ferroquine	二茂铁氯喹
FSGS	focal segmental glomerulosclerosis	局灶性节段性肾小球硬化
FSH	follicle stimulating hormone	卵泡刺激素
FTC	follicular thyroid cancer	甲状腺滤泡状癌
FTD	frontotemporal dementia	额颞痴呆
FTLD	frontotemporal lobar degeneration	额颞叶痴呆
GlcNAc	N-acetylglucosamine 1-phosphotransferase	N- 乙酰 1- 磷酸转移酶
GβL	G protein β-subunit-like protein	G 蛋白 β 样蛋白抗体
GAAC	general amino acid control	总氨基酸含量控制
GABA	γ-aminobutyric acid	γ- 氨基丁酸

续表

缩略词	英文全称	中文全称
GABARAP	γ-aminobutyric acid type A receptor-associated protein	γ- 氨基丁酸型受体相关蛋白
Gb3	globotriaosylceramide	酰基鞘鞍醇三己糖
GBM	glioblastoma	胶质母细胞瘤
GBPs	guanine nucleotide-binding regulatory protein	鸟苷酸结合蛋白
GCA	grancalcin	粒钙蛋白
GCN2	general control non-derepressible 2	GCN2 激酶
GCX	glycocalyx	糖萼
GEF-H1	guanine nucleotide-exchange factor	鸟嘌呤核苷酸交换因子
GFR	glomerular filtration rate	肾小球滤过率
GH	growth hormone	生长激素
GOLD	global initiative for chronic obstructive lung disease	慢性阻塞性肺疾病全球倡议
GPCR	G protein-coupled receptor	G 蛋白偶联受体
GPI	glycosylphosphatidylinositol	糖基磷脂酰肌醇
GRA	glucocorticoid receptor antagonist	糖皮质激素受体拮抗药
GRP78	glucose-regulated Protein 78	葡萄糖调节蛋白 78
GSC	glioma stem-like cell	胶质瘤干细胞样细胞
GSDMD	gasdermin D	消皮素 D
GSK	glycogen synthase kinase	糖原合成酶激酶
GSK-3β	glycogen synthase kinase-3β	糖原合成酶激酶 -3β
GSPC	glioma stem progenitor cell	胶质瘤干细胞 / 祖细胞
GSS 综合征	Gerstmann-Straussler-Scheinker Syndrome	格斯特曼 – 施特劳斯勒 – 沙因克综合征
GVHD	graft-versus-host disease	移植物抗宿主病
GWAS	genome-wide association study	全基因组关联分析
H₂O₂	hydrogen peroxide	过氧化氢
HAP 1	Htt-associated protein 1	Htt 相关蛋白 1
HBP1	HMG-box transcription factor 1	HMG- 盒转录因子 1
HBV	hepatitis B virus	乙型肝炎
HBsAg	hepatitis B surface antigen	乙肝表面抗原
HCC	hepatocyte	肝细胞
HCMV	human cytomegalovirus	人巨细胞病毒
HCQ	hydroxychloroquine	羟化氯喹

缩略词	英文全称	中文全称
HCV	hepatitis C virus	丙型肝炎
HD	Huntington's disease	亨廷顿病
HDAC	histone deacetylase	组蛋白去乙酰化酶
HDAC6	histone deacetylase 6	组蛋白去乙酰化酶 6
HDACI	histone deacetylase inhibitor	组蛋白酶去乙酰化酶抑制剂
HDL	high density lipoprotein	高密度脂蛋白
HE	hepatic encephalopathy	肝性脑病
HEK	human embryonic kidney	人胚胎肾
HF	heart failure	心力衰竭
HFS	high frequency stimulation	高频电刺激
HIF-1	hypoxia inducible factor-1	低氧诱导因子
HIF-1α	hypoxia-inducible factor 1α	低氧诱导因子 1α
HIV	human immunodeficiency virus	人类免疫缺陷病毒
HK-2	human kidney proximal tubular cell line	人肾近端小管细胞系
HMGB1	high-mobility group box protein B1	高迁移率族蛋白 B1
HMG-CoA-R	3-hydroxy-3-methylglutaryl-coenzyme A reductase	3-羟基 -3-甲基戊二酰 - 辅酶 A 还原酶
HO-1	heme oxygenase-1	血红素氧合酶 -1
HP	*Helicobacter pylori*	幽门螺杆菌
HPC	Hepatic progenitor cell	肝前体细胞
HPO	hypothalamus-pipuitary-ovary	下丘脑 - 垂体 - 卵巢轴
HRCP	human retinal capillary pericytes	人视网膜毛细血管周皮细胞
HRE	hypoxia response element	低氧反应元件
HRI	heme-regulated inhibitor	血红素调节抑制因子
HSC	hepatic stellate cell	肝星状细胞
HSL	hormone-sensitive lipase	激素敏感性脂肪酶
Hsp27	heat shock protein 27	热休克蛋白 27
HSP70	heat shock protein 70	热休克蛋白 70
Hsp90	heatshock protein 90	热休克蛋白 90
HSV-1	herpes simplex virus 1	单纯疱疹病毒
HT	hashimoto thyroiditis	桥本甲状腺炎
Htt	huntingtin	亨廷顿蛋白
HUVEC	human umbilical vein endothelial cell	人脐静脉内皮细胞

缩略词	英文全称	中文全称
IBD	inflammatory bowel disease	炎症性肠病
IC	intermediate colitis	未定型结肠炎
ICC	interstitial cells of Cajal	Cajal 间质细胞
ICC-DMP	deep muscular ICC	深肌层 Cajal 间质细胞
ICC-IM	intramuscular ICC	肌内 Cajal 间质细胞
ICC-MY	myenteric ICC	肌间 Cajal 间质细胞
ICC-SM	submucosal ICC	黏膜下 Cajal 间质细胞
ICH	intracerebral hemorrhage	脑出血
ICP34.5	infected cell protein 34.5	感染细胞蛋白 34.5
IDDM	insulin dependent diabetes mellitus	胰岛素依赖型糖尿病
IDO	indoleamine 2, 3-dioxygenase	吲哚胺 -2, 3- 双加氧酶
IFN	interferon	干扰素
IGF1	insulin-like growth factor1	胰岛素样生长因子 -1
IGF1R	insulin-like growth factor 1 receptor	胰岛素样生长因子 1 受体
IKK	inhibitor of nuclear factor kappa-B kinase	核因子 κB 激酶抑制剂
IKKβ	inhibitor κB kinase β	κB 激酶 β
IL	interleukin	白细胞介素
IL-1β	interleukin 1β	白细胞介素 -1β
IL-2	interleukin-2	白细胞介素 -2
IL-6	interleukin-6	白细胞介素 -6
IM	imatinib	甲硫酸伊马替尼
iNOS	inducible nitric oxide synthase	诱导性一氧化氮合成酶
IP3	inositol-1, 4, 5-triphosphate	1, 4, 5- 三磷酸肌醇
IPF	idiopathic pulmonary fibrosis	特发性肺纤维化
IR	ischemia reperfusion	缺血再灌注
IRI	ischemia/reperfusion injury	缺血再灌注损伤
IRE1	endoplasmic reticulum transmembrane protein inositol-requiring enzyme 1	内质网跨膜蛋白肌醇需求酶 1
IRF	interferon response factor	干扰素应答因子
IRG	immunity-related GTPase family	免疫相关 GTP 酶家族
IRGM	GTPase family M protein	GTP 酶家族 M 蛋白
IRS1	insulin receptor substrate 1	磷酸化胰岛素受体底物 1

缩略词	英文全称	中文全称
ITB	intestinal tuberculosis	肠结核
ITGB4	integrinβ4	膜整联蛋白 β4
JNK	c-Jun N-terminal kinase	c-Jun 氨基端激酶
JNK1	c-Jun N-terminal kinases 1	c-Jun 氨基端激酶 1
KC	Kupffer cell	库普弗细胞
KEAP1	Kelch-like ECH-associated protein 1	Kelch 样 ECH 相关蛋白 1
KSS	Kearns-Sayre syndrome	Kearns-Sayre 综合征
LAMP1	Lysosome-associated membrane protein 1	溶酶体相关膜蛋白 1
LAMP2	lysosome-associated membrane protein 2	溶酶体相关膜蛋白 2
LAMP-2A	lysosome-associated membrane protein type 2A	溶酶体相关膜蛋白 2A 型
LAP	LC3-associated phagocytosis	LC3 相关吞噬作用
LARP1	LA ribonucleoprotein domain family member 1	LA 相关蛋白 1
LB	Lewy body	路易小体
LC3	microtuble-associated protein light chain 3	微管相关蛋白轻链 3
LDL	low-density lipoprotein	低密度脂蛋白
LD	lipid droplets	脂滴
LH	luteotropic hormone	促黄体生成素
LHON	Leber's hereditary optic neuropathy	Leber 遗传性视神经病
LIR	LC3-interaction region	LC3 相关作用结构域
LOX-1	oxidized low-density lipoprotein receptor-1	氧化低密度脂蛋白依赖性凝集素型 oxLDL 受体 -1
LPS	lipopolysaccharide	脂多糖
LRP	low-density lipoprotein receptor	低密度脂蛋白受体基因
LSD	lysosomal storage disorders	溶酶体贮积症
LTD	long-term depression	长时程抑制
LTP	long-term potentiation	长时程增强
MAP1B	microtubule-associated protein 1B	微管相关蛋白 1B
MAP1 LC3	microtubule-associated Protein 1 Light Chain 3	微管相关蛋白 1 轻链 3
MAP1S	microtubule-associated protein 1S	线粒体相关蛋白
MAPK	mitogen-activated protein kinases	丝裂原活化蛋白激酶
MAVS	mitochondrial antiviral-signaling	线粒体抗病毒信号
MCA	3-methylcholanthrene	3- 甲基胆蒽
MCT4	monocarboxylate transporter 4	单羧酸转运蛋白 4

缩略词	英文全称	中文全称
MDCK	Madin-Darby canine kidney epithelial cell	犬肾上皮细胞
MDD	major depressive disorder	重度抑郁症
MDP	muramyl dipeptide	肽聚糖胞壁酰二肽
MDR1	multidrug resistance 1	多药耐药蛋白 1
MDS	myelodysplastic syndrome	骨髓增生异常综合征
MEF	mouse embryonic fibroblast	小鼠胚胎成纤维细胞
MEK2	mitogen-activated protein kinase kinase 2	丝裂原活化蛋白激酶 2
MEK3	mitogen-activated protein kinase kinase 3	丝裂原活化蛋白激酶 3
MEK6	mitogen-activated protein kinase kinase 6	丝裂原活化蛋白激酶 6
MELAS	mitochondrial，encephalomyopathy with lactic acidosis and stroke-like episode	线粒体脑肌病伴乳酸血症和卒中样发作
MERRF	myoclonic epilepsy with ragged red fibers	肌阵挛性癫痫伴肌肉破碎红纤维综合征
MFN2	mitofusin 2	线粒体融合素 2
MGL	monoacylglycerol lipase	单酰甘油脂肪酶
MHC	major histocompatibility complex	主要组织相容性复合体
MHC Ⅰ	major histocompatibility complex class Ⅰ	Ⅰ类主要组织相容性复合物
MHC Ⅱ	major histocompatibility complex class Ⅱ	Ⅱ类主要组织相容性复合物
mHtt	mutant Htt	突变亨廷顿蛋白
MJD	Machado-Joseph disease	马查多－约瑟夫病
MKP-1	mitogen-activated protein kinase phosphatase 1	丝裂素活化蛋白激酶磷酸酶 1
mLst8	mammalian lethal with SEC13 protein 8	MTOR 相关蛋白，LST8 同源蛋白
MMP	matrix metalloproteinase	基质金属蛋白酶
MMP2	matrix metalloproteinase 2	基质金属蛋白酶 2
MND	motor neuron diseases	运动神经元病
MNGIE	myoneurogenic gastrointestinal encephalopathy	线粒体周围神经病并胃肠型脑病
MOMP	mitochondrial outer membrane permeabilization	线粒体外膜透化
MP	microparticle	微粒
MPS	mucopolysaccharidoses	黏多糖症
MPT	mitochondrial permeability transition	线粒体膜通透性转换
MPTP	mitochondrial permeablize transition pore	线粒体通透性转移孔道
mRNA	messenger RNA	信使核糖核酸
MSC	mesenchymal stem cell	间充质干细胞

缩略词	英文全称	中文全称
MSK1	mitogen-and stress-activated protein kinase1	丝裂原和颗粒应激活化蛋白激酶 1
Mst1	mammalian Ste20-like kinase 1	哺乳动物不育系 20 样激酶 1
mtDNA	mitochondrial DNA	线粒体基因
MTA1	metastasis-associated protein 1	转移相关蛋白 1
MTB	*Mycobacterium tuberculosis*	结核分枝杆菌
MTOC	microtubule organizing centre	微管组织中心
mTOR	mammalian target of rapamycin	哺乳动物雷帕霉素靶蛋白
mTORC1	mammalian target of rapamycin complex 1	哺乳动物雷帕霉素靶蛋白 1
MTs	microtubules	微小管
MTX	methotrexate	甲氨蝶呤
mVps34	yeast vacuolar protein sorting defective 34	酵母空泡蛋白分类缺陷 34 基因
NAC	N-acetyl cysteine	N- 乙酰半胱氨酸
NAD	nicotinamide adenosine denucleotide	尼克酰胺腺嘌呤二核苷酸
NADPH	nicotinamide adenine dinucleotide phosphate	烟酰胺腺嘌呤二核苷酸磷酸
Naf-1	neutrient-deprivation autophagy factor-1	营养剥夺自噬因子 -1
NAFLD	nonalcoholic fatty liver disease	非酒精性脂肪肝病
NAMPT	nicotin amide phosphoribosyl transferase	烟酰胺磷酸核糖转移酶
NAP	an 8-amino-acid peptide from ADNP	来自 ADNP 的 8- 氨基酸肽片段
NARP	neuropathy, ataxia, retinitis pigmentosa, and ptosis	视网膜色素变性共济失调性周围神经病
NASH	nonalcoholic steatohepatitis	非酒精性脂肪性肝炎
NAT8L	N-acetyltransferase 8-like protein	N- 乙酰转移酶 8 样蛋白
NCL	neuronal Ceroid-Lipofuscinos	神经元蜡样脂褐质沉积
NCX	Na-Ca exchange	钠钙交换
NDEL 1	nuclear distribution gene E homologue-like 1	核分布因子同源蛋白 E1
NDP52	nuclear dot protein 52	核点蛋白 52
NF-κB	nuclear factor κB kinase	核因子 κB
NF1	neurofibromatosis type 1	神经纤维瘤病 1 型
NFT	neurofibrillary tangles	神经原纤维缠结
NHE1	sodium-hydrogen antiporter 1	钠氢交换蛋白
NLRP3	NOD-like receptor protein 3	NOD 样受体蛋白 3
NLR	nucleotide-binding oligomerization domain（NOD）-like receptor	NOD 样受体

缩略词	英文全称	中文全称
NMDA	N-methyl-D-aspartate receptor	N- 甲基 -D- 天冬氨酸受体
NOD	nucleotide-binding oligomerization domain	核苷酸寡聚域
NPC	Niemann-Pick type C disease	尼曼匹克病 C 型
NPC	neural precursor cell	神经前体细胞
NRAMP1	natural resistance-associated macrophage protein 1	自然抗性相关巨噬细胞蛋白
Nrf2	nuclear factor（erythroid-derived 2）-related factor 2，nuclear regulatory factor 2	核因子 E2 相关因子 2，核调节因子 2
NRGI	neuregulin-1（NRG1）Genes	神经调节素 -1 基因
NSAID	non-steroidal anti-inflammatory drug	非甾体抗炎药
NSCLC	non-small cell lung cancer	非小细胞肺癌
NSF	N-ethylmaleimide sensitive factor	N- 乙基马来酰亚胺敏感因子
NSP4	non-structural protein 4	非结构蛋白 4
NTP	deoxynucleotide triphosphates	三磷酸脱氧核苷酸
OGD	oxygen-glucose deprivation	氧葡萄糖剥夺
OIS	oncogene-induced senescence	原癌基因诱导细胞衰老
OPCA	olivo-ponto-cerebellar atrophy	橄榄－脑桥－小脑萎缩
OPTN	optineurin	视神经蛋白基因
oxLDL	oxidized low density lipoprotein	氧化的低密度脂蛋白
p-Ser93-Beclin1	phosphorylate Beclin 1 at Ser93 antibody	*Beclin 1* 在 Ser93 位点磷酸化的多克隆抗体
p-Ser317-ULK1	phospho-ULK1（Ser317）antibody	*ULK1* 在 Ser317 位点磷酸化的多克隆抗体
p-Thr172-AMPKα	phospho-AMPK α（Thr172）polyclonal antibody	磷酸化 Thr172 附近的 AMPKα 多肽抗体
p38MAPK	p38 mitogen-activated protein kinase	p38 丝裂原活化蛋白激酶
P62	recombinant sequestosome 1（SQSTM1）	死骨片 1 重组蛋白
PAD	peripheral arterial disease	外周动脉疾病
Pae	paeoniflorin	芍药苷
PAMP	pathogen-associated molecular pattern	病原体相关的分子模式
PARP	poly（ADP-ribose）polymerase	聚（ADP- 核糖）聚合酶
PC	phosphorylcholine	磷酸胆碱
PCD	programmed cell death	程序性细胞死亡
PCOS	polycystic ovary syndrome	多囊卵巢综合征

续表

缩略词	英文全称	中文全称
PC-PLC	phosphatidylcholine-specific phospholipase C	磷脂酰胆碱特异性磷脂酶 C
PCL	*Polygonatum cyrtonema* lectin	黄精凝集素
PCSK9	proprotein convertase subtilisin/kexin type 9	前蛋白转化酶枯草溶菌素 9
PD	Parkinson's disease	帕金森病
PDAC	pancreatic ductal adenocarcinoma	胰腺导管腺癌
PDCD5	programmed cell death 5	程序性细胞死亡蛋白 5
PDE4A4	phosphodiesterase 4A4	磷酸二酯酶 4A4
PDGF	platelet derived growth factor	血小板来源生长因子
PDTC	poorly differentiated thyroid cancer	低分化癌
PE	phosphatidylethanolamine	磷脂酰乙醇胺
PEBP1	phosphatidylethanolamine binding protein 1	磷脂酰乙醇胺结合蛋白 1
PERK	protein kinase R-like ER kinase	蛋白激酶 R 样内质网激酶
PF	paeoniflorin	芍药苷
PFS	progression-free survival	无进展生存期
PG	prostaglandin	前列腺素
PGC1	peroxisome proliferator-activated receptor-γ coactivator-1α	过氧化物酶体增殖物激活受体 γ 辅激活子 1α
PI	phosphatidyl inositol	磷脂酰肌醇
PI3K	phosphatidylinositol 3-kinase	磷脂酰肌醇 3- 激酶
PI3KC3	phosphatidylinositol 3-kinase	Ⅲ 型磷脂酰肌醇 3- 激酶
PI3KR4	phosphoinositide-3-kinase regulatory subunit 4	磷酸肌醇 -3- 激酶亚基 4
PI（3）P	phosphatidylinositol 3, 4, 5 trisphosphate	磷脂酰肌醇 3, 4, 5 三磷酸
PINK1	PTEN-induced kinase 1	PTEN 诱导的蛋白激酶 1
PIP2	phosphatidylinositol 4, 5-bisphosphate	磷脂酰肌醇 4, 5 二磷酸
PIP3	phosphatidylinositol 3, 4, 5-trisphosphate	磷脂酰肌醇 3, 4, 5 三磷酸
PKC	*protein kinase C*	蛋白激酶 C
PKC-δ	protein kinase C δ type	δ 型蛋白激酶 C
PKD	polycystic kidney disease	多囊肾
PKM2	M2 pyruvate kinase isoform	丙酮酸激酶 M2 亚型
PLD1	phospholipase D1	磷脂酶 D1
PLG	piperlongumine	荜茇酰胺
PLIN 2	perilipin 2	脂滴包被蛋白
PolyQ	polyglutamine	多聚谷氨酰胺

缩略词	英文全称	中文全称
POMC	catabolic pro-opiomelanocortin	异化阿黑皮素原
PP2A	protein phosphatase 2A	蛋白质磷酸酶 -2A
PPAR	*peroxisome proliferators-activated receptor*	过氧化物酶体增殖物激活受体
PPAR-γ	peroxisome proliferator-activated receptor-γ	过氧化物酶体增殖物激活受体 -γ
PPI networks	protein-protein interaction networks	蛋白质 - 蛋白质相互作用网络
PQBP-1	poly Q binding protein 1	多聚谷氨酰胺结合蛋白 1
PRL	prolactin	泌乳素
PrP^c	cellural isoform of prion protein	细胞型朊蛋白
PrP^{Sc}	scrapie isoform of prion protein	致病型朊蛋白
PRR	pro-renin receptor	前肾素受体
PRR	pattern recognition receptor	模式识别受体
PSA	puromycin-sensitive aminopeptidase	嘌呤霉素敏感性氨肽酶
PSEN	presenilin	早老素
PICALM	phosphatidylinositol binding clathrin assembly protein	磷脂酰肌醇结合网格蛋白装配蛋白基因
PTC	papillary thyroid cancer	甲状腺乳头状癌
PTC	proximal tubular epithelial cell	近端小管上皮细胞
PTEN	phosphatase and tensin homolog deleted on chromosome ten（phosphatase and tensin homolog）	磷酸酶张力蛋白（磷酸酶和紧张素同系物）
PTK2	protein tyrosine kinase 2	蛋白酪氨酸激酶 2
PUMA	p53 upregulated modulator of apoptosis	p53 上调凋亡调控因子
PV	poliovirus	脊髓灰质炎病毒
QSOX1	quiescin sulfhydryl oxidase 1	静息巯基氧化酶 -1
RA	rheumatoid arthritis	类风湿关节炎
RAB7	Ras-related protein Rab-7	Ras 相关蛋白 7
Raptor	regulatory-associated protein of mTOR	mTOR 的调节相关蛋白
RB1CC1	RB1 inducible coiled-coil 1	RB1 诱导卷曲蛋白 1
RBM17	RNA binding motif protein 17	核糖核酸结合基序蛋白 17
RCC	renal cell carcinoma	肾细胞癌
RCT	reverse cholesterol transport	反向胆固醇转运
REDD1	DNA damage-inducible transcript 4 protein（DDIT4）	DNA 损伤诱导转录蛋白 4
rER	rough endoplasmic reticulum	糙面内质网

缩略词	英文全称	中文全称
RGC	radial glial cell	放射状胶质细胞
RhoA	Ras homolog family member A	Ras 同系家族 A
Rictor	rapamycin-insensitive companion of mTOR	雷帕霉素不敏感的 mTOR 伴侣蛋白
RIP1	receptor-interacting protein kinase 1	受体相互作用蛋白激酶 1
RIP3	receptor-interacting protein kinase 3	受体相互作用蛋白激酶 3
RIPK2	receptor-interacting protein kinase 2	受体相互作用丝苏氨酸激酶 2
ROCK	ρ kinase	ρ 激酶
RORa	RAR-related orphan receptor A	RAR 相关孤儿受体 A
ROS	reactive oxygen species	活性氧物质
RTEC	renal tubular epithelial cells	肾小管上皮细胞
RTK	receptor Tyrosine Kinase	受体酪氨酸激酶
SAA	serum amyloid A	血清淀粉样蛋白 A
SAH	subarachnoid hemorrhage	蛛网膜下腔出血
SBMA	spinobulbar muscular atrophy	脊髓延髓肌萎缩症
SCA	spinocerebellar atrophy	脊髓小脑共济失调
SCA1	spinocerebellar atrophy 1	脊髓小脑共济失调 1 型
SCA3	spinocerebellar atrophy 3	脊髓小脑共济失调 3 型
SCA7	spinocerebellar atrophy 7	脊髓小脑共济失调 7 型
SCLC	small cell lung cancer	小细胞肺癌
SCRAB	scavenger receptor B	清道夫受体 B
SCV	*Salmonella*-containing vacuole	沙门菌液泡
SCZ	schizophrenia	精神分裂症
Ser	serine	丝氨酸
sER	smooth endoplasmic reticulum	滑面内质网
SERCA	sarcoplasmic/endoplasmic reticulum calcium ATPase	肌质 / 内质网 Ca^{2+}-ATP 酶
SFN	sulforaphane	萝卜硫素
SFTRC	surfactant protein-C	表面活性蛋白
Shank3	SH3 and multiple ankyrin repeat domains protein	突触后支架蛋白
SIN1	SAPK Interacting Protein1	应激活化蛋白激酶作用蛋白 1
SIRT1	silent information regulator 1（NAD-dependent deacetylase Sirtuin-1）	沉默信息调节因子 1（NAD 依赖性脱乙酰酶 Sirtuin-1）
SLE	systemic lupus erythematosus	系统性红斑狼疮

缩略词	英文全称	中文全称
SLRs	sequestosome-like receptors	隔离体样受体
SMIR	SOD1 mutant interaction region	突变 SOD1 相互作用结构域
SNARE	soluble NSF attachment protein receptor	可溶性 NSF 附着蛋白受体
SNP	single-nucleotide polymorphisms	单核苷酸多态性
SOD1	Cu/Zn superoxide dismutase	铜锌超氧化物歧化酶
SP	senile plaque	老年斑
SPARC	secreted protein acidic and rich in cysteine	富含半胱氨酸的酸性分泌蛋白
spv	salmonella plasmid virulence	沙门菌毒力基因
SQSTM1	sequestosome 1	序列子 1
SR	serine racemase	丝氨酸消旋酶
SREBP-2	sterol regulatory element binding protein-2	甾醇调节元件结合蛋白 -2
SRL	somatostatin analogue	生长抑素类似物
SSc	systemic sclerosis	系统性硬化症
STAT3	signal transducer and activator of transcription 3	信号传导及转录激活因子 3
STING	stimulator of IFN genes protein	干扰素基因激活蛋白
STOP	stable tubule only polypeptide	微管唯一多肽
STZ	streptozocin	链脲佐菌素
Sumo	small ubiquitin-like modifier	苏素化修饰
T2DM	type 2 diabetes	2 型糖尿病
T3SS	type Ⅲ secretion system	Ⅲ 型分泌系统
T4SS	type Ⅳ secretion system	Ⅳ 型分泌系统
TACE	transarterial chemoembolization	经动脉化疗栓塞
TAM	tumor-associated macrophage	肿瘤相关巨噬细胞
TARDBP	TAR DNA binding protein	TAR DNA 结合蛋白
TBK1	TANK-binding kinase 1	TANK 结合激酶 1
TCA	tricarboxylic acid	三羧酸
TES	transmissible spongiform encephalopathies	传染性海绵样脑病
TFEB	transcription factor EB	转录因子 EB
TG	triglyceride	三酰甘油
TG2	transglutaminase 2	谷氨酰胺转氨酶 2
TGF-β	tranforming growth factor-β	转化生长因子 β
TGF-β2	transforming growth factor-β2	转移生长因子 β2

缩略词	英文全称	中文全称
TH	tyrosine hydroxylase	酪氨酸羟化酶
TIA1	T-cell-restricted intracellular antigen 1	T 细胞抵抗的细胞内抗原 1
TICE	transaminase cholesterol excretion	转氨酶胆固醇排泄
TK	tyrosine kinase	酪氨酸激酶
TKI	tyrosine kinase inhibitors	酪氨酸激酶受体抑制剂
TLR	Toll-like receptor	Toll 样受体
TLR4	Toll-like receptor 4	Toll 样受体 4
TMBIM6	transmembrane Bax inhibitor motif containing 6	跨膜 Bax 抑制剂基序 6
TMZ	temozolomide	替莫唑胺
TNF-α	tumor necrosis factor-α	肿瘤坏死因子 -α
TNFR	tumor necrosis factor receptor	肿瘤坏死因子受体
TORCH	toxoplasma others rubella cytomegalo herpes	其他弓形虫风疹、细胞巨细胞疱疹
Tp53	tumor protein p53	肿瘤蛋白 p53
TPT	topotecan	拓扑替康
TRAF2	TNF receptor associated factor 2	肿瘤坏死因子相关受体因子 2
TRAF6	TNF receptor-associated factor 6	肿瘤坏死因子受体相关因子 6
TRAIL	TNF-related apoptosis inducing ligand	肿瘤坏死因子相关凋亡诱导配体
TRAV6	T cell receptor alpha variable 6	T 细胞受体 α6
TRB3	Tribble homolog 3	Tribble 同源蛋白 3
TRIF	Toll/IL-1 receptor domain-containing adaptor inducing IFN-beta	TIR 结构域衔接蛋白
TSC	tuberous sclerosis complex	结节性硬化症
TSC2	tuberous sclerosis complex 2	2 型结节性硬化症
TSH	thyroid-secreting Hormone	促甲状腺激素
TUNEL	TdT-mediated dUTP nick-end labeling	利用 DNA 端标记法
Ub	ubiquitin	泛素
UBA	ubiquitin associated domain	泛素相关结构域
UBL	ubiquitin like domain	泛素样结构域
UC	ulcerative colitis	溃疡性结肠炎
UCP1	uncoupling protein 1	解偶联蛋白 1
UIM	ubiquitin interacting motif	泛素结合基序
ULK	Unc-51 like kinase	Unc-51 样激酶
ULK1	Unc-51 like autophagy activating kinase 1	Unc-51 样自噬活化激酶 1

缩略词	英文全称	中文全称
UNC-76	*Caenorhabditis elegans* protein Unc-76	秀丽隐杆线虫蛋白质
UPR	unfolded protein response	未折叠蛋白反应
UPS	ubiquitin-proteasome system	泛素 - 蛋白酶体系统
UUO	unilateral ureteral obstruction	单侧输尿管梗阻
UVRAG	UV irradiation resistance-associated gene	紫外辐射抗性相关基因
Vac8	vacuolar protein 8	囊泡蛋白 8
VacA	vacuolating cytotoxin A	空泡毒素
VCP	valosin containing protein	含缬酪肽蛋白
VD	vascular dementia	血管性痴呆
VDAC	voltage-dependent anion channel	电压依赖离子通道
VDAC1	voltage-dependent anion channel 1	电压依赖性阴离子通道 1
VEGF	vascular endothelial growth factor	血管内皮生长因子
VEGFA	vascular endothelial growth factor A	血管内皮生长因子 A
VIP	vasoactive intestinal peptide	血管活性肠肽
VPSPr	variably protease-sensitive prionopathy	散发的朊蛋白疾病
VSMC	vascular smooth muscle cell	血管平滑肌细胞
Wdfy3	WD repeat and FYVE domain containing 3	WD 重复和 FYVE 域包含蛋白 3
WDR45	WD repeat domain 45（WIPI4，WD repeat domain phosphoinositide-interacting protein 4）	WD 重复区域 45
WNK4	WNK lysine deficient protein kinase 4	WNK 赖氨酸缺乏蛋白激酶 4
WPB	Weibel-Palade body	内皮细胞中分泌性细胞器
WT	wide type	野生型
XBP1	X-box binding protein 1	X 盒结合蛋白 1